Multiple-Choice-Überprüfungsfragen für Heilpraktiker

(Fragen aus 16 Überprüfungen 2001-2008)

960 Multiple-Choice-Überprüfungsfragen aus den Prüfungsfragenkatalogen der Gesundheitsämter

Baden-Württemberg, Bayern, Bremen, Berlin, Hamburg, Hessen, Nordrhein-Westfalen, Rheinland-Pfalz, Saarland, Sachsen-Anhalt, Thüringen

Prüfungsfragen mit kommentierten Antworten

Dr. Dr. Hartmut Hildebrand

Kreativität & Wissen

2009

Die Erkenntnisse der Medizin unterliegen laufendem Wandel: neue Diagnosemethoden, neue Forschungsergebnisse und neue klinische Erfahrungen erweitern ständig unser medizinisches Wissen. Dies mögen unsere Leser bedenken, wenn sie im medizinischen Bereich tätig sind und Verantwortung für Patienten übernehmen.
Wir haben große Sorgfalt darauf verwandt, dass unsere Angaben dem aktuellen Wissensstand bei Fertigstellung des Werkes entsprechen. Wir bitten unsere Leser, uns alle etwa auffallenden Ungenauigkeiten mitzuteilen.
Korrekturhinweise, Verbesserungsvorschläge und Ergänzungen sind willkommen!
Anschrift der Verfasser:
Kreativität & Wissen, Verlag und Buchhandel GmbH, Sersheim
Friedrichstr.11, 74372 Sersheim, Tel.: 07042 830286, Fax: 07042 830287

DANKSAGUNG
Für konstruktive Kritik bedanken wir uns bei den vielen ausgezeichneten Dozenten von „Team Dr. Dr. Hildebrand", bei unseren zahlreichen Schülern und bei den Teilnehmern unserer Pauk-, Intensiv- und Prüfungsvorbereitungskurse.

13. überarbeitete und erweiterte Auflage 2009

ISBN 978-3-940535-12-2

Kreativität & Wissen, Verlag und Buchhandel GmbH, Sersheim

K r e a t i v i t ä t & W i s s e n GmbH
Friedrichstr. 11
D-74372 Sersheim
Tel.: 07042-830286
Fax: 07042-830287
E-Mail: buch@kreawiverlag.de
internet: http://www.kreawiverlag.de

Bestellung

1. Über den Buchhandel (Standardbuchnummer **ISBN 978-3-940535-12-2**
2. Schriftliche Bestellung direkt beim Verlag mit **Einzugsermächtigung** zur einmaligen Abbuchung des Betrages von zurzeit **49.- Euro** (Bank, Bankleitzahl, Kontonummer) an:
   - **K r e a t i v i t ä t & W i s s e n** GmbH, Friedrichstr. 11, 74372 Sersheim,
   - Fax: 07042 830287,
   - Email: buch@kreawiverlag.de
3. Internet (online-bookshop): www.kreawiverlag.de
4. Bei Nachnahmeversand: zuzüglich 6.- Euro.

Achtung:
Die vollständige deutliche Absenderangabe ist unbedingt erforderlich.
Die Bücher werden in der Regel jährlich aktualisiert.
Bitte erkundigen Sie sich ggf. nach den aktuellen Preisen (Tel.: 07042-830286).

INHALTSVERZEICHNIS

LÖSUNGSSCHLÜSSEL

Einen tabellarischen **Kurzlösungsschlüssel** für die Prüfungsfragen und eventuell notwendige **Verbesserungen** (falls der Druckfehlerteufel wieder einmal zugeschlagen haben sollte) finden Sie zum Download unter der Internetadresse

http://www.kreawiverlag.de/buchinfo

FRAGEN MC 1

Frage 1
Welche der folgenden Aussagen treffen zu?

1) Im Lungenkreislauf transportieren Arterien sauerstoffreiches Blut.
2) Im Körperkreislauf transportieren Venen sauerstoffarmes Blut.
3) Venen transportieren immer sauerstoffarmes Blut.
4) Die Pfortader transportiert Blut von Darm, Magen und Nieren.
5) Im Lungenkreislauf transportieren Venen sauerstoffreiches Blut

A) nur 1 und 4 sind richtig
B) nur 2 und 5 sind richtig
C) nur 1, 2 und 3 sind richtig
D) nur 1, 3 und 4 sind richtig
E) nur 2, 4 und 5 sind richtig

Frage 2
Zeichen der Rechtsherzinsuffizienz können sein:

1) Einflussstauung der oberen Halsvenen
2) Aszites
3) Beinödeme
4) Nykturie (nächtliches Wasserlassen)
5) Pleuraerguss

A) nur 1 und 2 sind richtig
B) nur 4 und 5 sind richtig
C) nur 1, 4 und 5 sind richtig
D) nur 1, 2, 3 und 4 sind richtig
E) 1-5, alle sind richtig

Frage 3
Eine Herzmuskelschwäche kann verursacht sein durch

1) Bluthochdruck
2) Schilddrüsenüberfunktion
3) Lungenfibrose
4) Herzklappenfehler
5) Herzneurose

A) nur 1 und 4 sind richtig
B) nur 2 und 3 sind richtig
C) nur 1, 3 und 4 sind richtig
D) nur 1, 2, 3 und 4 sind richtig
E) 1-5, alle sind richtig

Frage 4
Nitropräparate (z. B. Glyzeroltrinitrat = Nitroglyzerin) können mithelfen bei der Differenzialdiagnose zwischen einem akuten Myokardinfarkt (Herzinfarkt) und einem Angina-pectoris-Anfall,
weil
der durch Nitropräparate gut zu mildernde Thoraxschmerz klinisches Leitsymptom für einen Herzinfarkt ist.

A) Aussage 1 richtig, Aussage 2 richtig, Verknüpfung richtig
B) Aussage 1 richtig, Aussage 2 richtig, Verknüpfung falsch
C) Aussage 1 richtig, Aussage 2 falsch
D) Aussage 1 falsch, Aussage 2 richtig
E) Aussage 1 falsch, Aussage 2 falsch

Frage 5
Ein bisher gesunder 27-jähriger Mann bestellt einen Heilpraktiker zum Hausbesuch. Er hat eine subfebrile Temperatur von 37,8°C und überwiegend präkordial (vor dem Herzen, hinter dem Brustbein) lokalisierte Schmerzen. Diese sind ständig, auch bei Bettruhe, vorhanden. Vor etwa einer Woche heilte bei dem Patienten ein knapp zweiwöchiger fieberhafter Infekt ab.
Untersuchungsbefunde: Puls 80/min., Blutdruck 120/70 mmHg. Bei der Auskultation fällt ein herzaktionssynchrones, kratzend-schabendes systolisch-diastolisches Geräusch auf. Welches ist die wahrscheinlichste Diagnose?

A) Mitralstenose nach bakteriellem Infekt
B) Lungenembolie
C) Pneumonie mit Begleitpleuritis
D) Aneurysma (umschriebene Ausweitung) der Aorta mit Strömungsgeräusch
E) frische Perikarditis

Frage 6
Eine 70-jährige Patientin berichtet Ihnen, dass sie von ihrem Hausarzt mit Digitalis behandelt wird.
Welche der folgenden Beschwerden erwecken bei Ihnen den Verdacht auf eine Digitalisüberdosierung?

1) Übelkeit, Appetitlosigkeit
2) Augenflimmern, Farbensehen
3) Nächtliche Wadenkrämpfe
4) Verlangsamung des Herzschlages (Sinusbradykardie)
5) Hautausschläge (Exanthem)

A) nur 1 und 2 sind richtig
B) nur 2 und 4 sind richtig
C) nur 1, 2 und 4 sind richtig
D) nur 1, 2, 3 und 4 sind richtig
E) 1-5, alle sind richtig

Frage 7
Nach einem thrombotischen Verschluss tiefer Beinvenen entstehen oberflächliche Krampfadern (sekundäre Varizen),
weil
bei der tiefen Beinvenenthrombose infolge Überdehnung der verbindenden Venenäste (Verbindung zwischen oberflächlichen und tiefen Beinvenen) deren Klappen vollständig schließen und den Blutstrom absperren.

A) Aussage 1 ist richtig, Aussage 2 ist richtig, die Verknüpfung ist richtig
B) Aussage 1 ist richtig, Aussage 2 ist richtig, die Verknüpfung ist falsch
C) Aussage 1 ist richtig, Aussage 2 ist falsch
D) Aussage 1 ist falsch, Aussage 2 ist richtig
E) Aussage 1 ist falsch, Aussage 2 ist falsch

Frage 8
Nikotinmissbrauch bei jungen Frauen, die Ovulationshemmer nehmen, begünstigt venöse Thrombosebildung,
weil
Nikotinmissbrauch zur arteriellen Verschlusskrankheit führen kann.

A) Aussage 1 ist richtig, Aussage 2 ist richtig, die Verknüpfung ist richtig
B) Aussage 1 ist richtig, Aussage 2 ist richtig, die Verknüpfung ist falsch
C) Aussage 1 ist richtig, Aussage 2 ist falsch
D) Aussage 1 ist falsch, Aussage 2 ist richtig
E) Aussage 1 ist falsch, Aussage 2 ist falsch

Frage 9
Ursachen einer pulmonalen Hypertension können sein:

1) Silikose
2) multiple Lungenarterienembolien
3) Chronisch obstruktive Bronchitis
4) Kurzer Aufenthalt in großer Höhe (Flugzeugpassagier)
5) Lungenemphysem

A) Keine Aussage ist richtig
B) nur 1, 2 und 4 sind richtig
C) nur 1, 2, 3 und 4 sind richtig
D) nur 1, 2, 3 und 5 sind richtig
E) 1-5, alle sind richtig

Frage 10
Ein Bluthochdruck gehört zu den typischen Symptomen einer akuten Nierenbeckenentzündung,
weil
im Nierenbecken das Blutdruck steigernde Enzym Adrenalin gebildet wird.

A) Aussage 1 ist richtig, Aussage 2 ist richtig, die Verknüpfung ist richtig
B) Aussage 1 ist richtig, Aussage 2 ist richtig, die Verknüpfung ist falsch
C) Aussage 1 ist richtig, Aussage 2 ist falsch
D) Aussage 1 ist falsch, Aussage 2 ist richtig
E) Aussage 1 ist falsch, Aussage 2 ist falsch

Frage 11
Ein 58-jähriger Patient leidet an einer Durchblutungsstörung des rechten Beins. Ruheschmerzen bestehen nicht, nach längerem Gehen treten Schmerzen im rechten Bein auf. Der Patient muss dann stehen bleiben. Der Patient raucht seit 40 Jahren täglich 20 Zigaretten.
Welche der folgenden Aussagen trifft (treffen) zu?

1) Die Durchblutungsstörung bessert sich nach Aufgabe des Rauchens rasch.
2) Der Befund spricht für eine Thrombophlebitis (oberflächliche Venenentzündung).
3) Es besteht wahrscheinlich eine Insuffizienz (Verminderung) der venösen Durchblutung.
4) Der langjährige Nikotingenuss ist aus pathogenetischer Sicht als Risikofaktor für die vorliegende Erkrankung anzusehen.

A) nur 1 ist richtig
B) nur 2 ist richtig
C) nur 4 sind richtig
D) nur 1 und 4 sind richtig
E) nur 3 und 4 sind richtig

Frage 12
Für das Asthma bronchiale gilt:

1) Es kann im Akutfall lebensbedrohlich sein.
2) Als ursächlich kommen u. a. allergische und psychosomatische Faktoren in Betracht.
3) Der Atemwegswiderstand ist im Anfall vermindert.
4) Die Inspiration (Einatmung) ist leichter als die Exspiration (Ausatmung)
5) Das Krankheitsbild betrifft auch Kinder.

A) nur 1 ist richtig
B) nur 2, 3 und 5 sind richtig
C) nur 1, 2, 3 und 5 sind richtig
D) nur 1, 2, 4 und 5 sind richtig
E) 1-5, alle sind richtig

Frage 13
Die Tuberkulose

1) ist ausschließlich eine Lungenerkrankung
2) verläuft in den meisten Fällen hochakut
3) ist bei einem floriden Tuberkulintest als floride Erkrankung nachgewiesen
4) kann zahlreiche Organe befallen
5) ist nur ansteckend, wenn Tuberkelbakterien im Blut nachgewiesen werden können.

A) nur 4 ist richtig
B) nur 5 ist richtig
C) nur 1und 2 sind richtig
D) nur 2 und 5 sind richtig
E) nur 3 und 4 sind richtig

Frage 14
Welche der folgenden Aussagen trifft (treffen) in Verbindung mit Ozon zu?

1) Ozon besteht aus 3 Sauerstoffatomen
2) in unphysiologischen (zu hohen) Konzentrationen ist Ozon ein Reizgas, das Müdigkeit, Kopfschmerzen und Schleimhautreizung hervorrufen kann
3) Ozon hat mikrobizide Wirkung
4) Ozon ist ein Nervengift
5) Ozon entsteht ausschließlich aus Abgasen durch UV-Bestrahlung

A) nur 1 ist richtig
B) nur 1 und 4 sind richtig
C) nur 1, 2 und 3 sind richtig
D) nur 3, 4 und 5 sind richtig
E) 1-5, alle sind richtig

Frage 15
Die kalziumreichsten Lebensmittel und somit die wichtigsten Kalziumlieferanten in der Ernährung sind:

A) Milch und Milcherzeugnisse
B) Getreide und Getreideerzeugnisse
C) bestimmte Gemüse
D) Obstsorten (Äpfel, Birnen)
E) pflanzliche Öle

Frage 16
Welche der folgenden Aussagen zum akuten Brechdurchfall bei Kleinkindern treffen zu?

1) Ein Gewichtsverlust von etwa 2% des Körpergewichtes spricht für eine schwere Dehydratation (Flüssigkeitsverlust).
2) Ursache sind häufig Virusinfektionen (z. B. Rotaviren).
3) Bei Kleinkindern mit akutem Brechdurchfall sollte für 24 Stunden keinerlei Nahrung oder Flüssigkeit zugeführt werden.
4) Symptomlose Kontaktpersonen (z. B. Eltern) scheiden als mögliche Ansteckungsquelle aus.
5) Blutige Durchfälle können auf eine bakterielle Infektion (z. B. EHEC) hinweisen

A) nur 1 und 2 sind richtig
B) nur 2 und 5 sind richtig
C) nur 1, 2 und 3 sind richtig
D) nur 2, 3, 4 und 5 sind richtig
E) 1-5, alle sind richtig

Frage 17
Beim manifesten paralytischen Ileus finden sich folgende Symptome bzw. folgende Befunde.

1) fehlende Darmgeräusche
2) kolikartige Schmerzen
3) Klingende Darmgeräusche
4) Erbrechen
5) Meteorismus

A) nur 2 und 3 sind richtig
B) nur 1, 4 und 5 sind richtig
C) nur 2, 3 und 4 sind richtig
D) nur 1, 3, 4 und 5 sind richtig
E) nur 2, 3, 4 und 5 sind richtig

Frage 18
Welche der folgenden Angaben sind richtig?

1) Hellrote Blutungen nach dem Stuhlabgang können einen Hinweis auf ein Hämorrhoidalleiden sein.
2) Ein Dickdarmkrebs und ein Hämorrhoidalleiden treten niemals in Kombination auf.
3) Schwarzes Blut im Stuhl stammt ausschließlich aus Blutungsquellen im unteren Dickdarmtrakt.
4) Ursachen eines Hämorrhoidalleidens sind häufig Bewegungsmangel, ballaststoffarme Ernährung und häufige Verstopfung
5) Komplikationen des Hämorrhoidalleidens können akute Thrombosierung einer Hämorrhoide und Stuhlinkontinenz sein.

A) nur 3 und 4 sind richtig
B) nur 1, 2 und 3 sind richtig
C) nur 1, 4 und 5 sind richtig
D) nur 3, 4 und 5 sind richtig
E) 1-5, alle sind richtig

Frage 19
Ein 60-jähriger Patient hat seit einem Vierteljahr Blut im Stuhl bemerkt. Seit kurzem werden sog. Bleistiftstühle entleert und es kommt gehäuft zu Windabgängen mit Schleimentleerung.
Welche der angegebenen Diagnosen trifft am wahrscheinlichsten zu?

A) Analfissur
B) Hämorrhoiden
C) Rektumkarzinom
D) Morbus Crohn
E) Metastasierendes Prostatakarzinom

Frage 20
Welche der folgenden Aussagen trifft (treffen) zu?
Was ist als Folge eines hohen Ballaststoffanteils in der Nahrung zu erwarten?

1) Verkürzung der intestinalen Transitzeit
2) Erhöhung des Stuhlgewichts
3) Prävention von Divertikelbildung
4) Das Rektumkarzinomrisiko ist erhöht
5) Induktion von Nahrungsmittelallergien

A) nur 1 ist richtig
B) nur 1 und 4 sind richtig
C) nur 4 und 5 sind richtig
D) nur 1, 2 und 3 sind richtig
E) 1-5, alle sind richtig

Frage 21
Welche der folgenden Erkrankungen können typischerweise Ursache für eine Leberzirrhose sein?

1) Virushepatitis A
2) Chronischer Alkoholmissbrauch
3) Chronische Verlegung und Infektion der Gallengänge
4) Stoffwechselerkrankungen z. B. Eisen- und Kupferspeicherkrankheit

A) nur 1 und 4 sind richtig
B) nur 2 und 3 sind richtig
C) nur 1, 2 und 3 sind richtig
D) nur 2, 3 und 4 sind richtig
E) 1-4, alle sind richtig

Frage 22
Welche der folgenden Aussagen trifft (treffen) für die Hepatitis C zu?

1) Sie kann durch Bluttransfusion übertragen werden.
2) Sie kann durch mehrfach benutzte Spritzen (Drogenszene) übertragen werden.
3) Zur Diagnose können HCV-Antikörper nachgewiesen werden.
4) Sie zeigt chronische Verlaufsformen.
5) Es kann aktiv immunisiert werden.

A) nur 1 ist richtig
B) nur 1 und 2 sind richtig
C) nur 1, 2 und 5 sind richtig
D) nur 1, 2, 3 und 4 sind richtig
E) 1-5, alles ist richtig

Frage 23
Welche Substanz(en) kann (können) nach einer kristallinen Ablagerung innerhalb des Gelenkknorpels zu einer entzündlichen Arthropathie führen?

1) Glukose bei Diabetes mellitus
2) Zink
3) Bilirubin
4) Harnstoff
5) Harnsäure

A) nur 5 ist richtig
B) nur 2 und 5 sind richtig
C) nur 3 und 5 sind richtig
D) nur 2, 3 und 5 sind richtig
E) nur 1, 2, 4 und 5 sind richtig

Frage 24
Das nephrotische Syndrom geht typischerweise einher mit

1) Dysurie
2) Nephrolithiasis
3) Ödemen
4) Subkutane Verkalkungen
5) Tophi

A) nur 3 ist richtig
B) nur 1 und 3 sind richtig
C) nur 2 und 3 sind richtig
D) nur 2, 3 und 5 sind richtig
E) nur 1, 2, 3 und 4 sind richtig

Frage 25
Hinsichtlich des Myxödems bei Hypothyreose gilt (gelten):

1) Die durch Druck auf die Haut erzielten Dellen sind im Allgemeinen noch nach Stunden sichtbar.
2) Das Gesicht ist eine Hauptlokalisation der myxödematösen Veränderungen.

3) Das Myxödem bei Hypothyreose geht meist mit Trockenheit der Haut einher.
4) Die unteren Extremitäten sind von den myxödematösen Veränderungen häufig betroffen.
5) Das Myxödem bei Hypothyreose geht zum Teil mit blasser Hautfarbe einher.

A) keine Aussage ist richtig
B) nur 1 und 2 sind richtig
C) nur 2, 3 und 4 sind richtig
D) nur 1, 3, 4 und 5 sind richtig
E) nur 2, 3, 4 und 5 sind richtig

Frage 26
Welche der folgenden Aussagen zur Jodmangelstruma treffen zu?

1) Sie geht grundsätzlich mit einer hyperthyreoten Stoffwechsellage einher.
2) Sie tritt bevorzugt in Gebirgsregionen (Jodmangelgebiete) auf.
3) Sie kann zu knotigen Umwandlungen der Schilddrüse führen.
4) Es kommt zu einer Vergrößerung der Schilddrüse
5) Sie kann eine Kompression der Trachea zur Folge haben.

A) nur 2 und 3 sind richtig
B) nur 1, 4 und 5 sind richtig
C) nur 3, 4 und 5 sind richtig
D) nur, 2, 3, 4 und 5 sind richtig
E) 1-5, alle sind richtig

Frage 27
Welche der folgenden Aussagen trifft (treffen) zu?
Eine deutliche anatomische Beinlängendifferenz (> 2 cm) zwischen linkem und rechtem Bein führt wahrscheinlich zu

1) einem Beckenschiefstand
2) einer Seitverbiegung der Lendenwirbelsäule
3) einer Seitverbiegung der Brustwirbelsäule
4) einer Spitzfußhaltung am längeren Bein
5) einem Klumpfuß am verkürzten Bein

A) Keine der Aussagen ist richtig
B) nur 1 ist richtig
C) nur 1, 2 und 3 sind richtig
D) nur 1, 2 und 5 sind richtig
E) nur 3, 4 und 5 sind richtig

Frage 28
Die Dupuytren-Kontraktur an der Hand

A) ist Folge einer Arthrose der Fingergelenke
B) tritt bei Frauen häufiger auf als bei Männern
C) tritt meist an der rechten Hand auf
D) ist eine strang- und knötchenartige Verdickung der Sehnenplatte der Hohlhand
E) beginnt zumeist im Alter von 30 Jahren

Frage 29
Welche der folgenden Aussagen zur unteren Extremität treffen zu?

1) Charakteristisch beim Plattfuß ist die Aufhebung des Längsgewölbes des Fußes
2) Ein Hallux valgus entsteht durch Harnsäureeinlagerung in das Großzehengrundgelenk
3) Schwellung und Rötung über der Ferse nach sportlicher Belastung sind ein sicherer Hinweis auf eine fortgeschrittene Arthrose im oberen Sprunggelenk
4) Eine chronische Instabilität des oberen Sprunggelenks kann zu häufigen Umknicktraumen des betroffenen oberen Sprunggelenks führen
5) Die Beschwerden bei Hallux valgus bessern sich am besten beim Tragen von engem Schuhwerk

A) nur 1 und 2 sind richtig
B) nur 1 und 4 sind richtig
C) nur 1, 2 und 3 sind richtig
D) nur 1, 4 und 5 sind richtig
E) 1-5, alle sind richtig

Frage 30
Welche der folgenden Erkrankungen kommt (kommen) als Ursache für Kopfschmerzen in Frage?

1) Verschleißerscheinungen der Halswirbelsäule
2) Mittelohrkatarrh
3) Bluthochdruck
4) Alkoholmissbrauch
5) Grüner Star

A) nur 1 und 5 sind richtig
B) nur 2 und 4 sind richtig
C) nur 1, 2, 3 und 5 sind richtig
D) nur 2, 3, 4 und 5 sind richtig
E) 1-5, alle sind richtig

Frage 31
Das Zeichen nach Lasègue (Nervenwurzeldehnungsschmerz) ist bei der Diagnostik eines Bankscheibenvorfalls im unteren LWS-Bereich ein wichtiges Zeichen,
weil
der Nachweis des Ischiasdehnungsschmerzes die genaue Höhenlokalisation eines Bandscheibenvorfalls innerhalb des unteren LWS-Bereichs ermöglicht.

A) Aussage 1 richtig, Aussage 2 richtig, Verknüpfung richtig
B) Aussage 1 richtig, Aussage 2 richtig, Verknüpfung falsch
C) Aussage 1 richtig, Aussage 2 falsch
D) Aussage 1 falsch, Aussage 2 richtig
E) Aussage 1 falsch, Aussage 2 falsch

Frage 32
Welche der folgenden Aussagen sprechen für eine manische Episode?

1) Es besteht Selbstüberschätzung.
2) Das Krankheitsgefühl fehlt.
3) Der Patient hat Ideenflucht.
4) Der Patient ist vermehrt ablenkbar.
5) Der Patient hat Suizidgedanken.

A) nur 1 und 2 sind richtig
B) nur 1 und 5 sind richtig
C) nur 2 und 5 sind richtig
D) nur 1, 2, 3 und 4 sind richtig
E) 1-5, alle sind richtig

Frage 33
Welche der folgenden Aussagen zur Prognose der Anorexia nervosa treffen zu?

1) Bei leichten Formen (geringe Gewichtsabnahme, später Krankheitsbeginn) sind spontane Besserungen möglich.
2) Viele Patientinnen mit Pubertätsmagersucht haben eine Abwehr gegen die Übernahme ihrer Rolle als Frau und Mutter.
3) Viele Patientinnen bleiben auch nach der Phase der Magersucht psychisch auffällig.
4) Bei einigen Patientinnen entwickelt sich ein depressives Zustandsbild.
5) Die statistische Lebenserwartung ist normal.

A) nur 1 und 2 sind richtig
B) nur 1und 5 sind richtig
C) nur 1, 2, 3 und 4 sind richtig
D) nur 1, 3, 4 und 5 sind richtig
E) 1-5, alle sind richtig

Frage 34
Man muss endogen depressive Patienten immer wieder ermuntern, alle Kräfte zusammenzunehmen und einzusetzen,
weil
endogen depressive Patienten ausgeprägte Defizite im Antrieb und in ihren Handlungsinitiativen erleben.

A) Aussage 1 ist richtig, Aussage 2 ist richtig, die Verknüpfung ist richtig
B) Aussage 1 ist richtig, Aussage 2 ist richtig, die Verknüpfung ist falsch
C) Aussage 1 richtig, Aussage 2 falsch
D) Aussage 1 falsch, Aussage 2 richtig
E) Aussage 1 falsch, Aussage 2 falsch

Frage 35
Für Zwangserlebnisse im Rahmen einer Neurose gilt, dass

1) die Phänomene u. a. als Gedankenentzug, Gedankenausbreitung und so genannte Willensbeeinflussung auftreten können
2) die Patienten Bewusstseinsinhalte nicht beiseite schieben können
3) die eigenen seelischen Vorgänge als von anderen und außen Gemachte erlebt werden
4) als Erklärung oft Suggestion oder Hypnose genannt werden
5) die sich aufdrängenden Bewusstseinsinhalte als unsinnig oder als ohne Grund dominierend und beharrend beurteilt werden.

A) nur 2 ist richtig
B) nur 1 und 4 sind richtig
C) nur 2 und 5 sind richtig
D) nur 2, 3 und 5 sind richtig
E) nur 1, 2, 3 und 4 sind richtig

Frage 36
Zur Differenzialdiagnose der Heiserkeit können zählen:

1) Laryngitis (Kehlkopfentzündung)
2) Überanspruchung der Stimme (z. B. durch falsches oder zu vieles Sprechen)
3) Einseitige Lähmung des N. recurrens
4) Kehlkopfkarzinom
5) Stimmlippenpolypen (sog. Sängerknötchen)

A) nur 1 und 4 sind richtig
B) nur 1, 2 und 4 sind richtig
C) nur 2, 3 und 5 sind richtig
D) nur 1, 2, 3 und 5 sind richtig
E) 1-5, alle sind richtig

Frage 37
Die häufigste Form der Myopie (Kurzsichtigkeit), die typischerweise sich im Schulalter manifestierende Myopie („Schulmyopie"), ist - gegenüber dem Normalen -in erster Linie durch folgende Veränderungen gekennzeichnet:

A) Die Krümmung der Hornhaut ist pathologisch erhöht.
B) Die Linse hat einen erhöhten Brechungsindex.
C) Der Augapfel ist im Verhältnis zur Brechkraft seines dioptrischen Apparates zu kurz.
D) Der Augapfel ist im Verhältnis zur Brechkraft seines dioptrischen Apparates zu lang.
E) Die Linse hat einen erniedrigten Brechungsindex.

Frage 38
Welche Aussage zum Arcus senilis (Greisenbogen) trifft zu?

A) Der Begriff wird synonym verwendet für bogenförmig angeordnete Xanthelasmen am Oberlid.
B) Es handelt sich um eine ringförmige Trübung in der Hornhautperipherie des Auges.
C) Es handelt sich um eine ringförmige Pigmentierung der Augenlinse.
D) Es handelt sich um eine harmlose umschriebene ringförmige Pigmentierung der Iris.
E) Die Veränderung ist ein Hinweis auf Grünen Star.

Frage 39
Welche der folgenden Befunde beim Erwachsenen sprechen für einen akuten Glaukomanfall?

1) Miosis (Pupillenengstellung)
2) Augenbulbus bei Palpation: hart
3) Reflektorische Pupillenstarre
4) Die Hornhaut ist durch Ödem getrübt (Sehen wie durch Nebelschleier)
5) Protrusio bulbi (Vorwölbung des Augapfels)

A) nur 2 und 4 sind richtig
B) nur 2, 3 und 4 sind richtig
C) nur 3, 4 und 5 sind richtig
D) nur 1, 2, 3 und 4 sind richtig
E) 1-5, alle sind richtig

Frage 40
Das Narbenkeloid

1) gehört in den Formenkreis der Wundheilungsstörungen
2) kann nach Verbrennungen auftreten
3) tritt im Bereich der Haut auf
4) gehört in die Gruppe der malignen Hauttumore
5) kann familiär gehäuft auftreten

A) nur 1 ist richtig
B) nur 2 und 3 sind richtig
C) nur 1, 3 und 4 sind richtig
D) nur 1, 2, 3 und 5 sind richtig
E) 1-5, alle sind richtig

Frage 41
Welche der folgenden Aussagen trifft/treffen zu? Basaliome

1) treten bevorzugt in Licht exponierten Hautarealen auf
2) sollten mit Kortison-haltigen Salbenverbänden behandelt werden
3) metastasieren frühzeitig
4) treten als Folge wiederholter Verletzungen an den Fußsohlen, z. B. beim Barfußgehen, auf
5) treten überwiegend bei Kindern auf

A) nur 1 ist richtig
B) nur 1 und 3 sind richtig
C) nur 2 und 3 sind richtig
D) nur 2, 3 und 4 sind richtig
E) 1-5, alle sind richtig

Frage 42
Welche der folgenden Viren/ Bakterien werden üblicherweise durch Schmutz- und Schmierinfektion (fäkal-oral) übertragen?

1) Polio-Viren
2) Keuchhustenerreger
3) Hepatitis-A-Viren
4) Influenzaviren
5) Hepatitis-E-Viren

A) nur 1 ist richtig
B) nur 1 und 2 sind richtig
C) nur 1, 3 und 5 sind richtig
D) nur 1, 2, 3 und 4 sind richtig
E) 1-5, alle sind richtig

Frage 43
Eine 45-jährige Sekretärin kommt mit einer seit vier Wochen bestehenden Kniegelenksschwellung links. Vor etwa einem Jahr hatte sie auch im rechten Knie schon einmal vorübergehend eine schmerzhafte Schwellung gehabt. Wegen mäßiger degenerativer Veränderungen wurde bereits die Diagnose eines aktivierten Stadiums einer Kniegelenksarthrose gestellt.
Die Anamnese ergab ferner vor eineinhalb Jahren eine Sehnenscheidenentzündung an der Streckseite des rechten Handgelenks, als Folge der Überanstrengung beim Schreibmaschinenschreiben erklärt, sowie vom Zahnarzt als Kiefergelenksbeschwerden gedeutete kurzfristige Zahnschmerzen. In den letzten Wochen hatte die Patientin keinen grippalen Infekt, fühlt sich jedoch etwas abgeschlagen. Aus der Zeit vor ca. 2 Jahren kann sie sich noch an einen Vorfall erinnern, wo drei Tage nach einer Wanderung am linken Oberarm plötzlich eine kreisrunde Rötung auftrat, die aber spontan wieder verschwand und keine größeren Probleme bereitete.
Weitere Befunde: BSG 11/21, Rheumafaktor negativ, ASL-Titer (Antistreptolysin-Titer) unauffällig.
Welche Verdachtsdiagnose ist am wahrscheinlichsten?

A) Chronische Polyarthritis
B) Rheumatisches Fieber
C) Polymyalgia rheumatica
D) Lyme-Borreliose
E) Postinfektiöse Arthritis (viraler Ursache)

Frage 44
Welche der folgenden Aussagen zur Schwangerschaft trifft (treffen) zu?

1) Die durchschnittliche Dauer einer normalen Schwangerschaft beträgt etwa 40 Wochen ab dem ersten Tag der letzten Menstruation
2) die Gewichtszunahme sollte wenigstens 18 kg betragen
3) Die Einnahme von Phytotherapeutika ist grundsätzlich unbedenklich
4) Das durchschnittliche Geburtsgewicht eines Mädchens beträgt etwa 2000 g
5) Eine Ringelröteln-Infektion stellt bei natürlich erworbenem Rötelnschutz keine Gefahr dar

A) nur 1 ist richtig
B) nur 1 und 5 sind richtig
C) nur 1, 2 und 3 sind richtig
D) nur 2, 3 und 5 sind richtig
E) 1-5, alle sind richtig

Frage 45
Kommt es im Falle einer intravenösen Injektion oder Infusion zu Zeichen eines anaphylaktischen Schocks, sollte die Nadel sofort entfernt werden,
weil
beim Auftreten von Zeichen eines anaphylaktischen Schocks bei einer Infusion oder Injektion diese sofort beendet werden muss.

A) Aussage 1 richtig, Aussage 2 richtig, Verknüpfung richtig
B) Aussage 1 richtig, Aussage 2 richtig, Verknüpfung falsch
C) Aussage 1 richtig, Aussage 2 falsch
D) Aussage 1 falsch, Aussage 2 richtig
E) Aussage 1 falsch, Aussage 2 falsch

Frage 46
Bei einem Patienten finden Sie bei der Untersuchung des Urins mit dem Mehrfach-Teststreifen: Nitrit positiv.
Welche Diagnose vermuten Sie?

A) Diabetes mellitus
B) Hepatitis A
C) Glomerulonephritis (Entzündung der Nierenkörperchen)
D) Gicht
E) Entzündung der ableitenden Harnwege

Frage 47
Welche der folgenden Aussagen zur Blutdruckmessung mit nichtautomatischen Manschetten treffen zu?

1) Bei Patienten mit sehr dicken Armen können bei zu schmaler Manschette höhere Blutdruckwerte als tatsächlich vorhanden gemessen werden.
2) Der Auskultationspunkt sollte bei der Messung in Herzhöhe liegen.
3) Für Kinder gelten niedrigere Blutdruckreferenzwerte als für Erwachsene.
4) Die Ablassgeschwindigkeit des Luftdrucks sollte ca. 50 mmHg/Sekunde betragen.
5) Bei der Erstuntersuchung soll sowohl am rechten als auch am linken Arm gemessen werden.

A) nur 1 und 2 sind richtig
B) nur 1, 2 und 3 sind richtig
C) nur 2, 3 und 5 sind richtig
D) nur 1, 2, 3 und 5 sind richtig
E) nur 2, 3, 4 und 5 sind richtig

Frage 48
Klingende, ohrnahe, feinblasige Rasselgeräusche finden sich - als ein charakteristisches Auskultationsphänomen - am wahrscheinlichsten über folgender der genannten Störungen:

A) Asthma bronchiale
B) Kleiner Pleuraerguss
C) Pleuritis fibrosa
D) Bronchopneumonie
E) Streifenatelektase

Frage 49
Die Überprüfung auf Dermographismus dient in erster Linie?

A) dem Ausschluss einer Stereoagnosie (Unfähigkeit, Gegenstände durch Tasten zu erkennen)
B) der Beurteilung der vegetativen Ausgangslage (z. B. atopische Konstitution)
C) der orientierenden Abgrenzung von Hautspannungslinien
D) dem Nachweis einer Hypalgesie oder Analgesie (Minderung oder Verlust des Schmerzempfindens)
E) der Prüfung der Schwellenlabilität bei Verdacht auf Pallanästhesie (Fehlen des Vibrationsempfindens

Frage 50
Beim Fleischgang eines Festessens fängt ein 40-jähriger Mann an zu würgen und wird zyanotisch. Ein zufällig anwesender Heilpraktiker stellt fest, dass der Mann bei Bewusstsein ist, aber weder sprechen noch husten kann. Was ist unmittelbar zu unternehmen?

1) Mund zu Mund Beatmung
2) Defibrillation
3) Mund zu Nase Beatmung
4) Kräftige Schläge auf den Rücken bei vorgebeugtem Oberkörper
5) Nottransport in die nächste Klinik bei möglichst starker Reklinationsstellung des Kopfes

A) nur 1 ist richtig
B) nur 3 ist richtig
C) nur 4 ist richtig
D) nur 1 und 5 sind richtig
E) 1-5, alle sind richtig

Frage 51
Welche der nachfolgend genannten Erstmaßnahmen sollten bei einem Patienten mit Hitzschlag ohne Bewusstseinstrübung veranlasst werden?

1) Sofortige Kopftief- und Beinhochlagerung
2) Kühlende Umschläge auf den entkleideten Oberkörper
3) i.v.-Infusion einer Elektrolytlösung (sofern vorhanden)
4) Patienten in den Schatten bringen
5) Ein Narkotikum geben (sofern vorhanden)

A) nur 1 und 4 sind richtig
B) nur 1, 2 und 3 sind richtig
C) nur 2, 3 und 4 sind richtig
D) nur 1, 2, 3 und 4 sind richtig
E) 1-5, alle sind richtig

Frage 52
Für den beginnenden anaphylaktischen Schock ist charakteristisch

A) eine intravasale Gerinnung
B) eine multiple periphere Mikrothrombosierung
C) ein euphorischer Zustand
D) eine Verbrauchskoagulopathie
E) eine Histamin-bedingte Vasodilatation

Frage 53
Die hygienische Händedesinfektion

1) kann mit einem alkoholischen Desinfektionsmittel durchgeführt werden
2) reduziert vorwiegend die transiente (Anflugkeime) Hautflora
3) reduziert vorwiegend die residente (physiologische Haftkeime) Hautflora
4) bedeutet: erst waschen, dann sterilisieren
5) bedeutet: erst desinfizieren, dann gegebenenfalls waschen

A) nur 2 und 5 sind richtig
B) nur 3 und 4 sind richtig
C) nur 1, 2 und 4 sind richtig
D) nur 1, 2 und 5 sind richtig
E) nur 1, 3 und 5 sind richtig

Frage 54
Bei einer 50-jährigen Frau besteht ein fortschreitender Verlust intellektueller Fähigkeiten. Merkfähigkeits- und Gedächtnisstörungen lassen sich nachweisen, das logische Denken und die Urteilsfähigkeit sind beeinträchtigt. Das Gesamtbild lässt am wahrscheinlichsten schließen auf:

A) Paranoide Schizophrenie
B) Hospitalisationssyndrom
C) Dementielles Syndrom
D) Schwere traumatische Hirnschädigung
E) Neurotische Depression

Frage 55
Eine Mutter kommt mit ihrem 7-jährigen Kind in die Praxis. Das Kind hat seit einigen Tagen einen fieberhaften Infekt mit Schnupfen. Bei der Untersuchung zeigt sich ein Exanthem mit feinen rötlichen Papeln und einigen kleinen, teilweise aufgekratzten Bläschen. Die Effloreszenzen sind über die gesamte Haut einschließlich Kopfhaut und Genitale verstreut. Auch die Mundschleimhaut ist betroffen. Zudem bestehen Rhinitis und Fieber (38,3°C). Darüber hinaus finden Sie keine weiteren pathologischen Befunde. Welche Diagnose ist am wahrscheinlichsten?

A) Neurodermitis
B) Scharlach
C) Röteln
D) Windpocken
E) Masern

Frage 56
Welche Befunde in der Entwicklung wird man - statistisch gesehen - bei gesunden Kindern erwarten?

1) 6 Monate alt: Kann mit Hilfe sitzen
2) 9 Monate alt: Macht Aufstehversuche an Gegenständen (z. B. Gitter)
3) 12 Monate alt: Kann Dreiwortsätze sprechen
4) 18 Monate alt: Kann frei gehen
5) 36 Monate alt: Ist (hinsichtlich Stuhlgang und Wasserlassen) über Tag sauber

A) nur 1, 2 und 3 sind richtig
B) nur 2, 4 und 5 sind richtig
C) nur 1, 2, 4 und 5 sind richtig
D) nur 2, 3, 4 und 5 sind richtig
E) 1-5, alle sind richtig

Frage 57
Welche der folgenden aktiven Impfungen wird (werden) von der STIKO (Ständige Impfkommission) für die Bundesrepublik Deutschland empfohlen?

1) Hepatitis-B-Impfung
2) Polio-Injektionsimpfung
3) BCG-Impfung
4) Diphtherie-Impfung
5) Tetanus-Impfung

A) nur 1 ist richtig
B) nur 2 und 3 sind richtig
C) nur 1, 3 und 4 sind richtig
D) nur 1, 2, 4 und 5 sind richtig
E) 1-5, alle sind richtig

Frage 58
Absolut kontraindiziert sind in der Schwangerschaft aktive Schutzimpfungen gegen

1) Tetanus
2) Masern
3) Röteln
4) Polio (bei Verwendung der Spritzimpfung nach Salk)

A) nur 2 und 3 sind richtig
B) nur 1, 2 und 4 sind richtig
C) nur 1, 3 und 4 sind richtig
D) nur 2, 3 und 4 sind richtig
E) 1-4, alle sind richtig

Frage 59
Jedes chronische Magenulkus sollte endoskopisch-bioptisch kontrolliert werden,
weil
sonst ein Magenkarzinom übersehen werden könnte.

A) Aussage 1 ist richtig, Aussage 2 ist richtig, die Verknüpfung ist richtig
B) Aussage 1 ist richtig, Aussage 2 ist richtig, die Verknüpfung ist falsch
C) Aussage 1 ist richtig, Aussage 2 ist falsch
D) Aussage 1 ist falsch, Aussage 2 ist richtig
E) Aussage 1 ist falsch, Aussage 2 ist falsch

Frage 60
Ordnen Sie der unten skizzierten Transportlagerung die zutreffendste Indikation zu!

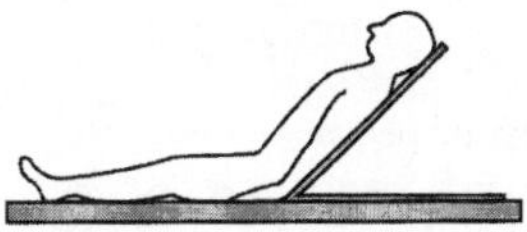

A) Patient im Volumenmangelschock
B) Bewusstloser, nicht intubierter Patient
C) Patient mit Verdacht auf eine Wirbelsäulenverletzung
D) Patient mit Atemnot
E) Patient mit akutem Abdomen

FRAGEN MC 2

Frage 61
Welche der folgenden Aussage(n) trifft/treffen zu?
Für Selen (Se) gilt

1) Es ist ein notwendiges Spurenelement für den menschlichen Organismus, das der Körper selbst synthetisiert.
2) Im menschlichen Körper befindet sich Selen hauptsächlich in Nieren, Leber, Muskeln und Skelett.
3) Selen ist ein wichtiger Bestandteil des oxidativen Systems der Zellen und hat als Teil des Enzyms Gluthationperoxidase eine Aufgabe als Radikalenfänger.
4) Der Selengehalt der Nahrungsmittel hängt nicht vom Selengehalt der jeweiligen Ackerböden ab.
5) Bei einer Einnahme von Selen als Nahrungsergänzungsmittel tritt ab einer täglichen Zufuhr von 0,5 mg eine klinisch fassbare Überdosierung auf.

A) 1-5, keine ist richtig
B) nur 1 ist richtig
C) nur 2 und 3 sind richtig
D) nur 4 und 5 sind richtig
E) 1-5, alle sind richtig

Frage 62
Neben der häufigen Schmerzausstrahlung in den linken Arm können die Angina-pectoris-Schmerzen ausstrahlen:

1) in den Unterkiefer
2) Halsregion
3) rechter Oberbauch und rechter Arm
4) linke Schulter

A) nur 4 ist richtig
B) nur 1, 2 und 3 sind richtig
C) nur 1, 3 und 4 sind richtig
D) nur 2, 3 und 4 sind richtig
E) 1-4, alle sind richtig

Frage 63
Welche der folgenden Maßnahmen können von einem Patienten nach erfolgreicher Rehabilitation eines Herzinfarkts durchgeführt werden?

1) Wechselfußbäder
2) kalte aufsteigende Unterarmbäder
3) Wassertreten
4) kalte Halswickel
5) körperliches Training in einer Koronarsportgruppe unter ärztlicher Anleitung

A) nur 1, 2 und 3 sind richtig
B) nur 1, 2 und 5 sind richtig
C) nur 1, 2, 3 und 4 sind richtig
D) nur 2, 3, 4 und 5 sind richtig
E) 1-5, alle sind richtig

Frage 64
Ein Cor pulmonale, das sog. Lungenherz, ist zu erwarten bei?

1) Lungenemphysem ohne Dyspnoe
2) Lungenempyhsem mit chronisch obstruktiver Bronchitis
3) Rezidivierende periphere Lungenembolien
4) konstant erhöhtem mittleren Blutdruck
5) Tachyarrhythmien

A) nur 4 ist richtig
B) nur 1 und 3 sind richtig
C) nur 2 und 3 sind richtig
D) nur 2, 3 und 5 sind richtig
E) 1-5, alle sind richtig

Frage 65
Sie haben bei einem Patienten Verdacht auf eine Aortenklappeninsuffizienz. Von den folgenden Untersuchungsbefunden spricht für Ihre Verdachtsdiagnose

1) sichtbare Pulsationen der Halsschlagader
2) große Blutdruckamplitude
3) niedriger Blutdruck mit kleiner Amplitude

4) fehlender Femoralispuls
5) ausgeprägte Blutdruckdifferenz zwischen beiden Armen

A) nur 5 ist richtig
B) nur 1 und 2 sind richtig
C) nur 1 und 5 sind richtig
D) nur 2 und 5 sind richtig
E) nur 3 und 4 sind richtig

Frage 66
Welche Erkrankungen können sich hinter einem plötzlich aufgetretenen Brustschmerz verbergen, wenn es außerdem dramatisch schnell zur Verschlechterung des allgemeinen Zustands des Patienten kommt?

1) instabile Angina pectoris
2) Lungenembolie
3) chronische Bronchitis
4) Herzinfarkt
5) chronische Gastritis

A) nur 1 und 2 sind richtig
B) nur 1, 2 und 3 sind richtig
C) nur 1, 2 und 4 sind richtig
D) nur 1, 2, 3 und 4 sind richtig
E) nur 2, 3, 4 und 5 sind richtig

Frage 67
Wenn ein Patient in höherem Alter über nächtliche Atemnot klagt, die jeweils in den ersten Stunden nach dem Zu-Bett-Gehen auftritt, so beruht dies am wahrscheinlichsten auf Folgendem:

A) Quincke-Ödem
B) Linksherzinsuffizienz
C) Parkinson-Syndrom
D) Hyperventilationstetanie
E) Koronarspasmen

Frage 68
Zur Entstehung von Krampfadern an den Beinen können beitragen

1) konstitutionelle Bindegewebsschwäche
2) hormonelle Einflüsse
3) stehende/sitzende Tätigkeit
4) Schwangerschaft

A) nur 1 und 2 sind richtig
B) nur 1 und 3 sind richtig
C) nur 1, 2 und 3 sind richtig
D) nur 1, 3 und 4 sind richtig
E) 1-4, alle sind richtig

Frage 69
Ein älterer Mann klagt über plötzliche heftige Schmerzen im Bein. Es ist kalt, blass und ohne tastbare Pulse. Welche der folgenden Maßnahmen sind richtig?

1) Hochlagerung des Beins
2) Heißes Fußbad
3) Einhüllen in Decken
4) Schmerzmittelgabe
5) Organisation der Klinikeinweisung

A) nur 1, 4 und 5 sind richtig
B) nur 2, 3 und 4 sind richtig
C) nur 3, 4 und 5 sind richtig
D) nur 1, 3, 4 und 5 sind richtig
E) 1-5, alle sind richtig

Frage 70
Was kann nicht Folge einer arteriellen Hypertonie im großen Kreislauf sein?

A) Schrumpfniere
B) chronisches Cor pulmonale
C) Hypertrophie des linken Herzventrikels
D) Herzinfarkt
E) Hirnmassenblutung

Frage 71
Welche Aussage zu den Venen am Unterschenkel trifft zu?

A) Die oberflächlichen Venen sind klappenlos.
B) Das Blut der tiefen Venen fließt in die V. saphena magna.
C) V. saphena magna und V. saphena parva besitzen streng getrennte Einzugsgebiete

D) Die tiefen Venen verlaufen getrennt von den Arterien
E) Die Klappen der Verbindungsvenen zwischen Oberflächen und Tiefe lassen nur einen Abfluss in die Tiefe zu.

Frage 72
Welche Aussage(n) über Venen ist/sind richtig?

1) Venen sind definiert als Gefäße, die das Blut zum Herzen leiten.
2) In der Pfortader wird Sauerstoff angereichertes Blut zur Leber geführt.
3) Die äußere Schicht der Arterienwand (Tunica adventitia) besteht aus Bindegewebe und elastischen Fasern.
4) Die Taschenklappen der Venen unterstützen den Rücktransport des Blutes; auch die Pumpfunktion der Skelettmuskulatur hilft dabei.
5) Am Bein befinden sich drei Arten von Venen: tiefe Venen, oberflächliche Venen und Perforansvenen, welche die beiden anderen Arten verbinden.

A) nur 1, 3 und 4 sind richtig
B) nur 1, 3 und 5 sind richtig
C) nur 1, 3, 4 und 5 sind richtig
D) nur 2, 3, 4 und 5 sind richtig
E) 1-5, alle sind richtig

Frage 73
Unterschenkelödeme können auftreten

1) bei der Hungerkachexie (schwere Abmagerung)
2) beim nephrotischen Syndrom
3) bei der Beckenvenenthrombose

A) nur 2 ist richtig
B) nur 1 und 2 sind richtig
C) nur 1 und 3 sind richtig
D) nur 2 und 3 sind richtig
E) 1-3, alle sind richtig

Frage 74
Ein 56-jähriger Raucher mit Bronchitis hatte im Laufe der vergangenen sechs Jahre mehrfach Bronchopneumonien. Seither haben Auswurffrequenz und -menge erheblich zugenommen. Morgens hustet der Patient bis zu 150 ml gelbgrünliches Sputum mit süßlichem-fadem Geruch ab. Er beschreibt auch Blutbeimengungen und klagt über Belastungsdyspnoe.
Untersuchungsbefunde: Reduzierter Allgemeinzustand, Uhrglasnägel, thorakobasal umschriebene Bezirke grobblasiger Rasselgeräusche.
Um welche Erkrankung handelt es sich wahrscheinlich?

A) Bronchiektasen
B) Lungenemphysem
C) Bronchuskarzinom
D) Tuberkulose
E) Chronisches Lungenödem

Frage 75
Welche der folgenden Untersuchungsbefunde sprechen für eine typische bakterielle Lobärpneumonie?

1) Schweres Krankheitsgefühl mit hohem Fieber
2) beschleunigte Atmung
3) Dämpfung bei Perkussion über dem befallenen Lungenlappen
4) Aufgehobenes Atemgeräusch bei Auskultation über dem befallenen Lungenlappen
5) Aufgehobener Stimmfremitus über dem befallenen Lungenlappen

A) nur 1 und 2 sind richtig
B) nur 1 und 5 sind richtig
C) nur 1, 2 und 3 sind richtig
D) nur 2, 3 und 5 sind richtig
E) 1-5, alle sind richtig

Frage 76
Welche der folgenden Phänomene passen zur Diagnose akute Bronchitis?

1) Normaler Klopfschall
2) Auskultation: Brummen, Rasseln
3) Beim Husten Schmerzen hinter dem Brustbein
4) Massives Erbrechen von Blut

A) nur 4 ist richtig
B) nur 1 und 2 sind richtig
C) nur 1 und 3 sind richtig
D) nur 2 und 3 sind richtig
E) nur 1, 2 und 3 sind richtig

Frage 77
Bei einem schweren Pseudo-Krupp-Anfall im Kindesalter wird/werden beobachtet:

1) Ausgeprägter in- und exspiratorischer Stridor
2) Gerötete Gesichtsfarbe
3) Ausgeprägte Überblähung in Jugulum und Epigastrium
4) Tachykardie
5) Starke Unruhe und ängstlicher Blick

A) nur 1 ist richtig
B) nur 1, 2 und 5 sind richtig
C) nur 1, 4 und 5 sind richtig
D) nur 2, 3 und 4 sind richtig
E) 1-5, alle sind richtig

Frage 78
Welche der folgenden Aussagen zur Obstipation treffen zu?

1) Betroffen sind vor allem junge Erwachsene
2) Eine häufige Ursache sind funktionelle Störungen
3) Von Obstipation spricht man erst bei weniger als 1 Stuhlentleerung pro Woche
4) Abführmittelmissbrauch ist eine mögliche Ursache
5) Faserreiche Kost ist bei der Obstipation infolge organischer Darmerkrankungen mit Darmstenosen die Therapie der Wahl.

A) nur 1 und 4 sind richtig
B) nur 2 und 3 sind richtig
C) nur 2 und 4 sind richtig
D) nur 1, 2, 3 und 4 sind richtig
E) 1-5, alle sind richtig

Frage 79
Welche der folgenden Aussagen zum Morbus Crohn treffen zu?

1) Der Morbus Crohn verläuft in Schüben.
2) In der Langzeitbehandlung des Morbus Crohn ist eine ausgewogene Ernährung wichtig, um Mangelzustände zu vermeiden.
3) Das Allgemeinbefinden des Patienten ist während eines akuten Schubes der Erkrankung selten beeinträchtigt.
4) Effektive schulmedizinische Behandlungsmethoden gibt es beim Morbus Crohn kaum.
5) Fistel- und Abszessbildungen im Darmbereich bei Morbus-Crohn-Patienten treten häufig auf (oft ist eine chirurgische Intervention erforderlich).

A) nur 1 und 2 sind richtig
B) nur 1, 2 und 3 sind richtig
C) nur 1, 2 und 5 sind richtig
D) nur 1, 2, 4 und 5 sind richtig
E) nur 2, 3, 4 und 5 sind richtig

Frage 80
Bei der folgenden Aussage zur akuten infektiösen Gastroenteritis treffen zu

1) Es ist ausschließlich eine bakterielle Erkrankung. durch Salmonella enteritidis
2) Der Übertragungsweg geht vornehmlich über Lebensmittel.
3) Die Inkubationszeit beträgt Stunden bis Tage.
4) Nicht jede Infektion führt zur Erkrankung.
5) Die durchgemachte Erkrankung hinterlässt lebenslange Immunität.

A) nur 1, 2 und 3 sind richtig
B) nur 1, 2 und 5 sind richtig
C) nur 2, 3 und 4 sind richtig
D) nur 3, 4 und 5 sind richtig
E) 1-5, alle sind richtig

Frage 81
Welche der folgenden Aussagen zur rektalen Tastuntersuchung (Enddarmuntersuchung) mit dem Zeigefinger trifft (treffen) zu?

1) Durch die rektale Tastuntersuchung lässt sich der Tonus des Sphincter ani Schließmuskels überprüfen
2) Mit der rektalen Tastuntersuchung werden meistens bisher unbekannte noch symptomlose Hämorrhoidalknoten festgestellt
3) Rektumkarzinome werden nur selten durch eine rektale Tastuntersuchung erkannt.
4) Durch die rektale Tastuntersuchung kann die Weichheit und Verschieblichkeit der Anal- und Rektalschleimhaut beurteilt werden.
5) Durch die rektale Tastuntersuchung werden vorgefallene Hämorrhoiden, Polypen oder Tumore sicher auf Dauer reponiert.

A) nur 1 ist richtig
B) nur 1 und 4 sind richtig
C) nur 1, 2 und 4 sind richtig
D) nur 2, 3 und 5 sind richtig
E) 1-5, alle sind richtig

Frage 82
Eine 20-jährige Frau kommt in Ihre Praxis mit ungewöhnlich starken Menstruationsbeschwerden. Nach genauerer Befragung ergibt sich:
nach 2 Tagen termingerechter Menstruation hat sie Schmerzen überwiegend im rechten Unterbauch, plötzlich über Nacht aufgetreten, außerdem wäre Ihre übel und sie hätte auch erbrochen. Die körperliche Untersuchung des Bauches ergibt Druckschmerz im gesamten Unterbauch insbesondere am McBurney und Lanz-Punkt. Subfebrile Temperaturen von 37,5°C axillär und 38,4°C Fieber rektal. Welches Krankheitsbild liegt am wahrscheinlichsten vor?

A) Eileiterschwangerschaft
B) akute Appendizitis
C) Harnleiterentzündung
D) Gallenkolik
E) Magengeschwür

Frage 83
Welche der folgenden Komplikationen sind bei einem Gallensteinleiden möglich?

1) Akute Pankreatitis
2) Gallengangsverschluss mit Cholestase
3) Akute Appendizitis
4) Gallenkoliken
5) Gallenblasenempyem

A) nur 1, 2 und 3 sind richtig
B) nur 2, 4 und 5 sind richtig
C) nur 1, 2, 4 und 5 sind richtig
D) nur 2, 3, 4 und 5 sind richtig
E) 1-5, alle sind richtig

Frage 84
Welche Aussagen über Infektionen mit dem Hepatitis-A-Virus treffen zu?

1) Die Durchseuchung ist bei der jungen einheimischen Bevölkerung niedrig.
2) Ikterische Verläufe treten immer auf.
3) Das Virus wird bereits vor Beginn der Erkrankung im Stuhl ausgeschieden.
4) Bei Erkrankung mit dem Hepatitis-A-Virus besteht für den Heilpraktiker keine Meldepflicht nach dem Infektionsschutzgesetz.
5) Bei einer Hepatitis-A-Infektion gibt es häufig chronische Verläufe.

A) nur 1 und 3 sind richtig
B) nur 1, 3 und 5 sind richtig
C) nur 2, 3 und 5 sind richtig
D) nur 1, 3 , 4 und 5 sind richtig
E) 1-5, alle sind richtig

Frage 85
Zur Abklärung von Leber- und Gallenwegserkrankungen liefert die Labordiagnostik wertvolle Hinweise. Welche der folgenden Aussagen treffen zu?

1) Bei Normalwerten der Gamma-GT (Gamma-Glutamyltransferase) kann dennoch eine Leber-, Gallenerkrankung nicht ausgeschlossen werden.
2) Ein isolierter Anstieg der Gesamt-AP (Alkalische Phosphatase) im Serum ohne gleichzeitige Erhöhung anderer Leberenzymwerte spricht für eine Stauung der Gallenflüssigkeit (cholestatische Lebererkrankung oder Verschlussikterus) und schließt andere (extrahepatische) Organerkrankungen aus.
3) Erhöhte Werte der Transaminasen GOT (Glutamat-Oxalzetat-Transaminase) und GPT (Glutamat-Pyruvat-Transaminase) können nach Ausschluss anderer (extrahepatischer) Organerkrankungen auf eine Erkrankung der Leber und/oder der Gallenwege hinweisen.
4) Ein starker Anstieg der GLDH (Glutamatdehydrogenase) auf Werte von 1000 IE/L bei gleichzeitig stark erhöhten Werten für die Transaminasen GOT und GPT weist auf eine Durchblutungsstörung der Leber oder auf eine akute Vergiftung (toxische Lebernekrose) hin.
5) Erniedrigte Werte für CHE (Cholinesterase) bei gleichzeitig erniedrigten Werten für Albumin (Plasmaeiweiß) sprechen für eine schwere Lebererkrankung (z. B. eine Leberzirrhose)

A) nur 1 und 2 sind richtig
B) nur 3 und 4 sind richtig
C) nur 1, 2 und 3 sind richtig
D) nur 1, 3 , 4 und 5 sind richtig
E) 1-5, alle sind richtig

Frage 86
Welche nachfolgend genannten Risikofaktoren können zur Entwicklung einer Fettleber führen?

1) Adipositas
2) Diabetes mellitus
3) Alkoholismus
4) Eiweißmangelernährung
5) Toxische Einflüsse
6) (Medikamente, gewerbliche Gifte, Sauerstoffmangel)

A) nur 1, 2 und 3 sind richtig
B) nur 1, 2, 3 und 4 sind richtig
C) nur 1, 2, 3 und 5 sind richtig
D) nur 2, 3, 4 und 5 sind richtig
E) 1-6, alle sind richtig

Frage 87
Mit welchen diätetischen Maßnahmen kann eine Verbesserung einer Hyperlipidämie erreicht werden?

1) Einschränkung des tierischen Fettanteils in der Nahrung
2) Einschränkung des Eiweißanteils in der Nahrung

3) Einsparung von Ballaststoffen in der Nahrung
4) Erhöhung des Anteils der ungesättigten Fettsäuren bei den Nahrungsfetten (z. B. Olivenöl statt Butterschmalz)
5) bei Übergewicht Erniedrigung der Gesamtkalorienmenge

A) nur 1 und 4 sind richtig
B) nur 1, 2 und 3 sind richtig
C) nur 1, 4 und 5 sind richtig
D) nur 2, 4 und 5 sind richtig
E) nur 3, 4 und 5 sind richtig

Frage 88
Die Hypothyreose

1) führt zur Gewichtsabnahme
2) kann zu psychischen Störungen führen
3) kann eine Kälteintoleranz bedingen
4) wird mit Schilddrüsenhormonen behandelt
5) führt manchmal zu einer teigig-ödematösen Haut

A) nur 1 und 2 sind richtig
B) nur 1, 2 und 3 sind richtig
C) nur 1, 3 und 4 sind richtig
D) nur 2, 3, 4 und 5 sind richtig
E) 1-5, alle sind richtig

Frage 89
Welche der folgenden Aussagen zur Osteoporose treffen zu

1) Sie sind durch erniedrigte Knochendichte gekennzeichnet
2) Sie kann sich bereits im Frühstadium durch Rückenschmerzen manifestieren
3) Die Knochendichtemessung erlaubt in der Regel Rückschlüsse auf ihre Ursache
4) Eine medikamentöse Therapie mit rezeptpflichtigen Medikamenten kann erfolgreich sein.
5) Sie kann durch Glukokortikoid-Gabe bedingt sein.

A) nur 1, 2 und 4 sind richtig
B) nur 2, 4 und 5 sind richtig
C) nur 1, 2, 3 und 5 sind richtig
D) nur 1, 2, 4 und 5 sind richtig
E) 1-5, alle sind richtig

Frage 90
Ein 30-jähriger Mann kommt in Ihre Praxis mit einer massiven Schwellung im linken Knie. Die Schwellung war spontan aufgetreten, das Knie ist gerötet und überwärmt. Er hat sich nicht am Knie verletzt und hat auch keine Vorschädigung. Die BSG ist beschleunigt, Rheumafaktoren negativ. Er gibt an, nie ernsthaft krank gewesen zu sein. Er hatte jedoch vor einigen Monaten eine schlimme Blasenentzündung mit eitrigem Ausfluss aus der Harnröhre, die er nicht behandeln ließ. Er habe seitdem etwas abgenommen und fühle sich gelegentlich matt und abgeschlagen. Um welche Erkrankung handelt es sich wahrscheinlich?

A) Rheumatisches Fieber
B) Gicht
C) Bakterielle Arthritis, z. B. durch Gonokokken
D) aktivierte Arthrose
E) Rheuma

Frage 91
Typische Ursachen für einen Schlaganfall (Apoplexie) sind:

1) Hirninfarkt durch Blutdruckabfall
2) Arteriosklerose
3) Hirnblutung
4) stenosierende Prozesse der extra- oder intrakraniellen Hirngefäße
5) Hirninfarkt durch arterielle Thrombose

A) nur 2 und 3 sind richtig
B) nur 3, 4 und 5 sind richtig
C) nur 1, 2, 3 und 5 sind richtig
D) nur 2, 3, 4 und 5 sind richtig
E) 1-5, alle sind richtig

Frage 92
Bei welchen der vorliegenden Erkrankungen sind häufig psychische Faktoren beteiligt?

1) Neurodermitis
2) Adipositas
3) Bulimie
4) Diabetes
5) Lungenembolie

A) nur 1 und 2 sind richtig
B) nur 1 und 3 sind richtig
C) nur 1, 2 und 3 sind richtig
D) nur 2, 3 und 4 sind richtig
E) nur 2, 3 und 5 sind richtig

Frage 93
Welche der folgenden Störungen ist am wenigsten mit chronischem Alkoholmissbrauch verbunden?

A) Depressive Verstimmung
B) Herzmuskel-Erkrankung
C) Neurologische Störungen
D) Merkfähigkeitsstörungen
E) Nierenerkrankungen

Frage 94
Angststörungen können vorkommen bei

1) Hirntumor
2) Hypoglykämie
3) Tachyarrhythmien
4) Akute Pyelonephritis
5) Koffeinabusus

A) 1-5, keine ist richtig
B) nur 5 ist richtig
C) nur 1, 4 und 5 sind richtig
D) nur 1, 2, 3 und 5 sind richtig
E) 1-5, alle sind richtig

Frage 95
Welche der folgenden Aussagen über psychogene funktionelle Herzbeschwerden treffen zu?

1) Schmerzen im Bereich der Herzgegend können im Vordergrund stehen.
2) Störungen der Erregungsleitung im EKG finden sich regelmäßig.
3) Anklammerungs- oder Verleumdungshaltungen kennzeichnen die begleitende Psychosomatik.
4) Das Infarktrisiko ist deutlich erhöht.
5) Bei körperlicher Belastung nehmen die Beschwerden meist zu.

A) nur 3 ist richtig
B) nur 1 und 3 sind richtig
C) nur 3 und 5 sind richtig
D) nur 1, 2 und 5 sind richtig
E) 1-5, alle sind richtig

Frage 96
Welche der folgenden Aussagen trifft/treffen für eine psychosomatische Erkrankung zu?

1) Eine psychische Störung verursacht eine organische Erkrankung
2) Eine organische Erkrankung verursacht eine psychische Störung
3) Der Patient zeigt unangepasste zwanghafte Verhaltensweisen
4) Der Patient verdrängt seelische Konflikte und entwickelt zur Kompensation organische Störungen
5) Vor der Behandlung einer psychosomatischen Störung sollten organische Erkrankungen ausgeschlossen werden

A) nur 1 und 4 sind richtig
B) nur 1 und 5 sind richtig
C) nur 1, 4 und 5 sind richtig
D) nur 2, 3 und 4 sind richtig
E) nur 2, 4 und 5 sind richtig

Frage 97
Die Nasenhöhle steht in funktionellem Zusammenhang mit:

1) Stirnbeinhöhlen
2) Kieferhöhlen
3) Keilbeinhöhlen
4) Tränennasengängen
5) Ohrtrompeten, Rachen

A) nur 1 und 3 richtig
B) nur 1, 3 und 4 sind richtig
C) nur 1, 2, 3 und 4 sind richtig
D) nur 1, 2, 4 und 5 sind richtig
E) 1-5, alle sind richtig

Frage 98
1. Säureverletzungen im Auge muss man mit Lauge nachspülen
weil
2. Lauge die Säure immer ohne Komplikationen neutralisiert

A) Aussage 1 richtig, Aussage 2 richtig, Verknüpfung richtig
B) Aussage 1 richtig, Aussage 2 richtig, Verknüpfung falsch
C) Aussage 1 richtig, Aussage 2 falsch
D) Aussage 1 falsch, Aussage 2 richtig
E) Aussage 1 falsch, Aussage 2 falsch

Frage 99
Welche der folgenden Aussagen zur Neurodermitis treffen zu?

1) Die 1. Manifestation der Neurodermitis zeigt sich oft als Milchschorf bei Säuglingen nach dem 3. Lebensmonat
2) Im Schulalter finden sich die Hautveränderungen vorwiegend in Ellbeugen und Kniekehlen.
3) Die Hautveränderungen bei Neurodermitis jucken nicht.
4) Eine Klimatherapie (z. B. an der Nordsee) kann sich positiv auswirken.
5) Rückfettende Hautpflegemittel sollten bei der Körperpflege unbedingt vermieden werden.

A) nur 1 und 2 sind richtig
B) nur 1, 2 und 3 sind richtig
C) nur 1, 2 und 4 sind richtig
D) nur 2, 4 und 5 sind richtig
E) nur 2, 3, 4 und 5 sind richtig

Frage 100
Welche der folgenden Aussagen über das Basaliom (Basalzellkarzinom) treffen zu?

1) Es wächst lokal destruierend.
2) Es metastasiert häufig.
3) Es kann oberflächlich ulzerieren
4) Am häufigsten trifft es im Gesichtsbereich auf.
5) Es kommt meist bei jüngeren Patienten vor.

A) nur 1, 2 und 3 sind richtig
B) nur 1, 3 und 4 sind richtig
C) nur 1, 2, 3 und 4 sind richtig
D) nur 2, 3, 4 und 5 sind richtig
E) 1-5, alle sind richtig

Frage 101
Welche der folgenden Aussagen ist richtig?

A) Infektketten bezeichnen das Auftreten von verschiedenen Infektionskrankheiten in zeitlichem Zusammenhang.
B) Infektketten bezeichnen das allmähliche Auftreten einer Infektionskrankheit in einem bestimmten Gebiet.
C) Infektketten zeigen den Weg auf, den der Erreger bei verschiedenen Kombinationsmöglichkeiten der direkten oder indirekten Übertragung von Mensch zu Mensch, von Tier zu Tier, vom Tier zum Menschen, vom Menschen zum Tier und zurück zum Menschen oder durch Zwischenschaltung von Gliederfüßlern (z. B. Stechmücken) als Vektoren genommen hat.
D) Unter Infektkette versteht man eine Reihe von verschiedenen antiepidemischen Maßnahmen.
E) Eine Infektkette ist eine viruzid und bakterizid wirkende Halskette.

Frage 102
Bereits der Krankheitsverdacht ist nach dem Infektionsschutzgesetz meldepflichtig bei

1) Ornithose
2) Poliomyelitis
3) Scharlach
4) Diphtherie
5) akute Virushepatitis B

A) 1-5, keine ist richtig
B) nur 1 und 2 sind richtig
C) nur 1, 3 und 5 sind richtig
D) nur 2, 4 und 5 sind richtig
E) 1-5, alle sind richtig

Frage 103
Welche Symptome können bei der Frühsommermeningoenzephalitis (FSME) auftreten bzw. welche der folgenden Aussagen treffen zu?

1) Erhöhtes Erkrankungsrisiko in bestimmten Landschaftsgebieten
2) Nackensteifigkeit
3) Biphasischer Krankheitsverlauf
4) Motorische Lähmungen
5) Erythema migrans

A) nur 1, 2 und 3 sind richtig
B) nur 2, 3 und 4 sind richtig
C) nur 1, 2, 3 und 4 sind richtig
D) nur 2, 3, 4 und 5 sind richtig
E) 1-5, alle sind richtig

Frage 104
Welche der folgenden Symptome treten bei Ziegenpeter (Mumps) auf?

1) Die Erkrankung beginnt meistens mit Fieber
2) Selten sind Fieber und allgemeine Kopf- und Gliederschmerzen
3) Es kommt zu einer schmerzhaften Schwellung etwas unterhalb und vor dem Ohr
4) Meist ist nur die linke Seite betroffen

A) nur 1 und 2 sind richtig
B) nur 1 und 3 sind richtig
C) nur 2 und 4 sind richtig
D) nur 1, 2 und 3 sind richtig
E) 1-4, alle sind richtig

Frage 105
Zum Krankheitsbild der infektiösen Mononukleose gehören:

1) Splenomegalie
2) Hepatitis
3) Pharyngitis
4) Fieber über 7-10 Tage
5) Generalisierte oder cervico-occipitale Lymphadenopathie

A) nur 2 und 3 sind richtig
B) nur 3, 4 und 5 sind richtig
C) nur 1, 2, 3 und 5 sind richtig
D) nur 2, 3, 4 und 5 sind richtig
E) 1-5, alle sind richtig

Frage 106
Bei Gartenarbeiten ist es zu einer Schnittverletzung der Finger gekommen. Nach Säuberung der Hände wird ein straffer Pflasterverband angelegt und ein Gummihandschuh darüber gezogen. Schon am nächsten Tag zunehmende Schmerzen, ödematöse Schwellung mit Knirschen und Knistern der Haut. Es entleert sich eine trübbraune bis blutige Flüssigkeit. Es handelt um:

A) Tetanusinfektion
B) Unspezifische Sepsis
C) Gasbrand
D) Typische Staphylokokken-Infektion
E) Fremdkörperreaktion

Frage 107
Welche der folgenden Aussagen zum Botulismus sind richtig?

1) Die Erkrankung ist von Mensch zu Mensch durch Schmierinfektion übertragbar.
2) Anfänglich kann Erbrechen und Durchfall auftreten.
3) Nervenlähmung kann den Tod verursachen.
4) Die Botulismuserreger sind in der Natur weit verbreitet.
5) Bei genügender Sauerstoffbildung bildet Clostridium botulinum Gift

A) nur 1, 2 und 3 sind richtig
B) nur 1, 3 und 5 sind richtig
C) nur 2, 3 und 4 sind richtig
D) nur 3, 4 und 5 sind richtig
E) 1-5, alle sind richtig

Frage 108
Unter Konfabulation versteht man:

A) falsche oder entstellte Erinnerung
B) Ausfüllen von Erinnerungslücken durch phantasierte Vorgänge
C) Gedächtnislücke
D) Umänderungen der Gedächtnisinhalte im Sinne eines Wahns
E) Erinnerungen werden der falschen Zeit zugeordnet

Frage 109
Ein 25-jähriger Mann beobachtet seit einigen Wochen eine einseitige schmerzlose Hodenschwellung, die er sehr beunruhigend und lästig empfindet.
Um welche Erkrankung könnte es sich handeln?

1) Skrotalhernie
2) Akute Hodentorsion
3) Varikozele
4) Maligner Hodentumor
5) Prostataentzündung

A) nur 1 und 3 sind richtig
B) nur 1, 2 und 3 sind richtig
C) nur 1, 3 und 4 sind richtig
D) nur 2, 3 und 4 sind richtig
E) nur 3, 4 und 5 sind richtig

Frage 110
Welche der nachfolgend genannten Erscheinungen können auf das Vorliegen eines Gebärmutterkrebses hindeuten (Cervix-Ca)?

1) Vaginale Blutung nach dem Geschlechtsverkehr
2) unregelmäßige Monatsblutungen
3) fleischwasserfarbener blutiger Ausfluss
4) Blutungen aus der Gebärmutter nach der Menopause
5) Eine hochgradige Zellveränderung im Zervix-Abstrich (Krebsvorsorge)

A) nur 1, 3 und 4 sind richtig
B) nur 2, 3 und 5 sind richtig
C) nur 1, 2, 3 und 4 sind richtig
D) nur 2, 3, 4 und 5 sind richtig
E) 1-5, alle sind richtig

Frage 111
1. Ein Heilpraktiker, der eine Injektion, die zwangsläufig zu einer Verletzung der Haut führt, durchführt, muss vorher seine Hände sterilisieren,
weil
2. Eingriffe, die diese Verletzung bedingen, mit desinfizierten Geräten vorgenommen werden müssen.

A) Aussage 1 richtig, Aussage 2 richtig, Verknüpfung richtig
B) Aussage 1 richtig, Aussage 2 richtig, Verknüpfung falsch
C) Aussage 1 richtig, Aussage 2 falsch
D) Aussage 1 falsch, Aussage 2 richtig
E) Aussage 1 falsch, Aussage 2 falsch

Frage 112
Bei einem 38-jährigen Patienten kommt es 4 Tage nach einer Speicheldrüsenschwellung zu einer druckschmerzhaften Größenzunahme des linken Skrotalinhaltes mit hohem Fieber. Es bestehen keine dysurischen Beschwerden. Welche Diagnose ist am wahrscheinlichsten?

A) Akute bakterielle Nebenhoden-Entzündung
B) Hodenbruch
C) Hodentorsion
D) Mumps
E) primär bakterielle Hodenentzündung

Frage 113
Bei einem Kreislaufstillstand werden die Pupillen in der Regel weit (bei Zimmertemperatur)?

A) nach ca. 3 Sekunden
B) nach ca. 4 Minuten
C) nach ca. 9 Minuten
D) nach ca. 45 Minuten
E) nach 2 Tagen

Frage 114
Sie werden zu einem Hausbesuch bei einer 80-jährigen Patientin gerufen, die bisher noch mobil war, aber seit kurzem, seit einem Sturz am Vortag, wegen starker Schmerzen im linken Bein und der linken Hüfte nicht mehr gehfähig ist. Die Frau ist zierlich, hat einen Rundrücken und war schon öfters bei Ihnen in Behandlung wegen Rückenschmerzen. Bei der Untersuchung stellen Sie eine schmerzhafte Schonhaltung des linken Beines, eine leichte Beinverkürzung und eine Außenrotation des linken Beines fest. Welche Diagnose ist am wahrscheinlichsten?

A) Gichtanfall
B) Prellung der linken Hüfte
C) Rheumatisches Fieber
D) Schenkelhalsfraktur links
E) Schlaganfall

Frage 115
Welche der folgenden Symptome können zum Bild einer anaphylaktischen Reaktion gehören?

1) Kaltschweißigkeit
2) Dyspnoe
3) Bradykardie und Blutdruckanstieg
4) Übelkeit und Erbrechen
5) Unruhe und Angstgefühle

A) nur 1 und 3 sind richtig
B) nur 2 und 3 sind richtig
C) nur 1, 2 und 3 sind richtig
D) nur 1, 2, 4 und 5 sind richtig
E) 1-5, alle sind richtig

Frage 116
Welche der nachfolgend genannten Erkrankungen dürfen vom Heilpraktiker behandelt werden?

1) Uterusmyome
2) Chlamydieninfektion
3) Syphilis
4) Menstruationsbeschwerden
5) Gutartige Prostatavergrößerung

A) nur 1, 2 und 3 sind richtig
B) nur 1, 4 und 5 sind richtig
C) nur 2, 4 und 5 sind richtig
D) nur 2, 3, 4 und 5 sind richtig
E) 1-5, alle sind richtig

Frage 117
Was ist dem Heilpraktiker erlaubt

1) Durchführung der Leichenschau und Ausstellung von Totenscheinen
2) Schwangere wegen ziehenden Bauchschmerzen im 3. Trimenon abklären und behandeln
3) Abklärung von eitrigem Ausfluss aus der Harnröhre
4) Uterusmyome
5) Schmerzbehandlung mit Opiaten bei Tumorpatienten

A) nur 2 ist richtig
B) nur 4 ist richtig
C) nur 2 und 4 sind richtig
D) nur 1, 3 und 5 sind richtig
E) 1-5, alle sind richtig

Frage 118
Welche der folgenden Erkrankungen können Ursache einer Gelbsucht sein?

1) Sichelzellanämie
2) Gilbert-Meulengracht-Syndrom (intermittierende Hyperbilirubinämie)
3) Neurodermitis
4) Schuppenflechte
5) Gallensteine

A) nur 1 und 2 sind richtig
B) nur 1, 2 und 3 sind richtig
C) nur 1, 2 und 5 sind richtig
D) nur 1, 2, 3 und 4 sind richtig
E) 1-5, alle sind richtig

Frage 119
Eine Mutter stellt ihr 3-jähriges Kind wiederholt in ihrer Praxis mit Verletzungen vor, deren Schweregrad zunimmt und für die sie keine plausiblen Erklärungen vorbringt. Sie diagnostizieren zutreffend Kindesmisshandlung und müssen be-

fürchten, auch nach mehrfachem vergeblichem Einwirken auf die Mutter, dass dem Kind weiter Misshandlung droht. Sie fragen sich, ob sie im Interesse des Kindes bei der Behandlung die übliche Verschwiegenheit durchbrechen dürfen. Was trifft in dieser Situation am ehesten zu? Der Heilpraktiker ist

A) gesetzlich verpflichtet, den Misshandlungsfall bei der Polizei oder Staatsanwaltschaft anzuzeigen
B) zur Verschwiegenheit verpflichtet, weil die Schweigepflicht unumschränkt gilt
C) an der Offenbarung unausweichlich gehindert, weil die Mutter ihn nicht von der Schweigepflicht entbunden hat
D) berechtigt, seine Misshandlungsdiagnose an das Jugendamt weiterzugeben
E) unabdingbar schweigepflichtig, weil das Kind ihn nicht von der Pflicht zur Verschwiegenheit entbinden kann

Frage 120
Ein 4-jähriges Kind erkrankt mit Fieber an schmerzhaften, linsengroßen Erosionen mit hochrotem Grund und gelb-grauweißem Rand im Mundbereich.
Für welche Erkrankung sprechen diese Befunde am ehesten?

A) Mumps
B) Salmonellose
C) Masern
D) Akuter Herpesbefall
E) Soor

Frage 121
Deutliche Hinweise auf Invagination (= Einstülpen eines proximalen Darmanteils in einen distalen) sind:

1) Alter des betroffenen – meist männlichen – Kindes zwischen 6 und 36 Monaten
2) Plötzlicher Beginn mit Aufschreien und Zusammenkrümmen durch schwere krampfartige Bauchschmerzen, welche mit symptomarmen Intervallen abwechseln.
3) Tastbare Invaginationswalze während der ersten 24 Stunden
4) Erbrechen
5) Blut und Schleim am rektal untersuchenden Finger

A) nur 1 und 2 sind richtig
B) nur 2 und 3 sind richtig
C) nur 2, 3 und 4 sind richtig
D) nur 2, 3 und 5 sind richtig
E) 1-5, alle sind richtig

Frage 122
Welche der folgenden Aussagen passen zu einem normal entwickelten 12 Monate alten Kind?

1) Es kann seit 5 Monaten frei sitzen.
2) Es kann mit Unterstützung seit 2 Monaten stehen.
3) Es ist 75 cm groß.
4) Es ist 6 kg schwer.
5) Es drückt Zu- oder Abneigung aus.

A) nur 1, 2 und 3 sind richtig
B) nur 2, 3 und 5 sind richtig
C) nur 1, 2, 3 und 4 sind richtig
D) nur 1, 2, 3 und 5 sind richtig
E) 1-5, alles ist richtig

FRAGEN MC 3

Frage 123

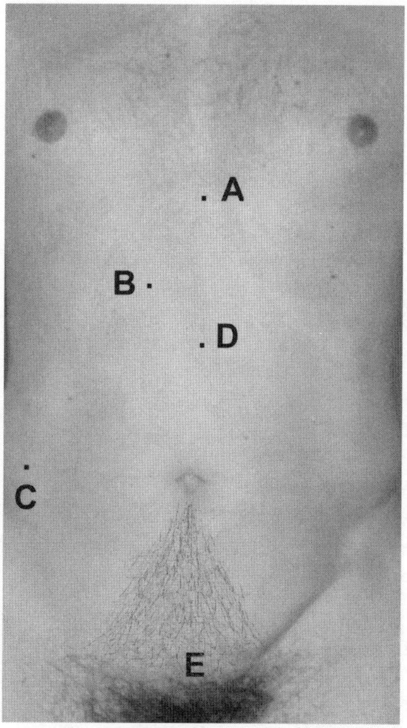

Welche Aussage über die mit A–E bezeichneten Stellen trifft zu?

A) Die mit A bezeichnete Vorwölbung wird durch den Proc. xiphoideus bedingt.
B) Die mit B bezeichnete Stelle wird als McBurney-Punkt bezeichnet.
C) Die mit C bezeichnete Stelle wird als Lanz-Punkt bezeichnet.
D) Unter der mit D bezeichneten Stelle liegt der Erb-Punkt.
E) Das mit E bezeichnete Behaarungsmuster ist charakteristisch für krankhaften Hirsutismus.

Frage 124
Welches der folgenden Zeichen deutet auf einen paralytischen Ileus hin?

A) Metallisch klingende Darmgeräusche mit kolikartigen Bauchschmerzen
B) Strömungsgeräusche der Bauchaorta
C) Totenstille im Abdomen
D) Normale Peristaltik des Darmes
E) Ausgeprägte Durchfälle

Frage 125
Welche der folgenden Aussagen treffen für das Reizkolon zu?

1) Es ist eine häufige funktionelle Darmstörung ohne fassbare organische Ursache.
2) Oft treten Blähungen und Obstipation und Durchfall im Wechsel auf.
3) Die Diagnose Reizkolon darf erst nach Ausschluss einer organischen Erkrankung gestellt werden.
4) Der Altersgipfel liegt bei 70–80-Jährigen für das Auftreten erster Beschwerden.
5) Der Allgemeinzustand der Betroffenen ist deutlich reduziert.

A) nur 1 und 2 sind richtig
B) nur 1, 2 und 3 sind richtig
C) nur 2, 3 und 4 sind richtig
D) nur 2, 3, 4 und 5 sind richtig
E) 1-5, alle sind richtig

Frage 126
Welches Symptom ist typisch für das chronische Rechtsherzversagen?

A) Hoher Blutdruck
B) Krampfadern der Beine
C) Halsvenenstau
D) Lauter erster Herzton
E) Blutrückstau in die Lungen

Frage 127
Welche wesentlichen Folgen des länger bestehenden schweren Bluthochdruckes können auftreten?

1) Schäden an der Netzhaut der Augen
2) Herzmuskelschwäche
3) Schlaganfall
4) Arteriosklerotische Schrumpfnieren
5) Lungenembolie

A) nur 2 und 3 sind richtig
B) nur 3 und 4 sind richtig
C) nur 2, 3 und 4 sind richtig
D) nur 1, 2, 3 und 4 sind richtig
E) nur 1, 2, 4 und 5 sind richtig

Frage 128
An welche Erkrankung müssen Sie denken, wenn es bei einem Patienten zur schmerzlosen Schwellung der Gallenblase und zu einer schmerzlosen Gelbsucht kommt, jedoch nie über Koliken geklagt wurde?

A) Störung im Rahmen des Bilirubinabbaues
B) Gallensteine
C) Hepatitis B
D) Alkoholmissbrauch
E) Pankreaskopf-Karzinom

Frage 129
Bei schizophrenen Patienten

1) kann es aufgrund von Geruchs- und Geschmackstäuschungen zur Essensverweigerung kommen.
2) sind auch Gefühlsausbrüche ohne erkennbaren Grund zu erwarten.
3) sollte der Heilpraktiker versuchen, dem Patienten die Wahnideen auszureden.
4) gibt es die Möglichkeit einer sofortigen vorläufigen Unterbringung in einer psychiatrischen Klinik bei Selbst- und/oder Fremdgefährdung.
5) sollte der Heilpraktiker Gespräche behutsam von krankhaften Gedanken weg zu anderen Themen lenken, die mit seiner Krankheit wenig zu tun haben.

A) nur 1, 3 und 4 sind richtig
B) nur 2, 3 und 5 sind richtig
C) nur 3, 4 und 5 sind richtig
D) nur 1, 2, 4 und 5 sind richtig
E) 1-5, alle sind richtig

Frage 130
Welche der aufgeführten Symptome werden typischerweise bei einer Depression angetroffen?

1) Verminderte Konzentration und Aufmerksamkeit
2) Das Gefühl, von außen gelenkt zu werden
3) Schlafstörungen
4) Suizidgedanken
5) Gedankenlautwerden

A) nur 3 und 4 sind richtig
B) nur 1, 2 und 3 sind richtig
C) nur 1, 3 und 4 sind richtig
D) nur 1, 2, 3 und 4 sind richtig
E) 1-5, alle sind richtig

Frage 131
Hinweise auf eine bakterielle Hirnhautentzündung können sein:

1) Lichtscheu
2) Eigenreflexe nicht auslösbar
3) Heftige Kopfschmerzen
4) Nackensteifigkeit
5) Es besteht ein ausgeprägter Sklerenikterus

A) nur 4 ist richtig
B) nur 1 und 4 sind richtig
C) nur 2, 3 und 5 sind richtig
D) nur 1, 3 und 4 sind richtig
E) 1-5, alle sind richtig

Frage 132
Welche Verdachtsdiagnose haben Sie bei einem bewusstlosen Patienten mit Schädel-Hirn-Trauma und Blutung aus Ohr und Nase?

A) Commotio cerebri (Gehirnerschütterung)
B) Contusio cerebri (Gehirnquetschung)
C) Commotio oder Contusio cerebri mit Schädelbasisbruch
D) Subarachnoidalblutung (Blutung unter der Spinnwebenhaut)
E) Keine der angegebenen Verdachtsdiagnosen trifft zu

Frage 133
Welche Ursachen für das Auftreten von Diabetes mellitus gibt es?

1) Chronische Bauchspeicheldrüsenentzündung
2) Chronisches Nierenversagen
3) Erbliche Anlage
4) Übergewicht
5) Herzmuskelschwäche

A) nur 4 ist richtig
B) nur 1, 2 und 5 sind richtig
C) nur 1, 3 und 4 sind richtig
D) nur 1, 3, 4 und 5 sind richtig
E) 1-5, alle sind richtig

Frage 134
Welche Aussagen zur Gicht sind zutreffend?

1) Die Wahrscheinlichkeit eines Gichtanfalles nimmt mit erhöhtem Harnsäurespiegel zu.
2) Der akute Gichtanfall ist meist begleitet von allgemeinen Entzündungszeichen.
3) Bei erhöhtem Harnsäurespiegel können Nierensteine auftreten.
4) Beim Fasten steigt der Harnsäurespiegel an.
5) Der akute Gichtanfall kann durch Ess- oder Trinkexzesse ausgelöst werden.

A) nur 2 und 5 sind richtig
B) nur 2, 3 und 5 sind richtig
C) nur 1, 2, 3 und 5 sind richtig
D) nur 2, 3, 4 und 5 sind richtig
E) 1-5, alle sind richtig

Frage 135
Welche der folgenden Aussagen über das charakteristische Bild des manischen Zustandes treffen zu?

1) Es liegt eine Antriebssteigerung vor.
2) Wegen des rastlosen Tätigseins leiden die Patienten unter einem erhöhten Schlafbedürfnis.
3) Es fällt ausgeprägte Gesprächigkeit auf.
4) Meistens fehlt die Krankheitseinsicht.
5) Häufig besteht eine Selbstüberschätzung.

A) nur 1 und 2 sind richtig
B) nur 2 und 3 sind richtig
C) nur 1, 2 und 5 sind richtig
D) nur 1, 3, 4 und 5 sind richtig
E) 1-5, alle sind richtig

Frage 136
Welche Erkrankungen können typischerweise mit einer Angina (Mandelentzündung) einhergehen?

1) Pfeiffersches Drüsenfieber
2) Windpocken
3) Scharlach
4) Mumps
5) Diphtherie

A) nur 1, 3 und 5 sind richtig
B) nur 1, 2, 3, und 5 sind richtig
C) nur 1, 3, 4 und 5 sind richtig
D) nur 2, 3, 4 und 5 sind richtig
E) 1-5, alle sind richtig

Frage 137
Welche Funktion hat die Nebenschilddrüse?

A) Steigerung der Verbrennungsvorgänge von Kohlenhydraten, Fetten und Eiweißen
B) Blutdruckregulation
C) Anregung der Erythrozytenneubildung
D) Aufrechterhaltung des Kalzium-phosphatstoffwechsels
E) Blutzuckerregulation

Frage 138
Welche(s) der folgenden Symptome ist (sind) für eine tiefe Beinvenenthrombose typisch?

1) Schwellung des Beines
2) Pulslosigkeit des Beines
3) Fußsohlenschmerz bei Druck auf die Fußsohle
4) Kaltes und blasses Bein
5) Bläuliche Verfärbung der Haut bei Herabhängen des Beines

A) nur 1 ist richtig
B) nur 3 und 4 sind richtig
C) nur 1, 3 und 5 sind richtig
D) nur 1, 4 und 5 sind richtig
E) 1-5, alle sind richtig

Frage 139
Nennen Sie Ursachen für eine Eisenmangelanämie:

1) Falsche Ernährung
2) Chronische Blutungen
3) Bildungsstörung der Erythrozyten
4) Resorptionsstörungen (z. B. bei Malabsorption)
5) Sichelzellenanämie

A) nur 2 und 4 sind richtig
B) nur 2 und 5 sind richtig
C) nur 1, 2 und 3 sind richtig
D) nur 1, 2 und 4 sind richtig
E) nur 3, 4 und 5 sind richtig

Frage 140
Bei einem isolierten Ödem an einem Unterschenkel müssen Sie denken an:

1) Dekompensierte Rechtsherzinsuffizienz (Rechtsherzmuskelschwäche)
2) Nephrotisches Syndrom (Eiweißverlustniere)
3) Erysipel (Wundrose)
4) Tiefe Beinvenenthrombose
5) Lymphabflussstörung

A) nur 3 und 4 sind richtig
B) nur 1, 2 und 5 sind richtig
C) nur 3, 4 und 5 sind richtig
D) nur 2, 3, 4 und 5 sind richtig
E) 1-5, alle sind richtig

Frage 141
Blutungen aus den oberen Verdauungswegen zeigen sich typischerweise im Stuhl

A) als hellrotes Blut
B) als Blutgerinnsel
C) als Teerstuhl
D) durch Hellverfärbung des Stuhles
E) Diese Blutungen können im Stuhl nicht wahrgenommen werden

Frage 142
Typische Beschwerden bzw. Befunde bei Hypothyreose (Unterfunktion der Schilddrüse) sind:

1) Kälteempfindlichkeit
2) Schweißneigung
3) Verlangsamung
4) Langsame, raue Sprache
5) Verlangsamte Muskeleigenreflexe

A) nur 2 und 5 sind richtig
B) nur 1, 3 und 4 sind richtig
C) nur 1, 2, 3 und 4 sind richtig
D) nur 1, 3, 4 und 5 sind richtig
E) 1-5, alle sind richtig

Frage 143
Gegen folgende Infektionskrankheiten gibt es gut wirksame Impfungen:

1) Scharlach
2) Mumps
3) Aids
4) Masern
5) Poliomyelitis (Kinderlähmung)

A) nur 2 und 5 sind richtig
B) nur 1, 3 und 4 sind richtig
C) nur 2, 3 und 4 sind richtig
D) nur 2, 4 und 5 sind richtig
E) 1-5, alle sind richtig

Frage 144
Die Hepatitis B

1) gehört zu den anerkannten Berufskrankheiten im Gesundheitswesen
2) kann nach einer Inkubationszeit von Monaten vom Patienten unbemerkt verlaufen
3) heilt nach der akuten Erkrankungsphase immer aus
4) ist eine übertragbare bakterielle Erkrankung
5) wird häufig im Kindergarten auf fäko-oralem Weg übertragen

A) nur 1 und 2 sind richtig
B) nur 2 und 3 sind richtig
C) nur 2 und 4 sind richtig
D) nur 1, 2, 4 und 5 sind richtig
E) 1-5, alle sind richtig

Frage 145
Ein 25-jähriger Patient gibt Ihnen die aufgeführten Beschwerden an.
Bei welcher Aussage ist davon auszugehen, dass es sich am ehesten um eine Notfallsituation handelt?

A) Kreuzschmerzen, verstärkt durch Husten, Niesen und Pressen
B) Vor allem nachts auftretende Kreuzschmerzen
C) Kreuzschmerzen mit Störung der Blasenentleerung und Gefühlsstörungen an der Innenseite der Oberschenkel
D) Kreuzschmerzen, ausstrahlend in beide Beine, mit Gefühlsstörung am Unterschenkel
E) Belastungsabhängige Kreuzschmerzen

Frage 146
Beim Diabetes-mellitus-Typ-2 gilt:

1) 10–20 % der Betroffenen sind übergewichtig.
2) Die Verwertung der Glukose in den Zellen ist herabgesetzt.
3) Die eigene Insulinproduktion ist immer vollständig erloschen.
4) Folgeschäden an Augen, Nieren oder Arterien sind beim Typ-2-Diabetes nicht zu erwarten.
5) Der Diabetes Typ 2 tritt im Gegensatz zu Diabetes Typ 1 überwiegend bei älteren Menschen auf.

A) nur 2 und 3 sind richtig
B) nur 2 und 5 sind richtig
C) nur 3 und 4 sind richtig
D) nur 1, 2 und 3 sind richtig
E) 1-5, alle sind richtig

Frage 147
Bei einem akuten Herzinfarkt gilt:

A) Es geht immer langjähriges Rauchen und Bewegungsmangel voraus.
B) Er entsteht nur bei schwerer körperlicher oder seelischer Belastung.
C) Das verschlossene Herzkranzgefäß öffnet sich stets von selbst wieder.
D) Es treten immer starke Schmerzen, Atemnot und Schweißausbrüche auf.
E) Nach einem Herzinfarkt können Herzrhythmusstörungen (z. B. Kammerflimmern) zum plötzlichen Tod führen.

Frage 148
Auf welche der folgenden Ursachen kann roter oder braunroter Urin hindeuten?

1) Hämaturie
2) Myoglobinurie
3) Genuss bestimmter Nahrungsmittel (z. B. Rote Beete)
4) Proteinurie
5) Diabetes mellitus

A) nur 1 und 2 sind richtig
B) nur 2 und 3 sind richtig
C) nur 1, 2 und 3 sind richtig
D) nur 1, 3 und 4 sind richtig
E) nur 3, 4 und 5 sind richtig

Frage 149
Zu den (typischen) Ursachen eines erhöhten Hämatokritwerts gehören:

1) Schwangerschaft
2) Flüssigkeitsmangel durch starkes Schwitzen
3) Massive wässrige Diarrhö
4) Polyglobulie
5) Eisenmangelanämie

A) nur 1 und 2 sind richtig
B) nur 2 und 3 sind richtig
C) nur 1, 3 und 4 sind richtig
D) nur 2, 3 und 4 sind richtig
E) nur 3, 4 und 5 sind richtig

Frage 150
Welche der folgenden Aussagen zum Insulin treffen zu?

1) Es steigert die Aufnahme von Glukose in Muskelzellen.
2) Es steigert die Glykogensynthese.
3) Es steigert die Eiweißsynthese.
4) Es stimuliert die Fettsynthese in Fettzellen.
5) Es aktiviert die Glukose-Resorption im Darm.

A) nur 1 und 2 sind richtig
B) nur 3, 4 und 5 sind richtig
C) nur 1, 2, 3 und 4 sind richtig
D) nur 2, 3, 4 und 5 sind richtig
E) 1-5, alle sind richtig

Frage 151
Nach dem Infektionsschutzgesetz begründet bei einigen Krankheiten bereits der Verdacht eine namentliche Meldepflicht.
Welche Erkrankungen zählen hierzu?

1) Tollwut
2) Milzbrand
3) HIV-Infektion
4) Poliomyelitis
5) Botulismus

A) nur 1 und 2 sind richtig
B) nur 1, 2 und 3 sind richtig
C) nur 1, 2, 4 und 5 sind richtig
D) nur 2, 3, 4 und 5 sind richtig
E) 1-5, alle sind richtig

Frage 152
Welches Symptom gilt für Masern als charakteristisch?

A) Angina tonsillaris
B) Kalkspritzerartige weiße Flecken an der Wangenschleimhaut
C) Erdbeerzunge
D) Groblamelläre Hautschuppung an Händen und Füßen
E) Schwellung der Nackenlymphknoten

Frage 153
Welche der folgenden Zuordnungen von Erkrankung und physikalischer Therapie treffen zu?

1) Chronische Polyarthritis im akuten Schub - kühle Wickel und Lagerung zur Kontrakturprophylaxe
2) Spondylitis ankylosans - Atem- und Wirbelsäulengymnastik
3) Arthrose - lokale Wärmetherapie und krankengymnastische Bewegungsübungen unter Zug

4) Tendomyopathie - Muskelmassagen, Dehnungs- und Lockerungsübungen
5) Polymyalgia rheumatica - Elektrogymnastik und Komplexbewegungen nach Bobath

A) nur 1 und 2 sind richtig
B) nur 2 und 3 sind richtig
C) nur 3, 4 und 5 sind richtig
D) nur 1, 2, 3 und 4 sind richtig
E) 1-5, alle sind richtig

Frage 154
Bei einer rein vegetarischen Kost (vegane Ernährung) ist die Möglichkeit einer Vitaminmangelernährung am ehesten gegeben für

A) Vitamin A
B) Vitamin B12
C) Folsäure
D) Vitamin C
E) Vitamin K

Frage 155
Welche der folgenden Maßnahmen sind zur Prävention des diabetischen Fußes bei einem Diabetiker geeignet?

1) Vorsichtiges Schneiden der Fußnägel
2) Tragen gut passender Schuhe
3) Fußgymnastik zur Durchblutungsförderung
4) Abhärten durch Barfußlaufen im Freien
5) Regelmäßige Fußpflege

A) nur 1 und 2 sind richtig
B) nur 2 und 3 sind richtig
C) nur 1, 2, 3 und 5 sind richtig
D) nur 2, 3, 4 und 5 sind richtig
E) 1-5, alle sind richtig

Frage 156
Welche der genannten Verfahren sind zur Behandlung einer chronischen Bronchitis geeignet?

1) Phytotherapeutische Anwendung von Spitzwegerich
2) Progressive Muskelrelaxation nach Jacobson
3) Physikalische Atemtherapie
4) Inhalation mit Sole
5) Klimakur, z. B. im Mittelgebirge

A) nur 1 und 3 sind richtig
B) nur 3 und 4 sind richtig
C) nur 2, 3 und 4 sind richtig
D) nur 1, 2, 3 und 5 sind richtig
E) nur 1, 3, 4 und 5 sind richtig

Frage 157
Von der Ständigen Impfkommission (STIKO) für alle Kinder und Jugendlichen empfohlen ist die Schutzimpfung gegen:

A) Hepatitis-A
B) Hepatitis-B
C) Influenza
D) Pneumokokken
E) Tuberkulose

Frage 158
Bei welcher der angegebenen Konzentrationen hat Ethanol die beste Desinfektionswirkung bei Bakterien?

A) 10 Vol-%
B) 20 Vol-%
C) 40 Vol-%
D) 80 Vol-%
E) 100 Vol-%

Frage 159
Welche der folgenden Befunde sind charakteristisch für einen Asthma-bronchiale-Anfall?

1) Verlängertes Exspirium
2) Exspiratorischer Stridor
3) Hypersonorer Klopfschall
4) Feuchte Rasselgeräusche
5) Tachykardie

A) nur 1 und 2 sind richtig
B) nur 1, 2 und 3 sind richtig
C) nur 1, 2, 3 und 5 sind richtig
D) nur 2, 3, 4 und 5 sind richtig
E) 1-5, alle sind richtig

Frage 160
Bei welchen der folgenden Erkrankungen sind chronische pulmonale Hypertonien zu erwarten?

1) Chronische myogene Linksherzinsuffizienz
2) Chronische Staublungenerkrankung
3) Fulminante Lungenembolie mit totaler Verlegung der zentralen Pulmonalarterienäste
4) Idiopathische Lungenfibrose
5) Rezidivierende periphere pulmonale Thrombembolien

A) nur 1 und 2 sind richtig
B) nur 1, 2 und 3 sind richtig
C) nur 1, 2, 4 und 5 sind richtig
D) nur 2, 3, 4 und 5 sind richtig
E) 1-5, alle sind richtig

Frage 161
Zur Prüfung des Ausmaßes der Rotationsbewegung im Hüftgelenk ist folgende der genannten Untersuchungsmethoden am genauesten:

A) Stehen auf einem Bein mit Drehung des Rumpfes um die Längsachse des (fixierten) Beines
B) Prüfung des umgekehrten Lasègue-Zeichens
C) Rotation des bis in die Zehenspitzen gestreckten Beines im Sitzen (auf einem Stuhl)
D) Rotation des rechtwinklig im Hüft- und Kniegelenk gebeugten Beines im Hüftgelenk, in Rückenlage
E) Stehen auf beiden Beinen mit Drehung des Rumpfes um die gemeinsame Beinachse

Frage 162
Das Körpergewicht eines (termingerecht geborenen) normal ernährten gesunden Kindes entspricht – statistisch gesehen – dem Dreifachen seines Geburtsgewichtes am wahrscheinlichsten im Lebensalter vom

A) 6 Monaten
B) 12 Monaten
C) 26 Monaten
D) 30 Monaten
E) 36 Monaten

Frage 163
Welche Aufgaben hat die Leber?

1) Entgiftungsfunktion für körperfremde Stoffe (Alkohol, Medikamente)
2) Abbau von Hormonen (z. B. Östrogene)
3) Bildung der Galle
4) Hauptbildungsort von Erythrozyten beim Erwachsenen
5) Bildung von Blutgerinnungsfaktoren

A) nur 1 und 2 sind richtig
B) nur 3 und 4 sind richtig
C) nur 2, 3 und 4 sind richtig
D) nur 1, 2, 3 und 5 sind richtig
E) 1-5, alle sind richtig

Frage 164
Welche der folgenden Aussagen treffen zu?
Bei der diabetischen Polyneuropathie kann auftreten:

1) Verminderte Schmerzempfindung
2) Abgeschwächter Achillessehnenreflex
3) Muskelparese (n)
4) Vermindertes Vibrationsempfinden
5) Ausgeprägte Demenz

A) nur 1 und 2 sind richtig
B) nur 1, 2 und 3 sind richtig
C) nur 1, 2, 3 und 4 sind richtig
D) nur 2, 3, 4 und 5 sind richtig
E) 1-5, alle sind richtig

Frage 165
Bei einem Patienten mit Fußmykose ist plötzlich eine flächenhafte Hautrötung und Schwellung am linken Unterschenkel mit Fieber und Schüttelfrost aufgetreten, in der linken Leiste findet sich ein kirschgroßer, druckdolenter Lymphknoten. Welche der Diagnosen ist am wahrscheinlichsten?

A) Hautmilzbrand
B) Erysipel
C) Gasbrand
D) Allergisches Kontaktekzem
E) Toxische Kontaktdermatitis

Frage 166
Ein 72-jähriger Landwirt sucht seinen Heilpraktiker wegen Kreuzschmerzen auf. Dem Heilpraktiker fällt eine Veränderung am rechten Nasenflügel auf, die nicht schmerzt und kraterförmig zerfällt. Auf Befragen des Heilpraktikers gibt der Patient an, diese Läsion seit einigen Monaten beobachtet zu haben. Da sie keinerlei Beschwerden mache und nur sehr langsam wachse, habe er sich nicht weiter Gedanken gemacht. Um welche der folgenden Erkrankungen handelt es sich am ehesten bei dieser Läsion?

A) Frostbeule (Pernio)
B) Kratzeffekt bei Parasiten-Wahn
C) Hämangiom
D) Lupus vulgaris
E) Basaliom

Frage 167
Welche der folgenden Aussagen zur Osteoporose treffen zu?

1) Betroffen sind nur Frauen
2) Strenge Bettruhe verhindert die Entstehung einer Osteoporose
3) Sie kann durch eine Knochendichtemessung festgestellt werden
4) Eine längerfristige Glukokortikoidtherapie verringert das Osteoporoserisiko
5) Frauen mit früh einsetzender Menopause haben ein erhöhtes Osteoporoserisiko

A) nur 1 und 2 sind richtig
B) nur 3 und 5 sind richtig
C) nur 4 und 5 sind richtig
D) nur 1, 2 und 3 sind richtig
E) nur 3, 4 und 5 sind richtig

Frage 168
Folgende Aussage zur Lyme-Borreliose trifft am ehesten zu:

A) Nach jedem Zeckenstich sollte prophylaktisch Antibiotika zur Vermeidung einer Lyme-Borreliose gegeben werden.
B) Eine charakteristische klinische Manifestation des 1. Stadiums ist ein Erythema migrans einige Tage nach dem Zeckenstich um die Stich-Stelle.
C) Erreger ist ein Virus.
D) Kennzeichnend für das Stadium III ist das Erythema chronicum migrans.
E) Ein negativer serologischer Befund schließt eine Lyme-Borreliose aus.

Frage 169
Welche der folgenden Aussagen zur unkomplizierten Salmonellen-Enteritis treffen zu?

1) Häufigster Erreger in Europa ist Salmonella Typhi.
2) Sie wird durch Lebensmittel übertragen.
3) Typisch sind Roseolen der Bauchhaut.
4) Man muss immer Antibiotika geben.
5) Bei der Erkrankung spielen Endotoxine eine wesentliche Rolle.

A) nur 1 und 2 sind richtig
B) nur 2 und 5 sind richtig
C) nur 1, 2 und 3 sind richtig
D) nur 2, 3 und 5 sind richtig
E) nur 3, 4 und 5 sind richtig

Frage 170
Schadstoffe, die als Kausalfaktor bei der Entstehung von Bronchialkarzinomen anerkannt sind, können sein:

1) Zigarettenrauch
2) Stickstoff
3) Argon
4) Kohlenteer
5) Sauerstoff

A) nur 1 und 2 sind richtig
B) nur 1 und 4 sind richtig
C) nur 1, 2 und 4 sind richtig
D) nur 2, 3 und 4 sind richtig
E) nur 3, 4 und 5 sind richtig

Frage 171
Ein Patient ist nach einem Pkw-Unfall am Notfallort tief bewusstlos, reagiert ungezielt auf Schmerzreize. Sein Blutdruck beträgt 80/40 mmHg, die Herzfrequenz 130/min, und er ist zyanotisch. Welche Maßnahmen sind indiziert?

1) Stabile Seitenlage
2) Flüssigkeit zur Volumensubstitution einflößen
3) Beatmung mit einem Ambu-Beutel (falls Gerät vorhanden)
4) Notarzt rufen
5) Aufsetzen des Bewusstlosen im 90°-Winkel

A) nur 1 und 2 sind richtig
B) nur 1, 2 und 3 sind richtig
C) nur 1, 3 und 4 sind richtig
D) nur 3, 4 und 5 sind richtig
E) nur 1, 2, 3 und 4 sind richtig

Frage 172
Durch Daumendruck am Foramen infraorbitale (unterhalb des unteren Augenhöhlenrands) prüft man im Regelfall den Nervenaustrittspunkt

A) eines N.-facialis-Hauptastes
B) eines N.-trigeminus-Astes
C) des N. olfactorius
D) des N. infratrochlearis
E) des N. sublingualis

Frage 173
Welche der folgenden Aussagen trifft (treffen) zu? Hinweise auf ein Karzinom im Magen/Darmtrakt können sein:

1) Appetitlosigkeit und Abneigung gegenüber besonderen Speisen
2) Dunkler bis schwarzer Stuhl
3) Wechsel zwischen Obstipation und Diarrhö über längere Zeit
4) Bauchschmerzen und Meteorismus
5) Polypen im Dickdarm gehen nie in ein Karzinom über

A) nur 2 ist richtig
B) nur 1 und 3 sind richtig
C) nur 2 und 5 sind richtig
D) nur 1, 2, 3 und 4 sind richtig
E) 1-5, alle sind richtig

Frage 174
Für Zink gilt:

1) Es ist ein Schwermetall und für biologische Vorgänge im lebenden menschlichen Körper unbedeutend.
2) Es ist ein Spurenelement und wird vom menschlichen Körper für viele biologischen Vorgänge benötigt.
3) Erwachsene Menschen müssen sich pro Tag ca. 12–15 g Zink über die Nahrung zuführen.
4) Chronisch-entzündliche Darmerkrankungen können Ursache für einen Zinkmangel beim Menschen sein.
5) Hautveränderungen, Haarausfall, schlecht heilende Wunden können ein Hinweis auf Zinkmangel sein.

A) nur 1 und 3 sind richtig
B) nur 1, 2 und 4 sind richtig
C) nur 2, 3 und 4 sind richtig
D) nur 2, 4 und 5 sind richtig
E) 1-5, alle sind richtig

Frage 175
Welche der folgenden Aussagen treffen zu? Bilirubin

1) wird von den Leberzellen (als Konjugat) in die Gallenkanälchen sezerniert.
2) wird im enterohepatischen Kreislauf vollständig resorbiert.
3) ist in der Blasengalle (als Konjugat) höher konzentriert als in der Lebergalle.
4) bedingt bei zu hohen Konzentrationen im Blut einen Ikterus.
5) entsteht bei Abbau der Erythrozyten aus Hämoglobin.

A) nur 1 und 2 sind richtig
B) nur 2, 3 und 4 sind richtig
C) nur 3, 4 und 5 sind richtig
D) nur 1, 3, 4 und 5 sind richtig
E) 1-5, alle sind richtig

Frage 176
Ordnen Sie der unten skizzierten Transportlagerung die jeweils zutreffendste Indikation zu!

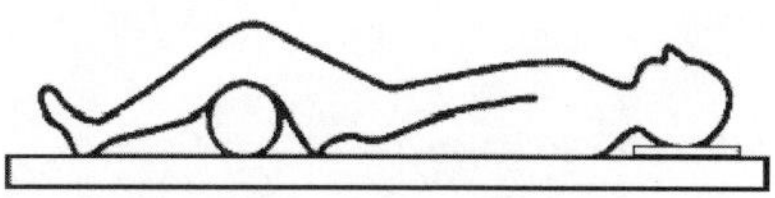

A) Patient im Volumenmangelschock
B) Bewusstloser, nicht intubierter Patient
C) Patient mit Verdacht auf eine Wirbelsäulenverletzung
D) Patient mit Atemnot
E) Wacher Patient mit starken Bauchschmerzen (z. B. akutes Abdomen)

Frage 177
Welche der folgenden Aussagen zur Diphtherie sind richtig?

1) Sie wird durch Tröpfcheninfektion übertragen.
2) Nach einer Inkubationszeit von 2–3 Wochen treten zunächst unspezifische Symptome auf.
3) Der Verdacht ergibt sich bei grauweißen Pseudomembranen auf den Tonsillen und süßlichem Geruch.
4) Gegen die Erkrankung gibt es keinen zuverlässigen Impfschutz.
5) Gefürchtet sind toxische Herzschäden.

A) nur 1, 2 und 3 sind richtig
B) nur 1, 3 und 4 sind richtig
C) nur 1, 3 und 5 sind richtig
D) nur 2, 3 und 5 sind richtig
E) nur 3, 4 und 5 sind richtig

Frage 178
Welche der folgenden Aussagen zur Virusgrippe (Influenza) sind richtig?

1) Die Virusgrippe ist die häufigste Ursache von Infekten der oberen Luftwege in Deutschland.
2) Die Virusgrippe tritt saisonal gehäuft und gelegentlich weltumspannend auf.
3) Die Impfung gegen Virusgrippe schützt nicht vor grippalen Infekten.
4) Tödliche Verläufe sind bei Virusgrippe möglich.
5) Die sichere Abgrenzung zu grippalen Infekten ist durch Virus- und/oder Antigennachweis möglich.

A) nur 2, 3 und 4 sind richtig
B) nur 1, 2, 3 und 4 sind richtig
C) nur 1, 3, 4 und 5 sind richtig
D) nur 2, 3, 4 und 5 sind richtig
E) 1-5, alle sind richtig

Frage 179
Welche der im Folgenden genannten Untersuchungen bzw. Behandlungen darf der Heilpraktiker durchführen?

1) Tastuntersuchung bei Verdacht auf Hodenkrebs
2) Tastuntersuchung der weiblichen Brust
3) Behandlung einer Syphilis
4) Feststellung einer Schwangerschaft
5) Behandlung einer Gonorrhö

A) nur 1 und 5 sind richtig
B) nur 2 und 4 sind richtig
C) nur 1, 2 und 4 sind richtig
D) nur 1, 2, 4 und 5 sind richtig
E) 1-5, alle sind richtig

Frage 180
Nach dem Infektionsschutzgesetz besteht für Heilpraktiker ein Behandlungsverbot für bestimmte Erkrankungen.
Für welche der im Folgenden genannten Erkrankungen trifft dies zu?

1) Depressionen bei einem HIV-infizierten Patienten
2) Hartnäckigen Husten bei einem Patienten mit Tuberkuloseansteckungsverdacht vor der Abklärung durch einen Arzt
3) Malariaerkrankung
4) Fußpilz bei einem an Hepatitis C erkrankten Patienten
5) Insektenstiche

A) nur 1 und 2 sind richtig
B) nur 1 und 3 sind richtig
C) nur 2 und 3 sind richtig
D) nur 3, 4 und 5 sind richtig
E) 1-5, alle sind richtig

Frage 181
Bei der körperlichen Untersuchung einer Patientin findet sich eine Struma (Schilddrüsenvergrößerung).
Welche Störung(en) kann (können) hierbei ursächlich vorliegen?

1) Chronische entzündliche Schilddrüsenerkrankung z. B. Hashimoto-Thyreoiditis
2) Schilddrüsenmalignom
3) Jodmangel
4) Vitamin-D-Mangel
5) Morbus Basedow

A) nur 3 ist richtig
B) nur 1 und 2 sind richtig
C) nur 1, 2 und 3 sind richtig
D) nur 1, 2, 3 und 5 sind richtig
E) 1-5, alle sind richtig

Frage 182
Welche Komplikationen bzw. Symptome können bei einer Anorexia nervosa auftreten?

1) Abführmittelmissbrauch
2) Suizidalität
3) Natrium- und Kaliummangel
4) Ausbleiben der Monatsblutung
5) Deutliche Verminderung der Libido bei Männern

A) nur 1, 2 und 3 sind richtig
B) nur 2, 4 und 5 sind richtig
C) nur 1, 2, 3 und 4 sind richtig
D) nur 2, 3, 4 und 5 sind richtig
E) 1-5, alle sind richtig

FRAGEN MC 4

Frage 183
Welcher serologische Marker weist den Impferfolg nach einer Hepatitis-B-Schutzimpfung aus?

A) HBs-Antigen
B) Anti-HBs-Antikörper
C) Anti-HBe-Antikörper
D) Anti-HBc-Antikörper
E) HBe-Antigen

Frage 184
Für das Exanthem bei Masern gilt:

A) Es zählt mit der zeitgleich auftretenden Konjunktivitis zu den Prodromi der Erkrankung.
B) Es beginnt im Gesicht und hinter den Ohren und breitet sich nach kaudal aus.
C) Es ist mit quälendem Juckreiz verbunden.
D) Es ist in aller Regel nach 2 Tagen nicht mehr sichtbar.
E) Es ist von einer groblamellären Hautschuppung gefolgt.

Frage 185
Beim Heben eines schweren Koffers verspürt ein 43-jähriger Urlaubsreisender einen plötzlichen heftigen Schmerz im Bereich der unteren Lendenwirbelsäule mit Ausstrahlung in den rechten Fußrücken und in die rechte Großzehe sowie Taubheitsgefühl an der Außenseite des Unterschenkels. Der Schmerz verstärkt sich beim Husten.
Wodurch erklären sich diese Beschwerden am ehesten?

A) Bakterielle Spondylitis
B) Kaudasyndrom (Schädigung der Cauda equina)
C) Wurzelirritation von L5 rechts
D) M. Scheuermann
E) M. Bechterew

Frage 186
Die Hautveränderungen am Bereich der Ohrmuschel eines 60-jährigen Patienten sprechen am ehesten für:

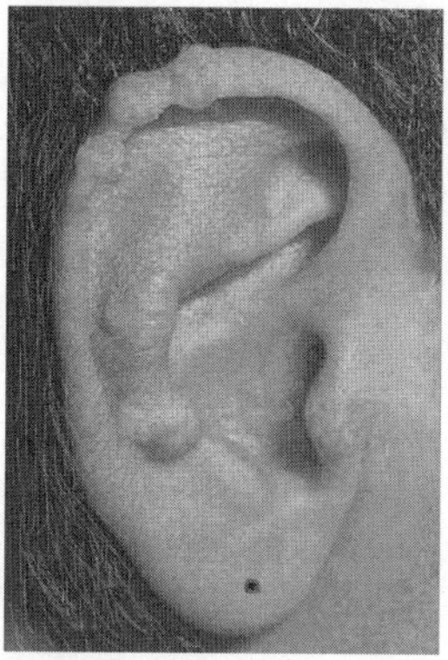

A) Gichttophi
B) Xanthelasmen
C) Darwinsche Höcker (Tubercula auriculae)
D) Cholesteatome
E) Rheumaknötchen

Frage 187
Was ist typisch für HUS?

1) zeigt eine Häufung im Kindesalter (1-5 Jahre),
2) kann bei älteren Menschen, insbesondere Heimbewohner gehäuft auftreten,
3) wird durch eine Infektion mit EHEC ausgelöst,
4) zeigt bei rein pflanzlicher Therapie immer einen gutartigen Verlauf ohne Folgeschäden,
5) ist charakterisiert durch Thrombozytopenie, Anämie und akutes Nierenversagen

A) nur 2 und 4 sind richtig
B) nur 1, 3 und 5 sind richtig
C) nur 1, 2, 3 und 5 sind richtig
D) nur 1, 2, 4 und 5 sind richtig
E) 1-5, alle sind richtig

Frage 188
Der akute Gichtanfall

1) manifestiert sich häufig im Großzehengrundgelenk
2) geht immer mit einer Hyperurikämie einher
3) klingt n. Tagen bis Wochen spontan ab
4) wird oft durch Ess- oder Trinkexzesse ausgelöst
5) wird von allgemeinen Entzündungszeichen begleitet (Fieber, BSG ↑, Leukozytose etc.)

A) nur 4 ist richtig
B) nur 1 und 2 sind richtig
C) nur 2 und 4 sind richtig
D) nur 1, 3 und 4 sind richtig
E) nur 1, 3, 4 und 5 sind richtig

Frage 189
Bei einer 20-jährigen Patientin traten plötzlich Durchfall, Übelkeit und später Bauchschmerzen auf. Befunde: Abdomen weich und wenig druckempfindlich, Hyperperistaltik, Temperatur rektal: 37,5C, keine Leukozytose.
Es handelt sich am ehesten um eine(n):

A) Appendizitis
B) Extrauteringravidität (Schwangerschaft außerhalb der Gebärmutter)
C) Morbus Crohn (chronische Narben bildende Darmerkrankung)
D) Pankreatitis
E) Gastroenteritis

Frage 190
Welche der folgenden Aussagen zur Lymphogranulomatose (M. Hodgkin) ist (sind) richtig?

1) Von der Erkrankung ist fast ausschließlich das männliche Geschlecht betroffen.
2) Es handelt sich um eine bösartige Erkrankung des lymphatischen Systems.
3) Bevorzugt das 2.-4. Lebensjahrzehnt.
4) Die Milz ist niemals vergrößert.
5) Müdigkeit, Gewichtsabnahme, Nachtschweiß und Hautjucken begründen den Verdacht auf die beginnende Erkrankung.

A) nur 2 ist richtig
B) nur 3 und 4 sind richtig
C) nur 2, 3 und 5 sind richtig
D) nur 3, 4 und 5 sind richtig
E) 1-5, alle sind richtig

Frage 191
Bei der körperlichen Untersuchung eines Erwachsenen ergibt sich über dem rechten Lungenunterfeld folgender Befund: Klopfschalldämpfung, stark abgeschwächtes Atemgeräusch, keine Atemnebengeräusche, Stimmfremitus abgeschwächt. Es handelt sich am wahrscheinlichsten um:

A) Pneumonie
B) Teilatelektase der rechten Lunge
C) Pneumothorax
D) Bronchitis
E) Lungenkaverne

Frage 192
Bei der Behandlung des Diabetes-mellitus-Typ-1

A) ist strikte Einhaltung einer kohlehydratfreien Diät und regelmäßige Gabe von oralen Antidiabetika notwendig
B) ist körperliche Schonung des Patienten notwendig
C) muss die Blutzuckerkontrolle 1x/Woche erfolgen
D) soll der Fettanteil der Nahrung etwa 30-35% der Gesamtkalorien betragen
E) müssen die Broteinheiten auf die 3 Hauptmahlzeiten verteilt werden

Frage 193
Für die Bulimia nervosa gilt:

1) Die Bulimia nervosa tritt meist zwischen dem 12. und 30. Lebensjahr auf
2) Frauen erkranken ungefähr 10 x häufiger als Männer an Bulimia nervosa
3) Ein BMI (Body-Maß-Index) über 30 spricht immer für eine Bulimia nervosa
4) Die Bulimia nervosa ist in der Regel eine harmlose, spontan ausheilende Störung im Essverhalten
5) Typisch sind Heißhungerattacken mit Aufnahme großer Mengen von Nahrungsmitteln in kurzer Zeit

A) nur 3 und 4 sind richtig
B) nur 1, 2 und 3 sind richtig
C) nur 1, 2 und 5 sind richtig
D) nur 3, 4 und 5 sind richtig
E) 1-5, alle sind richtig

Frage 194
(Die Frage wurde nicht in allen Bundesländern gestellt)
Schmerzen im linken Unterbauch können verursacht werden durch

1) eine eingeklemmte Leistenhernie
2) Extrauteringravidität
3) Tumor am Übergang vom S-förmigen Darm zum Mastdarm
4) Harnleitersteine
5) Entzündungen von sackartigen Ausstülpungen im S-förmigen Darm

A) nur 1 und 4 sind richtig
B) nur 1, 3 und 5 sind richtig
C) nur 2, 3 und 4 sind richtig
D) nur 2, 4 und 5 sind richtig
E) 1-5, alle sind richtig

Frage 195
Was entspricht den Erwartungen an den normalen Zeitpunkt für den Erwerb von motorischen Fähigkeiten in der Entwicklung gesunder Säuglinge?

1) Stehen mit Unterstützung im 8. – 12. Monat
2) Freies Sitzen im 3. – 4. Monat
3) Ergreifen von vorgehaltenen Gegenständen im 4. – 6. Monat
4) Kopfheben in Bauchlage im 1. – 3. Monat
5) Selbstständiges Drehen aus der Rücken- in die Bauchlage im 5. – 8. Monat

A) nur 3 ist richtig
B) nur 1 und 2 sind richtig
C) nur 1 und 3 sind richtig
D) nur 1, 3, 4 und 5 sind richtig
E) 1-5, alle sind richtig

Frage 196
Bei welchen Organen erfolgt der venöse Abfluss durch die Pfortader?

1) Magen
2) Milz
3) Nebenniere
4) Rektum
5) Pankreas

A) nur 4 ist richtig
B) nur 1 und 2 sind richtig
C) nur 2,3 und 5 sind richtig
D) nur 1, 2, 4 und 5 sind richtig
E) 1-5, alle sind richtig

Frage 197
Ein 48-jähriger Familienvater erleidet bei dem Versuch, ein Grillfeuer zu entzünden, durch die Explosion einer Spiritusflasche eine zweit- bis drittgradige Verbrennung am vorderen Rumpf, die sich auf 10 bis 15% der Körperoberfläche ausdehnt. Welche Maßnahme ist vor dem Eintreffen des Notarztes vordringlich angezeigt?

A) Sofortiges Berieseln der verbrannten Fläche mit kaltem Wasser
B) Stabile Seitenlagerung wegen bestehender Aspirationsgefahr
C) Gabe von mit Kochsalz angereicherter warmer Flüssigkeit, zum Beispiel Tee, zur Prophylaxe des Verbrennungsschocks.

D) Einreiben der Fläche mit einer Brandsalbe
E) Keine der vorstehenden Aussagen ist richtig

Frage 198
Welche der folgenden Aussagen zur Anatomie und Physiologie der Niere ist (sind) richtig?

1) Das Blut durchfließt die Niere in 2 Kapillarnnetzen..
2) Bei den Glomerulusschlingen handelt es sich um ein verknäueltes Kapillarnetz, in welchem der Primärharn ‚abgepresst' wird.
3) Die Rückresorption im Tubulusapparat, die zu einer starken Reduktion des Primärharns führt, geschieht ausschließlich durch passiven Transport (physikalische Diffusion).
4) Durch die Membran der Nierenkanälchen können verschiedene Bestandteile aktiv in den Primärharn sezerniert werden.
5) Der arterielle Blutdruck spielt beim Aufbau des glomerulären Filtrationsdruckes eine untergeordnete Rolle.

A) nur 2 ist richtig
B) nur 1 und 3 sind richtig
C) nur 1, 2 und 4 sind richtig
D) nur 1, 3, 4 und 5 sind richtig
E) 1-5, alle sind richtig

Frage 199
Welche der folgenden Schutzimpfungen gehören in den von der Ständigen Impfkommission (STIKO) empfohlenen „Impfkalender für Säuglinge, Kinder und Jugendliche"?

1) Diphtherie-Impfung
2) Röteln-Impfung
3) Pertussis-Impfung
4) Tuberkulose-Impfung (BCG-Impfstoff)
5) Haemophilus-influenzae-Typ b (Hib)-Impfung

A) nur 1 und 2 sind richtig
B) nur 1, 3 und 4 sind richtig
C) nur 1, 2, 3 und 5 sind richtig
D) nur 2, 3, 4 und 5 sind richtig
E) 1-5, alle sind richtig

Frage 200
Zur Herstellung einer gebrauchsfertigen Desinfektionslösung (Gebrauchslösung) soll das Desinfektionsmittel mit kaltem Wasser gemischt werden.
Wie viel Milliliter (ml) Desinfektionsmittel müssen Sie abmessen, wenn Sie 2 Liter einer 0,5%igen Gebrauchslösung herstellen wollen?

A) 2,5 ml Desinfektionsmittel
B) 10,0 ml Desinfektionsmittel
C) 25,0 ml Desinfektionsmittel
D) 100,0 ml Desinfektionsmittel
E) 125,0 ml Desinfektionsmittel

Frage 201
Bei einem akuten arteriellen Verschluss des rechten Beines entstammen die Emboli am häufigsten aus

A) dem rechten Herzvorhof
B) dem linken Herzvorhof
C) der Aorta
D) den Beinvenen
E) Der A. pulmonalis

Frage 202
Welche der folgenden ernährungsphysiologisch als Vorteil anzusehende(n) Eigenschaft(en) kann (können) Getreidekörnern zugesprochen werden?

1) Geringer Fettgehalt
2) Geringer Cholesterinanteil
3) Hoher Vitamin-C-Gehalt
4) Hoher Ballaststoffgehalt
5) Enthält Vitamin E

A) nur 3 ist richtig
B) nur 3 und 5 sind richtig
C) nur 1, 3 und 5 sind richtig
D) nur 1, 2, 3 und 4 sind richtig
E) nur 1, 2, 4 und 5 sind richtig

Frage 203
Zur Anorexia nervosa gehören folgende Symptome:

1) Verstärkte Monatsblutung bei Frauen
2) Übertriebene körperliche Aktivitäten
3) Hoher Leidensdruck
4) Selbst induziertes Erbrechen
5) Eingeschränkte Nahrungsauswahl

A) nur 2 und 4 sind richtig
B) nur 2, 4 und 5 sind richtig
C) nur 1, 2, 4 und 5 sind richtig
D) nur 2, 3, 4 und 5 sind richtig
E) 1-5, alle sind richtig

Frage 204
Welche der folgenden Begriffsbestimmungen definiert einen "Ansteckungsverdächtigen" im Sinne des § 2 Infektionsschutzgesetzes?
Ein Ansteckungsverdächtiger ist

A) eine Person, bei der Symptome bestehen, welche das Vorliegen einer bestimmten übertragbaren Krankheit vermuten lassen
B) eine Person, die Krankheitserreger ausscheidet und dadurch eine Ansteckungsquelle für die Allgemeinheit sein kann, ohne krank oder krankheitsverdächtig zu sein
C) eine Person, von der anzunehmen ist, dass sie Krankheitserreger aufgenommen hat, ohne krank, krankheitsverdächtig oder Ausscheider zu sein.
D) eine Person, die Krankheitserreger so in oder an sich trägt, dass im Einzelfall die Gefahr einer Weiterverbreitung besteht.
E) eine Person, von der anzunehmen ist, dass sie andere Personen angesteckt hat

Frage 205
Die Arteriitis temporalis:

1) befällt meist ältere Menschen
2) ist häufig mit einer Polymyalgia rheumatica vergesellschaftet
3) kann unbehandelt zur Erblindung führen
4) ist oft auf jahrelangen Schmerzmittelmissbrauch zurückzuführen
5) muss wegen der Rezidivgefahr oft jahrelang adäquat medikamentös (Kortison) therapiert werden

A) nur 2 und 3 sind richtig
B) nur 1, 2 und 3 sind richtig
C) nur 1, 2, 3 und 4 sind richtig
D) nur 1, 2, 3 und 5 sind richtig
E) 1-5, alle sind richtig

Frage 206
Welche der folgenden Aussagen zur Borreliose treffen zu?

1) Bei der Borreliose handelt es sich um eine Viruserkrankung.
2) Die Übertragung des Erregers kann durch die Zecke Ixodes ricinus (‚Holzbock') erfolgen.
3) Jeder Zeckenstich bzw. Zeckenstich führt zwangsläufig zu einer Infektion mit Borrelien.
4) Nach einer Infektion können neurologische Symptome auftreten.
5) Für exponierte Personen empfiehlt die STIKO (ständige Impfkommission) eine aktive Schutzimpfung.

A) nur 2 und 4 sind richtig
B) nur 4 und 5 sind richtig
C) nur 1, 2 und 4 sind richtig
D) nur 1, 2, 3 und 5 sind richtig
E) 1-5, alle sind richtig

Frage 207
Welche Funktion haben die Belegzellen des Magens?

1) Produktion und Sekretion von Salzsäure
2) Produktion von Pepsinogen
3) Bildung des Muzin-haltigen Magenschleims
4) Produktion des Intrinsic factors

A) nur 1 und 2 sind richtig
B) nur 1 und 4 sind richtig
C) nur 2 und 3 sind richtig
D) nur 2 und 4 sind richtig
E) nur 3 und 4 sind richtig

Frage 208
Welche Aussage zum Diabetes mellitus trifft zu?

A) Die Konzentration der Nüchtern-Plasmaglukose von ≥ 126 mg/dl gilt als diabetisch
B) Im Plasma gilt ein Nüchternwert erst ab > 180 mg/dl als diabetisch.
C) Nach einem Herzinfarkt kann es zu passageren Hypoglykämien kommen.
D) Im oralen Glukosetoleranztest ist ein 2-Stunden-Wert von > 200 mg/dl normal
E) Die Nierenschwelle für Glukose im Urin liegt über 250 mg/dl.

Frage 209
Welche der folgenden Aussagen zum generalisierten Krampfanfall trifft (treffen) zu?

1) Ein generalisierter Krampfanfall ist meist durch eine Fehlbildung des Gehirns oder einen Hirntumor bedingt.
2) Ein generalisierter Krampfanfall ist stets mit einem Hyperventilations-syndrom kombiniert.
3) Optische Stimuli wie Fernsehen können einen generalisierten Krampfanfall auslösen.
4) Als Aura bezeichnet man subjektive Empfindungen wie Taubheitsgefühle, Geruchs- und Geschmacksirritationen, die nach einem generalisierten Krampfanfall auftreten.
5) Bei einem generalisierten Krampfanfall kann es zu einem Zungenbiss und zu einem unwillkürlichen Stuhl- und Harnabgang kommen.

A) nur 3 ist richtig
B) nur 2 und 3 sind richtig
C) nur 3 und 5 sind richtig
D) nur 1, 4 und 5 sind richtig
E) 1-5, alle sind richtig

Frage 210
Welche der folgenden Aussagen zur „Krätze" trifft zu?

A) Sie wird durch Bakterien hervorgerufen
B) Sie wird durch engen körperlichen Kontakt übertragen
C) Sie befällt bevorzugt Rücken und Kopf
D) Sie kann nur durch Antibiotika wirkungsvoll behandelt werden
E) Sie hinterlässt meist eine lebenslange Immunität

Frage 211
Bei der Heberden-Arthrose handelt es sich um eine Arthrose der Fingerendgelenke.
Welche der folgenden Aussagen zu dieser Erkrankung treffen zu?

1) Durch die Arthrose kommt es zu einer Verdickung an betroffenen Gelenken.
2) Die Arthrose entsteht durch einen entzündlich-rheumatischen Prozess.
3) Labordiagnostisch finden sich häufig eine Beschleunigung der BSG und eine Erhöhung des C-reaktiven Proteins.
4) Die Erkrankung verläuft in Schüben.
5) Die Heberden-Arthrose wird meist bei älteren Menschen beobachtet.

A) nur 1 und 5 sind richtig
B) nur 4 und 5 sind richtig
C) nur 2, 3 und 4 sind richtig
D) nur 1, 2, 3 und 4 sind richtig
E) 1-5, alle sind richtig

Frage 212
Ein an Schizophrenie erkrankter Patient ist dem Hund des Nachbarn vor der Haustür begegnet (der Hund hat dabei kurz die rechte Pfote gehoben). Der Patient berichtet daraufhin, dieser Hund habe sicherlich die Pfote gehoben, um ihn (den Patienten) vor einer drohenden Gefahr zu warnen, die im Aufzug auf in warte.
Es handelt sich bei dem beschriebenen psychopathologischen Phänomen am wahrscheinlichsten um:

A) Eine visuelle Halluzination
B) Gedankenabreißen
C) Eine Wahnwahrnehmung
D) Eine illusionäre Verkennung
E) Kontamination

Frage 213
Welche der folgenden Aussagen zur Herztätigkeit treffen zu?

1) Die autonome Steuerung geht vom Sinusknoten aus
2) Die Zellen des Sinusknotens sind spezialisierte Herzmuskelzellen
3) Die Zellen des Sinusknotens sind Nervenzellen
4) Fällt der Sinusknoten aus, kann beispielsweise der AV-Knoten die Erregungsbildung übernehmen
5) Wird die Herzfrequenz vom AV-Knoten gesteuert, schlägt das Herz wesentlich schneller als beim Sinusrhythmus

A) nur 1 und 2 sind richtig
B) nur 1 und 4 sind richtig
C) nur 1, 2 und 3 sind richtig
D) nur 1, 2 und 4 sind richtig
E) nur 3, 4 und 5 sind richtig

Frage 214
Ordnen Sie dem Notfall in Liste 1 die richtige Lagerung der Liste 2 zu!

Liste 1:
Ansprechbarer Patient mit Thoraxschmerz, schnelle Atmung mit Rasselgeräuschen, RR 90 mm Hg systolisch, Puls ca. 150/min.

Liste 2:
A) Oberkörper tief, Beine hoch
B) Oberkörper hoch, ggf. Beine tief
C) Stabile Seitenlage
D) Lagerung auf der Seite
E) Rückenlage auf einer harten Unterlage zur Reanimation

Frage 215
Ordnen Sie dem Notfall in Liste 1 die richtige Lagerung der Liste 2 zu!

Liste 1:
Ein Mann mit einer tiefen Beinvenenthrombose vor 4 Wochen, jetzt: bewusstlos, keine Atmung, Puls 250.

Liste 2:
A) Oberkörper tief, Beine hoch
B) Oberkörper hoch, ggf. Beine tief
C) Stabile Seitenlage
D) Lagerung auf der Seite
E) Rückenlage auf einer harten Unterlage zur Reanimation

Frage 216
Ordnen Sie dem Notfall in Liste 1 die richtige Lagerung der Liste 2 zu!

Liste 1:
39-jährige Erstgebärende im 7. Monat der Schwangerschaft klagt über häufigen starken Schwindel und Übelkeit, RR 100 mmHg systolisch, Puls ca. 100/min.

Liste 2:
A) Oberkörper tief, Beine hoch
B) Oberkörper hoch, ggf. Beine tief
C) Stabile Seitenlage
D) Lagerung auf der Seite
E) Rückenlage auf einer harten Unterlage zur Reanimation

Frage 217
Ein diastolisches Herzgeräusch kann verursacht werden durch

A) Insuffizienz der Aortenklappe
B) Stenose der Aortenklappe
C) Insuffizienz der Trikuspidalklappe
D) Insuffizienz der Mitralklappe
E) kleinen Ventrikelseptumdefekt

Frage 218
Welche Aussage trifft zu?
Die Infektion mit Haemophilus influenzae Typ B

A) gefährdet besonders junge Erwachsene
B) kann Virusmeningitis verursachen
C) kann eine Entzündung im Kehlkopfbereich verursachen
D) kann durch eine jährlich im Herbst verabreichte Influenza-Impfung vermieden werden
E) wird ausschließlich fäkal-oral übertragen

Frage 219
Eine Agranulozytose (extreme Verminderung der Granulozyten) bewirkt:

A) vermehrte Kreislaufbelastung
B) Blässe der Haut und Schleimhäute
C) ungenügende Infektabwehr
D) vermehrte Blutungsneigung
E) keine klinische Symptomatik

Frage 220
Welche der folgenden Befunde ist Leitsymptom des nephrotischen Syndroms?

A) Bluthochdruck
B) Infektanfälligkeit
C) Urämie
D) Ödeme
E) Klopfschmerzhafte Nierenlager

Frage 221
Was versteht man unter einem Pulsdefizit

A) Pulsdifferenz zwischen linkem und rechtem Arm
B) Pulsdifferenz zwischen oberer und unterer Extremität
C) Differenz zwischen Herzschlag und peripherer Pulsfrequenz
D) Regelmäßiger Puls mit abwechselnd stärkerer und schwächerer Füllung
E) Verminderung der Pulsamplitude bei Inspiration

Frage 222
Ordnen Sie dem Krankheitsbild aus Liste 1 das passende Symptom aus Liste 2 zu

Liste 1
Lumbago (Hexenschuss)

Liste 2
A) Nächtliche tief sitzende Kreuzschmerzen
B) Die Ursache kann ein Tumor des Rückenmarks oder des Bauchraums sein.
C) Die Wirbelsäule ist meist abgeflacht unter Aufhebung der Kyphose der Brustwirbelsäule.
D) Es handelt sich um die häufigste Schädigung der jugendlichen Wirbelsäule
E) Neben den typischen Schmerzen treten stets motorische und sensible Ausfallerscheinungen auf.

Frage 223
Ordnen Sie dem Krankheitsbild aus Liste 1 das passende Symptom aus Liste 2 zu

Liste 1
Spondylitis ankylosans
(Morbus Bechterew)

Liste 2
A) Nächtliche tief sitzende Kreuzschmerzen
B) Die Ursache kann ein Tumor des Rückenmarks oder des Bauchraums sein.
C) Die Wirbelsäule ist meist abgeflacht unter Aufhebung der Kyphose der Brustwirbelsäule.
D) Es handelt sich um die häufigste Schädigung der jugendlichen Wirbelsäule
E) Neben den typischen Schmerzen treten stets motorische und sensible Ausfallerscheinungen auf.

Frage 224
Welche der folgenden Aussagen trifft zu? Durchschnittlich 2-3 Wochen nach Ansteckung kommt es bei der Syphilis (= Lues) zu?

A) generalisierter Ausschwemmung der Erreger (Treponemen = Spirochäten) über das Blut in den Organismus
B) Primärkomplex mit Condylomen und schmerzhafter generalisierter Lymphknotenschwellung
C) Primäraffekt mit schmerzlosem Geschwür an der Eintrittstelle und schmerzloser Schwellung der regionalen Lymphknoten
D) Organmanifestation mit „Gummen"-Bildung in den inneren Organen
E) Hauterscheinungen, die als Syphilide bezeichnet werden.

Frage 225
Bei folgenden Symptomen/Befunden ist differenzialdiagnostisch eine Parkinsonerkrankung mit einzubeziehen?

1) Rückenschmerzen im Nacken- und Schultergürtelbereich
2) Veränderungen der Stimme, die sich monotoner und leiser als früher anhört
3) Antriebs- und Initiativenmangel
4) Verkleinerung der Schrift
5) Vornüber gebeugte Körperhaltung

A) nur 1 und 5 sind richtig
B) nur 4 und 5 sind richtig
C) nur 2, 4 und 5 sind richtig
D) nur 1, 2, 4 und 5 sind richtig
E) 1-5, alle sind richtig

Frage 226
Die hygienische Händedesinfektion erfüllt folgenden Zweck:

A) Vorbereitung zu operativen Eingriffen
B) Abtötung aller vegetativen Hautkeime
C) Abtötung residenten Hautflora
D) Abtötung der gesamten Hautflora
E) keine der Aussagen ist richtig

Frage 227
Welche der folgenden Aussagen zu Durchfallerkrankungen, die durch Rotaviren verursacht werden, trifft (treffen) zu?

1) Nach dem Infektionsschutzgesetz (§ 34 Abs. 1 IfSG) dürfen Kinder unter 6 Jahren, die an einer infektiösen Gastroenteritis , z. B. durch Rotaviren verursacht, erkrankt oder dessen verdächtigt sind, Gemeinschaftseinrichtungen nicht besuchen.
2) In westlichen Industrieländern sind meist Säuglinge und Kinder bis zu 2 Jahren betroffen.
3) Der Krankheitserreger kann aerogen übertragen werden (über die Luft).
4) Da die Infektion zu hohen Flüssigkeitsverlusten führen kann, besteht die Gefahr der Exsikkose.
5) Die Infektiosität durch Virusausscheidung kann bis zu 30 Tage betragen.

A) nur 4 ist richtig
B) nur 1, 2 und 3 sind richtig
C) nur 1, 2 und 4 sind richtig
D) nur 1, 2, 4 und 5 sind richtig
E) 1-5, alle sind richtig

Frage 228
Welche der folgenden Aussagen über polyneuropathische Syndrome ist (sind) richtig?

1) Meist liegt eine degenerative bzw. toxisch-metabolische, seltener eine entzündliche, Erkrankung des peripheren Nervensystems zu Grunde.
2) Ausfallerscheinungen dieser systemischen Schädigungen sind meist symmetrisch.
3) Sie sind distal betont.
4) Die Symptome beginnen i. d. R. an den oberen Extremitäten.
5) Sensible Störungen sind dabei nicht segmental angeordnet, sondern haben einen strumpf- oder handschuhförmige Ausbreitung.

A) nur 1 richtig
B) nur 1 und 3 sind richtig
C) nur 2, 3 und 4 sind richtig
D) nur 1, 2, 3 und 5 sind richtig
E) 1-5, alle sind richtig

Frage 229
Welche der folgenden Aussagen zum Magen- und Zwölffingerdarmgeschwür treffen zu?

1) Der Sofortschmerz nach Nahrungsaufnahme kann für ein hoch sitzendes Magengeschwür (Ulcus ventriculi) sprechen
2) Als Spätkomplikation eines Magengeschwürs kann eine maligne Entartung auftreten
3) Beim Zwöffingerdarmgeschwür (Ulcus duodeni) liegt meist eine Übersäuerung des Magens vor
4) Häufig kann bei Magengeschwür oder Zwölffingerdarmgeschwür Helicobacter pylori nachgewiesen werden
5) Lebensbedrohliche Komplikationen können als Folge eines Magenulkus praktisch nie auftreten

A) nur 1 und 4 sind richtig
B) nur 2 und 4 sind richtig
C) nur 2, 3 und 4 sind richtig
D) nur 1, 2, 3 und 4 sind richtig
E) 1-5, alle sind richtig

Frage 230
Welche der folgenden Aussagen zu Gelenkerkrankungen trifft (treffen) zu?

1) Bei der rheumatoiden Arthritis kommt es zu einer Zerstörung des Gelenkknorpels
2) Krankheitserscheinungen außerhalb der Gelenke (z.B. Herz- oder Augenbeteiligung) sind bei der rheumatoiden Arthritis möglich
3) Gelenkbeschwerden können auch in Zusammenhang mit einem vorausgegangenen Zeckenstich bzw. Zeckenstich stehen
4) Bei Gichtpatienten muss immer auch an eine Leberschädigung durch Gicht gedacht werden
5) Bei M. Bechterew kann es zu einer Beeinträchtigung der Lungenfunktion kommen

A) nur 3 ist richtig
B) nur 2 und 3 sind richtig
C) nur 1, 2 und 3 sind richtig
D) nur 1, 2, 3 und 5 sind richtig
E) nur 1, 2, 4 und 5 sind richtig

Frage 231
Welche Aussage trifft zu?

A) Eine spastische Lähmung entsteht bei einer Schädigung des peripheren Nerven.
B) Bei einer spastischen Lähmung kann man keinen Muskeleigenreflex auslösen.
C) Eine schlaffe Lähmung entsteht immer durch eine Schädigung der betroffenen Muskulatur.

D) Pyramidenbahnzeichen wie z. B. der Babinski-Reflex treten bei Schädigung im Bereich des zentralen Nervensystems auf.
E) Der Bauchdeckenreflex ist ein typischer Muskeleigenreflex.

Frage 232
Hinsichtlich des Dermographismus trifft (treffen) zu:

1) Der Derrmographismus ruber wird auf eine Vasodilatation von Hautgefäßen zurückgeführt.
2) Die Prüfung des Dermographismus ist einsetzbar zur Beurteilung der vegetativen Ausgangslage des Patienten.
3) Der Dermographismus lässt sich prüfen durch Bestreichen der Haut mit einem Holzspatel.
4) Die Reaktion beim Dermographismus albus besteht zumeist im Auftreten von Striae distensae.
5) Auffällige Dermographismus-Befunde finden sich bei einem Teil der Patienten mit atopischer Diathese.

A) nur 2 ist richtig
B) nur 1 und 3 sind richtig
C) nur 2 und 4 sind richtig
D) nur 1, 2, 3 und 5 sind richtig
E) 1-5, alle sind richtig

Frage 233
Welche der folgenden Aussagen zur kardiopulmonalen Reanimation trifft zu?

A) Die erneute Atemspende erfolgt nach Senken des Thorax infolge passiver Ausatmung des Patienten.
B) Nach initialer Beatmung führen zwei Helfer jeweils im Wechsel 1 Beatmung und 15 Herzdruckmassagen (HDM) durch.
C) Mit der externen Herzdruckmassage können bei Erwachsenen weit mehr als 70% des normalen Ruheherzzeitvolumens erreicht werden.
D) Der Druckpunkt für die Herzmassage soll beim Kleinkind im oberen Sternumdrittel liegen.
E) Voraussetzung für eine erfolgreiche kardiopulmonale Reanimation ist die endotracheale Intubation.

Frage 234
Die Oxyuriasis (Madenwurm-Infektion) zählt zu den am meisten verbreiteten Wurminfektionen im Kindesalter.
Was ist für diese Erkrankung in erster Linie typisch?

A) Rezidivierende Bauchschmerzen
B) Diarrhöen
C) Juckreiz im Analbereich
D) Blut im Stuhl
E) Druckschmerz im linken Oberbauch

Frage 235
Welche Aussagen zu Morbus Crohn/Colitis ulcerosa treffen zu?

1) Bei M. Crohn kann es typischerweise zu Fistel- und Fissurenbildung in der Analregion kommen.
2) Bei Colitis ulcerosa können alle Abschnitte des Verdauungstraktes betroffen sein.
3) Bei der Colitis ulcerosa können blutig-schleimige Durchfälle auftreten.
4) Bei chronisch-entzündlichen Darmerkrankungen sind andere Körperorgane oder Körperstellen nie beteiligt.
5) Das toxische Megakolon (akute Dilatation des Kolons mit hohem Fieber, Tachykardie, Subileus und akutem Abdomen) stellt eine ernsthafte Komplikation der Colitis ulcerosa dar.

A) nur 2 und 3 sind richtig
B) nur 1, 2 und 3 sind richtig
C) nur 1, 3 und 5 sind richtig
D) nur 2, 3 , 3 und 5 sind richtig
E) 1-5, alle sind richtig

Frage 236
Welche der folgenden Aussagen zur Demenz bei Alzheimer-Krankheit treffen zu?

1) Es ist eine primär degenerative, zerebrale Krankheit mit weitgehend unbekannter Entstehungsursache.
2) Ab dem 70. Lebensjahr beginnt die Alzheimer-Krankheit gewöhnlich abrupt und verläuft rasch fortschreitend.
3) Koordinationsstörungen und Bewegungsautomatismen können auftreten.
4) Die Demenz bei Alzheimer-Krankheit mit spätem Beginn (ab. 65. Lebensjahr) weist meist als Hauptsymptom eine Gedächtnisstörung auf.
5) Eine Demenz bei Alzheimer-Krankheit muss gegenwärtig als irreversibel angesehen werden.

A) nur 1 und 2 sind richtig
B) nur 2, 3 und 5 sind richtig
C) nur 1, 2, 4 und 5 sind richtig
D) nur 1, 3, 4 und 5 sind richtig
E) 1-5, alle sind richtig

Frage 237
(Die Frage wurde nicht in allen Bundesländern gestellt)
Welche der folgenden Aussagen trifft (treffen) zu?

1) Die Mitralklappe ist in der Systole (Kontraktionsphase) geschlossen.
2) Vorhof und Herzkammer kontrahieren sich in der Systole immer gleichzeitig.
3) Die Trikuspidalklappe liegt zwischen der rechten Kammer und der Pulmonalarterie.
4) Die Lungenvenen münden in den linken Vorhof.
5) Die Pulmonalklappe liegt zwischen der linken Kammer und der Pulmonalarterie.

A) keine Aussage ist richtig
B) nur 1 ist richtig
C) nur 1 und 4 sind richtig
D) nur 2 und 4 sind richtig
E) nur 1, 3 und 5 sind richtig

Frage 238
Welche der folgenden Aussagen treffen zu? Die Achalasie (der Speiseröhre)

1) betrifft v. a. Kinder und Jugendliche
2) beruht auf einer fehlenden Erschlaffung des oberen Ösophagusspinkters
3) kann zu einer Aspirationspneumonie führen
4) äußerst sich oft durch Schluckbeschwerden, die den Patienten zum Nachtrinken nach Nahrungsaufnahme zwingen
5) hat als Differenzialdiagnose keine onkologischen Erkrankungen

A) nur 3 und 4 sind richtig
B) nur 1, 2 und 4 sind richtig
C) nur 1, 3 und 4 sind richtig
D) nur 2, 3 und 5 sind richtig
E) nur 2, 4 und 5 sind richtig

Frage 239
Welches ist die Definition eines Myokardinfarktes?

A) Plötzliche Herzmuskelschädigung durch Gifte
B) Kurzzeitige Minderdurchblutung des Herzmuskels ohne bleibende Schäden
C) Akuter Schmerz unter dem Sternum
D) Thrombusbildung in den Koronarvenen
E) Unterbrechung der Blutversorgung eines Gewebebezirkes des Herzens mit umschriebener Nekrose

Frage 240
Welche der folgenden Aussagen zur chronisch-obstruktiven Bronchitis ist (sind) richtig?

1) Der häufigste Risikofaktor ist das Rauchen
2) Frauen sind wesentlich häufiger betroffen als Männer
3) Langfristig kann es zu einem Lungenemphysem (Lungenüberblähung) kommen

4) Als Komplikation am Herzen tritt zunächst eine Linksherzinsuffizienz auf
5) Zur Symptomatik gehört Husten, Auswurf und Belastungsdyspnoe

A) nur 3 ist richtig
B) nur 1, 2 und 5 sind richtig
C) nur 1, 3 und 5 sind richtig
D) nur 1, 3, 4 und 5 sind richtig
E) 1-5, alle sind richtig

Frage 241
Welche der folgenden Aussagen zum Asthma bronchiale ist (sind) richtig?

1) Das auslösende Moment von Asthma bronchiale kann eine allergisch ausgelöste, unspezifische Entzündung der unteren, tiefen Luftwege (Bronchiolen) sein
2) Das Asthma bronchiale ist ein wichtiges geriatrisches Krankheitsbild, da die Inzidenz (Neuerkrankung) vor allem bei über 65-jährigen Menschen erhöht ist
3) Asthma bronchiale kann klinisch atypisch auftreten und sich lediglich durch chronischen Husten äußern
4) Bei Asthmatikern findet sich eine unspezifische bronchiale Hyperreaktivität (hyperreaktives Bronchialsystem)
5) Bei Asthma bronchiale ist eine regelmäßige Gewichtskontrolle, besonders bei älteren Patienten angezeigt, um einen drohenden Status asthmaticus frühzeitig erfassen und abfangen zu können

A) nur 1 ist richtig
B) nur 1 und 3 sind richtig
C) nur 1, 2 und 3 sind richtig
D) nur 1, 3 und 4 sind richtig
E) 1-5, alle sind richtig

Frage 242
(Die Frage wurde nicht in allen Bundesländern gestellt)
Welche der folgenden Aussagen zur Kariesentstehung treffen zu?

1) Neuere Studien lassen bei flächendeckender Versorgung der Bevölkerung mit Fluor nur eine schwache oder gar keine Beziehung zwischen Zuckerkonsum und dem Auftreten von kariösen Läsionen bei Kindern erkennen.
2) Das kariogene Potential von Lebensmitteln ist nur bedingt vom Saccarosegehalt (Zucker) abhängig.
3) Lokale Faktoren in der Mundhöhle spielen eine wichtige Rolle für die Kariogenese (schwer zugängliche Stellen).
4) Der Speichel besitzt eine Schutzfunktion.
5) Unzureichende Mundhygiene kann eine wesentliche Ursache für eine Kariesentstehung darstellen.

A) nur 3 und 5 sind richtig
B) nur 4 und 5 sind richtig
C) nur 1, 3, und 4 sind richtig
D) nur 2, 3, 4 und 5 sind richtig
E) 1-5, alle sind richtig

Frage 243
Bei einem Pleuraerguss kann man auf der betroffenen Thoraxseite folgenden pathologischen Befund erheben:

A) Lautes Atemgeräusch
B) Sonorer Klopfschall
C) Bronchiales Atemgeräusch
D) Abgeschwächter Stimmfremitus
E) Giemen und Brummen

FRAGEN MC 5

Frage 244
Welche der folgenden Aussagen über den Mitralklappenprolaps ist (sind) richtig?

1) Es handelt sich um die systolische Vorwölbung des Mitralsegels in den linken Vorhof.
2) Klinisch und hämodynamisch ist die Veränderung oft unbedeutend.
3) Es kommt häufig zu Mitralinsuffizienz mit klinischen Beschwerden.
4) Die Mehrzahl der Betroffenen ist beschwerdefrei.
5) Auskultatorisch können ein oder zwei systolische Klicks und oft ein spätsystolisches Geräusch imponieren.

A) nur 1 ist richtig
B) nur 1 und 3 sind richtig
C) nur 1, 2 und 3 sind richtig
D) nur 1, 2, 4 und 5 sind richtig
E) 1-5, alle sind richtig

Frage 245
Ein Gichtanfall tritt häufig auf in zeitlichem Zusammenhang mit

A) gelenknahen Verletzungen
B) einem fieberhaften Infekt
C) einer nicht-ketoazidotischen Stoffwechselentgleisung bei einem Diabetes mellitus
D) einer hypertensiven Krise
E) exzessivem Alkoholkonsum

Frage 246
Bei einem Patienten mit akuten Schmerzen im Bereich des linken Auges besteht der Verdacht auf einen akuten Glaukomanfall an diesem Auge. Welcher der folgenden Befunde ist bei dieser Störung am wahrscheinlichsten zu erwarten?

A) Linke Pupille erheblich enger als rechte Pupille
B) Linker Bulbus palpatorisch härter als rechter Bulbus
C) Deutliches Heraustreten des linken Auges aus der Augenhöhle
D) Trockenes Auge
E) Pupillenstellung mit Fehlen der reflektorischen Pupillenverengung auf Lichteinfall bei erhaltener Konvergenzreaktion (Argyll-Robertson-Phänomen)

Frage 247
Für das Basaliom (Basalzellkarzinom) der Haut trifft am ehesten zu?

A) Es wächst lokal destruierend.
B) Es kommt ebenso an Schleimhäuten vor.
C) Es neigt zu hämatogener Metastasierung.
D) Handflächen und Fußsohlen sind häufig betroffen.
E) UV-Licht ist als Krankheitsursache unbedeutend.

Frage 248
Eine übergewichtige Frau mittleren Alters zeigt Ihnen den auf der Abbildung dargestellten Tumor der Axille (Achselhöhe). Er besteht schon längere Zeit und stört sie inzwischen.

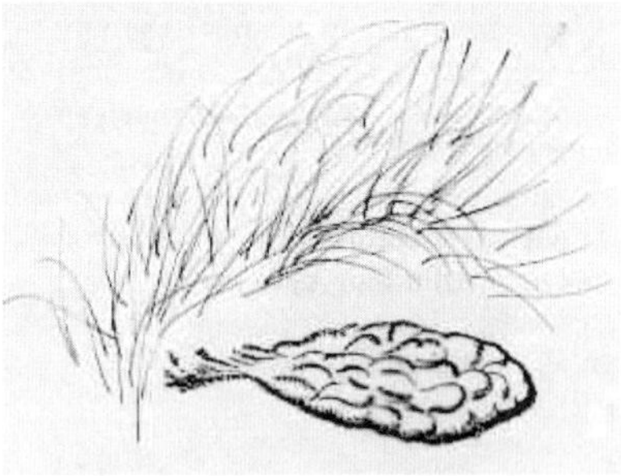

Worum handelt es sich am ehesten?

A) Zeckenstichfolge
B) Akzessorische (aberrierte) Mamille (angeborene überzählige Brustanlage)
C) Ekkrines Hidrozystom (Schweißdrüsenzyste)
D) Malignes Melanom
E) Fibrom (Bindegewebsgeschwulst)

Frage 249
Welche der folgenden Erkrankungen ist (sind) nach dem Infektionsschutzgesetz für einen Heilpraktiker meldepflichtig?

1) Der Verdacht auf eine Hepatitis-A-Erkrankung
2) Eine Masernerkrankung, auch ohne Erregernachweis
3) Eine Meningokokken-Meningitis oder Sepsis
4) Ein Einzelfall einer Salmonellenenteritis (keine Tätigkeit im Lebensmittelbereich)
5) Eine behandlungsbedürftige, geschlossene Tuberkulose

A) nur 3 ist richtig
B) nur 3 und 5 sind richtig
C) nur 4 und 5 sind richtig
D) nur 1, 3 und 5 sind richtig
E) nur 1, 2, 3 und 5 sind richtig

Frage 250
Welche Aussage zur Colitis ulcerosa trifft zu?

A) Die Krankheit ist im gesamten Verdauungstrakt lokalisiert.
B) Als Komplikation kann ein toxisches Megakolon auftreten.
C) Die Entzündung befällt stets die gesamte Darmwand.
D) Fisteln treten als häufige und typische Komplikation auf.
E) Eine Beteiligung des terminalen Ileums ist meist gegeben.

Frage 251
Welche Aussage zum „Wahn“ ist richtig?

A) Wahninhalte korrelieren häufig mit bestimmten Erkrankungen.
B) Wahnvorstellungen kommen ausschließlich bei Schizophrenie vor.
C) Die Inhalte sind auf ihre Richtigkeit eindeutig prüfbar.
D) Der Patient spricht die Wahninhalte meist sofort selbst an.
E) Eine Therapie dieses Symptoms ist nicht möglich.

Frage 252
Bei einer Eisenmangelanämie ist (sind) typischerweise folgende(r) Parameter verändert:

1) Der Transferrinspiegel ist erhöht (Transferrin: transportiert im Serum Eisen)
2) Der Serumeisenspiegel ist erniedrigt (Ferritin: Speicher- und Transportform des Eisens)
3) Der Serumeisenspiegel ist erhöht.

A) nur 2 ist richtig
B) nur 3 ist richtig
C) nur 1 und 2 sind richtig
D) nur 2 und 3 sind richtig
E) 1-3, alle sind richtig

Frage 253
Der „Anlaufschmerz“ (starker Gelenkschmerz für wenige Gelenkbewegungen nach längerem Liegen oder Sitzen) ist ein typisches Kennzeichen für:

A) die chronische Polyarthritis
B) die Arthritis urica
C) die Arthrose
D) die rheumatoide Arthritis
E) keine der vorstehenden Aussagen ist richtig.

Frage 254
Typische Symptome einer Manie sind:

1) Euphorische Stimmung
2) Ideenflucht
3) Realitätsverlust
4) Schuldwahn
5) Steigerung des Selbstwertgefühls, oft mit Größenideen

A) nur 1 und 3 sind richtig
B) nur 2, 3 und 4 sind richtig
C) nur 1, 2, 3 und 5 sind richtig
D) nur 2, 3, 4 und 5 sind richtig
E) 1-5, alle sind richtig

Frage 255
Durch einen Zeckenstich bzw. Zeckenbiss kann der Erreger der Borreliose auf den Menschen übertragen werden. Welche Gruppe aus den folgenden Erregertypen ist der Borreliose-Erreger zuzuordnen?

A) Viren
B) Bakterien
C) Pilze
D) Protozoen (Einzeller, „Urtierchen“)
E) Parasiten

Frage 256
Was bedeutet der Begriff „Pathogenität“ von Erregern?

A) Die Entwicklung von der Spore bis zum vermehrungsfähigen Erreger (Bakterium).
B) Der Austausch von Plasmiden (Erbinformationen) zwischen z. B. Bakterien.
C) Die Fähigkeit eines Erregers in einem Wirt eine bestimmte Erkrankung hervorzurufen.
D) Die Austestung von Antibiotika auf einen bestimmten Erreger.
E) Die Zeit zwischen Infektion und Erkrankung.

Frage 257
Als stabile Angina pectoris bezeichnet man:

A) Die Erstmanifestation einer Angina pectoris.
B) Eine Angina pectoris von zunehmender Schwere, Dauer und Häufigkeit.
C) Regelmäßig durch bestimmte Mechanismen (z. B. körperliche Anstrengung) auslösbare Angina-pectoris-Anfälle, die sich nach Gabe von Medikamenten (Nitrate) rasch bessern.
D) Eine Ruheangina.
E) Eine Angina pectoris mit regelmäßig zunehmendem Bedarf und schlechterem Ansprechen auf Medikamente.

Frage 258
Welches Leitsymptom findet sich beim Asthma bronchiale?

A) Bradykardie
B) feuchte Rasselgeräusche
C) verkürzte Ausatemzeit
D) Atemnot unter dem Bild des exspiratorischen Stridors
E) Zwerchfellhochstand

Frage 259
Welche Aussage zum Morbus Crohn trifft zu?

A) Es können Abdominalschmerzen und Durchfälle auch ohne Blut auftreten.
B) Extraintestinale Symptome treten äußerst selten auf.
C) Die Entzündung befindet sich ausschließlich im Schleimhautniveau.
D) Die Ausbreitung erfolgt kontinuierlich vom Rektum zum Ileum.
E) Fast immer ist das Rektum betroffen.

Frage 260
Welche der folgenden Infektionskrankheiten können typischerweise bei HIV-Erkrankten mit schlechter Abwehrlage auftreten (so genannte HIV-assoziierte Infektionen)?

1) Lungenentzündung (durch Pneumocystis carinii)
2) Toxoplasmose
3) Herpes-zoster-Erkrankung
4) Systemische Candidiasis (Pilzinfektion)
5) Tuberkulose

A) nur 1 und 3 sind richtig
B) nur 3 und 4 sind richtig
C) nur 1, 3 und 4 sind richtig
D) nur 2, 3 und 5 sind richtig
E) 1-5, alle sind richtig

Frage 261
Welche der folgenden Aussagen zur Legionelleninfektion treffen zu?

1) Beim gesunden Menschen kommt es meist zu einem asymptomatischen Verlauf.
2) Der Mensch ist ein epidemiologisch bedeutsames Reservoir für den Erreger der Legionellen.
3) Typische Symptome können hohes Fieber, trockener Husten mit Thoraxschmerzen, Kopf- und Muskelschmerzen sein.
4) Die Legionellose wird durch ein Virus verursacht.
5) Die Erkrankung wird gewöhnlich durch Tröpfcheninfektion von Mensch zu Mensch übertragen.

A) nur 1 und 3 sind richtig
B) nur 1, 2 und 3 sind richtig
C) nur 2, 3 und 5 sind richtig
D) nur 1, 2, 4 und 5 sind richtig
E) 1-5, alle sind richtig

Frage 262
Welche der folgenden Aussagen treffen zu?
Hinsichtlich der Aufmerksamkeitsdefizit/Hyperaktivitätsstörung (ADHS) gilt:

1) Vorzeitiges Abbrechen von Aktivitäten ist ein Charakteristikum
2) Die Störung manifestiert sich im Regelfall nach dem 12. Lebensjahr.
3) Überzufällig häufig kommt es hierbei zu Störungen des Sozialverhaltens.
4) Eine gestörte Impulskontrolle kann Teil des Krankheitsbildes sein.
5) Es besteht ein erhöhtes Unfallrisiko.

A) nur 1 und 2 sind richtig
B) nur 2 und 4 sind richtig
C) nur 1, 3 und 4 sind richtig
D) nur 1, 3, 4 und 5 sind richtig
E) 1-5, alle sind richtig

Frage 263
Als Komplikation einer Divertikulitis können auftreten:

1) Gedeckte Perforation mit Abszess
2) Freie Perforation mit Peritonitis
3) Stenose
4) Blutung
5) Fisteln

A) nur 2 und 3 sind richtig
B) nur 1, 2 und 4 sind richtig
C) nur 1, 2, 3 und 4 sind richtig
D) nur 1, 2, 4 und 5 sind richtig
E) 1-5, alle sind richtig

Frage 264
Welche der folgenden Aussagen zur Tuberkoloseerkrankung treffen zu?

1) Eine Tuberkuloseerkrankung kann auch ohne bronchopulmonale Symptome (z. B. Husten, Auswurf usw.) auftreten.
2) Die Übertragung erfolgt in der Regel durch Tröpfcheninfektion.
3) Es können subfebrile Temperaturen und ein Gewichtsverlust auftreten.
4) Symptome treten üblicherweise innerhalb von 2 Wochen nach Ansteckung auf.
5) In Europa ist die Tuberkulose inzwischen nahezu ausgerottet.

A) nur 1 und 3 sind richtig
B) nur 3 und 5 sind richtig
C) nur 1, 2 und 3 sind richtig
D) nur 1, 2, 4 und 5 sind richtig
E) 1-5, alle sind richtig

Frage 265
Eine 25-jährige Frau bekommt plötzlich Angstgefühle, „pfötchenartige" Verkrampfungen der Hände und atmet schnell und flach.
Es handelt sich am ehesten um:

A) eine Klaustrophobie
B) eine Soziophobie
C) eine Hyperventilationstetanie
D) einen Herzanfall
E) eine Lungenembolie

Frage 266
Welche Aussage trifft zu?

A) Das autonome Adenom der Schilddrüse (Gewebe, welches nicht der Steuerung über hypophysäres TSH unterliegt) kann i.d.R. durch Verabreichung von Jodid gut therapiert werden.
B) Jodüberschuss ist der entscheidende Faktor bei der Entstehung der endemischen Struma (Vergrößerung der gesamten Schilddrüse)
C) Jodmangel ist eine der häufigsten vermeidbaren Ursachen für eine geistige Retardierung (Entwicklungsverzögerung).
D) In Deutschland gibt es aufgrund der guten Ernährungslage keinen Jodmangel.
E) Die empfohlene tägliche Ergänzung der Jodzufuhr beträgt bei schwangeren Frauen mindestens 60 µg pro Tag.

Frage 267
Für eine Pneumonie spricht am ehesten folgender Untersuchungsbefund:

A) abgeschwächter Stimmfremitus
B) hypersonorer Klopfschall
C) Stridor
D) ohrnahe feinblasige Rasselgeräusche
E) verminderte Bronchophonie

Frage 268
Welche der Aussagen zur hygienischen Händedesinfektion treffen zu?

1) Sie ist eine wichtige Maßnahme zur Verhinderung einer Übertragung von Krankheitserregern in der Heilpraktikerpraxis.
2) Sie ist eine der wichtigsten Maßnahmen zur Verhinderung einer Weiterverbreitung von MRSA (Methicillinresistenter Staphylococcus aureus).
3) Sie ist eine Maßnahme zur Abtötung von Anflug- oder Kontaktkeimen.
4) Sie ist in jedem Fall erst nach ausgiebigem Waschen mit Seife durchzuführen.
5) Sie ist mindestens 30 Sekunden lang durchzuführen.

A) nur 1 und 5 sind richtig
B) nur 3 und 5 sind richtig
C) nur 1, 2 und 3 sind richtig
D) nur 1, 2, 3 und 5 sind richtig
E) 1-5, alle sind richtig

Frage 269
Welche der folgenden Tätigkeiten erfordert - sofern sie berufs- oder gewerbsmäßig vorgenommen wird - eine Erlaubnis nach dem Heilpraktikergesetz?

A) Lebensberatung bei Ehekrise
B) Hilfestellung bei der Lösung sozialer Konflikte
C) Verordnung eines Johanniskraut-Präparates für einen depressiven Patienten.
D) Vortrag über die Möglichkeit einer naturheilkundlichen Schizophrenie-Behandlung
E) Elternberatung bei Lernstörungen eines Kindes

Frage 270
Welche der folgenden Aussagen zu den Nieren trifft (treffen) zu?

1) In den Nierenkörperchen oder Glomeruli diffundiert Flüssigkeit (Blutplasma) durch die Gefäßwände.
2) Die beiden Nieren werden pro Minute von etwa 30 Litern Blut durchströmt.
3) In den Glomeruli (die Blutgefäßknäuel) wird der Primärharn abfiltriert.
4) Die Nieren sind an der Regulierung des Mineralhaushaltes beteiligt.
5) Die Nieren sind an der Regulierung des Blutdrucks beteiligt.

A) nur 1 ist richtig
B) nur 2 und 3 sind richtig
C) nur 1, 4 und 5 sind richtig
D) nur 1, 3, 4 und 5 sind richtig
E) 1-5, alle sind richtig

Frage 271
Eine 42-jährige ängstliche Frau ist in der überfüllten Straßenbahn, in der sie lange stehen musste, kollabiert, als sie einen Fahrradunfall sah. Die Bewusstlosigkeit dauerte ca. 10 Sekunden. Ein zufällig in der Nähe stehender Heilpraktiker fühlte einen langsamen, regelmäßigen Puls. Die später in seiner Praxis durchgeführte Untersuchung ergab keine Besonderheiten. Blutdruck im Stehen 100/70 mmHg. Welche Diagnose ist am wahrscheinlichsten?

A) Hyperventilationssyndrom
B) Vagovasale Synkope
C) Adams-Stokes-Anfall
D) Epileptischer Anfall
E) Transitorische ischämische Attacke

Frage 272
In seiner Praxis wird dem Heilpraktiker ein 2-jähriges Mädchen vorgestellt, das zahlreiche fleckenförmige und mehrere großflächige Hämatome unterschiedlichen Alters an den Oberarmen, an Thoraxvorderseite und Rücken, Bauch und Gesäß sowie an den Rückseiten der Beine aufweist.
Die Angaben sind am ehesten typisch für:

A) hyperkinetisches Syndrom
B) Münchhausen-Syndrom (neurotische Fehlhaltung, bei der Beschwerden und Krankheiten vorgetäuscht werden, z. B. um Krankenhausaufenthalt zu erreichen)
C) Diabetes mellitus
D) Kindesmisshandlung
E) Hämatome (Blutunterlaufungen) durch Spontanstürze beim lebhaften Spielen

Frage 273
Typische Entzugssymptome bei Heroinabhängigkeit sind:

1) Miosis (enge Pupillen)
2) Bauchkrämpfe/Durchfall
3) Innere Unruhe/Angst
4) Schlaflosigkeit
5) Atemdepression

A) nur 1, 2 und 3 sind richtig
B) nur 1, 4 und 5 sind richtig
C) nur 2, 3 und 4 sind richtig
D) nur 3, 4 und 5 sind richtig
E) 1-5, alle sind richtig

Frage 274
Kennzeichen für eine Alkoholkrankheit können sein:

1) Persönlichkeitsveränderungen und sozialer Abstieg
2) Libidoverlust und Eifersuchtswahn
3) Palmarerythem (gerötete Handinnenflächen) und Spider naevi (Gefäßsternchen der Haut)
4) Ataxie (Gangunsicherheit) aufgrund von Polyneuropathie

A) nur 1 und 2 sind richtig
B) nur 1 und 4 sind richtig
C) nur 3 und 4 sind richtig
D) nur 1, 2 und 4 sind richtig
E) 1-4, alle sind richtig

Frage 275
Welche Aussage über die Pertussiserkrankung des Kindesalters trifft zu?

A) Die Krankheitserreger zählen zu den Bakterien.
B) Eine Infektionsgefahr ist erst ab dem Stadium decrementi (allmähliches Abklingen der Hustenanfälle) gegeben.
C) Bei jungen Säuglingen können lebensbedrohliche Apnoeanfälle hervorgerufen werden.
D) Wegen des hohen Risikos schwerer Impfkomplikationen wird von der Ständigen Impfkommission (STIKO) eine Pertussisimpfung nur in Einzelfällen bei besonderer Indikationslage angeraten.
E) Typisch ist eine Inkubationszeit von ca. 28 Tagen.

Frage 276
Ein Schulkind, bei dem die allgemein empfohlenen Impfungen nicht durchgeführt wurden, erkrankt an Masern. Welche Komplikationen können bei Masernerkrankungen auftreten?

1) Otitis media
2) bakterielle Pneumonie
3) Laryngotracheitis mit Krupp
4) Enzephalitis
5) Pankreatitis

A) nur 1 und 4 sind richtig
B) nur 3 und 4 sind richtig
C) nur 3 und 5 sind richtig
D) nur 1, 2, 3 und 4 sind richtig
E) 1-5, alle sind richtig

Frage 277
Welche Aussage über Milzbrand trifft zu?

A) Die Sporen sind kaum umweltresistent und werden außerhalb des menschlichen Organismus rasch keimunfähig.
B) Nach oraler Aufnahme der Sporen kommt es beim Menschen stets zur Entwicklung eines Lungenmilzbrands.
C) Eine Milzbrandinfektion kann sich auch an der Haut manifestieren.
D) Zur Therapie des Hautmilzbrands sind Antimykotika (Substanzen, die Wachstum von Pilzen beeinflussen) geeignet.
E) Der Erreger gehört zur Gruppe der Viren.

Frage 278
Welche Aussage zum Karpaltunnel-Syndrom trifft zu?

A) Parästhesien treten meist am Tage auf.
B) Sensibilitätsstörungen betreffen vorrangig den Kleinfingerbereich.
C) Ursächlich für ein Karpaltunnel-Syndrom ist die Kompression des N. radialis.
D) Meist sind Männer betroffen.
E) Auch bei Stoffwechselerkrankungen (z. B. Amyloidose, Diabetes mellitus) kann ein Karpaltunnel-Syndrom auftreten.

Frage 279
Welche der folgenden Aussage zur Frage: Was kann man im Urin erkennen? trifft (treffen) zu?

1) Schäumender Urin bedeutet Verdacht auf Eiweiß-Verlust.
2) Trüber Urin bedeutet Verdacht auf Harnwegsinfektion.
3) Weißlich-lehmfarbener Urin ist ein Hinweis auf Hepatitis.
4) Die Konzentration des Urins kann durch Flüssigkeitsaufnahme nicht beeinflusst werden.
5) Blut im Urin ist ein Hinweis auf Blasen- oder Nierensteine, kann auch ein erstes Zeichen für eine bösartige Erkrankung sein.

A) nur 5 ist richtig
B) nur 1, 3 und 4 sind richtig
C) nur 1, 2 und 5 sind richtig
D) nur 2, 3 und 5 sind richtig
E) nur 1, 2, 3 und 5 sind richtig

Frage 280
Welche der folgenden Aussagen zur infektiösen bakteriellen Endokarditis (Herzinnenhautentzündung) treffen zu?

WÄHLEN SIE **DREI** ANTWORTEN
(Plötzlich wurde diese – in der Zwischenzeit übrigens häufig gewordene – Fragestellung eingeführt! Verwirrend, da Frage **275** u.E. nach falsch gestellt ist und auch dort zwei Antwortmöglichkeiten richtig waren.

A) In der Regel tritt keine Bakteriämie auf.
B) Hautveränderungen kommen nicht vor.
C) Häufig besteht Fieber
D) Eine Hämaturie (Blut im Urin) ist häufig.
E) Die Milz ist nicht tastbar.

Frage 281
Welche der folgenden Aussagen treffen zu?
Die Bauchspeicheldrüse

1) liegt an anatomisch vor dem Magen
2) ist eine inkretorische Drüse (gibt Hormone an das Blut ab)
3) ist eine sekretorische Drüse (gibt Sekret an den Dünndarm ab)
4) produziert ein Hormon, das den Blutzuckerspiegel steigen lässt
5) produziert ein saures Verdauungssekret

A) nur 1, 3 und 5 sind richtig
B) nur 2, 3 und 4 sind richtig
C) nur 2, 3 und 5 sind richtig
D) nur 1, 2, 3 und 5 sind richtig
E) 1-5, alle sind richtig

Frage 282
Welche der folgenden Aussagen zu Elektrolyten bzw. zum Elektrolythaushalt treffen zu?

1) Magnesium (Mg^{++}) ist mitbeteiligt an der Erregungsüberleitung an den Muskeln.
2) Kalium (K^{+}) spielt eine wichtige Rolle bei der Erregungsübertragung im Nervensystem und am Herzen
3) Natrium (Na^{+}) kommt im Extrazellulärraum im Verhältnis zu anderen Kationen nur in vernachlässigbar geringen Konzentrationen vor.
4) Hypokaliämien können u. a. durch wiederholtes Erbrechen oder Durchfälle verursacht werden.
5) Der Natriumgehalt im Serum wird im Gegensatz zum Kalziumgehalt nicht hormonell gesteuert.

A) nur 1 und 2 sind richtig
B) nur 1 und 4 sind richtig
C) nur 1, 2 und 4 sind richtig
D) nur 1, 3, 4 und 5 sind richtig
E) 1-5, alle sind richtig

Frage 283
Welche Aussage trifft zu?
Die meisten Infektionen mit Polioviren verlaufen

A) mit Lähmung
B) mit Fieber
C) mit Durchfall
D) mit Meningitis
E) klinisch inapparent (stille Feiung)

Frage 284
Welche der folgenden Aussagen trifft (treffen) zu?
Typisch für die Virusgrippe (Influenza) ist:

1) Plötzlicher Krankheitsbeginn mit hohem Fieber
2) Beginn mit leichtem grippalen Symptomen und Verschlechterung innerhalb von wenigen Tagen
3) Lebenslange Immunität nach überstandener Erkrankung
4) Die Ansteckungsfähigkeit beginnt mit Ausbruch der Erkrankung und hält in der Regel 3 Wochen an.

A) nur 1 ist richtig
B) nur 2 ist richtig
C) nur 1 und 3 sind richtig
D) nur 1, 3 und 4 sind richtig
E) nur 2, 3 und 4 sind richtig

Frage 285
Welche Aussage trifft zu?
Die Prostatavergrößerung führt zu Störungen beim Wasserlassen.
Ursache hierfür ist, dass

A) sie durch Druck auf die umgebenden Nerven eine Lähmung des Urethra-Schließmuskels bewirkt.
B) sie durch verdrängendes Wachstum die Blasenkapazität verkleinert.
C) das vermehrt gebildete Prostatasekret eine Reizung der Harnröhre bewirkt.
D) sie durch Urethraverengung zu einer Überlaufblase (Überlaufinkontinenz) führt.
E) Druck auf den Nervus pudendus eine reflektorische Blasenentleerung auslöst.

Frage 286
Welche Aussage trifft zu?

A) Die Schädigung des peripheren Nerven führt zu einer spastischen Lähmung.
B) Bei einer spastischen Lähmung kann man keinen Muskeleigenreflex auslösen.
C) Eine schlaffe Lähmung entsteht immer durch eine Schädigung der betroffenen Muskulatur.
D) Pyramidenbahnzeichen, wie z.B. das Babinski-Zeichen, treten bei Schädigung im Bereich des zentralen Nervensystems auf.
E) Der Patellarsehnenreflex (PSR) ist ein typischer Fremdreflex.

Frage 287
Welche(s) der folgenden Hormone wirkt (wirken) Blutzucker senkend?

1) Adrenalin
2) Kortison
3) Glukagon
4) Insulin

A) nur 3 ist richtig
B) nur 4 ist richtig
C) nur 1 und 4 sind richtig
D) nur 2 und 4 sind richtig
E) nur 2, 3 und 4 sind richtig

Frage 288
Welche der folgenden Aussagen trifft (treffen) für das Vorhofflimmern zu?

1) Es führt unbehandelt in wenigen Minuten zum Tod.
2) Es führt zu unrhythmischem Herzschlag.
3) Eine typische Komplikation ist der Schlaganfall durch arterielle Embolie.
4) Eine typische Komplikation ist die Herzbeuteltamponade.
5) Es kann anfallsartig auftreten (mit plötzlichem Beginn und plötzlichem Ende).

A) keine Antwort ist richtig
B) nur 1 ist richtig
C) nur 2 und 4 sind richtig
D) nur 4 und 5 sind richtig
E) nur 2, 3 und 5 sind richtig

Frage 289
Welche der folgenden Stoffe spielt (spielen) für die Fettverdauung eine wichtige Rolle?

1) Die Salzsäure des Magens.
2) Die Gallenflüssigkeit.
3) Der Intrinsic-Faktor.
4) Die Amylase.
5) Das Pankreassekret.

A) keine Aussage ist richtig
B) nur 2 ist richtig
C) nur 2 und 5 sind richtig
D) nur 3 und 4 sind richtig
E) nur 1, 2 und 4 sind richtig

Frage 290
Über „Sodbrennen“, verbunden mit Schmerzen hinter dem Brustbein klagen viele Patienten. Differenzialdiagnostisch muss man an folgende Erkrankungen denken:

1) Ösophagitis
2) Angina pectoris
3) Refluxkrankheit
4) Chronischer Alkoholmissbrauch
5) Karzinom der oberen Speisewege

A) nur 1 und 3 sind richtig
B) nur 4 und 5 sind richtig
C) nur 1, 3 und 4 sind richtig
D) nur 1, 4 und 5 sind richtig
E) 1-5, alle sind richtig

Frage 291
Die Gefäßschädigung, die durch länger bestehenden Bluthochdruck ausgelöst werden, können an welchem, der im Folgenden genannten Organe durch eine klinische Untersuchung am besten beurteilt werden?

A) Herz
B) Niere
C) Lunge
D) Leber
E) Augen

Frage 292
Welche der folgenden Aussagen zum Erythrozyten (trifft (treffen) zu?

1) In der Regel wird er nach 70 Tagen abgebaut.
2) Rote Blutkörperchen bestehen funktionell praktisch nur aus dem Blutfarbstoff Hämoglobin.
3) Sie werden im Rückenmark gebildet.
4) In der Lunge nehmen sie Kohlendioxyd auf.
5) Jede Minute werden im Menschen an die 100.000 Erythrozyten neu gebildet.

A) nur 2 ist richtig
B) nur 1 und 2 sind richtig
C) nur 1, 2 und 3 sind richtig
D) nur 1, 2 und 5 sind richtig
E) nur 1, 2, 4 und 5 sind richtig

Frage 293
Welche der folgenden Aussagen zum Blut trifft (treffen) zu?

1) Es ist ein Transportmedium.
2) 2 bis 3 Liter Blut kreisen im Körper eines erwachsenen Menschen (70 kg Körpergewicht)
3) Die Blut-Hirn-Schranke ist eine Schutzeinrichtung um schädliche Stoffe von den Nervenzellen abzuhalten.
4) Das Blut besteht ungefähr zu einem Viertel aus Blutzellen.
5) Beim erwachsenen Menschen ist normalerweise ein Drittel des Gesamtblutvolumens in der Milz gespeichert.

A) nur 1 ist richtig
B) nur 1 und 3 sind richtig
C) nur 1, 2 und 3 sind richtig
D) nur 2, 3 4 und 5 sind richtig
E) 1-5, alle sind richtig

Frage 294
Auf eine Knochenfraktur weist (weisen) sicher hin:

1) Schwellung
2) Krepitation (Knistern)
3) Abnorme Beweglichkeit
4) Bewegungsschmerz
5) Blutung

A) nur 3 ist richtig
B) nur 1 und 2 sind richtig
C) nur 2 und 3 sind richtig
D) nur 1, 2 und 4 sind richtig
E) 1-5, alle sind richtig

Frage 295
Das Schubladenphänomen ist ein charakteristisches Zeichen für:

A) Arthrose des Schienbeins
B) Bandscheibenvorfall
C) Meniskusschädigung
D) Schädigung der Kreuzbänder
E) Bänderriss am oberen Sprunggelenk

Frage 296
Bei älteren Frauen muss bei Kreuzschmerzen an das Vorliegen einer Osteoporose (quantitative Verminderung des Knochengewebes bei erhaltener Knochenstruktur) gedacht werden.
Eine Osteoporose kann verschiedene Ursachen haben.
Welche Ursachen treffen zu:

1) Bewegungsarmut über einen längeren Zeitraum
2) Bandscheibenschaden
3) Mangelernährung
4) Überfunktion der Nebenschilddrüse
5) Längere Kortisonbehandlung

A) nur 1 und 2 sind richtig
B) nur 2 und 3 sind richtig
C) nur 4 und 5 sind richtig
D) nur 1, 3, 4 und 5 sind richtig
E) 1-5, alle sind richtig

Frage 297
Welches der folgenden Symptome ist am ehesten typisch für einen Vitamin-A-Mangel

A) Nachtblindheit
B) Blutgerinnungsstörung
C) Skorbut
D) Osteomalazie
E) Perniziöse Anämie

Frage 298
Welche der folgenden Aussagen treffen zu?
Pseudokrupp und Epiglottitis stellen bedrohliche Krankheiten im Kleinkindalter dar:
1) Beim Pseudokrupp besteht in der Regel hohes Fieber.
2) Bei der Epiglottitis besteht im Gegensatz zum Pseudokrupp eine ausgeprägte Schluckstörung.
3) Beim Pseudokrupp besteht ein bellender Husten.
4) Rezidive sind bei der Epiglottitis häufig.
5) Heiserkeit ist typisch bei Epiglottitis.

A) nur 2 und 3 sind richtig
B) nur 2 und 4 sind richtig
C) nur 1, 2 und 3 sind richtig
D) nur 1, 4 und 5 sind richtig
E) 1-5, alle sind richtig

Frage 299
Sie sehen ein Seitenbild des Brustkorbs, Blickrichtung von links nach rechts. Das Schema zeigt die Projektion des Herzens und der großen Gefäße.
Wo befindet sich der linke Vorhof?

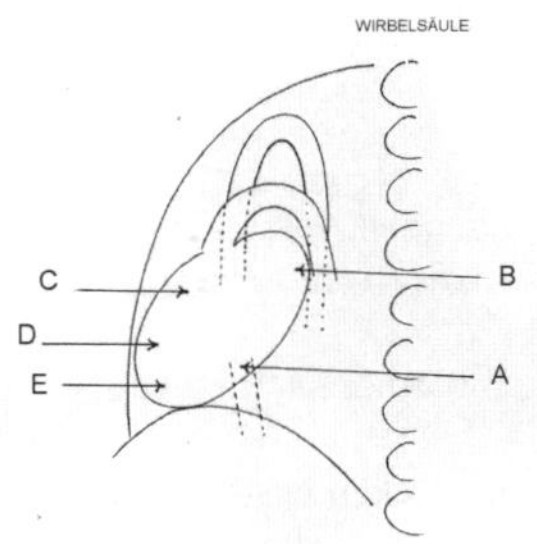

A)
B)
C)
D)
E)

Frage 300
Ordnen Sie der Erkrankungen in Liste 1 die am ehesten charakteristischen Symptome/Befunde aus Liste 2 zu!

Liste 1
Scharlach

Liste 2

A) Milzruptur
B) grobfleckiges konfluierendes Exanthem, hinter den Ohren beginnend
C) feinfleckiges Exanthem, periorale Blässe
D) Exanthem mit juckenden Papeln, Vesikeln und verschorften Erosionen, Verlauf in Schüben (sog. Sternenhimmel)
E) retroaurikuläre (hinter den Ohren) Lymphknotenvergrößerung

Frage 301
Ordnen Sie der Erkrankungen in Liste 1 die am ehesten charakteristischen Symptome/Befunde aus Liste 2 zu!

Liste 1
Varizellen

Liste 2

A) Milzruptur
B) grobfleckiges konfluierendes Exanthem, hinter den Ohren beginnend
C) feinfleckiges Exanthem, periorale Blässe
D) Exanthem mit juckenden Papeln, Vesikeln und verschorften Erosionen, Verlauf in Schüben (sog. Sternenhimmel)
E) retroaurikuläre (hinter den Ohren) Lymphknotenvergrößerung

Frage 302
Welche Aussage zur Bulimia nervosa (Krankheitsbild der Bulimie) trifft zu?

A) Es treten zeitweilig Hungerperioden auf.
B) Bulimische Patientinnen erleben häufig manische Symptome.
C) Diabetikerinnen mit Bulimie achten sehr auf eine ordnungsgemäße Insulinbehandlung.
D) Die Patientinnen mit Bulimie setzen sich keine scharf definierte Gewichtsgrenze.
E) Bulimia nervosa und Alkoholabhängigkeit schließen sich aus.

Frage 303
Welche der folgenden Aussagen für Zwangsstörungen trifft (treffen) zu?

1) Der Krankheitsbeginn liegt meist in der Kindheit oder im frühen Erwachsenenalter.
2) Patienten mit einer Zwangsstörung haben oft zusätzlich depressive Störungen.
3) Zwangsgedanken werden von den Betroffenen meist als quälend empfunden.
4) Die Ausübung von Zwangshandlungen verstärkt das Angstgefühl der Patienten.
5) Typisch ist der Versuch der Betroffenen, gegen die Zwangshandlung bzw. den Zwangsgedanken Widerstand zu leisten.

A) nur 5 ist richtig
B) nur 2 und 3 sind richtig
C) nur 1, 3 und 4 sind richtig
D) nur 1, 2, 3 und 5 sind richtig
E) 1-5, alle sind richtig

FRAGEN MC 6

Frage 304
Welche der folgenden Aussagen über typische Symptome/ Laborbefunde bei einer bakteriellen Lobärpneumonie (z. B. Pneumokokken) treffen zu?

1) Hohes Fieber
2) Anstieg des C-reaktiven Proteins
3) Husten
4) Schleichender Beginn
5) Rasselgeräusche

A) nur 1, 2 und 3 sind richtig
B) nur 1, 2 und 4 sind richtig
C) nur 2, 3 und 4 sind richtig
D) nur 1, 2, 3 und 5 sind richtig
E) 1-5, alle sind richtig

Frage 305
Welche Aussagen zum Thema „Fremdreflexe" treffen zu?

1) Der Pupillenreflex ist ein Fremdreflex.
2) Der Radius(periost)reflex ist ein Fremdreflex.
3) Der Würgereflex ist ein Fremdreflex.
4) Der Achillessehnenreflex (ASR) ist ein Fremdreflex.
5) Fremdreflexe sind polysynaptische Reflexe (mehrere Umschaltstellen).

A) nur 1, 2 und 3 sind richtig
B) nur 1, 3 und 5 sind richtig
C) nur 3, 4 und 5 sind richtig
D) nur 1, 2, 4 und 5 sind richtig
E) 1-5, alle sind richtig

Frage 306
Sie finden eine Person bewusstlos auf und stellen fest, dass die Atmung vorhanden und der Blutdruck normal ist. Welche Lagerungsart ist die richtige Sofortmaßnahme?

A) Oberkörper-Hochlagerung
B) Flache Körperlagerung
C) Schocklagerung
D) Stabile Seitenlagerung
E) Flache Lagerung mit leicht erhöhtem Kopf

Frage 307
Welche der folgenden Aussagen zur Thrombophlebitis treffen zu?

1) Es handelt sich um eine Entzündung der oberflächlichen Vene.
2) Klinisch zeigt sich ein druckschmerzhafter Venenstrang mit geröteter Umgebung.
3) Fieber kann begleitend auftreten.
4) Der Patient muss strenge Bettruhe einhalten.
5) Das Bein muss bei bettlägerigen Patienten tief gelagert werden.

A) nur 1 und 2 sind richtig
B) nur 1, 2 und 3 sind richtig
C) nur 1, 2 und 4 sind richtig
D) nur 1, 4 und 5 sind richtig
E) 1-5, alle sind richtig

Frage 308
Welche der folgenden Aussagen zum Keuchhusten im Kindesalter trifft (treffen) zu?

1) Im Anfangsstadium ist der typische Hustenanfall das Erkennungszeichen.
2) Im Stadium convulsivum ist der stakkatoartige Husten (mehrere Hustenstöße hintereinander) typisch.
3) Beweisend sind Hustenanfälle mit Zungenbiss.
4) Bindehauteinblutungen mit Hustenanfällen sind charakteristisch.
5) Nach spezifischer Schutzimpfung tritt nie eine Keuchhustenerkrankung auf.

A) nur 3 ist richtig
B) nur 2 und 4 sind richtig
C) nur 1, 2 und 4 sind richtig
D) nur 1, 2, 4 und 5 sind richtig
E) 1-5, alle sind richtig

Frage 309
Eine Hyperurikämie kann ausgelöst oder verstärkt werden durch:

1) Vermehrte Proteinzufuhr in Form milcheiweißreicher normokalorischer Ernährung
2) Polycythaemia vera
3) Alkoholabusus
4) Chronische myeloische Leukämie
5) Mehrtägige völlige Nahrungskarenz

A) nur 1 und 3 sind richtig
B) nur 2 und 3 sind richtig
C) nur 1, 2, 3 und 4 sind richtig
D) nur 1, 2, 3 und 5 sind richtig
E) nur 2, 3, 4 und 5 sind richtig

Frage 310
Welche der folgenden Aussagen treffen zu?
Aneurysmen des linken Ventrikels als Folge eines Myokardinfarkts können von folgenden Erscheinungen begleitet werden:

1) Arterielle Embolie
2) Herzinsuffizienz
3) Rhythmusstörungen
4) Lungenembolie
5) Mitralinsuffizienz

A) nur 3 und 5 sind richtig
B) nur 1, 2 und 3 sind richtig
C) nur 1, 2, 3 und 5 sind richtig
D) nur 2, 3, 4 und 5 sind richtig
E) 1-5, alle sind richtig

Frage 311
Nach einem schweren Verkehrsunfall, den der Patient nahezu unverletzt überlebt hat, aber seine Frau und seine beiden Kinder ums Leben kamen, entwickelt dieser ca. zwei Monate nach dem Ereignis zunehmend depressive Symptome. Er berichtet auch, dass er Albträume habe und das Unfallgeschehen in seiner Vorstellung immer wieder durchlebe. Die Anamnese ergibt keine psychischen Auffälligkeiten vor dem Unfall.
Welche Störung liegt bei dem Betroffenen am wahrscheinlichsten vor?

A) Schizophrenie
B) Eine bipolare affektive Störung
C) Eine posttraumatische Belastungsstörung
D) Eine Spätfolge eines nicht erkannten Schädel-Hirn-Traumas
E) Eine Zwangsstörung

Frage 312
Welche Aussage zur Ornithose trifft zu?

A) Es handelt sich um eine schwere Durchfallerkrankung
B) Die Übertragung erfolgt mittels Tröpfcheninfektion, gewöhnlich von Mensch zu Mensch
C) Die Inkubationszeit beträgt in der Regel ca. 8 Wochen
D) Als Komplikation kann eine Myokarditis auftreten
E) Im Todesfall besteht Meldepflicht

Frage 313
Welche Symptome und Erkrankungen können Folge von Alkoholmissbrauch bzw. -abhängigkeit sein?

1) Schlafstörungen
2) Anämie
3) Impotenz
4) Diabetes mellitus
5) Herzmuskelschäden

A) nur 1 und 3 sind richtig
B) nur 2 und 3 sind richtig
C) nur 1, 2 und 4 sind richtig
D) nur 1, 3 und 5 sind richtig
E) 1-5, alle sind richtig

Frage 314
Welche Aussage trifft zu?
Eine Heberden-Arthrose

A) ist eine Erkrankung der Fingergrundgelenke
B) führt in der Regel zu einer völligen Versteifung der Gelenke

C) bewirkt starke Schmerzen beim Zufassen mit Opposition des Daumens (z. B. Auswringen der Wäsche)
D) führt zu einer deutlichen Erhöhung von Entzündungsparameter im Blut
E) kann zu einer Deformierung der Fingerendgelenke führen

Frage 315
Welche der folgenden Aussagen zum Typhus abdominalis treffen zu?
Wählen Sie **drei** Antworten!

A) Erregerreservoir sind Tiere
B) Dauerausscheidung der Typhuserreger ist möglich
C) Eine Impfung ist möglich
D) Typhus ist nur gering infektiös (Aufnahme einer sehr hohen Erregeranzahl - sehr hohe Infektionsdosis - zur Ansteckung notwendig)
E) Erregerreservoir ist der Mensch

Frage 316
Eine starke venöse Blutung im Bereich der Arme oder Beine versorgen Sie in der Ersten Hilfe durch:

A) Abbinden der Gliedmaße
B) Gabe von blutstillenden Medikamenten intravenös
C) Druckverband und Hochlagerung
D) Abklemmen der blutenden Gefäße
E) Abdecken der Wunde mit einem sterilen Pflaster

Frage 317
Welche der im Folgenden genannten, bei einem Patienten bestehenden Erkrankungen darf ein Heilpraktiker (nach der öffentlich-rechtlichen Behandlungsbefugnis nach dem Heilpraktikergesetz) behandeln?

1) Asthma bronchiale
2) Uterusmyom
3) Ringelröteln
4) Manische Episode
5) Epilepsie

A) nur 1 ist richtig
B) nur 2 und 5 sind richtig
C) nur 1, 2 und 4 sind richtig
D) nur 1, 2, 3 und 5 sind richtig
E) 1-5, alle sind richtig

Frage 318
Welche der folgenden Aussagen trifft (treffen) zu?

1) Bei einer aktiven Immunisierung werden dem Patienten Antikörper verabreicht
2) Bei einer passiven Immunisierung bekommt der Patient Antigene verabreicht
3) Eine Expositionsprophylaxe ist eine Sonderform einer aktiven Immunisierung
4) Eine Postexpositionsprophylaxe sollte immer vor einer möglichen Erregerübertragung verabreicht werden
5) Eine Chemoprophylaxe ist nur bei einer bestehenden Infektion indiziert

A) Keine der Aussagen ist richtig
B) nur 5 ist richtig
C) nur 1 und 2 sind richtig
D) nur 1, 2 und 5 sind richtig
E) 1-5, alle sind richtig

Frage 319
Welche der folgenden Aussagen treffen zu?
Die Wirkungen der weiblichen Sexualhormone Östrogen und Progesteron sind vielfältig. Östrogene

1) wirken einem Knochenabbau entgegen
2) bewirken den Wiederaufbau des Endometriums nach der Menstruation
3) fördern Brustentwicklung und Brustwachstum
4) bewirken einen Abfall der Triglyzeride im Blut
5) fördern die Eileiterbeweglichkeit

A) nur 1 und 4 sind richtig
B) nur 2, 3 und 5 sind richtig
C) nur 1, 2, 3 und 5 sind richtig
D) nur 2, 3, 4 und 5 sind richtig
E) 1-5, alle sind richtig

Frage 320
Welche der folgenden Aussagen treffen zu? Das über die Pfortader zurückfließende venöse Blut transportiert Blut aus folgenden Organen:

1) Zwölffingerdarm
2) Pankreas
3) Nieren
4) Milz
5) Uterus

A) nur 1, 2 und 4 sind richtig
B) nur 1, 2 und 5 sind richtig
C) nur 1, 3 und 4 sind richtig
D) nur 2, 4 und 5 sind richtig
E) 1-5, alle sind richtig

Frage 321
Bei Schmerzen im linken Unterbauch können als Ursachen in Betracht kommen:

1) Einklemmung eines Leistenbruches
2) Extrauteringravidität
3) Prostatitis
4) Harnleiterstein
5) Divertikulitis im s-förmigen Dickdarm

A) nur 2 und 4 sind richtig
B) nur 1, 3 und 5 sind richtig
C) nur 1, 4 und 5 sind richtig
D) nur 1, 2, 4 und 5 sind richtig
E) 1-5, alle sind richtig

Frage 322
Welche der folgenden Aussagen zum Ganglion (Überbein) trifft (treffen) zu?

1) Ein Ganglion kommt praktisch nur bei Männern vor
2) Ein Ganglion ist ein gutartiger Tumor
3) Ein Ganglion ist eine Kapselgeschwulst, von Gelenken und Sehnen ausgehend
4) Ein Ganglion bildet sich bevorzugt an der Handinnenfläche
5) Ein Ganglion kann in der Regel operativ entfernt werden

A) nur 1 ist richtig
B) nur 2 und 3 sind richtig
C) nur 2, 3 und 5 sind richtig
D) nur 3, 4 und 5 sind richtig
E) 1-5, alle sind richtig

Frage 323
Welche der folgenden Aussagen trifft (treffen) zu?
Glukokortikoide der Nebenniere

1) bewirken einen Anstieg des Blutzuckers
2) steigern die Magensäureproduktion
3) steigern den Blutdruck
4) erhöhen die Knochendichte

A) nur 1 ist richtig
B) nur 2 und 3 sind richtig
C) nur 1, 2 und 3 sind richtig
D) nur 2, 3 und 4 sind richtig
E) 1-4, alle sind richtig

Frage 324
Welche Aussage zu Sterilisationsverfahren trifft zu?

A) Die Dampf-, Gammastrahlen- und Heißluftsterilisationsverfahren stellen physikalische Sterilisationsverfahren dar.
B) Die Ethylenoxidgas-Sterilisation arbeitet im Temperaturbereich von 100°C.
C) Das Ethylenoxidgas-Verfahren ist für die Sterilisation von Wäsche geeignet.
D) Die Heißluftsterilisation arbeitet bei 110°C.
E) Die Heißluftsterilisation ist für die Sterilisation von PE-Materialien (Polyethylen-Kunststoff) geeignet.

Frage 325
Ein 78-jähriger Patient mit erheblichen Schluckstörungen wird Ihnen bei einem Heilpraktiker vorgestellt. Ursachen einer Schluckstörung beim älteren Patienten können sein:

1) Schilddrüsenvergrößerung (Struma)
2) Morbus Parkinson
3) Tumor der Speiseröhre
4) Schlaganfall

A) nur 1 und 4 sind richtig
B) nur 2 und 3 sind richtig
C) nur 1, 2 und 4 sind richtig
D) nur 1, 3 und 4 sind richtig
E) 1-4, sind richtig

Frage 326
Welche der folgenden Aussagen zum körperlichen Untersuchungsbefund bei 2-jährigen gesunden Kindern treffen zu?

1) Es findet sich typischerweise das so genannte Nasenflügeln.
2) Der Reflexstatus unterscheidet sich nicht mehr vom Erwachsenen.
3) Die so genannte „abdominelle" Atmung hat für die Ventilation erhebliche Bedeutung.
4) Die Atemfrequenz in Ruhe ist durchschnittlich höher als die Atemfrequenz in Ruhe bei Erwachsenen.
5) Die Herzfrequenz in Ruhe ist durchschnittlich höher als die Herzfrequenz in Ruhe bei Erwachsenen.

A) nur 1 und 2 sind richtig
B) nur 3 und 4 sind richtig
C) nur 1, 2, 3 und 4 sind richtig
D) nur 2, 3, 4 und 5 sind richtig
E) 1-5, sind richtig

Frage 327
Welche der folgenden Aussagen zur Aufmerksamkeitsdefizit- Hyperaktivitätsstörung (ADHS) des Kindesalters trifft (treffen) zu?

1) Häufig kommt es zu Lernstörungen.
2) Es liegen Hinweise vor auf ein Überwiegen des männlichen Geschlechts.
3) Es manifestiert sich im Regelfall erst in der Pubertät.
4) Es besteht ein erhöhtes Unfallrisiko.
5) Typische Symptome sind Unaufmerksamkeit und Überaktivität.

A) nur 1 ist richtig
B) nur 1 und 3 sind richtig
C) nur 3, 4 und 5 sind richtig
D) nur 1, 2, 4 und 5 sind richtig
E) 1-5, alle sind richtig

Frage 328
Welche Aussage zum Erythrozyten trifft zu?

A) In der Regel wird er nach 70 Tagen abgebaut.
B) Der Normbereich des mittleren korpuskulären Volumens (MCV) beträgt um die 81–98 fl (= Femto-Liter = 10^{-15} Liter).
C) Er wird im Rückenmark gebildet.
D) In der Lunge nimmt er Kohlendioxid auf.
E) Sauerstoffmangel bremst die Bildung neuer Erythrozyten.

Frage 329
Welche der folgenden Aussagen im Zusammenhang mit der klassischen Blutdruckmessung (mit Manschette und Stethoskop) treffen zu?

1) Für die Blutdruckmessung bei Kleinkindern sollte die gleiche Blutdruckmanschette wie für Erwachsene verwendet werden
2) In der Ellenbeuge wird mit dem Stethoskop ein Geräusch gehört
3) Das akustische Phänomen entsteht an den Herzklappen
4) Das akustische Phänomen entsteht im Aortenbogen
5) Das akustische Phänomen entsteht in der Ellenbogenarterie

A) nur 1 und 3 sind richtig
B) nur 1 und 5 sind richtig
C) nur 2 und 3 sind richtig
D) nur 2 und 4 sind richtig
E) nur 2 und 5 sind richtig

Frage 330
Welche Gefahren bestehen bei bettlägrigen kranken Personen?

1) Dekubitus
2) Pneumonie
3) Thrombose
4) Osteoporose
5) Diarrhö

A) nur 1, 2 und 4 sind richtig
B) nur 1, 3 und 4 sind richtig
C) nur 2, 3 und 5 sind richtig
D) nur 1, 2, 3 und 4 sind richtig
E) nur 2, 3, 4 und 5 sind richtig

Frage 331
Welche der folgenden Aussagen zur Colitis ulcerosa treffen zu:

1) Sie ist bevorzugt im distalen Dickdarm lokalisiert
2) Sie kann auch den Magen befallen
3) In den meisten Fällen bilden sich Fisteln
4) Leitsymptom sind blutig-schleimige Durchfälle
5) Vorwiegend befällt sie die Schleimhaut

A) nur 2 und 3 sind richtig
B) nur 1, 3 und 4 sind richtig
C) nur 1, 4 und 5 sind richtig
D) nur 3, 4 und 5 sind richtig
E) nur 1, 2, 3 und 5 sind richtig

Frage 332
Welche der folgenden Aussagen zu den Todeszeichen treffen zu?

1) Austrocknung und Trübung der Hornhaut ist ein sicheres Todeszeichen
2) Totenflecken bilden sich an tiefer gelegenen Körperregionen
3) Die Totenstarre beginnt nach 20 Stunden am Kopf
4) Die Totenstarre löst sich nach ca. 1–6 Tagen wieder
5) Bei der Leichenfäulnis entstehen übel riechende Gase

A) nur 1 und 5 sind richtig
B) nur 1, 2 und 4 sind richtig
C) nur 2, 4 und 5 sind richtig
D) nur 1, 2, 3 und 4 sind richtig
E) nur 2, 3, 4 und 5 sind richtig

Frage 333
Zu den nötigen Erstmaßnahmen bei einem akuten Herzinfarkt zählen:

1) Sauerstoffgabe, falls vorhanden
2) Bei niedrigen Blutdruckwerten (systolisch unter 100 mmHg), Gabe von Nitrospray
3) Stabile Seitenlagerung bei voll ansprechbarem Patient mit bestehender Spontanatmung zur Vermeidung einer Aspiration
4) Schmerzmittelgabe mittels Injektion in den Glutealmuskel (Gesäßmuskel)
5) Patient von aufgeregten Angehörigen abschirmen

A) nur 1 und 5 sind richtig
B) nur 1, 2 und 5 sind richtig
C) nur 1, 3 und 4 sind richtig
D) nur 2, 3 und 4 sind richtig
E) 1-5, alle sind richtig

Frage 334
Eine 40-jährige Patientin klagt über gesteigerte Nervosität, Schlaflosigkeit, Wärmeintoleranz, gesteigerte Stuhlfrequenz. Bei der körperlichen Untersuchung finden sich eine Sinustachykardie mit häufigen Extrasystolen sowie eine Struma.
Welche Störung (Störungen) kann (können) dabei ursächlich vorliegen?

1) Morbus Cushing
2) Vitamin-D-Mangel
3) Euthyreote Jodmangelstruma
4) Überproduktion von Parathormon
5) Morbus Basedow

A) nur 1 ist richtig
B) nur 5 ist richtig
C) nur 2 und 4 sind richtig
D) nur 3 und 5 sind richtig
E) 1-5, alle sind richtig

Frage 335
Welche der folgenden Symptome deutet auf das Vorliegen einer schizophrenen Störung hin?

1) Denkstörungen
2) Ich-Störungen
3) Funktionelle Syndrome (z. B. Reizdarm)
4) Halluzinationen
5) Wahnvorstellungen

A) nur 1, 2 und 4 sind richtig
B) nur 2, 3 und 4 sind richtig
C) nur 1, 2, 4 und 5 sind richtig
D) nur 1, 3, 4 und 5 sind richtig
E) 1-5, alle sind richtig

Frage 336
Legionelleninfektionen werden meist erworben durch:

A) Tröpfcheninfektion von Mensch zu Mensch
B) Tröpfcheninfektion von Tier zu Mensch
C) Kontaminierte tierische Lebensmittel
D) Inhalation kontaminierter Aerosole
E) Schmierinfektion von Mensch zu Mensch

Frage 337
Welche der folgenden Aussagen zur manischen Episode treffen zu?

1) Die gehobene Stimmung ist u. a. durch Heiterkeit und Ausgelassenheit gekennzeichnet
2) Die Antriebssteigerung kann sich in starkem Bewegungsdrang und unermüdlicher Betriebsamkeit äußern
3) Während einer manischen Episode kann es auch zu Gereiztheit, Aggressivität und Streitsucht kommen
4) Während einer manischen Episode sind die Patienten meist klagsam und stark ermüdet
5) Ideenflucht ist typisch bei der Manie

A) nur 1 und 2 sind richtig
B) nur 3 und 4 sind richtig
C) nur 3, 4 und 5 sind richtig
D) nur 1, 2, 3 und 5 sind richtig
E) 1-5, alle sind richtig

Frage 338
Typisch für eine Scharlacherkrankung ist:

A) Schnupfen
B) Konjunktivitis
C) Großfleckiges konfluierendes Exanthem am gesamten Körper
D) Hautschuppung an Händen und Füßen
E) Splenomegalie

Frage 339
Für Patienten mit Herzneurose ist typisch:

A) Erhöhtes Herzinfarktrisiko
B) Ohnmacht durch Kreislaufkollaps
C) Stresstod im akuten Herzanfall
D) Zunahme hypochondrische Selbstbeobachtung und Aktivitätseinschränkung
E) Suchtartige Abhängigkeit von Beruhigungsmitteln

Frage 340
Ordnen Sie der unten skizzierten Transportlagerung die zutreffende Indikation zu:

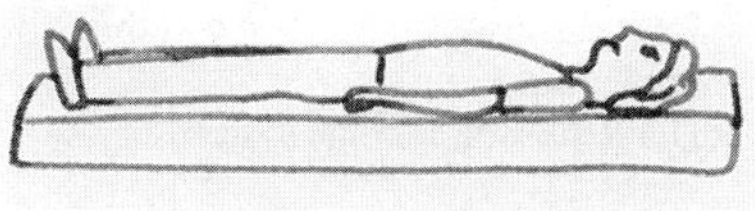

A) Patient im Volumenmangelschock
B) Bewusstloser, nicht intubierter Patient
C) Patient mit Verdacht auf Wirbelsäulenverletzung
D) Patient mit Atemnot
E) Wacher Patient mit starken Bauchschmerzen (z. B. akutes Abdomen)

Frage 341
Welche der folgenden Aussagen zur Hypotonie trifft (treffen) zu?

1) Durch eine lang anhaltende Hypotonie werden die Gefäßwände geschädigt.
2) In der Regel muss eine medikamentöse Therapie erfolgen.
3) Kreislaufprobleme aufgrund von niedrigem Blutdruck sind unter anderem durch physikalische Maßnahmen behandelbar (z. B. Wechselduschen).
4) Ausdauersport bessert oft die hypotonen Beschwerden.
5) Eine Unterfunktion der Nebennierenrinde kann eine Hypotonie verursachen.

A) nur 3 ist richtig
B) nur 3 und 4 sind richtig
C) nur 1, 3 und 4 sind richtig
D) nur 3, 4 und 5 sind richtig
E) 1-5, alle sind richtig

Frage 342
Bei alten Menschen (im 7. Lebensjahrzehnt) kommt es zu Veränderungen von Körperfunktionen.
Welche Aussagen treffen zu?

1) Im Vergleich zum 30. Lebensjahr beträgt die Vitalkapazität der Lunge nur noch 30 %.
2) Die Anzahl der Nierenglomeruli nimmt ab und somit die Leistungsfähigkeit der Niere.
3) Es kommt zur Höhenabnahme der Wirbelkörper und der Zwischenwirbelscheiben.
4) Die kognitive Leistungsfähigkeit ist immer deutlich vermindert.
5) Die Haut ist trockener, fettarmer und leichter verletzlich.

A) nur 1 und 2 sind richtig
B) nur 2 und 3 sind richtig
C) nur 2, 3 und 5 sind richtig
D) nur 1, 3, 4 und 5 sind richtig
E) 1-5, alle sind richtig

Frage 343
Ein zuvor gesundes 10-jähriges Mädchen erkrankt an einem fieberhaften Harnwegsinfekt.
Welcher der im Folgenden genannten Erreger ist die wahrscheinlichste Ursache?

A) Shigellen (Shigella dysenteriae)
B) Escherichia coli
C) Amöben (Entamoeba histolytica)
D) Neisserien (Neisseria gonorrhoeae)
E) Plasmodien

Frage 344
Zu den allgemein empfohlenen (von Sonderfällen sei hier abgesehen) aktiven Schutzimpfungen für die Gruppe der Säuglinge, Kinder und Jugendlichen zählen, entsprechend dem „Impfkalender für Säuglinge, Kinder, Jugendliche und Erwachsene" der Ständigen Impfkommission (STIKO) am Robert-Koch-Institut Impfungen gegen

1) Diphtherie
2) Tetanus
3) Masern
4) Tuberkulose (BCG)
5) Mumps

A) nur 2 und 4 sind richtig
B) nur 1, 3 und 5 sind richtig
C) nur 1, 2, 3 und 5 sind richtig
D) nur 1, 3, 4 und 5 sind richtig
E) 1-5, alle sind richtig

Frage 345
Welche der folgenden Aussagen trifft (treffen) auf das Dickdarmkarzinom zu?

1) Es befindet sich nahezu immer im Rektum.
2) Ballaststoffarme Ernährung kann seine Entstehung begünstigen.
3) Nachweis von hellrotem Blut im Stuhl spricht eindeutig für ein Dickdarmkarzinom.
4) Lebermetastasen sind sehr selten.
5) Es kommt überwiegend eine operative, chirurgische Behandlung in Betracht.

A) nur 2 ist richtig
B) nur 2 und 3 sind richtig
C) nur 2 und 5 sind richtig
D) nur 1, 3 und 4 sind richtig
E) 1-5, alle sind richtig

Frage 346
Zu den neurotischen Störungen zählen:

1) Agoraphobie (Platzangst)
2) Hysterie
3) Manie
4) Klaustrophobie (Angst vor geschlossenen Räumen)
5) Demenz

A) nur 3 und 4 sind richtig
B) nur 3 und 5 sind richtig
C) nur 1, 2 und 4 sind richtig
D) nur 2, 4 und 5 sind richtig
E) 1-5, alle sind richtig

Frage 347
Welche der folgenden Aussagen zur chronisch lymphatischen Leukämie treffen zu?
Wählen sie drei Antworten:

A) Häufigste Leukämieform bei über 70-Jährigen.
B) Lymphknotenschwellungen können, aber müssen nicht im Anfangsstadium zu fühlen sein
C) Ein Pruritus (starker Juckreiz) tritt immer auf.
D) Die Krebserkrankung führt rasch zum Tode.
E) Das Differenzialblutbild ist auffällig.

Frage 348
Welche der folgenden Aussagen treffen zu?
Ein akuter peripherer arterieller Gefäßverschluss kann sich klinisch wie folgt äußern:

1) Schmerz
2) Pulslosigkeit
3) Bläuliche Verfärbung
4) Bewegungseinschränkung oder -unfähigkeit
5) Parästhesie

A) nur 1 und 2 sind richtig
B) nur 2 und 4 sind richtig
C) nur 1, 2 und 3 sind richtig
D) nur 1, 2, 4 und 5 sind richtig
E) 1-5, alle sind richtig

Frage 349
Risikofaktoren für eine Tuberkuloseerkrankung sind:

1) Hohes Lebensalter
2) Silikose
3) AIDS-Erkrankung
4) Alkoholismus
5) Diabetes mellitus

A) nur 2 und 3 sind richtig
B) nur 1, 2 und 4 sind richtig
C) nur 3, 4 und 5 sind richtig
D) nur 1, 2, 3 und 4 sind richtig
E) 1-5, alle sind richtig

Frage 350
Ein Kind hat sich großflächig im Bereich des Oberkörpers verbrüht. Sinnvolle Maßnahmen sind:

1) Die verbrühte Körperregion mit einer Brandsalbe oder Öl bestreichen
2) Dickes Auftragen von Mehl auf die Wunde
3) Kühlen mit Eiswasser
4) Verständigen des Notarztes
5) Duschen mit kühlem Wasser

A) nur 4 und 5 sind richtig
B) nur 1, 2 und 3 sind richtig
C) nur 1, 2 und 5 sind richtig
D) nur 2, 3 und 4 sind richtig
E) 1-5, alle sind richtig

Frage 351
Was stellt eine absolute Kontraindikation für die Durchführung einer manuellen Lymphdrainage an den unteren Extremitäten dar?

A) Gonarthrose
B) Arterieller Hypertonus
C) Akute tiefe Beinvenenthrombose
D) Medikamentös eingestellter Diabetes-mellitus-Typ 2
E) Chronisch-venöse Insuffizienz

Frage 352
Zu den formalen Denkstörungen zählen:

1) Denkhemmung
2) Zerfahrenheit
3) Gedankensperre
4) Halluzinationen
5) Ideenflüchtigkeit

A) nur 1 und 4 sind richtig
B) nur 2 und 3 sind richtig
C) nur 2, 4 und 5 sind richtig
D) nur 1, 2, 3 und 5 sind richtig
E) 1-5, alle sind richtig

Frage 353
Ein generalisierter Pruritus (Juckreiz) kann als Hautmanifestation bei folgenden Allgemeinerkrankungen auftreten:

1) Chronisches Nierenversagen
2) Hypothyreose
3) Akute Pankreatitis
4) Diabetes mellitus
5) Leukämie

A) nur 2 und 5 sind richtig
B) nur 1, 4 und 5 sind richtig
C) nur 1, 2, 3 und 4 sind richtig
D) nur 1, 2, 4 und 5 sind richtig
E) 1-5, alle sind richtig

Frage 354
Welche der folgenden Aussagen zu Erektionsstörungen treffen zu?

1) Erektionsstörungen sind fast immer psychisch bedingt (> 90% der Fälle).
2) Ein Diabetes mellitus kann Ursache einer Erektionsstörung sein.
3) Die Einnahme von beta-Blockern hat keinen Einfluss auf die Erektionsfähigkeit.
4) Eine Multiple Sklerose kann mit einer Erektionsstörung einhergehen
5) Die medikamentöse Therapie einer Erektionsstörung kann mit erheblichen Nebenwirkungen einhergehen.

A) nur 1 und 4 sind richtig
B) nur 2, 3 und 5 sind richtig
C) nur 2, 4 und 5 sind richtig
D) nur 1, 2, 4 und 5 sind richtig
E) 1, 3, 4 und 5 sind richtig

Frage 355
Durch welche Ursachen können Brustschmerzen bedingt sein?

1) Akute Pankreatitis
2) Herpes zoster (Gürtelrose)
3) Hypertone Krise
4) Lungenembolie
5) Überblähter Magen

A) nur 4 und 5 sind richtig
B) nur 1, 2 und 4 sind richtig
C) nur 2, 4 und 5 sind richtig
D) nur 1, 3, 4 und 5 sind richtig
E) 1-5, alle sind richtig

Frage 356
Welche der folgenden Infektionskrankheiten bzw. Erreger werden im Regelfall durch Tröpfcheninfektion übertragen?

1) Influenza A
2) Toxoplasmose
3) Keuchhusten
4) Diphtherie
5) Meningokokken-Meningitis

A) nur 1 und 4 sind richtig
B) nur 1, 2 und 3 sind richtig
C) nur 1, 3 und 5 sind richtig
D) nur 2, 3 und 4 sind richtig
E) nur 1, 3, 4 und 5 sind richtig

Frage 357
Hinweise auf eine Bluthochdruckerkrankung können sein:

1) Eltern oder andere nahe Verwandte leiden an einem Bluthochdruck oder einer Gefäßerkrankung.
2) Auftreten von Blutungen z. B. häufiges Nasenbluten.
3) Druckgefühl im Kopf, Ohrensausen
4) Schwindel, Herzklopfen, Sehstörungen.
5) In der Regel Schmerzen im Bereich der Schläfenarterie.

A) nur 3 ist richtig
B) nur 2 und 3 sind richtig
C) nur 1, 2 und 3 sind richtig
D) nur 1, 2, 3 und 4 sind richtig
E) 1-5, alle sind richtig

Frage 358
Welcher der im Folgenden genannten Faktoren verstärkt die Symptomatik einer Refluxösophagitis?

A) Aufrechte Körperhaltung
B) Niedriger Fettgehalt der Nahrung
C) Alkoholische Getränke (z. B. Wein)
D) Eiweißreiche Mahlzeiten
E) Mehrere kleine Mahlzeiten über den Tag verteilt

Frage 359
Einer Ihrer Patienten ist 59 Jahre alt, Raucher und leidet an Verengung der Herzkranzgefäße und an Bluthochdruck. Er wird vom Arzt therapiert mit einem Nitratpräparat (Glyzeroltrinitrat) und einem blutdrucksenkenden Medikament (Betarezeptorenblocker).
Nach der Injektion eines pflanzlichen Präparates kommt es zu generalisiertem Juckreiz, Nesselsucht (Urtikaria), Schüttelfrost, Übelkeit und Angstgefühlen. Sie bemerken ein blassgraues Gesicht, kalten Schweiß und eine zunehmende Atemnot. Welche der folgenden Maßnahmen ist (sind) gerechtfertigt, bis der von Ihnen gerufene Notarzt eintrifft?

1) Sie legen einen venösen Zugang und überwachen die Vitalfunktionen.
2) Sie fordern den Patienten auf, eine seiner Nitratkapseln zu zerbeißen, da es sich vermutlich um einen akuten Anfall von Angina pectoris handelt.
3) Sie fordern den Patienten auf, eine seiner Blutdrucktabletten zu schlucken, da es sich vermutlich um eine akute Hochdruckkrise handelt.
4) Sie machen einen Aderlass (250 ml).
5) Sie beginnen sofort mit Herzdruckmassage.

A) nur 1 ist richtig
B) nur 1 und 2 sind richtig
C) nur 1 und 3 sind richtig
D) nur 1 und 4 sind richtig
E) nur 1 und 5 sind richtig

Frage 360
Welche Aussage zum Karpaltunnel-Syndrom trifft am ehesten zu?
Das Karpaltunnel-Syndrom

A) kann zu einer Atrophie der Daumenballenmuskulatur führen
B) beruht auf einer Kompression des Nervus ulnaris
C) wird in der Regel mit Medikamenten behandelt
D) ist durch Krankengymnastik gut behandelbar
E) tritt vorwiegend bei jungen Männern (< 20 Jahre) auf

Frage 361
Welche der folgenden Aussagen zur Endometriose treffen zu?
Wählen Sie drei Antworten!

A) Sterilität ist mitunter das einzige Symptom.
B) Es kommt häufig zu einer Senkung der Gebärmutter
C) Endometrioseherde finden sich in der Regel nicht in der Muskelschicht der Gebärmutter.
D) Blutungen aus dem Darm können auftreten.
E) Es kann zu zystischen Auftreibungen des Ovars kommen.

Frage 362
Wenn Licht von außen durch die Pupille in das Auge einfällt, so durchdringt es dabei auf dem Weg bis zur Netzhaut in einer bestimmten Reihenfolge dazwischen liegende Gewebeschichten.
Welche der folgenden Aussagen gibt diese Reihenfolge richtig wieder?

A) Bindehaut, Hornhaut, Linse, vordere Augenkammer, Netzhaut
B) Bindehaut, Hornhaut, vordere Augenkammer, Linse, Netzhaut
C) Bindehaut, Hornhaut, Linse, Glaskörper, Netzhaut
D) Hornhaut, vordere Augenkammer, Linse, Glaskörper, Netzhaut
E) Hornhaut, Linse, vordere Augenkammer, Glaskörper, Netzhaut

Frage 363
Ein 25-jähriger Mann wird durch Überaktivität, sorglose Heiterkeit, Distanzlosigkeit und Unkonzentriertheit auffällig. Krankheitsgefühl besteht nicht.
Differenzialdiagnostisch sind zu bedenken oder durch weiteren Befund auszuschließen:

1) Eine schizophrene Erkrankung
2) Frühstadium einer frontalen Hirntumorerkrankung
3) Neurologische Systemerkrankung
4) Stimulanzienmissbrauch

A) nur 1 und 3 sind richtig
B) nur 1 und 4 sind richtig
C) nur 2 und 4 sind richtig
D) nur 1, 3 und 4 sind richtig
E) 1-4, alle sind richtig

FRAGEN MC 7

Frage 364
Einfachauswahl
Welche Aussage trifft zu?
Häufigste Erreger eines unkomplizierten Harnwegsinfektes sind:

A) Escherichia coli
B) Trichomonaden
C) Streptokokken
D) Chlamydien
E) Gonokokken

Frage 365
Aussagenkombination
Die Ständige Impfkommission empfiehlt bei gesunden Kindern bis zur Vollendung des 6. Lebensjahres unter anderem die Durchführung von Impfungen gegen:

1) Tuberkulose (BCG-Impfungen)
2) Hepatitis B
3) Hepatitis C
4) Diphtherie
5) Pneumokokken

A) nur 1 und 2 sind richtig
B) nur 2 und 4 sind richtig
C) nur 1, 4 und 5 sind richtig
D) nur 2, 3 und 5 sind richtig
E) nur 1, 3, 4 und 5 sind richtig

Frage 366
Einfachauswahl
Übertragung durch Tröpfcheninfektion ist am ehesten typisch für

A) Rotavirus
B) Hepatitis-C-Virus
C) Clostridium perfringens (Gasbrand)
D) Listeria monozytogenes (Listeriose)
E) Neisseria meningitidis (Meningokokken-Meningitis)

Frage 367
Aussagenkombination
Bei einem Bronchialasthma kann ein plötzlicher lebensbedrohlicher Atemnotfall auftreten. Durch welche der folgenden Faktoren kann dieser ausgelöst werden?

1) Psychische Faktoren
2) Allergische Reaktionen
3) Zigarettenrauch und andere auf Bronchien und Lunge irritierend wirkende Substanzen
4) Infekte
5) Körperliche Anstrengung

A) nur 2, 4 und 5 sind richtig
B) nur 1, 2, 3 und 4 sind richtig
C) nur 1, 2, 3 und 5 sind richtig
D) nur 1, 3, 4 und 5 sind richtig
E) 1-5, alle sind richtig

Frage 368
Einfachauswahl
Welche Aussage zum Auskultationsbefund des Abdomens trifft zu?

A) Normalbefundlich hört man 40-50 Darmgeräusche pro Minute
B) Laute und metallisch klingende Darmgeräusche sprechen für einen paralytischen Ileus
C) Das völlige Erlöschen aller Darmgeräusche ist typisch für einen mechanischen Ileus
D) Zur orientierenden Bestimmung der Lebergröße kann die so genannte „Kratzauskultation“ durchgeführt werden
E) Bei einem Aortenaneurysma kann man regelmäßig ein Stenosegeräusch auskultieren

Frage 369
Aussagenkombination
Welche der folgenden Symptome können bei chronischer Hirndrucksteigerung auftreten?

1) Kopfschmerzen
2) Psychische Veränderungen
3) Stauungspapille
4) Weite Pupillen
5) Erbrechen

A) nur 1 und 4 sind richtig
B) nur 1, 2 und 3 sind richtig
C) nur 1, 3 und 5 sind richtig
D) nur 1, 2, 3 und 4 sind richtig
E) 1-5, alle sind richtig

Frage 370
Aussagenkombination
Welche der folgenden Aussagen zur Hepatitis B trifft (treffen) zu?

1) Die Hepatitis B ist sexuell übertragbar
2) Die Hepatitis B wird ausschließlich über Blut und Blutprodukte übertragen
3) Gegen die Hepatitis B kann man sich aktiv und passiv impfen lassen
4) Nach durchgemachter Hepatitis B sind die Menschen immer infektiös
5) Typische Krankheitssymptome sind Teerstuhl und heller Urin

A) nur die Aussage 3 ist richtig
B) nur 1 und 3 sind richtig
C) nur 2 und 4 sind richtig
D) nur 1, 3, 4 und 5 sind richtig
E) nur 2, 3, 4 und 5 sind richtig

Frage 371
Aussagenkombination
Welche der folgenden Aussagen zur Tuberkulose trifft (treffen) zu?

1) Die Tuberkulose wird in der Regel durch Tröpfcheninfektion übertragen
2) Die Tuberkulose wird durch eine Kombination mehrerer Medikamente behandelt
3) Die Tuberkulose ist nahezu ausgerottet
4) Die Primärtuberkulose (tuberkulöse Erstinfektion) verläuft meist symptomlos
5) Nach Ansteckung lässt sich die Diagnose durch eine Auskultation der Lunge stellen

A) nur die Aussage 4 ist richtig
B) nur 1 und 2 sind richtig
C) nur 2 und 3 sind richtig
D) nur 1, 2, und 4 sind richtig
E) 1-5, alle sind richtig

Frage 372
Aussagenkombination
Welche der folgenden Symptome deuten auf Botulismus hin?

1) Fieber
2) Doppelbilder
3) Übelkeit
4) Bewusstseinseintrübung als Frühsymptom
5) Schluckstörungen

A) nur 3 und 5 sind richtig
B) nur 1, 3 und 4 sind richtig
C) nur 2, 3 und 5 sind richtig
D) nur 1, 2, 4 und 5 sind richtig
E) 1-5, alle sind richtig

Frage 373
Einfachauswahl
Eine 22-jährige Geologiestudentin hat seit 5 Wochen ein bisher nicht gekanntes Leistungstief. Zuletzt traten heftige Menstruationsblutungen auf. Sie sucht einen Heilpraktiker auf, der einen unauffälligen gynäkologischen Befund erhebt. Im kleinen Blutbild finden sich eine Anämie und eine Verminderung der Thrombozyten. Weitere Befunde, die erhoben werden, sind: Mäßige Milzvergrößerung, blasse Hautfarbe, Petechien an beiden Unterschenkeln. Welche weitere Untersuchung müssen Sie unbedingt veranlassen?

A) Hormonstatus
B) Differenzialblutbild
C) Kalzium-Wert
D) Blutzuckerbestimmung
E) Hb-Kontrolle

Frage 374
Einfachauswahl
Ein 44-jähriger Mann klagt über folgende Beschwerden: Herzklopfen und Herzrasen, Schlafstörungen, Hitzewallungen, Nervosität und eine allgemein verringerte körperliche Belastbarkeit. Ihnen fällt weiter eine psychomotorische Unruhe mit feinschlägigem Tremor auf. Welche der folgenden Erkrankungen ist am wahrscheinlichsten?

A) Verengung der Herzkranzgefäße (koronare Herzkrankheit)
B) Tumor des Nebennierenmarks (Phäochromozytom)
C) Schilddrüsenüberfunktion (Hyperthyreose)
D) Neurofibromatose (Morbus Recklinghausen)
E) Unterfunktion der Nebennierenrinde (Morbus Addison)

Frage 375
Einfachauswahl
Bei Morphinabhängigen im Morphinrausch ist in erster Linie folgendes der genannten Phänomene charakteristisch:

A) Sehr enge Pupille
B) Kataplexie (kurz dauernder Spannungsverlust von Muskeln)
C) Hypersexualität
D) Kontrollwahn
E) Größenwahn

Frage **376**
Einfachauswahl
Welches Symptom ist am ehesten typisch für eine depressive Episode?

A) Gesteigerter Appetit
B) Ideenflucht
C) Interessenverlust
D) Überaktivität
E) Vermindertes Schlafbedürfnis

Frage 377
Aussagenkombination
Maligne Erkrankungen sind in den westlichen Industrienationen die zweithäufigste Todesursache. Welche der folgenden Aussagen treffen zu?

1) Sekretausscheidungen aus der Mamille bei einer 50-jährigen Patientin sind im Rahmen der Hormonumstellung als normal anzusehen
2) Eine familiäre Belastung als Risikofaktor für ein Mammakarzinom konnte bisher wissenschaftlich nicht beobachtet werden
3) Als Risikofaktor gilt u. a. ein vorangegangenes Mammakarzinom der anderen Brust
4) Typische Lokalisationen für Fernmetastasen beim Mammakarzinom können Knochen, Leber oder Pleura sein
5) Auch junge Frauen können ein Mammkarzinom bekommen

A) nur 4 und 5 sind richtig
B) nur 1, 3, und 4 sind richtig
C) nur 2, 3, und 5 sind richtig
D) nur 3, 4, und 5 sind richtig
E) 1-5, alle sind richtig

Frage 378
Aussagenkombination
Ein Kind hat versehentlich einen ätzenden Haushaltsreiniger getrunken. Welche Maßnahmen veranlassen Sie?

1) Sie lassen das Kind sofort größere Mengen Milch trinken
2) Sie lassen das Kind größere Mengen Salzwasser trinken, um ein Erbrechen auszulösen
3) Sie versuchen vorsichtig die Reste des Mittels aus dem Mund auszuspülen
4) Sie geben dem Kind auf dem Weg ins Krankenhaus den Haushaltsreiniger mit, damit die Ärzte gezielt helfen können
5) Sie halten die Atemwege frei, falls das Kind von selbst anfängt zu erbrechen

A) nur 2 und 3 sind richtig
B) nur 3, 4 und 5 sind richtig
C) nur 1, 2, 4 und 5 sind richtig
D) nur 1, 3, 4 und 5 sind richtig
E) 1-5, alle sind richtig

Frage 379
Aussagenkombination
Welche der im Folgenden genannten Maßnahmen oder Behandlungen darf ein Heilpraktiker (nach der öffentlich-rechtlichen Behandlungsbefugnis nach dem Heilpraktikergesetz) bei seiner Patientin durchführen?

1) Akupunktur bei Morphinabhängigkeit
2) Massagen bei muskulären Verspannungen
3) Gynäkologische Untersuchung bei Verdacht auf Uterusmyom
4) Psychotherapie bei Panikstörung
5) Schwangerschaftstest

A) nur die Aussage 2 ist richtig
B) nur 2 und 4 sind richtig
C) nur 1, 3, 4 und 5 sind richtig
D) nur 2, 3, 4, und 5 sind richtig
E) 1-5, alle sind richtig

Frage 380
Mehrfachauswahlaufgabe
Die so genannte Schüttellähmung (Parkinsonsyndrom) ist eine häufige Erkrankung des fortgeschrittenen Lebensalters. Die klassische Symptomen-Trias besteht aus folgenden Symptomen: Wählen Sie **drei** Antworten!

A) Muskelschlaffheit
B) Muskelsteifheit
C) Bewegungsarmut bis zur Bewegungslosigkeit
D) Grobschlägiges Gliederzittern
E) Feinschlägiges Gliederzittern

Frage 381
Mehrfachauswahl
Folgende Erkrankungen können bei einem Kleinkind akute Bauchschmerzen auslösen: Wählen sie **drei** Antworten!

A) Mekoniumileus
B) Blinddarmentzündung
C) Virale Gastroenteritis
D) Angeborene Pylorusstenose
E) Purpura Schoenlein-Henoch (Allergische Gefäßerkrankung)

Frage 382
Aussagenkombination
Beim bösartigen Lymphknotenkrebs (dem so genannten Morbus Hodgkin) treten Allgemeinerscheinungen auf. Zu diesen Symptomen zählen:

1) Nächtliche Temperaturregulationsstörung mit Körpertemperaturen kleiner 36°C
2) Fieber größer 38°C
3) Gewichtszunahme um 10 % des Körpergewichtes in 6 Monaten
4) Gewichtsabnahme um mindestens 10 % des Körpergewichtes in nur 6 Monaten
5) Nachtschweiß

A) nur 1 und 3 sind richtig
B) nur 2 und 4 sind richtig
C) nur 1, 4 und 5 sind richtig
D) nur 2, 3 und 5 sind richtig
E) nur 2, 4 und 5 sind richtig

Frage 383
Einfachauswahl
Welche Aussage trifft zu?
Für Immunglobuline gilt:

A) Sie werden zur aktiven Impfung eingesetzt
B) Sie sind wesentlicher Teil der unspezifischen Abwehr
C) Sie werden von den Plasmazellen gebildet
D) IgM ist plazentagängig
E) Sie gehören zur zellulären Abwehr

Frage 384
Aussagenkombination
Welche der folgenden Aussagen trifft (treffen) für Herzklappenfehler zu?

1) Sie entwickeln sich typischerweise aufgrund einer Myokarditis
2) Aufgrund einer Klappenstenose kommt es zu Pendelblut
3) Bei Klappenerkrankungen ist am häufigsten die Trikuspidalklappe betroffen
4) Besteht eine Aortenklappenstenose, so ist ein harter hämmernder Puls zu tasten
5) Bei einer Mitralstenose kommt es zu einer Drucksteigerung im linken Vorhof

A) keine der Aussagen ist richtig
B) nur 5 ist richtig
C) nur 1, 2, und 3 sind richtig
D) nur 1, 2 und 5 sind richtig
E) nur 1, 4 und 5 sind richtig

Frage 385
Aussagenkombination
Welche der folgenden Aussagen zur diabetischen Polyneuropathie treffen zu?

1) Die diabetische Polyneuropathie ist durch die Schädigung der großen Blutgefäße bedingt
2) Sie kann sich als periphere Polyneuropathie mit Sensibilitätsstörungen, Schmerzen und Lähmungen äußern
3) Es können Paresen der Augenmuskeln mit Doppelbildern auftreten
4) Vermindertes Vibrationsempfinden ist ein Frühsymptom
5) Die diabetische Polyneuropathie tritt nur in Folge eines Diabetes mellitus Typ 2 auf

A) nur 3 und 5 sind richtig
B) nur 1, 2 und 3 sind richtig
C) nur 1, 2 und 5 sind richtig
D) nur 2, 3 und 4 sind richtig
E) 1-5, alle sind richtig

Frage 386
Aussagenkombination
Welche der folgenden Aussagen trifft (treffen) zu?
Beim hämolytischen Ikterus ist

1) die Lebensdauer der roten Blutkörperchen verlängert
2) die Lebensdauer der roten Blutkörperchen verkürzt
3) der Stuhl entfärbt
4) die Erythrozytopoese (= Neubildung der roten Blutkörperchen) in der Regel gesteigert

A) nur 2 ist richtig
B) nur 1 und 4 sind richtig
C) nur 2 und 4 sind richtig
D) nur 3 und 4 sind richtig
E) nur 2, 3 und 4 sind richtig

Frage 387
Aussagenkombination
Welche der folgenden Aussagen treffen bei der Schizophrenie zu?

1) Sie ist eine Erkrankung aus der Gruppe der Psychosen.
2) Es stehen u. a. Veränderungen des Denkens und des Antriebs im Vordergrund des Krankheitsbildes.
3) So genannte „negative Symptome“ wie auffällige Apathie, Sprachverarmung, verflachte oder inadäquate Affekte können bestehen.
4) Die Denkstörung des Schizophrenen kann sich in Zerfahrenheit äußern.
5) Der Bezug des Betroffenen zur Realität ist gestört.

A) nur 2 und 3 sind richtig
B) nur 1, 2 und 3 sind richtig
C) nur 1, 4 und 5 sind richtig
D) nur 2, 3, und 4 sind richtig
E) 1-5, alle sind richtig

Frage 388
Aussagenkombination
Welche der folgenden Aussagen zur Speiseröhre (Ösophagus) treffen zu?

1) Ein bösartiger Speiseröhrentumor wächst frühzeitig in das umgebende Bindegewebe.
2) Risikofaktoren für eine Krebsentstehung sind langjähriger Alkohol- und Nikotinkonsum sowie chronische Erkrankungen der Speiseröhre.
3) Typische Beschwerden bei einem Ösophagusdivertikel sind Sodbrennen und saures Aufstoßen, hauptsächlich beim Bücken und Liegen.
4) Komplikationen einer chronischen Refluxösophagitis sind u. a. Blutungen, narbige Verengungen und maligne Entartung.
5) Die Speiseröhre hat eine eigene Peristaltik und kann den Nahrungsbrei aktiv in den Magen schieben.

A) nur 1, 3 und 4 sind richtig
B) nur 2, 3 und 4 sind richtig
C) nur 1, 2, 3 und 5 sind richtig
D) nur 1, 2, 4 und 5 sind richtig
E) 1-5, alle sind richtig

Frage 389
Mehrfachauswahl
Wählen Sie **drei** Antworten!
Teil der Zelle ist

A) Nukleus
B) Ganglion
C) Golgi-Apparat
D) Mitochondrium
E) Hypomochlion

Frage 390
Aussagenkombination
Bei einer 75-jährigen Patientin stellen Sie subkutan am rechten Unterschenkel einen spontan schmerzhaften, druckempfindlichen derben Venenstrang fest. Die Haut darüber ist erwärmt und gerötet. Welche therapeutischen Maßnahmen sind zu empfehlen?

1) Fibrinolyse
2) Strenge Bettruhe
3) Kompressionsverband
4) Antikoagulation mit einem Cumarin-Derivat (z.B. Marcumar
5) Rasche Mobilisierung

A) nur 1 und 2 sind richtig
B) nur 1 und 5 sind richtig
C) nur 2 und 4 sind richtig
D) nur 3 und 5 sind richtig
E) nur 1, 2, und 3 sind richtig

Frage 391
Aussagenkombination
Welche der folgenden Aussagen treffen zu?
Eine erhöhte Eiweiß-Ausscheidung im Urin (Proteinurie)

1) findet sich immer bei banalen Harnwegsinfekten
2) geht immer mit einer Erniedrigung der Eiweißkonzentration im Blut einher
3) kann auch ohne Krankheitswert vorkommen
4) kann auch bei Erkrankungen außerhalb der Harnwege auftreten
5) ist immer auf eine Störung der glomerulären Permeabilität (Durchlässigkeit der Nierenkörperchen) zurückzuführen

A) nur 1 und 3 sind richtig
B) nur 2 und 4 sind richtig
C) nur 2 und 5 sind richtig
D) nur 3 und 4 sind richtig
E) nur 1, 3, und 4 sind richtig

Frage 392
Aussagenkombination
Welche der folgenden Aussagen zum Diabetes mellitus trifft (treffen) zu?

1) Beim Typ-1-Diabetes sind in mehr als 50 % der Fälle Inselautoantikörper zu finden.
2) Der Typ-1-Diabetiker kommt bei bestimmter Lebensweise lebenslang ohne Insulin aus.

3) Typische Symptome eines manifesten Typ-1-Diabetes sind Polyurie, Durst und Gewichtsverlust.
4) Pathogenetisch spielt beim Typ-1-Diabetes eine herabgesetzte Insulinwirkung bzw. Insulinresistenz eine Rolle.
5) Der Typ-2-Diabetiker leidet häufig unter weiteren Störungen und Erkrankungen des metabolischen Syndroms.

A) nur 3 ist richtig
B) nur 1 und 3 sind richtig
C) nur 3 und 4 sind richtig
D) nur 1, 3 und 5 sind richtig
E) 1-5, alle sind richtig

Frage 393
Aussagenkombination
Welche der folgenden Aussagen zu Scharlach treffen zu?

1) Scharlach ist eine virale Infektionserkrankung der Tonsillen.
2) Scharlach ist häufig durch die Symptomkombination Exanthem, Hals- und Schluckschmerzen, Fieber, Himbeerzunge gekennzeichnet.
3) Scharlach hat eine Inkubationszeit von 10-14 Tagen.
4) Scharlach kann unbehandelt zu Streptokokken-allergischen Nebenerkrankungen wie akute Glomerulonephritis, Endokarditis, Myokarditis und rheumatischem Fieber führen.
5) Das Scharlachexanthem ist gekennzeichnet durch grobfleckigen, konfluierenden Ausschlag.

A) nur 1 und 2 sind richtig
B) nur 2 und 4 sind richtig
C) nur 2, 3 und 5 sind richtig
D) nur 3, 4, und 5 sind richtig
E) 1-5, alle sind richtig

Frage 394
Einfachauswahl
Welches der aufgeführten Symptome ist typisch für einen Patienten mit Bronchiektasen (irreversible Erweiterung der Bronchialäste)?

A) Hohes Fieber
B) Anhaltender, trockener Husten
C) Atemabhängige Schmerzen im Thoraxbereich
D) Reichlicher morgendlicher Auswurf
E) Stridoröse Atmung (pfeifendes Atemgeräusch bei Verengung der oberen Luftwege)

Frage 395
Einfachauswahl
Sie messen die Beweglichkeit eines Kniegelenkes nach der Neutral-Null-Methode mit Extension/Flexion 10/10/0. Es besteht ein (eine)

A) Beugekontraktur
B) Bewegungsradius von insgesamt 10° aus der Nullstellung
C) Extensions- und Flexionsmöglichkeit von jeweils 10°
D) Versteifung in 10° Extension
E) Versteifung in 10° Flexion

Frage 396
Einfachauswahl
Beim Spreizfuß kommt es typischerweise zu Schmerzen und Schwielenbildungen

A) unter den Köpfchen der Mittelfußknochen 2-4
B) unter dem Fußlängsgewölbe
C) am Fußaußenrand
D) unter der Ferse
E) an der gesamten Fußsohle

Frage 397
Einfachauswahl
Bei einer plötzlich zusammengebrochen 20-jährigen Besucherin eines Freiluftkonzertes stellen Sie folgende Symptome fest: Benommenheit, kaltschweißige Haut, Pulsfrequenz um 56/min, systolischer Blutdruck unter 100 mmHg, Herzaktion regelmäßig. Welche Diagnose ist am wahrscheinlichsten?

A) Sinusknoten-Syndrom
B) Aortenstenose
C) Vagovasale Synkope
D) Hyperventilationstetanie
E) Tubarruptur bei Extrauteringravidität

Frage 398
Einfachauswahl
Welches der Symptome spricht am ehesten für eine organische Darmerkrankung und gegen ein Reizdarmsyndrom?

A) Druck- und Völlegefühl nach den Mahlzeiten
B) 2-3 dünnflüssige Darmentleerungen kurz nach dem Frühstück
C) Beimengungen von Schleim zum Stuhlgang
D) Nächtliche Diarrhöen, die den Patienten aus dem Schlaf aufwecken
E) Besserung des abdominellen Druck- und Völlegefühls nach einer Darmentleerung

Frage 399
Einfachauswahl
Ihnen wird ein 5-jähriges Mädchen zur Beurteilung seiner motorischen Entwicklung vorgestellt, die nach vergleichender Beobachtung der Eltern diesen zunehmend verzögert erscheint. Welches in der Aufstellung der anamnestischen Daten ist der letzte Zeitpunkt, bei dem der jeweils erreichte Entwicklungsstand des Kindes altersgerecht war?

A) 3. Lebensmonat – Kopfheben in Bauchlage
B) 8. Lebensmonat – sitzt frei
C) 12. Lebensmonat – steht frei
D) 24. Lebensmonat – kann max. 20 Schritte allein gehen
E) 5. Lebensjahr – kann eine Treppe nur mit Festhalten am Handlauf begehen

Frage 400
Einfachauswahl
Welche Aussage trifft zu? Bei der Palpation des Augapfels zur orientierenden Prüfung des Innendrucks

A) wird mit dem Daumen von vorne auf die Pupille gedrückt
B) ist, wegen der Verdrängbarkeit des Augapfels in die Orbita (Augenhöhle), Rückenlage des Patienten unabdingbar
C) ist ein akutes Glaukom keine Indikation, da bei diesem keine Konsistenzveränderung des Bulbus zu erwarten ist
D) ist der Seitenvergleich (linkes gegen rechtes Auge) wichtig
E) soll die Hornhautoberfläche im Regelfall betäubt werden (mit einem Lokalanästhetikum)

Frage 401
Einfachauswahl
Was ist bei einem urämischen Koma im Endstadium einer chronischen Niereninsuffizienz am ehesten zu erwarten?

A) Azetongeruch der Atemluft
B) Hyperkalzämie
C) Hyperkaliämie
D) Metabolische Alkalose
E) Obstipation

Frage 402
Mehrfachauswahlaufgabe
Ein Patient mit tiefer Beinvenenthrombose klagt plötzlich über Atemnot mit Schmerz- und Engegefühl in der Brust. Es handelt sich offensichtlich um eine akute Lungenembolie. Der Patient ist voll ansprechbar. Welche Symptome sind wahrscheinlich vorhanden? Wählen Sie drei Antworten!

A) Bradypnoe (verminderte Atemfrequenz)
B) Bradykardie
C) Arterielle Hypotonie
D) Zyanose
E) Angst

Frage 403
Einfachauswahl
Ein 53-jähriger Mann will das Sprechzimmer betreten, aber die Türschwelle scheint eine fast unüberwindbare Barriere zu bilden. Die Ehefrau hilft ihm darüber. Er geht mit langsamen kleinen Schritten weiter. Die Arme liegen dem Körper gebeugt an und bewegen sich nicht. Nach dem Setzen berichtet er leise mit fast unbewegtem Gesichtsausdruck. Auf die Untersuchungsliege gebeten, nimmt er mehrmals Anlauf, um aus dem Stuhl aufzustehen. Welche Erkrankung liegt am wahrscheinlichsten vor?

A) Depression
B) Chorea minor Sydenham („kleiner Veitstanz")
C) Parkinson-Syndrom
D) Zerebellares Syndrom (Kleinhirnsyndrom)
E) Multiple Sklerose

Frage 404
Einfachauswahl
Was wird im Rahmen der Hydrotherapie am ehesten als Kontraindikation für ein thermoneutrales medizinisches Vollbad betrachtet?

A) Weichteilrheumatismus
B) Analekzem
C) Dermatomykose
D) Klimakterische Beschwerden
E) Dekompensierte Herzinsuffizienz

Frage 405
Einfachauswahl
Welche Aussage zum Morbus Scheuermann trifft zu?

A) Meist sind Frauen im gebärfähigen Alter betroffen.
B) Bei schwereren Verlaufsformen kommt es zu einer fixierten Kyphose.
C) Über 90 % der Betroffenen geben spezifische Beschwerden an.
D) Die Prognose ist in der Regel schlecht.
E) Eine Operation ist in den meisten Fällen therapeutisch notwendig.

Frage 406
Einfachauswahl
Ein 16-jähriger Patient berichtet Ihnen, vor zwei Wochen einen fieberhaften Infekt gehabt zu haben, klagt aber immer noch über Durst, obwohl er genügend trinke, sowie über Müdigkeit. Sie stellen einen Gewichtsverlust fest. Welche Untersuchung des Blutplasmas bzw. -serums sollte in erster Linie durchgeführt werden? Bestimmung von

A) Kalzium
B) Magnesium
C) Harnsäure
D) Glukose
E) Protein

Frage 407
Einfachauswahl
Eine typische inhaltliche Denkstörung ist

A) die Ideenflucht
B) das Gedankenabreißen
C) die Wahnidee
D) die Denkverlangsamung
E) die Perseveration (= Wiederholen gleicher Denkinhalte)

Frage 408
Mehrfachauswahlaufgabe
Welche der aufgeführten Krankheiten darf der Heilpraktiker unter Beachtung des § 24 Infektionsschutzgesetzes (IfSG) behandeln? Wählen Sie drei Antworten!

A) Lambliasis
B) Autoimmunhepatitis
C) Colitis ulcerosa
D) Q-Fieber
E) Oxyuriasis (= Madenwurminfektion)

Frage 409
Aussagenkombination
Typische(s) Symptom(e) bei einer Manie ist (sind)

1) Selbstzweifel
2) Ideenflucht
3) Müdigkeit
4) Suizidgedanken
5) Beschäftigungsdrang

A) nur 2 ist richtig
B) nur 2 und 4 sind richtig
C) nur 2 und 5 sind richtig
D) nur 1, 3 und 4 sind richtig
E) 1-5, alle sind richtig

Frage 410
Einfachauswahl
Die nachfolgende schematische Abbildung zeigt Sensibilitätsausfälle (dunkel schraffiert) einer Hand von der Dorsal- und von der Volaransicht.

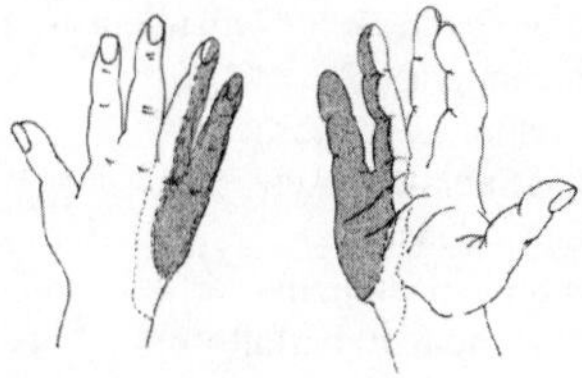

Es handelt sich um eine

A) Ulnarisläsion
B) Radialisläsion
C) Medianusläsion
D) Nervenwurzelläsion C 4
E) Nervenwurzelläsion C 6

Frage 411
Einfachauswahl
Welche Aussage zur reifen Frauenmilch trifft am besten zu? Reife Frauenmilch besitzt im Vergleich zu Kuhmilch

A) einen nur etwa halb so hohen Energiegehalt
B) etwa doppelt so viel Fett (Gesamtfette)
C) weniger Mineralien
D) weniger Kohlenhydrate
E) mehr Eiweiß

Frage 412
Einfachauswahl
Der lageunabhängige Rückenschmerz während der frühen Morgenstunden der Nachtruhe ist besonders typisch für

A) Statisch bedingte Wirbelsäulenerkrankungen
B) Spondylarthrose
C) Spondylitis ankylosans (Morbus Bechterew)
D) Spondylose
E) Spondylitis tuberculosa

Frage 413
Einfachauswahl
Die Kombination von Anlaufschmerz, Belastungsschmerz, Ermüdungsschmerz und Endphasenschmerz ist am ehesten typisch für

A) Chronische Polyarthritis
B) Arthritis urica (Gichtarthritis)
C) Arthritis psoriatica (Arthritis bei Psoriasis)
D) Arthrose
E) Polymyalgia rheumatica

Frage 414
Einfachauswahl
Auf eine Hypoglykämie weist am ehesten hin:

A) Kussmaul-Atmung
B) Foetor ex ore (unangenehmer Geruch der Ausatemluft, z. B. nach faulenden Äpfeln)
C) Hyperhidrosis (feuchte Haut)
D) Hypotone Muskulatur
E) Bradykardie

Frage 415
Einfachauswahl
Die Bifurcatio tracheae (Luftröhrengabelung in die beiden Hauptbronchien) liegt beim jungen Erwachsenen am ehesten in Höhe des

A) 5. Halswirbels
B) 7. Halswirbels
C) 4. – 5. Brustwirbels
D) 10. – 11. Brustwirbels
E) Sternalansatzes der 1. Rippe

Frage 416
Einfachauswahl
Bei einem älteren Mann besteht eine Gynäkomastie. Als Ursache kommt am ehesten in Betracht:

A) Langzeiteinnahme von Folsäure
B) Leberzirrhose
C) M. Addison (Nebennierenrindeninsuffizienz)
D) Phäochromozytom
E) Hyperthyreose

Frage 417
Einfachauswahl
Bei welcher Krankheit ist der primär diskontinuierliche (abschnittsweise) Darmbefall am ehesten typisch?

A) Colitis ulcerosa
B) Pseudomembran
C) M. Crohn
D) Amöbenruhr
E) Kolonkarzinom

Frage 418
Einfachauswahl
Eine 28-jährige Patientin kommt wegen anhaltender Diarrhö, sekundärer Amenorrhö und deutlicher Gewichtsabnahme in die Sprechstunde. Auffallend ist ein Tremor der Hände. Welche der folgenden Erkrankungen liegt diesem klinischen Bild am ehesten zugrunde?

A) Hyperthyreose
B) Hypothyreose
C) M. Cushing
D) M. Addison (Nebennierenrindeninsuffizienz)
E) Hyperparathyreoidismus

Frage 419
Einfachauswahl
Ein 11-jähriger Junge klagt nachts über plötzlich eingetretene starke Schmerzen im linken Hodensack, die in den Leistenbereich ausstrahlen. Übelkeit und Erbrechen kommen dazu. Der Schmerz hält auch beim Anheben des betroffenen Hodens unverändert an. Es besteht ein Hodenhochstand links. Welche Verdachtsdiagnose ist am wahrscheinlichsten?

A) Akute bakterielle Nebenhodenentzündung
B) Direkter Leistenbruch
C) Hodentorsion (Achsendrehung des Hodens)
D) Akute Appendizitis
E) Nebenhodentuberkulose

Frage 420
Einfachauswahl
Sie beraten eine gesunde junge Frau mit Kinderwunsch. Ihre Patientin hat in der Zeitung etwas von einer Prophylaxe mit Folsäure gelesen und möchte von Ihnen hierzu nähere Auskünfte haben. Welche Aussage ist am ehesten zutreffend?

A) Die prophylaktische Gabe von Folsäure dient in erster Linie der Vermeidung von Entwicklungsstörungen des zentralen und peripheren Nervensystems (z. B. fetalen Neuralrohrdefekten).
B) Die prophylaktische Gabe von Folsäure dient in erster Linie der Vermeidung von angeborenen Bauchwanddefekten.
C) Die prophylaktische Gabe von Folsäure dient in erster Linie der Vermeidung eines angeborenen Speiseröhrenverschlusses.
D) Als Prophylaxe empfehlen Sie 4 mg Folsäure pro Tag bis zum Ende der Schwangerschaft.
E) Der Folsäurebedarf steigt zum Ende der Schwangerschaft deutlich an.

Frage 421
Einfachauswahl
Welches der im Folgenden genannten Gelenke ist ein Sattelgelenk?

A) Hüftgelenk
B) Proximales Handgelenk
C) Daumenwurzelgelenk (Karpometakarpalgelenk I)
D) Ellenbogengelenk
E) Radioulnargelenk

Frage 422
Einfachauswahl
Beriberi wird verursacht durch einen Mangel an:

A) Vitamin A
B) Vitamin B 1 (Thiamin)
C) Vitamin C
D) Vitamin D
E) Vitamin K

Frage 423
Einfachauswahl
Welcher der im Folgenden genannten Laborbefunde findet sich bei chronischer Blutungsanämie?
(MCH = Mittleres korpuskuläres Hämoglobin, HbE)

A) MCH erhöht, Retikulozytenzahl erniedrigt, Serumeisenkonzentraktion normal
B) MCH erniedrigt, Retikulozytenzahl erniedrigt, Serumeisenkonzentration erhöht
C) MCH normal, Retikulozytenzahl erhöht, Serumeisenkonzentration erhöht
D) MCH erniedrigt, Retikulozytenzahl erniedrigt oder normal, Serumeisenkonzentration erniedrigt
E) MCH normal, Retikulozytenzahl normal oder erhöht, Serumeisenkonzentration normal

FRAGEN MC 8

Frage 424
Einfachauswahl
Die in dem schematischen Bild dargestellte Stellung des Beckens spricht für:

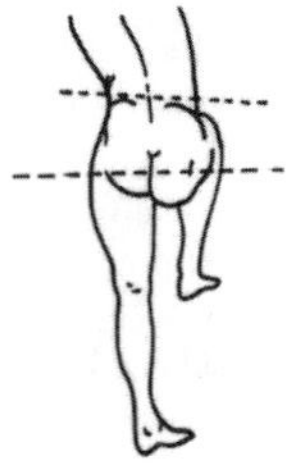

A) Eine Schädigung des N. femoralis rechts
B) Eine Schädigung des N. ischiadicus rechts
C) Eine Lähmung der Gesäßmuskeln (Mm. gluteus medius und minimus) links
D) Eine Lähmung des großen Gesäßmuskels (M. gluteus maximus) rechts
E) Normale Beckenhaltung bei Einbeinstand

Frage 425
Aussagenkombination
Für die Diagnose einer Tuberkulose sind wichtig:

1) Auswurf und Auswurfuntersuchung
2) Röntgenuntersuchung der Brustorgane
3) Elektrokardiogramm (EKG)
4) Symptome wie z.B. Husten (länger als 3 Wochen) und Nachtschweiß
5) Irisdiagnostik

A) nur 1 und 4 sind richtig
B) nur 2 und 3 sind richtig
C) nur 1, 2 und 4 sind richtig
D) nur 2, 3 und 4 sind richtig
E) 1-5, alle sind richtig

Frage 426
Aussagenkombination
Ein Kind hat sich schwere Verbrennungen durch einen Feuerwerkskörper zugezogen. Sinnvolle Maßnahmen sind:

1) Entfernen Sie, evtl. sogar mit Gewalt, eingebrannte Kleidungsstücke
2) Kühlen Sie die verbrannte Körperregion über längere Zeit mit kaltem Wasser (ca. 20°C)
3) Beruhigen Sie das Kind
4) Dafür sorgen, dass das Impfbuch ins Krankenhaus mitgegeben wird, damit der Tetanusimpfschutz überprüft werden kann
5) Die verbrannte Stelle pudern und mit Brandbinden versorgen

A) nur 1, 2 und 3 sind richtig
B) nur 1, 2 und 5 sind richtig
C) nur 2, 3 und 4 sind richtig
D) nur 3, 4 und 5 sind richtig
E) 1-5, alle sind richtig

Frage 427
Einfachauswahl
Bei welcher der im Folgenden genannten Erkrankungen besteht für den Heilpraktiker Behandlungsverbot nach dem für ihn geltenden Gesetzen (Heilpraktikergesetz, Infektionsschutzgesetz, etc.)?

A) Asthma bronchiale
B) Uterusmyom
C) Angina tonsillaris durch pyogene Streptokokken
D) Schizophrene Störung
E) Epilepsie

Frage 428
Einfachauswahl
Welche Aussage zur Bulimia nervosa trifft zu?

A) Sie ist meist eine chronische, oft progredient verlaufende psychische und intellektuelle Störung aufgrund einer Hirnerkrankung.

B) Sie ist eine Störung, die durch anfallsweise auftretendes Verschlingen großer Mengen von Nahrungsmitteln und anschließendes Erbrechen gekennzeichnet ist.
C) Sie erfordert in der Regel eine stationäre Überwachung.
D) Die Diagnose der Bulimie ist nicht schwierig, da alle Betroffenen extrem untergewichtig sind.
E) Charakteristisch ist das fehlende seelische und körperliche Krankheitsbewusstsein.

Frage 429
Aussagenkombination
Welche der folgenden Aussagen zur Leber beim gesunden Erwachsenen treffen zu?

1) Die Leber besteht aus einer riesigen Zahl von Leberläppchen.
2) Auf der Unterseite der Leber (Facies visceralis) befindet sich die Leberpforte mit zuführenden Blutgefäßen.
3) In der Leber werden die roten Blutkörperchen (Erythrozyten) gebildet.
4) Als wichtige Aufgabe erfüllt die Leber eine Entgiftungsfunktion für körperfremde und körpereigene Substanzen.
5) Die Aufrechterhaltung des Säure-Basen-Gleichgewichts wird in erster Linie über die Leber sichergestellt.

A) nur 1 und 2 sind richtig
B) nur 1, 2 und 4 sind richtig
C) nur 1, 3 und 4 sind richtig
D) nur 1, 2, 4 und 5 sind richtig
E) 1-5, alle sind richtig

Frage 430
Aussagenkombination
Welche der folgenden Aussagen zur infektiösen Hepatitis trifft (treffen) zu?

1) Die verschiedenen Formen der Hepatitis (A, B, C, D, E) sind anhand ihrer Symptome eindeutig voneinander zu unterscheiden.
2) Die Hepatitis-A-Infektion verläuft – vor allem im Kindesalter – häufig subklinisch oder asymptomatisch
3) Am Ausmaß der Erhöhung der Leberwerte (γ-GT, GOT, GPT) kann man erkennen, um welche Form der Hepatitis (A, B, C, D oder E) es sich handelt.
4) Gegen Hepatitis A und B kann man sich aktiv durch eine Impfung schützen.
5) Die Übertragungswege bei Hepatitis A, B, C, D und E sind dieselben.

A) nur 2 ist richtig
B) nur 1 und 2 sind richtig
C) nur 2 und 4 sind richtig
D) nur 3, 4 und 5 sind richtig
E) nur 3, 4 und 5 sind richtig

Frage 431
Einfachauswahl
Eine 35-jährige Frau sucht ihren Heilpraktiker wegen seit einem Jahr bestehender krampfartiger, diffuser abdomineller Beschwerden und einem Wechsel zwischen Durchfall und Verstopfung auf. Weiterhin klagt sie über ein ausgeprägtes Druck- und Völlegefühl. Nach Darmentleerung wird eine kurzfristige Besserung der Symptomatik, insbesondere des Druck- und Völlegefühls, angegeben. Die körperliche Untersuchung ergibt einen geringen Druckschmerz im linken Unterbauch ohne Abwehrspannung, Darmgeräusche unauffällig. Die Laboruntersuchungen, eine Ultraschalluntersuchung des Bauchraums und eine Koloskopie (beim Arzt) ergeben keinen krankhaften Befund.
Welche Diagnose ist am wahrscheinlichsten?

A) M. Crohn
B) Reizdarmsyndrom
C) Ulcus duodeni mit Duodenitis
D) Helicobacter-pylori-Gastritis
E) Kolonkarzinom

Frage 432
Einfachauswahl
Zugelassene Heilpraktiker dürfen im Rahmen ihrer beruflichen Tätigkeit

A) Geburtshilfe leisten
B) Geschlechtskrankheiten behandeln
C) den Eintritt des Todes bescheinigen (Leichenschau)
D) Medikamente intravenös injizieren
E) Zahnbehandlungen durchführen

Frage 433
Aussagenkombination
Welche der folgenden klinischen Symptome sind typisch für ein Alkoholentzugsdelir?

1) Bradykardie
2) Tremor (= Zittern)
3) Schwitzen
4) Motorische Unruhe
5) Obstipation (Verstopfung)

A) nur 1, 2 und 4 sind richtig
B) nur 1, 3 und 5 sind richtig
C) nur 2, 3 und 4 sind richtig
D) nur 2, 3 und 5 sind richtig
E) 1-5, alle sind richtig

Frage 434
Aussagenkombination
Symptom(e) einer akuten Heroin-/Opioidvergiftung kann (können) sein:

1) Erweiterung der Pupillen (Mydriasis) als Frühsymptom
2) Vigilanzstörung (Vigilanz = Wachheit)
3) Verminderte Reaktion auf Schmerzreize
4) Bradykardie
5) Atemdepression

A) nur 2 ist richtig
B) nur 5 ist richtig
C) nur 1, 3 und 4 sind richtig
D) nur 1, 2 4 und 5 sind richtig
E) nur 2, 3, 4 und 5 sind richtig

Frage 435
Einfachauswahl
Welcher Erreger ist mit dem hämolytisch-urämischen Syndrom assoziiert?

A) Enterobacter aerogenes
B) Salmonella Enteritidis
C) Escherichia coli (EHEC)
D) Legionella pneumophila
E) Staphylococcus aureus

Frage 436
Einfachauswahl
Welcher der im Folgenden genannten Laborbefunde findet sich bei einer akuten Blutung? (MCH = Mittleres korpuskuläres Hämoglobin, Hb_E)

A) MCH erhöht, Retikulozytenzahl erniedrigt, Serumeisenkonzentration normal
B) MCH erniedrigt, Retikulozytenzahl erniedrigt, Serumeisenkonzentration erhöht
C) MCH normal, Retikulozytenzahl erhöht, Serumeisenkonzentration erhöht
D) MCH erniedrigt, Retikulozytenzahl erniedrigt oder normal, Serumeisenkonzentration erniedrigt
E) MCH normal, Retikulozytenzahl normal oder erhöht, Serumeisenkonzentration normal

Frage 437
Einfachauswahl
Welche Aussage zur Ernährung in der Schwangerschaft trifft zu?

A) Der Mehrbedarf an Energie beträgt während der Dauer einer Schwangerschaft mindestens 1000 kcal am Tag.
B) Nach der Empfehlung der Deutschen Gesellschaft für Ernährung (DGE) sollten während der Schwangerschaft lediglich 20% der aufgenommenen Energie in Form von Kohlenhydraten zugeführt werden.
C) Die Eiweißzufuhr sollte im Laufe einer Schwangerschaft stufenweise reduziert werden, da der Eiweißbedarf

mit fortschreitender Schwangerschaft sinkt.
D) Folsäuremangel kann bei schwangeren Frauen das Risiko für kindliche Missbildungen z. B. embryonale Neuralrohrdefekte erhöhen.
E) Bei ausschließlicher Verwendung von jodiertem Speisesalz während der Schwangerschaft ist es nie nötig eine zusätzliche orale Jodergänzung (z.B. Jod in Tablettenform) zu empfehlen.

Frage 438
Aussagenkombination
Welche der Folgen/Komplikationen kann eine Leberzirrhose haben?

1) Erhöhte Neigung zu Hämatomen
2) Enzephalopathie
3) Aszites
4) Ösophagusvarizen
5) Hormonelle Störungen

A) nur 1 und 4 sind richtig
B) nur 2, 3 und 4 sind richtig
C) nur 2, 3 und 5 sind richtig
D) nur 2, 3, 4 und 5 sind richtig
E) 1-5, alle sind richtig

Frage 439
Aussagenkombination
Welche der folgenden Aussagen zur Depression treffen zu?

1) Depressive Störungen können in jedem Lebensalter – auch in der Kindheit – auftreten.
2) Die Lichttherapie wird bei der sog. Winterdepression als häufig wirksame Behandlungsform eingesetzt.
3) Typische Symptome sind Verminderung des Antriebs und Aktivitätseinschränkung.
4) Wahnideen wie z. B. Versündigungs- oder Verarmungsideen schließen eine schwere depressive Störung aus.
5) In der depressiven Phase kann es zu Störungen des Vegetativums kommen (z. B. der Libido).

A) nur 1, 2 und 5 sind richtig
B) nur 1, 3 und 5 sind richtig
C) nur 2, 4 und 5 sind richtig
D) nur 1, 2, 3 und 5 sind richtig
E) 1-5, alle sind richtig

Frage 440
Einfachauswahl
Welche Aussage zur Psoriasis (Schuppenflechte) trifft zu?

A) Die Psoriasis-Herde sind klassischerweise unscharf begrenzt.
B) Die Hautveränderungen sind meist schmerzhaft und immer stark juckend.
C) Bevorzugte Stellen der Schuppenflechte sind die Beugeseiten der Extremitäten.
D) Bei allen Psoriasis-Patienten wird eine zusätzliche Beteiligung von verschiedenen Gelenken (Arthritis) festgestellt.
E) Verdickte, krümelige Nägel (sog. Krümelnägel) können als klinische Veränderung bei einer Psoriasis auftreten.

Frage 441
Aussagenkombination
Welche der folgenden Aussagen zur „Subkutanen Injektion“ trifft (treffen) zu?

1) Zur subkutanen Injektion sind Körperregionen mit ausgeprägtem Unterhautfettgewebe z. B. die vorderen und seitlichen Flächen beider Oberschenkel geeignet.
2) Bei einer subkutanen Injektion ist die Gefahr ein großes Blutgefäß zu treffen besonders groß.
3) Subkutan zu spritzende Medikamente sollten stets schnell injiziert werden.
4) Bei Patienten im Schockzustand sind subkutane Injektionen einer venösen Medikamentengabe wegen des schnelleren Wirkeintritts stets vorzuziehen.
5) Die Einstichstelle sollte vor der Injektion nicht desinfiziert werden, da hierbei eine Verschleppung des Desinfektionsmittels in die Unterhaut zu Gewebeschäden führt.

A) nur 1 ist richtig
B) nur 1 und 2 sind richtig
C) nur 1, 2 und 4 sind richtig
D) nur 2, 3 und 5 sind richtig
E) 1-5, alle sind richtig

Frage 442
Mehrfachauswahlaufgabe
Welche der folgenden Vitamine gehören zur Gruppe der „fettlöslichen Vitamine“? Wählen Sie zwei Antworten!

A) Vitamin C (Ascorbinsäure)
B) Vitamin D (Calciferole)
C) Vitamin B_{12} (Cobalamin)
D) Vitamin A (Retinol)
E) Vitamin B_1 (Thiamin)

Frage 443
Aussagenkombination
Welche der folgenden Aussagen trifft (treffen) auf das hypoglykämische Koma zu?

1) Häufige Symptome sind Schwitzen und Unruhe
2) Glukose darf nicht verabreicht werden
3) Neurologische Symptome (z. B. positives Babinski-Zeichen, cerebraler Krampfanfall) kommen vor
4) Tritt nur im Rahmen eines Diabetes mellitus auf
5) Mögliche Symptome sind auch Verwirrtheit und Somnolenz

A) nur 4 ist richtig
B) nur 1, 2 und 4 sind richtig
C) nur 1, 3 und 4 sind richtig
D) nur 1, 3 und 5 sind richtig
E) 1-5, alle sind richtig

Frage 444
Einfachauswahl
Unter welcher der folgenden Bedingungen ist bei einer bis dahin gut eingestellten insulinpflichtigen Diabetikerin am ehesten mit einem Absinken des Insulinbedarfs zu rechnen?

A) Behandlung mit einem hormonalen Kontrazeptivum (Estrogen-Gestagen-Kombinationspräparat)
B) Behandlung mit Dexamethason (Glukokortikoid)
C) Akuter fieberhafter Atemwegsinfekt
D) Zunahme der körperlichen Aktivität
E) Entwicklung einer Hyperthyreose

Frage 445
Einfachauswahl
Was kommt am ehesten als Indikation zur lokalen Kurzwellentherapie mittels Kondensatorfeldmethode (Erwärmung durch elektrisches Feld) in Betracht?

A) Epikondylitis
B) Akute Gichtarthritis
C) Frische Hämatome
D) Akute Lungentuberkulose
E) Impingementsyndrom der rechten Schulter bei Patienten mit Herzschrittmacher

Frage 446
Einfachauswahl
Charakteristisch für das Karpaltunnelsyndrom ist in erster Linie folgendes der genannten Merkmale:

A) Läsion des N. ulnaris
B) Ulnardeviation der Finger
C) Läsion des N. radialis
D) Sensibilitätsstörungen hauptsächlich im Kleinfingerbereich
E) Atrophie der Daumenballenmuskulatur

Frage 447
Einfachauswahl
Im Stadium catarrhale des Keuchhustens bestehen die Zeichen eines Infektes der oberen Luftwege mit geringer Körpertemperaturerhöhung, jedoch noch nicht die charakteristischen Keuchhustenanfälle.
Im Kindesalter beträgt die Dauer dieses Stadiums am ehesten

A) 6-12 Stunden
B) 2-4 Tage
C) 1-2 Wochen
D) 3-4 Wochen
E) 1-2 Monate

Frage 448
Einfachauswahl
Bei der so genannten Fingerperimetrie (Untersuchung des Gesichtsfeldes)

A) steht der Untersucher üblicherweise hinter dem Patienten
B) befinden sich das Gesicht des Untersuchers und das Gesicht des Patienten in Gegenüberstellung
C) sind die Augen des Patienten nur gemeinsam (und nicht einzeln) prüfbar
D) fixieren optimalerweise Patient und Untersucher das vom Untersucher geführte Objekt jeweils zeitlichgleich mit dem gleichen Auge (z.B. rechts Auge des Patienten und rechtes Auge des Untersuchers)
E) werden auch kleinere Gesichtsfeldausfälle zuverlässig erkannt

Frage 449
Einfachauswahl
Eine frühere Patientin von Ihnen bringt ihren 4 Monate alten Säugling in Ihre Praxis.
Welcher Untersuchungsbefund muss am ehesten als auffällig bezeichnet werden?

A) Der Säugling verfolgt Gegenstände, die in seinem Gesichtsfeld bewegt werden, durch Augenbewegung und Drehung des Kopfes
B) der Säugling hält den Kopf in Bauchlage einige Zeit hoch
C) Der Säugling kann sich nicht von der Rücken- in die Bauchlage drehen
D) Der Säugling hat sein Geburtsgewicht verdreifacht
E) Der Säugling reagiert auf Schallreize mit Kopfdrehen

Frage 450
Mehrfachauswahlaufgabe
Welche der genannten Verbindungen sind essentielle Nahrungsbestandteile?
Wählen Sie drei Antworten!

A) Folsäure
B) Gesättigte Fettsäuren
C) Cholesterin
D) α-Linolensäure
E) Ascorbinsäure

Frage 451
Mehrfachauswahlaufgabe
Welche der folgenden Aussagen über die Legionärskrankheit (Legionella pneumophila) treffen zu?

A) Sie tritt vor allem bei alten Menschen und Menschen mit reduzierter Immunabwehr auf.
B) Der Erreger tritt typischerweise in Warmwassersystemen (z. B. Hotels, Kliniken) auf.
C) Der Erreger tritt bevorzugt bei Wassertemperaturen zwischen +65 und +75°C auf.
D) Der Erreger wird durch Aerosole beim Duschen übertragen.
E) Das Trinken von Wasser, in dem sich Legionellen befinden, führt auch bei Gesunden häufig zur Legionärskrankheit.

Frage 452
Aussagenkombination
Sie möchten zur Behandlung der Hypertonie Stadium I und II (WHO) weitere Verfahren als Ergänzung zur medikamentösen Therapie einsetzen.
Welche der nachfolgenden Maßnahmen kommen hierfür in Betracht?

1) Kochsalzarme Ernährung
2) Kaliumreiche Ernährung
3) Autogenes Training
4) Regelmäßiges körperliches Ausdauertraining
5) Subaquale Darmbäder

A) nur 1 und 3 sind richtig
B) nur 1, 2 und 3 sind richtig
C) nur 1, 2, 3 und 4 sind richtig
D) nur 1, 2, 4 und 5 sind richtig
E) nur 2, 3, 4 und 5 sind richtig

Frage 453
Einfachauswahl
Für welchen der folgenden Erreger ist die aerogene Übertragung am ehesten typisch?

A) Tetanus-Erreger
B) Hepatitis-A-Virus
C) Varicella-Zoster-Virus
D) Clostridium perfringens
E) Hepatitis-B-Virus

Frage 454
Einfachauswahl
Die Aphthe zeigt am wahrscheinlichsten folgendes der genannten Erscheinungsbilder:

A) umschriebene – z.B. linsengroße Schleimhauterosion mit rötlichem entzündlichem Saum
B) viral bedingte, schmerzlose, subkutane Blase der Haut
C) längliche Spaltbildung der Haut, meist an den Händen, volar oder intertriginös
D) schmerzhafter – mechanisch bedingter – radiärer Einriss der Perinalschleimhaut
E) mykotischer, nässender Epitheldefekt in den Zehenzwischenräumen

Frage 455
Einfachauswahl
Hinsichtlich der Prüfung/ Dokumentation des Lasègue-Zeichens empfiehlt sich in erster Linie Folgendes:

A) ein positives Lasègue-Zeichen wird mit einer Winkelangabe dokumentiert
B) das Knie bleibt während der Untersuchung gebeugt
C) der Patient sitzt während der Prüfung mit senkrechtem Oberkörper auf der Untersuchungsliege, während ein Bein horizontal auf der Liege ruht und das andere von der Liege herabhängt.
D) Man beugt den Kopf des Patienten passiv nach vorn und schätzt den entgegenstehenden muskulären Widerstand.
E) Während der Prüfung des Lasègue-Zeichens liegt der Patient in der so genannten Steinschnitt-Lage (Rückenlage mit gespreizten und im Hüft- und Knigelenk gebeugten Beinen).

Frage 456
Mehrfachauswahlaufgabe
Welche Aussagen zum Hepatitis-A-Virus treffen zu? (Mehrfachauswahl: zwei sind richtig)

A) Es wird fäkal-oral übertragen
B) Es tritt derzeit in Deutschland häufig epidemisch auf
C) Ikterus, Dunkelfärbung des Urins und Stuhlentfärbung sind Symptome der Erkrankung
D) Die Infektion verläuft insbesondere bei Kindern oft sehr schwer
E) Die Infektion führt bei ca. 30 % der Infizierten zu chronischen Verläufen

Frage 457
Einfachauswahl
Wofür wird der Rautek-Griff in erster Linie eingesetzt?

A) Öffnung des Mundes
B) Entfernung eines in der Luftröhre befindlichen Gegenstandes
C) Reposition einer luxierten Schulter
D) Kompression des Ösophagus zur Verminderung der Aspirationsgefahr
E) Rettung einer hilflosen Person aus einer Gefahrenzone

Frage 458
Mehrfachauswahlaufgabe
Ein Patient mit chronisch-obstruktivem Asthma bronchiale hat wieder einen Asthma-bronchiale-Anfall. Was findet sich bei diesem Patienten wahrscheinlich? (Mehrfachauswahl: vier sind richtig)

A) verlängertes Exspirium
B) Giemen und Brummen bei der Auskultation
C) Kussmaul-Atmung
D) Tiefstehende unter Lungengrenzen
E) Hohe Viskosität (Zähigkeit) des Sputums

Frage 459
Einfachauswahlaufgabe
Bei einem bisher gesunden 8-jährigen Schulkind ohne vorbestehende Hautprobleme hat sich eine stark juckende Entzündung der behaarten Kopfhaut hinter den Ohren mit urtikariellen Papeln entwickelt; die Haare sind in voller Länge erhalten, z. T. durch eitriges Sekret verklebt. Mitschüler leiden ebenfalls unter der Erkrankung. Welcher weitere Untersuchungsbefund stützt bzw. bestätigt die wahrscheinlichste Verdachtsdiagnose?

A) Nachweis von Nissen an den Haaren
B) jeweils einige Millimeter lange Gänge in der Hornschicht der Kopfhaut
C) Gelbliche Schuppenbildung und Seborrhö der Haut
D) Manschettenartige (ektotriche) Umscheidung von Haarschäften durch Pilzsporen im mikroskopischen Nativpräparat
E) Gleichzeitig bestehende Ekzemherde in den Kniekehlen

Frage 460
Einfachauswahl
Häufigste tödliche Komplikation in der Akutphase eines Herzinfarktes ist:

A) Thromoembolie
B) Kammerflimmern
C) Myokardruptur
D) Asystolie
E) Kardiomyopathie

Frage 461
Einfachauswahl
Welcher der klinischen Befunde bzw. welche der anamnestischen Angaben stützt die Verdachtsdiagnose einer akuten Agranulozytose am ehesten?

A) Ikterus
B) Hepatosplenomegalie
C) petechiale Blutungen
D) Ulzerationen der Mundschleimhaut
E) Langzeitige Einnahme von Acetylsalicylsäure

Frage 462
Mehrfachauswahlaufgabe
Wodurch ist eine günstige Beeinflussung der postmenopausalen Osteoporose zu erreichen?
Wählen Sie vier Antworten!

A) Kalzium
B) Phosphate
C) Fluoride
D) Vitamin D
E) körperliche Bewegung

Frage 463
Einfachauswahl
Eine 17-jährige Patientin kommt wegen einer seit 5 Monaten bestehenden Amenorrhö in die Sprechstunde. Sie fühlt sich leistungsfähig, gibt aber an, in 6 Monaten bei einer Größe von 168 cm von 61 kg auf 43 kg an Gewicht abgenommen zu haben. Sie finden einen Blutdruck von 90/60 mmHg bei einer Herzfrequenz von 64/min. Welche der Erkrankungen liegt mit größter Wahrscheinlichkeit vor?

A) primäre Nebennierenrinden-insuffizienz
B) Enteritis regionalis (M. Crohn)
C) Anorexia nervosa
D) Hyperthyreose
E) Diabetes mellitus

Frage 464
Einfachauswahl
Welcher der Befunde ist bei sonst gesunden Erwachsenen am ehesten typisch für eine Skabies (Krätze)?

A) Beugen- und Gesichtsekzem
B) Maculae coeruleae (taches bleues, blaue Flecken) an den Oberschenkelinnenseiten
C) Nissen in den Schamhaaren
D) Papeln am Penisschaft
E) Paraphimose (sog. Spanischer Kragen)

Frage 465
Einfachauswahl
Was ist für Masern am ehesten zutreffend?

A) Durch eine aktive Immunisierung innerhalb der ersten Inkubationstage (Inkubationsimpfung) kann die Erkrankung verhindert bzw. abgeschwächt werden.
B) Mit dem Exanthemausbruch beginnt die Ansteckungsfähigkeit.
C) Die Inkubationszeit bis zum Exanthemausbruch beträgt 5 Tage.
D) Bei Verdacht auf Masernenzephalitis sollte der Heilpraktiker frühzeitig ein Weißdorn-Präparat geben.
E) Das Masernexanthem beginnt am Stamm.

Frage 466
Einfachauswahl
Die wichtigste Sofortmaßnahme am Unfallort bei einer Verätzung des Auges durch Natronlauge ist:

A) Anlegen eines sterilen Augenverbandes
B) Applikation eines Antibiotikums ohne sonstige Lokaltherapie
C) Intensive Augenspülung mit Wasser
D) Ruhigstellung des Auges mit Atropintropfen
E) Das Auge mit Säure spülen

Frage 467
Einfachauswahl
Ein 34-jähriger Unternehmensberater ruft Sie wegen schwerer Schmerzen im Oberbauch zu einem Hausbesuch. Sie strahlen gürtelförmig in den Rücken. Es bestehen Übelkeit und Erbrechen. Anamnestisch gibt er an, vor 9 und vor 4 Monaten eine ähnliche Schmerzattacke gehabt zu haben. Am Vorabend habe er mit Freunden mit Genuss von viel Alkohol einen erfolgreichen Vertragsabschluss gefeiert. Das Abdomen ist prall elastisch, die Darmgeräusche sind vermindert. Welche ist die wahrscheinlichste Diagnose?

A) Akute Cholezystitis
B) Magenulkusperforation
C) Gastroenteritis
D) Akute Pankreatitis
E) Akute Hepatitis A

Frage 468
Einfachauswahl
In welcher Größenordnung liegt die normale maximale Harnblasenkapazität (Volumen, bei dem man beginnt einen starken Harndrang zu verspüren) bei einem gesunden Erwachsenen am ehesten? (ml = Milliliter)

A) 50 bis 150 ml
B) 300 bis 600 ml
C) 800 bis 1200 ml
D) 1300 bis 1400 ml
E) 1500 bis 1800 ml

Frage 469
Einfachauswahl
Die Inkubationszeit beträgt beim Scharlach meist:

A) Weniger als 2 Tage
B) 2 bis 7 Tage
C) 8 bis 12 Tage
D) 15 bis 20 Tage
E) 3 bis 5 Wochen

Frage 470
Einfachauswahl
Sie möchten einem 71-jährigen Patienten wegen chronischer Lumbalgien ein medizinisches Vollbad verordnen. Welche Begleiterkrankung wird in der Hydrotherapie am ehesten als Kontraindikation hierfür betrachtet werden?

A) Dekompensiertes Cor pulmonale bei ausgeprägtem Lungenemphysem
B) Medikamentös gut eingestellte arterielle Hypertonie
C) Chronische stationäre Psoriasis vulgaris
D) Z. n. Venenthrombose vor einem Jahr (ohne postthrombotisches Syndrom)
E) Morbus Scheuermann (in der Jugend aufgetreten)

Frage 471
Mehrfachauswahlaufgabe
Welche Zuordnung von Erregerreservoir zu Krankheitserreger trifft am ehesten zu?
Wählen Sie drei Antworten!

A) Darm – Escherichia coli
B) Lunge – Legionella pneumophila
C) Haut – Staphylococcus epidermidis
D) Mund-Nasen-Rachenraum – Staphylococcus aureus
E) Geschlechtsorgane – Hepatitis-A-Virus

Frage 472
Einfachauswahl
Welcher Gelenktyp lässt nur beugen und strecken zu?

A) Eigelenk
B) Kugelgelenk
C) Scharniergelenk
D) Sattelgelenk
E) Zapfengelenk

Frage 473
Aussagenkombination
Welche der folgenden Aussagen über den Dickdarm sind richtig?

1) Der Anfangsteil des Dickdarms befindet sich im linken Unterbauch.
2) Colibakterien gehören zur normalen Besiedelung der Dickdarmschleimhaut.
3) Der Darminhalt wird durch Peristaltik befördert.
4) Drüsenzellen der Dickdarmschleimhaut bilden den Intrinsic factor.
5) Im Dickdarm wird Wasser resorbiert.

A) nur 3 und 4 sind richtig
B) nur 1, 2 und 5 sind richtig
C) nur 2, 3 und 5 sind richtig
D) nur 1, 3, 4 und 5 sind richtig
E) nur 2, 3, 4 und 5 sind richtig

Frage 474
Einfachauswahl
Welche Aussage tritt zur?
Der Gasaustausch in der Lunge findet statt:

A) in den Hauptbronchien
B) in den Segmentbronchien
C) zwischen Kapillaren und Alveolen
D) in der Trachea
E) in den Bronchiolen

Frage 475
Einfachauswahl
In welchem Fall handelt es sich um einen bösartigen Tumor?

A) Sarkom
B) Fibrom
C) Lipom
D) Myom
E) Atherom

Frage 476
Einfachauswahl
Aus einer Beinvene hat sich ein Thrombus gelöst. Welche Folge ist wahrscheinlich?

A) Lungenembolie
B) Herzinfarkt
C) Apoplexie
D) Ileus
E) Aneurysma

Frage 477
Einfachauswahl
Welche Maßnahme ist am ehesten geeignet das Risiko einer Nervenschädigung bei der intramuskulären Injektion zu vermindern?

A) Injektion in den medialen Anteil des großen Gesäßmuskels
B) Injektion in den Musculus deltoideus (Deltamuskel)
C) Aspirieren vor der Injektion
D) Wahl des richtigen Kanülendurchmessers
E) Langsames injizieren

Frage 478
Einfachauswahl
Welche Aussage trifft zu? Die Trikuspidalklappe liegt zwischen

A) rechter Kammer und Lungenarterie
B) linker Kammer und Aorta
C) rechtem Vorhof und rechter Kammer
D) linkem Vorhof und linker Kammer
E) Lungenvene und linkem Vorhof

Frage 479
Einfachauswahl
Welche Erreger sind häufig die Ursache einer chronischen Gastritis?

A) Staphylokokken
B) Colibakterien
C) Helicobacter
D) Streptokokken
E) Trichomonaden

Frage 480
Aussagenkombination
Welche der folgenden Aussagen zum Auge treffen zu?

1) Den Bereich des schärfsten Sehens nennt man „gelber Fleck".
2) Der „blinde Fleck" liegt an der Austrittsstelle des Sehnervs.
3) Unter Adaptation versteht man die Anpassung des Auges an unterschiedliche Lichtverhältnisse.
4) Die Akkomodation erfolgt ursächlich durch Verengung oder Erweiterung der Pupille.
5) Die Stäbchen sind in erster Linie für das Farbensehen zuständig.

A) nur 1 und 2 sind richtig
B) nur 1, 2 und 3 sind richtig
C) nur 2, 3 und 4 sind richtig
D) nur 1, 3,4 und 5 sind richtig
E) 1-5, alle sind richtig

Frage 481
Einfachauswahl
Bei welcher der genannten Erkrankungen sind die Krankheitserreger Bakterien?

A) Poliomyelitis
B) Malaria
C) Pertussis (Keuchhusten)
D) Hepatitis B
E) Aids

Frage 482
Mehrfachauswahlaufgabe
Welche der folgenden Aussagen sind für die Hyperkinetische Störung (Aufmerksamkeitsdefizit-/Hyperaktivitätsstörung) des Kindesalters charakteristisch? (Mehrfachauswahl: 4 sind richtig)

A) erhöhte Unruhe
B) Unaufmerksamkeit
C) Manifestation der Störung bereits im Vorschulalter
D) Autismus
E) Impulsivität

Frage 483
Einfachauswahl
Für die schwere depressive Episode bei affektiver Störung ist in erster Linie folgendes der genannten Symptome charakteristisch:

A) Ideenflucht
B) Denkzerfahrenheit
C) Denkhemmung
D) Rededrang
E) Befehlsautomatie

FRAGEN MC 9

Frage 484
Aussagenkombination
Eine 70-jährige Patientin, von der Ihnen bekannt ist, dass sie von ihrem Hausarzt mit Digitalis behandelt wird, schildert Ihnen ihre Beschwerden, die bei Ihnen den Verdacht auf Digitalisüberdosierung hervorrufen.
Welche Beschwerden sprechen typischerweise für eine Digitalisvergiftung?

1) Unregelmäßiger Herzschlag
2) Übelkeit, Erbrechen
3) Sehstörungen, Farbensehen
4) Hautausschläge
5) Obstruktive Ventilationsstörung

A) nur 1 und 2 sind richtig
B) nur 2 und 4 sind richtig
C) nur 1, 2 und 3 sind richtig
D) nur 1, 2, 3 und 5 sind richtig
E) 1-5, alle Aussagen sind richtig

Frage 485
Mehrfachauswahlaufgabe
Wählen Sie **zwei** Antworten!
Leitsymptome des nephrotischen Syndroms sind:

A) Proteinurie > 3,5 g/Tag
B) Hypolipoproteinämie (erniedrigte Blutfettwerte)
C) Hämaturie
D) Ödeme
E) Anämie

Frage 486
Einfachauswahl
Welche Aussage zur Händedesinfektion ist richtig?

A) Sowohl bei der hygienischen als auch bei der chirurgischen Händedesinfektion erfolgt zuerst die Desinfektion der Hände und dann die Reinigung der Hände.
B) Bei der chirurgischen Händedesinfektion erfolgt zuerst die Desinfektion und dann die Reinigung der Hände.
C) Bei der hygienischen Händedesinfektion erfolgt – auch bei nicht sichtbarer Verschmutzung der Hände – zuerst die Reinigung der Hände und dann die Desinfektion.
D) Bei der chirurgischen Händedesinfektion werden die Hände nur desinfiziert.
E) Bei der hygienischen Händedesinfektion erfolgt zuerst die Desinfektion und dann (gegebenenfalls) die Reinigung der Hände.

Frage 487
Einfachauswahl
Welche Aussage zum Bildungsort der Erythrozyten beim gesunden Erwachsenen trifft zu?

A) Sie werden in der Leber gebildet
B) Sie werden im Rückenmark gebildet
C) Sie werden in den Lymphknoten gebildet
D) Sie werden in der Milz gebildet
E) In den Organen Leber, Rückenmark, Lymphknoten und Milz werden keine Erythrozyten gebildet.

Frage 488
Mehrfachauswahlaufgabe
Welche der folgenden Symptome weisen auf eine tiefe Beinvenenthrombose hin?
Wählen Sie **zwei** Antworten!

A) Schwellung des Beines
B) In der Regel Pulslosigkeit des Beines
C) Fußsohlenschmerz bei Druck auf die Innenseite der Fußsohle
D) Kaltes und blasses Bein
E) Deutliche Besserung der Beschwerden bei Herabhängen des Beines

Frage 489
Aussagenkombination
Bei der konservativen Therapie der Varikosis (Krampfadern) haben sich bewährt?

1) Aktive Förderung der Muskelpumpe durch regelmäßiges Gehen und Laufen
2) Tragen elastischer Binden zur Kompression
3) Vermeiden abschnürender Kleidung
4) Warme Thermalbäder zur Erweiterung der Blutgefäße
5) Wassertreten nach Kneipp

A) nur 2 und 3 sind richtig
B) nur 1, 3 und 5 sind richtig
C) nur 1, 2, 3 und 5 sind richtig
D) nur 1, 2, 4 und 5 sind richtig
E) nur 2, 3, 4 und 5 sind richtig

Frage 490
Einfachauswahl
Welche Aussage zum Basaliom trifft zu?

A) Es ist ein gutartiger Tumor, der nicht entfernt werden muss.
B) Das Basaliom wächst örtlich destruierend (zerstörend) und sollte deshalb entfernt werden.
C) Das Basaliom neigt zur Metastasierung.
D) Das Basaliom muss lediglich beobachtet werden, da es entarten kann.
E) Keine der Aussagen A-D trifft zu.

Frage 491
Aussagenkombination
Welche der folgenden Aussagen trifft (treffen) zu? Zerumen (Ohrschmalz)

1) stellt eine Verschmutzung des Gehörgangs dar und muss in jedem Fall instrumentell entfernt werden
2) kann zur Schallleitungsstörung führen
3) ist immer ein Zeichen für eine mangelnde Hygiene
4) wird im äußeren Gehörgang gebildet
5) Ist ein ausgezeichneter Nährboden für Bakterien

A) nur 2 ist richtig
B) nur 2 und 4 sind richtig
C) nur 1, 2 und 3 sind richtig
D) nur 1, 3 und 5 sind richtig
E) 1-5, alle sind richtig

Frage 492
Mehrfachauswahlaufgabe
Welche zwei der im Folgenden aufgeführten Infektionen/Infektionskrankheiten werden durch das gleiche Virus verursacht?
Wählen Sie **zwei** Antworten!

A) Windpocken (Varizellen)
B) Ringelröteln (Erythema infectiosum)
C) Gürtelröse (Herpes zoster)
D) Herpes-simplex-Infektion
E) Röteln (Rubeola)

Frage 493
Aussagenkombination
Welche Aussagen treffen zu?
Ursachen eines Kaliummangels im Serum (Hypokaliämie) können sein:

1) Unterernährung
2) Abführmittelmissbrauch
3) Einnahme von Diuretika
4) Unterfunktion der Nebennierenrinde
5) Leberzirrhose

A) nur 1 und 2 sind richtig
B) nur 3 und 4 sind richtig
C) nur 1, 2 und 3 sind richtig
D) nur 3, 4 und 5 sind richtig
E) nur 1, 2, 3 und 5 sind richtig

Frage 494
Mehrfachauswahlaufgabe
Wählen Sie **zwei** Antworten!
Hinweis auf einen chronischen arteriellen Verschluss in Höhe der Kniekehle können folgende Symptome sein:

A) Schwere Beine nach längerem Stehen
B) Beschwerden beim Gehen
C) Fehlender Puls der A. iliaca externa
D) Unterschenkelödeme
E) Kalte Füße

Frage 495
Aussagenkombination
Welche der folgenden Aussagen treffen zu?
Im Rahmen einer länger bestehenden Hochdruckkrankheit können auftreten:

1) Eiweißausscheidung im Urin
2) Ohrensausen
3) Sehstörungen
4) Anfallsweise Herzschmerzen
5) Nasenbluten

A) nur 1, 2 und 3 sind richtig
B) nur 1, 2, 3 und 4 sind richtig
C) nur 1, 2, 4 und 5 sind richtig
D) nur 1, 3, 4 und 5 sind richtig
E) 1-5, alle sind richtig

Frage 496
Aussagenkombination
Welche der folgenden Aussagen treffen zu?
Charakteristische Symptome einer Stomatitis aphthosa (sog. Mundfäule) sind:

1) Schwellung der regionalen Lymphknoten
2) Schmerzlose flächenhafte Entzündung der Mundschleimhaut
3) Fehlen von Allgemeinsymptomen (wie z.B. Fieber)
4) Schmerzhafte Bläschen und flache Erosionen der Mundschleimhaut
5) Erstes Auftreten in der Regel im Erwachsenenalter

A) nur 1 und 2 sind richtig
B) nur 1 und 4 sind richtig
C) nur 3 und 4 sind richtig
D) nur 4 und 5 sind richtig
E) nur 2, 3 und 5 sind richtig

Frage 497
Mehrfachauswahlaufgabe
Welche der folgenden Aussagen zum „normalen" Morgenurin eines gesunden Menschen treffen zu?
Wählen Sie **zwei** Antworten!

A) Er ist immer alkalisch.
B) Er ist immer trübe.
C) Eine Albuminurie von 100 mg/dl ist charakteristisch.
D) Leukozyten sind vereinzelt nachweisbar.
E) Plattenepithelien können enthalten sein.

Frage 498
Aussagenkombination
Welche der folgenden Aussagen trifft (treffen) zu?

1) Ein Pleuraerguss kann durch eine Rechtsherzinsuffizienz entstehen.
2) Ein Eiweißmangel führt typischerweise zu einseitigen Beinödemen.
3) Bei einem Myxödem hinterlässt ein Druck mit dem Finger (im Rahmen der Untersuchung) typischerweise bleibende Dellen.
4) Ödeme können Ursache für eine Erhöhung des Körpergewichts sein.
5) Eine Pulmonalklappenstenose ist eine typische Ursache für ein Lungenödem.

A) nur 2 ist richtig
B) nur 1 und 4 sind richtig
C) nur 2, 4, und 5 sind richtig
D) nur 1, 3, 4 und 5 sind richtig
E) 1-5, alle sind richtig

Frage 499
Aussagenkombination
Welche der folgenden Aussagen zur Mukoviszidose treffen zu?

1) Sie wird typischerweise durch Erreger übertragen
2) Der Nachweis erfolgt über eine Messung des Chloridgehaltes des Schweißes (Schweißtest)
3) Charakteristisch sind Lungensymptome
4) Es kann zur Leberzirrhose kommen
5) Die Lebenserwartung ist meist nicht eingeschränkt

A) nur 1, 2 und 5 sind richtig
B) nur 1, 3 und 4 sind richtig
C) nur 2, 3, und 4 sind richtig
D) nur 2, 3, 4 und 5 sind richtig
E) 1-5, alle sind richtig

Frage 500
Mehrfachauswahlaufgabe
Wählen Sie **zwei** Antworten!
Für Heilpraktiker besteht gemäß Infektionsschutzgesetz ein Behandlungsverbot bei:

A) Eitriger Streptokokkenangina
B) Infektiöser Mononukleose
C) Windpocken
D) Ringelröteln
E) Herpes labialis (Herpes-simplex-Virus Typ I-Infektion)

Frage 501
Aussagenkombination
Welche der folgenden Aussagen zum M. Crohn (Enteritis regionalis) treffen zu?

1) Es kommt typischerweise zu Durchfällen und Bauchschmerzen
2) Betroffen sind vor allem ältere Menschen (über 60 Jahre)
3) Analfisteln können auftreten
4) Ein schubweiser Verlauf spricht gegen M. Crohn
5) M. Crohn kann an verschiedenen Stellen im Magen-Darm-Trakt vorkommen

A) nur 1 und 2 sind richtig
B) nur 3 und 5 sind richtig
C) nur 1, 3 und 5 sind richtig
D) nur 1, 4 und 5 sind richtig
E) 1-5, alle sind richtig

Frage 502
Welche Aussage zu Masern trifft zu?

A) Mögliche Komplikationen sind Otitis media und Pneumonie
B) Der Übertragungsweg ist hauptsächlich fäkal-oral
C) Es kommt typischerweise zur Ohrspeicheldrüsenschwellung
D) Im Blut ist eine Leukozytose hinweisend
E) Die Inkubationszeit beträgt meist unter einer Woche

Frage 503
Aussagenkombination
Welche der folgenden Aussagen zum Zwerchfell treffen zu?
Das Zwerchfell

1) trennt die Brusthöhle von der Bauchhöhle
2) besteht aus einer viszeralen und einer parietalen Schicht
3) ist eine kuppelförmig nach oben gewölbte Muskelplatte
4) ist für die Atmung der wichtigste Muskel
5) kleidet den ganzen Bauchraum wie eine spiegelglatte Haut aus

A) nur 1 und 3 sind richtig
B) nur 1 und 4 sind richtig
C) nur 2 und 5 sind richtig
D) nur 1, 2 und 3 sind richtig
E) nur 1, 3 und 4 sind richtig

Frage 504
Mehrfachauswahlaufgabe
Welche der folgenden Symptome werden einer hypertensiven Krise bzw. einem hypertensiven Notfall zugeordnet?
Wählen Sie **zwei** Antworten!

A) Seh- und Bewusstseinsstörungen
B) Lungenembolie
C) Blutdruckwerte um 180/100 mmHg
D) Linksherzinsuffizienz mit Lungenödem
E) Epileptische Anfälle

Frage 505
Aussagenkombination
Welche der folgenden Aussagen zur Angina pectoris treffen zu?

1) wird durch eine Sauerstoffunterversorgung des Herzmuskels verursacht
2) wird vom Patienten als äußerst bedrohlich empfunden
3) äußert sich durch Schmerzen im Brustkorb
4) kann asymptomatisch verlaufen
5) kann zum Herzinfarkt führen

A) nur 1 und 3 sind richtig
B) nur 1, 3 und 5 sind richtig
C) nur 2, 3 und 4 sind richtig
D) nur 1, 2, 3 und 5 sind richtig
E) 1-5, alle sind richtig

Frage 506
Mehrfachauswahlaufgabe
Welche der folgenden Symptome sind typisch für einen Morbus Parkinson?
Wählen Sie **zwei** Antworten!

A) kleinschrittiger Gang
B) Ruhetremor
C) Chronischer Verwirrtheitszustand
D) übermäßige Bewegungsaktivität
E) Wahrnehmungs- und Denkstörungen

Frage 507
Mehrfachauswahlaufgabe
Charakteristische Symptome der Schizophrenie sind:
Wählen Sie **zwei** Antworten!

A) Gedankenlautwerden
B) Bewusstseinstrübung
C) Kommentierende oder dialogische Stimmen, die über den Patienten und sein Verhalten sprechen
D) Zeitliche Desorientiertheit
E) Schwere Intelligenzminderung

Frage 508
Aussagenkombination
Welche der folgenden Aussagen zum Karpaltunnelsyndrom treffen zu?

1) Charakteristisch ist eine passagere Besserung der Beschwerden durch „Händeausschütteln“
2) Es kommt zu einer Verstärkung der Beschwerden durch bestimmte körperliche Tätigkeiten (z. B. Telefonieren, Stricken)
3) Unbehandelt kann es zu einer Daumenballenatrophie führen
4) Das Karpaltunnelsyndrom beruht auf einer Einengung des N. medianus
5) Typisch sind die nächtlichen Schmerzen in der Hand (Brachialgia paraesthetica nocturna)

A) nur 1, 2, 3 und 4 sind richtig
B) nur 1, 2, 4 und 5 sind richtig
C) nur 1, 3, 4 und 5 sind richtig
D) nur 2, 3, 4 und 5 sind richtig
E) 1-5, alle sind richtig

Frage 509
Aussagenkombination
Bei welcher der folgenden zerebralen Erkrankungen muss mit einer Hirndrucksteigerung gerechnet werden?

1) Enzephalitis
2) Hirnabszess
3) Hirninfarkt
4) Hirnkontusion
5) Hirntumor

A) nur 1, 2, 3 und 4 sind richtig
B) nur 1, 2, 4 und 5 sind richtig
C) nur 1, 3, 4 und 5 sind richtig
D) nur 2, 3, 4 und 5 sind richtig
E) 1-5, alle sind richtig

Frage 510
Aussagenkombination
Welche der folgenden Befunde bei einem zuckerkranken Patienten sprechen für eine diabetische Polyneuropathie?

1) Muskelparese(n)
2) Vermindertes Vibrationsempfinden
3) Starke Liquorzellzahlerhöhung
4) Stumme Myokardischämie
5) Erektile Dysfunktion

A) nur 1, 2, 3 und 4 sind richtig
B) nur 1, 2, 4 und 5 sind richtig
C) nur 1, 3, 4 und 5 sind richtig
D) nur 2, 3, 4 und 5 sind richtig
E) 1-5, alle sind richtig

Frage 511
Einfachauswahl
Welcher Knochen gehört zum oberen Sprunggelenk?

A) Talus
B) Calcaneus
C) Os pisiforme (Erbsenbein)
D) Os pubis
E) Os cuboideum (Würfelbein)

Frage 512
Einfachauswahl
Das untere Ende des Rückenmarks (Conus medullaris) befindet sich auf Höhe des

A) Kreuzbeinendes
B) Lendenwirbelkörper Nr. 5
C) Lendenwirbelkörper Nr. 1/Nr. 2
D) Sakralwirbelkörper Nr. 1
E) Sakralwirbelkörper Nr. 3

Frage 513
Einfachauswahl
Im Ductus thoracicus (Milchbrustgang) findet man

A) Lymphe
B) Muttermilch
C) Nabelvenenblut
D) Venenblut
E) Arterielles Blut

Frage 514
Einfachauswahl
Ein deutlich sichtbarer Venenpuls am Hals ist zu beobachten bei

A) Aorteninsuffizienz
B) Trikuspidalinsuffizienz
C) Mitralinsuffizienz
D) Mitralstenose
E) Aortenstenose

Frage 515
Einfachauswahl
Welche zwei Strukturen münden im Regelfall gemeinsam in das Duodenum?

A) Ductus choledochus und Pfortader
B) Ductus choledochus und Ductus hepaticus
C) Ductus pancreaticus und Ductus choledochus
D) Ductus choledochus und Ductus cysticus
E) Ductus pancreaticus und Ductus hepaticus

Frage 516
Einfachauswahl
In Ruhe beträgt das normale Schlagvolumen des Herzens beim erwachsenen Mann:

A) > 100 ml
B) 70-80 ml
C) 50-60 ml
D) 30-40 ml
E) 20-30 ml

Frage 517
Einfachauswahl
Welche Aussage trifft zu? Glukagon

A) senkt den Blutzuckerspiegel
B) erhöht den Blutzuckerspiegel
C) ist ein Insulinabbauprodukt
D) wird in der Leber gebildet
E) senkt die Bildung von Fettsäuren

Frage 518
Einfachauswahl
Wann sind rötelninfizierte Personen ansteckend?

A) Erst nach Auftreten des Exanthems
B) Nach Abklingen des Hautausschlags
C) In der Regel 16 Tage vor bis 14 Tage nach Auftreten des Exanthems
D) In der Regel 7 Tage vor bis 7 Tage nach Auftreten des Exanthems
E) Sofort nach Infektion bis 20 Tage nach Exanthemausbruch

Frage 519
Aussagenkombination
Bei welchen Infektionskrankheiten können die Erreger von der Mutter (während der Schwangerschaft oder Geburt) auf das Kind übertragen werden?

1) Lues
2) Röteln
3) Windpocken
4) Zytomegalie
5) AIDS

A) nur 3 und 4 sind richtig
B) nur 1, 2 und 5 sind richtig
C) nur 3, 4 und 5 sind richtig
D) nur 1, 2, 4 und 5 sind richtig
E) 1-5, alle sind richtig

Frage 520
Aussagenkombination
Bei einem 17-jährigen Mädchen (Größe 168 cm, Gewicht 39 kg) haben Sie den Verdacht auf Magersucht. Welche Aussagen treffen typischerweise bei diesem Krankheitsbild zu?

1) Ausbleiben der Monatsblutung
2) Die Patientinnen sind depressiv und lassen sich gehen
3) Elektrolytveränderungen im Blut
4) Eine akute Lebensgefahr kann auftreten
5) In der Regel heilt die Krankheit spontan aus

A) nur 1 und 5 sind richtig
B) nur 2 und 3 sind richtig
C) nur 1, 3 und 4 sind richtig
D) nur 1, 2, 3 und 4 sind richtig
E) 1-5, alle sind richtig

Frage 521
Aussagenkombination
Welche der folgenden Aussagen zum Tränenorgan trifft (treffen) zu?

1) Die Tränendrüse liegt im Unterlid
2) Der Tränensack liegt im Oberlid
3) Die Tränenkanälchen treten oberhalb und unterhalb des inneren Augenwinkels aus
4) Im äußeren Augenwinkel befinden sich die Abflüsse für die Tränenflüssigkeit
5) Über den Ductus nasolacrimalis (ableitenden Tränenweg) werden die Tränen in den lymphatischen Kreislauf weitergeleitet

A) Keine Aussage ist richtig
B) nur 3 ist richtig
C) nur 1, 3 und 4 sind richtig
D) nur 1, 2, 3 und 4 sind richtig
E) 1-5, alle sind richtig

Frage 522
Mehrfachauswahlaufgabe
Welche der folgenden Aussagen zu einem manifesten Eisenmangel im Körper eines Erwachsenen sind richtig? Wählen Sie **zwei** Antworten!

A) Er kann immer durch diätetische Maßnahmen allein behoben werden
B) Er kann durch Tumore im Magen-Darm-Trakt ausgelöst werden
C) Er kann durch die alleinige Bestimmung des Serumeisens diagnostiziert werden
D) Eine der Folgen ist die hypochrome, mikrozytäre Anämie
E) Er kann durch gleichzeitigen verstärkten Kaffeegenuss mit der oralen Eisentherapie schneller kompensiert werden

Frage 523
Einfachauswahl
Welche Aussage zur chronischen Rechtsherzinsuffizienz trifft zu?

A) Folge ist ein chronischer Husten
B) Es bestehen Ödeme, besonders an den Unterschenkeln beidseits
C) Eine Splenomegalie (= Vergrößerung der Milz) und Hepatomegalie (=Vergrößerung der Leber) kommen praktisch nie vor
D) Rasselgeräusche über den Lungen sind ein Frühsymptom
E) Als Folge der Rechtsherzinsuffizienz kommt es typischerweise zum Lungenödem

Frage 524
Mehrfachauswahlaufgabe
Welche der folgenden Aussagen zur chronischen Linksherzinsuffizienz treffen zu?
Wählen Sie **zwei** Antworten!

A) Erste Symptome sind beidseitige Unterschenkelödeme
B) Typisch ist das frühe Auftreten von Aszites (= Bauchwasser)
C) Die Ursachen sind oft Bluthochdruck, Herzklappenfehler, koronare Herzkrankheit
D) Wegweisende Symptome sind Belastungs- und Ruhedyspnoe (= Luftnot) sowie Rasselgeräusche über den Lungen
E) Eine Herzvergrößerung kommt nur als Folge einer chronischen Linksherzinsuffizienz vor

Frage 525
Mehrfachauswahlausgabe
Welche der folgenden Symptome sprechen für eine Hyperkinetische Störung (Aufmerksamkeitsdefizit-/Hyperaktivitätsstörung, ADHS) bei Kindern?
Wählen Sie **zwei** Antworten!

A) Häufiger Wechsel von Aktivitäten
B) Gesteigerte Aufmerksamkeit
C) Außerhalb der Schulsituation treten keine Beeinträchtigungen auf
D) Ausgeprägte Redseligkeit und Lärmen
E) Intelligenzminderung

Frage 526
Mehrfachauswahlaufgabe
Welche der folgenden Aussagen zur Thorax- und Lungenuntersuchung treffen zu?
Wählen Sie **zwei** Antworten!

A) Die Auskultation des basalen Bereichs der Lungen erfolgt am besten am liegenden Patienten.
B) Rasselgeräusche können auf eine Linksherzinsuffizienz hindeuten.
C) Auskultatorisch abgeschwächte Atemgeräusche können auf einen Pleuraerguss hinweisen.
D) Eine verlangsamte Atemfrequenz deutet auf Fieber hin.
E) Der Einsatz der sog. Atemhilfsmuskeln ist bei der Ruheatmung normal.

Frage 527
Mehrfachauswahlaufgabe
Welche Aussagen zur Untersuchung des Herz-Kreislaufsystems treffen zu?
Wählen Sie **zwei** Antworten!

A) Der bei der Auskultation des Herzens wichtige Erb'sche Punkt liegt im zweiten Intercostalraum rechts, dicht neben dem Brustbein.
B) Der 1. Herzton ist meist etwas lauter als der 2. Herzton (bei Auskultation über Erbschen Punkt).
C) „Herzgeräusche" (z. B. Systolikum) sind beweisend für eine Herzinsuffizienz.
D) Die Pulsfrequenz ist bei der Exspiration und Inspiration stets gleich.
E) Bei starker Einengung der Carotiden sind Strömungsgeräusche in der Regel leiser hörbar als bei mittelgradiger Einengung.

Frage 528
Einfachauswahl
Welche Aussage über Arthritiden trifft zu?

A) Eine akute Arthritis setzt eine Arthrose des entsprechenden Gelenkes voraus
B) Jede akute Arthritis geht mit einer Eiterbildung einher
C) Eine Arthritis entsteht durch eine Entzündung der Synovialis (= Innenschicht der Gelenkkapsel)
D) Stoffwechselerkrankungen oder Allergien sind keine Ursachen einer akuten Arthritis
E) Eine bakterielle Arthritis setzt eine hämatogene (über den Blutweg) Ausbreitung einer bakteriellen Infektion voraus

Frage 529
Mehrfachauswahlaufgabe
Welche der folgenden Aussagen treffen zu?
Wählen Sie **zwei** Antworten!

A) Plötzlich starke Schmerzen im Bein bei gleichzeitiger Blässe und fehlenden peripheren Pulsen können auf eine arterielle Embolie des betreffenden Beines hindeuten.
B) Unter „Claudicatio intermittens" (intermittierendes Hinken, auch „Schaufensterkrankheit" genannt) versteht man die beim Gehen auftretenden Herzschmerzen.
C) Schmerzen in beiden Beinen, die hauptsächlich beim Gehbeginn auftreten und nach kurzer Zeit nachlassen, deuten am ehesten auf Arthrosen hin.
D) Nächtlicher Ruheschmerz in beiden Beinen weist auf eine beginnende arterielle Durchblutungsstörung hin
E) Chronische Beinschmerzen treten bei einer Alkoholkrankheit nicht auf

Frage 530
Aussagenkombination
Welche der folgenden Aussagen zur Niere treffen zu?

1) Etwa 99 % des ursprünglich filtrierten Wassers (150 L pro Tag!) wird zurück gewonnen.
2) Die winzigen Blutgefäße (Glomerulusschlingen) der Nierenkörperchen haben wasserdurchlässige Poren.
3) Beim Gesunden sind die Poren in den winzigen Blutgefäßen der Nierenkörperchen wesentlich größer als Eiweiße.
4) Zuerst wird Harn (Primärharn) in den Nierenkörperchen durch Filtration gebildet, sozusagen aus dem Blut abgepresst.
5) Durch die Poren in den Glomerula werden mit dem Wasser u.a. auch Giftstoffe des Körpers, die natürlicherweise im Stoffwechsel entstehen, abgefiltert.

A) nur 1 und 2 sind richtig
B) nur 2, 4 und 5 sind richtig
C) nur 3, 4 und 5 sind richtig
D) nur 1, 2, 4 und 5 sind richtig
E) 1-5, alle sind richtig

Frage 531
Aussagenkombination
Welche der folgenden Aussagen zum so genannten (sog.) Totraum des Atemapparates trifft (treffen) zu?

1) Die Nase gehört zum sog. Totraum.
2) Der Kehlkopf (Larynx) gehört zum sog. Totraum.
3) Die Bronchien gehören zum sog. Totraum.
4) Die Luftröhre (Trachea) gehört zum sog. Totraum.
5) Die Alveolen gehören zum sog. Totraum.

A) nur 5 ist richtig
B) nur 1, 2 und 3 sind richtig
C) nur 1, 2 und 4 sind richtig
D) nur 1, 2, 3 und 4 sind richtig
E) 1-5, alle sind richtig

Frage 532
Einfachauswahl
Welche Aussage trifft für eine Hebephrenie (hebephrene Schizophrenie) zu?

A) Die Krankheit beginnt meist nach dem 45. Lebensjahr.
B) Wahnvorstellungen und Halluzinationen stehen im Vordergrund.
C) Die Stimmung ist flach und unpassend.
D) Ursache ist ein chronischer Alkoholmissbrauch.
E) Das Verhalten ist zielgerichtet und vorhersehbar.

Frage 533
Aussagenkombination
Welche der folgenden Befunde weist (weisen) auf Vitamin-B12-Mangel hin?

1) Atrophie der Zungenschleimhaut
2) Mundwinkelrhagaden
3) Verminderung der Vibrationsempfindung
4) Ulcus ventriculi
5) Hypochrome mikrozytäre Anämie

A) nur 2 ist richtig
B) nur 1 und 3 sind richtig
C) nur 1, 2 und 5 sind richtig
D) nur 1, 2, 4 und 5 sind richtig
E) 1-5, alle sind richtig

Frage 534
Einfachauswahl
Welches Vitamin kann der Körper aus Vorstufen selbst bilden?

A) Vitamin C
B) Vitamin B1
C) Vitamin B6
D) Pantothensäure
E) Vitamin D

Frage 535
Aussagenkombination
Welche der folgenden Aussagen treffen zu?
Ein „Trockenes Auge“ kann durch verschiedenartige Faktoren entstehen:

1) Nachlassende Tränenproduktion im Alter
2) Verminderte Flüssigkeitszufuhr
3) Klimatische Einflüsse (heiße, trockene Umgebungsluft, Klimaanlagen)
4) Umweltbelastungen (Ozon, Staub, Lösungsmittel etc.)
5) Stenose der ableitenden Tränenwege

A) nur 2 und 3 sind richtig
B) nur 1, 2 und 3 sind richtig
C) nur 1, 4 und 5 sind richtig
D) nur 1, 2, 3 und 4 sind richtig
E) 1-5, alle sind richtig

Frage 536
Aussagenkombination
Welche der folgenden Symptome und Befunde, insbesondere in Kombination, lassen an das Vorliegen eines obstruktiven Schlafapnoesyndroms denken?

1) Sekundenschlaf (auch bei ausreichendem Nachtschlaf)
2) Konzentrationsstörungen
3) Polyglobulie
4) Morgendliche Kopfschmerzen
5) Arterielle Hypertonie

A) nur 1 und 2 sind richtig
B) nur 1, 3 und 5 sind richtig
C) nur 2, 4 und 5 sind richtig
D) nur 1, 3, 4 und 5 sind richtig
E) 1-5, alle sind richtig

Frage 537
Mehrfachauswahlaufgabe
Wählen Sie **zwei** Antworten!
Die asiatische „Vogelgrippe“ (Geflügelpest)

A) wird durch Influenza-Viren verursacht.
B) kann nicht über kontaminierte Gegenstände bzw. Kleidungsstücke übertragen werden.
C) kann beim Menschen zu Infektionen mit grippeähnlichen Symptomen führen.
D) wird, wenn sich ein Mensch mit der Vogelgrippe angesteckt hat, sehr leicht von Mensch zu Mensch weiter übertragen.
E) kann bei Reisenden durch die öffentlich empfohlene, übliche Schutzimpfung gegen Influenza („Grippe-Schutzimpfung“) sicher verhindert werden.

Frage 538
Mehrfachauswahlaufgabe
Welche der folgenden Aussagen zur Legionelleninfektion/Legionellose treffen zu?
Wählen Sie **zwei** Antworten!

A) Die Legionellose kann durch eine Schutzimpfung sicher vermieden werden.
B) Legionellen können eine schwere Pneumonie verursachen.
C) Legionellose wird durch Trinken großer Wassermengen übertragen.
D) Legionellen können zu einem grippeähnlichen Fieber (sog. Pontiac-Fieber) führen.
E) Bei Legionellose ist keine kausale Therapie möglich.

Frage 539
Aussagenkombination
Bei welcher (welchen) der folgenden Erkrankungen besteht für den Heilpraktiker ein Behandlungsverbot?

1) Röteln
2) TIA (Transitorisch ischämische Attacke)
3) Dermatozoenwahn (Ungezieferwahn, Parasitophobie)
4) Unterschenkelgeschwür mit MRSA-Besiedelung (MRSA = Methicillin-resistenter Staphylokokkus aureus)
5) Rhinitis allergica (Heuschnupfen)

A) nur 1 ist richtig
B) nur 1 und 4 sind richtig
C) nur 1 und 5 sind richtig
D) nur 4 und 5 sind richtig
E) nur 1, 2, 3 und 4 sind richtig

Frage 540
Aussagenkombination
Welche der folgenden Aussagen zum Blut trifft (treffen) zu?

1) Bei ausgeprägter Thrombozytopenie ist die Blutungsgefahr deutlich vermindert.
2) Bei Polyglobulie ist die Blutkörperchensenkungsgeschwindigkeit typischerweise stark beschleunigt (Sturzsenkung).
3) Eine Erhöhung der neutrophilen Granulozyten spricht in erster Linie für einen viral bedingten Infekt.
4) Eine Eosinophilie kann auf eine allergische Erkrankung hinweisen.
5) Bei Gesunden sind etwa die Hälfte aller Blutzellen Leukozyten.

A) nur 3 ist richtig
B) nur 4 ist richtig
C) nur 4 und 5 sind richtig
D) nur 1, 3 und 4 sind richtig
E) 1-5, alle sind richtig

Frage 541
Aussagenkombination
Welche der folgenden Aussagen treffen bei Erkrankungen der Knochen zu?

1) Die Osteomyelitis (Entzündung des Knochenmarks) ist meist mit einer Ostitis (Entzündung des Knochens) kombiniert
2) Bei Spontanfrakturen fehlt ein adäquates Trauma
3) Das Periost (= Knochenhaut) ist schmerzempfindlich
4) Eine „pathologische Knochenfraktur" entsteht durch unphysiologische Dauerbelastung (z.B. nach langen Dauermärschen)
5) Bei einer „Grünholzfraktur" wird das Periost (= Knochenhaut) meist nicht verletzt

A) nur 1, 2 und 3 sind richtig
B) nur 2, 3 und 5 sind richtig
C) nur 3, 4 und 5 sind richtig
D) nur 1, 2, 3 und 5 sind richtig
E) 1-5, alle sind richtig

Frage 542
Mehrfachauswahlaufgabe
Welche der folgenden Aussagen zu Persönlichkeitsstörungen sind richtig? Wählen Sie **zwei** Antworten!

A) Die Betroffenen weichen in der Selbstwahrnehmung, in ihrer Kontaktaufnahme und in ihren Beziehungen zu anderen von der Mehrzahl der Bevölkerung ab.
B) Das abnorme Verhaltensmuster verläuft oft phasenhaft und nicht andauernd und gleichförmig.
C) Die Störungen beginnen im Erwachsenenalter und haben häufig einen atypischen Verlauf.
D) Die Störungen sind meistens mit deutlichen Einschränkungen der beruflichen und sozialen Leistungsfähigkeit verbunden.
E) Die Störungen beginnen und manifestieren sich meist im Seniorenalter.

Frage 543
Aussagenkombination
Welche der folgenden Aussagen zum Alkoholdelir trifft (treffen) zu?

1) Es tritt Personenverkennung auf.
2) Es besteht vermehrte Beeinflussbarkeit.
3) Es besteht in der Regel eine Denksperrung.
4) Es besteht Schreckhaftigkeit.
5) Es besteht oftmals Tachykardie.

A) nur 1 ist richtig
B) nur 1 und 2 sind richtig
C) nur 2, 3 und 5 sind richtig
D) nur 1, 2, 4 und 5 sind richtig
E) 1-5, alle sind richtig

FRAGEN MC 10

Frage 544
Aussagekombination
Die Zufuhr bestimmter, so genannter „essentieller“ (lebenswichtiger) Spurenelemente ist für den menschlichen Organismus notwendig:
Dazu gehören:

1) Jod
2) Eisen
3) Cadmium
4) Quecksilber
5) Zink

A) nur 1 und 2 sind richtig
B) nur 1 und 5 sind richtig
C) nur 1, 2 und 5 sind richtig
D) nur 1, 2, 3 und 5 sind richtig
E) 1-5, alle sind richtig

Frage 545
Aussagekombination
Als Komplikationen der kavernösen Lungentuberkulose können auftreten:

1) Infektionsgefahr für die Umgebung
2) Lungenblutung
3) Spontanpneumothorax (Luftansammlung im Pleuraraum)
4) Hämatogene Streuungsgefahr für den Patienten (Bronchialtuberkulose, Miliartuberkulose, Sepsis)
5) Respiratorische Insuffizienz (Unfähigkeit der Lunge zum adäquaten Gasaustausch)

A) nur 1 und 2 sind richtig
B) nur 2 und 4 sind richtig
C) nur 1, 2 und 3 sind richtig
D) nur 1, 3, 4 und 5 sind richtig
E) 1-5, alle sind richtig

Frage 546
Aussagekombination
Welche der folgenden Untersuchungsergebnisse sind bei einem 2-jährigen Kind normal?

1) freies Gehen ohne Hilfe
2) Nächtliches Einnässen
3) Frühkindliches Schreitphänomen
4) Kindbettfieber
5) Knickfuß-Haltung

A) nur 1, 2 und 4 sind richtig
B) nur 1, 2 und 5 sind richtig
C) nur 2, 3 und 5 sind richtig
D) nur 1, 3, 4 und 5 sind richtig
E) 1-5, alle sind richtig

Frage 547
Aussagekombination
Welche der folgenden Aussagen zu psychischen Störungen bei Frauen treffen zu?

1) Patientinnen mit der sog. Wochenbettpsychose sind nicht suizidgefährdet.
2) Während der Schwangerschaft treten depressive Erkrankungen nicht auf.
3) Ein Teil der Frauen erlebt parallel zum Menstruationszyklus regelmäßige Schwankungen des Befindens mit zum Teil stark beeinträchtigender depressiv-gereizter Stimmung vor Beginn der Menstruation (prämenstruelles Syndrom).
4) Die Depression im Wochenbett kann eine einzelne depressive Episode sein.
5) Im Klimakterium können Depressionen erstmalig auftreten (Involutionsdepression).

A) nur 1 und 3 sind richtig
B) nur 2, 3 und 4 sind richtig
C) nur 2, 4 und 5 sind richtig
D) nur 3, 4 und 5 sind richtig
E) 1-5, alle sind richtig

Frage 548
Aussagekombination
Welche der folgenden Aussagen trifft (treffen) zu?
Hyperurikämie (erhöhte Harnsäurekonzentration im Blut) geht häufig einher mit:

1) Stammbetonter Adipositas (Übergewicht)
2) Fettstoffwechselstörung
3) Diabetes-mellitus-Typ 2
4) Essentieller Hypertonie
5) Rheumatischem Fieber

A) nur 1 ist richtig
B) nur 3 und 4 sind richtig
C) nur 1, 2 und 5 sind richtig
D) nur 1, 2, 3 und 4 sind richtig
E) nur 1, 3, 4 und 5 sind richtig

Frage 549
Aussagekombination
Welche der folgenden Aussagen treffen zu?
Bei der Entstehung einer Nephrolithiasis (Nierensteine) können unterstützend wirken:

1) Harnstauung
2) Harnwegsinfektion
3) Immobilisation
4) Dursten
5) Eiweiß- und purinreiche Ernährung

A) nur 1 und 2 sind richtig
B) nur 2, 4 und 5 sind richtig
C) nur 1, 3, 4 und 5 sind richtig
D) nur 2, 3, 4 und 5 sind richtig
E) 1-5, alle sind richtig

Frage 550
Einfachauswahl
Welche Aussage über Vitamine und deren Mangelerscheinungen bei Unterversorgung trifft zu?

A) Vitamin D – Blutgerinnungsstörung
B) Vitamin C – Rachitis
C) Vitamin B12 – Osteomalazie
D) Vitamin A – Nachtblindheit
E) Vitamin K – Skorbut

Frage 551
Einfachauswahl
Welche Aussage zur Immunität bzw. Immunisierung trifft zu?

A) Immunität kann nur durch eine Erkrankung erworben werden.
B) Bei einer aktiven Schutzimpfung werden dem Patienten Antikörper verabreicht.
C) Der Impfschutz durch eine passive Impfung hält nur kürzere Zeit (solange die verabreichten Antikörper ausreichend im Körper vorhanden sind) an.
D) Ein ausreichender Impfschutz nach einer aktiven Impfung besteht sofort unmittelbar nach Verabreichung der Impfung.
E) Die Zuführung abgetöteter Krankheitserreger ist die einzige Möglichkeit der aktiven Schutzimpfung.

Frage 552
Einfachauswahl
Welche Aussage trifft zu?
Der Muttermund (Portio) ist

A) die Mündungsstelle des Eileiters in den Uterus
B) der Eileitertrichter, der das Ovar umschließt
C) die Einnistungsstelle für das befruchtete Ei
D) die Öffnung des Gebärmutterhalses zur Vagina
E) ein Teil der Plazenta

Frage 553
Aussagekombination
Welche der folgenden Aussagen zu Notfallsituationen sind richtig?

1) Die obligatorische (verbindliche) Erstmaßnahme bei oralen Vergiftungen mit Laugen besteht im Auslösen von Erbrechen.
2) Bei der Bergung eines Patienten mit einer CO-Vergiftung ist unbedingt auf Selbstschutz zu achten.
3) Bei einer stark blutenden Wunde ist immer ein Kompressionsverband ausreichend.
4) Vordringlichste Maßnahme bei einer Brandverletzung ist ein Salbenverband.
5) Bei einem großen epileptischen Anfall sollten alle Gegenstände, an denen sich der Patient verletzen könnte, entfernt werden.

A) nur 1 und 3 sind richtig
B) nur 2 und 5 sind richtig
C) nur 1, 2 und 4 sind richtig
D) nur 1, 2, 4 und 5 sind richtig
E) 1-5, alle sind richtig

Frage 554
Einfachauswahl
Welche Aussage trifft zu?
Welche Zellorganelle dient der zellulären Verdauung?

A) Lysosomen
B) Mitochondrien
C) Ribosomen
D) Chromosomen
E) Nucleus

Frage 555
Einfachauswahl
Welche Aussage trifft zu?
Der Samenleiter mündet in

A) den Harnleiter
B) die Harnblase
C) das Nierenbecken
D) die Harnröhre
E) die Harnkanälchen

Frage 556
Einfachauswahl
Eine Halbseitenlähmung tritt typischerweise auf bei

A) Meningitis
B) Poliomyelitis
C) Apoplexie
D) Cerebralsklerose
E) Bandscheibenvorfall

Frage 557
Aussagekombination
Welche der folgenden Aussagen treffen zu?
Zum lymphatischen System zählen:

1) Tonsillen
2) Ohrspeicheldrüse
3) Pankreas
4) Ductus thoracicus (Milchbrustgang)
5) Milz

A) nur 1 und 2 sind richtig
B) nur 4 und 5 sind richtig
C) nur 1, 4 und 5 sind richtig
D) nur 2, 3 und 4 sind richtig
E) 1-5, alle sind richtig

Frage 558
Einfachauswahl
Welche Aussage zur Meningokokkenmeningitis trifft zu?

A) Die Krankheitsfälle sind im Jahresverlauf gleichmäßig verteilt.
B) Plötzlicher Krankheitsbeginn mit schwerstem Krankheitsgefühl.
C) Die Übertragung erfolgt in der Regel durch Zeckenstich.
D) Die Inkubationszeit beträgt 2 bis 3 Wochen.
E) Der Erreger ist ein Virus.

Frage 559
Aussagekombination
Welche der folgenden Aussagen treffen zu?
Retikulozytenerhöhung findet man:

1) Nach Blutverlust
2) Nach Eisensubstitution bei Eisenmangelanämie
3) Nach Vitamin-B12-Substitution bei perniziöser Anämie
4) Bei einer hämolytischen Anämie
5) Bei einer renalen Anämie infolge Erythropoetinmangel

A) nur 1 und 3 sind richtig
B) nur 2 und 3 sind richtig
C) nur 1, 2 und 4 sind richtig
D) nur 1, 2, 3 und 4 sind richtig
E) nur 1, 3, 4 und 5 sind richtig

Frage 560
Aussagekombination
Welche der folgenden Gegenstände, Apparate oder Instrumente zählen zu den Medizinprodukten und unterliegen damit den Vorschriften des Medizinproduktegesetzes?

1) Spritzen
2) Fieberthermometer
3) Stethoskop
4) Akupunkturnadeln
5) Blutdruckmessgerät

A) nur 1 und 2 sind richtig
B) nur 1 und 3 sind richtig
C) nur 2, 3 und 4 sind richtig
D) nur 3, 4 und 5 sind richtig
E) 1-5, alle sind richtig

Frage 561
Einfachauswahl
Welche Aussage zur chronischen Linksherzinsuffizienz trifft zu?

A) Eine Ursache ist eine langjährige arterielle Hypertonie.
B) Rasselgeräusche über den Lungen sind nie zu hören.
C) Eine Halsvenenstauung weist primär auf eine Linksherzinsuffizienz hin.
D) Patienten mit chronischer Linksherzinsuffizienz leiden typischerweise unter einer Stauungsgastritis.
E) Wegen der Nykturie sollte auf eine gesteigerte Flüssigkeitszufuhr geachtet werden.

Frage 562
Aussagekombination
Welche der folgenden Aussagen zur Untersuchung des Thorax und der Lunge eines 50-jährigen Erwachsenen treffen zu?

1) Der Stimmfremitus (Leitfähigkeit des Gewebes bei niederfrequenten Schwingungen) erlaubt eine Aussage über krankhafte Lungenveränderungen.
2) Die Lungengrenzen bei Ein- und Ausatmung können durch die Perkussion nicht bestimmt werden.
3) Die Verschiebung der Lungengrenzen zwischen Ein- und Ausatmung beträgt normalerweise etwa 4-6 cm.
4) Ein „Fassthorax“ kann ein Hinweis auf ein Lungenemphysem sein.
5) Als „Schonatmung“ wird die Verstärkung der Atemexkursion bezeichnet.

A) nur 2 und 4 sind richtig
B) nur 1, 2 und 3 sind richtig
C) nur 1, 3 und 4 sind richtig
D) nur 1, 4 und 5 sind richtig
E) 1-5, alle sind richtig

Frage 563
Aussagekombination
Welche der folgenden Aussagen zur Untersuchung des Herz-Kreislauf-Systems treffen zu?

1) Der Herzspitzenstoß muss bei einem gesunden Patienten immer sichtbar sein.
2) Als „Herzbuckel“ bezeichnet man eine asymmetrische Vorwölbung der Thoraxwand über dem Herzen.

3) Durch die Perkussion des Herzens kann dessen Größe exakt festgestellt werden.
4) Der Herzspitzenstoß wird üblicherweise in der Medioklavikularlinie im Bereich des 5. Interkostalraumes getastet.
5) Unter einem „Pulsdefizit“ versteht man die Differenz zwischen der Anzahl der Herzschläge und den gleichzeitig gezählten peripheren Pulswellen pro Zeiteinheit.

A) nur 1, 3 und 5 sind richtig
B) nur 2, 3 und 5 sind richtig
C) nur 2, 4 und 5 sind richtig
D) nur 1, 2, 3 und 4 sind richtig
E) nur 1, 2, 4 und 5 sind richtig

Frage 564
Mehrfachauswahlaufgabe
Welche der folgenden Aussagen zu Erkrankungen des Bewegungsapparates treffen zu?
Wählen Sie **zwei** Antworten!

A) Der Nacht- und Ruheschmerz in Gelenken ist charakteristisch für degenerative Erkrankungen.
B) Eine Gelenksarthrose geht immer mit einer schmerzhaften Gelenkschwellung einher.
C) Ein akuter Gichtanfall manifestiert sich in der Mehrzahl der Fälle im Großzehengrundgelenk.
D) Eine sog. Tanzende Patella kann auf das Vorliegen eines Ergusses im Kniegelenk hindeuten.
E) Bursitiden (=Entzündung der Schleimbeutel) werden immer durch Bakterien ausgelöst.

Frage 565
Aussagekombination
Welche der folgenden Symptome gehören zum Sicca-Syndrom (sog. „Trockenes Auge“)?

1) Sandkorngefühl im Auge
2) Lichtempfindlichkeit des Auges
3) Brennen im Auge
4) Müdigkeit der Augen
5) Haften der Lider auf dem Augapfel beim Lidschlag

A) nur 1 und 2 sind richtig
B) nur 3 und 4 sind richtig
C) nur 1, 2 und 5 sind richtig
D) nur 2, 3 und 4 sind richtig
E) 1-5, alle sind richtig

Frage 566
Einfachauswahl
Welche Aussage zum obstruktiven Schlafapnoesyndrom (OSAS) ist richtig?

A) Das wichtigste Therapieverfahren beim OSAS ist das Einsetzen eines nasopharyngealen (Nasen-Rachen) Tubus.
B) Therapeutische Maßnahmen sind selten erforderlich.
C) Allein eine Gewichtsreduktion heilt die Krankheit aus.
D) Bei schlanken Menschen tritt ein OSAS nicht auf.
E) Eine Komplikation sind nächtlich auftretende Herzrhythmusstörungen

Frage 567
Aussagekombination
Einer Ihrer Patienten mit bekannter Leberzirrhose, Aszites und Z. n. Ösophagusvarizenblutung leidet zunehmend an einer Konzentrationsschwäche und Verlangsamung. Er will trotz vermehrten Zuspruchs Ihrerseits auf keinen Fall ins Krankenhaus bzw. in ambulante ärztliche Behandlung. Er ist noch geschäftsfähig. Was ist Ihrem Patienten zu raten?

1) Vermehrte Eiweißzufuhr (> 200g Eiweiß pro Tag)
2) Verminderung der Kalorienzufuhr
3) Darmreinigung, z. B. durch hohe Einläufe
4) Unbedingte Alkoholkarenz
5) Gabe von Laktulose

A) nur 2 ist richtig
B) nur 2 und 4 sind richtig
C) nur 3, 4 und 5 sind richtig
D) nur 1, 3, 4 und 5 sind richtig
E) 1-5, alle sind richtig

Frage 568
Aussagekombination
Welche der folgenden Aussagen zu Anfällen trifft (treffen) zu?

1) Psychogene Anfälle treten bei Epileptikern nicht auf.
2) Jeder epileptische Anfall muss mit Medikamenten durchbrochen werden.
3) Die vegetative Symptomatik (z.B. Schweißausbrüche) ist bei epileptischen Anfällen diagnostisch wegweisend.
4) Bei einem generalisierten Anfall vom Grand-Mal-Typ sollte der Patient wegen möglicher Gefahren (z. B. Aspiration) genau beobachtet werden.
5) Psychogene Anfälle führen in den meisten Fällen nicht zu Sturzverletzungen.

A) nur 5 ist richtig
B) nur 4 und 5 sind richtig
C) nur 1, 3 und 4 sind richtig
D) nur 2, 3, und 5 sind richtig
E) 1-5, alle sind richtig

Frage 569
Mehrfachauswahlaufgabe
Welche der folgenden Aussagen zur Regulierung des Blutzuckerspiegels treffen zu?
Wählen Sie **zwei** Antworten!

A) Insulin fördert die Neubildung von Glukose in der Leber.
B) Der Nüchternblutzuckerspiegel beim Gesunden beträgt 150 mg/dl.
C) Fehlt Insulin, so kommt es im Blut zu Glukosemangel.
D) Bei Stoffwechselgesunden wird der Blutzuckerspiegel durch Hormonwirkung im physiologischen Bereich gehalten.
E) Die Schnelligkeit des postprandialen (nach Nahrungszufuhr) Blutzuckeranstiegs ist abhängig von der Art der zugeführten Nahrung

Frage 570
Einfachauswahl
Bei einem Patienten bestehen beidseits lichtstarre, weite Pupillen. Welche der genannten Schlussfolgerungen trifft am ehesten zu?

A) beginnende Zentralisation beim Schock-Patienten
B) Angina pectoris
C) ins Auge perforierter Fremdkörper
D) Morphinkonsum
E) Sauerstoff-unterversorgtes Gehirn

Frage 571
Einfachauswahl
Bei welcher der genannten Erkrankung sind die genannten Erreger Bakterien?

A) Poliomyelitis
B) Malaria
C) Keuchhusten
D) Hepatitis B
E) HIV-Erkrankung

Frage 572
Aussagekombination
Welche der folgenden Aussagen zur akuten Epiglottitis treffen zu?

1) Sie ist eine lebensbedrohliche Erkrankung.
2) Sie wird meist durch Fremdkörperaspiration verursacht.
3) Sie äußert sich u.a. durch hohes Fieber, Speichelfluss und Schluckbeschwerden.
4) Typischerweise tritt der Krupp-Husten auf.
5) Sie entwickelt sich meist aus voller Gesundheit innerhalb von einigen Stunden.

A) nur 1 und 3 sind richtig
B) nur 1, 3 und 4 sind richtig
C) nur 1, 3 und 5 sind richtig
D) nur 2, 4, und 5 sind richtig
E) 1-5, alle sind richtig

Frage 573
Aussagekombination
Welche der folgenden Aussagen zur Lyme-Borreliose treffen zu?

1) Sie kommt weltweit vor.
2) Die Übertragungsrate von Borrelien während eines Zeckenstiches steigt mit der Dauer des Saugaktes.
3) Beim Erreger der Borreliose handelt es sich um einen Virus, das zur Familie der menschlichen Paramyxoviren zählt.
4) Ein an Borreliose Erkrankter kann üblicherweise durch Anhusten (Tröpfcheninfektion) einen anderen Menschen anstecken.
5) Derzeit besteht in Deutschland keine öffentliche Impfempfehlung gegen die Erkrankung Lyme-Borreliose

A) nur 1, 2 und 5 sind richtig
B) nur 3, 4 und 5 sind richtig
C) nur 1, 2, 3 und 4 sind richtig
D) nur 2, 3, 4, und 5 sind richtig
E) 1-5, alle sind richtig

Frage 574
Mehrfachauswahlaufgabe
Wählen Sie **zwei** Antworten!
Die Bauchspeicheldrüse (Pankreas)

A) ist beim erwachsenen Menschen etwas 2 cm lang und 5 g schwer
B) unterteilt sich anatomisch in Kopf (Caput), Körper (Corpus) und den Schwanz (Cauda), der bis zur Milz reicht
C) besitzt einen Hauptausführungsgang (Ductus pancreaticus), der stets getrennt vom galleableitenden Gang (Ductus choledochus) in den Zwölffingerdarm (Duodenum) mündet
D) ist an seiner Vorderfläche mit Bauchfell überzogen
E) ist eine ausschließlich endokrine Drüse

Frage 575
Aussagekombination
Welche der folgenden Aussagen sprechen für das Vorliegen eines Grauen Stars (Katarakt)?

1) Erhöhter Augeninnendruck
2) Auftreten der Erkrankung nach dem 60. Lebensjahr
3) Linsentrübung
4) Harter Bulbus
5) Abnahme der Sehschärfe

A) nur 1 und 2 sind richtig
B) nur 1 und 4 sind richtig
C) nur 2 und 3 sind richtig
D) nur 1, 2 und 3 sind richtig
E) nur 2, 3 und 5 sind richtig

Frage 576
Einfachauswahl
Welche Aussage trifft zu?
Namentliche Meldepflicht besteht gemäß § 6 Abs. 1 Nr. 1 Infektionsschutzgesetz (IfSG) bei Krankheitsverdacht, Krankheit bzw. bei Tod für

A) Mumps
B) Röteln
C) Masern
D) Scharlach
E) Keuchhusten

Frage 577
Einfachauswahl
Welche Aussage zum Auge trifft zu?

A) Bei Kurzsichtigkeit ist der Augapfel zu kurz.
B) Das Farbensehen ist in den Stäbchen angesiedelt.
C) Mouches volantes (sog. Mückensehen) ist Ausdruck einer Linsentrübung.

D) Beim „Grünen Star“ besteht eine Linsentrübung.
E) Zur Prüfung des Schielens kann in der Praxis der Abdecktest durchgeführt werden.

Frage 578
Einfachauswahl
Welche Aussage zur Hypophyse trifft zu?

A) Die Hypophyse liegt im unteren Abschnitt des Kleinhirns (Cerebellum).
B) Sie ist der oberste Regler des Hormonsystems.
C) Sie produziert TRH (Thyreotropin-Releasing-Hormon).
D) Sie produziert Parathormon (PTH).
E) Ein Hypophysentumor kann eine Sehstörung (bilaterale Hemianopsie) verursachen.

Frage 579
Mehrfachauswahlaufgabe
Welche der folgenden Aussagen der Nebenniere treffen zu?
Wählen Sie **zwei** Antworten!

A) Eine Überfunktion der Nebennierenrinde kann zum Cushing-Syndrom führen.
B) Beim M. Addison besteht ein Mangel an Nebennierenrindenhormonen.
C) Die Überfunktion des Nebennierenmarks geht mit einer Hypotonie einher.
D) Im Nebennierenmark wird ACTH (adrenocorticotropes Hormon) gebildet.
E) Gewichtszunahme und Gesichtsrötung sind charakteristisch für ein Phäochromozytom (katecholaminproduzierender Tumor).

Frage 580
Einfachauswahl
Welche Aussage zu Wurmerkrankungen trifft zu?

A) Oxyuren (Madenwürmer) bzw. deren Eier können nicht direkt von Mensch zu Mensch übertragen werden.
B) Die zuverlässigste Diagnosemethode bei Madenwurmverdacht ist die Untersuchung von frischem Stuhl auf speziellen Agarplatten (Nährbodenplatte).
C) Ascariden (Spulwürmer) können im menschlichen Darm etwa 15-40 cm lang werden.
D) Das typischste Symptom bei Spulwurmbefall ist nächtlicher Juckreiz am Anus.
E) Der typische Übertragungsweg des Rinderbandwurms (Taenia saginata) ist die Schmierinfektion von Mensch zu Mensch.

Frage 581
Einfachauswahl
Welche Aussage trifft zu?
Für die rheumatoide Arthritis (chronische Polyarthritis) gilt:

A) Ein positiver Rheumafaktor sichert alleine die Diagnose einer rheumatoiden Arthritis.
B) Der rheumatische Entzündungsprozess muss vor allem in den ersten beiden Jahren der Erkrankung wirkungsvoll unterdrückt werden, sonst droht eine Destruktion (Zerstörung) der betroffenen Gelenke.
C) Betroffen sind nur die großen Gelenke.
D) Die betroffenen Gelenke müssen langfristig ruhig gestellt werden
E) Die rheumatoide Arthritis entsteht typischerweise 1-3 Wochen nach einer Infektion mit betahämolysierenden Streptokokken der Gruppe A.

Frage 582
Einfachauswahl
Welche Aussage trifft zu?
Eine 70-jährige Patientin stellt sich mit Abgeschlagenheit, Schmerzen im Bereich des Schultergürtels und anfallsartig auftretenden Kopfschmerzen vor.
Die klinische neurologische Untersuchung ist unauffällig; die Schläfenarterien sind verdickt und schmerzhaft.
Die BSG (Blutsenkungsgeschwindigkeit) ist stark beschleunigt.

A) Es handelt sich um eine Migräne mit Aura (Migraine accompagnée).
B) Die Beschwerden sind am ehesten vertebragen bedingt.
C) Die Patientin leidet unter einer Trigeminusneuralgie.
D) Es handelt sich am ehesten um einen Analgetikakopfschmerz. Ein Tablettenentzug unter stationären Bedingungen sollte durchgeführt werden.
E) Es besteht der Verdacht auf eine Arteriitis temporalis

Frage 583
Einfachauswahl
Welche Aussage zur Gonorrhoe (Tripper) trifft zu?

A) Bezüglich der Gonorrhoe besteht nach dem Infektionsschutzgesetz für den Heilpraktiker kein Behandlungsverbot.
B) Bereits der Verdacht auf Gonorrhoe ist für den Heilpraktiker meldepflichtig.
C) Die Gonorrhoe kann zu einer eitrigen Kniegelenksentzündung führen.
D) Erreger der Gonorrhoe ist ein sexuell übertragbares Virus.
E) Die Gonorrhoe ist heutzutage eine sehr seltene Geschlechtskrankheit, die fast nur im Ausland erworben wird.

Frage 584
Einfachauswahl
Für das Vorhofflimmern trifft zu:

A) Es führt unbehandelt in wenigen Minuten zum Tode.
B) Beim Auskultieren hört man regelmäßige Herztöne, da die Herzkammer rhythmisch schlägt.
C) Eine Komplikation ist der Schlaganfall durch arterielle Embolie.
D) Eine typische Komplikation ist die Herzbeuteltamponade.
E) Es verläuft immer chronisch, nie anfallsartig (anfallsartig: mit plötzlichem Beginn und Ende)

Frage 585
Einfachauswahl
Für das Asthma bronchiale trifft zu:

A) Die Einatmung ist stärker beeinträchtigt als die Ausatmung.
B) Die erschwerte Ausatmung wird durch verstärkte Zwerchfellkontraktion unterstützt.
C) Ein Atemnot-Anfall nach körperlicher Belastung kann kein Asthma-bronchiale-Anfall sein, da Asthma bronchiale immer allergisch ausgelöst wird.
D) Kinder mit Heuschnupfen oder Neurodermitis haben kein höheres Risiko an Asthma bronchiale zu erkranken.
E) Beim Asthma bronchiale spielen entzündliche Vorgänge an der Bronchialschleimhaut eine wesentliche Rolle.

Frage 586
Einfachauswahl
Welche Aussage trifft zu?

A) Die Mitralklappe ist in der Systole (Kontraktionsphase) geöffnet.
B) Vorhof und Herzkammer kontrahieren sich in der Systole immer gleichzeitig.
C) Die Trikuspidalklappe liegt zwischen der rechten Kammer und der Pulmonalarterie.
D) Die Lungenvenen münden in den linken Vorhof.
E) Die Pulmonalklappe liegt zwischen der linken Kammer und der Pulmonalarterie.

Frage 587
Einfachauswahl
Für die Fettverdauung spielt eine wichtige Rolle:

A) Die Dickdarmschleimhaut
B) Die Gallenflüssigkeit
C) Der Intrinsic-Faktor
D) Die Amylase
E) Die Inselzellen des Pankreas

Frage 588
Einfachauswahl
Bei chronischem Alkoholismus kann als Spätfolge das sog. Korsakow-Syndrom auftreten. Leitsymptome sind:

A) Optische Halluzinationen
B) Störungen der Merkfähigkeit, Konfabulationen, Orientierungsstörungen
C) Akustische Halluzinationen, Wahnwahrnehmungen
D) Antriebsschwäche, Depressionen
E) Eifersuchtswahn, Bewusstseinstrübung

Frage 589
Aussagekombination
Welche der genannten Tätigkeiten darf der Heilpraktiker ausüben?

1) Verordnung von Betäubungsmitteln (für Schmerztherapie)
2) Verordnung von nicht rezeptpflichtigen Arzneimitteln
3) Empfehlung von Impfungen
4) Nicht notfallmäßige Geburtshilfe
5) Behandlung von Patienten mit Prostatakarzinom

A) nur 2 ist richtig
B) nur 3 und 5 sind richtig
C) nur 1, 2 und 3 sind richtig
D) nur 2, 3 und 5 sind richtig
E) 1-5, alle sind richtig

Frage 590
Aussagekombination
Welche der folgenden Symptome sprechen am ehesten für eine Depression?

1) Motorische Hemmung
2) Appetitverlust
3) Denkzerfahrenheit
4) schwere Schlafstörung, vor allem während der zweiten Nachthälfte
5) Verlust sexuellen Verlangens

A) nur 1, 2, 3 und 4 sind richtig
B) nur 1, 2, 3 und 5 sind richtig
C) nur 1, 2, 4 und 5 sind richtig
D) nur 1, 3, 4 und 5 sind richtig
E) nur 2, 3, 4 und 5 sind richtig

Frage 591
Aussagekombination
Welche der folgenden Aussagen zur Cholezystitis (Entzündung der Gallenblase) treffen zu?

1) Die Cholezystitis ist eine typische Komplikation der Cholezystolithiasis.
2) Die akute Cholezystitis verläuft in der Regel ohne wesentliche Beschwerden.
3) In ca. 90% der Fälle finden sich Gallenblasensteine.
4) Frauen erkranken häufiger als Männer.
5) Eine mögliche Spätfolge der chronisch-rezidivierenden Cholezystitis ist das Gallenblasenkarzinom

A) nur 1 und 3 sind richtig
B) nur 1, 2 und 4 sind richtig
C) nur 2, 4 und 5 sind richtig
D) nur 1, 2, 3 und 4 sind richtig
E) nur 1, 3, 4 und 5 sind richtig

Frage 592
Einfachauswahl
Ein 40-jähriger Mann klagt über heftigste, schlagartig auftretende diffuse Kopfschmerzen nach dem Heben einer schweren Kiste bei seinem Wohnungsumzug. Als Sie eintreffen, ist sein Bewusstsein bereits eingetrübt, es zeigt sich ein Meningismus und positiver Laségue. RR: 115/65 mmHg, Puls 100/min. Was ist die wahrscheinlichste Diagnose?

A) Akuter Migräne-Anfall
B) Subarachnoidalblutung
C) Bluthochdruck
D) Akute Meningitis
E) Alkoholentzugssyndrom

Frage 593
Mehrfachauswahlaufgabe
Wählen Sie **zwei** Antworten!
Kennzeichen der manischen Episode sind:

A) gesteigertes Schlafbedürfnis
B) Steigerung der körperlichen Aktivität
C) Krankheitseinsicht besteht
D) gehobene Stimmung
E) Veitstanz

Frage 594
Aussagekombination
Welche der folgenden Aussagen treffen zu?
Hauptkennzeichen der schizophrenen Psychosen sind:

1) Halluzinationen
2) Quantitative Bewusstseinsstörungen
3) Denkstörungen
4) Wahn
5) Intelligenzstörungen

A) nur 1 und 3 sind richtig
B) nur 2 und 4 sind richtig
C) nur 1, 3 und 4 sind richtig
D) nur 2, 3 und 5 sind richtig
E) nur 1, 2, 4 und 5 sind richtig

Frage 595
Einfachauswahl
Bei welchem Krankheitsbild findet man den so genannten „Tabaksbeutelmund“ (periorale Hautfältelung):

A) Multiple Sklerose
B) Hyperthyreose
C) Systemische Sklerodermie
D) Enzephalitis
E) Manie

Frage 596
Aussagekombination
Welche der folgenden Störung(en) ist (sind) charakteristisch für ein Parkinson-Syndrom?

1) Hyperkinese
2) Rigor
3) Spastik
4) Athetose (langsame geschraubte Bewegungen)
5) Ruhetremor

A) nur 1 ist richtig
B) nur 2 ist richtig
C) nur 1 und 3 sind richtig
D) nur 2 und 5 sind richtig
E) nur 1, 2, 4 und 5 sind richtig

Frage 597
Einfachauswahl
Die Letalität beim akuten Myokardinfarkt ist am höchsten:

A) in den ersten Stunden
B) nach 6-8 Tagen
C) nach 6-8 Wochen
D) nach 6-8 Monaten
E) nach 6-8 Jahren

Frage 598
Einfachauswahl
Welcher Nerv ist beim Karpaltunnel-syndrom betroffen?

A) Nervus radialis
B) Nervus femoralis
C) Nervus medianus
D) Nervus ulnaris
E) Nervus peroneus

Frage 599
Einfachauswahl
Welche Aussage trifft zu?

A) Kortison bewirkt Glukoseabbau (Glykolyse).
B) Schilddrüsenhormone T3 und T4 bewirken Abbau von Fetten (Lipolyse).
C) Insulin bewirkt den Abbau von Glykogen (Glykogenolyse)
D) Parathormon bewirkt Kalziumaufnahme in den Knochen.
E) Glukagon bewirkt Neubildung von Glykogen in der Leber (Glykogensynthese).

Frage 600
Einfachauswahl
Vom sofortigen Beginn einer sachgerechten Reanimation (Wiederbelebung) hängt das Überleben bei einem Kreislaufstillstand ab.
Welche Aussage zur Basisreanimation bei Erwachsenen trifft zu?

A) Bei der Herzdruckmassage soll das Brustbein 0,5-1 cm tief komprimiert werden.
B) „A" des ABC-Schemas steht für Anruf beim Notdienst.
C) Der Rhythmus von Atemspende und Herzdruckmassage ist 5 zu 2.
D) Die anzustrebende Frequenz bei der Durchführung der Herzdruckmassage ist 100/min.
E) Bei Verdacht auf Rippenfraktur sofortige Beendigung der Reanimation.

Frage 601
Einfachauswahl
Worauf schließen Sie bei kaffeesatzartigem Erbrechen und eventuell Schockzeichen?

A) Magenblutung
B) Milzruptur
C) Kolonkarzinom
D) Reizdarm
E) Divertikelruptur im Kolon

Frage 602
Einfachauswahl
Wie viel Liter Blut hat ein erwachsener Mensch mit 70 kg Körpergewicht?

A) 2-3 Liter
B) 4-6 Liter
C) 8-10 Liter
D) 11-12 Liter
E) mehr als 12 Liter

Frage 603
Einfachauswahl
An welche der genannten Krankheiten denken Sie am ehesten bei folgenden Symptomen, die seit kurzem auftreten? Müdigkeit, Schleimhautblutungen, Hautblutungen, Blässe, Fieber, grippeähnlichen Symptome, Appetitlosigkeit, Kopfschmerzen, Schwitzen, Gewichtsabnahme.

A) Tuberkulose
B) Schilddrüsenüberfunktion
C) Akute Leukämie
D) Chronisches Nierenversagen
E) Leberzirrhose

FRAGEN
MC 11

Frage 604
Aussagekombination
Welche der folgenden Aussagen zu den Nieren treffen zu?

1) Die Nieren haben Anteil an der Aufrechterhaltung des Säure-Basengleichgewichts.
2) Die Nieren dienen der Ausscheidung der Blutfette.
3) Die Nieren bilden das Hormon Erythropoetin, das die Bildung roter Blutkörperchen (Erythrozyten) anregt.
4) Die Nieren werden von etwa 5% des Herzminutenvolumens durchflossen.
5) Der Schwellenwert der tubulären Rückresorption von Glukose liegt bei 60-80 mg/dl

A) nur 1 und 3 sind richtig
B) nur 1 und 5 sind richtig
C) nur 2, 3 und 4 sind richtig
D) nur 1, 3, 4 und 5 sind richtig
E) 1-5, alle sind richtig

Frage 605
Einfachauswahl
Welche der nachfolgenden Erkrankungen wird durch Protozoen verursacht?

A) Poliomyelitis
B) Malaria
C) Keuchhusten
D) Hepatitis B
E) HIV-Erkrankung

Frage 606
Mehrfachauswahlaufgabe
Welche der folgenden Aussagen zu Aufbau und Funktion des Herzens treffen zu? Wählen sie **zwei** Antworten!

A) Die Herzscheidewand teilt das Herz in zwei Hälften
B) Die rechte Herzhälfte nimmt das sauerstoffarme Blut aus dem Venensystem des Körpers auf
C) Die Lungenarterie führt das sauerstoffreiche Blut aus dem Lungenkreislauf in die linke Herzhälfte
D) Die Klappen zwischen Vorhöfen und Kammern nennt man Taschenklappen
E) Das Endokard besteht aus zwei gegeneinander verschieblichen Blättern, dem Epikard und dem Perikard.

Frage 607
Einfachauswahl
Welches ist ein typisches Zeichen bei Windpockenerkrankungen (Varizellen)?

A) Hautausschlag mit gekammerten Bläschen nur im gleichen Entwicklungsstadium
B) Kalkspitzerartige Mundschleimhautflecken
C) Ab 4. Tag nach Erkrankungsbeginn, Auftreten einer „Himbeerzunge“
D) Vielgestaltiges Exanthem (Hautausschlag) in Form eines „Sternenhimmels“
E) Girlandenförmiges aneinander gereihtes fleckförmiges Erythem (Rötung)

Frage 608
Einfachauswahl
Welche Aussage trifft zu?
Die Alzheimer-Demenz beginnt:

A) Schleichend mit paranoider Erlebnisverarbeitung
B) Plötzlich mit Orientierungsstörungen
C) Schleichend mit Merkfähigkeitsstörungen
D) Plötzlich mit akustischen Halluzinationen
E) Plötzlich mit neurologischen Herdzeichen

Frage 609
Aussagenkombination
Für Heilpraktiker besteht ein Behandlungsverbot (gemäß Infektionsschutzgesetz) für die Behandlung folgender Erkrankungen:

1) Hepatitis A
2) Masern
3) Ansteckende Borkenflechte
4) Tuberkulose
5) Dornwarzen (Veruccae plantares)

A) nur 1 und 3 sind richtig
B) nur 1 und 4 sind richtig
C) nur 2, 3 und 4 sind richtig
D) nur 1, 2, 3 und 4 sind richtig
E) 1-5, alle sind richtig

Frage 610
Aussagenkombination
Welche der folgenden Aussagen treffen zu?

1) Patienten, die an einer Depression leiden, sind nach „Ausheilen“ der Depression vor einer manischen Episode geschützt.
2) Bei schweren Depressionen können ein vermindertes Selbstwertgefühl, Wertlosigkeit mit konkreten Suizidideen auftreten.
3) Depressive Patienten können durch Mangelernährung und vor allem durch zu geringe Trinkmenge sehr gefährdet sein.
4) Ein Patient mit einer schweren Depression kann nicht gleichzeitig eine Wahnsymptomatik entwickeln.
5) Die Depression zählt zu den affektiven Störungen.

A) nur 1, 2 und 3 sind richtig
B) nur 1, 2 und 5 sind richtig
C) nur 1, 3 und 5 sind richtig
D) nur 2, 3 und 4 sind richtig
E) nur 2, 3 und 5 sind richtig

Frage 611
Aussagenkombination
Welche Symptome sind typischerweise bei einer Schizophrenie anzutreffen?

1) Dialogische Stimmen
2) Gedankenlautwerden
3) Gedankeneingebung
4) Gedankenentzug
5) Ideenflucht

A) nur 1, 2, 3 und 4 sind richtig
B) nur 1, 2, 3 und 5 sind richtig
C) nur 1, 2, 4 und 5 sind richtig
D) nur 1, 3, 4 und 5 sind richtig
E) nur 2, 3, 4 und 5 sind richtig

Frage 612
Einfachauswahl
Welche Aussage zum Delirium tremens (‚Alkoholentzugsdelir) trifft zu?

A) Zittern stellt ein seltenes Symptom der Erkrankung dar
B) Das Delirium tremens tritt nur bei einem Blutalkoholspiegel von mehr als 3 Promille auf
C) Unbehandelt führt ein Delirium tremens in unter 1% zum Tode
D) Krampfanfälle können Vorboten eines nahenden Delirs sein
E) Wahnvorstellungen schließen ein Delirium tremens aus

Frage 613
Aussagenkombination
Zum lymphatischen System gehören folgende Organe:

1) Thymus
2) Gaumenmandeln
3) Peyer-Plaques
4) Gallenblase
5) Ductus thoracicus (Milchbrustgang)

A) nur 1 und 5 sind richtig
B) nur 1, 2 und 3 sind richtig
C) nur 3, 4 und 5 sind richtig
D) nur 1, 2, 3 und 5 sind richtig
E) nur 1, 3, 4 und 5 sind richtig

Frage 614
Einfachauswahl
Die durchschnittliche Lebensdauer der Thrombozyten beträgt:

A) 5-10 Stunden
B) ½-1 Tag
C) 1-2 Wochen
D) Ca. 1 Monat
E) 3-4 Monate

Frage 615
Einfachauswahl
Die Tollwut

A) wurde in Deutschland bei Tieren seit Jahren nicht mehr beobachtet
B) wird nur durch Hunde- oder Katzenbisse auf den Menschen übertragen
C) hat in der Regel eine Inkubationszeit von Jahren
D) ist nach dem Infektionsschutzgesetz (IfsG) bei Verdacht nicht meldepflichtig
E) ist beim Menschen u.a. gekennzeichnet durch Hydrophobie („Wasserscheu“, Schluckstörung mit Angst vor dem Trinken

Frage 616
Einfachauswahl
Am Stamm eines Patienten entdecken Sie während der körperlichen Untersuchung eine flächenhafte Rötung und äußern den Verdacht eines Erythema chronicum migrans (E.c.m., „Wanderröte“).

A) ein E.c.m. ist Folge einer Virusinfektion
B) da das E.c.m. im weiteren Verlauf abblasst bzw. spontan abheilt, ist eine Behandlung des zugrunde liegenden Krankheitsbildes nicht erforderlich
C) Taubenmilben sind für das Entstehen des E.c.m. verantwortlich
D) neben dem E.c.m. als Leitsymptom kann das zugrunde liegende Krankheitsbild auch mit Allgemeinsymptomen wie Fieber, Kopfschmerzen, Angeschlagenheit einhergehen
E) das E.c.m. ist nur bei Erwachsenen zu beobachten, da sich der Überträger auf der glatten Kinderhaut nicht festsetzen kann

Frage 617
Einfachauswahl
Welche der genannten Arten der weißen Blutkörperchen (im Differentialblutbild) ist normalerweise am zahlreichsten?

A) Basophile Granulozyten
B) Eosinophile Granulozyten
C) Lymphozyten
D) Monozyten
E) Neutrophile Granulozyten

Frage 618
Aussagenkombination
Welche der folgenden Aussagen zur Entstehung von Osteoporose trifft (treffen) zu?

1) Frauen erkranken weit häufiger als Männer
2) Östrogene wirken auf den Knochen abbauend
3) Einnahme von Kortison-Präparaten über längere Zeiträume führt zu einem Knochenabbau
4) Kalziumarme und sehr phosphatreiche Ernährung ist eine Säule der Osteoporosebehandlung
5) Erhöhte körperliche Aktivität ist eine Säule der Osteoporosebehandlung

A) nur 1 ist richtig
B) nur 2 und 3 sind richtig
C) nur 1, 3 und 5 sind richtig
D) nur 1, 3, 4 und 5 sind richtig
E) 1 – 5, alle sind richtig

Frage 619
Aussagenkombination
Welche der nachfolgenden Beobachtungen lassen Sie an einen Morbus Scheuermann denken?

1) Seitverbiegung der Wirbelsäule beim Säugling
2) Nachweise der Fixierung der Rundrückenbildung bei einem jugendlichen Patienten (Unfähigkeit den Rundrücken aktiv auszugleichen)
3) Vermindere Belastungsfähigkeit bei schwerem Heben
4) Rundrückenbildung bei einer 60-jährigen Patientin
5) Morgensteife im Rückenbereich, die durch körperliche Aktivität nach etwa einer halben Stunde besser wird

A) nur 1 und 2 sind richtig
B) nur 2 und 3 sind richtig
C) nur 1, 2 und 3 sind richtig
D) nur 3, 4 und 5 sind richtig
E) nur 2, 3, 4 und 5 sind richtig

Frage 620
Aussagenkombination
Welche der nachfolgenden Beobachtungen bei einem Ihrer Patienten lassen Sie an einen Morbus Bechterew denken?

1) Auftreten der Steifigkeit und der Schmerzen vor allem in den frühen Morgenstunden
2) Thoraxschmerz bei tiefem Einatmen
3) Tiefsitzende Rückenschmerzen, teilweise mit Schmerzausstrahlung in die Oberschenkel
4) Rückenschmerzen, die bei längerem Stehen auftreten und in Ruhelage verschwinden
5) Beginn der Krankheit vorzugsweise im Alter zwischen 15 und 40 Jahren

A) nur 1 und 2 sind richtig
B) nur 2 und 3 sind richtig
C) nur 1, 4 und 5 sind richtig
D) nur 1, 2, 3 und 5 sind richtig
E) 1 - 5 = alle sind richtig

Frage 621
Mehrfachauswahlaufgabe
Sie führen eine Blutdruckmessung am rechten Oberarm (nach Riva Rocci/RR) durch.
An welche der nachfolgend genannten Krankheiten lässt Sie eine erhöhte Different zwischen systolischem Blutdruck und diastolischen Blutdruck (vergrößerte Blutdruckamplitude) in erster Linie denken?
Wählen sie **zwei** Antworten!

A) Aortenklappeninsuffizienz
B) Aortenstenose
C) Hyperthyreose
D) Hypothyreose
E) Pulmonalklappeninsuffizienz

Frage 622
Aussagenkombination
Welche der folgenden Aussagen zum Niederdruck-Blutkreislaufsystem eines gesunden Menschen (30-40 Jahre) trifft (treffen) zu?
Zum Niederdrucksystem zählt (zählen):

1) das rechte Herz
2) der linke Vorhof
3) die Arteria pulmonalis
4) die Pfortader
5) die Vena pulmonalis

A) nur 2 ist richtig
B) nur 2 und 3 sind richtig
C) nur 1, 2 und 4 sind richtig
D) nur 1, 3 und 4 sind richtig
E) 1 - 5 = alle sind richtig

Frage 623
Mehrfachauswahlaufgabe
Welche der folgenden Aussagen treffen für eine ausgeprägte Hypoglykämie zu?
Wählen sie **zwei** Antworten!

A) Heißhunger
B) Kussmaul-Atmung
C) Azetongeruch
D) Feucht-kalte Haut
E) Langsame Entwicklung

Frage 624
Einfachauswahl
Für welche Form der Angina tonsillaris (Mandelentzündung) sind sog. Pseudomembranen (fest haftende, grau-weiße Beläge) charakteristisch?

A) Streptokokken-Angina
B) Angina-Plaut-Vincent
C) Angina catarrhalis
D) Tonsillarabszess
E) Diphtherie

Frage 625
Einfachauswahl
Was versteht man unter „Abszess"?

A) Ansammlung von Eiter in vorgebildeten Höhlen (z.B. Gallenblase)
B) eine oberflächliche, nicht eitrige Entzündung
C) Ansammlung von Eiter in einem durch Gewebeeinschmelzung entstandenen Gewebehohlraum
D) eine Anschwemmung von Bakterien in die Blutbahn
E) eine Entzündung, die ausschließlich durch Viren bedingt ist

Frage 626
Einfachauswahl
Für welche schwerwiegende, unter Umständen lebensbedrohliche Erkrankung ist die ein- oder beidseitige Hämatomverfärbung (=Bluterguss) der Augenhöhlen – Monokelhämatom oder Brillenhämatom – ein diagnostischer Hinweis, wenn auch nicht beweisend?

A) Apoplektischer Insult (=Schlaganfall)
B) Schädelbasisbruch
C) Blutungsanämie
D) Netzhautblutung
E) Grüner Star (=Glaukom)

Frage 627
Einfachauswahl
Welche Aussage trifft bei akuter Pankreatitis zu?

A) Die häufigste Ursache ist die Mumps-Infektion.
B) Die alkoholinduzierte akute Pankreatitis geht immer in die chronische Form über.
C) Ein Kreislaufschock ist bei schwerer akuter Pankreatitis selten.
D) Typisch ist ein akuter Beginn mit heftigen, häufig gürtelförmigen Oberbauchschmerzen.
E) Eine Umstellung auf häufige, kleine Mahlzeiten ist notwendig.

Frage 628
Einfachauswahl
Risikofaktor für eine koronare Herzerkrankung ist:

A) Diabetes mellitus
B) erhöhte HDL-Werte im Blut
C) eine Colitis ulcerosa
D) erniedrigte Gamma-GT
E) eine chronische Polyarthritis

Frage 629
Einfachauswahl
Die Mitralstenose ist gekennzeichnet durch:

A) die Vergrößerung des linken Vorhofs
B) die Stauung im großen Kreislauf
C) die Vergrößerung der linken Herzkammer
D) ein systolisches Geräusch
E) verminderten Druck im linken Vorhof

Frage 630
Einfachauswahl
Welche Aussage trifft zu?
Bei der zentralen Zyanose

A) ist eine arterielle Sauerstoff-Sättigung erhöht
B) wird dem Blut im Gewebe vermehrt Sauerstoff entzogen
C) ist die Blutzirkulation verlangsamt
D) kommt als Ursache ein Herzfehler in Betracht
E) ist die Zunge typischerweise rosig

Frage 631
Einfachauswahl
Welche der folgenden Krankheiten wird durch ein Virus verursacht?

A) Cholera
B) Tuberkulose
C) Gasbrand
D) Wundstarrkrampf
E) Tollwut

Frage 632
Einfachauswahl
Für welche Verletzung ist das Symptom „Fallhand“ charakteristisch?

A) Verletzung des N. medianus
B) Verletzung des N. radialis
C) Verletzung des N. ulnaris
D) Mittelhandbruch
E) mehrfache Fingerbrüche

Frage 633
Einfachauswahl
Welche Aussage ist am ehesten typisch für eine Multiple Sklerose?

A) verstärkte Bauchdeckenreflexe
B) nicht selten Erkrankungsbeginn mit Sehstörungen (z.B. Doppelbilder)
C) kontinuierlicher Krankheitsverlauf mit ständiger schleichender Verschlechterung
D) plötzlich auftretende schlaffe Lähmungen
E) Krankheitsbeginn meistens nach dem 50. Lebensjahr

Frage 634
Einfachauswahl
Welche Aussage zur Harnblase ist richtig?

A) das maximale physiologische Fassungsvermögen der Blase beträgt beim gesunden ca. 200 ml
B) der Primärharn wird in der Harnblase konzentriert
C) bei sehr starker Füllung der Harnblase kann eine reflektorische, unwillkürliche Entleerung erfolgen
D) der äußere Schließmuskel der Harnblase (Sphincter externus) wird vom Sympathikus (unwillkürliches Nervensystem) innerviert
E) der Detrusor vesicae (Harnblasenmuskel) wird vom „willkürlichen“ Nervensystem gesteuert

Frage 635
Einfachauswahl
Welche Aussage trifft zu?
Bauchdeckenreflexe sind meist

A) verstärkt bei schlaffen Bauchdecken, z.B. Multipara (Mehrgebärenden)
B) verstärkt bei straffen Bauchdecken, z.B. Gravidität (Schwangerschaft)
C) verstärkt bei Multipler Sklerose
D) abgeschwächt bei jungen, sportlichen Patientinnen
E) abgeschwächt bei älteren Patienten (älter als 75 Jahre), die sich wenig bewegen

Frage 636
Aussagenkombination
Gelegentlicher und flüchtiger Reflux (Rückfluss) von Mageninhalt in die Speiseröhre ist eine physiologische Erscheinung.
Welche der folgenden Aussagen treffen zu?

1) Zu den klinischen Symptomen eines pathologischen Refluxes (Refluxkrankheit) gehören Sodbrennen, Regurgitation und epigastrische Schmerzen sowie ein Druckgefühl hinter dem Sternum.
2) Der untere Ösophagussphinkter erfährt beim Rauchen, durch Alkohol sowie durch peristaltische Wellen eine Tonusverringerung bzw. eine Öffnung.
3) Ursache für eine Refluxkrankheit kann eine Schwangerschaft (besonders im 3. Trimenon) sein.

4) Als Folge einer Refluxkrankheit kann eine Präkanzerose auftreten.
5) Therapeutisch werden bei der Refluxkrankheit Medikamente eingesetzt, die den Druck (Muskeltonus) im unteren Ösophagus senken.

A) nur 1, 2 und 5 sind richtig
B) nur 2, 3 und 4 sind richtig
C) nur 1, 2, 3 und 4 sind richtig
D) nur 1, 3, 4 und 5 sind richtig
E) nur 2, 3, 4 und 5 sind richtig

Frage 637
Einfachauswahl
Welche Aussage trifft zu?

A) Der Gehirnstoffwechsel benötigt als Energielieferanten vorrangig Fett.
B) Eine Abnahme der Durchblutung des Gehirns findet bei Hyperventilation sowie bei intrakranieller Drucksteigerung statt.
C) Die Blutversorgung des Gehirns wird im Wesentlichen durch die zwei Arteriae vertebrales gewährleistet.
D) Gefäßverbindungen zwischen den Arterien, die das Gehirn mit Blut versorgen, gibt es nicht.
E) Während des Schlafens können keine ischämischen Attacken stattfinden.

Frage 638
Einfachauswahl
Welche Aussage trifft zu?

A) Der Patellarsehnenreflex ist ein polysynaptischer Reflex (Fremdreflex).
B) Beim Patellarsehnenreflex liegt der Reflexerfolg in der Kontraktion des M. quadriceps femoris.
C) Ein Patellarklonus hat keinerlei pathologische Bedeutung.
D) Zur Prüfung des Patellarsehnenreflexes liegt der Patient am besten auf dem Bauch.
E) Ein Ausbleiben des Patellarsehnenreflexes lässt auf eine Schädigung von L5-S1 schließen.

Frage 639
Aussagenkombination
Welche der folgenden Aussagen zum Mammakarzinom trifft (treffen) zu?

1) In den westlichen Industrienationen ist das Mammakarzinom kein häufiges Malignom der Frau.
2) Das Mammakarzinom metastasiert ausschließlich hämatogen.
3) Das Mammakarzinom kann nur operativ behandelt werden.
4) Eine der wichtigsten Risikofaktoren für das Mammakarzinom ist die familiäre Belastung.
5) Die Diagnose des Mammakarzinoms wird ausschließlich durch die Mammographie gesichert.

A) nur 4 ist richtig
B) nur 2 und 3 sind richtig
C) nur 1, 2 und 4 sind richtig
D) nur 2, 4 und 5 sind richtig
E) nur 3, 4 und 5 sind richtig

Frage 640
Mehrfachwahlaufgabe
Welche der folgenden Aussagen zur Harnblase treffen zu?
Wählen Sie **zwei** Antworten!

A) unter „Harnverhalt“ versteht man das Unvermögen, trotz prall gefüllter Harnblase, Urin zu lassen.
B) den verschiedenen Formen der Harninkontinenz liegt immer die gleiche Ursache zu Grunde
C) nach der Blasenentleerung verbleibt normalerweise ein Restharn von etwa 150 ml
D) bei der Reflexinkontinenz ist die nervale Verbindung zwischen Hirn und dem für die Blasenfunktion verantwortlichen Rückenmarksabschnitt gestört
E) unter einer Pollakisurie versteht man häufigen Harndrang mit jeweils großen Urinmengen und vermehrter Urinausscheidung über 24 Stunden

Frage 641
Einfachauswahl
Welche Aussage trifft zu?
Eine glatt-rote Zunge mit Zungenbrennen weist hin auf eine(n):

A) Herpes-simplex-Infektion
B) Vitamin C-Mangel
C) Vitamin-B12-Mangel
D) Multiples Myelom (Plasmozytom)
E) Niereninsuffizienz

Frage 642
Einfachauswahl
Welche Aussage trifft zu?
Folsäuremangel

A) erhöht bei schwangeren Frauen das Risiko für Neuralrohrdefekte des Babys
B) führt zu Malabsorption von Vitamin B12
C) bewirkt eine Hemmung des Gerinnungssystems
D) geht in der Regel mit einer Entzündung des absteigenden Colons (Dickdarms) einher
E) erhöht die Lichtempfindlichkeit der Haut

Frage 643
Aussagenkombination
Typische Folge(n)/Nebenwirkung(en) einer oralen Eisentherapie ist (sind):

1) Mundwinkelrhagaden
2) bierbraune Färbung des Urins
3) Schwarzfärbung des Stuhls
4) Magenbeschwerden
5) Störung der Resorption und damit der Wirkung verschiedener Medikamente

A) nur 3 ist richtig
B) nur 1, 4 und 5 sind richtig
C) nur 3, 4 und 5 sind richtig
D) nur 1, 2, 3 und 4 sind richtig
E) nur 2, 3, 4 und 5 sind richtig

Frage 644
Aussagenkombination
Welche der folgenden Aussagen trifft (treffen) zu?
Nach operativer Entfernung der Milz (Milzruptur bei Verkehrsunfall) kann es kommen zu:

1) Kompensation generalisierter Lymphknotenschwellung
2) verminderter Bildung von Antikörpern (IgG, IgM)
3) Mangel an allen Blutzellen
4) erhöhter Thromboseneigung (vor allem in der Anfangsphase)
5) erhöhter Sepsisgefährdung

A) nur 1 ist richtig
B) nur 3 ist richtig
C) nur 4 und 5 sind richtig
D) nur 2, 4 und 5 sind richtig
E) 1 - 5 = alle sind richtig

Frage 645
Aussagenkombination
Welche der folgenden Aussagen zu Vitamin K trifft (treffen) zu?

1) Vitamin K hemmt die Blutgerinnung
2) bei Vitamin-K-Mangel kommt es zu einer verlängerten Blutungszeit
3) Vitamin-K-Mangel tritt häufig mit Lebererkrankungen vergesellschaftet auf
4) bei gestörter Darmflora, z.B. durch Antibiotika, kann es zu Vitamin-K-Mangel kommen
5) zu den Vitamin-K-reichen Gemüsen zählen Broccoli, Spinat oder Kohl

A) nur 1 ist richtig
B) nur 1 und 5 sind richtig
C) nur 1, 3 und 5 sind richtig
D) nur 2, 3, 4 und 5 sind richtig
E) 1 - 5 = alle sind richtig

Frage 646
Mehrfachauswahlaufgabe
Welche der folgenden Aussagen über Penis und Hoden treffen zu?
Wählen Sie **zwei** Antworten!

A) Im Kleinkindesalter ist eine Phimose in der Regel physiologisch
B) Eine Phimose beim erwachsenen Mann hat keinen Einfluss auf die Möglichkeit einer Karzinomentstehung am Penis
C) In den Hoden kommen zwei Drüsenarten vor: Im exokrinen Teil wird das Hormon Testosteron produziert, im endokrinen Teil die Spermien
D) Bei nicht im Skrotum liegenden Hoden besteht die Gefahr, dass die Spermatogenese gestört ist
E) Eine Hodentorsion kommt bei männlichen Kindern vor der Pubertät nicht vor

Frage 647
Mehrfachauswahlaufgabe
Wählen sie **zwei** Antworten!
Bei unklaren Abdomenschmerzen sprechen folgende Befunde für eine akute Appendizitis:

A) Schmerzen im linken Unterbauch
B) Druckschmerz am McBurney-Punkt
C) Kontralateraler Loslass-Schmerz
D) Temperaturdifferenz axillär-rektal kleiner als 0,5°C
E) Leukopenie

Frage 648
Aussagenkombination
Das Schultergelenk (Articulatio humeri) wird als Kugelgelenk nicht nur durch seine Bänder, sondern zusätzlich noch durch mehrere Muskeln gesichert. In diesem Zusammenhang bezeichnet man eine Gruppe von Muskeln als „Rotatorenmanschette".
Welche der im Folgenden benannten Muskeln gehören zu dieser „Rotatorenmanschette"?

1) Musculus supraspinatus (Obergrätenmuskel)
2) Musculus infraspinatus (Untergrätenmuskel)
3) Musculus subscapularis (Unterschulterblattmuskel)
4) Musculus deltoideus (Deltamuskel)
5) Musculus teres major (Großer Rundmuskel)

A) nur 1, 2 und 3 sind richtig
B) nur 1, 3 und 4 sind richtig
C) nur 2, 3 und 5 sind richtig
D) nur 1, 2, 4 und 5 sind richtig
E) 1-5, alle sind richtig

Frage 649
Aussagenkombination
Welche der folgenden Aussagen treffen zu?
Die typischen Symptome des „Horner-Syndroms" sind:

1) Exophthalmus
2) Enophthalmus
3) Ptosis
4) Miosis
5) Mydriasis

A) nur 1 und 4 sind richtig
B) nur 1, 3 und 4 sind richtig
C) nur 1, 3 und 5 sind richtig
D) nur 2, 3 , 4 sind richtig
E) nur 2, 3 und 5 sind richtig

Frage 650
Aussagenkombination
Für die Chromosomenstörung Down-Syndrom (Trisomie 21) sind typischerweise folgende Symptome kennzeichnend:

1) Schräge Augenlidstellung
2) Vergrößerte Zunge
3) Sehr häufiges Auftreten von Diabetes mellitus Typ 1
4) Intelligenzminderung
5) Minderwuchs

A) nur 1, 2 und 5 sind richtig
B) nur 1, 3 und 4 sind richtig
C) nur 2, 3 und 5 sind richtig
D) nur 1, 2, 4 und 5 sind richtig
E) 1-5, alle sind richtig

Frage 651
Aussagenkombination
Welche der folgenden Aussagen treffen zu?
Die Adipositas (Fettsucht) zeigt ein gehäuftes Auftreten mit folgenden Krankheiten:

1) Diabetes mellitus
2) Bluthochdruck
3) Hyperthyreose
4) Gicht
5) Colitis ulcerosa

A) nur 1, 2 und 4 sind richtig
B) nur 2, 3 und 4 sind richtig
C) nur 1, 4 und 5 sind richtig
D) nur 1, 2, 3 und 5 sind richtig
E) 1-5, alle sind richtig

Frage 652
Einfachauswahl
Welche Aussage zur Verlausung (Pedikulose) trifft zu?

A) Die befruchteten Kopflaus-Weibchen kleben ihre Eier, die Nissen, mit einem wasserlöslichen Kitt an die Kopfhaare
B) Nach 30-40 Tagen schlüpfen aus den Nissen die Larven
C) Kopfläuse befallen besonders häufig die Achsel- und Schambehaarung
D) Zu den humanpathogenen Läusen gehören die Kopflaus, die Filzlaus und die Kleiderlaus
E) Kopfläuse sind gemäß § 6 meldepflichtig

Frage 653
Mehrfachauswahlaufgabe
Welche der folgenden Aussagen hinsichtlich der Obstipation treffen zu?
Wählen Sie **zwei** Antworten!

A) Eine Obstipation mit Schmerzen und verstärkten Darmgeräuschen kann auf einen mechanischen Ileus hindeuten
B) Eine Obstipation ohne Darmgeräusche, evtl. mit Schluckauf und schmerzhaftem Meteorismus, könnte auf paralytischen Ileus hinweisen
C) Bei Obstipation mit Verdacht auf Ileus ist als Erstmaßnahme ein rektaler Einlauf angebracht
D) Eine Darmentleerung alle zwei bis drei Tage ist wegen der Gefahr der Bildung von Giftstoffen als bedrohlich einzustufen
E) Jeder Obstipation liegt eine Verlegung des Darmlumens zu Grunde.

Frage 654
Einfachauswahl
Wie wird der Body-Mass-Index (BMI, Körpermassenzahl) berechnet?

A) Körpergewicht in kg/Quadrat der Körpergröße in m
B) Körpergewicht in kg/Bauchumfang
C) Körpergröße in m/Körpergewicht kg
D) Körpergröße in cm – 100
E) Körpergröße in m / Brustumfang in m

Frage 655
Einfachauswahl
Welche Aussage zur Labordiagnostik einer Anämie trifft zu?

A) Bei Eisenmangelanämie ist das Serum-Ferritin erhöht
B) Bei megaloblastärer Anämie kommt es zu hypochromen Erythrozyten (Hämoglobingehalt des einzelnen Erythrozyten vermindert)
C) Bei Sphärozytose (Kugelzellanämie) ist als Zeichen der Hämolyse Bilirubin erhöht
D) Bei Eisenmangelanämie ist Transferrin erniedrigt
E) Bei renaler Anämie kommt es zu einer Erhöhung der Retikulozyten

Frage 656
Einfachauswahl
Welche Aussage zur körperlichen Untersuchung trifft zu?

A) Auskultatorisch ist bei hochgradiger Aortenklappenstenose ohne zusätzliche Klappendefekte ein systolisch-diastolisches Kombinationsgeräusch zu hören.
B) Die Palpation der vergrößerten Milz gelingt in Linksseitenlage am besten.
C) Bei der Herzauskultation ist bei Mitralklappeninsuffizienz direkt nach dem ersten Herzton ein systolisches Geräusch zu hören.
D) Die Palpation der Schilddrüsenlappen von hinten erfolgt seitenvergleichend mit dem Daumen.
E) Auskultatorisch ist bei Lungenemphysem ein verstärktes Atemgeräusch zu hören.

Frage 657
Aussagenkombination
Welche der folgenden Aussagen zum Morbus Addison (Nebennierenrindeninsuffizienz) treffen zu?

1) Es besteht ein Überschuss an Aldosteron
2) Der Mineralhaushalt ist gestört
3) Es entsteht ein Bluthochdruck
4) Es kommt zur Muskelschwäche
5) Es kommt zur Hyperpigmentierung der Haut

A) nur 1 und 2 sind richtig
B) nur 1 und 3 sind richtig
C) nur 2, 4 und 5 sind richtig
D) nur 2, 3, 4 und 5 sind richtig
E) 1-5, alle sind richtig

Frage 658
Aussagenkombination
Welche der folgenden Aussagen treffen zu?
Maligne Melanome

1) können aus völlig gesunder Haut entstehen
2) haben meistens eine glatte Oberfläche
3) metastasieren spät
4) können aus Nävuszellnävi („Muttermal“) entstehen
5) sind typischerweise scharf begrenzt

A) nur 1 und 2 sind richtig
B) nur 1 und 4 sind richtig
C) nur 2 und 5 sind richtig
D) nur 1, 4 und 5 sind richtig
E) 1-5, alle sind richtig

Frage 659
Aussagenkombination
Welche der folgenden Aussagen über das Aufmerksamkeitsdefizitsyndrom (ADS) trifft (treffen) zu?

1) Bei der Behandlung von ADS sollten nicht gleichzeitig Medikamente und psychotherapeutische Techniken eingesetzt werden.
2) Bei der Aufmerksamkeitsdefizitstörung des Kindesalters (ADS) kann eine motorisch hyperaktive Symptomatik völlig fehlen.
3) Störungen der Fein- oder Grobmotorik sind ein Ausschlusskriterium für die Diagnose ADS.
4) Mit Flooding-Techniken (Reizüberflutung) erreicht man bei ADS-Patienten in der Regel ein rasches Verschwinden der Symptomatik.
5) Symptome wie Distanzlosigkeit oder Impulsivität stützen die Diagnose.

A) nur 1 ist richtig
B) nur 1 und 2 sind richtig
C) nur 2 und 5 sind richtig
D) nur 1, 2, 3 und 5 sind richtig
E) 1-5, alle sind richtig

Frage 660
Aussagenkombination
Welche der folgenden Symptome können Sie typischerweise einem Patienten mit Morbus Parkinson zuordnen?

1) Verlangsamung (Bradyphrenie)
2) Herabgesetzter Muskeltonus
3) Ruhetremor
4) Vegetative Störungen (z.B. Salbengesicht)
5) Antriebssteigerung

A) nur 1 und 4 sind richtig
B) nur 1, 3 und 4 sind richtig
C) nur 2, 3 und 5 sind richtig
D) nur 1, 2, 3 und 4 sind richtig
E) 1-5, alle sind richtig

Frage 661
Mehrfachauswahlaufgabe
Welche der folgenden Aussagen zum Cholesterin treffen zu?
Wählen Sie **zwei** Antworten!

A) Das Cholesterin ist der Ausgangsstoff der Steroidhormonsynthese
B) Das Cholesterin hat für den Bau der Zellmembranwand keine Bedeutung
C) Cholesterin wird zur Bildung von Gallensäuren benötigt
D) Das Nahrungscholesterin geht unverändert direkt ins Blut über
E) Das Serumcholesterin stammt ausschließlich aus der aufgenommenen Nahrung

Frage 662
Einfachauswahl
Welche Aussage zu Ulzera (Geschwüren) am Bein trifft zu?

A) Arteriell bedingte Ulzera finden sich meist am Innenknöchel und medialen Unterschenkel
B) Venös bedingte Ulzera finden sich meist an Druckstellen (Fersen, Zehen)
C) Bei Ulzera muss generell Bettruhe eingehalten werden
D) Bei arteriellen Ulzera muss auch an das Vorliegen eines Diabetes mellitus gedacht werden
E) Bei arteriellen Ulzera findet sich häufig eine überwärmte Haut in der Umgebung

Frage 663
Mehrfachauswahlaufgabe
Welche der folgenden Aussagen zum Pruritus ani (Afterjucken) treffen zu?
Wählen Sie **zwei** Antworten!

A) Bei der Mehrheit der Patienten lässt sich eine konkrete Ursache ermitteln
B) Eine Madenwurminfektion (Oxyuriasis) stellt eine mögliche Ursache dar
C) Eine Psoriasis kann als Ursache ausgeschlossen werden
D) Bei Konfliktsituationen kann eine psychogene Ursache vorliegen
E) Afterjucken tritt fast nur bei Analfissuren auf

FRAGEN MC 12

Frage 664
Mehrfachauswahl
Welche Aussage zur Kurzsichtigkeit trifft zu?
Wählen sie 2 Antworten.

A) Sie entsteht bei zu kurzem Augapfel.
B) Sie entsteht bei zu langem Augapfel.
C) Sie entsteht bei verminderter Elastizität des Auges.
D) Sie entsteht bei erhöhtem Augeninnendruck.
E) Sie entsteht durch zu hohe Brechkraft von Hornhaut oder Linse.

Frage 665
Aussagenkombination
Welche der folgenden Aussagen zur multiplen Sklerose treffen zu?

1) Bei einem akuten Schub treten oft Sehstörungen auf.
2) Ein spastisch ataktischer Gang ist typisch für das Frühstadium der Erkrankung.
3) Kinder werden von der Erkrankung nicht befallen
4) Harnentleerungsstörungen treten häufig auf.
5) Bei chronischen Verläufen können schwere psychische Störungen bis hin zur Demenz auftreten.

A) nur 2 und 3 sind richtig
B) nur 3 und 5 sind richtig
C) nur 1, 4 und 5 sind richtig
D) nur 1, 2, 4 und 5 sind richtig
E) 1-5, alle sind richtig

Frage 666
Aussagenkombination
Ein Alkoholdelir ist in der Regel durch folgende(s) Symptom(e) gekennzeichnet:

1) optische Halluzinationen
2) motorische Unruhe
3) Desorientiertheit
4) vegetative Symptomatik
5) Bradykardie

A) nur 1 ist richtig
B) nur 2 und 3 sind richtig
C) nur 1, 2 und 5 sind richtig
D) nur 1, 2, 3 und 4 sind richtig
E) 1-5, alle sind richtig

Frage 667
Einfachauswahl
Welche Aussage trifft zu?
Ursache für die Lungenembolie sind in der Regel Thromben

A) aus der Pfortader
B) aus dem linken Vorhof des Herzens
C) aus den Beinvenen
D) aus der Nierenarterie
E) aus der Beckenarterie

Frage 668
Einfachauswahl
Welche Aussage zum Zwerchfell trifft zu?

A) Das Zwerchfell wird durch den Nervus vagus innerviert.
B) Eine Pleuraschwarte kann Ursache für einen Zwerchfellhochstand sein.
C) Ein Lungenemphysem kann Ursache für einen Zwerchfellhochstand sein.
D) Ein Aszites kann Ursache für einen Zwerchfelltiefstand sein.
E) Leistungssportler haben oft einen Zwerchfellhochstand.

Frage 669
Einfachauswahl
Welche Aussage zum Asthma bronchiale trifft zu?

A) Beim Asthmatiker ist vor allem die Einatmung behindert.
B) Die Obstruktion ist durch die Entzündung des Kehlkopfs bedingt.
C) Ein leiser werdendes Atemgeräusch zeigt den Eintritt der Besserung des Asthmaanfalls an.
D) Ein Asthmatiker sollte bei Fieber keine Acetylsalicylsäure (z.B. Aspirin®) einnehmen.
E) Sportliche Betätigung führt bei Kindern niemals zu einer Verschlimmerung des Asthma bronchiale.

Frage 670
Aussagenkombination
Welche der folgenden Aussagen treffen zu?
Pruritus generalisatus (allgemeines Hautjucken) kann auftreten als Begleitsymptom bei:

1) Leukämie
2) Diabetes mellitus
3) Alkoholismus
4) Gallengangsverschluss
5) Niereninsuffizienz

A) nur 1, 2 und 3 sind richtig
B) nur 1, 2, 4 und 5 sind richtig
C) nur 1, 3, 4 und 5 sind richtig
D) nur 2, 3, 4 und 5 sind richtig
E) 1-5, alle sind richtig

Frage 671
Aussagenkombination
Welche der folgenden Aussagen zur Ernährung treffen zu?

1) Der Energiebedarf des Menschen ist nur von seiner körperlichen Arbeit abhängig.
2) Ein Leistungssportler kann einen Energiebedarf von bis weit über 4000 kcal täglich haben.
3) Der Körper des Menschen stellt mehrfach ungesättigte Fettsäuren selbst her.
4) Eine Erhöhung des HDL-Cholesterins bedeutet ein erhöhtes Arterioskleroserisiko.
5) Das beim Eiweißabbau entstehende Ammoniak ist ein starkes Nervengift.

A) nur 2 und 4 sind richtig
B) nur 2 und 5 sind richtig
C) nur 1, 3 und 5 sind richtig
D) nur 2, 3 und 4 sind richtig
E) nur 2, 3 und 5 sind richtig

Frage 672
Aussagenkombination
Welche Aussagen zur Impetigo contagiosa (Borkenflechte) treffen zu?

1) Sie ist ein nicht ansteckender Hautausschlag.
2) Sie entsteht unter anderem nach eitriger Rhinitis (Schnupfen) auf vorgeschädigter Haut.
3) Sie tritt bevorzugt am Stamm auf.
4) Eine gefürchtete Komplikation ist die postinfektiöse Glomerulonephritis.
5) Sie tritt in erster Linie im Erwachsenenalter auf.

A) nur 1und 5 sind richtig
B) nur 2 und 4 sind richtig
C) nur 2, 3 und 4 sind richtig
D) nur 2, 4, und 5 sind richtig
E) 1-5, alle sind richtig

Frage 673
Aussagenkombination
Welche der folgenden Aussagen treffen zu? Als Ursache einer Hypotonie kann zugrunde liegen:

1) Lungenembolie
2) Morbus Addison
3) Hyperthyreose
4) lange Bettlägerigkeit
5) Exsikkose

A) nur 1 und 2 sind richtig
B) nur 1, 2 und 5 sind richtig
C) nur 2, 4 und 5 sind richtig
D) nur 1, 2, 4 und 5 sind richtig
E) 1-5, alle sind richtig

Frage 674
Mehrfachauswahl
Welche der genannten Organe liegen intraperitoneal (innerhalb des Bauchfells)? Wählen Sie 2 Antworten.

A) Niere
B) Leber
C) Gallenblase
D) Bauchspeicheldrüse
E) Harnblase

Frage 675
Einfachauswahl
Hauptursache einer renalen Anämie ist:

A) Hämaturie
B) fehlende Rückresorption von Eisen im distalen Tubulus
C) akute Pyelonephritis
D) Mangel an antidiuretischem Hormon (ADH)
E) unzureichende Erythropoetinsynthese

Frage 676
Einfachauswahl
Welche Aussage trifft zu?
Typische Mangelerscheinung bei Unterversorgung mit Vitamin K ist:

A) Rachitis
B) Skorbut
C) Anämie
D) Nachtblindheit
E) Blutgerinnungsstörung

Frage 677
Mehrfachauswahl
Welche der folgenden Aussagen zur reinen Linksherzinsuffizienz treffen zu? Wählen Sie 2 Antworten.

A) Ein typischer Befund ist eine Halsvenenstauung.
B) Ein typischer Befund sind Ödeme an den Beinen.
C) Ein typischer Befund im fortgeschrittenen Stadium sind feuchte, nicht klingende Rasselgeräusche über den Unterfeldern der Lunge.
D) Ein typischer Befund im fortgeschrittenen Stadium ist das Lungenödem.
E) Linksherzinsuffizienz im fortgeschrittenen Stadium führt zu Milzvergrößerung.

Frage 678
Aussagenkombination
Welche der folgenden Aussagen zur perniziösen Anämie (M. Biermer) treffen zu?

1) Im Zuge der perniziösen Anämie kommt es häufig peripher zu herabgesetztem Vibrationsempfinden.
2) Zahnfleischbluten ist charakteristisch.
3) Es besteht eine hypochrome Anämie.
4) Es fehlt der Intrinsic-Faktor in der Magenschleimhaut.
5) Eine glatt-rote „brennende" Zunge ist charakteristisch.

A) nur 1 und 5 sind richtig
B) nur 2 und 4 sind richtig
C) nur 1, 4 und 5 sind richtig
D) nur 2, 3 und 4 sind richtig
E) 1-5, alle sind richtig

Frage 679
Aussagenkombination
Welche der folgenden Aussagen zu Colitis ulcerosa und Morbus Crohn treffen zu?

1) M. Crohn betrifft nur den Dickdarm.
2) Blutig-schleimige Durchfälle beobachtet man vermehrt beim M. Crohn.
3) Beim M. Crohn sind alle Schichten der Organwand von der Entzündung betroffen.

4) Das toxische Megacolon (massive Erweiterung des Darmlumens) ist eine Komplikation der Colitis ulcerosa.
5) Eine totale Dickdarmentfernung kann bei schwerer Colitis ulcerosa erforderlich sein.

A) nur 2 und 3 sind richtig
B) nur 1, 2 und 5 sind richtig
C) nur 2, 3 und 4 sind richtig
D) nur 3, 4 und 5 sind richtig
E) 1-5, alle sind richtig

Frage 680
Aussagenkombination
Welche der folgenden Aussagen trifft (treffen) zu?
Zu den Positivsymptomen einer Schizophrenie zählt (zählen):

1) mangelnde Körperpflege
2) lautes Hören eigener Gedanken
3) Antriebsmangel
4) Verfolgungswahn
5) Hypersomnie (krankhaft gesteigertes Schlafbedürfnis)

A) nur 1 ist richtig
B) nur 2 und 4 sind richtig
C) nur 1, 3 und 5 sind richtig
D) nur 1, 2, 3 und 5 sind richtig
E) 1-5, alle sind richtig

Frage 681
Mehrfachauswahl
Welche der folgenden Aussagen treffen zu?
Wählen Sie 2 Antworten.
Die sog. Herzglykoside (Digitalisglykoside) bewirken am Herzen

A) eine Zunahme der Herzfrequenz
B) eine Abnahme der Erregbarkeit des Herzens
C) eine Steigerung der Kontraktionskraft des Herzens
D) in überhöhter Dosierung Herzrhythmusstörungen
E) eine Erhöhung der Erregungsleitungsgeschwindigkeit

Frage 682
Mehrfachauswahl
Welche der folgenden Aussagen zur rheumatoiden Arthritis treffen zu?
Wählen Sie 2 Antworten.

A) Neben den Gelenken können auch innere Organe befallen werden.
B) Die Scheuermann-Krankheit ist eine typische Veränderung bei der rheumatoiden Arthritis.
C) Bei der arthritisbedingten Schwanenhalsdeformität kommt es zu einer Überstreckung im Fingerendgelenk bei gleichzeitiger Beugung im Fingermittelgelenk..
D) Die Abknickung der Finger in Richtung Kleinfinger (Ulnardeviation) stellt eine typische Veränderung im Handbereich dar.
E) Rheumafaktoren können immer nachgewiesen werden.

Frage 683
Einfachauswahl
Welche Aussage zur Endometriose trifft zu?

A) Bei der Endometriose handelt es sich um veränderte Schleimhaut in der Gebärmutter.
B) Der Altersgipfel liegt bei 14 bis 25 Jahren.
C) Eine Schmerzausstrahlung in den rechten oberen Schulterbereich ist typisch.
D) Eine Endometriose kann in der Harnblase auftreten.
E) Eine Sterilität tritt nicht auf.

Frage 684
Einfachauswahl
Welche Aussage zur Tuberkulose trifft zu?

A) Ein negativer Tuberkulintest schließt die Erkrankung mit Sicherheit aus.
B) Der Primärkomplex ist die Reaktion auf eine Inhalation von Tuberkelbakterien in den Alveolarraum im Rahmen einer Primärinfektion.
C) Säuglinge und Kleinkinder erkranken nicht.
D) Die medikamentöse Behandlung der Tuberkulose soll über maximal 8 Wochen durchgeführt werden.
E) Die Tuberkulose befällt nur Lunge, Lymphknoten und Knochen.

Frage 685
Aussagenkombination
Welche der folgenden Aussagen treffen zu? Eine Splenomegalie (Milzschwellung) ist zu erwarten bei:

1) Pfortaderhochdruck
2) Mononukleose
3) akutem Herzinfarkt
4) chronisch Myeloischer Leukämie
5) akuter Lungenembolie

A) nur 1 und 4 sind richtig
B) nur 1, 2 und 4 sind richtig
C) nur 2, 4 und 5 sind richtig
D) nur 1, 2, 3 und 5 sind richtig
E) 1-5, alle sind richtig

Frage 686
Aussagenkombination
Welche der folgenden Aussagen trifft (treffen) zu? Typische(s) Symptom(e) einer einfachen Blasenentzündung (Zystitis) beim Erwachsenen ist (sind):

1) Harndrang
2) Fieber und Schüttelfrost
3) Schmerzen beim Wasserlassen
4) Übelkeit und Erbrechen
5) häufiges Wasserlassen

A) nur 3 ist richtig
B) nur 1 und 3 sind richtig
C) nur 1, 2 und 4 sind richtig
D) nur 1, 3 und 5 sind richtig
E) 1-5, alle sind richtig

Frage 687
Aussagenkombination
Welche der folgenden Aussagen zum Coma diabeticum (diabetisches Koma) trifft (treffen) zu?

1) Bei einem brettharten Abdomen kann es sich um ein ketoazidotisches Koma handeln.
2) Patienten im diabetischen Koma haben meist einen deutlichen Volumenüberschuss (Hypervolämie).
3) Der Typ 2-Diabetiker entwickelt typischerweise in wenigen Stunden ein ketoazidotisches Koma.
4) Eine rasche flache Atmung ist typisch für das ketoazidotische Koma.
5) Blutzuckerwerte von über 700 mg/dl können nicht erreicht werden.

A) nur 1 ist richtig
B) nur 3 und 4 sind richtig
C) nur 1, 2 und 5 sind richtig
D) nur 1, 4 und 5 sind richtig
E) 1-5, alle sind richtig

Frage 688
Aussagenkombination
Welche der folgenden Aussagen zum Volumenmangelschock trifft (treffen) zu?

1) Wenn das Verhältnis Puls geteilt durch systolischen Blutdruck ca. 0,5 ist, besteht Schockgefahr.
2) Die Haut ist blass und kalt.
3) Der Patient zittert und friert.
4) Der Patient ist kaltschweißig.
5) Es besteht ein schneller, flacher, schließlich kaum tastbarer Puls.

A) nur 2 ist richtig
B) nur 2 und 3 sind richtig
C) nur 3, 4 und 5 sind richtig
D) nur 2, 3, 4 und 5 sind richtig
E) 1-5, alle sind richtig

Frage 689
Mehrfachauswahl
Welche der folgenden Aussagen zum Mittelohr treffen zu?
Wählen Sie 2 Antworten.

A) Im Mittelohr werden Druckwellen in der Luft (Schall) in mechanische Energie umgewandelt.
B) Das Mittelohr ist mit Perilymphe (Flüssigkeit) gefüllt.
C) Das Mittelohr ist vom äußeren Ohr durch das ovale Fenster abgetrennt.
D) Die Gehörknöchelchen geben über die Steigbügelfußplatte ihre Schwingung an das ovale Fenster ab.
E) Es gibt 5 Gehörknöchelchen (Hammer, Amboss, Rechen, Zange und Steigbügel).

Frage 690
Aussagenkombination
Welche der folgenden Zuordnungen von Erkrankung und dem betreffenden Augenabschnitt (bzw. Drüse) trifft (treffen) zu?

1) Konjunktivitis – Lederhaut
2) Hagelkorn – Meibomsche Drüse (Talgdrüsen der Lider)
3) Skleritis – Linse
4) Altersstar – Bindehaut
5) Gerstenkorn – Tränendrüse

A) nur 2 ist richtig
B) nur 2 und 3 sind richtig
C) nur 1, 2 und 4 sind richtig
D) nur 1, 3 und 4 sind richtig
E) 1-5, alle sind richtig

Frage 691
Aussagenkombination
Welche der folgenden Aussagen treffen zu?
Symptome einer depressiven Episode können sein:

1) verminderte Konzentration und Aufmerksamkeit
2) Interessenverlust
3) frühmorgendliches Erwachen
4) psychomotorische Hemmung
5) Wahnvorstellungen

A) nur 1 und 2 sind richtig
B) nur 3 und 5 sind richtig
C) nur 1, 3 und 4 sind richtig
D) nur 1, 2, 3 und 4 sind richtig
E) 1-5, alle sind richtig

Frage 692
Aussagenkombination
Welche der folgenden Aussagen zur Arthrose trifft (treffen) zu?

1) Im Vordergrund der Erkrankung steht eine Schädigung der Gelenkhaut (Synovia).
2) Arthrosen treten meist in den Ellbogengelenken auf.
3) Arthrosen finden sich oft an den unteren Extremitäten.
4) Charakteristisch bei Arthrosen der Hüft- und Kniegelenke ist ein morgendlicher Einlaufschmerz.
5) Im Rahmen einer Arthrose können auch muskuläre Kontrakturen (Muskelverkürzungen) zu einer Bewegungseinschränkung im Gelenk führen.

A) nur 5 ist richtig
B) nur 1, 3 und 4 sind richtig
C) nur 3, 4 und 5 sind richtig
D) nur 2, 3, 4 und 5 sind richtig
E) 1-5, alle sind richtig

Frage 693
Einfachauswahl
Welche Aussage zur Abgrenzung zwischen Hirnischämie (Mangeldurchblutung des Gehirns) und Hirnblutung trifft zu?

A) Eine sichere klinische Abgrenzung kann nur durch langjährige Erfahrung des Untersuchers erfolgen.
B) Bei fehlender Bewusstseinstrübung kann eine Hirnblutung ausgeschlossen werden.
C) Ein ischämischer Insult (Schlaganfall aufgrund von Hirnminderdurchblutung) wird anhand der langsameren Symptomenentwicklung identifiziert.
D) Eine Aphasie (zentrale Sprachstörung) tritt nur bei der Hirnischämie auf.
E) Eine sichere Unterscheidung ist anhand des klinischen Untersuchungsbefundes nicht möglich.

Frage 694
Aussagenkombination
Für welche der folgenden Krankheiten gibt es aktive Impfungen?

1) Hepatitis B
2) Poliomyelitis
3) Influenza
4) Ringelröteln
5) Pfeiffer-Drüsenfieber

A) nur 1 und 3 sind richtig
B) nur 1, 2 und 3 sind richtig
C) nur 2, 4 und 5 sind richtig
D) nur 1, 2, 3 und 5 sind richtig
E) 1-5, alle sind richtig

Frage 695
Aussagenkombination
Welche der folgenden Aussagen zur Borreliose treffen zu?

1) Das Auftreten der Lyme-Borreliose (Frühstadium) ist in Mitteleuropa besonders im Winter zu erwarten.
2) Die Frühmanifestation in Form des Erythema chronicum migrans liegt bei einigen Stunden bis maximal 2 Tagen (nach Zeckenstich).
3) Im Bereich der Einstichstelle entsteht nach Tagen eine kleine Pustel, die von selbst aufbricht und zerfällt.
4) Leitsymptom für das sog. Stadium II sind quälende, starke radikuläre (die Nervenwurzel betreffende) Schmerzen, die vor allem nachts auftreten.
5) Eine wichtige und sehr schwerwiegende Manifestation der Borreliose ist die Herzmuskelentzündung (Myokarditis).

A) nur 4 und 5 sind richtig
B) nur 1, 3 und 5 sind richtig
C) nur 2, 3 und 5 sind richtig
D) nur 1, 2, 3 und 4 sind richtig
E) nur 1, 3, 4 und 5 sind richtig

Frage 696
Mehrfachauswahl
Welche der folgenden Aussagen zur Appendizitis treffen zu?
Wählen Sie 2 Antworten.

A) Bevorzugt bei alten Patienten kann eine akute Appendizitis fast symptomlos verlaufen.
B) In der Spätschwangerschaft kann eine akute Appendizitis starke Schmerzen im rechten Oberbauch verursachen.
C) Die akute Appendizitis beginnt immer mit Schmerzen im rechten Unterbauch.
D) Eine rektal-axilläre Temperaturdifferenz von 1°C ist beweisend für eine Appendizitis.
E) Die rektale Untersuchung ist bei einer akuten Appendizitis mangels Aussagekraft nicht angebracht.

Frage 697
Einfachauswahl
Welche Aussage trifft zu?

A) Von einer Hyperurikämie spricht man ab einem Harnsäurespiegel von > 3,5 mg/dl.
B) Patienten mit Tumorerkrankungen und Leukämien können gehäuft Gichtanfälle erleiden.
C) Typisches Zeichen eines akuten Gichtanfalles ist eine kühle, pulslose Großzehe.
D) Beim akuten Gichtanfall ist die Behandlung mit Colchicin (Wirkstoff der Herbstzeitlose) kontraindiziert.
E) Geeignete Nahrungsmittel bei Gicht sind Innereien und Sardinen.

Frage 698
Mehrfachauswahl
Welche der folgenden Aussagen treffen zu?
Wählen Sie 2 Antworten.
Bei der Ernährung des Diabetikers sind folgende Punkte zu beachten:

A) Die Zusammensetzung der Diabetikerkost soll etwa im Verhältnis 55-60 % Kohlenhydrate, 25-30 % Fett und 10-15 % Eiweiß liegen.
B) Als Kohlenhydrate sind Feinmehle (Weißmehl) am besten geeignet.
C) Der Anteil der Fette und Eiweiße kann willkürlich variieren.
D) Der erwachsene Typ-I-Diabetiker sollte grundsätzlich besonders wenig Kalorien zu sich nehmen (< 1000 kcal/Tag).
E) Langsam resorbierbare Kohlenhydrate sind zu bevorzugen.

Frage 699
Aussagenkombination
Welche der folgenden Aussagen zum Erysipel (Wundrose) treffen zu?

1) Ein Erysipel ist durch eine scharf begrenzte flammende Rötung gekennzeichnet.
2) Erreger des Erysipels sind hämolysierende Streptokokken.
3) Abgesehen von lokalen heftigen Schmerzen ist beim Erysipel kein schweres Krankheitsbild zu erwarten (keine Allgemeinsymptomatik).
4) Die Therapie des akuten Erysipels besteht primär in lokalen manuellen Anwendungen (z. B. Lymphdrainage).
5) Rezidive sind nach Abheilen wegen der erworbenen Immunität nicht zu erwarten.

A) nur 1 und 2 sind richtig
B) nur 2 und 4 sind richtig
C) nur 1, 3 und 5 sind richtig
D) nur 1, 2, 4 und 5 sind richtig
E) nur 1, 3, 4 und 5 sind richtig

Frage 700
Aussagenkombination
Welche der folgenden Aussagen zum Immunsystem trifft (treffen) zu?

1) Plasmazellen produzieren Antikörper.
2) Zum Nachweis einer frischen Infektion bestimmt man IgG-Antikörper.
3) Eine Erhöhung des IgE im Blut kann ein Hinweis auf einen Parasitenbefall sein.
4) Zu den Zytokinen rechnet man u.a. Interferone, Interleukine und den Tumor-Nekrose-Faktor (TNF).
5) IgG wird von Mastzellen bei einer anaphylaktischen Reaktion abgegeben.

A) nur 3 ist richtig
B) nur 1 und 4 sind richtig
C) nur 1, 2 und 5 sind richtig
D) nur 1, 3 und 4 sind richtig
E) 1-5, alle sind richtig

Frage 701
Aussagenkombination
Zu den Aufgaben der Nieren zählen:

1) Bildung von Renin
2) Regelung des Säure-Basen-Haushaltes
3) Regulation des Elektrolythaushaltes
4) Bildung von Aldosteron
5) Ausscheidung von Fremdsubstanzen (z. B. Medikamente)

A) nur 1, 2 und 3 sind richtig
B) nur 2, 4 und 5 sind richtig
C) nur 3, 4 und 5 sind richtig
D) nur 1, 2, 3 und 5 sind richtig
E) 1-5, alle sind richtig

Frage 702
Aussagenkombination
Welche der folgenden Aussagen zur Bulimia nervosa trifft (treffen) zu?

1) Die Patienten weisen oft eine unterdurchschnittliche Intelligenz (an der Grenze zur Debilität) auf.
2) Bei einer Fressattacke können solche Patienten auf einmal über 3000 kcal verzehren.
3) Den Betroffenen fehlt immer die Krankheitseinsicht.
4) Die Kranken zeigen ihre Symptomatik sehr gerne auch in aller Öffentlichkeit.
5) Eine typische Komplikation der Bulimia nervosa ist eine Schilddrüsenentzündung.

A) nur 2 ist richtig
B) nur 3 ist richtig
C) nur 2 und 3 sind richtig
D) nur 3, 4, und 5 sind richtig
E) 1-5, alle sind richtig

Frage 703
Einfachauswahl
Zu den typischen psychopathologischen Symptomen der Schizophrenie gehört:

A) Störung der zeitlichen Orientierung
B) Beeinträchtigung des Bewusstseins
C) Störung des inhaltlichen Denkens
D) Gedächtnisstörungen
E) angeborene Intelligenzstörungen

Frage 704
Mehrfachauswahl
Wählen Sie 2 Antworten.
Unter einem hämolytischen Ikterus versteht man:

A) Einen Ikterus, der posthepatisch entsteht.
B) Einen Ikterus, bei dem das indirekte (nicht konjugierte) Bilirubin im Serum erhöht ist.
C) Einen Ikterus, der primär durch Stauung des Galleabflusses ausgelöst wird.
D) Einen Ikterus, bei dem die Urinfarbe tiefrot ist.
E) Einen Ikterus, der durch Zerstörung der Erythrozyten entsteht.

Frage 705
Aussagenkombination
Welche der nachfolgenden Beobachtungen bei einem Ihrer Patienten lässt (lassen) Sie an Masern denken?

1) Weiße, punktförmige, von einem roten Hof umgebene Flecken auf der Schleimhaut im Mund.
2) Kontakt mit Vögeln (ein Erregerreservoir sind auch Vögel).
3) Punktförmige Rötungen auf der Haut, anfangs hinter den Ohren.
4) Typisch für die Masern ist ein einphasiger Krankheitsverlauf.
5) Der Fieberverlauf ist häufig zweigipflig.

A) nur 1 ist richtig
B) nur 1, 3 und 5 sind richtig
C) nur 2, 3 und 5 sind richtig
D) nur 1, 2, 3 und 4 sind richtig
E) 1-5, alle sind richtig

Frage 706
Aussagenkombination
Welche der folgenden Aussagen zu den Spätschäden des Diabetes mellitus trifft (treffen) zu?

1) Der Diabetes mellitus führt zu einer Schädigung der großen und kleinen Blutgefäße mit der möglichen Folge von koronarer Herzkrankheit, peripherer arterieller Verschlusskrankheit, Herzinfarkten und Schlaganfällen.
2) Ein typischer Spätschaden des Diabetes mellitus ist die Leberzirrhose.
3) Aufgrund der diabetischen autonomen Polyneuropathie bemerkt der Diabetiker sehr früh die Warnzeichen einer Hypoglykämie.
4) Typisch sind schmerzhafte, brennende Missempfindungen der Unterschenkel und Füße (burning feet).
5) Die diabetische Retinopathie ist die häufigste Erblindungsursache bei Erwachsenen in Deutschland.

A) nur 3 ist richtig
B) nur 2 und 4 sind richtig
C) nur 1, 3 und 5 sind richtig
D) nur 1, 4 und 5 sind richtig
E) 1-5, alle sind richtig

Frage 707
Einfachauswahl
Die Hauptsymptome einer Gehirnerschütterung sind:

A) Brillenhämatom, Fieber
B) kurzfristige Bewusstseinsstörung, kurzfristiger Erinnerungsverlust, vegetative Symptome
C) Schlafstörungen, Schüttelfrost, Krämpfe
D) Zittern, Merkfähigkeitsstörungen
E) Durchfall, Hyperaktivität, Schwitzen

Frage 708
Einfachauswahl
Für die Aufmerksamkeitsdefizit-/Hyperaktivitätsstörung (ADHS) trifft zu?

A) Gehäuftes familiäres Auftreten deutet auf eine genetische Komponente hin.
B) Die Symptome beginnen nicht vor dem 10. Lebensjahr.
C) Die Prävalenzrate für Alkohol- und Drogenmissbrauch ist bei ADHS-Patienten gegenüber gesunden Kontrollpersonen nicht erhöht.
D) Eine emotionale Labilität und Störung der Impulskontrolle ist nicht vorhanden.
E) ADHS-Patienten zeigen bei der Arbeit, Partnerschaft und Familie ein normales Funktionsniveau.

Frage 709
Mehrfachauswahl
Welche der folgenden Aussagen bezüglich der Obstipation (Verstopfung) treffen zu? Wählen Sie 2 Antworten.

A) Die „paradoxe Obstipation" (mehrere Tage obstipiert, dann plötzlich Diarrhö) kann Hinweis auf einen malignen Darmtumor sein.
B) Eine Darmentleerung alle 2 bis 3 Tage kann noch physiologisch sein.
C) Eine Obstipation mit aufgetriebenem Bauch, aber ohne Schmerzen und ohne Darmgeräusche, schließt einen Ileus aus.
D) Einer Obstipation liegt immer ein mechanisches Passagehindernis im Darm zu Grunde.
E) Eine Obstipation führt frühzeitig zum Erbrechen.

Frage 710
Einfachauswahl
Welche Aussage zur Nase trifft zu?

A) Erreger eines Nasenfurunkels sind in der Regel Streptokokken.
B) Heftiges Nasenbluten (Epistaxis) kann ein Hinweis auf einen niedrigen Blutdruck sein.
C) Beim „Locus Kiesselbachi" handelt es sich um eine bevorzugte Stelle für eine akute Nasennebenhöhlenentzündung (Sinusitis).

D) Eine Hyperplasie der Rachenmandel (Adenoide) tritt vorzugsweise beim älteren Erwachsenen auf.
E) Nächtliches Schnarchen kann durch Nasenpolypen (Polyposis nasi) ausgelöst werden.

Frage 711
Einfachauswahl
Welche Aussage trifft zu?
Die Verhaltenstherapie

A) kann nicht mit einer Pharmakotherapie gekoppelt werden.
B) arbeitet unter Einbeziehung kognitiver Theorien.
C) arbeitet bevorzugt mit Übertragung und Gegenübertragung.
D) arbeitet ausschließlich in Gruppen.
E) wurde von Sigmund Freud begründet.

Frage 712
Mehrfachauswahl
Welche der folgenden Aussagen zur Lungenentzündung treffen zu?
Wählen Sie 2 Antworten!

A) Nosokomiale Pneumonien sind Pneumonien, die im Krankenhaus erworben werden.
B) Bei einer Pleuropneumonie ist auch das Rippenfell entzündet.
C) Atypische Lungenentzündungen werden meist durch Streptokokken und Staphylokokken verursacht.
D) Bei einer Bronchopneumonie ist ein ganzer Lungenlappen betroffen.
E) Typisch für eine bakterielle Pneumonie ist eine Lymphozytose im Blutbild.

Frage 713
Einfachauswahl
Welche Aussage zu Erkrankungen der Prostata trifft zu?

A) Eine Prostatitis ist eine maligne Erkrankung der Prostata.
B) Ursache einer Prostatahyperplasie sind oft gramnegative Bakterien.
C) Das Prostatakarzinom tritt vor allem bei Männern zwischen dem 30. und 40. Lebensjahr auf.
D) Eine schmerzhafte rektale Untersuchung ist ein Hinweis für eine akute Prostatitis.
E) Ein Harnverhalt kommt bei einer Prostataerkrankung im Gegensatz zu einer Blasenentzündung nicht vor.

Frage 714
Einfachauswahl
Sie wollen die Pulmonalklappe (mit dem Stethoskop) auskultieren.
Welcher der folgenden Auskultationspunkte ist hierfür am besten geeignet?

A) Über dem 2. Interkostalraum rechts parasternal.
B) An der Schnittstelle des 5. Interkostalraumes mit der linken Medioklavikularlinie.
C) Über dem 2. Interkostalraum links parasternal.
D) Über dem Herzspitzenstoß
E) Im Bereich der Ansätze 4. - 6. Rippe am Sternum.

Frage 715
Aussagenkombination
Welche der folgenden Aussagen treffen zu?
Das Karpaltunnelsyndrom:

1) Tritt besonders bei jungen Männern auf.
2) Führt bei längerer Erkrankungsdauer zu einer Daumenballenatrophie.
3) Wird verursacht durch eine Quetschung des Nervus radialis.
4) Wird durch Elektromyographie (Registrierung der Aktionsströme im Muskelgewebe) und Elektroneurographie (Bestimmung der Nervenleitungsgeschwindigkeit) diagnostiziert.
5) Wird in der Frühphase durch einen abgeschwächten Radialispuls diagnostiziert.

A) nur 1 und 3 sind richtig
B) nur 2 und 4 sind richtig
C) nur 2, 3 und 4 sind richtig
D) nur 2, 4 und 5 sind richtig
E) 1-5, alle sind richtig

Frage 716
Aussagenkombination
Welche der folgenden Aussagen treffen zu?
Das Sudeck-Syndrom (sympathische Reflexdystrophie)

1) tritt bevorzugt bei Frauen auf.
2) manifestiert sich in erster Linie an den Beinen.
3) führt zu keiner Bewegungseinschränkung.
4) führt zu trophischen (den Ernährungszustand eines Gewebes betreffenden) Störungen mit Muskelatrophie.
5) kann unter anderem nach Knochenbrüchen auftreten.

A) nur 1 und 2 sind richtig
B) nur 1 und 5 sind richtig
C) nur 1, 4 und 5 sind richtig
D) nur 2, 4 und 5 sind richtig
E) 1-5, alle sind richtig

Frage 717
Einfachauswahl
Welche Aussage trifft zu?
Die Lymphe

A) ist ohne Ausnahme eine wasserklare Flüssigkeit.
B) wird pro Tag in einer Menge von ca. 10 Litern gebildet.
C) transportiert interstitielle (im Zwischengewebe liegende) Flüssigkeit und großmolekulare Stoffe.
D) und Blutplasma haben die gleiche Zusammensetzung.
E) wird überwiegend in die untere Hohlvene geleitet.

Frage 718
Mehrfachauswahl
Welche der folgenden Zuordnungen zwischen den aufgeführten Erkrankungen und den entsprechenden Symptomen treffen zu?
Wählen Sie 2 Antworten.

A) Phlebothrombose – blaurote Extremität
B) Extremitätenembolie – überwärmte untere Extremität mit tastbarem Fußpuls.
C) Beckenvenenthrombose – chronischer Brustschmerz mit verlangsamter Atmung
D) Thrombophlebitis – Auftreten der klassischen Entzündungszeichen
E) Lungenembolie – Schmerzen und Schwellung in der Leistengegend.

Frage 719
Aussagenkombination
Welche der folgenden Aussagen zu Kahnbeinbrüchen treffen zu?

1) Das Kahnbein (Os scaphoideum) ist im Gegensatz zu den anderen Handwurzelknochen äußerst selten von Frakturen betroffen.
2) Kahnbeinbrüche neigen zu Pseudarthrosebildung.
3) Klinisch wird bei einem Kahnbeinbruch Druckschmerz in der „Tabatière“ (sog. „Schnupftabakgrübchen“ über dem Speichenende) angegeben.
4) Für die Diagnosestellung ist in der Regel kein bildgebendes Verfahren erforderlich.
5) Zur besseren Frakturheilung wird die Hand von Anfang an krankengymnastisch beübt.

A) nur 2 und 3 sind richtig
B) nur 1, 2 und 5 sind richtig
C) nur 1, 3 und 4 sind richtig
D) nur 1, 4 und 5 sind richtig
E) nur 2, 3, 4 und 5 sind richtig

Frage 720
Aussagenkombination
Welche der folgenden Aussagen treffen zu?
Zum präsuizidalen Syndrom gehören:

1) gedankliche Einengung
2) Ausweitung sozialer Kontakte
3) gehemmte Aggression
4) Selbstmordphantasien
5) Aggression wird nach außen abreagiert

A) nur 1 und 2 sind richtig
B) nur 3 und 4 sind richtig
C) nur 1, 3 und 4 sind richtig
D) nur 3, 4 und 5 sind richtig
E) 1-5, alle sind richtig

Frage 721
Einfachauswahl
Wie kann man die flächenmäßige Ausdehnung einer Verbrennung beim Erwachsenen einschätzen?

A) Durch Abschätzung der Schmerzsymptomatik.
B) Mit Hilfe der „Neunerregel" (nach Wallace).
C) Mit der üblichen Verbrennungseinteilung in Grade.
D) Durch Beurteilung der Intensität der Hautrötung.
E) Durch Kenntnis der Temperatur des schädigenden Auslösers.

Frage 722
Einfachauswahl
Welche Aussage zur Hyperurikämie (Harnsäureerhöhung) oder Gicht trifft zu?

A) Ein leicht erhöhter Harnsäurespiegel bereitet meist über viele Jahre keine Beschwerden.
B) Alkoholkonsum verringert den Harnsäurespiegel.
C) Frauen sind eher gefährdet an Gicht zu erkranken als Männer.
D) Die angeborene Neigung zu einem erhöhten Harnsäurespiegel kann ursächlich behandelt werden.
E) Ansäuerung des Harns fördert die Harnsäureausscheidung.

Frage 723
Einfachauswahl
Welche Aussage trifft zu?
Unter physiologischen Bedingungen findet sich beim Menschen der größte Anteil des zirkulierenden Blutvolumens:

A) im Herzen
B) in den Arterien
C) in den Kapillaren
D) in den Venen
E) in der Milz

FRAGEN MC 13

Frage 724
Mehrfachauswahl
Welche der folgenden Aussagen zur koronaren Herzkrankheit treffen zu?
Wählen Sie **zwei** Antworten

A) Bei einer instabilen Angina pectoris sollte sofort ein Belastungs-EKG angefertigt werden
B) Zu den Risikofaktoren einer koronaren Herzkrankheit zählen u.a. die arterielle Hypertonie und der Diabetes mellitus
C) Ein Angina-pectoris-Anfall kann auch durch Kälte ausgelöst werden
D) Funktionelle Herzbeschwerden können leicht von Angina-pectoris-Anfällen abgegrenzt werden
E) Nitroglycerin (z.B. Nitrolingual-Spray®) sollte bei einem akuten Anfall von Angina pectoris nicht gegeben werden

Frage 725
Einfachauswahl
Bei einem Kindergeburtstag bläst ein Vater einen Gummiball auf. Im Anschluss wird er zunehmend dyspnoisch, zyanotisch und unruhig.
Sie beobachten eine zunehmende Verdickung der Halsvenen, eine Thoraxseite schleppt sich nach. Sie stellen eine Tachykardie fest.
Welche ist die wahrscheinlichste Diagnose?

A) Herzinfarkt
B) Lungeninfarkt
C) Interkostalneuralgie
D) Spannungspneumothorax
E) Rupturiertes Aortenaneurysma

Frage 726
Aussagenkombination
Nach § 6 Abs. 1 Infektionsschutzgesetz (IfSG) gehören zu den namentlich meldepflichtigen Krankheiten (bei Krankheitsverdacht, Erkrankung sowie Tod):

1) Masern
2) Skabies (Krätze)
3) Chronische Virushepatitis
4) Akute Virushepatitis
5) Meningokokkenmeningitis

A) nur 3 und 4 sind richtig
B) nur 1, 4 und 5 sind richtig
C) nur 1, 2, 3 und 5 sind richtig
D) nur 1, 2, 4 und 5 sind richtig
E) 1-5, alle sind richtig

Frage 727
Aussagenkombination
Welche der folgenden Aussagen zum Niederdruck-Blutkreislaufsystem eines gesunden Menschens (30-40 Jahre) trifft (treffen) zu?

1) Das rechte Herz zählt zum Niederdrucksystem
2) Der linke Vorhof zählt zum Niederdrucksystem
3) Der Lungenkreislauf zählt zum Niederdrucksystem
4) Die Arteria pulmonalis zählt zum Niederdrucksystem
5) Im Niederdrucksystem des Kreislaufs befindet sich etwa ein Viertel des Blutvolumens

A) nur 2 ist richtig
B) nur 2 und 3 sind richtig
C) nur 1, 3 und 4 sind richtig
D) nur 1, 2, 3 und 4 sind richtig
E) 1-5, alle sind richtig

Frage 728
Einfachauswahl
Welche Energiemenge (in kcal) sollte ein gesunder erwachsener Mann (Bürotätigkeit, kein Sport) pro Tag in etwa zu sich nehmen, um sein Gewicht zu halten?

A) Weniger als 1000 kcal
B) 1000 – 1500 kcal
C) 1900 – 2600 kcal
D) 3500 – 4500 kcal
E) Mehr als 5000 kcal

Frage 729
Aussagenkombination
Welche der folgenden Aussagen zu tiefen Venenthrombosen trifft (treffen) zu?

1) Eine Therapie mit Östrogenen und gleichzeitiges Rauchen erhöhen das Risiko einer Thromboseentstehung
2) Typisch für eine tiefe Beinvenenthrombose ist ein blasser, pulsloser Fuß
3) Bei einer frischen Beckenvenenthrombose sollte der Patient viel körperliche Bewegung haben
4) Eine gefürchtete Komplikation der tiefen Beinvenenthrombose ist die Lungenembolie
5) Eine tiefe Beinvenenthrombose kann Hinweis auf einen Tumor im Bauchbereich (z. B. Pankreas-Karzinom) sein

A) nur 4 ist richtig
B) nur 1 und 4 sind richtig
C) nur 1, 4 und 5 sind richtig
D) nur 2, 3 und 5 sind richtig
E) 1-5, alle sind richtig

Frage 730
Mehrfachauswahl
Welche der folgenden Aussagen zur perniziösen Anämie (M. Biermer) treffen zu?
Wählen Sie **zwei** Antworten!

A) Im Zuge der perniziösen Anämie kommt es häufig zu herabgesetztem Vibrationsempfinden
B) Zahnfleischbluten ist charakteristisch
C) Es besteht eine hypochrome Anämie
D) Eine glatt-rote „brennende" Zunge (Hunter-Glossitis) ist charakteristisch
E) Ursache ist ein Vitamin-B_{12}-Überschuss

Frage 731
Aussagenkombination
Welche der folgenden Aussagen trifft (treffen) zu?
Auf welchen Wegen können Antigene in den Organismus gelangen?

1) Über die Atemwege
2) Über den Verdauungstrakt
3) Über die Blutbahn
4) Über die Haut
5) Über elektrische Strahlungsfelder

A) nur 1 ist richtig
B) nur 2 und 3 sind richtig
C) nur 1, 2, 3 und 4 sind richtig
D) nur 1, 3, 4 und 5 sind richtig
E) 1-5, alle sind richtig

Frage 732
Mehrfachauswahl
Welche der folgenden Symptome lassen Sie an eine Leberzirrhose denken?
Wählen Sie **zwei** Antworten!

A) Der Patient klagt über ein Druckgefühl im Oberbauch sowie eine Umfangsvermehrung des Bauches
B) Es fällt bei der Untersuchung eine Gynäkomastie (Brustbildung beim Mann) und eine Bauchglatze auf
C) Es bestehen Thoraxschmerzen und ein stark erhöhter Blutdruck
D) Einer der Unterschenkel ist stark gerötet und der Patient hat Fieber
E) Es wird von einer gesteigerten Urinausscheidung (Polyurie) und vermehrtem Durst berichtet

Frage 733
Aussagenkombination
Welche der folgenden Aussagen zu Durchfällen und Darm trifft (treffen) zu?

1) Unter „paradoxer Diarrhö" versteht man das gehäufte Auftreten blutiger Stühle
2) Bei der glutensensitiven Enteropathie (einheimische Sprue) sind Durchfälle häufig
3) Nach operativer Entfernung des Ileums kann es durch den Verlust von Gallensäuren zu Durchfall kommen (sog. chologene Diarrhö)
4) Bei einem angeborenen Laktasemangel sollten vorzugsweise viele Milchprodukte gegessen werden
5) Bei einem Reizdarmsyndrom kann es sowohl zu Durchfällen als auch zu Verstopfung kommen

A) nur 2 ist richtig
B) nur 2 und 5 sind richtig
C) nur 1, 3 und 5 sind richtig
D) nur 2, 3 und 5 sind richtig
E) 1-5, alle sind richtig

Frage 734
Einfachauswahl
Welche Aussage zu Vitaminen trifft zu?

A) Vitamin A darf in unbegrenzter Menge dem Körper zugeführt werden
B) Alkoholiker sind gefährdet einen Vitamin-B1-Mangel zu erleiden
C) Vitamin C zählt zu den fettlöslichen Vitaminen
D) Vitamin D wird ausschließlich über die Nahrung zugeführt
E) Patienten mit Leberzirrhose sollten kein Vitamin K zu sich nehmen

Frage 735
Aussagenkombination
Welche der folgenden Aussagen zu Erkrankungen der Gallenblase und der Gallenwege treffen zu?

1) Die Mehrzahl der Gallensteinträger hat keine Beschwerden
2) Begünstigende Faktoren zur Gallensteinbildung nennt die sog. „5-F-Regel" (u.a. weiblich, übergewichtig, > 40 Jahre alt)
3) Klemmt sich ein Gallenstein im Ductus choledochus ein, kann es zum Verschlussikterus kommen
4) Eine Porzellangallenblase (Gallenblase mit verkalkter, verhärteter Wand) hat ein erhöhtes Entartungsrisiko
5) eine mögliche Komplikation bei Gallensteinen ist die akute Pankreatitis (Bauchspeicheldrüsenentzündung)

A) nur 1 und 4 sind richtig
B) nur 1, 3 und 4 sind richtig
C) nur 2, 3 und 5 sind richtig
D) nur 3, 4 und 5 sind richtig
E) 1-5, alle sind richtig

Frage **736**
Mehrfachauswahl
Welche der folgenden Aussagen zum Diabetes mellitus treffen zu?
Wählen Sie **zwei** Antworten!

A) Beim Typ 1 Diabetes mellitus liegt eine gestörte Insulinwirkung vor
B) Der Typ 2 Diabetes mellitus ist Teil des so genannten metabolischen Syndroms
C) Der Typ 1 Diabetiker ist in der Regel übergewichtig
D) In der Schwangerschaft kann es erstmals zum Auftreten von Diabetes mellitus kommen
E) Bei Kindern eines Typ 2 Diabetikers ist die Wahrscheinlichkeit einer späteren Typ 2 Diabeteserkrankung nicht erhöht

Frage 737
Einfachauswahl
Welche Aussage trifft zu?
Eine Hypothyreose (Unterfunktion der Schilddrüse)

A) ist immer auf Jodmangel zuführen
B) führt bei Kindern unter anderem zu einer Störung des Wachstums und der körperlichen Entwicklung
C) geht bei Erwachsenen mit vermehrtem Schwitzen einher
D) hat bei Erwachsenen auf die Psyche keinen wesentlichen Einfluss
E) geht meist mit einer erniedrigten TSH-Konzentration im Blut einher

Frage **738**
Einfachauswahl
Welche Aussage zum Hypokortisolismus (Nebennierenrindeninsuffizienz) trifft zu?
Als Leitsymptom gilt:

A) Schwäche und rasche Ermüdbarkeit
B) Generalisierte Blässe durch Pigmentmangel der Haut
C) Deutliche Gewichtszunahme
D) Hoher, schwer einstellbarer arterieller Blutdruck
E) Verstärkte Sekundärbehaarung bei der Frau

Frage 739
Einfachauswahl
Welche Aussage zu den Harnwegen und Harnwegsinfektionen trifft zu?

A) Der häufigste Erreger von unkomplizierten Harnwegsinfektionen ist Staphylococcus aureus.
B) Die Schwangerschaft ist ein Risikofaktor für eine akute Pyelonephritis (Nierenbeckenentzündung)
C) Eine asymptomatische Bakteriurie ist immer behandlungsbedürftig
D) Ursache einer unteren Harnwegsinfektion ist meist eine Bakterienstreuung aus dem Blut
E) Harnwegsinfektionen treten vor allem bei jungen Männern auf

Frage 740
Mehrfachauswahl
Welche der folgenden Aussagen zu bösartigen Tumoren treffen zu?
Wählen Sie **zwei** Antworten!

A) Bösartige Tumore sind abgekapselt und wachsen nicht infiltrativ
B) Die funktionellen Leistungen (z.B. Sekretion bei Drüsengeweben) können beeinträchtigt sein
C) Bösartige Tumore verursachen schon sehr früh starke Schmerzen
D) Auch Viren werden für die Entstehung bestimmter bösartiger Tumore verantwortlich gemacht
E) Tumormarker sind beweisen für einen bösartigen Tumor

Frage 741
Einfachauswahl
Welche Aussage trifft zu?
Sie stellen bei der Untersuchung eines 70-jährigen Patienten im Bereich der unteren Lungenabschnitte beidseits eine Dämpfung des Klopfschalls und feuchte Rasselgeräusche fest.
Welche der genannten Diagnosen trifft am ehesten zu?

A) Kardiale Stauung
B) Pneumothorax
C) Lungenemphysem
D) Atelektase
E) Lungenembolie

Frage 742
Einfachauswahl
Welche Aussage zur Lunge und Atmung trifft zu?

A) Der Gasaustausch (O_2/CO_2) in den Lungen findet in den Alveolen statt
B) Die Atemtätigkeit beim Gesunden wird gesteigert bei erniedrigtem CO_2-Gehalt der Atemluft
C) Die Differenz des Sauerstoffgehaltes zwischen Aus- und Einatemluft liegt bei 40 %.

D) Im Pleuraspalt zwischen Rippenfell und Lungenfell befinden sich beim gesunden Erwachsenen etwa 500 ml Flüssigkeit.
E) Die wichtigsten Atemmuskeln sind der große und der kleine Brustmuskel

Frage 743
Aussagenkombination
Häufigste Frühsymptome bei raumfordernden intrakraniellen Prozessen sind:

1) Psychische Veränderungen, z.B. affektive Regungen stumpfen ab
2) Epileptische Anfälle
3) Heißhunger
4) Schlafstörungen
5) Schweißausbrüche

A) nur 1 und 2 sind richtig
B) nur 1 und 3 sind richtig
C) nur 2 und 4 sind richtig
D) nur 2 und 5 sind richtig
E) nur 3 und 5 sind richtig

Frage 744
Aussagenkombination
Welche der Zuordnungen zu den genannten Gangstörungen und den entsprechenden Erkrankungen treffen zu?

1) Breitbeiniger, unsicherer Gang – Kleinhirnataxie
2) Kleinschrittiger Trippelgang – M. Parkinson
3) Scherengang – Spastische Paraplegie
4) Steppergang – Peronaeuslähmung
5) Spastisch-steifer Gang – Multiple Sklerose

A) nur 1 und 3 sind richtig
B) nur 2 und 5 sind richtig
C) nur 1, 4 und 5 sind richtig
D) nur 2, 3 und 5 sind richtig
E) 1-5, alle sind richtig

Frage 745
Aussagenkombination
Welche der folgenden Aussagen zur Varikosis und zur chronisch venösen Insuffizienz treffen zu?

1) Ein typisches Symptom der chronisch venösen Insuffizienz ist die Claudicatio intermittens (Schaufensterkrankheit)
2) Folgen einer chronisch venösen Insuffizienz können Ödeme und ein Stauungsekzem an den Unterschenkeln sein
3) Häufige Saunabesuche und warme Umschläge sind besonders geeignet
4) Wichtig zur Behandlung ist eine konsequente Kompressionstherapie der Beine
5) Typisch sind deutlich abgeschwächte Fußpulse

A) nur 2 und 4 sind richtig
B) nur 2 und 5 sind richtig
C) nur 1, 2 und 3 sind richtig
D) nur 1, 3 und 5 sind richtig
E) 1-5, alle sind richtig

Frage 746
Aussagenkombination
Welche der folgenden Aussagen zum M. Parkinson und Parkinson-Syndrom treffen zu?

1) Typische Symptome sind Hypo- oder Akinese, Rigor und Tremor
2) Vegetative Störungen (z.B. Schwitzen) treten bei dieser Erkrankung nicht auf
3) Ursache der Erkrankung ist eine Störung des Adrenalinstoffwechsels
4) Auch durch Medikamente (z.B. Neuroleptika) kann ein Parkinson-Syndrom ausgelöst werden.
5) Der Patient fällt durch ein großes Schriftbild auf (Makrographie)

A) nur 1 und 3 sind richtig
B) nur 1 und 4 sind richtig
C) nur 2, 3 und 4 sind richtig
D) nur 2, 4 und 5 sind richtig
E) 1-5, alle sind richtig

Frage 747
Aussagenkombination
Welche der folgenden Aussagen zum Alkoholentzugssyndrom treffen zu?

1) Die Wernicke-Enzephalopathie ist Folge eines Mangels von Vitamin C
2) Das Vollbild des Alkoholdelirs (Delirium tremens) bedarf der intensiven stationären Überwachung
3) Typische Symptome des Alkoholentzugs sind Bradykardie und Miosis
4) Im Rahmen des Entzugssyndroms kann es zu epileptischen Anfällen kommen
5) Häufig kommt es im Rahmen des Entzugssyndroms zu einer Hyperglykämie

A) nur 2 und 4 sind richtig
B) nur 1, 2 und 5 sind richtig
C) nur 2, 4 und 5 sind richtig
D) nur 3, 4 und 5 sind richtig
E) 1-5, alle sind richtig

Frage 748
Aussagenkombination
Welche H Aussagen zu Ursachen und Symptomen des Hyperkinetischen Syndroms (ADHS) treffen zu?

1) Ursächlich ist zu viel Fernsehen
2) Der Betroffene handelt häufig unangemessen impulsiv
3) Der Betroffene macht häufig Flüchtigkeitsfehler bei den Schularbeiten, bei der Arbeit oder bei anderen Tätigkeiten
4) Der Betroffene beschäftigt sich häufig nur widerwillig mit Aufgaben, die länger dauernde geistige Anstrengungen erfordern
5) Der Betroffene kann nur schwer warten, bis er an der Reihe ist

A) nur 1 und 2 sind richtig
B) nur 1, 3 und 5 sind richtig
C) nur 2, 4 und 5 sind richtig
D) nur 2, 3, 4 und 5 sind richtig
E) 1-5, alle sind richtig

Frage 749
Aussagenkombination
Welche der folgenden Aussagen zu einer schweren depressiven Episode trifft (treffen) zu?

1) Beim Patienten besteht meist eine Hemmung des Antriebs
2) Beim Patienten treten Schlafstörungen auf
3) Oft herrscht beim Patienten quälende Angst und innere Unruhe
4) Trotz seiner Denkhemmung kommt es beim Patienten häufig zu Grübeln
5) Ein Depressiver erlebt seine Umwelt als grau, häufig kommt es zu sozialem Rückzug

A) nur 1 ist richtig
B) nur 2 und 3 sind richtig
C) nur 1, 4 und 5 sind richtig
D) nur 1, 3, 4 und 5 sind richtig
C) 1-5, alle sind richtig

Frage 750
Einfachauswahl
Welche Aussage zum Ikterus trifft zu?

A) Die Ursache kann eine Thrombozytopenie sein
B) Bei einem Verschlussikterus infolge von Gallensteinen ist das indirekte (nicht konjugierte) Bilirubin stark erhöht
C) Der Icterus intermittens juvenilis (M. Meulengracht) wird durch eine frühzeitige Gallenblasenentfernung therapiert
D) Ein hepatischer Ikterus entsteht u.a. im Rahmen einer infektiösen Hepatitis und bei einer Leberzirrhose
E) Ein hell verfärbter Stuhl ist ein Hinweis auf einen hämolytischen Ikterus

Frage 751
Mehrfachauswahl
Welche der folgenden Aussagen treffen zu? Wählen Sie **zwei** Antworten!
Zum sog. präsuizidalen Syndrom (nach Ringel) gehören:

A) Suizidphantasien
B) Sozialer Rückzug und Einengung
C) Freimütiges „Darüber sprechen" in der Öffentlichkeit
D) Aggression gegen Außenstehende
E) Einbeziehen von Vertrauenspersonen

Frage 752
Mehrfachauswahl
Welche der folgenden Aussagen bezüglich der Augen treffen zu?
Wählen Sie **zwei** Antworten!

A) Ein Exophthalmus kann auf einen raumfordernden Prozess in der Augenhöhle des Schädels hinweisen
B) Das sog. „Horner-Syndrom" besteht aus der Trias Ptosis, Miosis, Enophthalmus
C) Helligkeit kann Ursache einer Mydriasis sein
D) Der Glaskörper ist mit Wasser gefüllt
E) Die Papille ist die Stelle des „schärfsten Sehens"

Frage 753
Aussagenkombination
Ein 56-jähriger Patient berichtet von immer wieder auftretenden Schmerzen in der Brust. Welche der weiter von ihm genannten Aussagen lassen Sie an die Möglichkeit einer vorliegenden Herzerkrankung denken?

1) Ein Bluthochdruck ist seit mehreren Jahren bekannt
2) Bis vor einem Jahr habe er stark geraucht
3) Die Schmerzen sind durch Druck auf das Brustbein auslösbar
4) Die Schmerzen treten verstärkt im Liegen auf, verschwinden bei körperlicher Belastung
5) Sein Vater sei früh an einem Herzinfarkt verstorben

A) nur 1 und 3 sind richtig
B) nur 1, 2 und 4 sind richtig
C) nur 1, 2 und 5 sind richtig
D) nur 3, 4 und 5 sind richtig
E) 1-5, alle sind richtig

Frage 754
Mehrfachauswahl
Welche der folgenden Aussagen zum Hörvorgang treffen zu?
Wählen Sie **zwei** Antworten!

A) Die Bewegungen des ovalen Fensters führen zu Druckwellen in der luftgefüllten Cochlea (Hörschnecke)
B) Schallwellen versetzen das Trommelfell in Schwingungen
C) Im flüssigkeitsgefüllten Mittelohr werden die Schallwellen in mechanische Energie umgewandelt
D) Im Mittelohr wird die Energie der Schallwellen in der Regel vermindert
E) Hammer, Amboss und Steigbügel übertragen die beim Trommelfell ankommenden Schwingungen auf das ovale Fenster

Frage 755
Einfachauswahl
Welche Aussage hinsichtlich des Blutkreislaufs beim Erwachsenen trifft zu?
(Es werden normale anatomische Gegebenheiten vorausgesetzt.)

A) Das Blut strömt über den linken Vorhof und die linke Kammer in den Lungenkreislauf
B) Das Blut strömt von der rechten direkt in die linke Kammer
C) Das Blut strömt aus der rechten Kammer direkt in den Körperkreislauf
D) Das Blut strömt vom linken direkt in den rechten Vorhof
E) Das Blut strömt über den rechten Vorhof und die rechte Kammer in den Lungenkreislauf

Frage 756
Aussagenkombination
Welche Komplikation(en) kann (können) bei Knochenbrüchen auftreten?

1) Übermäßige Kallusbildung
2) Verzögerte Kallusbildung
3) Pseudoarthrosenbildung
4) Sudeck-Dystrophie
5) Osteosarkom

A) nur 2 ist richtig
B) nur 2 und 3 sind richtig
C) nur 1, 3 und 4 sind richtig
D) nur 1, 2, 3 und 4 sind richtig
E) 1-5, alle sind richtig

Frage 757
Mehrfachauswahl
Welche der folgenden Aussagen zur rheumatoiden Arthritis (chronischen Polyarthritis) treffen zu?
Wählen Sie **zwei** Antworten!

A) Ursache ist eine zurückliegende Streptokokkenerkrankung
B) Außer den Gelenken können auch innere Organe betroffen sein
C) Typisch ist im Anfangsstadium ein Befall der großen Gelenke
D) Am häufigsten sind die Finger- endgelenke betroffen
E) Eine erhöhte Blutsenkung kann ein Hinweis auf eine bestehende rheumatoide Arthritis sein

Frage 758
Einfachauswahl
Welches der folgenden Symptome ist typisch für eine Manie?

A) Gedankeneingebung
B) Gedankenentzug
C) Gedankenlautwerden
D) Ideenflucht
E) Kommentierende Stimme

Frage 759
Aussagenkombination
Welche der folgenden Aussagen zu Masern trifft (treffen) zu?

1) Masern sind eine harmlose Kinderkrankheit
2) Die Inkubationszeit beträgt ca. 8-14 Tage
3) Das Virus wird über Mund- und Nasenschleimhaut aufgenommen
4) Mögliche Komplikationen sind Otitis media (Mittelohrentzündung) und Pneumonie
5) Impfen gegen Masern soll man bei Neugeborenen ca. 14 Tage nach der Geburt

A) nur 1 ist richtig
B) nur 2 und 3 sind richtig
C) nur 2, 3 und 4 sind richtig
D) nur 1, 3, 4 und 5 sind richtig
E) 1-5, alle sind richtig

Frage 760
Aussagenkombination
Welche der folgenden Aussagen treffen zu?
Eine eitrige Meningitis beim Säugling kann folgende Symptome aufweisen:

1) Berührungsempfindlichkeit
2) Nackensteife
3) Krampfanfälle
4) Bewusstseinstörung bis Koma
5) Fieber

A) nur 1 und 2 sind richtig
B) nur 1 und 4 sind richtig
C) nur 2 und 3 sind richtig
D) nur 1, 2, 3 und 4 sind richtig
E) 1-5, alle sind richtig

Frage 761
Einfachauswahl
Das wichtigste Erregerreservoir für den Typhuserreger ist (sind):

A) Trinkwasser
B) Infiziertes Geflügel
C) Obst
D) Menschliche Dauerausscheider
E) Infizierte Schweine

Frage 762
Einfachauswahl
Welche Aussage zum Diabetes Mellitus trifft zu?

A) Die Entwicklung zum manifesten Typ 2 Diabetes verläuft klinisch meist rasch und plötzlich
B) Zu den Symptomen des manifesten Diabetes mellitus können Potenzstörungen gehören
C) Im Rahmen der diabetischen Makroangiopathie kommt es häufig zu einer Glomerulosklerose (M. Kimmelstiel-Wilson)
D) Bei der Pathogenese des Typ 2 Diabetes spielt absoluter Insulinmangel die hauptsächliche Rolle
E) Bei einer diabetischen Nephropathie ist die Nierenschwelle für Glukose deutlich erniedrigt

Frage 763
Aussagenkombination
Welche der folgenden Aussagen zur Virusgrippe (Influenza) trifft (treffen) zu?

1) Die Influenza beginnt plötzlich mit Fieber, Kopf- und Gliederschmerzen
2) Die Influenza tritt epidemisch auf
3) Die Influenza führt zu dauernder Immunität
4) Die Influenza kann zu gefährlichen Begleit- und Folgekrankheiten führen (z.B. Herzerkrankung, Lungenentzündung)
5) Nach einer Impfung gegen Influenza sind lebenslang keine weiteren Impfungen mehr erforderlich

A) nur 1 ist richtig
B) nur 2 und 3 sind richtig
C) nur 1, 2 und 3 sind richtig
D) nur 1, 2 und 4 sind richtig
E) nur 1, 3, 4 und 5 sind richtig

Frage 764
Mehrfachauswahl
Welche der folgenden Aussagen zum Keuchhusten treffen zu?
Wählen Sie **zwei** Antworten!

A) Keuchhusten hinterlässt eine lebenslange Immunität
B) Schwere Komplikationen treten am häufigsten bei über 10-jährigen Kindern auf
C) Länger als 3 Wochen anhaltender Husten lässt an Keuchhusten denken
D) Jüngere Säuglinge (z.B. 2 Monate alt) können sich wegen vorhandener mütterlicher Antikörper nicht infizieren
E) Typisch sind anfallsartig auftretende Hustenstöße in Serie, unterbrochen bzw. gefolgt von verlängertem, ziehendem Einatmen

Frage 765
Aussagenkombination
Welche der folgenden Aussagen über Wurmbefall treffen zu?

1) Ein möglicher Hinweis auf einen Wurmbefall ist eine Eosinophilie im Blut
2) Bei einer Wurmerkrankung ist nur der Darm befallen
3) Ein analer Juckreiz bei Kindern kann Hinweis für eine Oxyuriasis (Madenwürmer) sein
4) Kinder sollten gegen Wurmbefall geimpft werden
5) Zystische Veränderungen in der Leber können ein Hinweis auf eine Infektion durch den Hundebandwurm (Echinococcus granulosus) sein

A) nur 2 und 4 sind richtig
B) nur 1, 2 und 3 sind richtig
C) nur 1, 3 und 5 sind richtig
D) nur 3, 4 und 5 sind richtig
E) nur 1, 3, 4 und 5 sind richtig

Frage 766
Aussagekombination
Welche der folgenden Zuordnungen von Wirbelsäulenabschnitt, Anzahl der Wirbel und der in diesem Abschnitt vorkommenden physiologischen Krümmung trifft (treffen) zu?

1) HWS – 7 Halswirbel – Lordose
2) BWS – 12 Brustwirbel – Kyphose
3) LWS – 5 Lendenwirbel – Lordose
4) Kreuzbein – 5 Kreuzbeinwirbel – Kyphose
5) Steißbein – 7 Steißbeinwirbel – Lordose

A) nur 2 ist richtig
B) nur 1, 2 und 3 sind richtig
C) nur 1, 4 und 5 sind richtig
D) nur 1, 2, 3 und 4 sind richtig
E) 1-5, alle sind richtig

Frage 767
Mehrfachauswahl
Welche der folgenden Aussagen zum Körpergewicht treffen zu?
Wählen Sie **zwei** Antworten!

A) Der Body-Mass-Index (BMI) bestimmt sich aus den Faktoren Körpergewicht geteilt durch Taillenumfang
B) Bei einem Erwachsenen mit einem Body-Mass-Index (BMI) kleiner als 20 besteht Übergewicht
C) Adipositas ist einer der Risikofaktoren für Schlaganfälle
D) Eine Adipositas kann auch durch eine Schilddrüsenüberfunktion ausgelöst werden
E) Im Rahmen der Diagnostik der Adipositas sollte auch die Messung des Blutzuckerspiegels erfolgen

Frage 768
Einfachauswahl
Welche Gesamtmenge an Kochsalz (NaCl) sollte ein gesunder Erwachsener in etwa pro Tag mit der Nahrung zu sich nehmen?

A) 200 – 400 µg (Mikrogramm)
B) 200 – 400 mg
C) 3 – 10 g
D) 25 – 35 g
E) 40 – 50 g

Frage 769
Mehrfachauswahl
Die Prophylaxe der Hyperurikämie zielt auf die Vermeidung einer chronischen Gicht ab und erfolgt durch eine konsequente medikamentöse Dauertherapie. Davon unabhängig dürfen die diätetischen Maßnahmen nicht vergessen werden.
Welche der folgenden Aussagen zur Gicht und zur Ernährung bei Hyperurikämie treffen zu?
Wählen Sie **zwei** Antworten!

A) Insbesondere Milch und Quark sind zu meiden
B) Kalbsbries (Thymus des Kalbes) ist besonders geeignet
C) Purinarme Lebensmittel sind zu bevorzugen
D) Alkohol darf selbst in kleinen Mengen (z.B. in Arzneimitteln) nicht zu sich genommen werden
E) Strenge Fastenkuren sollten vermieden werden

Frage 770
Mehrfachauswahl
Welche der folgenden Aussagen zur akuten Appendizitis treffen zu?
Wählen Sie **zwei** Antworten!

A) Eine akute Appendizitis tritt bevorzugt im höheren Lebensalter auf
B) Eine akute Appendizitis führt ohne Operation immer zur generalisierten Peritonitis
C) Eine akute Appendizitis kann bei gedeckter Perforation zu einer Eiteransammlung im rechten Unterbauch führen (perityphlitischer Abszess)
D) Die akute Appendizitis kann vom klinischen Bild her differentialdiagnostisch mit einer Eierstockentzündung verwechselt werden
E) Bei der akuten Appendizitis ist als therapeutische Erstmaßnahme eine lokale Wärmeanwendung (rechter Unterbauch) zu empfehlen

Frage 771
Aussagenkombination
Welche der folgenden Aussagen zum Magen treffen zu?

1) Ursache einer chronischen Gastritis kann eine Infektion der Magenschleimhaut mit Helicobacter pylori sein
2) Ein Magengeschwür führt häufig zu einer perniziösen Anämie
3) Die Einnahme von Schmerzmitteln vom Typ NSAR (Nicht-steroidale Antirheumatika) begünstigt die Entstehung von Magengeschwüren
4) Das Auftreten von Teerstuhl kann ein Hinweis auf ein Magengeschwür sein
5) Ein fehlender Druckschmerz in der Magengegend schließt ein Magengeschwür aus

A) nur 1 und 3 sind richtig
B) nur 1, 2 und 4 sind richtig
C) nur 1, 3 und 4 sind richtig
D) nur 2, 3 und 4 sind richtig
E) 1-5, alle sind richtig

Frage 772
Einfachauswahl
Welche Aussage zu Herpesviren trifft zu?

A) Eine Infektion mit einem Herpes-simplex-Virus hinterlässt immer eine lebenslange Immunität
B) Bei Windpocken besteht ein geringes Ansteckungsrisiko
C) Als Zweitmanifestation nach einer Windpockenerkrankung kann es zu einer Herpes-zoster-Erkrankung (Gürtelrose) kommen
D) Das Pfeiffer-Drüsenfieber bedarf einer antibiotischen Behandlung (z.B. Penicillin)
E) Bei starker Sonnenbestrahlung treten seltener Herpes-Simplex Erkrankungen auf

Frage 773
Aussagekombination
Welche der folgenden Aussagen zur Lagerung eines Patienten im entsprechenden Notfall treffen zu?

1) Bauchtrauma – Rückenlage, angezogene Beine mit Knierolle
2) Schädel-Hirn-Trauma – Kopftieflage, Beine angehoben
3) Kardiogener Schock – Oberkörper ca. 30° erhöht
4) Arterielle Embolie im Bein – Betroffene Extremität hoch legen
5) Lungenödem – Stabile Seitenlage

A) nur 1 und 2 sind richtig
B) nur 1 und 3 sind richtig
C) nur 2 und 5 sind richtig
D) nur 3 und 5 sind richtig
E) nur 1, 3 und 4 sind richtig

Frage 774
Aussagekombination
Welche der folgenden Aussagen trifft (treffen) zu?
Sichere(s) Todeszeichen ist (sind):

1) Pulslosigkeit
2) Muskelschlaffheit
3) Totenstarre
4) Atemstillstand
5) Totenflecke

A) nur 1 ist richtig
B) nur 2 und 3 sind richtig
C) nur 3 und 5 sind richtig
D) nur 1, 3, 4 und 5 sind richtig
E) 1-5, alle sind richtig

Frage 775
Aussagekombination
Welche der Aussagen treffen zu?
Zu den Symptomen der Anorexia nervosa gehören:

1) Amenorrhö
2) Gebrauch von Appetitzüglern oder Diuretika
3) Selbstinduziertes Erbrechen
4) Body-Mass-Index (BMI) liegt über der Norm
5) Angst, zu dick zu werden

A) nur 1 und 2 sind richtig
B) nur 3 und 4 sind richtig
C) nur 2, 3 und 4 sind richtig
D) nur 1, 2, 3 und 5 sind richtig
E) 1-5, alle sind richtig

Frage 776
Aussagekombination
Welche der genannten Erkrankungen bzw. Krankheitssymptome sind durch eine entsprechende Ernährung günstig zu beeinflussen?

1) Trommelschlägelfinger
2) Ödeme
3) Arterielle Hypertonie
4) Chronische Pankreatitis
5) Einheimische Sprue

A) nur 1 und 4 sind richtig
B) nur 2 und 5 sind richtig
C) nur 1, 2 und 3 sind richtig
D) nur 2, 3, 4 und 5 sind richtig
E) 1-5, alle sind richtig

Frage 777
Einfachauswahl
Welche Zuordnung zu den Normalwerten beim Erwachsenen trifft zu?
(Geringe Schwankungen laborabhängig)

A) Serumbilirubin (gesamt) → 8,5 bis 12,0 mg/dl
B) Serumkalium → 3,5 bis 5,0 mmol/l
C) Serumkreatinin → 5,0 bis 8,7 mg/dl
D) Hämoglobin im Blut → 1,5 bis 3,5 g/dl
E) Uringlukose → 80 bis 120 mg/dl

Frage 778
Mehrfachauswahl
Welche der folgenden Aussagen treffen für das hyperglykämische Koma zu?
Wählen Sie **zwei** Antworten!

A) Schnelle Entwicklung
B) Heißhunger
C) Stark gesteigerte Reflexe
D) Exsikkose der Haut
E) Kussmaul-Atmung (vertiefte Atmung bei Ketoazidose)

Frage 779
Mehrfachauswahl
Welche der folgenden Aussagen zu Neugeborenen und Säuglingen treffen zu?
Wählen Sie **zwei** Antworten!

A) Der erste Zahn erscheint durchschnittlich im 3. Lebensmonat
B) In den ersten Lebenstagen kann es zu einer Erhöhung des Bilirubins kommen (Neugeborenengelbsucht)
C) Im Alter von etwa 5 Monaten hat sich das Geburtsgewicht verdoppelt
D) Die Herzfrequenz des Neugeborenen liegt bei etwa 90 Schlägen/Min.
E) Die Schädelnähte eines Kindes schließen sich mit etwa sechs Monaten

Frage 780
Aussagekombination
Welche der folgenden Aussagen zu Erkrankungen der Gebärmutter treffen zu?

1) Das Uterusmyom ist ein gutartiger Tumor
2) Das Korpuskarzinom kommt besonders bei sehr jungen Frauen vor
3) Bei der Entstehung von Zervixkarzinomen sind Papillomaviren von Bedeutung
4) Das Korpuskarzinom kommt seit Einführung der „Pille“ nahezu nicht mehr vor
5) Zervixpolypen führen oft zu Ausfluss

A) nur 1, 2 und 3 sind richtig
B) nur 1, 3 und 5 sind richtig
C) nur 1, 4 und 5 sind richtig
D) nur 2, 3 und 4 sind richtig
E) nur 2, 4 und 5 sind richtig

Frage 781
Mehrfachauswahl
Welche der folgenden Aussagen zum akuten Herzinfarkt treffen zu?
Wählen Sie **zwei** Antworten!

A) Typisch für einen akuten Herzinfarkt ist ein deutlich erhöhter Blutdruck beim Patienten
B) Bei Diabetikern beobachtet man gehäuft sog. „stumme Infarkte“
C) Zu den häufigsten Frühkomplikationen beim akuten Herzinfarkt zählen Herzrhythmusstörungen
D) Die meisten Herzinfarkte ereignen sich am späten Nachmittag
E) Der betroffene Patient sollte in Kopftieflage gelagert werden

Frage 782
Mehrfachauswahl
Welche der folgenden Aussagen zu Kolon-/Rektum-Karzinomen und Darmpolypen treffen zu?
Wählen Sie **zwei** Antworten!

A) Das Entartungsrisiko ist bei gestielten Dickdarmpolypen deutlich höher als bei breitbasig wachsenden Polypen
B) Bei einer familiären Polyposis des Darmes (Auftreten mehrerer oder zahlreicher Polypen im Darm, autosomal – dominant vererbt) sind Darmspiegelungen erst ab dem 60. Lebensjahr angezeigt
C) Hinweise auf einen Darmtumor kann der Wechsel zwischen Durchfall und Verstopfung sein
D) Bei bekannten Hämorrhoiden sind bei Nachweis von Blut im Stuhl keine weiteren diagnostischen Maßnahmen erforderlich
E) Im Spätstadium eines Darmkrebses kann es zum Darmverschluss (Ileus) kommen

Frage 783
Mehrfachauswahl
Welche der folgenden Aussagen zur peripheren arteriellen Verschlusskrankheit treffen zu?
Wählen Sie **zwei** Antworten!

A) In den meisten Fällen sind die unteren Extremitäten betroffen
B) Zur Diagnostik eignet sich die Bestimmung der schmerzfreien Gehstrecke
C) Die Beine sollten konsequent mit Kompressionsbinden gewickelt werden
D) Im Anfangsstadium sollten sich die Patienten möglichst wenig bewegen
E) Bei Ruheschmerzen tritt eine Besserung nach Hochlagerung des Beines auf Milz

FRAGEN MC 14

Frage 784
Einfachauswahl
Welche Aussage zur Osteoporose trifft zu?

A) Die häufigste Form ist die sekundäre Osteoporose (z.B. durch Gabe von Glukokortikoiden)
B) Die Osteoporosehäufigkeit ist unabhängig vom Alter
C) Mit Spontanfrakturen (Frakturen ohne angemessenes Trauma) muss gerechnet werden
D) Die senile Osteoporose betrifft nur den Bereich der Lendenwirbelsäule
E) Ursache ist häufig eine Hyperurikämie

Frage 785
Aussagenkombination
Welche der folgenden Aussagen zu Masern treffen zu?

1) Die Infektiosität beginnt schon vor Exanthemausbruch.
2) Typischerweise tritt ein fleckig konfluierendes Exanthem auf.
3) Durch bakterielle Superinfektion kann eine Otitis media auftreten.
4) Bei Teilimmunität ist das Exanthem unter Umständen nur diskret sichtbar (mitigierte Masern).
5) Im Rahmen des Krankheitsgeschehens können als Komplikation Lungenentzündung und Enzephalitis auftreten.

A) nur 1 und 3 sind richtig
B) nur 2 und 4 sind richtig
C) nur 2, 3 und 5 sind richtig
D) nur 3, 4 und 5 sind richtig
E) 1-5, alle sind richtig

Frage 786
Einfachauswahl
Bei welcher Erkrankung tritt typischerweise eine vertiefte Atmung (Kussmaul-Atmung) auf?

A) Hyperglykämie
B) Tetanus
C) Meningitis
D) Hypoglykämie
E) Hyperkalzämie

Frage 787
Aussagenkombination
Welche der folgenden Aussagen trifft (treffen) zu?
Ein frühes Symptom (Symptome) bei Multipler Sklerose ist (sind):

1) Sehstörung
2) Erhöhter Tonus der Beugemuskulatur
3) Tetraparese
4) Müdigkeit
5) Blasenentleerungsstörung

A) nur 5 ist richtig
B) nur 1 und 2 sind richtig
C) nur 2 und 3 sind richtig
D) nur 1, 4 und 5 sind richtig
E) 1-5, alle sind richtig

Frage 788
Einfachauswahl
Welches Organ liegt retroperitoneal?

A) Gallenblase
B) Pankreas
C) Colon transversum
D) Sigmoid
E) Magenhinterwand

Frage 789
Mehrfachauswahl
Welche der folgenden Aussagen zu den Bronchien treffen zu?
Wählen Sie **zwei** Antworten!

A) Fremdkörper gelangen vor allem in den linken Hauptbronchus.
B) Die Schleimhaut der Hauptbronchien ist mit Flimmerepithel und schleimbildenden Becherzellen ausgekleidet.
C) Die letzte Verzweigung des Bronchialbaumes sind die Alveolen (Lungenbläschen).
D) Der Gasaustausch (Blut-Luft-Schranke) findet in den Segmentbronchien statt.
E) Knorpeleinlagerungen in den Alveolen verhindern, dass diese beim Ausatmen kollabieren.

Frage 790
Einfachauswahl
Welche Aussage zur Basis-Reanimation beim Erwachsenen trifft zu?

A) Der Druckpunkt liegt im oberen Drittel des Sternums (Brustbein).
B) Das Verhältnis von Kompression zu Beatmung beträgt 30:2.
C) Die Kontrolle des Pulses sollte an der Arteria radialis erfolgen.
D) Vor Beginn der Kompression sollten sechs Beatmungen erfolgen.
E) Das Verhältnis von Kompression zu Beatmung beträgt 2:5.

Frage 791
Einfachauswahl
Welche Aussage zum Hyperkortisolismus (Cushing-Syndrom) trifft zu?

A) Bei Kindern kommt es zu Riesenwuchs.
B) Eine kräftig ausgebildete Muskulatur ist typisch für das Cushing-Syndrom.
C) Es kann eine diabetogene Stoffwechsellage auftreten.
D) Ursache des Syndroms kann eine Nierenhyperplasie sein.
E) Der Blutdruck ist erniedrigt.

Frage 792
Aussagenkombination
Welche der folgenden Aussagen treffen zu?
Ursachen für eine Obstipation (Stuhlverstopfung) können sein:

1) Neuropathie (z.B. bei Diabetes mellitus)
2) Divertikulitis
3) Hypokaliämie
4) Hyperthyreose
5) Opiate

A) nur 1, 2 und 5 sind richtig
B) nur 1, 2, 3 und 4 sind richtig
C) nur 1, 2, 3 und 5 sind richtig
D) nur 1, 3, 4 und 5 sind richtig
E) nur 2, 3, 4 und 5 sind richtig

Frage 793
Aussagenkombination
Welche der folgenden Aussagen trifft (treffen) zu?
Eine Erhöhung des Serum-Harnsäurespiegels ist zu erwarten bei:

1) Bierkonsum
2) Fettreicher Kost
3) Purinfreier Kost
4) Nulldiät (totales Fasten)
5) Eiweißzufuhr in Form von Milch

A) nur 1 ist richtig
B) nur 2 und 5 sind richtig
C) nur 1, 2 und 4 sind richtig
D) nur 1, 2 und 5 sind richtig
E) nur 1, 2, 3 und 5 sind richtig

Frage 794
Mehrfachauswahl
Welche der folgenden Aussagen treffen zu?
Wählen Sie **zwei** Antworten!
Eine Miosis (Verkleinerung der Pupille) ist zu erwarten bei:

A) Reaktion auf Pharmaka, welche den Sympathikus reizen (Sympathikomimetika)
B) Reaktion auf Pharmaka, welche den Parasympathikus reizen (Parasympathikomimetika)
C) Enzephalitis
D) Hypovolämischem Schock
E) Binokularer (beidäugige) Fixation eines nahe gelegenen Gegenstandes

Frage 795
Einfachauswahl
Welche Aussage zur peripheren arteriellen Verschlusskrankheit trifft zu?

A) Es handelt sich um ein isoliertes Leiden der Beinarterien, andere Arterien sind nicht betroffen.
B) Bei starker Verengung der Beinarterien findet man auch häufig eine Verengung anderer wichtiger Arterien (z. B. Herzkranzgefäße).
C) Nikotin bessert den Krankheitsverlauf.
D) Eine Diabeteserkrankung hat auf diese Erkrankung keinen Einfluss.
E) Die typische Therapie beim Stadium II (Belastungsschmerz) ist die Ruhigstellung.

Frage 796
Einfachauswahl
Welche Aussage zu Herzerkrankungen trifft zu?

A) Typisches Symptom der reinen Linksherzinsuffizienz ist eine Stauungsleber.
B) Ein diastolisches Herzgeräusch spricht für eine Pulmonalstenose.
C) Rhythmusstörungen treten erst im Erwachsenenalter auf.
D) Ein angeborener Ventrikelseptumdefekt kann asymptomatisch verlaufen.
E) Die körperliche Belastbarkeit ist bei Herzerkrankungen im Kindesalter nie eingeschränkt.

Frage 797
Mehrfachauswahl
Welche der folgenden Aussagen treffen zu? Wählen Sie **zwei** Antworten!
Eine Hypothyreose (Unterfunktion der Schilddrüse)

A) hat als häufigste Ursache den Morbus Basedow.
B) führt bei Kindern unter anderem zu einer Störung des Wachstums und der körperlichen Entwicklung.
C) geht bei Erwachsenen mit vermehrtem Schwitzen einher.
D) kann sich bei Erwachsenen als Depression äußern.
E) geht in der Regel mit einer erniedrigten TSH-Konzentration im Blut einher.

Frage 798
Mehrfachauswahl
Welches sind die optisch wirksamen Teile (lichtbrechende Strukturen) des Auges?
Wählen Sie **zwei** Antworten!

A) Hornhaut
B) Pupille
C) Linse
D) Netzhaut
E) Aderhaut

Frage 799
Einfachauswahl
Welche Aussage zur Schwangerschaft trifft zu?

A) Vor allem im letzten Trimenon kommt es häufig zu Schwangerschaftserbrechen.
B) Durch Neigung zur Restharnbildung treten gegen Ende der Schwangerschaft vermehrt Harnwegsinfektionen auf.
C) Eine Proteinurie, ein Bluthochdruck und generalisierte Ödeme in der Spätschwangerschaft bedürfen keiner weiteren Behandlung.

D) Striae gravidarum (Schwangerschaftsstreifen) treten in der Regel im ersten Trimenon auf.
E) Die Gewichtszunahme bis zum Ende der Schwangerschaft beträgt normalerweise ca. 5 kg.

Frage 800
Mehrfachauswahl
Welche der folgenden Aussagen zu Staphylokokken und staphylokokkenbedingten Erkrankungen treffen zu?
Wählen Sie **zwei** Antworten!

A) Häufig sind Zweiterkrankungen wie das rheumatische Fieber.
B) Lokalinfektionen treten als Furunkel oder Karbunkel auf.
C) Sie sind der häufigste Erreger eines unkomplizierten Harnwegsinfektes.
D) Sie können eine Lebensmittelvergiftung durch ihr Enterotoxin (auf den Verdauungskanal wirkendes Gift) auslösen.
E) Sie bilden Sporen.

Frage 801
Mehrfachauswahl
Ein Ihnen bekannter Patient mit Alkoholproblemen, der soeben aus dem Krankenhaus wegen einer komplikationslosen Appendektomie entlassen wurde, lässt erkennen, dass er halluziniert.
Er spricht von kleinen beweglichen Insekten.
Sie äußern den Verdacht auf ein Alkoholdelir.
Welche weiteren Symptome sind zu erwarten?
Wählen Sie **zwei** Antworten!

A) Bradykardie
B) Epileptische Anfälle
C) Motorische Unruhe
D) Obstipation
E) Trockene, kalte Hand

Frage 802
Aussagenkombination
Welche der folgenden Aussagen zu Essstörungen (Anorexia nervosa und Bulimie) treffen zu?

1) Die Anorexia nervosa betrifft vor allem junge Männer.
2) Symptome bei Essstörungen können Eiweißmangelödeme und Menstruationsstörungen sein.
3) Essstörungen treten nur während der Pubertät auf.
4) Auf Elektrolytstörungen muss wegen der Einnahme von Abführmitteln und Entwässerungsmitteln geachtet werden.
5) Karies kann ein Hinweis auf Bulimie sein.

A) nur 1, 2 und 4 sind richtig
B) nur 2, 3 und 5 sind richtig
C) nur 2, 4 und 5 sind richtig
D) nur 3, 4 und 5 sind richtig
E) 1-5, alle sind richtig

Frage 803
Aussagenkombination
Welche der folgenden Aussagen zum Nierenversagen treffen zu?

1) In der Phase des manifesten Nierenversagens stellt die Hyperkaliämie eine Hauptgefahr dar.
2) Bestimmte Medikamente (z.B. nichtsteroidale Antirheumatika) können zu einem akuten Nierenversagen führen.
3) Im Rahmen des akuten Nierenversagens kann eine polyurische Phase auftreten.
4) Leitsymptom ist ein Harnstoffwert von 25 mg/dl.
5) Als Anurie bezeichnet man eine tägliche Urinproduktion von ca. 500 ml.

A) nur 4 und 5 sind richtig
B) nur 1, 2 und 3 sind richtig
C) nur 1, 2 und 4 sind richtig
D) nur 1, 3 und 5 sind richtig
E) 1-5, alle sind richtig

Frage 804
Mehrfachauswahl
Welche Zuordnung zu den Normalwerten beim gesunden Erwachsenen trifft zu? (Geringe Schwankungen laborabhängig)
Wählen Sie **zwei** Antworten!

A) Serumbilirubin (gesamt) → 8,5 bis 12,0 mg/dl
B) Serumkalium → 3,5 bis 5,0 mmol/l
C) Serumkreatinin → 5,0 bis 8,7 mg/dl
D) Serumcholesterin → kleiner 200 mg/dl
E) Uringlukose → 80 bis 120 mg/dl

Frage 805
Einfachauswahl
Welche Aussage zur Lungenembolie trifft zu?

A) Der klinische Nachweis einer tiefen Beinvenenthrombose spricht gegen das Vorliegen einer akuten Lungenembolie.
B) Die Bradykardie und die arterielle Hypertonie sind ein Leitsymptom der akuten Lungenembolie.
C) Bei Verdacht auf eine akute Lungenembolie dürfen keine i.m.-Injektionen verabreicht werden.
D) Der Thoraxschmerz gehört nicht zu den typischen Symptomen einer akuten Lungenembolie.
E) Beinhochlagerung gehört zur Notfalltherapie der akuten Lungenembolie.

Frage 806
Mehrfachauswahl
Welche der folgenden Aussagen zu den Nieren treffen zu?
Wählen Sie **zwei** Antworten!

A) Eine akute Pyelonephritis ist meist viral bedingt.
B) Eine chronische Pyelonephritis kann sich entwickeln, wenn Harnabflussbehinderungen vorliegen.
C) Symptome der akuten Pyelonephritis können sein: Fieber, Klopfschmerzhaftigkeit der Nierenlager und Dysurie.
D) Bei der akuten Pyelonephritis ist nur das Nierenbecken betroffen.
E) Akute postinfektiöse Glomerulonephritiden heilen vollständig aus.

Frage 807
Mehrfachauswahl
Welche der folgenden Aussagen treffen zu? Wählen Sie **zwei** Antworten!
Kontraindikationen für intramuskuläre Injektionen (i.m.) sind:

A) Fieber
B) Gastritis
C) Verdacht auf Herzinfarkt
D) Antikoagulantientherapie
E) Epilepsie

Frage 808
Mehrfachauswahl
Welche Aussage zur arteriellen Hypertonie trifft zu?
Wählen Sie **zwei** Antworten!

A) Ursache ist in den meisten Fällen eine Nierenarterienstenose.
B) Bei einer hypertoniebedingten Herzkrankheit kommt es vor allem zu einer Druckhypertrophie (d. h. Vergrößerung) des rechten Ventrikels.
C) Zeichen einer hypertoniebedingten Nierenschädigung ist die Eiweißausscheidung im Urin.
D) Bei extrem dicken Oberarmen werden mit einer normalen Blutdruckmanschette für Erwachsene falsch niedrige Blutdruckwerte gemessen.
E) Eine Komplikation der Hypertonie ist die Retinopathie.

Frage 809
Mehrfachauswahl
Welche der folgenden Aussagen zum hypoglykämischen Schock treffen zu?
Wählen Sie **zwei** Antworten!

A) Die Patienten bleiben typischerweise bewusstseinsklar.
B) Die i.v. Gabe von Glukose ist richtig, wenn nicht klar ist, ob ein hypoglykämischer Schock oder ein hyperglykämisches Koma vorliegt.
C) Die i.v. Glukoseinjektion sollte wegen möglicher Venenreizung langsam erfolgen.
D) Bei einem Blutzuckerspiegel von 90 mg/dl besteht ein schwerer Unterzucker.
E) Beim bewusstseinsklaren Patienten ist orale Glukosezufuhr kontraindiziert.

Frage 810
Aussagenkombination
Welche der folgenden Aussagen trifft (treffen) zu?
Die chronische Polyarthritis (= Rheumatoide Arthritis)

1) befällt überwiegend Männer zwischen dem 20. und 30. Lebensjahr.
2) wird durch das Toxin betahämolysierender Streptokokken verursacht.
3) kann zu Versteifung und Deformierung von Gelenken führen.
4) kann durch fehlenden Nachweis von Rheumafaktoren ausgeschlossen werden.
5) beginnt typischerweise an den Fingerendgelenken.

A) nur 3 ist richtig
B) nur 2 und 4 sind richtig
C) nur 2 und 5 sind richtig
D) nur 2, 3 und 4 sind richtig
E) 1-5, alle sind richtig

Frage 811
Aussagenkombination
Welche der folgenden Aussagen treffen zu?
Allgemeinsymptome eines unerkannten Diabetes mellitus sind:

1) Durst
2) Oligurie als Frühsymptom
3) Bakterielle Infektionen der Haut
4) Juckreiz
5) Hypermenorrhö (verstärkte Regelblutung)

A) nur 1 und 2 sind richtig
B) nur 1, 3 und 4 sind richtig
C) nur 2, 3 und 4 sind richtig
D) nur 1, 3, 4 und 5 sind richtig
E) 1-5, alle sind richtig

Frage 812
Aussagenkombination
Welche der folgenden Aussagen zu infektiösen Durchfallerkrankungen treffen zu?

1) Bei Kindern sind häufig Rotaviren als Ursache zu finden.
2) Escherichia-coli-Bakterien (enterotoxinbildend) sind häufig Erreger von Reisediarrhöen.
3) Es kommt zu keiner pH-Verschiebung im Blut.
4) Die Symptome der akuten Diarrhö klingen meist innerhalb von 2-10 Tagen ab.
5) Protozoen (z. B. Amöben) können insbesondere in tropischen Ländern als Durchfallursache gefunden werden.

A) nur 3 und 5 sind richtig
B) nur 1, 2 und 4 sind richtig
C) nur 2, 3 und 4 sind richtig
D) nur 1, 2, 4 und 5 sind richtig
E) 1-5, alle sind richtig

Frage 813
Einfachauswahl
Welche Aussage zum Schlaganfall und dessen Folgen trifft zu?

A) Bei einem Gefäßverschluss der rechtsseitigen Arteria cerebri media ist mit einer rechtsseitigen Lähmung zu rechnen.
B) Drop attacks (plötzliches Hinfallen) können Folge eines Gefäßverschlusses der Arteria basilaris sein.
C) Eine intrazerebrale Blutung ist klinisch leicht von einer verminderten

Blutversorgung des Gehirns (Ischämie) zu unterscheiden.
D) Bereits wenige Minuten nach einem Schlaganfall tritt eine spastische Hemiparese auf.
E) Eine Aphasie (Sprachstörung) tritt erst 2 bis 3 Wochen später auf.

Frage 814
Aussagenkombination
Zu den formalen Denkstörungen gehören:

1) Perseveration bei hirnorganischen Erkrankungen
2) Denkhemmung bei depressiven Zuständen
3) Ideenflucht bei manischen Erkrankungen
4) Wahnhaftes Denken bei paranoiden Psychosen
5) Zerfahrenes Denken bei Schizophrenie

A) nur 1, 3 und 4 sind richtig
B) nur 1, 2, 3 und 5 sind richtig
C) nur 1, 2, 4 und 5 sind richtig
D) nur 2, 3, 4 und 5 sind richtig
E) 1-5, alle sind richtig

Frage 815
Aussagenkombination
Welche der folgenden Aussagen trifft (treffen) zu?
Kennzeichen einer Osteochondrosis dissecans (umschriebene Knochennekrose) ist (sind):

1) Gelenkschmerzen bei Belastung
2) Absolute Bewegungssperre mit blitzartig einschießenden Schmerzen
3) Freier Gelenkkörper
4) Früharthrose
5) Extreme Erhöhung der Blutsenkungsgeschwindigkeit (sog. Sturzsenkung)

A) nur 3 ist richtig
B) nur 1 und 5 sind richtig
C) nur 2 und 4 sind richtig
D) nur 1, 2, 3 und 4 sind richtig
E) nur 2, 3, 4 und 5 sind richtig

Frage 816
Mehrfachauswahl
Welche der folgenden Aussagen über die Wirkung von Schilddrüsenhormonen treffen zu?
Wählen Sie **zwei** Antworten!

A) Im Rahmen einer Hyperthyreose kommt es zu Bradykardien.
B) Schilddrüsenhormone steigern den Grundumsatz und den Gesamtstoffwechsel.
C) Die Sehnenreflexe sind bei einer Hypothyreose verlangsamt.
D) Bei einer Hyperthyreose ist die Haut typischerweise kühl, teigig und schuppend.
E) Ein Fingertremor und Schlaflosigkeit sind typische Symptome der Hypothyreose.

Frage 817
Aussagenkombination
Welche der folgenden Aussagen zu Wachstum und Entwicklung von Kindern treffen zu?

1) Die meisten Kinder sind bei der Geburt zwischen 46 cm und 54 cm lang.
2) Als Faustregel für die Gewichtsentwicklung gilt: im Alter von fünf Monaten hat sich das Geburtsgewicht verdoppelt.
3) Bezogen auf das Körpergewicht haben Säuglinge einen höheren Flüssigkeitsbedarf als ältere Kinder und Erwachsene.
4) Ein normal entwickeltes Kind muss im Alter von 12 Monaten frei laufen können.
5) Ein altersgerecht entwickelter Säugling kann im Alter von 10 Monaten frei sitzen.

A) nur 1 und 3 sind richtig
B) nur 1, 2 und 5 sind richtig
C) nur 2, 4 und 5 sind richtig
D) nur 1, 2, 3 und 5 sind richtig
E) nur 2, 3, 4 und 5 sind richtig

Frage 818
Einfachauswahl
Welche Aussage zum Arteriensystem trifft zu?

A) Arterien haben die Fähigkeit zur Autoregulation (d. h. zur Steuerung des Blutflusses).
B) Unter einem Pulsdefizit beim Abtasten der Arteria radialis versteht man eine Pulszahl unter 40/min.
C) Die Weite der Arterien hängt allein vom O_2-Gehalt des Blutes ab.
D) Eine Neubildung von Arterien findet nach Abschluss des Körperwachstums nicht mehr statt.
E) Unter Endarterien versteht man Arterien mit Anastomosen zu anderen Arterien.

Frage 819
Aussagenkombination
Welche der folgenden Aussagen zum Urin trifft (treffen) zu?

1) Eine Rotfärbung des Urins ist beweisend für Blut im Urin.
2) Der Urin eines gesunden Menschen ist beim Austritt aus der Harnröhre immer keimfrei.
3) Die Urinausscheidung dient auch der Regelung des Flüssigkeitshaushaltes.
4) Ein spezifisches Gewicht des Urins von 1200 g/l weist auf eine erhöhte Flüssigkeitszufuhr hin.
5) Die Menge des ausgeschiedenen Urins entspricht der Menge des Primärharns.

A) nur 1 ist richtig
B) nur 3 ist richtig
C) nur 2 und 3 sind richtig
D) nur 3 und 4 sind richtig
E) nur 2, 3, 4 und 5 sind richtig

Frage 820
Aussagenkombination
Welche der folgenden Aussagen zur Meningokokken-Meningitis trifft (treffen) zu?

1) Bei Kleinkindern sind auch Meningokokken die Ursache einer eitrigen Meningitis.
2) Meningismuszeichen können bei alten Menschen, Säuglingen oder im Koma fehlen.
3) Das Auftreten von Exanthemen spricht gegen eine Meningokokken-Meningitis.
4) Eine gefürchtete Komplikation mit hoher Sterblichkeit ist die Meningokokken-Sepsis (Waterhouse-Friderichsen-Syndrom).
5) Die Inkubationszeit beträgt meist 1 bis 10 Tage.

A) nur 1 ist richtig
B) nur 3 und 4 sind richtig
C) nur 1, 2 und 5 sind richtig
D) nur 1, 2, 4 und 5 sind richtig
E) 1-5, alle sind richtig

Frage 821
Einfachauswahl
Welche Aussage trifft den Zeitraum der Ansteckungsfähigkeit von Virus-Hepatitis A am besten?

A) Unmittelbar mit dem Zeitpunkt der Infektion (Ansteckung).
B) 1 bis 2 Wochen vor dem Auftreten der Gelbsucht (Ikterus).
C) 1 bis 2 Wochen vor bis etwa 1 Woche nach Auftreten der Geldsucht (Ikterus).
D) 1 Woche ab dem Zeitpunkt des Auftretens der Gelbsucht (Ikterus).
E) Ab dem Zeitpunkt des Auftretens der Gelbsucht (Ikterus) bis etwa 1 Woche nach dem Verschwinden der Gelbsucht (Ikterus).

Frage 822
Mehrfachauswahl
Schwere außergewöhnliche Bedrohungssituationen können eine posttraumatische Belastungsstörung verursachen.
Welche der folgenden Aussagen treffen zu?
Wählen Sie **zwei** Antworten!

A) Die posttraumatische Belastungsstörung folgt dem Trauma meist unmittelbar (nach 1 bis maximal 7 Tagen).
B) Die posttraumatische Belastungsstörung wird häufig kompensiert durch verstärkte Anteilnahme des Patienten am sozialen Leben der unmittelbaren Umgebung.
C) Nach dem erlebten Trauma verfallen die Patienten in einen Tiefschlaf (Erschöpfungsschlaf).
D) Das traumatische Ereignis wird wiederholt in sich aufdräng-enden Erinnerungen oder in Träumen erlebt, als ob das traumatische Ereignis wiedergekehrt wäre.
E) Folgen einer posttraumatischen Belastungsstörung können übermäßiger Alkoholkonsum und Drogeneinnahme sein.

Frage 823
Mehrfachauswahl
Wählen Sie **zwei** Antworten! Überprüfen Sie folgende Aussagen zu Immunglobulinen, die als Antikörper in Aktion treten:

A) IgG sind die Frühreaktion der Immunantwort.
B) IgA finden sich in Speichel-, Magen- und Darmsekreten.
C) IgE sind an der Auslösung von Urtikaria und Quincke-Ödemen beteiligt.
D) IgM sind plazentagängig.
E) IgM sind die Spätreaktion der Immunantwort.

Frage 824
Aussagenkombination
Welche der folgenden Aussagen zur Hyperurikämie bzw. Gicht treffen zu?

1) Beim akuten Gichtanfall ist sehr häufig das Großzehengrundgelenk betroffen.
2) Gicht zeigt ein gehäuftes gemeinsames Vorkommen mit den Erkrankungen des metabolischen Syndroms.
3) Fasten kann einen akuten Gichtanfall auslösen.
4) Der akute Gichtanfall kann von Fieber, Leukozytose und BKS-Erhöhung begleitet sein.
5) Eine asymptomatische Hyperurikämie ist viel häufiger als die manifeste Gicht.

A) nur 2 und 5 sind richtig
B) nur 1, 2 und 4 sind richtig
C) nur 1, 4 und 5 sind richtig
D) nur 3, 4 und 5 sind richtig
E) 1-5, alle sind richtig

Frage 825
Aussagenkombination
Welche der folgenden Aussagen zu lärmbedingten Gehörschäden trifft (treffen) zu?

1) Gehörschäden können berufsbedingt sein.
2) Gehörschäden entstehen nur bei hohen Schallfrequenzen.
3) Erst ab ca. 150 dB(Dezibel) kann es zu Schäden kommen.
4) Gehörschäden können sowohl durch akute Ereignisse wie auch bei Dauerbelastungen auftreten.
5) Typischerweise entstehen dabei Schäden der Schallleitung im Mittelohr.

A) nur 1 ist richtig
B) nur 1 und 4 sind richtig
C) nur 1, 4 und 5 sind richtig
D) nur 2, 3, 4 und 5 sind richtig
E) 1-5, alle sind richtig

Frage 826
Mehrfachauswahl
Welche der folgenden Aussagen zu zerebralen Krampfanfällen treffen zu? Wählen Sie **zwei** Antworten!

A) Jeder zerebrale Krampfanfall geht mit einer Bewusstseinsstörung einher.
B) Im Rahmen eines generalisierten Krampfanfalles (Grand-mal-Epilepsie) hat der Patient extrem enge Pupillen.

C) Ein Gelegenheitskrampf (Okkasionskrampf) bedarf keiner neurologischen Abklärung.
D) Dem Krampfanfall kann eine Aura vorangehen, z. B. die Wahrnehmung eines Geruches oder Geschmackes.
E) Hinter einem epileptischen Anfall kann sich auch ein Gehirntumor verbergen.

Frage 827
Mehrfachauswahl
Welche der folgenden Aussagen zu genitalen Chlamydien-Infektionen treffen zu? Wählen Sie **zwei** Antworten!

A) Chlamydien-Infektionen kommen bei Männern nicht vor.
B) Bei Frauen führt die Infektion in der Regel zu eitrigem, übel riechendem Ausfluss.
C) Chlamydien-Infektionen sind bei Frauen eine häufige Ursache der erworbenen Sterilität.
D) Der Sexualpartner einer Erkrankten muss mitbehandelt werden.
E) Die weibliche Infektion wird durch regelmäßige Scheidenspülung mit jodhaltigen Lösungen behandelt.

Frage 828
Aussagenkombination
Welche der folgenden Aussagen treffen zu?
Eine diabetische Neuropathie kann sich äußern als:

1) Blasenentleerungsstörung
2) Herzrhythmusstörungen
3) Erektionsstörungen
4) Epicondylitis humeri radialis
5) Distal betonte, symmetrische sensible Reiz- und Ausfallerscheinungen

A) nur 2 und 3 sind richtig
B) nur 1, 3 und 5 sind richtig
C) nur 1, 4 und 5 sind richtig
D) nur 1, 2, 3 und 5 sind richtig
E) 1-5, alle sind richtig

Frage 829
Einfachauswahl
Welche Aussage zu Erkrankungen des Verdauungstraktes trifft zu?

A) Beim Malassimilationssyndrom kommt es zu einer verstärkten Resorption von Nahrungsmitteln.
B) Bei der einheimischen Sprue liegt eine Glukoseunverträglichkeit vor.
C) Morbus Crohn ist eine chronische Entzündung des Verdauungstraktes, die vom Mund bis zum Anus auftreten kann.
D) Die Colitis ulcerosa tritt im gesamten Darmbereich, vom Duodenum bis zum Anus auf.
E) Noroviren verursachen Durchfall durch eine chronische Entzündung des Dünndarmes und des Dickdarms.

Frage 830
Aussagenkombination
Welche der genannten Symptome ist (sind) typisch für Asthma bronchiale?

1) Quälender Hustenreiz
2) Erhöhung der Vitalkapazität
3) Verlängerte und erschwerte Ausatmungsphase
4) Zähes Sputum
5) Erweiterung der Bronchien bei körperlicher Belastung

A) nur 2 ist richtig
B) nur 1, 2 und 3 sind richtig
C) nur 1, 3 und 4 sind richtig
D) nur 1, 2, 3 und 4 sind richtig
E) 1-5, alle sind richtig

Frage 831
Einfachauswahl
Welche Aussage trifft zu?
Ösophagusvarizen bei Leberzirrhose sind Folge

A) einer generalisierten Schädigung der Gefäße
B) eines Pfortaderhochdruckes

C) einer chronischen Schädigung der Speiseröhre durch Alkoholabusus
D) einer erhöhten Blutungsneigung
E) einer anlagebedingten Bindegewebsschwäche

Frage 832
Aussagenkombination
Welche der folgenden Aussagen über die Nieren treffen zu?

1) Ein prärenales Nierenversagen entsteht bei einer Harnabflussstörung.
2) Bei einem akuten Nierenversagen kommt es in der Folge zu einer Hypokaliämie.
3) Symptome der Urämie können Übelkeit, Brechreiz und Kopfschmerzen sein.
4) Ein postrenales Nierenversagen tritt bei einer Durchfallerkrankung mit starkem Flüssigkeitsverlust auf.
5) In der Rückbildungsphase des akuten Nierenversagens kann es zur Polyurie kommen.

A) nur 3 und 5 sind richtig
B) nur 1, 2 und 4 sind richtig
C) nur 1, 3 und 5 sind richtig
D) nur 3, 4 und 5 sind richtig
E) 1-5, alle sind richtig

Frage 833
Mehrfachauswahl
Welche der folgenden Aussagen zum Karpaltunnelsyndrom treffen zu?
Wählen Sie **zwei** Antworten!

A) Es handelt sich um eine Kompression des Nervus medianus
B) Schmerzen bestehen ausschließlich tagsüber
C) Die Parästhesien betreffen typischerweise den kleinen Finger
D) Eine Atrophie der Daumenballenmuskulatur kann auf ein Karpaltunnelsyndrom hinweisen
E) Eine Sensibilitätsstörung des Zeigefingers spricht gegen ein Karpaltunnelsyndrom

Frage 834
Einfachauswahl
Welche Aussage trifft zu?
Bewusstseinsstörungen sind zu erwarten bei:

A) Depressivem Syndrom (z. B. Depression)
B) Paranoid-halluzinatorischem Syndrom
C) Akinetischem Syndrom (Stupor)
D) Amnestischem Syndrom (Korsakow-Syndrom)
E) Grand-mal-Epilepsie

Frage 835
Einfachauswahl
Welche Gesamteiweißmenge (in Gramm) sollte eine gesunde erwachsene Frau pro Tag in etwa zu sich nehmen?

A) weniger als 5g
B) 10 – 20 g
C) 40 – 60 g
D) 120 – 140 g
E) mehr als 150 g

Frage 836
Aussagenkombination
Welche der folgenden Aussagen zur Urolithiasis (Harnsteinleiden) treffen zu?

1) Während der Kolik kommt es zu vermehrtem Urinabgang.
2) Häufigste Komplikation ist die Harnwegsinfektion.
3) Es kann ein reflektorischer Subileus auftreten.
4) Eine Hämaturie ist beweisend für eine Urolithiasis.
5) Proteinreiche Ernährung vermindert das Risiko der Harnsteinbildung.

A) nur 1 und 3 sind richtig
B) nur 2 und 3 sind richtig
C) nur 1, 2 und 5 sind richtig
D) nur 2, 3 und 5 sind richtig
E) 1-5, alle sind richtig

Frage 837
Aussagenkombination
Typischerweise sind halbseitige Kopfschmerzen / Kopfschmerzattacken zu erwarten bei:

1) Sog. Nitratkopfschmerz (nach Einnahme von Nitroglycerin®)
2) Akutem Glaukomanfall auf einem Auge
3) Migräne
4) Nach einer Lumbalpunktion
5) Meningitis

A) nur 2 und 3 sind richtig
B) nur 1, 2 und 4 sind richtig
C) nur 2, 3 und 4 sind richtig
D) nur 2, 3 und 5 sind richtig
E) nur 3, 4 und 5 sind richtig

Frage 838
Mehrfachauswahl
Welche der folgenden Befunde liegen beim nephrotischen Syndrom vor?
Wählen Sie **zwei** Antworten!

A) Hyperproteinämie (zu viel Eiweiß im Blut)
B) Erhöhtes Serumalbumin
C) Starke Proteinurie (Eiweißausscheidung im Urin)
D) Erniedrigte Blutfette
E) Ödeme

Frage 839
Einfachauswahl
Welche der nachfolgenden Tätigkeiten darf ein Heilpraktiker nach den geltenden Rechtsvorschriften ausführen?

A) Behandlung einer Aids-Erkrankung
B) Verschreibung von Morphinpflaster zur Anwendung bei starken Schmerzzuständen
C) Behandlung einfacher, unkomplizierter Zahnfleischerkrankungen
D) Diagnostik und Behandlung chronischer Schmerzzustände
E) Vornahme der Leichenschau

Frage 840
Einfachauswahl
Ein Mangel an Vitamin B 1 (Thiamin) kann im zentralen Nervensystem (ZNS) zu folgendem Krankheitsbild führen:

A) Multipler Sklerose
B) Morbus Parkinson
C) Wernicke-Enzephalopathie
D) Pick-Krankheit (umschriebene progressive Hirnatrophie)
E) Chorea minor („kleiner Veitstanz")

Frage 841
Mehrfachauswahl
Welche der folgenden Aussagen zum Arteriensystem treffen zu?
Wählen Sie **zwei** Antworten!

A) Die sog. „Windkesselfunktion" der Aorta ist für den kontinuierlichen Blutfluss zwischen Systole und Diastole verantwortlich.
B) In den Arterien befinden sich Klappen, die das Zurückfließen des Blutes verhindern.
C) Die Lungenarterien enthalten sauerstoffreiches Blut.
D) Alle Blutgefäße, die vom Herzen wegführen, werden als Arterien bezeichnet.
E) Die Arterien haben mit der Regulation des Blutdruckes nichts zu tun.

Frage 842
Aussagenkombination
Verschiedene Infektionskrankheiten werden durch Trinken von mit Erregern verunreinigtem Wasser übertragen.
Für welche der im Folgenden genannten Krankheiten trifft dies typischerweise zu?

1) Typhus
2) Hepatitis A
3) Legionellose
4) Masern
5) Cholera

A) nur 5 ist richtig
B) nur 1 und 2 sind richtig
C) nur 2 und 5 sind richtig
D) nur 1, 2 und 5 sind richtig
E) 1-5, alle sind richtig

Frage 843
Aussagenkombination
Welche der folgenden Aussagen zu den oberen Luftwegen bzw. Ohren sind richtig?

1) Das Nasenseptum (Nasenscheidewand) besteht aus einem knöchernen und einem knorpeligen Anteil.
2) Die Eustachische Röhre (Ohrtrompete) stellt eine Verbindung vom Innenohr zum Mittelohr dar.
3) Von den Seitenwänden der Nase ragen Nasenmuscheln in das Naseninnere
4) Im Bereich der oberen Nasenmuscheln befinden sich die Riechzellen.
5) Vergrößerungen der Rachenmandeln führen häufig zu Mittelohrentzündungen

A) nur 1 und 2 sind richtig
B) nur 1 und 3 sind richtig
C) nur 4 und 5 sind richtig
D) nur 1, 3, 4 und 5 sind richtig
E) 1-5, alle sind richtig

FRAGEN MC 15

Frage 844
Mehrfachauswahl
Bei welcher der folgenden Erkrankungen der Mutter während der Schwangerschaft ist mit einer Embryopathie/Fetopathie zu rechnen?
Wählen Sie **zwei** Antworten!

A) Diphtherie
B) Röteln
C) Cholera
D) Toxoplasmose
E) Scharlach

Frage 845
Einfachauswahl
Sie machen einen Hausbesuch bei einem Patienten, der ständig nestelnde Bewegungen mit den Händen ausführt. Er ist scheinbar orientierungslos, redet ohne erkennbaren Zusammenhang und hat scheinbar optische Halluzinationen.
Welche der genannten Erkrankungen kommt am ehesten in Betracht?

A) Manische Phase
B) Demenz
C) Delirium tremens
D) SHT (Schädel-Hirn-Trauma)
E) Schizophrenie

Frage 846
Mehrfachauswahl
Welche der folgenden Aussagen zur fortgeschrittenen Herzinsuffizienz treffen zu?
Wählen Sie **zwei** Antworten!

A) Typisches Symptom der reinen Linksherzinsuffizienz ist eine Stauungsleber.
B) Eine mögliche Komplikation sind Herzrhythmusstörungen.
C) Bei der Linksherzinsuffizienz kann man über der Lunge feuchte Rasselgeräusche auskultieren.
D) Bei der chronischen Herzinsuffizienz kommt es zu einer Herzverkleinerung.
E) Der Patient sollte sehr viel trinken.

Frage 847
Einfachauswahl
Bei einem Patienten besteht ein Fassthorax, ferner bei der Auskultation ein allgemein abgeschwächtes Atemgeräusch, bei der Perkussion ein hypersonorer Klopfschall.
Der Befund spricht am ehesten für

A) ein Lungenödem
B) eine Pneumonie
C) einen Asthmaanfall
D) ein Lungenemphysem
E) eine Atelektase

Frage 848
Mehrfachauswahl
Welche der folgenden Aussagen treffen zu?
Wählen Sie **zwei** Antworten!

Die Arteriitis temporalis

A) zeigt sich oft in pochenden Schläfenkopfschmerzen
B) ist bakteriell bedingt
C) kann (bei Befall der Arteria ophthalmica) zur Erblindung führen
D) tritt bevorzugt bei 20-30 jährigen auf
E) muss mit Antibiotika behandelt werden

Frage 849
Einfachauswahl
Welche Aussage über Darmerkrankungen trifft zu?

A) Die Divertikulose tritt überwiegend im Jejunum auf.
B) An Zöliakie erkrankte Kinder sollen eine Diät mit Weizen-, Gerste- und Roggenprodukten erhalten

C) Der M. Crohn ist eine Erkrankung des höheren Lebensalters, d.h. ab dem 60. Lebensjahr.
D) Die Colitis ulcerosa tritt in allen Darmabschnitten vom Mund bis zum After auf.
E) Bei der Colitis ulcerosa ist die Gefahr einer karzinomatösen Entartung größer als beim M. Crohn.

Frage 850
Einfachauswahl
Welche Aussage trifft zu?
Die Borkenflechte (Impetigo contagiosa)

A) hat Mykobakterien als Erreger
B) ist eine virale Hautinfektion
C) wird über die Atemwege übertragen
D) manifestiert sich primär am Stamm von Kleinkindern
E) hat honiggelbe Krusten als Erscheinungsbild

Frage 851
Einfachauswahl
Sie werden zu einem Hausbesuch zu einer Patientin gebeten und erfahren, dass sie an einer Depression leidet, die vom Arzt medikamentös behandelt wird. Seit 5 Tagen nimmt sie schon die (trizyklischen) Antidepressiva ein, und es zeigt sich keinerlei Besserung der Stimmung. (Eine Suizidgefährdung ist nicht gegeben). Wie ist Ihr weiteres Vorgehen?

A) Da sich nach 5 Tagen noch keinerlei Besserung zeigt, setzten Sie das Medikament ab und raten einen Psychiater aufzusuchen.
B) Sie setzen das bisher verordnete Medikament ab und verordnen Johanniskraut.
C) Da sich bisher keinerlei Besserung eingestellt hat, schlagen Sie vor, die Dosis des verschriebenen Medikaments zu erhöhen.
D) Nachdem Sie sich überzeugt haben, dass die Patientin gut betreut wird, raten Sie ihr weiter abzuwarten, da die Medikamente meist längere Zeit brauchen, bis sich eine Wirkung einstellt.
E) Da das Medikament keine Wirkung zeigt, muss die Ursache der Depression herausgefunden werden, am besten durch eine analytische Vorgehensweise.

Frage 852
Mehrfachauswahl
Welche der folgenden Aussagen zur Glomerulonephritis treffen zu?
Wählen Sie **zwei** Antworten!

A) Die Glomerulonephritis ist eine entzündlich-immunologische Erkrankung der Glomeruli.
B) Die akute Glomerulonephritis wird ausschließlich durch Streptokokken ausgelöst.
C) Die sog. Volhard-Trias (Hämaturie, Hypertonie, Ödeme) spricht gegen eine akute Glomerulonephritis.
D) Bei der sog. „schnell fortschreitenden Glomerulonephritis" (rapid progredient) kann es innerhalb von kurzer Zeit (innerhalb von Monaten) zum Nierenversagen kommen.
E) Bei der chronischen Glomerulonephritis ist der Blutdruck nie erhöht.

Frage 853
Mehrfachauswahl
Welche der folgenden Aussagen treffen zu? Wählen Sie **zwei** Antworten!
Das Ovarialkarzinom

A) hat eine gute Prognose
B) tritt bevorzugt bei jungen Frauen auf
C) wird durch die langjährige Einnahme von Kontrazeptiva verursacht
D) kann familiär gehäuft auftreten
E) hat keine charakteristischen Frühsymptome

Frage 854
Einfachauswahl
Bei einem Patienten besteht Fieber, Dyspnoe, gedämpfter Klopfschall, bei der Auskultation feinblasige (klingende) Rasselgeräusche.
Der Befund spricht am ehesten für

A) ein Lungenödem
B) eine Pneumonie
C) ein Asthmaanfall
D) ein Lungenemphysem
E) eine Lungenfibrose

Frage 855
Mehrfachauswahl
Welche der genannten Lokalisationen sind typisch für das Auftreten der rheumatoiden Arthritis?
Wählen Sie **zwei** Antworten!

A) Großzehengrundgelenke
B) Fingergrundgelenke
C) Sakroiliakalgelenke
D) Brustwirbelsäule
E) proximale Interphalangealgelenke (Fingermittelgelenke)

Frage 856
Einfachauswahl
Welche Krankheit kann ursächlich für ein Gallensteinleiden sein?

A) Pneumonie
B) Hämolytische Anämie
C) chronische Pyelonephritis
D) Herzinsuffizienz
E) Colitis ulcerosa

Frage 857
Aussagenkombination
Welche Komplikationen bzw. Symptome können bei einer Anorexia nervosa auftreten?

1) Abführmittelmissbrauch
2) Suizidalität
3) Natrium- und Kaliummangel
4) Selbst induziertes Erbrechen
5) deutliche Verminderung der Libido bei Männern

A) nur 1 und 3 sind richtig
B) nur 2, 4 und 5 sind richtig
C) nur 1, 2, 3 und 4 sind richtig
D) nur 2, 3, 4 und 5 sind richtig
E) 1-5, alle sind richtig

Frage 858
Mehrfachauswahl
Welche der folgenden Aussagen der akuten Pankreatitis treffen zu?
Wählen Sie **zwei** Antworten!

A) Typisch ist ein akuter Beginn mit scharf begrenzten Schmerzen im rechten Oberbauch.
B) Eine hypertone Krise ist als Komplikation in sehr vielen Fällen zu erwarten.
C) Ein Hinterwandinfarkt kann ähnliche Schmerzen zeigen.
D) Elektrolytentgleisungen (Hypokaliämie und Hypokalzämie) können vorkommen.
E) Eine der häufigsten Ursachen für eine akute Pankreatitis ist ein posttraumatisches Geschehen (Polytrauma mit Bauchverletzung).

Frage 859
Einfachauswahl
Welche Aussage zur mikrobiell bedingten Lebensmittelvergiftung und deren Erreger trifft zu?

A) Es handelt sich meist um eine Infektion des Menschen mit Staphylococcus aureus.
B) Von Staphylococcus aureus gebildete Toxine werden auch durch 30-minütiges Erhitzen auf 100° C nicht zuverlässig zerstört.
C) Die Krankheitsdauer beträgt meist eine Woche.
D) Schleichender Krankheitsbeginn mit Fieber ist ein typisches Symptom.
E) Therapeutisch müssen schnellstmöglich Antibiotika verabreicht werden.

Frage 860
Mehrfachauswahl
Hämorrhoiden sind in Mitteleuropa eine häufige Erkrankung (etwa 70% der über 30 jährigen sind betroffen).
Welche der folgenden Aussagen zu Hämorrhoiden treffen zu?
Wählen Sie **zwei** Antworten!

A) Durch die Hormonumstellung in der Schwangerschaft sind werdende Mütter besonders vor Hämorrhoiden geschützt.
B) Sehr viel Flüssigkeitszufuhr begünstigt die Ausbildung von Hämorrhoiden, da es zum Anschwellen des submukösen Schwellkörpers im Analbereich kommt.
C) Hämorrhoidalblutungen sind oft typischerweise von dunkelroter bis meistens schwarzer Farbe.
D) Bei den so genannten inneren Hämorrhoiden handelt es sich um ausgeweitete und hypertrophische Arterien und Venen.
E) Ein Symptom im Anfangsstadium sind Blutungen ohne Schmerzen mit einem Dranggefühl.

Frage 861
Einfachauswahl
Welche Aussage zum Magen trifft zu?

A) Alle Drüsen des Magens bilden am Tag ca. 8-10 Liter Magensaft.
B) Der Intrinsic-Faktor – gebildet in der Magenschleimhaut – wird benötigt, um Vitamin B_{12} im Dünndarm zu resorbieren.
C) Die Pepsine aus den Hauptzellen der Magenschleimhaut sind dazu da, den Magen vor Geschwüren zu schützen.
D) Die Salzsäure des Magensaftes dient in erster Linie der Kohlenhydratverdauung.
E) In der Magenwand gibt es kein Muzin, da dies die Resorption von Vitaminen verhindern würde.

Frage 862
Aussagenkombination
Welche Therapieziele sind bei einem erwachsenen Patienten mit Diabetes mellitus Typ 2 anzustreben?

1) Body-Mass-Index < 30 kg/m^2
2) Nüchternblutzucker ≤ 120 mg/dl
3) Blutdruckhöhe 160/100 mmHg
4) Blutzucker nach dem Essen (postprandial) < 160 mg/dl
5) HbA_{1c} von 9,5-10,5%

A) nur 1, 2 und 3 sind richtig
B) nur 1, 2 und 4 sind richtig
C) nur 1, 4 und 5 sind richtig
D) nur 2, 3 und 4 sind richtig
E) nur 2, 3 und 5 sind richtig

Frage 863
Aussagenkombination
Welche der folgenden Aussagen treffen zu?
Ursachen für eine Hypokaliämie können sein:

1) Laxanzienabusus
2) Diuretika (Saluretika z. B. Furosemid)
3) Hämolyse (z. B. nach Bluttransfusion)
4) Morbus Addison (Nebennierenrindeninsuffizienz)
5) Störung des Säure-Basen-Haushaltes

A) nur 1, 2 und 3 sind richtig
B) nur 1, 2 und 5 sind richtig
C) nur 1, 4 und 5 sind richtig
D) nur 2, 3 und 4 sind richtig
E) nur 3, 4 und 5 sind richtig

Frage 864
Aussagenkombination
Welche der folgenden Aussagen zur Zystitis (Harnblasenentzündung) trifft (treffen) zu?

1) Die Infektion erfolgt meist hämatogen (auf dem Blutweg).
2) Die Zuckerkrankheit ist ein Risikofaktor.

3) Als häufigsten Erreger findet man E. coli.
4) Typischerweise besteht ein klopfschmerzhaftes Nierenlager.
5) Besonders gefährdet sind Frauen in der Gravidität.

A) nur 3 ist richtig
B) nur 2 und 5 sind richtig
C) nur 1, 3 und 4 sind richtig
D) nur 2, 3 und 5 sind richtig
E) 1-5, alle sind richtig

Frage 865
Aussagenkombination
Welche der folgenden Aussagen zur Endometriose trifft (treffen) zu?

1) Sie kann symptomlos verlaufen.
2) Als Ursache wird verschlepptes Endometriumgewebe angenommen.
3) Sie betrifft ca. die Hälfte der Frauen im gebärfähigen Alter.
4) Sie kann zur Sterilität und Eileiterschwangerschaften führen.
5) Sie kommt in den Wechseljahren zur Ruhe.

A) nur 1 ist richtig
B) nur 2 ist richtig
C) nur 1 und 4 sind richtig
D) nur 1, 2 und 3 sind richtig
E) nur 1, 2, 4 und 5 sind richtig

Frage 866
Einfachauswahl
Welche Aussage trifft zu?
Eines der wesentlichen Kennzeichen einer COPD (chronisch-obstruktiven Lungenkrankheit) ist:

A) Beginn im frühen Lebensalter
B) Sauerstoffmangel durch behinderte Einatmung
C) Allergien in der Vorgeschichte
D) Eine Linksherzinsuffizienz
E) Gesteigerte Sputumproduktion (Auswurf)

Frage 867
Einfachauswahl
Welche Auswahl trifft zu?
Bei einer Demenz ist eine der unten genannten Eigenschaften/Fähigkeiten typischerweise am wenigsten eingeschränkt.
Es handelt sich um:

A) Das Gedächtnis
B) Das Denken
C) Die Orientierung
D) Das Bewusstsein
E) Die Auffassungsgabe

Frage 868
Aussagenkombination
Welche der folgenden Aussagen trifft (treffen) zu?
Zum typischen klinischen Bild eines Schlaganfalls (Hirninfarkts) kann (können) gehören

1) Halbseitenlähmung
2) Gesichtsfeldausfall
3) Plötzlicher Schwindel
4) Blickwendungen zur Seite des Infarktes
5) Schluckstörungen

A) nur 1 ist richtig
B) nur 1 und 2 sind richtig
C) nur 2, 3 und 4 sind richtig
D) nur 2, 3, 4 und 5 sind richtig
E) 1-5, alle sind richtig

Frage 869
Einfachauswahl
Welche Aussage zum Keuchhusten trifft zu?

A) Keuchhusten ist eine Virusinfektion
B) Keuchhusten tritt nur bei Kindern auf
C) Eine Erkrankung an Keuchhusten ist für Säuglinge häufig lebensbedrohlich
D) Eine Impfung schützt lebenslang
E) Die Erkrankung dauert unbehandelt insgesamt vier Wochen

Frage 870
Mehrfachauswahl
Welche der genannten Erkrankungen sind mögliche Folgeerscheinungen einer chronischen Alkoholkrankheit?
Wählen Sie **zwei** Antworten!

A) Meningoenzephalitis
B) Wernicke-Enzephalopathie
C) Polyneuropathie
D) Multiple Sklerose
E) Schilddrüsenüberfunktion

Frage 871
Aussagenkombination
Welche der folgenden Aussagen zum Sympathikus trifft (treffen) zu?

1) Der Sympathikus gehört zum autonomen Nervensystem.
2) Die ganglionäre Überträgersubstanz ist das Serotonin.
3) Verstärkte Aktivität führt zur Erweiterung der Bronchien.
4) Verstärkte Aktivität bewirkt eine Abnahme der Herzfrequenz.
5) Verstärkte Aktivität verengt die Pupillen.

A) nur 1 ist richtig
B) nur 1 und 3 sind richtig
C) nur 3 und 4 sind richtig
D) nur 2, 4 und 5 sind richtig
E) 1-5, alle sind richtig

Frage 872
Einfachauswahl
Welche Aussage über Störungen im Elektrolythaushalt trifft zu?

A) Eine Hypokalzämie ist Folge eines Parathormonüberschusses
B) Eine Hypokaliämie tritt auf bei verstärkter Hämolyse, Niereninsuffizienz oder Nebenniereninsuffizienz
C) Mögliche Symptome einer Hypokaliämie sind Muskelschwäche, Abschwächung der Muskeleigenreflexe, Extrasystolen und Tachykardie
D) Eine Hyperkalzämie führt zu Tetani mit Pfötchenstellung und Stimmritzenkrampf
E) Laxanzienabusus und auch Diarrhö führen zu einer Hyperkaliämie

Frage 873
Einfachauswahl
Welche Aussage trifft zu?
Ein bisher gesunder Jugendlicher kommt zu Ihnen in die Praxis. Er klagt über beidseitige Schmerzen während oder nach längerer Kniebeugung oder Treppensteigen.
Es handelt sich am ehesten um

A) Chondropathia patellae
B) Fortgeschrittene Gonarthrose
C) Morbus Reiter
D) Chronische Polyarthritis
E) Gicht

Frage 874
Mehrfachauswahl
Welche der folgenden Aussagen zum Auge treffen zu?
Wählen Sie **zwei** Antworten!

A) Die Augenkammer ist mit Tränenflüssigkeit gefüllt
B) Die Augenkammer ist durch die Iris in vordere und hintere Augenkammer geteilt
C) In der Ziliardrüse (Epithelschicht des Ziliarkörpers) wird das Kammerwasser produziert
D) Nur durch vermehrte Produktion von Kammerwasser kann es zum Glaukomanfall kommen
E) Der „Grüne Star“ entsteht durch eine Linsentrübung

Frage 875
Mehrfachauswahl
Welche der folgenden Aussagen zur Commotio cerebri (Schädelhirntrauma 1. Grades) treffen zu?
Wählen Sie **zwei** Antworten!

A) Typisch für eine Commotio cerebri ist ein sofortiger Bewusstseinsverlust oder eine sofortige Bewusstseinstrübung
B) Der Bewusstseinsverlust bei einer Commotio cerebri dauert in der Regel zwischen 1-3 Stunden
C) Postkommotionelle Beschwerden äußern sich vor allem in Durchfällen
D) Bei einer Commotio cerebri handelt es sich um eine traumatische Hirnschädigung infolge stumpfer Gewalteinwirkung
E) Die vegetative Symptomatik bei einer Commotio cerebri bildet sich oft nur unvollständig zurück

Frage 876
Einfachauswahl
Welche Aussage zur Differenzialdiagnose des Krankheitsbildes „Harnleiterstein" trifft zu?

A) Aufgrund der Symptomatik lässt sich eine Appendizitis ausschließen
B) Auch Blutgerinnsel im Ureter können eine Kolik auslösen
C) Eine Hodentorsion macht immer andere Symptome
D) Typisch für den Harnleiterstein ist eine Elektrolytentgleisung
E) Symptomlose kleine Steine (< 1 mm Durchmesser) sollten frühzeitig operativ entfernt werden

Frage 877
Einfachauswahl
Welche Aussage trifft zu?
Die Colitis ulcerosa

A) Ist eine chronisch-entzündliche Erkrankung des gesamten Magen-Darm-Traktes
B) Kann u.a. zu folgenden Komplikationen führen: massive Darmblutungen, Darmdurchbruch, Darmkrebs
C) Kann chirurgisch nicht geheilt werden
D) Tritt hauptsächlich im hohen Lebensalter (ab dem 60.Lebensjahr) auf
E) Hat als Leitsymptom Teerstühle

Frage 878
Einfachauswahl
Welche Aussage zu Masern trifft zu?

A) Masern werden typischerweise fäkal-oral übertragen.
B) Die Infektiosität beginnt erst nach Auftreten des Exanthems.
C) Nach einer Masernerkrankung besteht in der Regel für maximal zwei bis drei Jahre eine Immunität gegen Masern.
D) Charakteristisch ist das makulopapulöse, konfluierende Exanthem, welches sich vom Kopf zu den Füßen ausbreitet.
E) Das Masernvirus ist wenig kontagiös (ansteckend).

Frage 879
Aussagenkombination
Welche der folgenden Aussagen treffen zu?
Manche Auslöser eines Asthmaanfalls sind:

1) Hyperthyreose
2) Bestimmte Medikamente
3) Körperliche Anstrengung
4) Kalte Luft
5) Virusinfekte

A) nur 4 und 5 sind richtig
B) nur 1, 2 und 3 sind richtig
C) nur 2, 3 und 4 sind richtig
D) nur 1, 2, 3 und 4 sind richtig
E) nur 2, 3, 4 und 5 sind richtig

Frage 880
Aussagenkombination
Nach § 6 Abs. 1 Infektionsschutzgesetz (IfSG) gehören zu den namentlich meldepflichtigen Krankheiten (bei Krankheitsverdacht, Erkrankung sowie Tod):

1) Meningokokken-Sepsis
2) Tollwut
3) Akute Virushepatitis
4) Enteropatisches hämolytisch-urämisches Syndrom (HUS)
5) Diphtherie

A) nur 1 und 3 sind richtig
B) nur 2, 4 und 5 sind richtig
C) nur 1, 3, 4 und 5 sind richtig
D) nur 2, 3, 4 und 5 sind richtig
E) 1-5, alle sind richtig

Frage 881
Einfachauswahl
Welches der genannten Erscheinungsbilder an der Haut/den Hautanhangsgebilden ist ein möglicher Hinweis auf ein Leberleiden?

A) Trommelschlegelfinger
B) Erythema migrans
C) Palmarerythem
D) Erysipel (Wundrose)
E) Impetigo contagiosa

Frage 882
Mehrfachauswahl
Welche der folgenden Aussagen zur Dupuytren-Kontraktur treffen zu? Wählen Sie **zwei** Antworten!

A) Die Dupuytren-Kontraktur ist eine Verhärtung der Handmuskulatur
B) Sie führt zu Knötchenbildung im Bereich der Hohlhand
C) Sie kommt gehäuft bei Leberzirrhose und Diabetes mellitus vor
D) Die primäre Behandlung der Dupuytren-Kontraktur besteht in Krankengymnastik
E) Die Dupuytren-Kontraktur ist eine Erkrankung des Daumengrundgelenkes

Frage 883
Aussagenkombination
Welche der folgenden Aussagen zu Furunkeln treffen zu?

1) Erreger eines Furunkels sind meist Staphylokokken.
2) Furunkel können an jeder Stelle der behaarten Körperhaut vorkommen.
3) Patienten mit einem Diabetes mellitus sind aufgrund ihrer besonderen Stoffwechsellage besonders geschützt vor Furunkeln.
4) Bei Gesichtsfurunkeln (Nase und Oberlippe) besteht die Gefahr einer Sinusthrombose.
5) Ein Furunkel ist ein schmerzloser, blasser Knoten.

A) nur 1, 2 und 3 sind richtig
B) nur 1, 2 und 4 sind richtig
C) nur 1, 3 und 4 sind richtig
D) nur 2, 3, 4 und 5 sind richtig
E) 1-5, alle sind richtig

Frage 884
Mehrfachauswahl
Welche Aussage zu den Venen trifft zu? Wählen Sie **zwei** Antworten!

A) Die Pfortader gehört zum Venensystem
B) Die obere Mesenterialvene mündet in die untere Hohlvene
C) Die Lungenvenen enthalten sauerstoffarmes Blut
D) Die Venenklappen dienen zur Aufrechterhaltung des venösen Blutflusses
E) Die physiologische Flussrichtung des venösen Blutes am Bein ist von innen nach außen

Frage 885
Einfachauswahl
Welche Aussage trifft zu?
Humane Papillomaviren sind an der Entwicklung folgender Tumore maßgeblich beteiligt:

A) Leberkarzinome
B) Magenkarzinome
C) Zervixkarzinome
D) Lungenkarzinome
E) Pankreaskarzinome

Frage 886
Aussagenkombination
Welche der folgenden Aussagen zum Suizid trifft (treffen) zu?

1) Der Betroffene sollte nicht auf einen geplanten Suizid angesprochen werden

2) In Deutschland liegt der Suizid an Rang 2 der Todesursachen
3) Zu den Risikogruppen zählen alleinlebende Patienten ohne enge familiäre Bindung
4) Wer einmal einen Suizidversuch unternommen hat wird dies nie wieder tun
5) Lehnt ein Suizidgefährdeter eine Behandlung ab, so muss dies akzeptiert werden

A) nur 3 ist richtig
B) nur 1 und 4 sind richtig
C) nur 2 und 3 sind richtig
D) nur 4 und 5 sind richtig
E) 1-5, alle sind richtig

Frage 887
Einfachauswahl
Welche Aussage trifft zu?
Eine Tafel Schokolade (100 g, davon etwa 30 g Fett, 60 g Kohlenhydrate) hat etwa folgenden Energiegehalt:

A) 10-20 kcal
B) 80-150 kcal
C) 500-600 kcal
D) 1000-1200 kcal
E) 1900-2000 kcal

Frage 888
Einfachauswahl
Welche Aussage zur Lungenembolie trifft zu?

A) Die Krankheitssymptome sind in der Regel eindeutig.
B) Diese Erkrankung gibt es praktisch nur nach Operationen.
C) Ein abwartendes Verhalten ist in der Regel ausreichend.
D) Häufig ist ein rezidivierender Verlauf mit Schwindelanfällen, kurzfristigen Synkopen und einer Tachykardie.
E) Der Thrombus kommt in der Regel aus dem Einzugsbereich der oberen Hohlvene.

Frage 889
Einfachauswahl
Welche Aussage trifft zu?
Ein diastolisches Herzgeräusch spricht

A) für eine Trikuspidalklappeninsuffizienz
B) für eine Mitralklappeninsuffizienz
C) für eine Pulmonalklappenstenose
D) für eine Aortenklappeninsuffizienz
E) für ein funktionelles Herzgeräusch

Frage 890
Aussagenkombination
Welche der folgenden Aussagen trifft (treffen) zu?
Die chronische Polyarthritis

1) ist eine systemische Autoimmunerkrankung
2) befällt mehr Männer als Frauen
3) beginnt in der Synovia
4) kann auch im Kindesalter auftreten (Still-Krankheit)
5) zeigt keine röntgenologischen Veränderungen

A) nur 1 ist richtig
B) nur 3 und 5 sind richtig
C) nur 4 und 5 sind richtig
D) nur 1, 3 und 4 sind richtig
E) 1-5, alle sind richtig

Frage 891
Aussagenkombination
Welche der folgenden Erkrankungen lösen in der Regel Durchfälle aus?

1) Kurzdarmsyndrom
2) Schilddrüsenüberfunktion
3) Schilddrüsenunterfunktion
4) Hypokaliämie
5) Hyperkalzämie

A) nur 1 und 2 sind richtig
B) nur 2 und 4 sind richtig
C) nur 1, 2 und 4 sind richtig
D) nur 2, 4 und 5 sind richtig
E) nur 3, 4 und 5 sind richtig

Frage 892
Aussagenkombination
Welche der folgenden Aussagen treffen zu?
Ursachen von Schmerzen im Bereich der linken Schulter können sein:

1) Einengung der Supraspinatussehne (Impingement-Syndrom)
2) Herzinfarkt
3) Omarthrose (Arthrose im Schultergelenk)
4) Ruptur der langen Bizepssehne
5) Zervikobrachiales Syndrom (Halswirbelsäulensyndrom)

A) nur 1 und 4 sind richtig
B) nur 1, 3 und 4 sind richtig
C) nur 2, 3 und 5 sind richtig
D) nur 1, 3, 4 und 5 sind richtig
E) 1-5, alle sind richtig

Frage 893
Mehrfachauswahl
Welche der folgenden Aussagen treffen zu?
Wählen Sie **zwei** Antworten!
Grundsätze der Sterilisation sind:

A) Die trockene Hitze ist der Dampfsterilisation überlegen.
B) Die zu sterilisierenden Objekte müssen vor der Sterilisation nicht gereinigt werden.
C) Die Lagerung des Materials ist für die erfolgreiche Sterilisation wichtig.
D) Der Sterilisationserfolg muss durch Behandlungsindikatoren (z. B. Sporenpäckchen) überprüft werden.
E) Es sollen große Verpackungseinheiten hergestellt werden.

Frage 894
Einfachauswahl
Welches ist eine prärenale Ursache (also vor der Niere gelegene Ursache) einer Blutausscheidung im Urin?

A) Bei Frauen die Verunreinigung des Urins durch die Periodenblutung
B) Glomerulonephritis
C) Harnsteine
D) Antikoagulantien wie Marcumar® (Cumarin-Derivate)
E) Milzinfarkt

Frage 895
Einfachauswahl
Welche Aussage zur normalen Entwicklung eines Kindes trifft zu?

A) Der erste Zahn erscheint durchschnittlich im elften Lebensmonat.
B) Im Alter von drei Monaten sollte ein Kind frei sitzen können.
C) Mit etwa 9 Monaten sollte ein Kind frei laufen können.
D) Über eine vollständige Kopfkontrolle sollte ein Kind mit ca. sechs Monaten verfüge.
E) Mit 2 Jahren beginnt ein Kind zu sprechen.

Frage 896
Einfachauswahl
Welche Aussage trifft zu?
Bezeichnend für einen gutartigen Tumor ist:

A) ein infiltratives Wachstum
B) das Befallen anderer Organe
C) unreifes und undifferenziertes Gewebe
D) das Verdrängen anderer Organe
E) eine frühe Metastasierung

Frage 897
Aussagenkombination
Bei welchen der folgenden Medikamentengruppen ist bei regelmäßiger Einnahme mit einer Abhängigkeitsentwicklung zu rechnen?

1) bei Morphinpräparaten
2) bei Antidepressiva
3) bei Codeinpräparaten
4) bei Tranquilizern
5) bei Neuroleptika

A) nur 1, 2 und 4 sind richtig
B) nur 1, 3 und 4 sind richtig
C) nur 1, 3 und 5 sind richtig
D) nur 3, 4 und 5 sind richtig
E) 1-5, alle sind richtig

Frage 898
Mehrfachauswahl
Welche der folgenden Aussagen treffen zu?
Wählen Sie **zwei** Antworten!
Typische Symptome eines Cushing-Syndroms sind:

A) Vollmondgesicht
B) arterielle Hypotonie
C) verminderte Körperbehaarung bei Frauen
D) Wachstumshemmung bei Kindern
E) Uhrglasnägel

Frage 899
Aussagenkombination
Welche der folgenden Aussagen über das Auge treffen zu?

1) Bei Myopie (Kurzsichtigkeit) ist der Augapfel zu kurz.
2) Bei der Nahanpassung des Auges zieht sich der Ziliarmuskel zusammen.
3) Die Zapfen in der Retina ermöglichen das Farbensehen, die Stäbchen das Dämmerungssehen.
4) Der gelbe Fleck ist die Stelle im Auge, an der der Sehnerv aus dem Auge tritt.
5) Ein Glaukom kann zu einer Sehnervenschädigung führen.

A) nur 1 und 2 sind richtig
B) nur 2, 3 und 5 sind richtig
C) nur 1, 3, 4 und 5 sind richtig
D) nur 2, 3,4 und 5 sind richtig
E) 1-5, alle sind richtig

Frage 900
Einfachauswahl
Welche Aussage trifft zu?
Typische Mangelerscheinung bei Unterversorgung mit Vitamin D ist:

A) Rachitis
B) Skorbut
C) Anämie
D) Nachtblindheit
E) Blutgerinnungsstörung

Frage 901
Aussagenkombination
Welche der folgenden Aussagen über typische Symptome und Ursache einer akuten Adnexitis treffen zu? (Adnexe: Eileiter und Eierstöcke der Frau)

1) Akute, meist seitenbetonte Unterbauchschmerzen
2) Fluor (Ausfluss)
3) Fieber
4) Übelkeit und Erbrechen (bei Mitbeteiligung des Bauchfells)
5) in den meisten Fällen sind Viren die Ursache

A) nur 1 und 2 sind richtig
B) nur 1, 3 und 5 sind richtig
C) nur 3, 4 und 5 sind richtig
D) nur 1, 2, 3 und 4 sind richtig
E) nur 2, 3, 4 und 5 sind richtig

Frage 902
Aussagenkombination
Welche der folgenden Aussagen zu Herzrhythmusstörungen und Extrasystolen treffen zu?

1) Extrasystolen müssen stets behandelt werden.
2) Extrasystolen können Folge einer koronaren Herzkrankheit sein.
3) Bei einer Schilddrüsenüberfunktion kann es gehäuft zu Extrasystolen kommen.
4) Extrasystolen können durch den Konsum von Genussmitteln (Alkohol, Koffein) ausgelöst werden.
5) Extrasystolen werden von allen Patienten als „Herzstolpern“ bemerkt.

A) nur 3 und 5 sind richtig
B) nur 1, 2 und 3 sind richtig
C) nur 1, 4 und 5 sind richtig
D) nur 2, 3 und 4 sind richtig
E) 1-5, alle sind richtig

Frage 903
Mehrfachauswahl
Welche der folgenden Aussagen zum M. Bechterew (ankylosierende Spondylitis) treffen zu?
Wählen Sie **zwei** Antworten!

A) In fortgeschrittenen Fällen kommt es zu einer Versteifung der Wirbelsäule und des Thorax.
B) Es besteht eine familiäre Häufung.
C) Beweisend ist ein fehlendes Mitschwingen der Arme beim Gehen.
D) Becken- und Schultergürtelgelenke sind nicht betroffen.
E) Die Erkrankung tritt üblicherweise erst nach dem 60. Lebensjahr auf.

FRAGEN MC 16

Frage 904
Aussagenkombination
Ursächlich für neu aufgetretene Sehstörungen können sein:

1) Multiple Sklerose
2) Migräne
3) Achalasie
4) Akutes Glaukom
5) Xanthelasmen

A) nur 4 und 5 sind richtig
B) nur 1, 2 und 3 sind richtig
C) nur 1, 2 und 4 sind richtig
D) nur 1, 4 und 5 sind richtig
E) 1-5, alle sind richtig

Frage 905
Aussagenkombination
Welche der folgenden Erkrankungen werden durch Bakterien hervorgerufen?

1) Malaria
2) Scharlach
3) Influenza
4) Masern
5) Shigellenruhr

A) nur 1 und 3 sind richtig
B) nur 2 und 5 sind richtig
C) nur 1, 2 und 5 sind richtig
D) nur 1, 3 und 4 sind richtig
E) nur 3, 4 und 5 sind richtig

Frage 906
Aussagenkombination
Welche der folgenden Aussagen trifft (treffen) zu?
Die Hodentorsion

1) ist auch beidseitig möglich
2) kann bei nicht akutem Verlauf zur Fehldiagnose führen
3) führt bei Anheben des Hodens zu einer Schmerzverminderung
4) ist nicht als akuter Notfall anzusehen
5) kann mit Tachykardie und Erbrechen einhergehen

A) nur 1 ist richtig
B) nur 1, 2 und 5 sind richtig
C) nur 2, 3 und 5 sind richtig
D) nur 3, 4 und 5 sind richtig
E) 1-5, alle sind richtig

Frage 907
Aussagenkombination
Welche der folgenden Aussagen zur Fazialisparese treffen zu?

1) Sie kann im Zusammenhang mit einer Herpes-zoster-Infektion auftreten
2) Die idiopathische periphere Fazialisparese heilt oft ohne weitere Therapie ab.
3) Sie kann nach einem Trauma auftreten.
4) Als Ursache kommt auch eine Borrelieninfektion in Frage.
5) Eine Beteiligung des Stirnastes lässt in erster Linie an einen Schlaganfall denken.

A) nur 1 und 2 sind richtig
B) nur 3 und 4 sind richtig
C) nur 2, 4 und 5 sind richtig
D) nur 1, 2, 3 und 4 sind richtig
E) 1-5, alle sind richtig

Frage 908
Einfachauswahl
Welche Aussage trifft zu?
Genitale Chlamydieninfektionen

A) werden durch Tröpfcheninfektion übertragen
B) führen häufig zu einem kleinfleckigen Exanthem
C) verlaufen häufig asymptomatisch
D) sind nur für Frauen infektiös
E) treten bei Einnahme der „Pille“ nicht auf

Frage 909
Einfachauswahl
Welche Aussage trifft zu?
Die Alzheimer-Demenz

A) ist auf einer generalisierten arteriosklerotischen Gefäßerkrankung begründet.
B) hat einen stark wechselhaften und schubförmigen Verlauf.
C) sollte differenzialdiagnostisch psychiatrisch abgeklärt werden.
D) hat als Initialsymptomatik Hirnnervenausfälle und Störungen der Oberflächensensibilität
E) wird überwiegend mit Labormarkern diagnostiziert.

Frage 910
Mehrfachauswahl
Welche der folgenden Aussagen zur Influenza (epidemischen Grippe) treffen zu? Wählen Sie **zwei** Antworten!

A) Der Mensch kann im Laufe seines Lebens wiederholt an Influenza erkranken.
B) Die Inkubationszeit beträgt in der Regel 10-14 Tage.
C) Ein zweiter Fieberanstieg ist ein Hinweis auf eine bakterielle Sekundärinfektion.
D) Die aktive Immunisierung wird derzeit in erster Linie für gesunde Kleinkinder empfohlen.
E) Nur im Falle des Todes besteht nach IfSG (Infektionsschutzgesetz) Meldepflicht.

Frage 911
Einfachauswahl
Welche Aussage trifft zu?
Ein systolisches Herzgeräusch spricht

A) für eine Trikuspidalklappenstenose
B) für eine Mitralklappeninsuffizienz
C) für eine Pulmonalklappeninsuffizienz
D) für eine Mitralklappenstenose
E) bei zusätzlichem Diastolikum gegen einen Herzklappenfehler

Frage 912
Mehrfachauswahl
Welche der folgenden Aussagen zu Uterusmyomen treffen zu?
Wählen Sie **zwei** Antworten!

A) Uterusmyome sind bösartige Tumore der Gebärmutter.
B) Sie wachsen in der Menopause stark weiter.
C) Ein Symptom kann eine verlängerte Blutungsdauer sein.
D) Sie können bei Stieldrehung zu einem akuten Abdomen führen.
E) Sie müssen immer operiert werden.

Frage 913
Einfachauswahl
Welche Aussage zur Atmung trifft zu?

A) Die normale Atemfrequenz eines Erwachsenen in Ruhe liegt bei 20-25 Atemzügen pro Minute.
B) Unter einer Kussmaul-Atmung versteht man ein periodisches An- und Abschwellen der Atmung mit kurzen Pausen.
C) Eine Schnappatmung ist bei einem kurzzeitigen Aufenthalt in großer Höhe normal.
D) Bei einer Hyperventilationstetanie kommt es zu einer Abnahme des ionisierten Kalziums.
E) Eine Cheyne-Stokes-Atmung tritt bei metabolischer Azidose im Rahmen eines diabetischen Komas auf.

Frage 914
Mehrfachauswahl
Welche der folgenden Aussagen zum Hallux valgus treffen zu?
Wählen Sie **zwei** Antworten!

A) Hallux valgus kommt vor allem bei Spreiz- und Plattfüßen vor.
B) Enges Schuhwerk und hohe Absätze schützen vor der Entstehung.
C) Hallux valgus kommt häufiger bei Männern vor.

D) Ursache kann eine relative Verkürzung der Streck- und Beugesehnen bei abgeflachtem Fußgewölbe sein.
E) Auch im späten Stadium sind durch konservative Therapie gute Behandlungsergebnisse zu erzielen.

Frage 915
Mehrfachauswahl
Bei welchen der folgenden Erkrankungen ist eine Schuppenbildung zu erwarten? Wählen Sie **zwei** Antworten!

A) Mollusca contagiosa (Dellwarzen)
B) Pemphigus vulgaris (sog. Blasensucht)
C) Neurodermitis
D) Erkrankungen durch Dermatophyten (Hautpilze)
E) Erythema migrans

Frage 916
Einfachauswahl
Welche Aussage trifft zu?
Als Ursache einer einseitigen Pupillenerweiterung (bei einem Ihnen unbekannten Patienten) kommt am ehesten in Betracht:

A) Einnahme von Drogen
B) Vergiftung durch z. B. Pflanzenschutzmittel
C) Verschluss des Tränenganges
D) Bindehautentzündung
E) Subdurale Blutung

Frage 917
Mehrfachauswahl
Welche der folgenden Aussagen zur akuten organischen Psychose (akutes organisches Psychosyndrom) treffen zu? Wählen Sie **zwei** Antworten!

A) Eine akute organische Psychose ist in der Regel irreversibel.
B) Bei einer akuten organischen Psychose ist eine zeitliche und örtliche Orientierungsstörung zu erwarten.
C) Auch Medikamente, die keine psychoaktiven Substanzen enthalten, können ein akutes organisches Psychosyndrom verursachen.
D) Wahrnehmungsstörungen, z. B. Halluzinationen sind bei der akuten organischen Psychose nicht zu erwarten.
E) Laboruntersuchungen (Elektrolyte, Kreatinin, Blutzucker, Leberwerte, etc.) sind überflüssig für die Diagnostik einer akuten organischen Psychose.

Frage 918
Mehrfachauswahl
Welche der folgenden Aussagen treffen zu? Wählen Sie **zwei** Antworten!
Überprüfen Sie die Richtigkeit der Zuordnung folgender Reflexe zum dazugehörigen Wurzelsegment:

A) Bizepssehnenreflex (BSR): C5/C6
B) Patellarsehnenreflex (PSR): L2-L4
C) Achillessehnenreflex (ASR): L2/L3
D) Bizepssehnenreflex (BSR): Th1/Th2
E) Patellarsehnenreflex (PSR): S1-S2

Frage 919
Aussagenkombination
Welche der folgenden Aussagen treffen zu?
Mögliche Spätfolgen eines Diabetes mellitus sind:

1) Polyneuropathie
2) Retinopathie
3) Stummer Herzinfarkt
4) Leberinsuffizienz
5) Niereninsuffizienz

A) nur 1, 2 und 3 sind richtig
B) nur 2, 4 und 5 sind richtig
C) nur 1, 2, 3 und 5 sind richtig
D) nur 1, 2, 4 und 5 sind richtig
E) nur 1, 3, 4 und 5 sind richtig

Frage 920
Mehrfachauswahl
Welche der genannten Symptome lassen am ehesten an einen neu aufgetretenen Diabetes mellitus denken?
Wählen Sie **zwei** Antworten!

A) Wadendruckschmerz
B) Gewichtsverlust
C) Osteoporose
D) Sehstörungen
E) Splenomegalie

Frage 921
Mehrfachauswahl
Welche der folgenden Erkrankungen sind mit einer sehr hohen Blutsenkungsgeschwindigkeit verbunden?
Wählen Sie **zwei** Antworten!

A) Polyglobulie
B) Nephrotisches Syndrom
C) Plasmozytom
D) Dehydratation
E) Polycythaemia vera

Frage 922
Mehrfachauswahl
Welche der folgenden Aussagen treffen zu? Wählen Sie **zwei** Antworten!
Typisch für den Morbus Menière sind:

A) Anfallsweises Ohrensausen
B) Anfallsweiser Schwindel
C) Starker Juckreiz im Ohr
D) Stinkende Ohrensekretion
E) Stark schmerzhaftes vorgewölbtes Trommelfell

Frage 923
Aussagenkombination
Welche der folgenden Aussagen über die von den Belegzellen des Magens gebildete Salzsäure treffen zu?

1) Sie hat einen pH-Wert von 7.
2) Sie aktiviert Pepsinogen.
3) Sie denaturiert Eiweiß.
4) Sie spaltet Eiweiß zu Aminosäuren.
5) Sie hat eine bakterizide (Bakterien abtötende) Wirkung.

A) nur 2 und 3 sind richtig
B) nur 4 und 5 sind richtig
C) nur 2, 3 und 5 sind richtig
D) nur 1, 2, 3 und 4 sind richtig
E) nur 1, 2, 4 und 5 sind richtig

Frage 924
Aussagenkombination
Welche der folgenden Aussagen treffen zu?
Typische Symptome eines Cushing-Syndroms sind:

1) Arterielle Hypotonie
2) Wachstumshemmung bei Kindern
3) Gesichtsrötung
4) Muskelschwäche
5) Untergewicht

A) nur 1 und 4 sind richtig
B) nur 1, 3 und 4 sind richtig
C) nur 2, 3 und 4 sind richtig
D) nur 2, 3 und 5 sind richtig
E) nur 3, 4 und 5 sind richtig

Frage 925
Einfachauswahl
Welche Aussage zum kolorektalen Karzinom trifft zu?

A) Streng vegetarische Kost ist ein Risikofaktor.
B) Jeweils 1/3 der Krebsfälle findet sich im aufsteigenden Dickdarm bzw. im Querkolon bzw. im absteigenden Schenkel und Enddarm.
C) Bestgeeignete Untersuchungsmethode zur Vorsorge ist die Bestimmung des Tumormarkers CEA (Carcinoembryonales Antigen).
D) Bei Metastasierung über den Blutweg ist die erste Station meist die Leber.
E) Bei Metastasierung über den Blutweg ist die erste Station meist die Lendenwirbelsäule.

Frage 926
Einfachauswahl
Eine 28-jährige Patientin mit einem Body-Mass-Index (BMI) von 34,6 kg/m^2 entschließt sich zu einer Gewichtsreduktion.
Welche Aussage trifft zu?

A) Sie soll max. 1 l Flüssigkeit pro Tag zu sich nehmen.
B) Sie darf max. 750 kcal pro Tag zu sich nehmen.
C) Bei einer Gewichtsreduktion kann es zu einer Erhöhung der Harnsäure im Serum kommen.
D) Auf Alkohol muss sie vollkommen verzichten.
E) Sobald sie einen BMI von 30 kg/m^2 erreicht hat, kann sie wieder so essen wie früher, d. h. sie muss nicht auf die Kalorien achten.

Frage 927
Einfachauswahl
Welche Aussage zur Tuberkulose trifft zu?

A) Menschen in hohem Lebensalter (> 60 Jahre) erkranken seltener an Tuberkulose.
B) Die Erkrankung spielt in der heutigen Zeit kaum mehr eine Rolle.
C) Bei Abwehrschwäche kann es zu einer Reaktivierung lebender Tuberkuloseerreger und damit zur Erkrankung kommen.
D) Tuberkulose ist eine ansteckende Viruserkrankung.
E) Eine 6-wöchige Therapie ist meist ausreichend.

Frage 928
Aussagenkombination
Welche der folgenden Aussagen zur Urindiagnostik trifft (treffen) zu?

1) Eine Proteinurie von > 3,5 g/24 Stunden tritt beim nephrotischen Syndrom auf.
2) Die Anwesenheit von Bakterien im Urin ist gleichbedeutend mit einem Harnwegsinfekt.
3) Bei geringer Diurese ist der Urin hell gefärbt.
4) Bei gesunder Niere findet man im Urin Glukose ab Serumglukosewerten über 160 – 180 mg/dl.
5) Erythrozytenzylinder stammen aus den ableitenden Harnwegen und sind ohne pathologische Bedeutung.

A) nur 1 ist richtig
B) nur 1 und 4 sind richtig
C) nur 4 und 5 sind richtig
D) nur 2, 3 und 4 sind richtig
E) nur 3, 4 und 5 sind richtig

Frage 929
Einfachauswahl
Welche Aussage zur arteriellen Hypotonie und orthostatischen Hypotonie trifft zu?

A) Für die Diagnose der orthostatischen Hypotonie ist der Ruheblutdruck entscheidend.
B) Eine arterielle Hypotonie hat immer Krankheitswert.
C) Die orthostatische Hypotonie tritt bevorzugt bei Sportlern auf.
D) Niedriger Blutdruck tritt meist als primäre Hypotonie auf.
E) Bei der orthostatischen Hypotonie kommt es bei intaktem Nervensystem reaktiv zu einer Sympathikusaktivierung mit Bradykardie.

Frage 930
Mehrfachauswahl
Ein Patient berichtet von hellrotem Blut im Stuhl. Welche der genannten Ursachen kommen hierfür am ehesten in Frage? Wählen Sie **zwei** Antworten!

A) Cholezystolithiasis
B) Hämorrhoidalblutung
C) Verzehr von Roter Beete
D) Colitis ulcerosa
E) Reizdarmsyndrom

Frage 931
Einfachauswahl
Welche Aussage trifft zu?
Welche Symptome sind bei einem Patienten mit obstruktivem Schlafapnoesyndrom zu erwarten?

A) Apnoe von mind. 3 Minuten bis 5 Minuten
B) Einschlafstörungen
C) Tagesmüdigkeit, Einschlafneigung am Tag
D) Extremer Speichelfluss am Morgen
E) Starkes Kältegefühl, d. h. Patient hat ständig kalte Füße, besonders auch nachts.

Frage 932
Einfachauswahl
Eine Lebensmittelvergiftung, bei der Symptome wie Schluck- und Sprachstörungen, Doppeltsehen, Obstipation sowie trockene Schleimhäute auftreten, spricht für welche Erkrankung?

A) Salmonellose
B) Shigellenruhr
C) Cholera
D) Lebensmittelvergiftung mit Staphylococcus aureus
E) Botulismus

Frage 933
Einfachauswahl
Welche Aussage zu einer Lungenentzündung (Pneumonie) trifft zu?

A) Bei fehlendem Fieber kann eine Pneumonie ausgeschlossen werden.
B) Die Infektion erfolgt meist als Schmierinfektion.
C) Die atypischen Pneumonien verlaufen in der Regel mit hohem Fieber.
D) Dank antibiotischer Therapie spielen Pneumonien als Todesursache keine Rolle mehr.
E) Erreger einer Lobärpneumonie sind vorwiegend Bakterien.

Frage 934
Aussagenkombination
Welche der folgenden Aussagen zur Leberfunktion treffen zu?

1) Die Leber ist beim gesunden Erwachsenen blutbildendes Organ
2) Die Leber bildet Glukose aus Laktat
3) Die Leber entgiftet den ZNS-toxischen Stoff Ammoniak
4) Die Leber bildet die Mehrzahl aller Faktoren des Gerinnungssystems
5) Die Leber spielt bei der Regulation des Blutdruckes eine entscheidende Rolle

A) nur 2 und 4 sind richtig
B) nur 1, 3 und 4 sind richtig
C) nur 2, 3 und 4 sind richtig
D) nur 1, 2, 3 und 5 sind richtig
E) nur 2, 3, 4 und 5 sind richtig

Frage 935
Mehrfachauswahl
Welche der folgenden Aussagen zum Eisenstoffwechsel treffen zu?
Wählen Sie **zwei** Antworten!

A) Ein großer Teil des Eisens im Körper ist im Hämoglobin gebunden
B) Die empfohlene Eisenzufuhr mit der Nahrung beträgt für eine Frau 1 g/Tag
C) Beweisend für einen Eisenmangel ist eine hyperchrome, makrozytäre Anämie
D) Die Eisenresorption erfolgt im Dickdarm
E) Hinweise für einen Eisenmangel sind Haarausfall und Rillenbildung der Nägel

Frage 936
Einfachauswahl
Welche Aussage zum M. Bechterew (ankylosierende Spondylitis) trifft zu?

A) In fortgeschrittenen Fällen kommt es zu einer Versteifung der Wirbelsäule und des Thorax
B) Betroffen sind meist Frauen

C) Beweisend ist ein fehlendes Mitschwingen der Arme beim Gehen
D) Becken- und Schultergürtelgelenke sind nicht betroffen
E) Die Erkrankung tritt üblicherweise erst nach dem 60. Lebensjahr auf

Frage 937
Aussagenkombination
Welche der folgenden Aussagen zum Plasmozytom (multiples Myelom) treffen zu?

1) Ein Hinweis für ein Plasmozytom können Knochenschmerzen sein
2) Ein Plasmozytom tritt meist vor dem 30. Lebensjahr auf
3) Typisch sind vergrößerte Lymphknoten am Hals
4) Kennzeichnend ist eine Eiweißausscheidung im Urin (Bence-Jones-Proteinurie)
5) Die Blutsenkungsgeschwindigkeit ist deutlich beschleunigt

A) nur 1 und 2 sind richtig
B) nur 1, 4 und 5 sind richtig
C) nur 2, 3 und 4 sind richtig
D) nur 1, 2, 4 und 5 sind richtig
E) 1-5, alle sind richtig

Frage 938
Aussagenkombination
Sie werden aus Ihrer Praxis zu Ihrem Nachbarn mit Atemnot gerufen. Sie diagnostizieren ein Asthma bronchiale. Welche der folgenden Maßnahmen führen Sie als Erstmaßnahmen durch?

1) Sie bringen den Patienten in sitzende Lagerung
2) Sie bleiben bei ihm und versuchen beruhigend auf ihn einzuwirken
3) Sie dunkeln das Fenster ab, damit ihr Nachbar ruhiger wird und schlafen kann
4) Sie entfernen beengende Kleidung
5) Sie lassen Ihren Nachbarn alleine, damit er zur Ruhe kommt

A) nur 1 und 2 sind richtig
B) nur 2 und 3 sind richtig
C) nur 1, 2 und 4 sind richtig
D) nur 1, 4 und 5 sind richtig
E) 1-5, alle sind richtig

Frage 939
Einfachauswahl
Welche Aussage trifft zu?
Hypertrophie des linken Herzvorhofs tritt bevorzugt auf bei:

A) Aortenklappeninsuffizienz
B) Aortenstenose
C) Akutem rheumatischen Fieber
D) Mitralstenose
E) Trikuspidalstenose

Frage 940
Aussagenkombination
Welche der folgenden Aussagen zur Schuppenflechte (Psoriasis) trifft/treffen zu?

1) Die Hauteffloreszenzen sind stark juckend und schmerzhaft
2) Bei vielen Patienten treten auch Nagelveränderungen auf
3) Die Schuppenflechte tritt meist nach dem 50. Lebensjahr erstmals auf
4) Der behaarte Kopf ist niemals betroffen
5) Prädilektionsstellen sind die Streckseiten der Extremitäten

A) nur 5 ist richtig
B) nur 1 und 2 sind richtig
C) nur 2 und 5 sind richtig
D) nur 2, 3 und 4 sind richtig
E) nur 3, 4 und 5 sind richtig

Frage 941
Aussagenkombination
Zu den charakteristischen neurologischen Symptomen beim Parkinson-Syndrom zählen:

1) Ruhetremor
2) Rigor
3) Kleinschrittiger Gang

4) Monotone Sprache
5) Hyperkinese

A) nur 1 und 3 sind richtig
B) nur 1, 2 und 5 sind richtig
C) nur 2, 3 und 4 sind richtig
D) nur 1, 2, 3 und 4 sind richtig
E) 1-5, alle sind richtig

Frage 942
Aussagenkombination
Welche der folgenden Erkrankungen sind bei der Differenzialdiagnose des Herzinfarktes zu berücksichtigen?

1) Herpes zoster
2) Refluxkrankheit
3) Lungenembolie
4) Akute Pankreatitis
5) Chronische Hepatitis

A) nur 1 und 5 sind richtig
B) nur 1, 2 und 3 sind richtig
C) nur 2, 3 und 4 sind richtig
D) nur 1, 2, 3 und 4 sind richtig
E) nur 2, 3, 4 und 5 sind richtig

Frage 943
Aussagenkombination
Welche der folgenden Aussagen zur Milz treffen zu?

1) Im Rahmen einer infektiösen Mononukleose kann es zu einer spontanen Milzruptur kommen
2) Die Milz eliminiert alternde Blutzellen aus dem Blut
3) Eine dauerhafte Vergrößerung der Milz ist für den Körper folgenlos
4) Nach einer Milzentfernung besteht eine erhöhte Gefahr für eine bakterielle Infektion
5) Bösartige Milztumore sind häufig

A) nur 1 und 2 sind richtig
B) nur 3 und 4 sind richtig
C) nur 1, 2 und 4 sind richtig
D) nur 2, 4 und 5 sind richtig
E) 1-5, alle sind richtig

Frage 944
Einfachauswahl
Welche Aussage trifft zu?
Eine Netzhautablösung

A) kann sich vor allem bei starker Weitsichtigkeit entwickeln
B) kommt in der Regel durch Reduktion von Stressfaktoren ohne weitere Behandlung zum Stillstand
C) hat den isolierten Verlust des Farbensehens zur Folge
D) kann Symptome wie z.B. Lichtblitze, Schleiersehen und Schattensehen aufweisen
E) führt zu schmerzhaften Sehstörungen

Frage 945
Aussagenkombination
Welche der folgenden Aussagen zum alkoholbedingten Korsakow-Syndrom (organisch-amnestisches Syndrom) treffen zu?

1) Es ist geprägt durch Störung der Orientierung und Merkfähigkeit, die durch Konfabulation überdeckt wird
2) Es kann zu einer Persönlichkeitsveränderung bis zur Entwicklung einer Demenz kommen
3) Das Psychosyndrom ist körperlich begründbar
4) In manchen Fällen kann es sich wieder bessern
5) Vor allem das Kurzzeitgedächtnis ist gestört

A) nur 1, 2 und 4 sind richtig
B) nur 1, 3 und 5 sind richtig
C) nur 2, 3 und 4 sind richtig
D) nur 3, 4 und 5 sind richtig
E) 1-5, alle sind richtig

Frage 946
Aussagenkombination
Welche der folgenden Aussagen trifft (treffen) zu?
Das Prostatakarzinom

1) kann bei der rektalen Untersuchung sicher von einer Prostatahyperplasie unterschieden werden
2) kann allein durch einen erhöhten PSA-Wert gesichert werden
3) bleibt lange symptomlos
4) kann im Spätstadium durch chronische Lumbalgien auffällig werden
5) ist eine der häufigsten bösartigen Erkrankungen des Mannes

A) nur 3 ist richtig
B) nur 1 und 4 sind richtig
C) nur 2 und 5 sind richtig
D) nur 2, 3 und 5 sind richtig
E) nur 3, 4 und 5 sind richtig

Frage 947
Aussagenkombination
Welche der folgenden Symptome sprechen am ehesten für eine periphere arterielle Verschlusskrankheit?

1) Pelzigkeitsgefühl vom Oberschenkel bis zur Fußaußenkante ziehend
2) Am Fuß trockene, kalte Haut von blasser Farbe
3) Nach einer Gehstrecke von 50 m ist schmerzbedingt eine Pause notwendig
4) Gerötetes, stark druckschmerzhaftes Großzehengrundgelenk
5) Schwärzlich-verfärbte Kleinzehe

A) nur 1, 2 und 3 sind richtig
B) nur 1, 4 und 5 sind richtig
C) nur 2, 3 und 5 sind richtig
D) nur 3, 4 und 5 sind richtig
E) 1-5, alle sind richtig

Frage 948
Einfachauswahl
Welcher Erreger wird am ehesten durch Nahrung auf den Menschen übertragen?

A) Hepatitis-B-Viren
B) HIV
C) Legionellen
D) Enterohämorrhagische E. coli (EHEC)
E) Hepatitis-C-Viren

Frage 949
Aussagenkombination
Welche der folgenden Aussagen treffen zu?
Ursachen einer Gynäkomastie können sein:

1) Aortenaneurysma
2) Bestimmte bösartige Tumore (z.B. Hodentumore)
3) Leberzirrhose
4) Einnahme bestimmter Medikamente (z.B. Spironolacton)
5) Magengeschwüre

A) nur 2 und 3 sind richtig
B) nur 1, 2 und 3 sind richtig
C) nur 2, 3 und 4 sind richtig
D) nur 3, 4 und 5 sind richtig
E) nur 1, 2, 4 und 5 sind richtig

Frage 950
Einfachauswahl
Welche Maßnahme ist bei einem Patienten, der mit Cumarinen (gerinnungshemmenden Mitteln, z.B. Marcumar®) behandelt wird, zu unterlassen?

A) Intravenöse Injektion
B) Inhalationsbehandlung
C) Venenpunktion zur Blutentnahme
D) Intramuskuläre Injektion
E) Subkutane Injektion

Frage 951
Mehrfachauswahl
Welche der folgenden Aussagen treffen zu? Wählen Sie **zwei** Antworten!
Häufige Ursachen der akuten Pankreatitis sind:

A) Gallensteinleiden
B) Beckenvenenthrombose
C) Impfnebenwirkung
D) Alkoholkonsum
E) Borrelieninfektion

Frage 952
Einfachauswahl
Welche Aussage zur Aufmerksamkeitsdefizit-/Hyperaktivitätsstörung (ADHS) trifft zu?

A) Bei ADHS-Patienten führt nur eine streng phosphatarme Diät zu einer deutlichen Besserung der Symptome
B) Therapieverfahren der Wahl ist die Spieltherapie
C) ADHS endet mit der Pubertät
D) Mädchen sind häufiger betroffen als Jungen
E) Durch medikamentöse Stimulanzien lässt sich das Sozialverhalten der Betroffenen in vielen Fällen bessern

Frage 953
Aussagenkombination
Welche der folgenden Aussagen zum Schilddrüsenhormonregelkreis trifft (treffen) zu?

1) Bei anhaltender TSH-Ausschüttung kommt es zu einer Größenzunahme (Hypertrophie) der Schilddrüse
2) Von der Hypophyse wird TRH abgegeben, das die Schilddrüse stimuliert
3) Im Hypothalamus wird TSH freigesetzt
4) TSH fördert die Schilddrüsenhormonbildung
5) Bei Zunahme des Schilddrüsenhormonspiegels im Blut wird die Schilddrüse zu vermehrter Produktion angeregt

A) nur 1 ist richtig
B) nur 1 und 4 sind richtig
C) nur 2 und 3 sind richtig
D) nur 4 und 5 sind richtig
E) 1-5, alle sind richtig

Frage 954
Mehrfachauswahl
Welche der folgenden Aussagen treffen zu? Wählen Sie **zwei** Antworten!

Begünstigende Faktoren für das Auftreten einer tiefen Beinvenenthrombose sind am ehesten:

A) Refluxkrankheit
B) Lungenemphysem
C) Pankreaskarzinom
D) Polycythaemia vera
E) Hyperthyreose

Frage 955
Einfachauswahl
Welche Aussage zur chronischen Pyelonephritis trifft zu?

A) Es kann zu einer Sepsis kommen
B) Eine Niereninsuffizienz kann sich nicht entwickeln
C) Typischerweise kommt es zu einer Hypotonie
D) Es treten auch vermehrt Gallensteine auf
E) Besonders häufig betroffen sind Neugeborene

Frage 956
Aussagenkombination
Welche der folgenden Aussagen treffen zu?

Bei einem durch Aufregung ausgelösten Hyperventilationssyndrom sind folgende Symptome/Störungen am ehesten zu beobachten:

1) Kribbeln an Armen und Beinen (sog. Ameisenlaufen)
2) Krampfartige Schmerzen im Bereich der Brustwand
3) Angstzustände
4) Heißhunger
5) Atemnot

A) nur 1, 2 und 4 sind richtig
B) nur 1, 2, 3 und 5 sind richtig
C) nur 1, 3,4 und 5 sind richtig
D) nur 2, 3, 4 und 5 sind richtig
E) 1-5, alle sind richtig

Frage 957
Aussagenkombination
Welche der folgenden Aussagen zu Erkrankungen der Herzklappen treffen zu?

1) Eine Fortleitung des Geräusches in die Karotiden kann bei der Aortenstenose auftreten
2) Typisch für eine Aortenstenose ist eine große Blutdruckamplitude
3) Bei einer höhergradigen Aortenstenose besteht die Gefahr des plötzlichen Herztodes
4) Bei einer höhergradigen Aortenklappeninsuffizienz ist ein systolisches und ein diastolisches Geräusch zu hören
5) Bei der Aortenklappeninsuffizienz sind schon im Frühstadium periphere Ödeme erkennbar

A) nur 2 und 3 sind richtig
B) nur 1, 3 und 4 sind richtig
C) nur 1, 3 und 5 sind richtig
D) nur 2, 4 und 5 sind richtig
E) 1-5, alle sind richtig

Frage 958
Aussagenkombination
Welche der folgenden Hinweise bekräftigen Ihren Verdacht auf eine Alkoholkrankheit?

1) Wadenkrämpfe und Parästhesien
2) S-GGT (Gamma-GT): 115 U/L
3) S-Kreatinin: 0,6 mg/dl
4) Epileptische Anfälle
5) Tachykardie

A) nur 1, 2 und 3 sind richtig
B) nur 1, 2, 4 und 5 sind richtig
C) nur 1, 3, 4 und 5 sind richtig
D) nur 2, 3, 4 und 5 sind richtig
E) 1-5, alle sind richtig

Frage 959
Mehrfachauswahl
Welche der genannten Symptome zählen zu den sicheren Frakturzeichen?
Wählen Sie **zwei** Antworten!

A) Umfangreiches Hämatom
B) Krepitation (Knochenreiben)
C) Bewegungseinschränkung
D) Abnorme Beweglichkeit
E) Starke Schwellung

Frage 960
Einfachauswahl
Bei einem Patienten bestehen Dyspnoe, Orthopnoe und Zyanose, ferner bei der Auskultation grobblasige feuchte Rasselgeräusche.
Der Befund spricht am ehesten für:

A) ein Lungenödem
B) einen Pneumothorax
C) einen Asthmaanfall
D) ein Lungenemphysem
E) eine Atelektase

Frage 961
Mehrfachauswahl
Welche der folgenden Aussagen zum Endometriumkarzinom (Korpuskarzinom) treffen zu?
Wählen Sie **zwei** Antworten!

A) Hauptsächlich erkranken Frauen nach der Menopause
B) Es kommt fast nur bei Vielgebärenden vor
C) Es führt nicht zu Zwischenblutungen
D) Es ist überwiegend östrogenabhängig
E) Es ist eine bösartige Neubildung des Darmendothels

Frage 962
Aussagenkombination
Welche der folgenden Aussagen zur Osteoporose treffen zu?

1) Das typische Erkrankungsalter liegt zwischen dem 30. und 50. Lebensjahr
2) Osteoporose kann auch durch bestimmte Medikamente ausgelöst werden
3) Es sind mehr Männer betroffen
4) Eine kalziumreiche Ernährung wird empfohlen
5) Eine typische Fraktur älterer Menschen mit Osteoporose ist die Wirbelkörperfraktur

A) nur 1 und 2 sind richtig
B) nur 4 und 5 sind richtig
C) nur 2, 3 und 4 sind richtig
D) nur 2, 4 und 5 sind richtig
E) nur 1, 2, 3 und 5 sind richtig

Frage 963
Einfachauswahl
Welche Aussage zu Basaliomen trifft zu?

A) Basaliome finden sich an den Extremitäten wesentlich häufiger als im Gesicht
B) Das Basaliom imponiert zunächst als hautfarbenes, derbes Knötchen
C) Basaliome sind im Gegensatz zu Melanomen niemals pigmentiert
D) Die Häufigkeit des Auftretens von Basaliomen sinkt mit zunehmendem Alter
E) Für die Ausbildung eines Basalioms ist Lichtmangel sowie eine starke Pigmentierung der Haut fördernd

ANTWORTEN

ANTWORTEN MC 1

Antwort 1
Die Antwort B) ist richtig.
Zu 1, 3 und 5: Im Lungenkreislauf transportieren die Lungenarterie (A. pulmonalis) sauerstoffarmes Blut zu Lunge und die Lungenvenen sauerstoffreiches Blut zum linken Vorhof.
Zu 4: Die Pfortader (Vena portae) sammelt das gesamte aus der Bauchhöhle zurückfließende venöse Blut. Die Pfortader wird gebildet von den Vv. gastricae (die auch das Blut aus dem unteren Ösophagusbereich zurückführen), der V. mesenterica superior und der V. splenica, in die V. mesenterica inferior mündet.
Die Nieren drainieren ihr venöses Blut nicht über die Pfortader sondern über die Vv. renales in die V. cava inferior.

Antwort 2
Die Antwort E) ist richtig.
Klinik der Rechtsherzinsuffizienz (Rückstau in den Körperkreislauf):

- Sichtbare Venenstauung (Halsvenen, Unterzungenvenen),
- Stauungsergüsse (Aszites, Pleuraerguss),
- Stauungsleber (vergrößert, evtl. schmerzhaft),
- Stauungsgastritis (durch Blutrückstau in die Pfortader; Appetitlosigkeit, Meteorismus),
- Stauungsnieren mit Proteinurie (= Eiweiß im Urin),
- Gewichtszunahme und Ödeme (Knöchel, Unterschenkel, bei liegenden Patienten am Kreuzbein = tiefster Körperpunkt),
- Nykturie (= nächtliches Wasserlassen; nächtliche Rückresorption von Ödemen),
- Tachykardie (schneller Herzschlag, schneller als 100 Schläge pro Minute),
- Herzvergrößerung (Hypertrophie),
- kardiogener Schock.

Antwort 3
Die Antwort D) ist richtig.
Bei der Herzneurose handelt es sich um eine Form der psychogenen Organneurose und damit um eine psychosomatische Erkrankung. Obwohl die Patienten organisch herzgesund sind - also definitionsgemäß keine Herzmuskelschwäche haben können -, ist das Krankheitsbild gekennzeichnet durch innere Unruhe, Herzschmerz und Furcht, herzkrank zu sein. Eine gedrückter Stimmung, Selbstunsicherheit und Ängstlichkeit bis hin zur Vernichtungsangst ist ebenfalls charakteristisch.
Das Krankheitsbild kommt vor allem zwischen dem 18. und 40. Lebensjahr vor, auslösende Faktoren sind oft Trennungssituationen (z. B. Todesfall, Ehescheidung).
Zu 2: Am Herzen äußert sich eine Hyperthyreose u.a. mit Tachykardie, Rhythmusstörungen, einer (systolischen) arteriellen Hypertonie, Herzinsuffizienz. Bei längerer Dauer kommt es zu einer Herzmuskelschädigung.
Zu 3: Unter einer Lungenfibrose wird der bindegewebig-narbiger Umbau des Lungengerüsts, meist als Endzustand interstitieller chronisch-entzündlicher Lungenerkrankungen, verstanden. Über die Entwicklung einer restriktiven Ventilationsstörung kommt es zu einer alveolären Hypoventilation. Die Abnahme des Sauerstoffpartialdrucks in den Alveolen führt zu einer Vasokonstriktion der Pulmonalgefäße (Euler-Liljestrand-Mechanismus). Dies führt zu einer Widerstandserhöhung im Lungenkreislauf (pulmonale Hypertonie) mit Ausbildung eines chronischen Cor pulmonale. (Als Cor pulmonale wird ein Herz bezeichnet, das typische Veränderungen aufweist, die durch eine akute oder chronische Drucksteigerung im Lungenkreislauf - verursacht durch eine Er-

krankungen der Lunge - entstanden sind. Laut Definition der WHO gehören Erkrankungen des linken Herzens und Herzfehler nicht zu den Ursachen des Cor pulmonale.)

Antwort 4

Die Antwort C) ist richtig.

Nitroglyzerin (Glyzeroltrinitrat) wirkt gefäßerweiternd. Bei Angina pectoris führt die Anwendung von Nitroglyzerin zu sofortiger Schmerzbefreiung, während bei der irreversiblen Schädigung des Herzmuskels durch einen Herzinfarkt Nitroglyzerin keine Schmerzlinderung mehr bewirkt.

Antwort 5

Die Antwort E) ist richtig.

Beim geschilderten Beschwerdebild handelt es sich am wahrscheinlichsten um eine frische Perikarditis. Leitsymptom ist das herzaktionssynchrone, kratzend-schabende systolisch-diastolische Geräusch, welches bei keinem der anderen aufgeführten Krankheitsbilder auftreten würde. Ursächlich kommt am ehesten eine infektiöse virale Perikarditis bzw. eine Perikarditis bei rheumatischem Fieber in Frage. Die präkordialen Schmerzen werden durch das Reiben der Perikardblätter verursacht (Perikarditis sicca).

Zu A: Typische Auskultationsgeräusche der Mitralstenose:

- Paukender 1. Herzton,
- Mitralöffnungston (MÖT),
- Diastolisches Geräusch,
- Präsystolisches Geräusch.

Die Mitralstenose geht zudem normalerweise nicht mit präkordialen Schmerzen einher.

Zu B: Typische Symptome der Lungenembolie sind Dyspnoe, Tachypnoe, Thoraxschmerz, Tachykardie, Husten, Angst- und Beklemmungsgefühl, Schweißausbruch und Schock. Das typische Auskultationsgeräusch des Patienten spricht jedoch eindeutig gegen eine Lungenembolie.

Zu C: Eine Pleuritis im Rahmen einer Pneumonie würde ein atemsynchrones (kein herzaktionssynchrones) Auskultationsgeräusch verursachen. (Das Geräusch hört auf, wenn der Patient den Atem anhält.)

Zu D: Thorakale Aneurysmata sind selten (Ursache: z. B. Mesaortitis luica bei Syphilis). Auskultatorisch wäre ein Systolikum zu erwarten. Schmerzen bei Aneurysmata sind meist ischämiebedingt an den Extremitäten zu lokalisieren, präkordiale Schmerzen wären allenfalls bei einem Aneurysma dissecans zu erwarten (auch hierzu würde das Auskultationsgeräusch nicht passen).

Antwort 6

Die Antwort C) ist richtig.

Bei ca. 10-15 % aller Behandlungen mit Digitalispräparaten kommt es, z. B. aufgrund von Dosierungsfehlern, individuell unterschiedlicher Digitalisempfindlichkeit (gesteigert bei chronischer Hypoxie, Myokarditis, Hypokaliämie) oder verminderter Ausscheidung bei Niereninsuffizienz, zu Vergiftungserscheinungen (Digitalisintoxikation).

Klinisch zeigt sich eine Digitalisvergiftung anfangs meist mit Übelkeit, Erbrechen und Appetitlosigkeit, später finden sich Sehstörungen (verändertes Farbsehen im Grün-Gelb-Bereich, Augenflimmern), Pupillenerweiterung (Mydriasis), Halluzinationen, Delirien sowie Herzrhythmusstörungen (Bigeminie, Sinusbradykardie mit ventrikulärer Tachykardie, Kammerflimmern).

Wadenkrämpfe und Hautausschläge gehören nicht zum typischen Bild der Digitalisintoxikation.

Antwort 7

Die Antwort C) ist richtig.

Nach einer tiefen Beinvenenthrombose kann es zur Ausbildung einer chronisch venösen Insuffizienz (CVI) kommen.

Durch die mechanische Behinderung des venösen Blutrückstroms bei einer tiefen Beinvenenthrombose und den dadurch erhöhten peripheren Venendruck kommt es zur Ausbildung oberflächlicher und tiefer Varizen, oft mit Stauungserscheinungen (chronisch-venöse Insuffizienz, CVI). Bei verschlossenen tiefen Beinvenen erfolgt der venöse Rückstrom - entgegen der normalen physiologischen Strömungsrichtung - nun über die Venae perforantes zu den oberflächlichen Venen. (Als Vv. perforantes werden die Venen bezeichnet, die oberflächliches und tiefes Venensystem miteinander verbinden). Der vermehrte Blutfluss – entgegen der physiologischen Flussrichtung – führt zur Klappeninsuffizienz der Venenklappen der Perforansvenen und der oberflächlichen Venen. Dies führt zur Ausbildung einer sekundären Varikosis.

Antwort 8

Die Antwort B) ist richtig.

Die Einnahme östrogenhaltiger Ovulationshemmer steigert das Thromboserisiko um den Faktor 4-5. Rauchen und Einnahme von Ovulationshemmern potenzieren das Risiko (erste Aussage richtig).

Rauchen fördert die Entwicklung einer arteriellen Verschlusskrankheit ('Raucherbein'). Zweite Aussage richtig, Verknüpfung falsch.

Antwort 9

Die Antwort D) ist richtig.

Eine pulmonale Hypertension (Hypertonie) liegt vor, wenn der mittlere Pulmonalarteriendruck in Ruhe mehr als 20 mmHg beträgt. Damit ist eine Druckbelastung des rechten Herzens verbunden, die bei längerer Dauer zu einer Rechtsherzhypertrophie führt. Wird diese Belastungsreaktion des Herzens durch eine Lungenerkrankung hervorgerufen, so spricht man von einem Cor pulmonale. Die unter 1, 2, 3 und 5 erwähnten Lungenkrankheiten führen zu einer pulmonalen Hypertension und können ein Cor pulmonale verursachen.

Der Sauerstoffpartialdruck in einem Passagierflugzeug entspricht etwa dem Aufenthalt in 2500 m Höhe. Ein kurzfristiger Aufenthalt in dieser Höhe kann nicht die Ursache einer fixierten pulmonalen Hypertension sein, da dafür histologische Umwandlungen in den Lungenarterien Voraussetzung wären.

(Bei längerem Aufenthalt in großer Höhe führt die andauernde Erniedrigung des Sauerstoffpartialdrucks allerdings über den sog. Euler-Liljestrand-Mechanismus zu einer Hypertrophie der Mediaschicht in den Lungenarterien. Dies führt zu einer pulmonalen Hypertension und kann in einem Cor pulmonale münden).

Antwort 10

Die Antwort E) ist richtig.

Zu 1: Bluthochdruck ist kein typisches klinisches Symptom bei einer akuten Nierenbeckenentzündung.

Klinik der akuten Nierenbeckenentzündung:

- Fieber, evtl. Schüttelfrost,
- Schmerzen beim Wasserlassen (Algurie),
- (Klopf-)Schmerz im Nierenlager.

Zu 2: Adrenalin und Noradrenalin wird im Nebennierenmark gebildet.

Antwort 11

Die Antwort C) ist richtig.

Beim geschilderten Krankheitsbild handelt es sich um eine periphere arterielle Verschlusskrankheit.

Darunter werden Erkrankungen verstanden, die durch verengende (stenosierende) oder verschließende (obliterierende) Veränderungen an den Arterien verursacht werden und zu Durchblutungsstörungen in den jeweiligen versorgungsabhängigen Geweben und Organen führen.

Kommt es aufgrund der arteriellen Minderdurchblutung zu belastungsabhängigen Schmerzen unterhalb der Stenose, muss der Patient nach einer gewissen Gehstrecke stehen bleiben, um sich zu erholen (‚Schaufensterkrankheit' oder Claudicatio intermittens), später kommt es zu Ruheschmerzen und Nekrosen.

Zu 1 und 4: Rauchen ist ein Risikofaktor erster Ordnung für die Entstehung einer arteriellen Verschlusskrankheit. Gibt der Patient das Rauchen auf, so bessert sich die Prognose seiner arteriellen Verschlusskrankheit zwar entscheidend, bestehende arterielle Veränderungen sind jedoch nicht bzw. nur sehr begrenzt rückbildungsfähig.

Antwort 12

Die Antwort D) ist richtig.

Unter Asthma bronchiale wird eine anfallsweise Atemnot durch reversible Atemwegsverlegung (Obstruktion) auf dem Boden einer Entzündung und eines hyperreaktiven Bronchialsystems verstanden. Es kann durch exogene oder endogene Reize ausgelöst werden. Auch körperliche Anstrengung und psychische (psychosomatische) Faktoren können anfallsauslösend wirken. Ca. 5 % der erwachsenen Bevölkerung und 7-10 % der Kinder leiden unter Asthma bronchiale.

Zu 3: Im Asthmaanfall findet sich ein erhöhter Atemwegswiderstand.

Antwort 13

Die Antwort A) ist richtig.

Die Tuberkulose (auch: Tb., Tbk., Tbc) ist eine weltweit verbreitete bakterielle Infektionskrankheit, die chronisch verläuft und v.a. in den Atemorganen lokalisiert ist, jedoch grundsätzlich alle Organe befallen kann. Es besteht Meldepflicht bei Erkrankung und Tod (§ 6 IfSG).

Zu 3: Beim Tuberkulintest kommt es nach Applikation von Tuberkulinen (Proteinen aus der Zellwand von Tuberkulosebakterien) zu einer Hautreaktion. Entweder wird das Tuberkulin mit einem Multipunkturstempel intrakutan appliziert (Tine-Test) oder zur genaueren Austestung der Tuberkulinreizschwelle intrakutan injiziert (Mendel-Mantoux). Als positiver Ausfall gilt die deutlich tastbare Infiltration (meist mit Rötung) über 6mm Durchmesser. Der positive Ausfall ist allerdings kein eindeutiger Nachweis einer floriden Tbc-Infektion. Der Tuberkulintest beweist nur eine durchgemachte Erstinfektion (oder eine positive Reaktion nach Tuberkulose-Impfung)

Bewertung des Tests:

Nach einer Tuberkuloseimpfung (BCG-Impfung) ist in 90 % der Fälle mit einem positiven Ergebnis zu rechnen, das nach 3-5 Jahren langsam negativ wird. Frischer Tbc-Infektionsverdacht besteht bei sehr starken Testreaktionen bzw. bei Testkonversion (1. Test negativ, 2. Test positiv). Ein positiver Test gibt jedoch weder eindeutige Hinweise auf das Vorliegen einer aktiven Tbc noch auf den Immunstatus. Die Mehrzahl der klinisch manifesten aktiven Tuberkulosen in unserer Bevölkerung sind späte Reaktivierungstuberkulosen, die bei (auch vorher) Tuberkulinpositiven Personen entstehen. Ein negativer Test macht das Vorliegen einer Tbc unwahrscheinlich (Ausnahme: perakute Formen, Abwehrschwäche, nach Virusinfekten, Lymphome, M. Boeck u.a.)

Zu 5: Haben die Tuberkelbakterien beim Lungenbefall des Patienten Anschluss an das Bronchialsystem gefunden, geht der Infektionsweg über eine Tröpfcheninfektion von Mensch zu Mensch. Die Tuberkelbakterien müssen dazu im Blut nicht nachweisbar sein. Der Nachweis des Erregers im Blut spielt bei der Tuberkulose weder für die Infektionsfähigkeit des Erregers noch für die Diagnose der Erkrankung eine Rolle.

Antwort 14

Die Antwort C) ist richtig.

Ozon ist ein dreiatomiges Sauerstoffmolekül (O_3) von stark oxidierender Wirkung; je nach Konzentration ist es ein farbloses bis blaues Gas. Es entsteht durch starke UV-Strahlung aus Sauerstoff. Höhere Konzentrationen können bei besonders empfindlichen Personen zu Reizwirkung auf Augen und Atemtrakt (Konjunktivitis, Tracheitis) sowie Kopfschmerz und bei gefährdeten Personen (Säuglinge, Kleinkinder, Patienten mit Asthma bronchiale, chronischer. Bronchitis und Herz-Kreislauf-Erkrankungen) zu Atembeschwerden führen. Nach mehrstündiger körperlicher

Aktivität in belasteter Außenluft kann es auch bei gesunden Personen zu Veränderungen von Lungenfunktionsparametern und entzündlichen Reaktionen des Lungengewebes kommen. Asthmaanfälle nehmen bei höheren Ozon-Konzentrationen zu.
Zu 3: Ozon hat in hoher Konzentration die Eigenschaft mikrobiologische Erreger (z. B. Bakterien) abzutöten.
Zu 5: Die größte Quelle für bodennahes Ozon ist zwar der Verkehr; es folgen aber Feuerungsanlagen aller Art (Stickoxide und Kohlenmonoxid, Kraftwerke), Herstellung und Verwendung lösemittelhaltiger Produkte (Kohlenwasserstoffe) sowie Treibgase wie Butan und Propan. Aber auch Rinderhaltung (Massentierhaltung) und Mülldeponien (Deponiegas) tragen durch Emission des Kohlenwasserstoffs Methan zur Ozonbildung bei.

Antwort 15
Die Antwort A) ist richtig.
Wichtige Nahrungsmittel, die Kalzium liefern:

- Milch, Käse, Joghurt u.a. Milchprodukte,
- Grünkohl, Broccoli, Lauch, Fenchel,
- kalziumreiches Mineralwasser (500 mg/l).

Antwort 16
Die Antwort B) ist richtig.
Zu 2: Häufigste Ursache viraler Schleimhautentzündungen von Magen und Dünndarm (Gastroenteritiden) bei Säuglingen und Kleinkindern sind Rota- und Adenoviren; Übertragung: oral-fäkal, Inkubationszeit 24-72 Stunden. Leitsymptome sind Durchfall und (seltener) Erbrechen und Fieber.
Zu 3: Bei Kleinkindern mit akutem Brechdurchfall kann es innerhalb weniger Stunden zu einem lebensbedrohlichen Wasser- und Elektrolytverlust kommen. Eine ausreichende Flüssigkeitszufuhr, evtl. über Infusionen, ist deshalb vordringliche Therapieaufgabe bei schweren Brechdurchfällen im Kindesalter.
Zu 4: Symptomlose Ausscheider sind wichtige Ansteckungsquellen (Salmonellenausscheider u.a.).

Antwort 17
Die Antwort B) ist richtig.
Klinik bei paralytischem Ileus:

- Leitsymptom: Stuhl- und Windverhalt (evtl. mit Überlauferbrechen),
- Meteorismus, Schluckauf (Singultus), Erbrechen,
- aufgetriebene, aber weiche Bauchdecken (keine Abwehrspannung),
- schneller Puls und Blutdruckabfall (Schock),
- Auskultation: 'Grabesstille über dem Abdomen'.

Zu 2 und 3: kolikartige Schmerzen und klingende Darmgeräusche sind typische Befunde bei mechanischem Ileus.

Antwort 18
Die Antwort C) ist richtig.
Als 'schwarzem Blut' im Stuhl (auch: Teerstuhl) wird ein teerartiger, schwarzer, klebriger, glänzender Stuhl bei Blutungen von mehr als 100 ml aus dem Magen oder aus oberen Darmabschnitten und langsamer Darmpassage bezeichnet. Die Schwarzfärbung des Blutes setzt einen Kontakt mit der Salzsäure des Magens voraus (Hämatinbildung).
Blutungen aus distal des Magens gelegenen Darmabschnitten zeigen deshalb i. d. R. eher hell- oder dunkelrote Blutbeimengungen (merke: auch Blutungen aus tieferen Darmabschnitten können bei einer trägen Darmpassage durch bakteriellen Abbau eine Schwarzfärbung des Stuhls bewirken, ebenso Eisentabletten.)

Antwort 19
Die Antwort C) ist richtig.
'Blut im Stuhl ist solange ein Karzinom, bis das Gegenteil bewiesen ist!' Bei der geschilderten Symptomatik ist die Dia-

gnose Rektumkarzinom die wahrscheinlichste.
Jede Änderung der Stuhlgewohnheiten bei einem Alter von über 40 Jahren, z. B. Symptom des falschen Freundes" = Abgang eines Windes (Flatus) mit Stuhl oder konstant üble Gerüche, sollte an ein kolorektales Karzinom denken lassen. Auch die durch Stenosen im Rektum hervorgerufenen Bleistiftstühle (Stuhlform erinnert an einen Bleistift) sind ein typischer Befund bei Karzinomen im Rektum.
Zu A: Die Analfissur ist ein äußerst schmerzhafter, längs verlaufender Einriss der Analkanalhaut mit Blutung und Krampf des Analsphinkters. Leitsymptom ist u.a. der starke Schmerz.
Zu B: Hämorrhoiden sind knotenförmige Erweiterungen der Äste der A. rectalis superior bzw. V. rectalis superior im Bereich der arteriell und venös durchbluteten Corpora cavernosa recti. Auch Hämorrhoiden führen häufig zu Darmblutungen (helles Blut); weitere Symptome sind Juckreiz, evtl. schleimige Sekretion, dumpfes Druckgefühl, Brennen und Schmerzen im Rektum. Die Symptomatik von Hämorrhoiden und Rektumkarzinom sind also häufig sehr ähnlich. Die Bleistiftstühle und die Windabgänge mit Schleimentleerungen sprechen in diesem Fall jedoch eher für ein Rektumkarzinom.
Zu C: Beim M. Crohn handelt es sich um eine Entzündung aller Wandschichten des gesamten Magen-Darm-Trakts (vom Mund bis zum Anus). Am häufigsten finden sich die entzündeten Darmareale am Ende des Dünndarms (terminales Ileum) und am Beginn des Kolons. Leitsymptome des M. Crohn sind Bauchschmerzen und Durchfälle (meist ohne Blut).
Zu E: Das Prostatakarzinom ist der häufigste maligne Tumor des älteren Mannes (meist zwischen dem 50. und 70. Lebensjahr). Die Metastasierung erfolgt lymphogen in iliakale, retroperitoneale und paraaortale Lymphknoten, hämatogen v.a. in Skelett, Leber und Lunge. Symptome treten meist erst in fortgeschrittenen Stadien auf: Blasenentleerungsstörungen, Dysurie, evtl. Hämaturie und Kreuz- und Rückenschmerzen ähnlich einem Ischiassyndrom (deshalb: rektale Untersuchung bei Ischialgie!) u.a.

Antwort 20

Die Antwort D) ist richtig.
'Ballaststoff' ist die Sammelbezeichnung für eine Vielzahl chemisch unterschiedlicher organischer Nahrungsbestandteile zumeist pflanzlicher Herkunft, die von den Enzymen des menschlichen Dünndarms nicht abgebaut werden können. Als Kriterium einer ausreichenden Versorgung mit Ballaststoffen gilt die problemlose regelmäßige Darmentleerung mindestens 3-4mal wöchentlich.
Zu 4: Neuere Studien zeigen keinen Zusammenhang zwischen Darmkrebs und Ernährung. (Ältere Studien hatten eine eher protektive Wirkung ballaststoffreicher Nahrung vermuten lassen.)
Zu 5: Ballaststoffreiche Kost führt zu einer Verkürzung der Passagezeit für Nahrungsmittel. Da potentielle Allergene dadurch kürzer auf die Darmwand einwirken ist eine verstärkte Induktion von Nahrungsmittelallergien wenig wahrscheinlich.

Antwort 21

Die Antwort D) ist richtig.
Die Hepatitis A kennt keine chronischen Verläufe und geht nicht, wie die anderen viralen Hepatitiden, in eine Leberzirrhose über.
Ursachen für eine Leberzirrhose:

- Alkoholzirrhose,
- posthepatitische Leberzirrhose,
- Leberzirrhose aus unbekannter Ursache (sog. kryptogene Zirrhose),
- stoffwechselbedingte Leberzirrhose,
- Hämochromatose (Eisenspeicherkrankheit),
- Leberzirrhose bei hepatolentikulärer Degeneration (Kupferspeicherkrankheit, M. Wilson),
- Leberzirrhose bei Glykogenosen,
- Leberzirrhose bei Galaktosämie,

- Leberzirrhose bei Debré-Toni-Fanconi-Syndrom (angeborene oder erworbene Nierenerkrankung),
- Leberzirrhose bei zystischer Fibrose (Mukoviszidose);
- biliäre Zirrhose (durch Gallenwegserkrankung bedingt),
- kardiovaskulär bedingte Leberzirrhose:
- Cirrhose cardiaque (aufgrund venöser Stauung bei Rechtsherzinsuffizienz),
- Leberzirrhose bei Budd-Chiari-Syndrom (Verschluss der Lebervenen),
- Leberzirrhose bei Osler-Rendu-Weber-Krankheit (autosomal-dominant erbliche Gefäßerkrankung);
- Leberzirrhose als Folge einer chronischen Hepatitis.

Antwort 22
Die Antwort D) ist richtig.
Eine aktive Immunisierung gegen das Hepatitis-C-Virus ist zurzeit nicht möglich. Die Übertragung der Hepatitis C erfolgt meist parenteral durch ‚needle-sharing' (= Benutzen derselben Nadel) bei Fixern; ferner: Tätowierungen, Dialyse, Kontakt mit Blut oder Blutprodukten, sexuell (selten).
Mehr als 50 % der Patienten entwickeln eine chronische Hepatitis mit der Gefahr einer Leberzirrhose (20 %) und der Entwicklung eines primären Leberzellkarzinoms (5 % der Zirrhosepatienten).

Antwort 23
Die Antwort A) ist richtig.
Harnsäure ist das Endprodukt des Purinstoffwechsels. Erhöhte Harnsäurewerte im Blut (Hyperurikämie) kommen v.a. bei Gicht und bei verstärktem Zellabbau (z. B. bei Leukämie, nach zytostatischer oder Strahlentherapie) vor. Bei zu hohem Harnsäurespiegel kristallisiert die Harnsäure aus, lagert sich in Geweben bzw. innerhalb der Gelenkknorpel ab und führt dort zu entzündlichen Veränderungen.

Antwort 24
Die Antwort A) ist richtig.
Der Begriff „Nephrotisches Syndrom" ist ein Sammelbegriff für einen bei vielen primären und sekundären Nierenerkrankungen auftretenden Symptomenkomplex aus:

- Große Proteinurie (> 3,5 g pro Tag),
- Hypoproteinämie,
- hypalbuminämische Ödeme (wenn Serumalbumin < 2,5 g/l),
- Hyperlipoproteinämie mit Erhöhung von Cholesterin und Triglyzeriden.

Zu 1: Als Dysurie wird die erschwerte (schmerzhafte) Blasenentleerung, oft in Kombination mit Pollakisurie (häufige Entleerung kleiner Harnmengen).
Zu 5: Als 'Tophi' werden Harnsäureablagerungen in der Haut bei Gicht bezeichnet.

Antwort 25
Die Antwort E) ist richtig.
Myxödem ist die Bezeichnung für die pathologische Ablagerung von Glykosaminoglykanen in Haut-, Unterhaut- und Muskelgewebe. Im Gegensatz zu anderen ödematösen Veränderungen der Haut bleiben nach Druck keine Dellen zurück.

Antwort 26
Die Antwort D) ist richtig.
Struma ist die Bezeichnung für jede Vergrößerung der gesamten Schilddrüse oder von Teilen des Organs unabhängig von Pathogenese, Funktionslage, Gut- oder Bösartigkeit. Eine Struma kann mit normaler (euthyreoter), verminderter (hypothyreoter) oder erhöhter (hyperthyreoter) Hormonproduktion einhergehen.
Die euthyreote Struma ist die häufigste endokrine Erkrankung, mehr als 90 % aller Schilddrüsenerkrankungen sind euthyreote Strumen, Frauen sind 4-8 x häufiger betroffen als Männer.

Antwort 27
Die Antwort C) ist richtig.
Als Folge einer Beinlängendifferenz kommt es zum Beckenschiefstand, zur Skoliose der Wirbelsäule und zur Spitzfußstellung des kürzeren Beins.
(Die Behandlung erfolgt konservativ durch Schuheinlage bzw. -erhöhung oder durch orthopädische Schuhe, operativ evtl. durch Beinverlängerung oder –verkürzung.)

Antwort 28
Die Antwort D) ist richtig.
Bei der Dupuytren-Kontraktur handelt es sich um eine Beugekontraktur der Finger (besonders des 4. und 5. Fingers) infolge bindegewebig-derber Verhärtung und Schrumpfung der Palmaraponeurose mit Ausbildung derber Stränge und Knoten, in 70-80 % Beteiligung beider Hände. Sie kommt vorwiegend bei Männern (5:1) jenseits des 5. Lebensjahrzehnts vor.
Die Ursache ist ungeklärt, es besteht eine Koinzidenz mit anderen häufigen Erkrankungen wie z.B. der Leberzirrhose und dem Diabetes mellitus.
Die konservative Therapie ist ohne Bedeutung. Die operative Behandlung besteht in der Entfernung der befallenen Palmaraponeurose.

Antwort 29
Die Antwort B) ist richtig.
Zu 2 und 5: Beim Hallux valgus handelt es sich um eine Belastungsdeformität mit Abknickung der Großzehe im Großzehengrundgelenk nach der Kleinzehenseite hin. Man findet einen Hallux valgus immer bei Spreizfuß, er wird begünstigt durch enge, spitze Schuhe. Eine Harnsäureeinlagerung in das Großzehengrundgelenk ist typisch für den Gichtanfall und wird als Podagra bezeichnet.
Zu 3: Der Befund würde am ehesten zu einer Achillobursitis einer Schleimbeutelentzündung am Achillessehnenansatz passen.

Antwort 30
Die Antwort E) ist richtig.
Zu 5: Der grüne Star, das sog. Glaukom ist eine Sammelbezeichnung für verschiedene Erkrankungen des Auges, die meist mit einer Erhöhung des Augeninnendrucks einhergehen. Der grüne Star ist eine häufige Erblindungsursache in Industrieländern. Die akute Form, der Glaukomanfall, geht mit sehr starken Kopfschmerzen einher.

Antwort 31
Die Antwort C) ist richtig.
Das Lasègue-Zeichen ist ein durch Dehnung des N. ischiadicus (bei passivem Anheben des gestreckten Beins des liegenden Patienten) ausgelöster Schmerz in Gesäß und Oberschenkel der erkrankten Seite. Das Lasègue-Zeichen ist positiv z. B. bei Bandscheibenvorfall, Ischiassyndrom und meningealer Reizung. Eine genaue Höhenlokalisation eines Bandscheibenvorfalls ist durch den Ischiasdehnungsschmerz nicht möglich.

Antwort 32
Die Antwort D) ist richtig.
Der Patient hat in der manischen Episode normalerweise keine Suizidgedanken.
Die Manie imponiert durch:
- Inadäquate gehobene Stimmung ohne Krankheitseinsicht,
- Antriebssteigerung,
- beschleunigtes Denken,
- Selbstüberschätzung.

Klinisch zeigen sich bei der Manie:
- Manische Verstimmung (eine grundlose Heiterkeit, eine pathologisch gehobene, übermütig, strahlend und optimistisch anmutende und dabei oft natürlich und ansteckend wirkende Stimmungslage mit Selbstüberschätzung und Fehlen jeder Lebensangst; Typologisch lassen sich ‚heiter-fröhliche' oder mehr ‚gereizt-zornmütige' und ‚erregt-tobsüchtige' Formen unterscheiden; dabei fehlen meist

Krankheitsgefühl und Krankheitseinsicht),
- Größenideen (‚Megalomanie') als die Unfähigkeit des Manikers, Schuld zu erleben, als ob er von seinem Überich befreit wäre),
- Ideenflucht und Ablenkbarkeit,
- psychomotorische Erregung (gesteigerter Rede-, Bewegungs- und Betätigungsdrang; Erleichterung von Entschlüssen und Handlungen; es kann zu unsinnigem Geldausgeben, gewagten Spekulationen, unerfüllbaren Verpflichtungen, sexuellen und alkoholischen Exzessen und Entgleisungen kommen),
- Gehobenheit der Vitalgefühle (Gefühl von ungewöhnlicher Gesundheit und Leistungsfähigkeit),
- körperlich-vegetative Symptome:
  - gestörter Schlaf (wird jedoch nicht beklagt; das Schlafdefizit nicht als negativ empfunden)
  - sensorische Störungen (Veränderungen der optischen und akustischen Wahrnehmung)
  - gesteigerte Libido
- paranoide, halluzinatorische und katatone Symptome (bestehen diese Symptome lang dauernd, dann handelt es sich um eine (‚schizoaffektive Psychose') (Katatonie = Störung der Willkürmotorik).

Antwort 33

Die Antwort C) ist richtig.

Zu 5: Die statistische Lebenserwartung ist eingeschränkt. Die Letalität der Anorexia nervosa liegt bei ca. 10 %.

Antwort 34

Die Antwort D) ist richtig.

Zu 1: Ermahnungen, ‚sich zusammenzureißen' – oder ähnliche Appelle -, gelten in der Psychotherapie der Depression als kontraindiziert.

Antwort 35

Die Antwort C) ist richtig.

Zu 1 und 3: Gedankenentzug, Gedankenausbreitung und Willensbeeinflussung und Fremdsteuerung sind klinische Symptome einer Schizophrenie.

Die Besonderheit pathologischer neurotischer Zwangsphänomene besteht darin, dass bestimmte Gedankeninhalte oder Handlungen:
- Sich aufdrängen (so entstehen Zwangsgedanken ‚unwillkürlich', i.d.R. mit ‚abstoßenden' Themen, ferner werden sie begleitet von Unbehagen, Angst und dem Drang zur Neutralisierung),
- sich stereotyp wiederholen (so werden Rituale als Vorbeugung gegen Gefahren empfunden; Waschzwang: Händewaschen gegen Infektionen, Kontrollzwang gegen Einbrecher usw.; sie stellen vor allem einen Versuch dar, die Zwangsgedanken zu neutralisieren; bringen eine vorübergehende Erleichterung, ‚willkürliche' Handlung),
- als sinnlos oder gar unsinnig erlebt werden (Impulse sind persönlichkeitsfremd),
- nicht durch Ablenken oder ähnliche Strategien vermieden werden können (Angstsymptome und depressive Symptome - bis zu 30 % d. F. - sind möglich und treten insbesondere bei dem Versuch auf, die Zwangssymptome zu unterdrücken).

Antwort 36

Die Antwort E) ist richtig.

Differenzialdiagnose der Heiserkeit (Dysphonie):
- Funktionelle Heiserkeit. ohne primäre morphologische Veränderung des Stimmapparats, als hypo- oder hyperfunktionelle Heiserkeit unterschiedlicher Genese (z. B. Überbeanspruchung);
- dysplastische Heiserkeit bei Formanomalien des Larynx (z. B. bei Hypoplasie des Kehlkopfes);

- Heiserkeit bei Erkrankung des Kehlkopfes, z. B. Laryngitis, Stimmlippenknötchen, Reinke-Ödem, Stimmlippenlähmung, Kehlkopfkarzinom;
- endokrin bedingte Heiserkeit, z. B. bei Hypothyreose, Hypogonadismus, hormonaler Therapie;
- traumatische Heiserkeit nach Gewalteinwirkung auf den Larynx oder nach endotrachealer Intubation (Intubationsgranulom).

Antwort 37
Die Antwort D) ist richtig.
- Myopie: (gr. myops kurzsichtig) Kurzsichtigkeit: der Brennpunkt liegt für parallel einfallende Strahlen (im nichtakkommodierten Auge) vor der Netzhaut (der Augapfel ist im Verhältnis zur Brechkraft seines dioptrischen Apparates zu lang). Das scharfe Bild liegt vor der Netzhautebene.

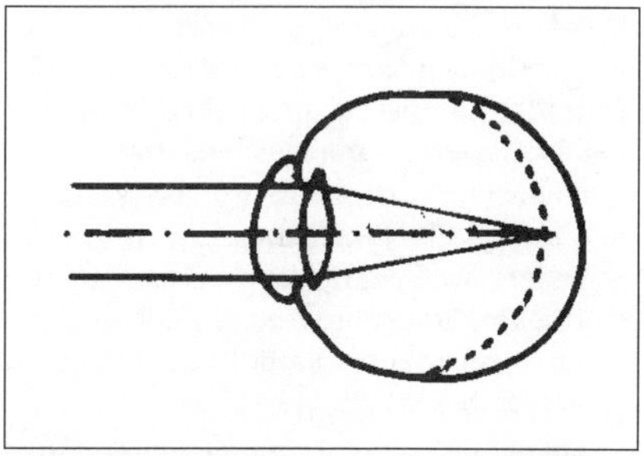

- Hypermetropie: (syn. Hyperopie) Übersichtigkeit: der Brennpunkt liegt hinter der Netzhaut (der Augapfel ist im Verhältnis zur Brechkraft seines dioptrischen Apparates zu kurz). Das scharfe Bild liegt hinter der Netzhautebene.

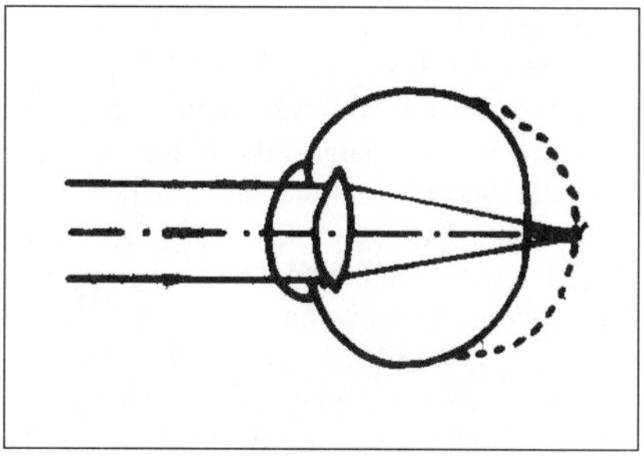

- Presbyopie: (gr. presbys alt) altersbedingte Weitsichtigkeit durch Elastizitätsverlust der Linse. Die Linse kann sich nicht mehr genügend krümmen, die Akkommodationsfähigkeit geht zunehmend verloren. Das scharfe Bild liegt hinter der Netzhautebene.

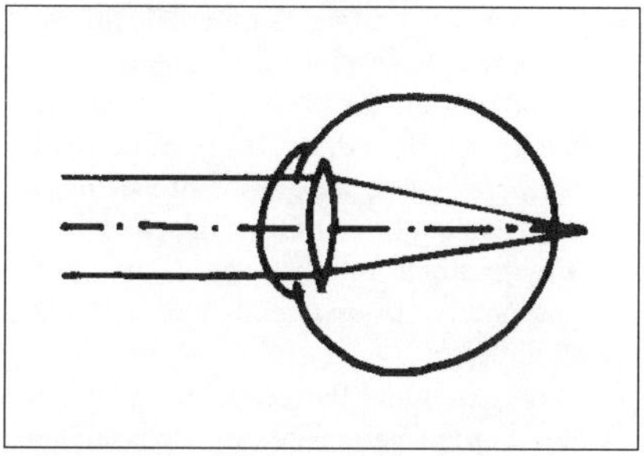

Antwort 38
Die Antwort B) ist richtig.
Als Arcus lipoides corneae wird eine ringförmige, weißliche Trübung der Hornhautperipherie bezeichnet. Ursächlich ist eine Lipid- und Kalkeinlagerung. Tritt dieses Phänomen in jugendlichem Alter (Arcus lipoides juvenilis, Embryotoxon) auf, so steht es meist in Zusammenhang mit einer Hyperlipoproteinämie vom Typ II. Tritt es im höheren Alter auf, so ist es häufig unabhängig von erhöhten Serumlipiden (Arcus lipoides senilis, Gerontoxon).

Antwort 39
Die Antwort B) ist richtig.
Glaukom ist der Sammelbegriff für Krankheiten des Auges, die mit einem erhöhten Augeninnendruck einhergehen.
Der normale Augeninnendruck ist in der Regel seitengleich etwa 15 mmHg mit einer oberen Grenze von 21 mmHg. Beim akuten Glaukomanfall treten Drucke zwischen 50 und 80 mmHg auf, beim chronischen Glaukom solche zwischen 25 und 45 mmHg. Das Glaukom führt zu Sehnervenschäden. Das Glaukom ist eine der häufigsten Erblindungsursachen.
Das Winkelblock-Glaukom macht 5 % der Glaukom-Fälle aus. Es verläuft als akutes (= Anfalls-) Glaukom und stellt einen Notfall dar.
Klinik: Leitsymptome:

- Schmerzen: heftige Schmerzen im betroffenen Auge und um das Auge herum. Ausstrahlung in die Zähne, in den ganzen Kopf, evtl. sogar ins Abdomen!
- Tastbare Härte des Augapfels: beim akuten Glaukomanfall fühlt sich der Augenbulbus steinhart an (= wichtigstes Symptom, Augeninnendruck 60-80 mmHg).
- Nebelsehen und Farbringe: bei Dunkelheit werden Farbringe um Lichtquellen gesehen (Folge des Hornhautödems).
- Weitere Symptome:
- Übelkeit, evtl. Erbrechen,
- Bindehaut gerötet,
- episklerale Gefäße erweitert (gemischte Injektion),
- Hornhaut-Ödem mit matt-hauchiger Trübung,
- Vorderkammer flach oder völlig aufgehoben,

Iris verwaschen, Pupille erweitert und unregelmäßig entrundet, reflektorische Pupillenstarre.

Antwort 40
Die Antwort D) ist richtig.
Als Keloid oder Wulstnarbe werden derbe, platte oder strangförmige, manchmal juckende Bindegewebewucherungen bezeichnet, die sich bei individueller und ethnischer Disposition Wochen bis Monate nach Verletzungen (Traumen, Verbrennungen, Verätzungen, Impfungen, operative Eingriffe) im Bereich von Narben entwickeln; im Gegensatz zu hypertrophen Narben findet sich eine Ausdehnung über die ursprüngliche Narbe hinaus auf unbeschädigte Haut. Ein spontanes Auftreten ohne vorausgegangene Hautverletzung (sog. Spontankeloid) ist umstritten.

Antwort 41
Die Antwort A) ist richtig.
Das Basaliom ist ein von den basalen Zellschichten der Epidermis und dem Follikel ausgehender Tumor, der invasiv und destruierend (zerstörend) wächst, jedoch nur extrem selten metastasiert. Deshalb wird das Basaliom auch als 'semimaligner' (= 'halbbösartiger') Tumor bezeichnet.
Epidemiologie:
Das Basaliom ist der häufigste Tumor der Haut. Die Häufigkeit des Auftretens steigt mit zunehmendem Alter. Basaliome vor dem 40. Lebensjahr sind selten, Männer und Frauen erkranken gleich häufig.
Therapie eines Basalioms:

- Chirurgische Entfernung,
- andere, weniger radikale Verfahren (Elektrodissektion, Kürettage, Kryotherapie) allenfalls bei sehr kleinen Basaliomen bei älteren Menschen,

Strahlentherapie: wenn die operative Entfernung des Basalioms nicht möglich ist. Die Prognose ist nach Therapie normalerweise gut.
Zu 4: Der bevorzugte Sitz der Basaliome ist das Gesicht, oberhalb des Mundes (nur 5 % der Basaliome finden sich an Stamm und Extremitäten) und auf vorgeschädigter Haut. Als Ursachen für die Entstehung der Basaliome werden nicht wiederholte Verletzungen diskutiert sondern

- UV-Licht, Röntgenstrahlen,
- genetische Disposition (u.a. Hauttyp),
- krebsauslösende Giftstoffe (Arsen),
- Immunsuppression.

Antwort 42
Die Antwort C) ist richtig.
Keuchhustenerreger und Influenzaviren werden durch Tröpfcheninfektion (durch erregerhaltige, von Infizierten beim Husten oder Niesen ausgestoßene kleinste Tropfen) übertragen.

Antwort 43
Die Antwort D) ist richtig.
Richtungweisend ist hier die Information aus der Anamnese, dass bei der Patientin 'drei Tage nach einer Wanderung am linken Oberarm plötzlich eine kreisrunde Rötung auftrat ...' Hier handelt es sich um das typische Leitsymptom der Lyme-Borreliose, das Erythema migrans: die ‚wandernde Röte' der Haut, die meist von der Zeckenstichstelle ausgeht.
Spätsymptome (fakultativ) können Wochen bis Monate nach Infektion, auch ohne vorangegangenes Erythema migrans, auftreten: Mono- oder Oligoarthritis (schmerzhafte Gelenkentzündung, kann in ein chronisch-rheumatisches Krankheitsbild übergehen), Myokarditis mit Reizleitungsstörungen, Perikarditis, Akrodermatitis chronica atrophicans (‚Zigarettenpapierhaut' = Fältelung der Haut), neurologische Symptome: lymphozytäre Meningoradikulitis (schmerzhaft, langwierig), Hirnnervenausfälle (N. facialis), auch: akute Halbseitenlähmung, Ataxie, Myelitis u a.
Zu A: Bei chronischer Polyarthritis ist der Rheumafaktor zu 80 % positiv.
Zu B: Beim rheumatischen Fieber ist der ASL-Titer erhöht (Antistreptolysine sind gegen Toxine der Streptokokken gerichtete neutralisierende Antikörper).
Zu C: Bei der Polymyalgia rheumatica ist die Blutsenkung stark erhöht. Bei der Polymyalgia rheumatica handelt es sich um eine ätiologisch unklare, entzündliche Multiorganerkrankung, meist des älteren Menschen. Typische Symptome sind nächtliche, morgendliche und nach Ruhepausen verstärkte, symmetrische Schmerzen in der Nacken-, Schulter- und Beckengürtel- sowie proximalen Extremitätenmuskulatur, Morgensteife bis zur Gehunfähigkeit, evtl. Gewichtsabnahme, Müdigkeit und Depressivität.
Zu E: Bei para- oder postinfektiösen Arthritiden finden sich keine lebenden Erreger im erkrankten Gelenk. Sie treten nach bakteriellen Infekten (v.a. nach Infektion mit Yersinien, Chlamydien, Mykoplasmen, Gonokokken, Borrelien) oder nach Virusinfektionen (z.B: Hepatitis B, Röteln, Mumps, infektiöser Mononukleose, Windpocken, Pocken, Coxsackie-, Adeno-Infektionen, Arbo-, Alpha-, ECHO-, Zytomegalie-, Herpes-, evtl. auch HIV u.a.) auf. Der chronische Verlauf und das fehlen einer akuten Infektion in der Anamnese macht diese Diagnose eher unwahrscheinlich.

Antwort 44
Die Antwort A) ist richtig.
Zu 2: Während der Schwangerschaft ist eine Gewichtszunahme von sechs bis elf Kilo die Regel. Im Einzelnen wiegen:

- Fruchtwasser ½ bis 1 kg,
- Mutterkuchen ½ kg,
- Gebärmutter 1 bis 1½ kg,
- neu gebildetes Blut 1 kg,
- neu gebildetes Gewebe 2 kg,
- Wassereinlagerungen 1 bis 3½ kg.

Auch bei Zwillingen sollte die Gewichtszunahme in diesem Bereich liegen, da das einzelne Kind meistens leichter ist als ein Einling, tritt meist keine größere Gewichtszunahme auftreten.
In den ersten drei Schwangerschaftsmonaten sollte keine Gewichtszunahme erfolgen, im zweiten Drittel können es bis zu 4 kg sein, im letzten Drittel dann noch einmal sechs bis acht Kilogramm. Eine Gewichtszunahme von mehr als 20 kg ist zumeist auf eine Überernährung oder eine fehlerhafte Zusammensetzung der Nahrung zurückzuführen. Eine schnelle Gewichtszunahme von mehr als 2,5 kg in einer Woche kann ein Hinweis auf eine Gestose sein.
Kommt es zu einem Gewichtsstillstand oder zu einer Zunahme unter 7,5 kg kann

dies auf eine Erkrankung der Mutter, einer Mangelernährung oder eine fetale Wachstumsverzögerung hinweisen.
Zu 3: Phytotherapeutika haben genau wie andere wirksame Medikamente (oft beträchtliche) Nebenwirkung. Viele Phytotherapeutika sind in der Schwangerschaft kontraindiziert. (So sollten z. B. Aloe, Rhabarber und Sennes u.v.a. während der Schwangerschaft nicht gegeben werden.)
Zu 4: Das durchschnittliche Geburtsgewicht beträgt bei Mädchen ca. 3350 g und bei Jungen ca. 3500 g.
Zu 5: Ringelröteln (Erythema infectiosum acutum, Fünfte Krankheit) ist eine meist bei Kindern zwischen dem 6. und 15. Lebensjahr auftretende Virusinfektion (Parvovirus B19). Die Übertragung erfolgt durch Tröpfcheninfektion.
Klinik: Inkubationszeit 7-14 Tage mit allgemeinem Krankheitsgefühl und Fieber; zunächst schmetterlingsförmiges Erythem im Gesicht mit perioraler Blässe, dann ring- und girlandenförmige, z.T. urtikarielle, juckende, rote Flecken an den Extremitätenstreckseiten, später auch an den Beugeseiten und am Stamm (nach Auftreten des Exanthems nicht mehr infektiös); Spontanheilung nach 10-14 Tagen, häufig asymptomatische Verläufe.
Bei Infektionen in der Schwangerschaft besteht die Gefahr eines Morbus haemolyticus fetalis, einer Anämie durch irregulär gebildete Blutgruppenantikörper.
Die Röteln werden durch das Rötelnvirus ausgelöst und haben mit den Ringelröteln nur den Namen gemeinsam. Eine Röteln-Erkrankung schützt also nicht vor den Ringelröteln.

Antwort 45
Die Antwort D) ist richtig.
Ein intravenöser Zugang ist für die Therapie eines anaphylaktischen Schocks von großer Wichtigkeit. Deshalb muss die Injektions- oder Infusionsnadel (sofern sie intravenös liegt) unbedingt belassen werden (Aussage 1 falsch). Die Maßnahme der Injektion bzw. Infusion muss natürlich schnellstmöglich unterbrochen werden, da oft das verabreichte Medikament Auslöser des Schocks ist (Aussage 2 richtig).

Antwort 46
Die Antwort E) ist richtig.
Das Vorkommen von Nitrit im Urin gilt als indirekter Nachweis von Nitrit bildenden Keimen (Bakterien) im Urin. Der häufigste Erreger von Harnwegsinfekten, E. coli, und die meisten anderen pathogenen Keime im Urogenitaltrakt reduzieren das im Harn vorhandene Nitrat zu Nitrit. Mögliche Diagnosen bei positivem Nitritbefund im Harn:

- Bakterielle Harnwegsinfekte,
- Pyelonephritiden (akute und chronische).

Antwort 47
Die Antwort D) ist richtig.
Die Ablassgeschwindigkeit des Luftdrucks sollte bei normaler Herzfrequenz ca. 3-5 mmHg pro Sekunde betragen (bei Tachykardie schneller, bei Bradykardie langsamer).
Zu 5: Blutdruckdifferenzen an den Armen können z. B. Hinweis auf eine arterieller Verschlusskrankheiten sein bzw. auf eine Sonderform der Aortenisthmusstenose hindeuten.

Antwort 48
Die Antwort C) ist richtig.
Hier soll C) die richtige Antwort gewesen sein. Das typische Auskultationsgeräusch der Pleuritis fibrosa ist unserer Meinung nach ein atemsynchrones Reibegeräusche über den basalen Lungenabschnitten, zunächst als feines Reiben später als grobes Reiben (sog. ‚Lederknarren').
Zu A: Bei Asthma bronchiale finden sich perkutorisch ein hypersonorer Klopfschall und tief stehende Lungengrenzen, auskultatorisch trockene Rasselgeräusche (bzw. kontinuierliche Nebengeräusche):
Giemen, Pfeifen, Brummen.
Zu B: Über einem Pleuraerguss findet sich perkutorisch eine Dämpfung und auskultatorisch ein abgeschwächtes Atem-

geräusch, oberhalb des Ergusses ein sog. ‚Kompressionsatmen' (= streifenförmige Zone mit Bronchialatmen).
Zu D: Bei der klassischen – heute selten gewordenen – Bronchopneumonie zeigt sich auskultatorisch zunächst ein inspiratorisches Knisterrasseln (Crepitatio indux), zunehmende perkutorische Dämpfung mit verstärktem Stimmfremitus und Bronchophonie, später auskultatorisch Bronchialatmen und mittelblasige Rasselgeräusche. Bei 'Lösung' Abnahme der perkutorischen Dämpfung und Wiederauftreten von Knisterrasseln (Crepitatio redux).
Bei chemotherapeutisch behandelten Bronchopneumonien finden sich auskultatorisch meist mittelblasige Rasselgeräusche und eine perkutorische Dämpfung nur über größeren konfluierenden bronchopneumonischen Infiltraten.
Zu E: Bei der Atelektase findet sich auskultatorisch ein abgeschwächtes bzw. aufgehobenes Atemgeräusch.

Antwort 49
Die Antwort B) ist richtig.
Als Dermographismus (‚Hautschrift') wird eine, nach mechanischer Reizung der Haut (z. B. durch Bestreichen mit einem Stift oder Spatel) auftretende, sichtbare Hautreaktion bezeichnet. Es werden unterschieden:

- Roter Dermographismus
  (Rötung infolge Vasodilatation),
- weißer Dermographismus,
  bei atopischer Konstitution und Sonnenbrand aufgrund einer neurovegetativen Dysregulation (Abblassen infolge Vasokonstriktion),
- urtikarieller Dermographismus: Bildung einer Quaddelleiste wenige Minuten nach mechanischer Reizung der Haut (bei bis zu 50 % der Normalpersonen ohne Krankheitswert; zusammen mit Juckreiz als symptomatischer urtikarieller Dermographismus; synonym mit Urticaria factitia).

Antwort 50
Die Antwort C) ist richtig.
Beim beschriebenen Krankheitsbild handelt es sich um einen schweren Notfall durch Verlegung der oberen Luftwege durch ein in die Trachea gelangtes Fleischstück. Kann das Fleischstück nicht entfernt werden, kommt es durch Ersticken zum sog. Bolustod. Die hier empfohlene Erste-Hilfe-Maßnahme – kräftige Schläge auf den Rücken bei vorgebeugtem Oberkörper – ist in der Praxis meist wenig wirksam, mangels Alternative jedoch einen Versuch wert.
Zu 1 und 3: Da die Trachea durch das Fleischstück verschlossen wird, ist eine Mund-zu-Mund (Nase)-Beatmung sinnlos.
Zu 2: Die Defibrillation ist ein Verfahren zur Durchbrechung eines Herz-Kreislauf-Stillstands infolge kardialer Arrhythmie. Gleichstrom mit Energie von 50 bis maximal 400 Joule induziert dabei eine simultane Entladung aller zu diesem Zeitpunkt nicht refraktären Herzmuskelfasern und ermöglicht wieder eine rhythmische Herzaktion.
Zu 5: Der Nottransport des Patienten in die Klinik darf erst nach der Entfernung des Bolus erfolgen. Da eine Bolusobstruktion mit einem Atemstillstand gleichzusetzen ist, würde der Transport in die Klinik zu lange dauern. (Der Notarzt entfernt den Bolus vor Ort laryngoskopisch mit einer speziell gebogenen Zange, der sog. Magill-Zange.)
(Umstritten als Erste-Hilfe-Maßnahme bei Bolusobstruktion ist der sog. Heimlich-Handgriff: Er kann in zwei unterschiedlichen Formen durchgeführt werden:
Formen: 1. bei stehendem oder sitzendem Patienten umfasst der Helfer von hinten den Betroffenen und verschränkt seine Hände im Epigastrium des Patienten. Dann erfolgen kräftige Druckstöße in Richtung Zwerchfell. 2. Bei liegendem oder bewusstlosem Patienten kniet der Helfer mit gespreizten Beinen über dem Betroffenen, setzt die übereinander gelegten Hände im Epigastrium auf und drückt kräftig in Richtung Zwerchfell. Durch

Hochdrücken des Zwerchfells kommt es zu einer Druckerhöhung im Tracheobronchialsystem, wodurch ein Ausstoßen des Bolus möglich wird; Gefahren: innere Verletzungen, wie Magen-, Leber- oder Milzruptur.)

Antwort 51
Die Antwort C) ist richtig.
Lagerung eines Patienten mit Hitzschlag ohne Bewusstseinstrübung: Rückenlage, Oberkörper erhöht, Kopf in Mittelstellung (Ziel: Herabsetzung der Hirndurchblutung, Verminderung des Hirndrucks)

Antwort 52
Die Antwort E) ist richtig.
Beim anaphylaktischen Schock handelt es sich um eine Überempfindlichkeitsreaktion vom Soforttyp (Typ I);
Auslöser: Insektengift, Fremdserum, Arzneimittel u.a.
Pathophysiologisch kommt es durch Freisetzung gefäßaktiver Mediatoren (Histamin, Leukotriene, Prostaglandine, Thromboxane, Serotonin, Kallikrein/Bradykinin u.a.) zur Vasodilatation (vor allem in der Endstrombahn der Bauchgefäße). Der Schockverlauf wird wesentlich durch eine Fehlverteilung des Blutstroms zu Lasten der lebenswichtigen Organe bestimmt.

Antwort 53
Die Antwort D) ist richtig.
Unter Händedesinfektion wird eine Maßnahme zur Vermeidung der manuellen Übertragung von Krankheitserregern verstanden. Formen:

- Hygienische Händedesinfektion: Einreiben der Hände mit einem alkoholischen Desinfektionsmittel (30-60 Sekunden) zur möglichst vollständigen Abtötung der auf die Haut gelangten Anflugkeime (sog. transiente Hautflora) vor und nach Außenkontakten (z. B. Patientenuntersuchung, Verbandwechsel, Blutentnahme);
- Chirurgische Händedesinfektion: zusätzlichen Beseitigung der residenten Flora (physiologische Haftkeime) insbesondere vor operativen Eingriffen; Prinzip: Waschen der Hände und Unterarme, Bürsten der Nägel und Nagelfalze (umstritten), dann wiederholtes Einreiben der Hände mit einem Desinfektionsmittel über 5 Minuten.

Antwort 54
Die Antwort C) ist richtig.
Als Demenz wird ein nach der frühen Kindheit infolge einer Hirnkrankheit erworbener Intelligenzdefekt bezeichnet. Dieser mit einem groben, irreparablen und nicht selten progredienten intellektuellen und mnestischen (= das Gedächtnis betreffenden) Abbau einhergeht. Es kommt also zu einem Verlust früher vorhandener intellektueller Fähigkeiten.
Klinisch kommt es zu einem fortschreitenden Verlust von Auffassungs-, Kritik- und Urteilsfähigkeit, Störung des logischen Denkens und der Kombinationsgabe, keine Erfassung von Sinnzusammenhängen, Ausfälle der Merkfähigkeit und des Frischgedächtnisses, Desorientiertheit (Zeit, Ort, später auch zur eigenen Person). Reflexionsfähigkeit und Krankheitseinsicht sind aufgehoben. Sowohl lokale als auch diffuse Hirnatrophien können zur Demenz führen.
Zu A: Bei der paranoid-halluzinatorische Form der Schizophrenie bestimmen Wahn und Halluzinationen das klinische Bild. 55 bis 75 % der Schizophrenien durchlaufen ein paranoid-halluzinatorisches oder paranoides, Wochen, Monate oder gar Jahre andauerndes Initialstadium.
Zu B: Unter Hospitalismussyndrom versteht man die Gesamtheit aller körperlichen und seelischen Schäden sowie Mängel, die im Zusammenhang mit der Unterbringung eines Individuums in einem Krankenhaus oder einem Heim (Kinderheim, Altenheim) und der damit verbundenen Kontaktarmut entstehen können.
Klinisch kann sich das Hospitalismussyndrom in einem breiten Spektrum seelischer Störungen und Fehlentwicklungen

zeigen. Geht bei Säuglingen die längere Trennung von der Mutter (bedingt etwa durch den Klinikaufenthalt des betroffenen Kindes selbst, aber auch der Mutter) mit einer mangelnden emotionalen Zuwendung einher (Fehlen der so genannten Nestwärme = Entzug des direkten körperlich-seelischen Kontaktes zu einer konstanten Bezugsperson), so tritt ein typisches Krankheitssyndrom auf, die anaklitische Depression: Das Kind nimmt von seiner Umgebung kaum noch Notiz, ist bewegungsarm, teilnahmslos und hinsichtlich Gestik und Mimik ausdrucksvermindert. Von hier aus entsteht häufig schon nach etwa drei bis fünf Monaten das Bild des psychischen Hospitalismus, der durch schwere Entwicklungsstörungen (psychisch-physische Retardierung etwa im Bereich der Intelligenz und Emotionalität, des Spracherwerbs, der sensomotorischen Aktivität) gekennzeichnet ist und lebensbedrohlich werden kann. Diese Schäden sind zwar bei konstanter Zuwendung zum Teil reversibel, häufig stellen sich aber spätere Folgen in Form von Störungen der Kontaktfähigkeit (emotionale Stumpfheit und intentionale Gehemmtheit) ein.
Zu E: Leitsymptom der Neurotischen Depression (auch. Depressive Neurose) ist eine chronische, depressive Verstimmung geringeren Ausprägungsgrades.

Antwort 55
Die Antwort D) ist richtig.
Die Bläschenbildung am ganzen Körper (schubweise: Roseolen-Papeln-Bläschen-Krusten), ohne Narbenbildung aber mit Befall auch der Schleimhäute (Mund, Genitale) und mit Juckreiz ist typisch für das Krankheitsbild der Windpocken, einer akuten viralen Infektionskrankheit.
Zu A: Die Neurodermitis ist eine sich bevorzugt im Kleinkindesalter manifestierende, chronisch-rezidivierende Hauterkrankung. Leitsymptome sind starker Juckreiz und trockene Haut, in der Regel verbunden mit besonderer Neigung zu allergischen Erkrankungen wie Heuschnupfen, Asthma bronchiale, Pollenallergie und allergischer Konjunktivitis (Patienten mit Disposition zu diesen Erkrankungen nennt man Atopiker).
(Der 'fieberhafte Infekt' und die Verteilung der Effloreszenzen über die gesamte Haut einschließlich Kopfhaut und Genitale spricht beim beschriebenen Fallbeispiel gegen eine Neurodermitis).
Zu B: Scharlach ist eine Sonderform der Streptokokken-Tonsillitis. Klinisch zeigt sich die Trias: Fieber, Mandelentzündung, Hautausschlag. Der Hautausschlag (Exanthem) ist feinfleckig (stecknadelkopfgroß), hochrot, zusammenfließend; beginnt im Bereich von Achsel und Leisten und steigt in Richtung Hals auf, blasst dann ab und wird von einer intensiven Schuppung (vor allem an Händen und Fußsohlen) abgelöst.
Zu C: Röteln sind eine i.d.R. harmlose Virusinfektion. Nach kurzem (inkonstantem) fieberhaftem Prodromalstadium (ca. zwei Tage) mit leichten katarrhalischen Symptomen im Bereich der oberen Atemwege oft schmerzlose Lymphknotenschwellungen, gleichzeitig oder kurz darauf Auftreten eines Exanthems (zuerst im Gesicht, dann auf den Rumpf übergehend) in Form etwa linsengroßer, wenig erhabener und nicht konfluierender rosaroter Flecken.
Zu E: Masern werden durch Viren hervorgerufen und sind durch starke katarrhalische Erscheinungen der oberen Luftwege und durch ein typisches Exanthem gekennzeichnet. Das typische Masernexanthem, beginnt hinter den Ohren und breitet sich über Hals, Gesicht, Schultern, Rumpf und Extremitäten aus; es ist klein- oder grobfleckig und zusammenfließend (konfluierend).

Antwort 56
Die Antwort C) ist richtig.
Zu 3: Dreiwort-Sätze werden in der Regel im Alter zwischen 24 und 36 Monate gebildet.

- 1 Jahr bis 2 Jahre: Das Ein-Wort-Stadium. Das Kind verwendet einzelne

Wörter, um ganze Phrasen oder Sätze auszudrücken; die Wörter werden in ihrer Bedeutung von den Erwachsenen aufgrund des Kontextes verstanden. Gegen Ende dieser Periode wächst der Wortschatz sprunghaft an: von etwa 20 Wörtern mit 18 Monaten auf etwa 200 Wörter mit 21 Monaten.

- 2 Jahre: Der Wortschatz wächst von etwa 300 Wörtern mit 24 Monaten auf 1000 Wörter mit 36 Monaten an. Zwei- und Dreiwort-Sätze werden gebildet (nach eigenen Regeln, die nicht der Erwachsenensprache abgeschaut sind).
- 3 Jahre: Die Satzperiode: Zu dieser Zeit verwendet das Kind Sätze, die grammatischen Merkmale der Erwachsenensprache enthalten.

Antwort 57
Die Antwort D) ist richtig.

Antwort 58
Die Antwort A) ist richtig.
Aktive Impfungen die mit Lebendimpfstoff durchgeführt werden sind i.d.R. in der Schwangerschaft kontraindiziert: Wichtige Lebendimpfstoffe:
Masern, Mumps, Röteln, Windpocken, Poliomyelitis (Impfstoff nach Sabin, OPV), Pocken, Tuberkulose, Typhus (oral), Gelbfieber (als Indikationsimpfung evtl. auch in der Schwangerschaft erlaubt), Tuberkulose-BCG.

Antwort 59
Die Antwort A) ist richtig.
Diese Frage hat ein Multiple-Choice-Amateur gebastelt. Definitionsgemäß muss die zweite Aussage einen (auch grammatikalisch) in sich abgeschlossenen Satz enthalten. Die Aussage 2 ist aber ohne die Aussage 1 nicht zu verstehen. Die Frage ist also falsch gestellt. Dennoch ist die Antwort A) eindeutig.

Antwort 60
Die Antwort D) ist richtig.
Patienten mit Atemnot werden mit erhöhtem Oberkörper gelagert. Durch besseren Einsatz der Atemhilfsmuskulatur wird dadurch die Atmung erleichtert.
Zu A: Patienten im Volumenmangelschock werden zur Verbesserung des venösen Rückflusses ('Autotransfusion') mit erhöhten Beinen in leichter Kopftieflage gelagert bzw. auf einer Trage oder einer harten Unterlage in 15° Kopftieflage gelegt. Bei Bewusstlosigkeit und Volumenmangelschock: stabile Seitenlage in 15° Kopftieflage.
Zu B: Ein bewusstloser, nicht intubierter Patient wird in der stabilen Seitenlage gelagert.
Zu C: Wirbelsäulenverletzte werden normalerweise gelagert wie vorgefunden bzw. mit 4-5 Helfern unter dosiertem Zug am Kopf umgelagert. Der Kopf wird wenn dabei nicht überstreckt (rekliniert). Freimachen der Atemwege beim Bewusstlosen - falls möglich - durch vorsichtiges Anheben des Unterkiefers.
Zu E: Patienten mit akutem Abdomen werden in Rückenlage gelagert. Zur Entspannung der Bauchdecke und Schmerzlinderung dienen eine Knierolle unter den angezogenen Beinen und ein Kopfpolster.

ANTWORTEN MC 2

Antwort 61
Die Antwort C) ist richtig.
Zu 1 und 5: Selen ist ein Spurenelement. Elemente sind ‚Grundstoffe der Materie'. Zurzeit sind 108 Elemente bekannt. Im Unterschied zu einer chemischen. Verbindung kann ein Element mit chemischen Methoden nicht weiter zerlegt werden und ist nur durch kernphysikalische Reaktionen in ein anderes Element umwandelbar. Elemente können also im Körper nicht synthetisiert werden. Selen kommt nur in sehr geringen Mengen im Organismus vor (deshalb: 'Spurenelement'). Dennoch hat es physiologische Bedeutung (essentielles Spurenelement): ein Entzug ruft Mangelerscheinungen (Kardiomyopathie, Osteoarthropathie) hervor. Selenmangel ist beim Menschen jedoch sehr selten. Die übermäßige Zufuhr (mehr als 500 µg bzw. 0,5 mg) kann toxisch wirken: Es werden teratogene (Missbildungen hervorrufende), mutagene (Erbänderungen verursachende) und kanzerogene (Krebs erzeugende) Effekte diskutiert. Die Inhalation von Selenstaub führt zur Reizung der Atemwege, weiterhin kann sich ein knoblauchartiger Atemgeruch, sowie Leberzirrhose, Haarausfall und Herzinsuffizienz finden.
Zu 3: Selen ist Bestandteil eines an der Entgiftung von Wasserstoffperoxid beteiligten Enzyms. Wenn im Gewebe Wasserstoffperoxide nicht abgebaut werden, setzen sich hoch reaktionsfähige OH-Radikale frei und führen zu einer Zell- und Gewebeschädigung. (Selen hat außerdem eine Funktion im Schilddrüsenhormonstoffwechsel.)
Zu 4: Der Selengehalt von Lebensmitteln ist erheblich vom Selengehalt des Bodens bzw. des Tierfutters abhängig. In den USA beträgt die tägliche Selenaufnahme mit der Nahrung zwischen 60 und 200 µg, während in Regionen mit niedrigem Selengehalt des Bodens die tägliche Aufnahme unter 30 µg liegt.

Antwort 62
Die Antwort E) ist richtig.
Die Schmerzen bei Angina pectoris und Herzinfarkt sind meist im Brustkorb (in der Regel retrosternal). Sie können in die linke (seltener rechte) Schulter-Arm-Hand-Region bzw. in die Hals-Unterkiefer-Region sowie auch in den Rücken ausstrahlen; häufig besteht ein gürtelförmiges Engegefühl um den Brustkorb mit Erstickungsanfall und Atemnot bis zu Vernichtungsgefühl und Todesangst.

Antwort 63
Die Antwort E) ist richtig.
Zu 1-4: Das Ziel einer erfolgreichen Rehabilitation nach einem Infarkt ist die Wiedererlangung einer möglichst großen Leistungsfähigkeit. Der Patient sollte zwar auch nach erfolgreicher Rehabilitation extreme Temperaturwechsel meiden (z. B. Sprung ins eiskalte Wasser nach einem Saunagang), allerdings kann er sich durchaus von unten nach oben kalt abduschen. Die Maßnahmen unter Punkt 1-4 der Frage sind unseres Erachtens nicht kontraindiziert.
Zu 5: Die Bewegungstherapie in Koronargruppen ist neben der medikamentösen und chirurgischen Behandlung zur dritten Säule der Therapie der koronaren Herzkrankheiten geworden. Abgesehen vom körperlichen Effekt führt Ausdauertraining auch zu einer psychischen Stabilisierung.
Besonders günstig sind so genannte Ausdauersportarten. Hier bieten sich besonders Gehen, Joggen, Wandern sowie Radfahren und Skilanglauf an. Sehr günstig wirkt sich auch ein regelmäßiges Fahrradergometertraining zu Hause aus. Jeder Herzkranke sollte in eine der über 5000 Herzgruppen eintreten. 15 bis 20 Teilnehmer absolvieren unter Anleitung eines ausgebildeten Übungsleiters und eines

Arztes ein Bewegungsprogramm. Sie lernen, ihre Leistungsfähigkeit richtig einzuschätzen und sich sinnvoll zu belasten. In der Folge geht es um ein aufbauendes Ausdauertraining, ergänzt durch Gymnastik und Entspannungsübungen. Hinzu kommen Gruppengespräche, Einladungen zu Vorträgen, Erfahrungsaustausch, Beratungsgespräche mit fachkundigen Herzsportärzten, Ernährungsberatung, Stressbewältigung und Hilfen für die Raucherentwöhnung. Halbjährliche Verlaufsuntersuchungen mit einem Belastungs-EKG gehören dazu.

Antwort 64

Die Antwort C) ist richtig.

Als Cor pulmonale wird ein Herz bezeichnet, das typische Veränderungen aufweist, die durch eine akute oder chronische Drucksteigerung im Lungenkreislauf (verursacht durch eine Erkrankungen der Lunge) entstanden sind. Laut Definition der WHO gehören Erkrankungen des linken Herzens, Herzfehler und ein erhöhter arterieller Blutdruck nicht zu den Ursachen des Cor pulmonale.

Der sog. Euler-Liljestrand-Reflex (alveolovaskulärer Reflex) führt bei einer alveolären Unterversorgung mit Sauerstoff (Hypoxie) zu einer Gefäßverengung in der minder belüfteten Lungenregion und damit zu einem Druckanstieg in der A. pulmonalis. Die Widerstandserhöhung im Gebiet schlecht ventilierter Lungenkapillaren führt zu einer Umleitung der Lungendurchblutung (Perfusion) in gut ventilierte Areale. Wir hätten deshalb die Aussagen 1-3 als richtig angekreuzt. Da es diese Kombination aber nicht gibt, haben wir uns für die Antwortmöglichkeit C) entschlossen.

Antwort 65

Die Antwort B) ist richtig.

Klinik der Aortenklappeninsuffizienz:

- Leitsymptom: große Blutdruckamplitude (große Differenz zwischen systolischem und diastolischem Blutdruck z. B. 150/40 mmHg), sog. Wasserhammerpuls": Pulsus celer et altus: schnell (celer) und große Druckschwankung (altus) des Pulses. Durch das große Schlagvolumen hoher systolischer, durch den Rückfluss während der Diastole, niedriger diastolischer Blutdruck. Die große Blutdruckamplitude ist ursächlich für:
  - pulssynchrones Dröhnen im Kopf,
  - sichtbare Pulsationen der Halsschlagadern,
  - pulssynchrones Kopfnicken (sog. Musset-Zeichen, gesprochen etwa Müsä", französisch).
- Rasche Ermüdbarkeit,
- Warnsymptome bei beginnender Dekompensation: Brustschmerz (Angina pectoris) und Linksherzinsuffizienz (Atemnot, Lungenstauung),
- Palpation: Herzspitzenstoß nach außen verlagert, Auskultation: diastolisches Geräusch im 3. ICR links neben dem Brustbein oder 2. ICR rechts neben dem Brustbein, evtl. Systolikum (relative Aortenklappenstenose durch großes Blutvolumen).

Antwort 66

Die Antwort C) ist richtig.

Plötzlicher akuter Brustschmerz mit dramatischer Verschlechterung des Allgemeinzustandes ist typisch für Angina pectoris und Herzinfarkt, sowie für eine Lungenembolie. Zur chronischen Bronchitis und chronischen Gastritis würde das Beschwerdebild nicht passen.

Antwort 67

Die Antwort B) ist richtig.

Typisch für die Klinik einer Linksherzinsuffizienz sind u.a:

- Atemnot (= Dyspnoe, anfangs bei Belastung, später in Ruhe), Tachypnoe (schnelle Atmung),
- Orthopnoe (= Atemnot im Liegen, die durch Aufsitzen gebessert wird. Die Patienten legen zum Schlafen immer

mehr Kopfkissen ins Bett = grobes Maß für die Insuffizienz.)

Zu A: Das Quincke-Ödem ist ein Angioödem, eine schmerzhafte, mehrere Tage anhaltende subkutane Schwellung von Haut und. Schleimhaut. Klinisch zeigen sich rezidivierende, häufig durch Trauma ausgelöste akute Anfälle mit Schwellungen v. a. im Gesicht und an den Extremitäten, Kopfschmerz, Übelkeit und. Erbrechen; Erstickungsgefahr bei Larynxödem.

Zu D: Bei der Hyperventilationstetanie zeigen sich tetanische Krämpfe (besonders Pfötchenstellung der Hände) und Kribbeln im Gebiet des Mundes (perioral) infolge psychogen bedingter Hyperventilation (respiratorischer Alkalose) und daraus resultierender Abnahme der Serumkonzentration des ionisierten Kalziums; Therapie: Rückatmung in eine Plastiktüte (CO_2-Rückatmung).

E: Koronarspasmen gelten als vermutlicher Auslöser der sog. Prinzmetal-Angina, einer seltenen Form der Angina pectoris, die anfallartig überwiegend in körperlicher Ruhe auftritt. Ursächlich ist vermutlich ein Krampf (Spasmus) der Muskulatur einer Koronararterie. Das Auftreten eines Koronarspasmus ist auch bei normalen Herzkranzgefäßen möglich.

Antwort 68

Die Antwort E) ist richtig.

Die ausgedehnte Bildung von Krampfadern (Varizen), wird als Varikosis bezeichnet. Krampfadern (vom altdeutschen Wort ‚Krumpader' = krumme Ader) sind unregelmäßig schlauchförmig oder ampullär-knotenförmig erweiterte und geschlängelte (oberflächliche) Venen. Man findet sie am häufigsten an der unteren Extremität. Betroffen sind 20 % der Erwachsenen, Frauen häufiger als Männer).

- Primäre Varikosis (95 %): ohne fassbare Ursache (idiopathisch),
- Sekundäre Varikosis (oder postthrombotische Varikosis; 5 %): tritt im Gefolge einer tiefen Beinvenenthrombose oder einer Insuffizienz der Venenklappen der betroffenen Venen (meist Vv. perforantes) auf.

Ätiologie und Risikofaktoren:

Multifaktorielle Genese: Alter, genetische Disposition (in 50 % positive Familienanamnese, ‘konstitutionelle Bindegewebsschwäche'), weibliches Geschlecht (Hormone), mehrere Schwangerschaften, langjährige stehende oder sitzende Tätigkeit, Alkohol, Übergewicht (?).

Antwort 69

Die Antwort C) ist richtig.

Beim geschilderten Krankheitsbild handelt es sich um eine akute periphere arterielle Embolie.

Klinik und Therapie des akuten Arterienverschlusses:

Klinik: (6 x ‚p'-Regel) des kompletten Ischämiesyndroms):

1. Blitzartiger, stärkster Schmerz (pain),
2. Blässe (paleness),
3. Missempfindung (paresthesia),
4. Pulslosigkeit (pulslessness),
5. Bewegungsunfähigkeit (paralysis),
6. Schock (prostration).

Therapie: schnelle Klinikeinweisung zur operativen Thrombusentfernung (Embolektomie) bzw. Thrombenauflösung (Fibrinolyse)! Patient darf nichts mehr essen und trinken (Nulldiät), Extremität tief lagern und in Watte packen, keine Kälte, keine Wärme; Schockprophylaxe mit Venenverweilkatheter, Infusion (Vorsicht bei Herzinsuffizienz) und Schmerzmittel, später: Emboliequellen suchen und möglichst beseitigen, Risikofaktoren einer Atherosklerose ausschalten, medikamentös: Acetylsalicylsäure niedrig dosiert (Thrombozytenaggregationshemmung).

Antwort 70

Die Antwort B) ist richtig.

Cor pulmonale ist die Bezeichnung für ein Herz, das typische Veränderungen aufweist, die durch eine akute oder chronische Drucksteigerung im Lungenkreislauf (verursacht durch eine Erkrankung der Lunge) entstanden sind. Ein Cor pulmonale führt zur Dilatation und Insuffizienz des rechten Ventrikels (Endstadium: Rechtsherzversagen). Laut Definition der WHO gehören Erkrankungen, die ihre Ursache im großen Körperkreislauf vor dem linken Herzen haben und Herzfehler, nicht zu den Ursachen eines Cor pulmonale.

Formen und Ursachen:

1) Akutes Cor pulmonale, verursacht z. B. durch massive Lungenembolie, Status asthmaticus, Spannungspneumothorax.
2. Chronisches Cor pulmonale, verursacht z. B. durch chronische Lungenerkrankungen (z. B. obstruktive Bronchitis, Lungenemphysem, Sarkoidose, Alveolitis, Lungenfibrose), alveoläre Hypoventilation aus muskulärer Ursachen, rezidivierende Lungenembolien, primär vaskuläre pulmonale Hypertension.

Zu A: Als Schrumpfniere werden Nierenveränderungen unterschiedlicher Ursache bezeichnet, bei denen es durch Untergang von Nephronen und Ersatz durch Narbengewebe zur Verkleinerung der Nieren kommt. Nach der Ursache werden pyelonephritische, glomerulonephritische und vaskuläre Schrumpfnieren unterschieden. Der Hypertonus führt zu einer atherosklerotischen Schrumpfniere, zu einer Einschränkung der Nierenfunktion (Frühsymptom: Mikroalbuminurie) und evtl. über das Renin-Angiotensin-Aldosteron-System (RAAS) zu einer renalen Fixierung des Bluthochdrucks.

Antwort 71

Die Antwort E) ist richtig.

Zu B und C: Die beiden Vv. saphenae stellen die wichtigsten Hautvenen für die Drainage des oberflächlichen Venenblutes der unteren Extremität dar. Ihre Einzugsgebiete sind nicht streng voneinander getrennt.

Zu D: Wie an der oberen Extremität müssen auch am Bein tiefe, die Arterien begleitende Venen und oberflächliche Hautvenen (ohne Arterienbegleitung) unterschieden werden. Die oberflächlichen Hautvenen stehen mit den tiefen Beinvenen durch Anastomosen in Verbindung (Verbindungsvenen). Die tiefen Venen tragen dieselben Bezeichnungen wie die Arterien und sind meist in der Zweizahl vorhanden. Sie sind durch zahlreiche, strickleiterartig angeordnete Anastomosen miteinander verbunden und liegen mit den Arterien zusammen in einer derben Bindegewebsscheide. Durch die räumliche Ankopplung an die Arterien wird der Arterienpuls auf die Venenwand übertragen und dadurch der venöse Rückfluss gefördert (Muskelpumpe, arteriovenöse Kopplung).

Voraussetzung für die ordnungsgemäße Funktion der Muskelpumpe sind funktionstüchtige Venenklappen.

Venenklappen sind taschenförmige Klappen der Intima v.a. in den Venen der unteren und oberen Extremitäten. Sie dienen der Rückflusshemmung.

Antwort 72

Die Antwort C) ist richtig.

Zu 1 und 3: Als Venen werden die Blutgefäße bezeichnet bei denen die Strömungsrichtung des Bluts zum Herzen hinführt. Beim Wandaufbau der Venen wird eine Tunica interna (Intima) mit reichlich elastischen Fasern, eine Tunica media (Media) mit locker gefügten Bündeln glatter Muskulatur und eine bindegewebige Tunica externa (Adventitia) unterschieden. Im Gegensatz zu den Arterien ist die Begrenzung der Schichten unscharf.

Zu 2: Die Pfortader sammelt das gesamte aus der Bauchhöhle zurückfließende venöse (also sauerstoffarme) Blut. Den Stamm bilden die Vv. gastricae (die auch das Blut aus dem unteren Ösophagusbereich zurückführen), die V. mesenterica superior und die V. splenica, in die die V. mesenterica inferior mündet.

Antwort 73

Die Antwort E) ist richtig.

Als Ödem (auch: Hydrops, Wassersucht) wird eine schmerzlose, nicht gerötete Schwellungen infolge einer Ansammlung wässriger (seröser) Flüssigkeit in den Ge-

webespalten, z. B. der Haut und Schleimhäute bezeichnet.
Pathogenetisch lassen sich 4 Prinzipien der Ödementwicklung unterscheiden:

1. Erhöhter hydrostatischer Druck, z. B. durch Thrombose, Herzinsuffizienz, Natrium- oder Wasserretention (Schwangerschafts- oder prämenstruelle Ödeme, bei Cushing-Syndrom, Hyperaldosteronismus, Kortikoidtherapie).
2. Verminderter onkotischer Druck (Hypoproteinämie), z. B. bei nephrotischem Syndrom, exsudativer Enteropathie, Leberparenchymschäden, Hunger;
3. Kapillarwandschäden, z. B. bei Glomerulonephritis als entzündlicher, allergischer oder ischämisches Ödem;
4. Störungen des Lymphabflusses (Lymphödem).

Zu 1 und 2: Hungerkachexie und nephrotisches Syndrom führen über einen Eiweißmangel zur Hypalbuminämie und damit zum Abfall des onkotischen Drucks. Dies bedingt die Ödembildung.
Zu 3: Eine Beckenvenenthrombose führt zum Anstieg des hydrostatischen Drucks und dadurch zu einer Ödembildung.

Antwort 74
Die Antwort A) ist richtig.
Bronchiektasen sind sackförmige oder zylindrische irreversible Ausweitung der Bronchien. Ätiologie:

- Angeboren: embryonale Störung der Bronchialentwicklung (z.T. mit anderen Fehlbildungen),
- erworben: nach nekrotisierenden Entzündungen bei bronchopulmonalen (meist frühkindlichen!) Infekten, Bronchusstenosen (Tumor, Fremdkörper, Lymphknoten), Mukoviszidose, Ziliendefekte.

Klinik:

- ‚Maulvoller' Auswurf, produktiver Husten (besonders morgens),
- dreischichtiges Sputum (Schaum, Schleim, Eiter; gelb-grün, süßlich-fade riechend),
- Kinder bleiben oft in ihrer Leistung und intellektuellen Entwicklung zurück (Retardierung),
- Auskultation: feuchte Rasselgeräusche (bzw. grobes Rasseln).

Komplikationen:
Bronchopulmonale Infekte, Lungenblutungen Lungenabszesse mit Metastasengefahr (z. B. Hirnabszess), Amyloidose, respiratorische Insuffizienz mit Cor pulmonale, Uhrglasnägeln und Trommelschlägelfingern.

Antwort 75
Die Antwort C) ist richtig.
Der Stimmfremitus über einer Lobärpneumonie ist verstärkt, auskultatorisch zeigt sich ein verschärftes Atemgeräusch (Bronchialatmen).
Klinik der bakteriellen Lobärpneumonie (z. B. Pneumokokken; heute selten!):

- Plötzlicher Beginn, schweres Krankheitsgefühl, hohes Fieber (Kontinua über ca. 1 Woche), Schüttelfrost,
- Husten, Atemnot,
- Nasenflügeln" (bei Kindern), Herpes labialis (Abwehrschwäche),
- rotbraunes Sputum (‚pflaumenkompottartig', ab dem 2. Tag),
- Schmerzen im Brustkorb (nur bei Beteiligung der Pleura), evtl. fortgeleitet in den Oberbauch bzw. (bei Kindern!) sogar in den Unterbauch,
- ‚kritische Entfieberung' 7.-9. Tag mit evtl. lebensbedrohlicher Herz-Kreislaufbelastung,
- körperliche Untersuchung: Stimmfremitus verstärkt, Bronchialatmen, positive Bronchophonie, klingende feinblasige Rasselgeräusche (diskontinuierliche Nebengeräusche: feines Rasseln).

Merke: Perkussion und Auskultation dringen nur ca. 5 cm in die Tiefe. Die klinische Untersuchung kann eine Pneumonie nicht ausschließen! Im Zweifelsfall: Röntgen.
- Röntgen: Verschattung, Lab: BSG und CRP erhöht, Leukozytose, Linksverschiebung, Eosino- und Lymphopenie.

Antwort 76

Die Antwort E) ist richtig.

Wir hätten diese Frage anders beantwortet. Bei der häufigen Form der akuten viralen Bronchitis sind Brummen und Rasseln bei der Auskultation eher selten, meist sind auskultatorisch keine Nebengeräusche zu erfassen. Bei schweren Verläufen zeigen sich auskultatorisch trockene - bei starker Sekretion auch feuchte - mittel- bis grobblasige Rasselgeräusche. Das erwähnte 'Brummen und Rasseln' ist am ehesten typisch für eine nichtinfektiöse akute Bronchitis. Hier zeigen sich auskultatorisch am ehesten Befunde, die an das Giemen und Brummen bei Asthma bronchiale erinnern.

Klinik der akuten viralen Bronchitis:

- Hustenreiz, Schmerzen hinter dem Brustbein beim Husten,
- zäher, spärlicher Auswurf (eitrig bei bakteriellen Superinfektionen),
- Fieber, Kopfschmerz, evtl. Muskel- und Gliederschmerzen,
- Symptome einer gewöhnlichen Erkältung: Schnupfen, Niesen, Halsbrennen,
- Auskultation: bei einfachen Verläufen keine Nebengeräusche.

Komplikationen:

- Bronchopneumonie, Auskultation: feinblasige klingende Rasselgeräusche oder ‚RG' (feines Rasseln),
- sekundäre bakterielle Infektionen,
- Entwicklung eines überreagierenden (hyperreagiblen) Bronchialsystems,
- selten (bei Säuglingen): lebensbedrohliche Bronchiolitis mit hohem Fieber, Tachypnoe, Dyspnoe, exspiratorischem Stridor (Atemgeräusch bei der Ausatmung) und Giemen (trockene RG).

Antwort 77

Die Antwort C) ist richtig.

Pseudokrupp (Laryngitis subglottica) ist eine Bezeichnung für verschiedene, v.a. im (Klein?)Kindesalter auftretende Krankheitsbilder, die zu einer akuten subglottischen Einengung der Atemwege führen und differenzialdiagnostisch vom Krupp bei Diphtherie sowie von einer Epiglottitis und einer Fremdkörperaspiration abzugrenzen sind.

3 Formen werden unterschieden:

- Viraler Krupp (Grippekrupp): häufigste Form, meist durch Parainfluenzaviren ausgelöst,
- bakterieller Krupp: primäre oder sekundäre Infektion v.a. mit Haemophilus influenzae und Staphylococcus aureus,
- spastischer Krupp: wahrscheinlich allergisch oder hyperreagibel bedingt.

Klinik des Pseudokrupp: Heiserkeit, bellender Husten, inspiratorischer Stridor, Zyanose, Unruhe, Angst, Tachykardie, evtl. Fieber; Manifestation meist nachts, häufige Rezidive;

Therapie: Beruhigung, feuchte, kalte Luft, Sauerstoffzufuhr, Schleimhautabschwellung mit Epinephrin-Aerosol, systemische Gabe von Glukokortikoiden, Intubation oder Tracheotomie im Notfall (im Vergleich zur Epiglottitis nur selten nötig).

Zu 1: Die Aussage ist eigentlich irreführend. Normalerweise ist der Stridor bei Pseudokrupp inspiratorisch. Nur in sehr schweren Fällen kommt bisweilen ein exspiratorischer Stridor hinzu.

Zu 2: Die Kinder im Pseudokrupp-Anfall haben in der Regel ein graufahles Aussehen (evtl. mit Zyanose)

Antwort 78

Die Antwort C) ist richtig.

Von Obstipation ('Verstopfung') spricht man bei weniger als 3 Stuhlentleerungen pro Woche! Sie ist oft verbunden mit

Schwierigkeiten bei der Stuhlentleerung (harter Stuhl). Merke: Die normale Stuhlfrequenz variiert stark, normal sind Stuhlfrequenzen von 3x pro Woche bis 3x pro Tag!

Ursachen für eine Obstipation:

- Chronische Verstopfung als funktionelle Störung (5-10 % der Bevölkerung, 20-30 % der über 60-Jährigen). Ursachen sind faserarme Kost, mangelnde Flüssigkeitsaufnahme, mangelnde Bewegung, Unterdrückung des Defäkationsreizes, chronischer Missbrauch von Abführmitteln,
- Verstopfung bei Reizdarmsyndrom,
- vorübergehende Verstopfung bei Bettlägerigkeit, Ernährungsumstellung (auf Reisen), fieberhaften Erkrankungen,
- Verstopfung bei organischen Darmerkrankungen:
- Verschluss oder Verengung: Adenom (Polyp), Karzinom, verengende Divertikulitis, Hernie (Bauchwandbruch), Verwachsungen, Fremdkörper,
- entzündliche Darmerkrankungen:
- Divertikulitis, M. Crohn,
- Analerkrankungen: Einriss (= Fissur), Abszess, Hämorrhoiden,
- neurogene Störungen: z. B. diabetische Neuropathie, M. Parkinson, Multiple Sklerose,
- endokrine Ursachen: Hypothyreose, Schwangerschaft,
- Elektrolytstörungen: Hypokaliämie (oft Missbrauch von Abführmitteln!), Hyperkalzämie,
- Medikamente: Antidepressiva, Opiate.

Antwort 79

Die Antwort C) ist richtig.

Der Morbus Crohn ist gekennzeichnet durch eine Entzündung aller (auch der tiefen) Wandschichten des gesamten Magen-Darm-Traktes (vom Mund bis zum Anus). Am häufigsten finden sich die entzündeten Darmareale am Ende des Dünndarms (terminales Ileum) und am Beginn des Kolons. Im Gegensatz zur Colitis ulcerosa, die meist vom Rektum aus kontinuierlich fortschreitet, zeigt der M. Crohn einen segmentalen diskontinuierlichen Befall mit zwischengeschalteten unveränderten Darmstücken.

Klinische Symptomatik des M. Crohn:

- Bauchschmerzen und Durchfälle (meist ohne Blut), Blähungen,
- Symptome wie bei einer Appendizitis,
- schubweiser chronischer Verlauf mit einer Rezidivhäufigkeit von 30 % nach 1 Jahr,
- Labor: evtl. Anämie, Leukozytose, BSG-Erhöhung;

Komplikationen bei Morbus Crohn:

- außerhalb des Magen-Darm-Traktes gelegene (extraintestinale) Symptome:
    - Haut: z. B. Erythema nodosum,
    - Augen: Uveitis (Entzündung der mittleren Augenhaut = Uvea), Episkleritis (Entzündung des lockeren Bindegewebes zwischen Sklera = Lederhaut und Bindehaut),
    - Gelenke: Arthritis, ankylosierende Spondylitis (M. Bechterew),
    - Leber: z. B. sklerosierende Cholangitis.
- Wachstumsstörungen im Kindesalter,
- Malabsorptionssyndrom mit Gewichtsverlust; bei ausgedehntem Befall des terminalen Ileums evtl. Resorptionsstörung von Vitamin B12 (es entwickelt sich eine megaloblastäre Anämie) oder Gallensäuren (es entwickeln sich ein Gallensäure-Durchfall, Cholesterin-Gallensteine, Oxalat-Nierensteine),
- Darmverengungen (Stenosen) mit Darmverschluss (Ileus),
- Fisteln (40-50 %) und anorektale Abszesse: Analfisteln sind in 40 % d. F. das erste Symptom eines M. Crohn, sie erfordern eine entsprechende Diagnostik!
- Spätkomplikationen: kolorektales Karzinom (regelmäßige Koloskopien!), Amyloidose.

Therapie bei Morbus Crohn:

Konservativ

- Diät: bei Laktoseintoleranz (30 % der Patienten) milchfreie Diät. Bewusstes Meiden aller Speisen, die der Patient nicht verträgt (Eliminationsdiät). Bei Malassimilation Substitution der nicht resorbierten Nahrungsbestandteile. Bei schwerem Schub ballastfreie Flüssignahrung oder intravenöse Ernährung über Infusionen.
- Medikamente
- Psychosomatische Hilfe, Selbsthilfegruppen.

Chirurgisch (nur bei Komplikationen): ‚Niemand operiert einen Crohn-Patienten gerne': Blutung, Perforation, Darmverschluss oder rezidivierende Fisteln können zur Operation zwingen, hohe Komplikationsrate! Früher oder später werden ca. 90 % der Morbus-Crohn-Patienten operiert.

Antwort 80

Die Antwort C) ist richtig.

Als infektiöse Gastroenteritis wird eine Schleimhautentzündung von Magen (Gastritis) und Dünndarm (Enteritis) bezeichnet, je nach Erreger auch unter Einbeziehung des Dickdarms. Die Übertragung erfolgt direkt oder indirekt von Mensch zu Mensch (im Gegensatz zur bakteriellen Lebensmittelvergiftung). Als Erreger kommen u.a. in Frage: Enteritis-Salmonellen (mehr als 2000 Varianten), Campylobacter, Yersinien, Kolibakterien und Shigellen. Nach einer Inkubationszeit von ca. 6 Stunden (oder länger) plötzlicher Beginn mit hohem Fieber, starkem Erbrechen sowie Bauchschmerzen und Durchfall mit häufigen dünnen (bis wässrigen) Stühlen; Spontanremissionen meist innerhalb von 24 Stunden.

Antwort 81

Die Antwort B) ist richtig

Bei der digitalen Tastuntersuchung des Rektums wird am liegenden, stehenden (Steinschnitt- oder Seitenlage) oder sich in Knie-Ellenbogen-Lage befindenden Patienten - nach der zunächst erfolgenden Inspektion (Analekzem, Hämorrhoiden) -, Sphinktertonus, Wandbeschaffenheit und Lumen des Rektums sowie bei der Frau der Douglas-Raum, (bei bimanueller Untersuchung) Ovarien und Uterus, beim Mann die Prostata, palpatorisch beurteilt.

Zu 3: Ca. ein Drittel der Rektumtumoren können bei der rektal-digitalen Untersuchung ertastet werden.

Zu 5: Digitale Repositionen vorgefallener Hämorrhoiden, Polypen oder gar Tumoren sind gefährlich, sinnlos und nicht von Dauer.

Antwort 82

Die Antwort B) ist richtig.

Klinik einer Wurmfortsatzentzündung (Appendizitis):

- Bauchschmerzen (im typischen Fall beginnen die Schmerzen in der Nabelgegend oder im Oberbauch und wandern nach Stunden in den rechten Unterbauch). Typisch ist ein Nachlassen des Schmerzes beim Anziehen des rechten Beines,
- Psoas-Zeichen: Anheben des rechten Beines gegen Widerstand führt zu Schmerzen,
- Druckschmerz und Abwehrspannung über dem McBurney- u./o. Lanz-Punkt,
- Loslassschmerz (LLS) über dem Blumberg-Punkt (liegt McBurney-Punkt gegenüber),
- Rovsing-Verschiebeschmerz (s.u.),
- lokale Abwehrspannung im rechten Unterbauch (lokale Bauchfellentzündung),
- Appetitlosigkeit, Übelkeit, Erbrechen, belegte Zunge, Schluckauf (Singultus),
- schneller Puls (Tachykardie),
- Fieber 37,5-39°C (axillär/rektale Temperaturdifferenz im typischen Fall 1°C); Vorsicht: Kein obligatorisches Symptom!

Untersuchungspunkte und Untersuchungstechniken bei akuter Appendizitis:

- McBurney-Punkt: halbe Entfernung zwischen dem vorderen oberen Darmbeinstachel rechts (Spina iliaca anterior superior) und Nabel;
- Lanz-Punkt: rechter Drittelpunkt der die beiden vorderen oberen Darmbeinstachel verbindenden Linie;
- Blumberg-Punkt: liegt dem McBurney-Punkt gegenüber;
- Rovsing-Verschiebeschmerz: Mit der Hand wird tief in den linken, absteigenden Dickdarmrahmen (Colon descendens) gedrückt, und dieser wird kreisförmig in Richtung Querkolon (Colon transversum) und Appendix verschoben. Bei Appendizitis führt dies zu Schmerzen im rechten Unterbauch.
- Loslassschmerz = LLS: Bei tiefem, langsamem Eindrücken der Bauchdecke und plötzlichem Nachlassen des Druckes gibt der Patient bei beginnender Bauchfellentzündung Schmerzen im rechten Unterbauch an, obwohl der LLS über dem Blumberg-Punkt - also links - geprüft wird (Grund: lokale Bauchfellentzündung = Peritonitis rechts. Die Erschütterung löst dort Schmerzen aus).
- Rektale Untersuchung: Schmerzen im rechten Douglasraum bei Stoßpalpation im Rektum.

Vorsicht: atypische Schmerzlokalisation bei Schwangeren (z.B. Schmerzen im rechten Oberbauch), evtl. wenig Symptomatik, nahezu symptomlos, bei älteren Patienten.

Antwort 83

Die Antwort C) ist richtig.

Die akute Appendizitis ist keine Komplikation eines Gallensteinleidens.

Zu 1: Der Hauptausführungsgang der Bauchspeicheldrüse, der Ductus pancreaticus, mündet meist gemeinsam mit dem Ductus choledochus auf der Papilla duodeni major in den Dünndarm. Ein Verschluss des Ductus choledochus durch einen Gallenstein führt deshalb auch zu einem Rückstau des Pankreassekrets und zu einer akuten Bauchspeicheldrüsenentzündung.

Antwort 84

Die Antwort A) ist richtig.

Erreger:

Hepatitis-A-Virus (HAV, RNS-Virus aus der Picorna-Gruppe).

Meldepflicht:

Für die Hepatitis A besteht für den Heilpraktiker nach § 6,1 des Infektionsschutzgesetzes Meldepflicht bei Verdacht, Erkrankung und Tod. Außerdem besteht für den Heilpraktiker Behandlungsverbot.

Epidemiologie:

In Deutschland sind ca. 20 % der Virushepatitiden durch HAV verursacht. Die meisten Erkrankten sind Urlaubsrückkehrer aus südlichen Ländern (mangelhafte Hygiene).

Übertragungsweg:

Fäkal-oral (verunreinigtes Wasser, Nahrungsmittel, rohe Meeresfrüchte u. Ä.), sexuell (selten).

Inkubationszeit: 15-45 Tage.

Infektiosität:

Entspricht der HAV-Ausscheidung im Stuhl (ca. 2 Wo. vor bis 2 Wo. nach Krankheitsbeginn).

Klinik:

Prodromalstadium (dauert ca. 2-7 Tage)

- Grippale Symptome: subfebrile Temperaturen, Abgeschlagenheit,
- gastrointestinale Symptome: Appetitlosigkeit, Übelkeit, Druckschmerz im rechten Oberbauch (Lebervergrößerung mit Kapselspannung), evtl. Durchfall,
- evtl. Gelenkschmerzen (Arthralgien), flüchtiger Hautausschlag (Exanthem).

Stadium der Organmanifestation an der Leber (nur 1/3 d. F., Dauer ca. 4-8 Wo)

- Verlauf ohne Ikterus (2/3 d. F.),
- Verlauf mit Ikterus (1/3 d. F.),
  - Dunkelfärbung des Urins, Entfärbung des Stuhls,

- Ikterus (Gelbfärbung der Skleren und der Haut),
- Juckreiz (durch Anstieg der Gallensäuren im Blut, nicht durch die Bilirubinablagerung),

- häufig Lebervergrößerung (Hepatomegalie), evtl. Milzvergrößerung (Splenomegalie), evtl. Lymphknotenschwellung.
- Verlauf:
  - regelmäßige Ausheilung,
  - keine Virusträger (Viruspersistenz),
  - keine chronischen Verläufe,
  - lebenslange Immunität.

Diagnose:
Anamnese, Klinik, Labor (Serologie: IgM-Antikörper).

Antwort 85
Die Antwort D) ist richtig.
Zu 2: Die alkalische Phosphatase (Abkürzung AP) kommt v. a. in Leber, Knochen, Dünndarmschleimhaut und Gallenwegsepithel vor. Die AP ist erhöht v.a. bei Knochenerkrankung und Knochenmetastasen mit gesteigerter Aktivität der Osteoblasten (Frühsymptom bei Rachitis) und bei Leber- und Gallenwegserkrankungen, v. a. bei Verschlussikterus.
Verschiedene Laboruntersuchungen werden zur Beurteilung leberspezifischer Stoffwechselleistungen und zur Feststellung des Schweregrades akuter und chronischer Lebererkrankungen herangezogen; dabei werden verschiedene Störungen erfasst:

- Leberzellschädigung und Störung der Membranfunktion: GPT (auch: ALT), GOT (auch: AST), LDH, GLDH u.a.;
- Synthesestörungen der Leber: Albumin, Gerinnungsfaktoren (Quick-Test), CHE (Cholinesterase), Haptoglobin, Transferrin u.a.;
- Störungen der Konjugation und Exkretion: Bilirubin, AP, Gamma-GT (Gammaglutamyltransferase) u.a.;
- Speicherfunktions- und Verwertungsstörungen: Cholesterolester, Eisen und Kupfer im Serum u.a.

Antwort 86
Die Antwort E) ist richtig.
Die Fettleber (vermehrte Neutralfettablagerung in die Leberzellen) ist die häufigste Lebererkrankung. Ursächlich können sein (nach ihrer Häufigkeit):

- Alkoholabusus,
- Diabetes mellitus,
- Fehlernährung (relative Kohlenhydratüberlastung, Eiweißmangelernährung),
- toxisch wirkende Substanzen (Medikamente, z. B. Tetrazykline, Kortison, Pilzgifte, Tetrachlorkohlenstoff),
- Infektionen der Leber (besonders Hepatitis C).

Antwort 87
Die Antwort C) ist richtig.
Aufgrund von Triglyzeriden und Cholesterin werden 3 Hyperlipidämien unterschieden:

- Hypertriglyzeridämie (größer 180-200 mg/dl),
- Hypercholesterinämie (größer 200 mg/dl),
- kombinierte Hyperlipidämie (Erhöhung von Triglyzeriden und Cholesterin).

Diät:
Eine konsequente Diät senkt den Triglyzerid- und Cholesterinwert im Serum.

- Cholesterinsenkende Diät (senkt Cholesterinspiegel um 20-60 mg/dl)
- Fettverminderung (weniger als 30 % der Gesamtkalorien),
- Fettaustausch (keine tierischen, sondern pflanzliche öl- und linolhaltigen Fette),
- Cholesterineinschränkung weniger als 300 mg/Tag (1 Eidotter = 270 mg),
- Zufuhr von Ballaststoffen,
- Fisch (regelmäßig) mit hohem Gehalt an Omega-3-Fettsäuren (Makrele, Lachs u.a.),
- Körpergewicht normalisieren,
- regelmäßiges Ausdauertraining (senkt LDL, erhöht HDL-Cholesterin),

- Triglyzerid senkende Diät:
  - kein Alkohol,
  - Gewichtsnormalisierung,
  - Fettverminderung: 30-35 % der
  - Gesamtkalorien (evtl. maximale Fett einschränkung),
  - Fettaustausch (siehe oben),
  - Zucker einschränken
  - Mono- und Disaccharide),
  - mehrere kleinere Mahlzeiten täglich (z. B. fünf pro Tag)
  - bei schlechter Ansprechbarkeit regelmäßig kalorienarme Tage

Antwort 88
Die Antwort D) ist richtig.
Die Hypothyreose führt zu einer Gewichtszunahme.
Klinik der Hypothyreose:

- Körperlicher und geistiger Leistungsabfall: Müdigkeit, Verlangsamung,
- Antriebsarmut, Desinteresse, mimische Starre und Depression führen zu einem typischen Gesichtsausdruck (Blickdiagnose),
- Bradykardie (erniedrigte Herzfrequenz), arterielle Hypotonie (erniedrigter Blutdruck),
- verlangsamte Reflexe,
- Kälteintoleranz (gesteigerte Kälteempfindlichkeit),
- trockene, kühle, teigige blassgelbe Haut,
- trockenes brüchiges Haar,
- raue heisere Stimme,
- evtl. Myxödem: Myxödem ist die Bezeichnung für die pathologische Ablagerung von Glykosaminoglykanen in Haut-, Unterhaut- und Muskelgewebe. Zwei Formen werden unterschieden:
  1. generalisiertes Myxödem: Bei Hypothyreose führt eine ödematös-teigige Infiltration v.a. im Gesicht (Unterlider) und an den Extremitäten (Handrücken) zum charakteristischen aufgeschwemmten Aussehen des Patienten. Im Gegensatz zu anderen ödematösen Veränderungen der Haut bleiben nach Druck keine Dellen zurück.
  2. prätibiales Myxödem: entzündliche Schwellung an den Streckseiten der Unterschenkel bei 2-3 % der Fälle von Basedow-Hyperthyreose; meist assoziiert mit endokriner Ophthalmopathie.
- Obstipation, Gewichtszunahme (z.T. durch das Myxödem bedingt),
- Hypercholesterinämie (Früharteriosklerose!).

Beim älteren Menschen verläuft eine Hypothyreose oft uncharakteristisch (z. B. Kälteintoleranz, Gedächtnisstörung). Häufige Fehldiagnosen: Depression, zerebrale Durchblutungsstörung, Apathie, Alterungsprozess, Demenz u. Ä. An eine Hypothyreose denken!

Antwort 89
Die Antwort D) ist richtig.
Unter Osteoporose versteht man eine Erkrankung des Skelettsystems mit Verlust bzw. Verminderung von Knochensubstanz und -struktur und erhöhter Frakturanfälligkeit. Klinik:
1. präklinische Osteoporose: keine Frakturen oder Wirbelverformungen; signifikante Verminderung der Knochenmasse gegenüber alters- und geschlechtsentsprechender Norm;
2. manifeste Osteoporose: mindestens eine Wirbelfraktur bei inadäquatem oder fehlendem Trauma und. evtl. extravertebrale Frakturen; in ausgeprägten Fällen Rumpfverkürzung, Rundrücken, quere Hautfalten in der Flankenregion; chronisches Schmerzsyndrom besonders im Rumpfbereich;
Radiologisch zeigen sich Verminderung der Knochenmasse in der Osteodensitometrie (die jedoch keine Rückschlüsse auf die auslösende Ursache zulässt); Grund- und Deckplatteneinbrüche der Wirbelkörper, Keilwirbel, Fischwirbel;
Therapeutisch finden Analgetika, optimale Kalziumzufuhr, Kalziferole und Kalziferolmetabolite, Bisphosphonate; Stimulation der Osteoblasten mit Fluoriden sowie

Hemmung der Osteoklasten mit Kalzitonin Verwendung.
Zu 5: Die Entwicklung einer Osteoporose ist eine bekannte Nebenwirkung bei Dauertherapie mit Glukokortikoiden.

Antwort 90
Die Antwort C) ist richtig.
Die Krankengeschichte des Mannes deutet auf eine Gonokokkeninfektion hin. Diese zeigt sich beim Mann als akute eitrige Harnröhrenentzündung (Urethritis) mit zunächst serösem, später rahmig-eitrigem, grün-gelblichem Ausfluss und Brennen beim Wasserlassen. Als Komplikationen können sich eine chronische Urethritis oder Prostatitis, eine Sterilität, Endokarditis, Hautläsionen und die hier beschriebene (Mon)Arthritis gonorrhoica entwickeln.

Antwort 91
Die Antwort E) ist richtig.
Eine Apoplexie (Schlaganfall) ist ein plötzlich einsetzender Hirnuntergang meist infolge einer Ischämie (ischämischer Infarkt: Verminderung oder Unterbrechung der Hirndurchblutung; 85 % d. F.; z. B. durch Arteriosklerose, Blutdruckabfall, arterielle Thrombose oder stenosierende Prozesse der extra- oder intrakraniellen Hirngefäße), seltener infolge einer Blutung ins Hirn (hämorrhagischer Infarkt, intrazerebrale Blutung, Enzephalorrhagie; 15 % d. F.) bzw. einer Subarachnoidalblutung (SAB).

Antwort 92
Die Antwort C) ist richtig.
Historisch gesehen gehören folgende 7 Krankheiten zu den psychosomatischen Krankheiten (Psychosomatosen) im engeren Sinne (‘holy seven’):

1) Ulcus duodeni,
2) Colitis ulcerosa,
3) primäre Hypertonie,
4) rheumatoide Arthritis,
5) Hyperthyreose,
6) Neurodermitis,
7) Asthma bronchiale.

Auch bei vielen anderen Erkrankungen zeigen sich - mehr oder weniger deutlich - psychosomatische Aspekte. So bei den weit verbreiteten Erkrankungen des Essverhaltens, bei Anorexia nervosa, Bulimie und Adipositas.

Antwort 93
Die Antwort E) ist richtig.
Typische körperlichen Symptome einer Alkoholkrankheit sind z. B. Fettleber, Alkoholhepatitis, Leberzirrhose, Zieve-Syndrom, Pankreatitis, Ösophagitis, Gastritis, Mallory-Weiss-Syndrom, Kardiomyopathie, Kleinhirnrindenatrophie, Wernicke-Enzephalopathie, hirnorganische Krampfanfälle, Korsakow-Syndrom (amnestisches Psychosyndrom gekennzeichnet durch Desorientiertheit, Gedächtnisstörungen und Konfabulationen). Mitbedingt durch den sozialen Abstieg sind Depressionen häufig.

Antwort 94
Die Antwort D) ist richtig.
Zu 2: Die Hirnfunktion ist an einen funktionierenden Glukose-Stoffwechsel gebunden. Eine Unterzuckerung kann u.a. auch Angststörungen auslösen.
Zu 3: Tachyarrhythmien können zu einer Durchblutungsstörung im Gehirn führen, die ihrerseits u.a. Angststörungen auslösen kann.
Zu 4: Koffein wirkt stimulierend auf das Zentralnervensystem. Bei Überdosierung kann dies zu Störungen des Gefühls- und Gemütslebens (‘Affektivität’) – evtl. auch zu Angststörungen - führen.

Antwort 95
Die Antwort B) ist richtig.
Funktionelle Herzbeschwerden sind gehäuft im 4. Lebensjahrzehnt anfallartig auftretende Beschwerden ohne organische Ursache mit thorakalen Schmerzen, Tachykardie und Angst, die bei selbstunsicheren, angstneurotischen und depressiven Persönlichkeiten auftreten können. Auslösende Faktoren sind oft Trennungssituationen (z. B. Todesfall, Scheidung).

Die Patienten leben in ständiger Angst vor dem erneuten Auftreten von Anfällen, die sich in unregelmäßigen Zeitabständen wiederholen. Im Intervall kennzeichnen ängstliche Selbstbeobachtung, Schonung, Regression und ,Angst vor der Angst' das Zustandsbild. Die Patienten versuchen allen Anstrengungen und Aufregungen aus dem Weg zu gehen und Alleinsein zu vermeiden. (Wir halten deshalb die Verneinung der Aussage 5 der Frage zumindest für diskutierbar).

Antwort 96

Die Antwort C) ist richtig.

Psychosomatik ist die Bezeichnung für die Wechselwirkung von Körper und Seele. Im Sprachgebrauch der Klinik versteht man darunter eine Krankheitslehre, die die psychische Einflüsse auf somatische Vorgänge berücksichtigt. Unter psychosomatischen Erkrankungen (auch: Psychosomatosen) werden organische Krankheiten verstanden, auf deren Entstehung oder Verlauf neurotische Faktoren Einfluss haben: z. B. Asthma bronchiale, Magen- und Zwölffingerdarmgeschwür, entzündliche Darmerkrankung wie Colitis ulcerosa und Morbus Crohn.

Zu 3: Zwangshandlungen sind psychiatrische, keine psychosomatischen Erkrankung. Zwangshandlungen sind zwanghafte, ohne bzw. gegen den eigenen Willen impulsartig ausgeführte Handlungen, die als Ichfremd erlebt werden und bei deren versuchter Unterlassung starke Anspannung und Angst auftreten (z. B. Waschzwang, Zählzwang). Zwangshandlungen kommen u.a. vor bei Zwangsstörung, wahnhafter Depression und Schizophrenie.

Zu 5: Die Diagnose 'psychosomatische Störung' ist eine Ausschlussdiagnose: Erst nach Ausschluss aller organischen Ursachen darf von einer psychosomatischen Störung ausgegangen werden.

Antwort 97

Die Antwort E) ist richtig.

Anatomische Grundlagen der Nasenhöhle: Die Nasenscheidewand (Septum nasi) teilt die teils knöcherne, teils knorpelige Nase in eine rechte und eine linke Nasenhöhle. Die Nasenhöhle liegt als horizontal gestellter Kanal über dem Gaumenbein des Oberkiefers. Die Seitenwände werden hauptsächlich vom rechten und linken Oberkieferbein gebildet. Diese neigen sich zur Mitte und vereinigen sich unter der Schädelbasis mit der Siebbeinplatte zum Nasenhöhlendach. Der hintere Ausgang der Nasenhöhle, die sog. Choanen, führt in den Rachenraum. Die Nasenmuscheln liegen beidseits an der lateralen Wand der Nasenhöhlen parallel übereinander. Unter jeder Nasenmuschel liegt ein Nasengang:

1. Unterer Nasengang = Mündung des Tränen-Nasen-Kanals (von Schleimhaut ausgekleideter Gang, der die Tränenflüssigkeit aus dem inneren Augenwinkel in die Nasenhöhle leitet. Dies ist der Grund, warum man beim Weinen die Nase putzen muss).
2. Mittlerer Nasengang = Mündung Kieferhöhle, Stirnhöhle, vordere Siebbeinzellen.
3. Oberer Nasengang = Mündung der hinteren Siebbeinzellen, Keilbeinhöhle.

Die Nase ist einerseits ein Sinnesorgan, anderseits gehört sie zu den Atmungsorganen. Im Nasenhöhlendach, im Bereich der oberen Nasenmuschel und dem obersten Teil des Nasenseptums, liegt die Riechschleimhaut (Regio olfactoria) mit den Riechzellen. Die Wände der Nasenhöhle sind von einer Schleimhaut überzogen, die aus einem mehrreihigen Flimmerepithel besteht.

Zu 5: Die Ohrtrompete (Tuba auditiva Eustachii) ist eine von der Paukenhöhle zum Pharynx führende Röhre mit einem knöchernen und knorpeligen Abschnitt. Sie dient dem Luft- und Druckausgleich zwischen Paukenhöhle und Außenluft. Nase, Pharynx (und damit auch die Ohrtrompete) stehen als Atemwege in anatomisch-funktionellem Zusammenhang.

Antwort 98

Die Antwort E) ist richtig.

Die beiden Weil-Verknüpfungsfragen dieser Prüfung wurden in einigen an der Prüfung teilnehmenden Bundesländern durch zwei andere Prüfungsfragen ersetzt (Deshalb finden sich in dieser Prüfung auch 62 Fragen).

Zu 1: Die Erste Hilfe bei Augenverätzungen besteht im gründlichen Ausspülen des Auges mit Wasser. Die dringendsten Augennotfälle sind die Verätzung mit Lauge oder Säure und Verbrennung. In diesem Falle zählen Sekunden, um das Auge vor weiterem Schaden zu bewahren. Ganz besonders unangenehm sind Laugenverätzungen, da basische Substanzen eine so genannte Kolliquationsnekrose verursachen, Eiweiße auflösen und immer tiefer ins Gewebe vordringen. Verätzungen (und Verbrennungen) müssen immer sofort gespült werden (das gilt am Auge genauso wie am übrigen Körper). Die Spüldauer sollte mindestens 15 Minuten betragen. Das Spülen dient dem Kühlen, der Entfernung und Verdünnung der eingedrungenen Substanzen. Verlieren Sie nicht viel Zeit mit Suchen nach einer geeigneten Puffer- oder Spüllösung: Wasser ist immer noch das Beste, und meist überall vorhanden!

Zu 2: Gezielte Neutralisation von Säuren setzt eine genaue Kenntnis von Menge und Art der Säure voraus. Laugenverätzungen am Auge sind noch deutlich gefährlicher als Säureverätzungen, so dass eine fehlerhafte Neutralisierung den Notfall verschlimmern, nicht bessern würde.

Antwort 99

Die Antwort C) ist richtig.

Die Neurodermitis ist eine sich bevorzugt im Kleinkindesalter manifestierende, chronisch-rezidivierende Hauterkrankung. Leitsymptome sind starker Juckreiz und trockene Haut, in der Regel verbunden mit besonderer Neigung zu allergischen Erkrankungen wie Heuschnupfen, Asthma bronchiale, Pollenallergie und allergischer Konjunktivitis (Patienten mit Disposition zu diesen Erkrankungen nennt man Atopiker). Neben der erblichen Komponente spielen nervale und psychische Faktoren eine große Rolle (Stress, vegetative Dystonie).

Zu 1: Die Neurodermitis beginnt bereits im Alter von 3-4 Monaten mit Milchschorf (= Gneis) an Kopfhaut und Wangen.

Zu 2: Im Säuglings- und Kleinkindalter kommt es zunächst bevorzugt zum Befall der Streckseiten der Extremitäten, bei späterem Auftreten wechselt die Lokalisation: Im Schulalter sind hauptsächlich die Extremitäten-Beugeseiten (Ellenbeuge, Kniekehle), der Hals und das Gebiet um den Mund herum (perioral) betroffen.

Zu 4 und 5: Therapiemaßnahmen bei Neurodermitis:

- Eliminierung aller irritierenden Faktoren, Baumwollbekleidung, geeignete Waschsyndets, Rückfettung der Haut mit Pflegesalben, Meiden ausgedehnter Bäder, Badeölzusätze verwenden,
- Eliminationsdiät bringt Therapieerfolg bei 5-10 %,
- Nachtkerzensamenöl, Gamma-Linolensäure-Gabe (?),
- UV –Bestrahlung,
- (K)urlaub (Hochgebirge, See),
- Psychotherapie, autogenes Training,
- Berufsberatung: keine Berufe mit erhöhter Allergenexposition (Bäcker, Frisör u.Ä).

Bei akuten Schüben:

- kurzfristig lokale Kortikoidsalben,
- Immunsuppressiva wie Cyclosporin bei schweren Fällen,
- Teerpräparate,
- Antihistaminika (gegen den Juckreiz),
- antibiotische Salben bei Sekundärinfektionen, bei schweren Infektionen auch systemisch.

Antwort 100

Die Antwort B) ist richtig.

Das Basaliom ist ein von den basalen Zellschichten der Epidermis und dem Follikel ausgehender Tumor, der invasiv und destruierend (zerstörend) wächst, jedoch nur extrem selten metastasiert. Deshalb wird das Basaliom auch als 'semimaligner' (= 'halbbösartiger') Tumor bezeichnet.

Das Basaliom ist der häufigste Tumor der Haut. Die Häufigkeit des Auftretens steigt mit zunehmendem Alter. Basaliome vor dem 40. Lebensjahr sind selten, w = m.
Klinischer Befund:

- Scharf begrenzte, flach und langsam wachsende Tumoren, häufig mit geschwürig veränderter Oberfläche (= Ulzeration),
- typisch: erhabener Randwall, Zentrum atrophiert, keine Metastasen.

Antwort 101
Die Antwort C) ist richtig.
Diesem monumentalen Satz ist nichts hinzuzufügen ...

Antwort 102
Die Antwort D) ist richtig.
Nach Paragraph 8,1 des Infektionsschutzgesetzes ist der Heilpraktiker zur namentlichen Meldung der in Paragraph 6,1 des Infektionsschutzgesetzes erwähnten Erkrankungen verpflichtet:
§ 6 Meldepflichtige Krankheiten
(1) Namentlich ist zu melden:
1. der Krankheitsverdacht, die Erkrankung sowie der Tod an

Aviärer Influenza (neu seit Mai 2007)*
a) Botulismus
b) Cholera
c) Diphtherie
d) humaner spongiformer Enzephalopathie, außer familiär-hereditärer Formen
e) akute Virushepatitis
f) enteropathischem hämolytisch-urämischen Syndrom (HUS)
g) virusbedingtem hämorrhagischen Fieber
h) Masern
i) Meningokokken-Meningitis oder –Sepsis
j) Milzbrand
k) Poliomyelitis (als Verdacht gilt jede akute schlaffe Lähmung, außer wenn traumatisch bedingt)
l) Pest
m) Tollwut
n) Typhus abdominalis/Paratyphus

sowie die Erkrankung und der Tod an einer behandlungsbedürftigen Tuberkulose, auch wenn ein bakteriologischer Nachweis nicht vorliegt.

2. der Verdacht auf und die Erkrankung an einer mikrobiell bedingten Lebensmittelvergiftung oder an einer akuten infektiösen Gastroenteritis, wenn
a) eine Person betroffen ist, die eine Tätigkeit im Sinne des § 42 Abs. 1 ausübt,
b) zwei oder mehr gleichartige Erkrankungen auftreten, bei denen ein epidemischer Zusammenhang wahrscheinlich ist oder vermutet wird,
3. der Verdacht einer über das übliche Ausmaß einer Impfreaktion hinausgehenden gesundheitlichen Schädigung,
4. die Verletzung eines Menschen durch ein tollwutkrankes, -verdächtiges oder –ansteckungsverdächtiges Tier sowie die Berührung eines solchen Tieres oder Tierkörpers,
5. soweit nicht nach den Nummern 1 bis 4 meldepflichtig, das Auftreten
a) einer bedrohlichen Krankheit
b) von zwei oder mehr gleichartigen Erkrankungen, bei denen ein epidemiologischer Zusammenhang wahrscheinlich ist oder vermutet wird,
wenn dies auf eine schwerwiegende Gefahr für die Allgemeinheit hinweist und Krankheitserreger als Ursache in Betracht kommen, die nicht in § 7 genannt sind.

* ***Anmerkung:*** *Verordnung über die Meldepflicht bei Aviärer Influenza beim Menschen (Aviäre-Influenza-Meldepflicht-Verordnung – AIMPV, 11. Mai 2007)*

Antwort 103
Die Antwort C) ist richtig.
Das Erythema migrans, die sog. Wanderröte, ist ein durch Zeckenstich und Infek-

tion mit dem Bakterium Borrelia burgdorferi (Lyme-Borreliose) hervorgerufenes Erythem. Es handelt sich um einen hellroten, langsam wachsenden Ring mit zentraler Abblassung, der von der Zeckenstichstelle zentrifugal fortschreitet.
Zur Klinik der FSME:

- 70 % der Infektionen verlaufen symptomlos,
- biphasischer Verlauf: nach grippeähnlichen Symptomen (2-4 Tage) zunächst fieberfreies Intervall (4-5 Tage), dann erneuter Fieberanstieg mit ZNS-Beteiligung: Meningitis (Fieber, Kopfschmerz, Nackensteife), Meningoenzephalitis (Hyperkinesen, Bewusstseinstrübung, Sprachstörungen, Lähmungen; günstige Prognose) bzw. Myelomeningitis (bleibende Lähmungen, Letalität 1 %).

Antwort 104
Die Antwort B) ist richtig.
Klinische Symptome bei Mumps:

- 30-50 % der Infektionen verlaufen ohne klinische Symptomatik,
- Müdigkeit, Abgeschlagenheit, Kopf-, Hals-, Ohrenschmerzen, subfebrile Temperaturen,
- Organstadium: schmerzhafte Schwellung der Parotis (in 75 % d. F. beidseits), mit abstehenden Ohrläppchen und Schmerzen beim Kauen, evtl. Beteiligung der übrigen Speicheldrüsen. (Es gibt auch Mumpserkrankungen ohne erkennbare Parotitis.)
- Komplikationen: Bauchspeicheldrüsenentzündung (Pankreatitis), Hodenentzündung (Orchitis) evtl. mit nachfolgender Sterilität, Thyroiditis. Nahezu alle Drüsen im Körper können befallen sein (‚Adenopathie': Erkrankung der Drüsen). Relativ häufig ist die Beteiligung des Zentralnervensystems: Hirnhautentzündung (= Meningitis: 25 %) mit guter Prognose, Hirnentzündung (= Enzephalitis, selten) mit ernster Prognose; Schwerhörigkeit (nach Erkrankung Gehörtest durchführen).

Antwort 105
Die Antwort E) ist richtig.
Die Mononukleose ist eine Virusinfektion des Heranwachsenden mit EB-(Epstein-Barr)-Virus, die zur Hyperplasie und Hypertrophie des lymphatischen Gewebes mit charakteristischen Blutbildveränderungen (mononukleäre Zellen) führt.
Klinik:

- Fieber über 7-10 Tage,
- Angina tonsillaris und Pharyngitis,
- Lymphknotenschwellung (generalisiert, 50 % d.F; cervico-occipital),
- typisches Blutbild,
- oft wird eine Milzschwellung beobachtet (gefürchtet: Milzruptur), gelegentlich (5 %) Leberbeteiligung mit Gelbsucht (Ikterus).

Antwort 106
Die Antwort C) ist richtig.
Es handelt sich am ehesten um das Krankheitsbild des Gasbrands. Diese schwere Wundinfektion ist durch hochgradige Toxämie und ein ausgedehntes lokales Ödem mit unterschiedlich ausgeprägter Gasbildung charakterisiert. Der Erreger ist das Bakterium Clostridium perfringens, die Inkubationszeit beträgt 5-48 Stunden.
Klinisch zeigt die Wundinfektion eine Ödembildung unter plötzlich sich verstärkendem Wundschmerz, gelbbraune bis blauschwarze Verfärbung, trübbraune bis blutige Absonderung und Gasentwicklung. Auf Druck entweichen Gasblasen unter hörbarem Knistern (Krepitationen); wenig Eiter, Rötung und Hitze, kaum Temperaturerhöhung, jedoch beschleunigter Puls, meist fad-süßlicher Wundgeruch (Mischinfektion mit Fäulniserregern).

Antwort 107
Die Antwort C) ist richtig.
Zu 1: Der Botulismus (botulus, lateinisch Wurst) ist keine Infektionskrankheit, sondern eine Vergiftung (Intoxikation) durch Nahrungsmittel, in denen sich das Bakterium Clostridium botulinum vermehrt und

Toxin (Gift) gebildet hat. Botulismustoxin ist extrem giftig (0,1µg tötet einen Menschen).

Zu 2 und 3: Klinik:

- Zu Beginn Magen-Darm-Symptomatik: Übelkeit, Erbrechen, Obstipation (nicht obligat),
- Schwindel,
- Augensymptomatik: Ptosis (hängendes Oberlid), Akkomodationslähmung, Doppelbilder,
- Sprach-, Schluck- und Atemstörungen,
- Versiegen der Tränen- und Speichelsekretion,
- paralytischer Ileus (Darmverschluss) und Harnverhalt,
- keine Schmerzen, keine Sensibilitätsstörungen, voll erhaltenes Bewusstsein,
- Tod durch zentrale Atemlähmung oder Herzstillstand,
- Botulinus-Toxin hemmt die Freisetzung von Acetylcholin aus den cholinergen Nervenendigungen (Ganglien, Parasympathikus, motorische Endplatte) und führt somit zu 'Nervenlähmungen'.

Zu 4 und 5: Clostridium botulinum ist ein anaerob (unter Sauerstoffabschluss) lebender Sporenbildner, der sich ubiquitär (überall) in der Erde findet.

Antwort 108

Die Antwort B) ist richtig.

Unter Konfabulation (lat. confabulari vertraulich plaudern) versteht man die Erzählung meist zufälliger Einfälle ohne Bezug zur jeweiligen Situation oder Frage, durch die Gedächtnislücken überspielt werden. Konfabulation kommt z. B. vor bei Hirnatrophie, organischer Psychose, v.a. bei Korsakow-Syndrom.

Antwort 109

Die Antwort C) ist richtig.

Zu 1: Bei einem 'Bruch' (Hernie) treten Eingeweide oder Organteile (Bruchinhalt) durch eine sackartiger Ausstülpung des parietalen Bauchfells (Bruchsack) durch anatomisch vorgebildete Bauchwandlücken oder -schwachstellen (Bruchpforte) aus der Bauchhöhle nach außen. Die häufigste Form ist der Leistenbruch (Hernia inguinalis), bei dem die Bruchpforte oberhalb des Leistenbands durch den Leistenkanal und evtl. bis in den Hodensack (Hernia scrotalis, Skrotalhernie) läuft.

Zu 2: Bei einer Hodentorsion dreht sich infolge einer abnormen Beweglichkeit der Hoden (selten: beide Hoden) und der Samenstrang um die Längsachse. Klinisch zeigt sich das Krankheitsbild als plötzliche, meist einseitige starke Skrotalschmerzen mit Ausstrahlung in Leiste und Unterbauch mit rascher Schwellung, Ödembildung und evtl. Rötung einer Hodensackhälfte. Außerdem findet sich eine starke Druckempfindlichkeit des verdrehten Hodens mit Schmerzverstärkung bei Anheben des Hodens, der Kremasterreflex fehlt.

Therapie: organerhaltende Detorsion innerhalb von 4-6 Std., evtl. äußerlich manuell, meist jedoch operativ (beidseitige Orchidopexie), Notfall!

Zu 3: Als Varikozele (Krampfaderbruch) werden Krampfaderbildungen der Hodenvenen (Vv. testiculares) bezeichnet. Sie treten häufig zwischen dem. 15. und 25. Lebensjahr auf, meist links, da hier die V. testicularis rechtwinklig in die V. renalis einmündet (die rechte V. testicularis mündet spitzwinklig in die V. cava inferior). Bei Kindern vor der Pubertät und älteren Männern muss auch an eine symptomatische Varikozele infolge einer Einflussstauung durch einen retroperitonealen Tumor (Wilms-Tumor bzw. Nierenzellkarzinom) gedacht werden. Durch Überwärmung des Skrotums und Hodens können Varikozelen zur Infertilität des Mannes führen.

Zu 4: Bösartige Hodentumoren sind die häufigsten malignen Tumoren bei jungen Männern. Klinisch zeigen sie sich als schmerzlose Hodenvergrößerung und Schweregefühl des Hodens, bei hormonaktiven Hodentumoren (Chorionkarzinom, Leydig-Zelltumor) evtl. auch mit Gynäkomastie (Vergrößerung der männlichen

Brustdrüse) oder Pubertas praecox (vorzeitige Geschlechtsentwicklung).
Zu 5: Die Entzündung der Prostata, chronisch oder akut, wird meist durch eine urogene oder hämatogene Infektion ausgelöst. Klinisch zeigen sich eine erschwerte Blasenentleerung (Dysurie), häufige Entleerung kleiner Harnmengen (Pollakisurie), Schmerzen beim Stuhlgang, bei der akuten Prostatitis evtl. mit hohem Fieber und Harnverhaltung.

Antwort 110
Die Antwort E) ist richtig.
Klinik eines Gebärmutterkrebses:

- Fluor (evtl. fötide, gelblich oder braun),
- zyklusunabhängige Blutabgänge (Metrorrhagien),
- Kontaktblutungen beim Geschlechtsverkehr, bei hartem Stuhlgang oder einer vaginalen Untersuchung.

Später:

- Stenose der Harnleiter,
- Stauungserscheinungen in den Beinen (Kompression der großen Beckengefäße),
- unerträgliche Schmerzen im Becken und in der Kreuzbeinregion (Invasion in die Nervengeflechte),
- schließlich stirbt die Patientin an septischer Pyelonephritis, an Urämie oder sie verblutet durch Arrosion größerer Gefäße.

Antwort 111
Die Antwort E) ist richtig.
Die Hände werden desinfiziert, die Geräte sollten sterilisiert sein.

Antwort 112
Die Antwort D) ist richtig.
Die Klinik spricht für eine Hodenentzündung (Orchitis) des linken Hodens im Rahmen einer Allgemeininfektion. Die Speicheldrüsenschwellung deutet auf eine Parotitis epidemica (Mumps). Nach der Pubertät ist diese die häufigste Ursache einer Orchitis/Epididymitis. Typische Symptome einer Orchitis sind plötzlich einsetzende Schmerzen mit Ausstrahlung in Leistenregion und Rücken, Schwellung, hohes Fieber und Rötung der Skrotalhaut. Als Komplikation kann es bei einer Parotitis epidemica mit begleitender Orchitis (die nach der Pubertät einsetzt) zur Sterilität kommen.

Antwort 113
Die Antwort B) ist richtig.
Kommt es zu einer plötzlichen Unterbrechung des Blutkreislaufs, so tritt innerhalb von 5-10 Sekunden Schwindel auf. Nach 10 Sekunden erlischt das Bewusstsein, nach ca. einer halben Minute beginnen generalisierte Krämpfe. Atemstillstand tritt nach mehreren Zügen von Schnappatmung nach ca. 60 Sekunden ein. Nach 3-5 Minuten werden die Pupillen lichtstarr (nach Aussage anderer Autoren beginnt die Weitstellung der Pupillen bei einem Kreislaufstillstand schon nach ca. 90 Sekunden). nach 4 min Weitstellung

Antwort 114
Die Antwort D) ist richtig.
Die Schenkelhalsfraktur ist eine häufige Unfallfolge beim Hinstürzen älterer Frauen. Klinisch zeigen sich Spontan-, Zug- und Druckschmerz und bei nicht stabiler Fraktur eine Beinverkürzung in typischer Außenrotationsstellung.

Antwort 115
Die Antwort D) ist richtig.
Leitsymptome des Schocks:

- Blutdruckabfall mit kleiner Blutdruckamplitude,
- Tachykardie,
- ‚Schockindex' = Puls : systolischen Blutdruck (Ist der Index größer als 1 besteht Schockgefahr!),
- kühle, feuchte, blass-zyanotische oder marmorierte Haut ('kaltschweißig'),
- Oligurie, (verminderte Harnbildung und Ausscheidung
- Unruhe, Angst, Bewusstseinstrübung.

Der anaphylaktische Schock ist das lebensbedrohliche Maximalstadium der Allergie vom Typ I welches unmittelbar (Sekunden bis Minuten) nach Allergenkontakt eintritt. Durch Freisetzung gefäßaktiver Substanzen kommt es zu Kapillarlähmung, Venenspasmus und Hypotonie, zur Abnahme des Herzminutenvolumens, zu Bronchospasmus mit Atemnot, Angioödem, Kehlkopfödem, Krämpfen und evtl. zum Herz- und Atemstillstand. Übelkeit und Erbrechen können vorkommen.

Antwort 116
Die Antwort B) ist richtig.
Dem Heilpraktiker ist nach § 24 des Infektionsschutzgesetzes die Behandlung sexuell übertragbarer Erkrankungen verboten. Die Behandlung der primären Geschlechtsorgane ist ihm - bis auf diese Einschränkung - durch die Aufhebung des Gesetzes zur Bekämpfung der Geschlechtskrankheiten seit 01.01.2001 erlaubt.

Antwort 117
Die Antwort B) ist richtig.
Ärzten, Zahnärzten (Geburtshilfe auch Hebammen) sind folgende Behandlungsmethoden vorbehalten:

- Leichenschau, Ausstellung der Totenscheine sowie von Leichenpässen (3. DVO zum Gesetz über die Vereinheitlichung des Gesundheitswesens),
- Geburtshilfe (Hebammengesetz),
- Behandlung übertragbarer Krankheiten, die im Infektionsschutzgesetz vom 20.7.2000 in den § § 6, 7 und 34 genannt werden (insbesondere auch Behandlung sexuell übertragbarer Krankheiten),
- Verordnung von Betäubungsmitteln (Betäubungsmittelgesetz vom 2.3.74),
- Verschreibung rezeptpflichtiger Arzneimittel (Arzneimittelgesetz v. 24.08.76),
- Gesetzlich angeordnete oder empfohlene Schutzimpfungen dürfen nur von Ärzten durchgeführt werden (ergibt sich indirekt aus § § 20, 21 und 22 des Infektionsschutzgesetz),
- Ausübung der Zahnheilkunde (Gesetz über die Ausübung der Zahnheilkunde vom 31.3.1952)
- Heilbehandlungen nach der Reichsversicherungsordnung (RVO),
- Untersuchungen und Blutproben bei strafbaren Handlungen (§ § 81a und 81c Strafprozessordnung)
- Medizinische Leistungen zur Rehabilitation im Rahmen des Gesetzes über die Angleichung der Leistungen zur Rehabilitation vom 7.8.1974.

Antwort 118
Die Antwort C) ist richtig.
Differenzialdiagnose des Ikterus:

- Hämolytischer Ikterus (prähepatischer Ikterus): z. B. hämolytische Anämien,
- Hepatozellulärer Ikterus (hepatischer oder Parenchymikterus):
- Familiäre Hyperbilirubinämiesyndrome (Gilbert-Meulengracht-Syndrom, Crigler-Najjar-Syndrom),
- infektiöse Hepatitis (Viren, Bakterien, Malaria),
- chronische Hepatitis und Leberzirrhose,
- toxische Hepatitis (Alkohol, Knollenblätterpilze u.a.),
- medikamentös bedingte Hepatitis (Drogenhepatitis),
- Stauungsleber (z. B. durch Rechtsherzinsuffizienz).
- Cholestatischer (Verschluss-) Ikterus: Folge eines gestörten Galleflusses (z. B. Gallenstein im Ductus choledochus).

Antwort 119
Die Antwort A) ist richtig. (An einigen Gesundheitsämtern wurde nach unseren Informationen auch die Antwort D) als richtig gewertet ...
Pro Jahr kommen in Deutschland zwischen 1000 und 1500 Kindesmisshandlungen zur Anzeige, die Dunkelziffer liegt vermutlich weit darüber. Etwa 100 Kinder

sterben jährlich an den Folgen solcher Gewalttaten. Besonders gefährdet sind Säuglinge und Kleinkinder unter zwei Jahren. Sie schreien und trotzen besonders viel und sind aggressiven Reaktionen hilflos ausgeliefert.

Die Meldung einer Kindesmisshandlung erfolgt bei der Kriminalpolizei (zuständig für Sicherheit und Ordnung). Dort sind Beamte und nicht – wie beim Jugendamt – möglicherweise Angestellte.

Entgegen einer verbreiteten Ansicht muss die Misshandlung dabei nicht erwiesen sein, sondern es reicht ein begründeter Verdacht desjenigen, der den Vorfall meldet. Die juristische Wertigkeit der gesetzlich nicht eindeutig verankerten Schweigepflicht des Heilpraktikers ist im Einzelfall strittig.

Die Berufsordnung (BOH) für Heilpraktiker enthält zwar Bestimmungen zur Schweigepflicht. Da die BOH aber rechtlich nicht bindend ist, ist die Schweigepflicht lediglich zivilrechtlich geregelt. (§ 203 StGB: Verletzung von Privatgeheimnissen.) In der Praxis und in der gängigen Rechtsprechung läuft das auf eine Schweigepflicht hinaus, wie sie in der BOH formuliert ist:

Danach hat der HP Schweigen zu bewahren über die persönlichen Dinge, die ihm in Ausübung seines Berufes anvertraut oder zugänglich gemacht werden. Sie gilt auch gegenüber Familienangehörigen des Patienten.

Der Heilpraktiker ist aus verschiedenen Gründen zur Geheimnisoffenbarung berechtigt: 1) Er handelt im wohlverstandenen Interesse des Patienten, also des Kindes (Geschäftsführung ohne Auftrag). 2) Erstattet er keine Anzeige, macht er sich nach § 138 Strafgesetzbuch (Nichtanzeige geplanter Straftaten) schuldig ..."Wer die Anzeige leichtfertig unterlässt, obwohl er von dem Vorhaben oder der Ausführung der rechtswidrigen Tat glaubhaft erfahren hat, wird mit Freiheitsstrafe bis zu einem Jahr oder mit Geldstrafe bestraft ...".

Antwort 120

Die Antwort D) ist richtig.

Die Primärinfektion mit Herpes-simplex-Virus (HSV Typ 1) führt – insbesondere bei Kleinkindern – zur Entzündung der Mundschleimhaut (Gingivostomatitis herpetica, Stomatitis aphthosa, sog. Mundfäule). Klinisch ist das Krankheitsbild durch Fieber, multiple Bläschen und Aphthen, regionale Lymphadenitis und starke Schmerzen gekennzeichnet. Es kommt zu einer spontanen Abheilung innerhalb von 2-3 Wochen.

Zu C: Bei Masern finden sich die sog. Koplik-Flecken im Mund: kleine weißliche Stippchen der Wangenschleimhaut mit leicht gerötetem Hof in Höhe der oberen und unteren Backenzähne im Prodromalstadium der Erkrankung. Sie bilden sich nach 2-3 Tagen zurück.

Zu E: Bei Candidiasis (Soor) der Mundschleimhaut finden sich abwischbare weiße Beläge im Mund oder der Speiseröhre (meist Schluckbeschwerden).

Antwort 121

Die Antwort E) ist richtig.

Als Invagination wird die Einstülpung eines Darmabschnitts in einen anderen, am häufigsten des Ileums in das Caecum bzw. das Colon ascendens bezeichnet. Als idiopathische Invagination kommt sie bevorzugt bei männlichen Säuglingen und. Kleinkindern bis zum 3. Lebensjahr vor (abnorme Darmbeweglichkeit), bei älteren Kindern und Erwachsenen meist im Zusammenhang mit Tumoren, Polypen oder Divertikeln des Darms.

Klinik einer Invagination:

Plötzlich anfallsweise krampfartige Bauchschmerzen, welche mit symptomarmen Intervallen abwechseln, kontinuierliche Verschlechterung des Allgemeinbefindens, Blut- und Schleimabgang, Erbrechen, Ileus mit Erbrechen, bei der rektalen Untersuchung Blut am Fingerling, tastbarer walzenförmiger Tumor (meist im rechten Unterbauch).

Antwort 122

Die Antwort D) ist richtig.

Ein Kind hat sein Geburtsgewicht am Ende des 5. Lebensmonats verdoppelt und mit 12 Monaten ca. verdreifacht, wiegt dann also etwa 10 kg (Vgl. zur kindlichen Entwicklung auch die Antworten zu den Fragen **195** und **449**).

ANTWORTEN MC 3

Antwort 123
Die Antwort A) ist richtig.

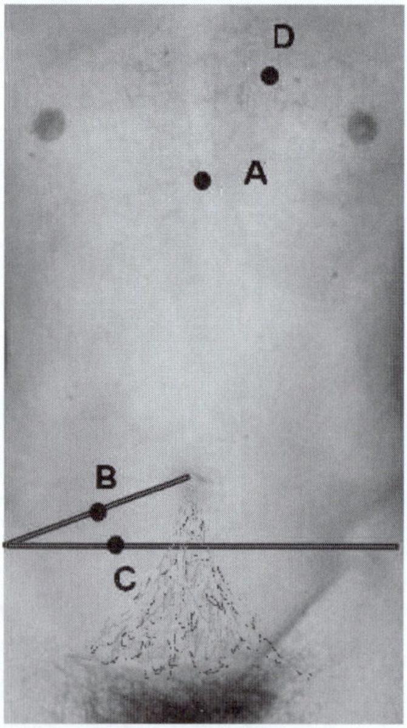

Der mit A) bezeichnetet Punkt zeigt den Schwertfortsatz des Brustbeins (Processus xiphoideus).
Zu B: Der McBurney-Punkt ist ein schmerzhafter Druckpunkt bei Entzündung des Wurmfortsatzes (Appendizitis). Er liegt in der Mitte der Verbindungslinie zwischen der Spina iliaca anterior superior (vorderer oberer Darmbeinstachel) und Nabel.
Zu C: Auch der Lanz-Punkt ist ein schmerzhafter Druckpunkt bei Entzündung des Wurmfortsatzes (Appendizitis). Drittelt man eine, die beiden vorderen oberen Darmbeinstachel verbindende Linie, so findet sich der Lanz-Punkt unter dem rechten Drittelpunkt.
Zu D: Der Erb-Punkt findet sich am linken Rand des Brustbeins im 3. Zwischenrippenraum (3. ICR = Intercostalraum, parasternal, links). Bei der Auskultation des Herzens mit dem Stethoskop ist über dem Erb-Punkt ist die Aortenklappe (die auch im 2. ICR rechts abgehört wird) gut zu
hören.
Zu E: Als Hirsutismus wird eine verstärkte, dem männlichen Behaarungstyp entsprechende Scham-, Körper- und Gesichtsbehaarung bei Frauen verstanden (Ursachen: vermehrte Androgenbildung in den Nebennierenrinden durch Tumor oder Hyperplasie, vermehrte Androgenbildung in den Ovarien, Medikamente). Abgebildet ist hier eine normale männliche Sexualbehaarung, bei dem die Schambehaarung Richtung Nabel zieht (und nicht horizontal begrenzt ist, wie beim weiblichen Behaarungstyp).

Antwort 124
Die Antwort C) ist richtig.
Beim paralytischen Ileus sind keine Darmgeräusche mehr zu hören (‚Totenstille über dem Abdomen'), eventuell ist das Pulsieren der Hauptschlagader (Aorta) im Hintergrund zu hören: (‚Ticken der Totenuhr').
Zu A: Beim mechanischen Ileus sind die Darmgeräusche lebhafter und häufiger pro Minute (Hyperperistaltik), spritzend, ‚hoch gestellt' und metallisch klingend.
Zu B: Ein Strömungsgeräusch über der Aorta spricht am ehesten für ein Aortenaneurysma.

Antwort 125
Die Antwort B) ist richtig.
Als Reizkolon (auch: irritables Kolon, Colon irritabile, spastisches Kolon, Reizdarmsyndrom, Kolonneurose) wird eine funktionelle (nicht organisch bedingte) abdominelle Störung bezeichnet, die durch Bauchschmerzen, das Gefühl des Aufgeblähtseins (Flatulenz) und Stuhlun-

regelmäßigkeiten (Wechsel von Obstipation und Diarrhö) gekennzeichnet ist. Es geht häufig mit anderen Beschwerden (z. B. Migräne, Herzrasen) einher und wird zu den psychosomatischen Erkrankungen gerechnet.

Sehr häufiges Krankheitsbild! Nahezu 50 % aller Patienten mit Magen-Darm-Beschwerden haben ein Reizdarmsyndrom, Frauen doppelt so häufig wie Männer. In den Industrieländern leiden 10-20 % an der Erkrankung (eine der häufigsten Ursachen krankheitsbedingter Arbeitsausfälle). Ein Reizdarm-Syndrom tritt typischerweise zwischen dem 20. und 40. Lebensjahr erstmals in Erscheinung. In der Regel besteht kein Gewichtsverlust, Blutbild und Blutsenkungsreaktion zeigen Normalwerte, der Haemoccult-Test auf Blut im Stuhl ist negativ.

Allgemeinzustand nicht deutlich reduziert

Antwort 126

Die Antwort C) ist richtig.

Die Halsvenenstauuung (und die Stauung der Unterzungenvenen) sind sichtbare Venenzeichen einer Rechtsherzinsuffizienz.

Zu D: Ein lauter (paukender) 1. Herzton findet sich bei der Mitralstenose.

Zu E: Der Blutrückstau in die Lungen (mit den typischen auskultatorisch zu hörenden, feinen basalen Rasselgeräuschen der Lungenstauung) ist typisch für eine beginnende Linksherzinsuffizienz. (Das Endstadium der Linksherzinsuffizienz ist das Lungenödem).

Antwort 127

Die Antwort D) ist richtig.

Zu 5: Unter Lungenarterienembolie versteht man den thromboembolischen Verschluss der arteriellen Lungenstrombahn durch Einschwemmung eines Blutgerinnsels (selten von Luft, Gewebeteilen oder Fett) aus dem venösen Anteil des großen Körperkreislaufes. Meist stammt das thrombotische Material aus (Unter-) Schenkel- bzw. Beckenvenen, seltener aus dem Einzugsbereich der Vena cava superior. Ein Bluthochdruck, der sich ja auf der arteriellen, nicht auf der venösen Kreislaufseite zeigt, ist kein Risikofaktor für eine Lungenembolie.

Folgen und Komplikationen eines länger bestehenden Bluthochdrucks können sein:

- Hypertensive Krise,
- Hypertensiver Notfall: kritischer Blutdruckanstieg mit Vitalgefährdung durch Organschäden (Hochdruckenzephalopathie, Schlaganfall, akute Linksherzinsuffizienz mit Lungenödem, Angina-pectoris-Anfall, Herzinfarkt). Notarztindikation!
- Gefäßsystem: in 50-60 % d. F. frühzeitige Atherosklerose (Stadium abzulesen am Augenhintergrund, z. B. Kaliberunregelmäßigkeiten, Blutungen, Papillenödem)
- Herz (Todesursache bei 2/3 der Hypertoniker):
- Druckhypertrophie, die zur Linksherzinsuffizienz führt,
- Koronare Herzkrankheit (als Angina pectoris, Herzinfarkt, Herztod, Linksherzinsuffizienz).
- Gehirn (Todesursache bei 15 % der Hypertoniker):
- Infarkt aufgrund der Atherosklerose,
- hypertone Massenblutung,
- akute Hochdruckenzephalopathie (durch Versagen der Autoregulation der Hirngefäße erfolgt druckpassive Erweiterung der Hirnarteriolen, dadurch Hirnödem).
- Nieren:
  Die atherosklerotische Schrumpfniere führt zur Einschränkung der Nierenfunktion (Frühsymptom: Mikroalbuminurie) und evtl. über den Renin-Angiotensin-Aldosteronmechanismus (RAAS) zu einer renalen Fixierung des Bluthochdrucks.
- Bauchaortenaneurysma (Aneurysma = abnorme Ausweitung der Wand eines arteriellen Blutgefäßes) bei 10 % der männlichen Hypertoniker > 65 Jahre (Rupturgefahr).

Antwort 128

Die Antwort E) ist richtig.

Eine schmerzlos vergrößerte, sicht- oder prallelastisch tastbare Gallenblase bei gleichzeitigem schmerzlosem Ikterus (also ohne Koliken) ist ein Zeichen für einen chronischen Verschluss des Ductus choledochus infolge einer Tumorkompression. Häufig findet sich dieses - als Courvoisier-Zeichen bekannte - Symptom bei Karzinomen des Pankreaskopfes.

Antwort 129

Die Antwort D) ist richtig.

Für den schizophrenen Patienten sind seine Wahnideen unmittelbare Gewissheit. Er hält an diesen Wahnideen unbeirrbar und unzugänglich für alle Gegengründe ('unkorrigierbar') fest. Es ist deshalb sinnlos, dem Patienten seine Wahnideen ausreden zu wollen. Es ist deshalb eher sinnvoll die Gespräche behutsam von krankhaften Gedanken weg zu anderen Themen lenken, die mit seiner Krankheit wenig zu tun haben.

Zu 4: In der akuten Phase einer schizophrenen Psychose ist in der Regel eine stationäre Aufnahme erforderlich, abhängig von der Schwere der Symptomatik und der potentiellen Gefahr, die mit dieser Symptomatik verbunden ist. Bei Selbst- oder Fremdgefährdung und bei mangelnder Behandlungseinsicht kann eine Intensivmaßnahme nach dem Unterbringungsgesetz notwendig werden:

Auszug aus: Gesetz über die Unterbringung psychisch Kranker und deren Betreuung (Unterbringungsgesetz – UnterbrG) in der Fassung der Bekanntmachung vom 5. April 1992 (GVBl S. 60), berichtigt durch Bekanntmachung vom 25.11.1992 (GVBl S. 851).

Artikel 1

Voraussetzungen der Unterbringung

(1) Wer psychisch krank oder infolge Geistesschwäche oder Sucht psychisch gestört ist und dadurch in erheblichem Maß die öffentliche Sicherheit oder Ordnung gefährdet, kann gegen oder ohne seinen Willen in einem psychiatrischen Krankenhaus oder sonst in geeigneter Weise untergebracht werden. Unter den Voraussetzungen des Satzes 1 ist die Unterbringung insbesondere auch dann zulässig, wenn jemand sein Leben oder in erheblichem Maß seine Gesundheit gefährdet. Die Unterbringung darf nur angeordnet werden, wenn die Gefährdung nicht durch weniger einschneidende Mittel, insbesondere durch Hilfen nach Art. 3, abgewendet werden kann.

...

Artikel 7

Vorbereitendes Verfahren

(1) Die Kreisverwaltungsbehörde führt die Ermittlungen von Amts wegen durch. Ergeben sich gewichtige Anhaltspunkte für das Vorliegen der Voraussetzungen des Art. 1 Abs. 1, so hat sie ein schriftliches Gutachten eines Arztes am Gesundheitsamt darüber einzuholen, ob die Unterbringung aus medizinischer Sicht geboten ist oder ob und durch welche Hilfen nach Art. 3 die Unterbringung vermieden werden kann. Das nötigenfalls unter Beiziehung eines Arztes für Psychiatrie zu erstellende Gutachten muss auf den gegenwärtigen Gesundheitszustand des Betroffenen abstellen und auf einer höchstens 14 Tage zurückliegenden persönlichen Untersuchung des Betroffenen beruhen. Zu diesem Zweck kann die Kreisverwaltungsbehörde den Betroffenen zu dem Arzt vorladen und, soweit erforderlich, durch die Polizei vorführen lassen; wird durch die Vorführung dem Betroffenen die Freiheit entzogen, hat die Kreisverwaltungsbehörde unverzüglich eine richterliche Entscheidung herbeizuführen

...

Artikel 10

Sofortige vorläufige Unterbringung

(1) Sind dringende Gründe für die Annahme vorhanden, dass die Voraussetzungen für eine Unterbringung nach Art. 1 Abs. 1 vorliegen und kann auch eine gerichtliche Entscheidung ... nicht mehr rechtzeitig ergehen, um einen für die öffentliche Sicherheit oder Ordnung drohenden Schaden zu verhindern, so kann

die Kreisverwaltungsbehörde die sofortige vorläufige Unterbringung anordnen ...
(2) In unaufschiebbaren Fällen des Absatzes 1 kann die Polizei den Betroffenen ohne Anordnung der Kreisverwaltungsbehörde in eine Einrichtung im Sinne des Art. 1 Abs. 1 einliefern ...

Antwort 130
Die Antwort C) ist richtig.
Hauptsymptome einer Depression sind gedrückte Stimmung, Interessen- und Freudlosigkeit und Antriebsstörung. Als weitere Symptome finden sich Denk- und Konzentrations- und Aufmerksamkeitsstörung, vermindertes Selbstwertgefühl, Schuldgefühl, motorische Hemmung oder Unruhe, Suizididee oder suizidales Verhalten, Schlafstörung, Appetitminderung oder -steigerung.
Zu 2 und 5: Das Gefühl, von außen gelenkt zu werden (wahnhafte Fremdbeeinflussungserlebnisse) und Gedankenlautwerden sind typische Symptome der Schizophrenie.

Antwort 131
Die Antwort D) ist richtig.
In Deutschland werden jährlich mindestens 2000 Fälle von bakterieller Meningitis gemeldet. Darunter sind etwa 800 Meningokokkeninfektionen (ca. 50 % in der Altersgruppe 0-5 Jahre).
Leitsymptome einer Hirnhautentzündung sind:

- Fieber,
- Kopfschmerz und
- Nackensteifigkeit (Brudzinski-Zeichen positiv).

Als weitere Symptome treten auf:

- Schläfrigkeit (Somnolenz), Aktivitätsverlust (Stupor), Erregungszustände (selten),
- Licht- und Geräuschempfindlichkeit,
- Überstrecken des Kopfes und Lordose der Wirbelsäule (Opisthotonus),
- evtl. Hirnnervenlähmung, Hirndrucksteigerung, Lähmungen, Krampfanfälle, gesteigerte Reflexe.

Antwort 132
Die Antwort C) ist richtig.
Eine Hirnerschütterung (Commotio cerebri) ist eine, aufgrund einer mechanischen Gewalteinwirkung akut auftretende, voll rückbildungsfähige Hirnfunktionsstörung ohne nachweisbare Substanzschäden am Hirngewebe. Es kommt zu einer sofort einsetzenden, maximal 1 Stunde andauernden Bewusstseinsstörung, meist einer Bewusstlosigkeit.
Die Hirnprellung oder Hirnquetschung (Contusio cerebri) ist eine gedeckte oder offene Hirnverletzung, die zu einer Hirnsubstanzverletzung führt.
Blutungen aus Ohr und Nase sprechen für eine zusätzliche Schädelbasisfraktur. Oft findet sich dann - durch die Verletzung der Dura mater - eine Öffnung der Liquorräume nach außen mit Liquorrhö.
Zu D: Bei einer Blutung in den Subarachnoidalraum findet sich keine Blutung nach außen.

Antwort 133
Die Antwort C) ist richtig.
Chronisches Nierenversagen und Herzmuskelschwäche zeigen keinen erkennbaren Bezug zur Entwicklung eines Diabetes mellitus.
Die Klassifikation des Diabetes mellitus (WHO und American Diabetes Association, 1997) umfasst folgende ursächliche Gruppen:
1. Typ-1-Diabetes (frühere Bezeichnung: juveniler Diabetes oder insulinabhängiger Diabetes mellitus = IDDM): Eine Autoimmunreaktion führt zu einer irreversiblen Zerstörung der Betazellen des Pankreas. Dies verursacht einen absoluten Insulinmangel.
A. immunologisch bedingt,
B. idiopathisch.
2. Typ-2-Diabetes (frühere Bezeichnung: Altersdiabetes oder nicht insulinabhängiger Diabetes mellitus (NIDDM): Pathogenetisch umfasst der Typ-2-Diabetes sowohl Formen mit vorwiegender Insulinresistenz am peripheren (Post-)Rezeptor und relativem Insulinmangel als auch

Formen mit schwerem pankreatischem Insulinsekretionsdefekt mit milder Insulinresistenz.
3. Andere spezifische Formen:
A. Genetische Defekte in der B-Zellfunktion

- Chromosom 12, HNF-1alpha (frühere Bezeichnung: MODY 3),
- Chromosom 7, Glukokinase (früher: MODY 2),
- Chromosom 20, HNF-4a ((früher: MODY 1),
- mitochondrale DNA,
- andere.

B. Seltene genetische Defekte der Insulinwirkung,
C. Krankheiten des exokrinen Pankreas (z. B. Pankreatitis, Trauma, Pankreaskarzinom, zystische Fibrose, Hämatochromatose u.a.),
D. Endokrinopathien (Vermehrung von Hormonen, die als Gegenspieler des Insulin wirken z. B. bei Akromegalie, Cushing-Syndrom, Phäochromozytom, Hyperthyreose, Somatostatinom, Glukagonom, Conn-Syndrom),
E. Medikamenten- und Chemikalien induziert (z. B. Glukokortikoide, Schilddrüsenhormone),
F. Infektionen (z. B. kongenitale Röteln, Zytomegalie),
G. Seltene immunologisch bedingte Formen (z. B. Anti-Insulin-Rezeptor-Antikörper),
H. Andere genetische Syndrome, die manchmal mit Diabetes vergesellschaftet sind (Down-, Klinefelter-, Turner-Syndrom, Chorea Huntington, Friedreich-Ataxie).

Antwort 134
Die Antwort E) ist richtig.
Zu 1: Die Wahrscheinlichkeit eines Gichtanfalles nimmt zwar mit erhöhtem Harnsäurespiegel zu, eine Hyperurikämie ist im akuten Gichtanfall jedoch nicht obligat.
Zu B: Als allgemeine Entzündungszeichen finden sich während des akuten Gichtanfalles z. B. Fieber, Leukozytose und eine Erhöhung der Blutsenkungsgeschwindigkeit.
Zu 3: Harnsäuresteine der Niere sind eine typische Komplikation einer chronischen Gicht ('Uratnephrolithiasis'). Uratsteine geben im Röntgenbild keinen Steinschatten und können Harnwegsinfekte verursachen oder unterhalten.
Zu 4 und 5: Fasten verursacht - wie fettreiche Kost -, eine vermehrte Produktion von Ketonkörpern, die die renale Harnsäureausscheidung hemmen. 'Fasten' und 'Feste' sind also nichts für Gichtkranke.

Antwort 135
Die Antwort D) ist richtig.
Die Manie ist eine Form der affektiven Psychose mit inadäquat gehobener (heiterer oder gereizter) Stimmung, Antriebssteigerung, Steigerung der Wahrnehmungsintensität, Denkstörungen (Ideenflucht, Assoziationsreichtum, unstillbarem Rededrang), Störungen vegetativer Funktionen (Blutdruckanstieg, Tachykardie, herabgesetztes oder gesteigertes Hungergefühl, Schlafstörungen), materiellem Verschwendungsverhalten und oft erheblicher Einschränkung der sozialen bzw. beruflichen Leistungsfähigkeit; evtl. zusätzlich Halluzinationen bzw. Wahnideen (bes. als Größenwahn).
Zu 2: Der manische Patient hat zwar eine Schlafstörung, diese äußert sich aber in einem verminderten Schlafbedürfnis. Das Schlafdefizit wird vom Maniker nicht als negativ empfunden.

Antwort 136
Die Antwort A) ist richtig.
Tonsillitiden werden meist durch Viren verursacht (ca. 80 %; meist Adeno- oder Parainfluenzaviren). Seltener sind bakterielle Infektionen mit betahämolysierenden Streptokokken der Gruppe A (eigentliche Angina tonsillaris und Scharlach), Staphylo- oder Pneumokokken. Differenzialdiagnostisch muss auch an Syphilis, Tuberkulose, Diphtherie, Mononukleose (Pfeiffersches Drüsenfieber) Herpangina, orale

Candidose und Angina Plaut-Vincent gedacht werden.
Bei Windpocken und Mumps gehört eine Angina tonsillaris nicht zum Krankheitsbild.

Antwort 137
Die Antwort D) ist richtig.
Im Regelfalle finden sich die vier nur wenige Millimeter großen Nebenschilddrüsen an der Rückseite der Schilddrüse, jeweils zwei oben und zwei unten. Sie produzieren Parathormon, das zusammen mit Kalzitonin und Vitamin D den Kalzium- und Phosphathaushalt des Körpers reguliert. Das Parathormon wirkt als Gegenspieler (Antagonist) des Kalzitonins:
Es fördert die Kalziumaufnahme im Darm.
Es führt zu vermehrter Phosphatausscheidung über die Niere.
Es setzt Kalzium und Phosphat aus dem Knochen frei.
Der Kalziumspiegel im Blut steigt unter Parathormonwirkung an, der Phosphatspiegel fällt ab.
Eine Unterfunktion der Nebenschilddrüsen führt somit zur Verminderung des Kalziumblutspiegels (Hypokalzämie)
Dies führt zur Übererregbarkeit des Nervensystems und zu Krämpfen (Tetanie).
Eine Überfunktion der Nebenschilddrüsen führt zur vermehrten Phosphatausscheidung über die Niere und zu einem vermehrten Kalziumabbbau im Knochen. Nierensteine und brüchige Knochen sind die Folge.

Antwort 138
Die Antwort C) ist richtig.
Klinik der tiefen Beinvenenthrombose:

- Oft völlig symptomlos! Lungenembolie meist erstes Symptom. Das Fehlen von Symptomen schließt eine Phlebothrombose nicht aus! Nur bei 1/3 aller Lungenembolien ist eine Phlebothrombose klinisch nachweisbar. Nur ca. 10 % zeigen die klassische Trias Schwellung, Schmerz, Zyanose
- Schwere und Spannungsgefühl im Bein, ziehende Schmerzen (Leiste, Poplitea, Wade); Besserung bei Hochlagerung des Beines
- Überwärmung, Schwellung (Umfangsdifferenz messen!!), zyanotische Glanzhaut, sog. Pratt-Warnvenen: Kollateralvenen an der Schienbeinkante
- Fieber oder subfebrile Temperaturen, Pulsanstieg
- Druckempfindlichkeit im Verlauf der tiefen Venen
- Wadenkompressionsschmerz (Mayr-Zeichen)
- Wadenschmerz bei Dorsalflexion im Sprunggelenk (Homann-Zeichen)
- Fußsohlendruckschmerz (Payr-Zeichen)
- Meyer-Druckpunkte entlang der inneren (medialen) Schienbeinkante

Komplikationen:
1. Lungenembolie: fast die Hälfte aller Patienten mit tiefer Beinvenenthrombose haben überwiegend asymptomatische (aber szintigrapisch nachweisbare) Lungenembolien!
2. Postthrombotisches Syndrom (PTS) mit chronisch venöser Insuffizienz (CVI)

Zu 2 und 5: Pulslosigkeit und kaltes, blasses Bein sind typische Befunde bei einer akuten oder chronischen arteriellen Verschlusskrankheit.

Antwort 139
Die Antwort D) ist richtig.
Ursachen einer Eisenmangelanämie:

- Mangelnde Zufuhr:
  Säuglinge, Kleinkinder, Vegetarier,
- Tagesverlust:
  Männer: 1 mg,
  Frauen: 2 mg,
  Schwangere: 3 mg,
- (empfohlene tgl. Zufuhr: Männer 12 mg, menstruierende Frauen 15 mg, Schwangere 30 mg),
- mangelnde Resorption im Dünndarm durch Säuremangel im Magen (Anazi-

dität), nach operativer Entfernung des Magens oder Malassimilation,
- erhöhter Bedarf bei Wachstum, Schwangerschaft (Gravidität), Stillperiode, Sportler
- Eisenverluste: chronische Blutungen sind die häufigste Ursache eines Eisenmangels (80 %)
- (Blutungen aus Verdauungstrakt, genitale Blutung bei Frauen u.a.) Merke: Eine Eisenmangelanämie ist solange eine chronische Blutungsanämie, bedingt durch einen bösartigen Tumor, bis das Gegenteil bewiesen ist.

Antwort 140

Die Antwort C) ist richtig.

Zu 1 und 2: Die Rechtsherzinsuffizienz verursacht durch Zunahme des hydrostatischen, das Nephrotische Syndrom durch Abfall des onkotischen Drucks jeweils eine beidseitige Beinschwellung.

Zu 3: Das Erysipel (auch: Wundrose) ist eine bakterielle Infektionskrankheit, die meist durch betahämolysierende Streptokokken der Gruppe A verursacht wird.

Antwort 141

Die Antwort C) ist richtig.

Sichtbare Zeichen einer gastrointestinalen Blutung:

<u>Obere GI-Blutung:</u>

- Bluterbrechen (Hämatemesis): Erbrechen von kaffeesatzartigem oder hellrotem Blut (Kaffeesatz: Hämatinbildung durch Einwirkung von Salzsäure auf Hämoglobin); ohne Salzsäure im Magen (Achlorhydrie) oder bei massiver Blutung (Ausspülen der Salzsäure) fehlt der kaffeesatzartige Aspekt. Da Blut auch aus dem Nasen-Rachenraum, bzw. aus der Lunge stammen kann, muss Bluterbrechen nicht zwangsläufig auf eine GI-Blutung hindeuten.
- Teerstuhl: teerartiger, schwarzer, klebriger, glänzender Stuhl bei Blutungen > 100 ml aus dem Magen oder aus oberen Darmabschnitten und langsamer Darmpassage (Hämatinbildung); (merke: auch Blutungen aus tieferen Darmabschnitten können bei einer trägen Darmpassage durch bakteriellen Abbau eine Schwarzfärbung des Stuhls bewirken, ebenso Eisentabletten.)
- Bei massiver Blutung auch roter Blutstuhl (Hämatochezie): roter Blutstuhl ist typisch für eine untere GI-Blutung, tritt aber auch bei massiver oberer GI-Blutung mit schneller Darmpassage und Ausspülen der Salzsäure (keine Hämatinbildung) auf.

<u>Untere GI-Blutung:</u>

- Roter Blutstuhl (Hämatochezie): Kolonblutungen zeigen homogene dunkelrote Blubeimischungen zum Stuhl oder dunkelrote, geleeartige Blutspuren, bei Rektumblutungen sind Streifen hellroten Blutes dem Stuhl aufgelagert.

Antwort 142

Die Antwort D) ist richtig.

Zur Klinik der Hypothyreose vgl. Antwort auf Frage **88**.

Antwort 143

Die Antwort D) ist richtig.

Gegen Scharlach, eine Infektion mit Toxin-bildenden betahämolysierende Streptokokken und gegen AIDS (Endstadium einer Infektion mit HI-Virus) gibt es keine Impfungen. Die Impfungen gegen Masern, Mumps und Poliomyelitis sind öffentlich empfohlen und gut wirksam.

Antwort 144

Die Antwort A) ist richtig.

Zu 3: Verlaufsmöglichkeiten der HBV-Infektion:

- Asymptomatische Infektion mit Viruselimination (65 %),
- akute Hepatitis mit Heilung und Viruselimination (25 %),
- Tod an fulminanter Hepatitis (0,1-1 %),
- Viruspersistenz (= chronischer Virusträger und infektiös) (10 %).

Personen mit Viruspersistenz können klinisch gesund sein (70-90 %) oder eine chronische Hepatitis entwickeln (10-30 %): Von einer chronischen Hepatitis wird gesprochen, wenn die akute Hepatitis nach 6 Monaten nicht ausgeheilt ist.
Zu 4 und 5: Hepatitis B ist eine Viruserkrankung. Das Virus wird in Deutschland hauptsächlich durch Sexualkontakt übertragen (30 %-50 %). Andere Übertragungswege sind der Kontakt mit Blut oder Blutprodukten oder während der Geburt von der infizierten Mutter auf das Kind.

Antwort 145
Die Antwort C) ist richtig.
Die Schilderung des Patienten spricht für ein sog. Kaudasyndrom, einer Verletzung der Cauda equina.
Die Cauda equina ist eine aus den unteren drei Lendenwurzeln und allen Sakral- und Kokzygealwurzeln gebildetes Nervenfaserbündel, das vom Ende des Rückenmarks etwa in Höhe des 2. Lendenwirbels nach kaudal sich verjüngend den untersten Teil des Wirbelkanals durchläuft.
Nach Läsion der Cauda equina treten schlaffe Lähmung mit Schmerzen und Sensibilitätsstörungen (Reithosenanästhesie) an den unteren Extremitäten, oft auch Blasen- und Mastdarmstörungen auf. Als Ursachen kommen Bandscheibenvorfall, LWS-Frakturen und Rückenmarktumoren in Frage.
Das Kaudasyndrom ist ein Notfall und eine absolute Indikation zur Operation.

Antwort 146
Die Antwort B) ist richtig.
Zu 1: Etwa 80 Prozent aller Typ-2-Diabetiker sind adipös. Jeder zweite Mann und jede dritte Frau über 50 Jahren muss im Laufe des Lebens mit der Manifestation eines Diabetes rechnen, falls eine Adipositas besteht. Übergewichte erkranken an einem Diabetes ca. 10-60x häufiger als Normalgewichtige (je nach Ausmaß des Übergewichts).
Zu 3: Diese Aussage trifft für den Typ-1-Diabetes-mellitus zu. Beim Typ-2-Diabetes werden pathogenetisch zwei Formen unterschieden:
1. Gestörte (aber nicht erloschene!) Insulinsekretion (Sekretionsstarre)
2. Herabgesetzte Insulinwirkung (Insulinresistenz) durch einen Rezeptordefekt und gestörte Glukoseverwertung in der Zelle (Postrezeptordefekt).

Antwort 147
Die Antwort E) ist richtig.
95 % der akuten Herzinfarktereignisse gehen mit Herzrhythmusstörungen einher. Die Mehrzahl der Todesfälle durch Herzinfarkt wird innerhalb der ersten 24 Stunden durch Kammerflimmern verursacht (Defibrillation lebensrettend!).

Antwort 148
Die Antwort C) ist richtig.
Die Harnfarbe ist normalerweise hell- bis dunkelgelb, bedingt durch im Harn gelöste Farbstoffe wie Urochrome, Urobilinogen, Koproporphyrine u.a.; bei Diabetes insipidus und nach reichlichem Trinken wird die Harnfarbe heller, nach starkem Wasserverlust durch Schwitzen und geringer Flüssigkeitszufuhr wird die Harnfarbe dunkler.
Eine Rotfärbung des Urins kann vielfältige Ursachen haben: Blut im Urin (Hämaturie), Hämoglobin im Urin (Hämoglobinurie), Myoglobin im Urin (Myoglobinurie; z. B. bei schweren Muskelquetschungen, 'Crush-Syndrom'), Porphyrinurie, Genuss bestimmter Nahrungsmittel oder Einnahme bestimmter Medikamente (z. B. Pyrazolon haltige Schmerzmittel).
Zu 4 und 5: Eine Proteinurie zeigt sich nicht durch eine typische Urinverfärbung. Bei Diabetes mellitus wird sehr viel Harn ausgeschieden ('osmotische Diurese') und der Urin ist hell (hat aber - im Gegensatz zum sonstigen 'hellen' Urin - ein hohes spezifisches Gewicht).

Antwort 149
Die Antwort D) ist richtig.
Der Hämatokrit ist der prozentuale Anteil der zellulären Bestandteile am Gesamtblutvolumen.
Bei Wasserverlust erhöht sicher der zelluläre Anteil am Gesamtblutvolumen (deshalb führen Schwitzen und Durchfälle zu einem Anstieg des Hämatokritwertes). Als Polyglobulie wird eine Vermehrung der Erythrozyten im Blut bezeichnet. Krankheiten oder Zustände, die zu Sauerstoffmangelzuständen führen (z. B. Höhenpolyglobulie, Herzerkrankungen, chronische Lungenerkrankungen, gestörte Sauerstofftransportfunktion des Hämoglobins) sowie eine vermehrte Erythropoetinbildung (z. B. bei Nierentumoren) führen zu einer Polyglobulie und zeigen einen erhöhten Hämatokritwert.
Zu 1 und 5: Schwangerschaft und Eisenmangel führen zu unterschiedlich ausgeprägten Anämieformen und gehen aufgrund der verringerten Erythrozyten-Zellzahl zu einem Absinken des Hämatokritwerts.

Antwort 150
Die Antwort C) ist richtig.
Die Glukose-Resorption im Darm wird durch Insulin nicht verbessert.
Das lebensnotwendige Insulin hat die Aufgabe, die Verwertung der Glukose in den Geweben des Körpers zu verbessern.
Insulin

- steigert den Transport der Glukose durch die Zellmembran der Muskelfasern und
- fördert den Abbau der Glukose,
- steigert die Glykogenbildung (Glykogen = Speicherform der Glukose) in Muskel und Leber,
- steigert die Eiweiß- und Fettbildung aus Kohlenhydraten,
- fördert im Fettstoffwechsel die Aufnahme freier Fettsäuren, die dann als Depotfett in Form von Triglyzeriden gespeichert werden.

Antwort 151
Die Antwort C) ist richtig.
Vgl. die Antwort auf Frage **102**.

Antwort 152
Die Antwort B) ist richtig.
Die 'kalkspritzerartigen' weißen Flecken der Wangenschleimhaut mit leicht gerötetem Hof in Höhe der oberen und unteren Backenzähne im Prodromalstadium der Masern werden als Koplik-Flecken bezeichnet.
Zu C und D: Beim typischen Verlauf von Scharlach ist die Zunge zunächst dick weißlich belegt, dann charakteristisch himbeerfarben (Himbeer- oder Erdbeerzunge). Der feinfleckige (stecknadelkopfgroße) Hautausschlag bei Scharlach ist hochrot, zusammenfließend; beginnt im Bereich von Achsel und Leisten und steigt in Richtung Hals auf. Später blasst er dann ab und wird von einer intensiven Schuppung (vor allem an Händen und Fußsohlen) abgelöst.
Zu E: Eine Schwellung der 'nuchalen' Lymphknoten (Nackenlymphknoten) ist typisch für das Krankheitsbild der Röteln.

Antwort 153
Die Antwort D) ist richtig.
Die Polymyalgia rheumatica ist eine ätiologisch noch weitgehend ungeklärte entzündliche Multiorganerkrankung. Es erkranken meist ältere Menschen > 65 Jahre. Klinik: nächtliche und morgendliche symmetrische Schulterschmerzen, proximal betonte Muskelschmerzen (Myalgien; Beckengürtel, Extremitäten), Morgensteifigkeit bis zur Gehunfähigkeit, Müdigkeit und Depressivität; laborchemisch fällt eine stark erhöhte Blutsenkung auf. Therapeutisch spricht die Polymyalgia rheumatica rasch auf Glukokortikoide an. Die Erkrankung hat eine enge Beziehung zur Arteriitis temporalis Horton, die innerhalb 24 Stunden zu beidseitiger Erblindung führen kann.
Eine Behandlung mit physikalischer Therapie ist bei diesen Krankheitsbildern nicht indiziert.

Antwort 154

Die Antwort B) ist richtig.

Vitamin B12 kommt insbesondere in tierischen Lebensmitteln (Leber, Niere, Muskelfleisch, Fisch, Eier, Milch und Milchprodukte) vor; in geringen Mengen auch in vergorenen pflanzlichen Produkten (z. B. Sauerkraut, Bier) sowie in Wurzeln von Pflanzen. Mangelerscheinungen sind sehr selten und kommen erst nach 5-10-jähriger Vitamin-B12-freier Ernährung bei sich streng vegetarisch Ernährenden und Alkoholkranken vor.

Gefährdet sind auch Säuglinge und Kleinkinder bei extrem einseitiger (z. B. veganischer) Ernährung.

Zu A: Vitamin A (oder Vorstufen) kommen in tierischen Produkten (z. B. Fischleberöl, Leber, Eier, Milch und Milchprodukte), in Salzwasserfischen sowie als Carotinoide in Gemüse und Obst vor. Vitamin-A-Mangel ist zwar weltweit der häufigste Vitaminmangelzustand, in den Industriestaaten aber eher selten.

Zu C: Folsäure wird v. a. mit der Nahrung aufgenommen (Blattgemüse, Leber, Hefe, Milch). Folsäure zählt zu den kritischen Nährstoffen fast aller Bevölkerungsgruppen. Zu den Risikogruppen zählen besonders vegan ernährte Säuglinge und Kleinkinder, Kinder in der Pubertät, Schwangere, Stillende und Alkoholkranke.

Zu D: Vitamin C kommt in pflanzlichen und tierischen Lebensmitteln vor; bei Fehl- oder Mangelernährung (z. B. bei Alleinstehenden und Älteren, bei Extremdiät oder Alkoholkrankheit), erhöhtem Bedarf (z. B. inf. Schwangerschaft, Dialyse, Nikotinkonsum) und Malabsorption kann es zu Krankheitsbild des Skorbut kommen.

Zu E: Vitamin K kommt in Nahrungsmitteln, besonders in Gemüse, weniger in Obst, Getreide, Milch und Fleisch vor. Ernährungsbedingte Mangelerscheinungen sind sehr selten.

Antwort 155

Die Antwort C) ist richtig.

Das diabetische Fußsyndrom ist in der Praxis sehr wichtig:

15 % der Diabetiker entwickeln ein diabetisches Fußsyndrom. Gangrän und Amputationen sind beim Diabetiker 30-50mal häufiger als bei Nichtdiabetikern. 25 % aller Aufwendungen für Diabetiker werden durch diabetische Fußprobleme verursacht, 50 % aller Krankenhaustage bei Diabetikern entfallen auf die Behandlung des diabetischen Fußsyndroms! Jede Verletzung am Fuß eines Diabetikers ist eine Notfallsituation und bedarf einer optimalen Therapie! Keine instrumentellen Manipulationen an Diabetikerfüßen (Fußpflege)!

3 Typen:

- Neuropathischer diabetischer Fuß (70 %): warmer Fuß, rosiges Aussehen, tastbare (!) Fußpulse (Mikroangiopathie!), vermindertes Vibrationsempfinden (gestörte Tiefensensibilität; Stimmgabelversuch). Ausgelöst durch falsche Fußpflege, enges Schuhwerk oder kleinste Traumen, bildet sich ein schmerzloses neuropathisches Geschwür (sog. Malum perforans) an druckbelasteten Regionen (Fußballen, Ferse).
- Ischämischer Fuß: peripherer arterielle Verschlusskrankheit (Makroangiopathie; pAVK; siehe auch dort): Fußpulse nicht tastbar, erhaltene Tiefensensibilität (Stimmgabel), kühler Fuß, Nekrosen bzw. Gangrän der Zehen. Sind die Füße warm und die Fußpulse tastbar, so besteht keine AVK.
- Kombinierte Form aus neuropathischen und ischämischen diabetischem Fuß (ungünstigste Prognose)

Antwort 156

Die Antwort E) ist richtig.

Zu 2: Die progressive Muskelrelaxation (PMR) ist eine Entspannungstechnik, die auf der Wahrnehmung des Unterschieds zwischen willkürlich angespannter und entspannter Muskulatur aufbaut. Bei der Form nach Jacobson werden in sechs Schritten wichtige Muskelgruppen der Willkürmotorik nach dem Anspannen entspannt. Das Verfahren findet Anwendung in der Verhaltenstherapie z. B. zur Behandlung von Angststörungen durch systematische Desensibilisierung.

Antwort 157
Die Antwort B) ist richtig.
Die Hepatitis-B-Impfung ist eine von der WHO und der STIKO für alle Säuglinge, Kleinkinder, Kinder und Jugendliche empfohlene Impfung.

Antwort 158
Die Antwort D) ist richtig.
Die beste Desinfektionswirkung hat Alkohol (Ethanol) als sog. Spiritus dilutus bei einer Konzentration von 70 %. Diese allgemein übliche Konzentration fehlt in der Antwortauswahl, so dass der 80 % Alkohol anzukreuzen ist. 100%iger Alkohol hat keine gute Desinfektionswirkung.

Antwort 159
Die Antwort C) ist richtig.
Dyspnoe, Husten, meist zäher Auswurf, verlängerter Ausatmung (Exspirium), trockene Rasselgeräusche (auch: kontinuierliche Nebengeräusche: Giemen, Pfeifen und Brummen), hypersonorer Klopfschall und Tachykardie kennzeichnen klinisch den Asthma-bronchiale-Anfall.
Zu 4: Feuchte Rasselgeräusche (auch: diskontinuierliche Nebengeräusche) finden sich als feines Rasseln (auch: feucht, feinblasig) bei Lungenentzündung und Stauungslunge (z. B. im Rahmen einer Linksherzinsuffizienz) sowie bei Lungenfibrose und chronischer Bronchitis. Als grobes Rasseln (auch: feucht, grobblasig) bei Lungenödem, Bronchiektasen, nicht abgehustetem Sekret und als sog. ‚Todesröcheln' bei schwerstkranken Patienten.

Antwort 160
Die Antwort C) ist richtig.
Die fulminante Lungenembolie mit totaler Verlegung der zentralen Pulmonalarterienäste ist ein Krankheitsbild, das unter dem Bild einer akuten Rechtsherzinsuffizienz zum Tode führt.
Zu 1: Bei Pumpversagen des linken Herzens kommt es durch den Rückstau in die Lunge zur chronischen pulmonalen Hypertonie mit sich dann entwickelnder Rechtsherzbelastung.
Zu 2, 4 und 5: Chronische Erkrankungen der Lunge führen über den sog. Euler-Liljestrand-Reflex zu einem Druckanstieg in der Arteria pulmonalis: Die Minderung des Sauerstoffpartialdrucks in den krankheitsbedingt minder belüfteten Alveolen führen zu einer reflektorische Verengung der pulmonalen Kapillaren im minder belüfteten Gebiet (Prinzip: Keine Perfusion, wenn keine Ventilation). Dadurch kommt es zu einer Umleitung der Perfusion in gut belüftete Areale (um den Preis einer pulmonalen Hypertonie).

Antwort 161
Die Antwort D) ist richtig.
Diese Frage testet euer räumliches und gymnastisches Vorstellungsvermögen ...

Antwort 162
Die Antwort B) ist richtig.
Das durchschnittliche Geburtsgewicht beträgt bei Mädchen ca. 3350g und bei Jungen ca. 3500g.
Ein Kind hat sein Geburtsgewicht am Ende des 5. Lebensmonats verdoppelt und mit 12 Monaten ca. verdreifacht.

Antwort 163
Die Antwort D) ist richtig.
Zu 4: Der Hauptbildungsort von Erythrozyten beim Erwachsenen ist das Mark der kleinen und platten Knochen (myeloisches System) sowie das lymphatische System.

Antwort 164
Die Antwort C) ist richtig.
Nach 10-jähriger Krankheitsdauer haben ca. 50 % der Patienten mit Diabetes mellitus eine Polyneuropathie.
Bei der peripheren sensomotorische Neuropathie zeigt sich als Frühsymptom eine Vibrationsempfindungsstörung (Messung mittels Stimmgabel), später distal betonte, symmetrische Parästhesien (‚burning feet'), Areflexie (Achillessehnenreflexe nicht auslösbar), gestörtes Kalt/Warm-Empfinden, Schmerzempfindungsstörungen. Im weiteren Verlauf evtl. motorische Störungen (Muskelparesen). Die Nervenleitgeschwindigkeit ist vermindert.

Antwort 165
Die Antwort B) ist richtig.
Erysipel (auch: Wundrose):
Erreger:
Betahämolysierende Streptokokken der Gruppe A.
Reservoir:
Mensch.
Übertragungsweg:
Direkter Kontakt, verschmutzte Gegenstände.
Inkubationszeit:
Stunden bis 2 Tage.
Klinik:
Es kommt zu Entzündung der Haut und des Unterhautzellgewebes (mit Ausbreitung auf dem Lymphweg). Die häufigsten Eintrittspforten sind z. B. Ulcus cruris, Fußpilz, Rhagaden am Naseneingang.

- Schüttelfrost, hohes Fieber,
- scharf begrenzte, schmerzhafte, ödematöse Rötung mit flammenförmigen Ausläufern, oft mit Bläschen und Blasen, Gangrän oder Vordringen in die Subkutis,
- Komplikationen: Rezidive, Verstopfung der Lymphbahnen (mit Elephantiasis), Sepsis.

Antwort 166
Die Antwort E) ist richtig.
Vgl. Antwort auf Frage **41**

Antwort 167
Die Antwort B) ist richtig.
Zu 2: Östrogenmangel und Immobilisation (z. B. Bettruhe) sind Ursachen für die Entwicklung einer Osteoporose.
Zu 3: Radiologisch zeigen sich Verminderung der Knochenmasse in der Osteodensitometrie. (Diese Knochendichtemessung lässt jedoch keine Rückschlüsse auf die auslösende Ursache zu).
Zu 4: Langdauernde Anwendung von Kortison (viele Monate) kann über einen Abbau der Knochengrundsubstanz über Hemmung der enteralen Kalzium-Resorption und über gesteigerte Kalziumausscheidung über die Nieren zu einer Osteoporose führen.
Zu 5: Östrogene hemmen die Knochenresorption. Östrogenmangel in der Menopause fördert die Entwicklung einer Osteoporose.

Antwort 168
Die Antwort B) ist richtig.
Das Stadium I der Borreliose ist gekennzeichnet durch unspezifische Allgemeinsymptome (Kopfschmerz, Gelenk- und Muskelschmerz, Magen-Darm-Beschwerden, evtl. Fieber) und das Erythema migrans, die sog. ‚wandernde Röte' der Haut, meist von der Zeckenstichstelle ausgehend. Das erscheinungsfreie Intervall zwischen Zeckenstich und Beginn des Erythems beträgt mindestens 3 Tage und höchstens 6 Wochen. Rötung sofort nach einem Zeckenstich spricht für eine Überempfindlichkeitsreaktion, nicht für eine Lyme-Borreliose.
Zu A: Je nach Gebiet sind ca. 5-60 % der Zecken mit B. burgdorferi durchseucht. Eine grundsätzliche Antibiotikaprophylaxe nach einem Zeckenstich wird zurzeit nicht empfohlen.
Zu C: Erreger ist das Bakterium Borrelia burgdorferi.
zu D) Monate bis Jahre nach Infektion kommt es - oft ohne vorausgehende Frühsymptome - zum Stadium III der Infektion mit Mono- oder Oligoarthritis (Lyme-Arthritis), Akrodermatitis chronica atro-

phicans, chronischer Enzephalomyelitis; zu isolierten Hirnnervenausfällen, akuter Ataxie, akuter Hemiplegie, Myelitis u.a.
Zu E: Der laborchemische Nachweis der Borrelien im Menschen bereitet noch große Probleme. Auch die Unterscheidung zwischen aktiver und zeitlich weit zurück liegender Infektion ist schwierig. Ein negativer serologischer Befund schließt deshalb eine Lyme-Borreliose nicht aus.

Antwort 169
Die Antwort B) ist richtig.
Zu 1: Salmonella Typhi ist der Erreger des Typhus abdominalis. Dieses Krankheitsbild wird aus Ländern mit schlechteren Hygienebedingungen meist von Urlaubern nach Deutschland eingeschleppt und kommt ca. 100 x pro Jahr in Deutschland vor. Die Serovare Salmonella Typhi und Salmonella Paratyphi A, B und C (Erreger des Paratyphus) werden als typhöse Salmonellen von über 2400 anderen Serovaren abgegrenzt, die Lokalinfektionen des Darms (Enteritis) verursachen und deshalb als enteritische Salmonellen bezeichnet werden. In Deutschland rechnet man mit bis zu 1 Million Infektionen mit enteritischen Salmonellen jährlich.
Zu 2: Enteritis-Salmonellen gelangen mit kontaminierter Nahrung in den Magen-Darm-Trakt: (‚Salmonellen isst und trinkt man'.)
Zu 3: Roseolen der Bauchhaut sind ein typischer Befund bei Typhus abdominalis (also nicht bei Salmonellen-Enteritis) und bei Fleckfieber. Es handelt sich um kleinfleckige Hautrötungen.
Zu 4: Bei Typhus und Paratyphus sind Antibiotika indiziert. Bei den enteritischen Salmonellen sind Antibiotika nicht indiziert.
Zu 5: Endotoxine sind für den Menschen toxisch wirkende Substanzen, die beim Absterben und Auflösen vieler Bakterien (z. B. Salmonellen) freigesetzt werden. Sie sind wichtige natürliche Komponenten der Zellhülle. Bereits in sehr niedrigen Konzentrationen führen sie im menschlichen Körper zu Blutdruckabfall, Fieber und Diarrhöen.

Antwort 170
Die Antwort B) ist richtig.
Stickstoff, Sauerstoff und Argon sind Bestandteile der Atemluft.
Zu 2: Stickstoff (Symbol N) bildet als farb-, geruch- und geschmackloses Gas 78,1 Vol % der Atemluft.
Zu 3: Unsere Atmosphäre wird zu ungefähr einem Prozent von Edelgasen gebildet, davon sind ca. 0,94 % Argon. Es ist also das wichtigste atmosphärische Edelgas. Geringe Mengen sind auch in vulkanischem Gestein eingeschlossen, und es ist in gewissem Umfang im Meerwasser gelöst. Argon wird überwiegend als Schutzgas beim Schweißen und bei der Herstellung von Titan und Zirkonium verwendet. Es wird als Füllgas für Leuchtstoffröhren eingesetzt. (Argon erhöht die Lichtausbeute normaler Glühlampen.)

Antwort 171
Die Antwort C) ist richtig.
Jeder Notfall erfordert die sofortige Alarmierung des Notarztes. Ein Bewusstloser wird in stabiler Seitenlage gelagert (wegen des Schocks am besten in 15 Grad Kopftieflage). Ein ateminsuffizienter, zyanotischer Patient sollte mit dem Ambu-Beutel beatmet werden.
Zu 2: Eine orale Flüssigkeitszufuhr ist beim Bewusstlosen kontraindiziert (Aspirationsgefahr; eine Flüssigkeitsinfusion wäre dagegen aufgrund des Schockzustandes sinnvoll).

Antwort 172
Die Antwort B) ist richtig.
Der Nervus trigeminus (V. Hirnnerv) teilt sich in 3 Hauptäste: Nervus ophthalmicus (tritt aus dem Foramen supraorbitale aus), Nervus maxillaris (tritt aus dem Foramen infraorbitale aus), Nervus mandibularis (tritt aus dem Foramen mentale aus). Am Foramen infraorbitale wird der Maxillarisast des N. trigeminus geprüft.

Antwort 173

Die Antwort D) ist richtig.

Zu 5: Als Polyp wird jede Geschwulst bezeichnet, die ins Darmlumen vorragt. Histologisch werden Adenome, hyperplastische Polypen, entzündliche Polypen und Hamartome unterschieden.

Von besonderer Wichtigkeit sind die Adenome: Adenome bauen sich aus Schleimhautepithel auf. Aus ihnen entwickeln sich häufig Karzinome: Adenom-Karzinom-Sequenz. Adenome können also karzinomatös entarten. Je mehr Adenome vorliegen, umso größer ist dieses Risiko.

Zu 2: vgl. Antwort auf Frage **141**.

Antwort 174

Die Antwort D) ist richtig.

Zu 1 und 2: Zink ist ein essentielles Spurenelement und Bestandteil vieler Hormone und Enzyme.

Zu 3: Der Tagesbedarf liegt bei ca. 15 mg.

Zu 4 und 5: Infolge verminderter Resorption im Darm (Darmresektion, Malassimilation, M. Crohn) oder infolge verminderter Zufuhr (Fehlernährung, parenterale Ernährung) kann es zu Mangelerscheinungen unter dem Bild einer sog. Zinkmangeldermatitis kommen: Krustenbildung in Gesicht und Anogenitalbereich, Blasenbildung und Paronychie ('Nagelumlauf': Entzündung des Nagelwalls) an Fingern und Zehen und diffuser Haarausfall (Alopezie).

Antwort 175

Die Antwort D) ist richtig.

Zu 1, 3, 4 und 5: Bilirubin ist ein Abbauprodukt des Hämoglobins (Blutfarbstoff der roten Blutkörperchen), fällt also beim Untergang von Erythrozyten an. Hämoglobin wird zunächst zerlegt in Häm und Globin (Eiweiß). Das Häm wird weiter abgebaut zu Biliverdin, dann zu indirektem, nicht wasserlöslichem, an Albumin gebundenem, unkonjugiertem Bilirubin. Dieses wird zur Leber transportiert und dort zu direktem, wasserlöslichem, konjugiertem Bilirubin umgewandelt, mit der Galle in den Dünndarm ausgeschüttet bzw. in der Gallenblase zwischengespeichert und eingedickt (Blasengalle).

Beim Verschlussikterus (mechanisch bedingter post- bzw. extrahepatischer Ikterus) kommt es zu einer Störung des Bilirubintransports durch partielle oder totale Verlegung des Ductus choledochus (z. B. bei Steinen im Ductus choledochus und beim Gallengangkarzinom,).

Das in der Leber gebildete konjugierte, wasserlösliche Bilirubin kann nicht in den Darm abfließen und tritt daher in das Blut über (sog. Resorptionsikterus).

Eine Gelbsucht wird an den Konjunktiven (Bindehaut) und Skleren (Sklera = Lederhaut des Auges) erkennbar, wenn das Gesamtbilirubin im Serum einen Wert von 2 mg/dl überschreitet (Norm bis 1,2 mg/dl).

Das konjugierte Bilirubin wird in der Niere filtriert (wasserlöslich), erscheint im Urin und färbt diesen braun.

Da kein Bilirubin im Darm ankommt, werden kein Urobilinogen und kein Sterkobilin gebildet. Sterkobilin färbt den Stuhl braun. Das Fehlen des Sterkobilins verursacht die weiße (helle) Verfärbung des Stuhls.

Beim Verschlussikterus gelangen die Gallensäuren zusammen mit Bilirubin ins Blut und verursachen dort Juckreiz und Bradykardie.

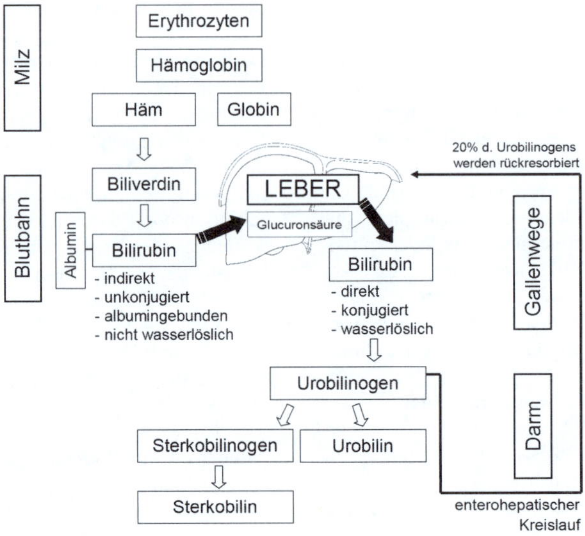

Aus: Hildebrand/Kühn: Lehrbuch für Heilpraktiker, Bd. 1; Kreativität & Wissen Verlag, 2008

Zu 2: Enterohepatischer Kreislauf der Gallensäuren: Die Leber bildet aus Cholesterin Gallensäuren, die über die Gallengänge ins Duodenum gelangen. Die Gallensäuren werden zu 95 % im unteren Dünndarm wieder resorbiert. Sie gelangen mit dem Pfortaderblut erneut in die Leber und werden nun wieder in die Galle abgegeben. Die Gallensäuren haben eine wichtige Aufgabe bei der Fettverdauung (‚Emulgierung der Fette' durch die Gallensäuren). Durch sie wird die Angriffsmöglichkeit der Fett spaltenden Lipase deutlich verbessert.

Antwort 176

Die Antwort E) ist richtig.

Patienten mit 'Akutem Abdomen' oder Abdominalverletzungen werden in Rückenlage mit angezogenen Beinen, Knierolle und Kopfpolster gelagert.

Antwort 177

Die Antwort C) ist richtig.

Klinik der Diphtherie:

- Entzündung der Mandeln (Tonsillitis) mit weißlich-grauen, fest haftenden Belägen, die auf den Nasenrachenraum übergreifen und beim Abstreifen bluten (Pseudomembranen),
- süßlicher Geruch, blutiger Schnupfen (Nasendiphtherie bei Säuglingen)
- Temperatur um 38°C, oft sehr schneller Puls,
- stark geschwollene, druckschmerzhafte Kieferwinkellymphknoten,
- systemische Intoxikation: Myokarditis, Gewebeuntergang in Herzmuskel, Leber, Nieren und Nebennieren, Polyneuritis, Lähmungen im Bereich der motorischen Kopfnerven. Oft treten die toxischen Schäden erst nach Abklingen der akuten Lokalinfektion als Spätschäden zutage.

Antwort 178
Die Antwort D) ist richtig.
Erkältungskrankheiten (Infekte der oberen Luftwege, 'grippale Infekte') werden nahezu ausschließlich durch Viren verursacht. 40 % durch Rhinoviren, 10-15 % durch Respiratory-Syncytial-Viren, 10 % durch Coronaviren; weitere Infektionserreger sind Parainfluenza-, Adeno-, Reo-, Entero- und Influenzaviren.

Antwort 179
Die Antwort C) ist richtig.
Zu 3 und 5: Nach § 24 des Infektionsschutzgesetzes ist dem Heilpraktiker die Behandlung von Gonorrhö und Syphilis verboten: *'Die Behandlung von Personen, die an einer der in § 6 Abs. 1 Satz 1, Nr. 1, 2 und 5 oder § 34 Abs. 1 genannten übertragbaren Krankheiten erkrankt oder dessen verdächtig sind oder die mit einem Krankheitserreger nach § 7 infiziert sind, ist insoweit im Rahmen der berufsmäßigen Ausübung der Heilkunde nur Ärzten gestattet. Satz 1 gilt entsprechend bei sexuell übertragbaren Krankheiten und für Krankheiten oder Krankheitserreger, die durch eine Rechtsverordnung ... in die Meldepflicht einbezogen sind ...'*
Syphilis und Gonorrhö sind sexuell übertragbare Krankheiten. Der direkte oder indirekte Erregernachweis von Treponema pallidum, dem Erreger der Syphilis, ist zudem nach § 7,3 des Infektionsschutzgesetzes mit nichtnamentlicher Meldepflicht belegt (keine Meldepflicht für Heilpraktiker aber Behandlungsverbot).
Zu 4: Die Feststellung einer Schwangerschaft ist dem Heilpraktiker erlaubt.

Antwort 180
Die Antwort C) ist richtig.
Zu 2: Tuberkulose ist im § 6 Infektionsschutzgesetz aufgelistet, Malaria (Plasmodium sp.) im § 7,3 des Infektionsschutzgesetzes. Für im § 6 erwähnte Krankheiten besteht für den Heilpraktiker Meldepflicht bei Verdacht Erkrankung und Tod (bei Tuberkulose für Erkrankung und Tod) und Behandlungsverbot, für Erkrankungen mit Erregern, die im § 7 erwähnt sind, besteht Behandlungsverbot.
Zu 1 und 4: HIV und Hepatitis C darf der Heilpraktiker zwar nicht behandeln, Depression und Fußpilz darf er jedoch behandeln. (Die Sachlage scheint uns nicht so einfach, wie sie hier dargestellt wird: wird die Depression z. B. durch ZNS-Manifestationen von HIV ausgelöst, besteht u. E. eigentlich Behandlungsverbot.)

Antwort 181
Die Antwort D) ist richtig.
Ein Vitamin-D-Mangel führt nicht zur Strumabildung.
Zu 1: Bei der Hashimoto-Thyreoiditis kommt es zu einer Fibrosierung des Schilddrüsenparenchyms unter gleichzeitiger Ausbildung einer derben Struma ohne Knoten und Hypothyreose.
Zu 4: Die Vitamin-D-Mangel-Erkrankung. (Rachitis, Englische Krankheit, Glisson-Krankheit) ist eine im Kleinkindesalter, selten bei älteren Kindern auftretende, durch Mangel an Calciferolen bedingte Störung des Kalzium- und Phosphatstoffwechsels mit typischen Skelettveränderungen. Ursächlich ist eine unzureichende photochemische Umwandlung von Calciferolvorstufen in der Haut zu Colecalciferol durch mangelnde UV-Bestrahlung oder unzureichende Zufuhr bzw. Resorption.
Klinisch zeigt sich die Rachitis meist im 2.-3. Lebensmonat mit Unruhe, Schreckhaftigkeit, Schwitzen (besonders am Kopf), Hinterkopfglatze, im 3.-4. Monat Muskelhypotonie, schlaffe Bauchdecken (sog. Froschbauch), Obstipation, evtl. Zeichen einer Tetanie und Krämpfe sowie typische (schmerzhafte) Skelettveränderungen: abnorme Weichheit des Schädelknochens (sog. Kraniotabes), Abflachung des Hinterhaupts (sog. Caput quadratum) Auftreibungen der metaphysären Wachstumszonen und becherförmige Erweiterungen der distalen Enden der Röhrenknochen, an den Rippen tast- und später sichtbarer sog. rachitischer Rosenkranz

infolge Auftreibung an den Knorpel-Knochen-Grenzen, Skelettdeformierungen (u.a. Beckendeformierung, Kyphose, sog. Glockenthorax mit Harrison-Furche durch Einziehungen des Zwerchfellansatzes, Hühnerbrust, Beinverkrümmungen); verzögerter (Milch-)Zahndurchbruch mit Schmelzdefekten u.a.
Zu 5: Der M. Basedow (Immunogene Hyperthyreose) ist eine systemische Autoimmunerkrankung. Sie wird verursacht durch Autoantikörper (TRAK = TSH-R-Ak = TSH-Rezeptor-Autoantikörper), die die Schilddrüse zur Produktion von Schilddrüsenhormon anregen. 2/3 der Fälle manifestieren sich nach dem 35 Lebensjahr, w:m = 5:1.
Drei Erscheinungsformen:

- Ohne Struma,
- mit diffuser Struma,
- mit Knotenstruma.

Die immunogene Hyperthyreose ist in ca. 40 % d. F. mit klassischen Augensymptomen, der sog. endokrinen Orbitopathie (Exophthalmus: „Glotzauge, Glanzauge“), verbunden.

Antwort 182
Die Antwort E) ist richtig.
Zu 1 und 3: Der Natrium- und Kaliummangel ist oft durch Missbrauch von Abführmitteln und Entwässerungstabletten (Diuretika) bedingt.
Bei der Anorexia nervosa wird durch die Nahrungsverweigerung und durch die ihr folgende Amenorrhö (Ausbleiben der Menstruation) im übertragenen Sinne eine Verweigerung der Übernahme der weiblichen Rolle erzielt. Hass, Wut und letztlich Trauer sind die verdrängten Gefühle. Anerkennung wird durch ein hohes Leistungs- und Aktivitätsniveau gesucht. Sowohl bei der Anorexie als auch bei der Bulimie scheinen genetische Faktoren von Bedeutung zu sein. Beginn ist meist zwischen dem 12. und 23. Lebensjahr. Mädchen sind 8-10x so häufig betroffen wie Jungen.

Klinik:

- Ablehnung der Nahrungsaufnahme,
- Abmagerung (bis zu 30 kg, mind. 20 % unterhalb der Norm),
- Amenorrhö,
- Hypotonie, Bradykardie und niedriger Grundumsatz,
- Obstipation,
- heimliche Provokation von Erbrechen,
- Phasen von Heißhunger,
- übertriebener Ehrgeiz, der - wie die ganze Krankheit - etwas selbstzerstörerisches hat,
- übertriebene körperliche Aktivität.

Das Krankheitsbild ist chronifiziert in der Regel und heilt meist nicht spontan aus. Bis zu 10 % der Patienten verhungern, so dass im Rahmen der Nahrungsverweigerung eine akute Lebensgefahr auftreten kann.

ANTWORTEN MC 4

Antwort 183
Die Antwort B) ist richtig.
Es ist keine der Aussagen ganz richtig. Wir wollen nicht kleinlich sein, aber die Hepatitis-Serologie und ihre klinische Bewertung ist kompliziert, eine saubere Terminologie unabdingbar (zumal es sich hier um eine für den Heilpraktiker-Anwärter sehr schwere Prüfungsfrage handelt): Entweder überprüft man Anti-Hbs oder Anti-HBs-Antigen oder HBs-Antikörper. (Anti-HBs-Antikörper wären Antikörper gegen HBs-Antikörper, also wieder etwas anderes).
Bei einer Hepatitis-B-Impfung wird mit einem gentechnisch gewonnenen Impfstoff aktiv immunisiert. Die Grundimmunisierung besteht aus zwei bzw. drei Impfungen und einer Boosterung nach 6 bzw. 12 Monaten, eine Auffrischung sollte nach ca. 5 Jahren erfolgen.
Der Impferfolg wird 6 Wochen nach abgeschlossener Impfung durch Bestimmung von Anti-HBs (auch: HBs-Antikörper oder Anti-HBs-Antigen) überprüft.
Die äußere Hülle des Hepatitis-B-Virus wird vom Hepatitis-B-Oberflächen-(surface)-Antigen (HBsAg) gebildet.
Alle verwendeten Hepatitis-B-Impfstoffe enthalten das gereinigte - nicht infektiöse - HBsAg-Oberflächen-Protein (die nicht infektiöse Hülle des Hepatitis-B-Virus) und sind frei von (infektiöser) Virus-DNA. Bei einem Impferfolg bildet die körpereigene Abwehr nun Antikörper gegen dieses HBs-Oberflächen-Antigen. Diese Antikörper werden dann als Anti-HBs-Ag oder Anti-HBs-Antigen bezeichnet.
Ein Impfschutz besteht bei einer Anti-HBs-Ag Serumkonzentration größer 100 IU/ml.

Um die Sachlage noch etwas komplizierter zu machen, hier noch ein paar Informationen zur HBV-Serologie:
Wie schon erwähnt, wird die äußere Hülle des HBV vom Hepatitis-B-Oberflächen-(surface)-Antigen (HBsAg) gebildet. Innerhalb der Hülle liegt das Core-Antigen (HBcAg), das nur in der Leberzelle nachweisbar ist. Im Serum befindet sich eine veränderte Form des Core-Polypeptids, das sog. HBe-Antigen (sekretorische Form des HBc-Antigens). Solange das Virus in der Leber repliziert wird, findet sich auch HBV-DNA im Serum, die z. B. mittels PCR (Polymerase Chain Reaction) nachgewiesen werden kann.
In der Routinediagnostik lassen sich also neben der Virus-DNA folgenden Antigenstrukturen nachweisen (Ag = Antigen):

- HBs-Ag (Surface-Antigen),
- HBc-Ag (Core-Antigen),
- HBe-Ag (Sonderform des HBc-Antigens).

Als korrespondierende Antikörper zu diesen Antigenen lassen sich nachweisen:

- Ani-HBs,
- Anti-HBc,
- Anti-HBe.

HBe-Ag ist im Akutstadium der Erkrankung - und bei einem Teil der chronischen Virusträger - im Blut nachweisbar und gilt neben HBs-Ag als wichtiger Hinweis auf Infektiosität.
Der Nachweis von Anti-HBs kann mit der Elimination des Virus gleichgesetzt werden.
Von chronischer Hepatitis B spricht man definitionsgemäß, wenn die akute Hepatitis nach 6 Monaten nicht ausgeheilt ist, erkennbar an einer Persistenz des Oberflächenantigens (HBs-Ag) und einer Persistenz der Marker der Virusreplikation (HBe-Ag, HBV-DNA). Anti-HBe und Anti-HBs entstehen hierbei nicht ('fehlende Serokonversion').

Antwort 184

Die Antwort B) ist richtig.

Das Prodromalstadium der Masern dauert etwa Dauer 3-5 Tage und ist gekennzeichnet durch Grippe-ähnliche Erscheinungen der oberen Atemwege mit Schnupfen (Rhinitis), Bindehautentzündung (Konjunktivitis), und Rachenentzündung (Pharyngitis) mit Angina, Bronchitis; häufig Koplik-Flecken der Mundschleimhaut; Fieberabfall;

Das unter erneutem Fieberanstieg (39-40 °C) folgende Exanthemstadium der Masern dauert ca. 3 Tage. Das Exanthem beginnt hinter den Ohren mit Ausbreitung über Hals, Gesicht, Schultern, Rumpf und Extremitäten. Es zeigt rosa- bis violettrote Farbe, kann klein- oder grobfleckig, disseminiert (‘verstreut’) oder konfluierend (zusammenfließend) sein und juckt in der Regel nicht.

Im dann folgenden Rekonvaleszenzstadium der Masern kommt es zu einer feinen, kleieförmigen Schuppung der Haut (im Gegensatz zum Scharlach ohne Beteiligung der Hände und Füße).

Antwort 185

Die Antwort C) ist richtig.

Ursachen für eine Reizung bzw. Kompression des Nervus ischiadicus oder seiner Wurzeln im Bereich L4/L5/S1 sind u. a: Bandscheibenvorfall, Rückenmarktumoren, Tumoren des kleinen Beckens, Schwangerschaft, Wirbelsäulenerkrankungen, Neuritiden bei Infektionskrankheiten (z. B. Lepra, Zoster), Traumen, Hüftgelenkluxation, unsachgemäße intramuskuläre Injektion, Polyneuropathie (z. B. bei Diabetes mellitus).

Klinisch zeigen sich Schmerzen in der Lendengegend, die in das betroffene Bein bis zum Fußaußenrand ausstrahlen, evtl. mit Verstärkung beim Niesen, Husten oder Pressen. Die Schmerzen führen zu einer typischen Schonhaltung des Patienten mit leicht angewinkeltem und außenrotiertem Bein. Es finden sich Bewegungseinschränkungen sowie lokale Druck- und Klopfempfindlichkeit über den Dornfortsätzen mit Verspannung der paravertebralen Muskulatur, Sensibilitätsstörungen und motorische Lähmungen.

Zu B: Vgl. Antwort auf Frage **145**.

Zu D: Bei der Scheuermann-Erkrankung führen aseptische Knochennekrosen zu Wachstumsstörungen der Deck- und Grundplatten der Brustwirbelkörper. Es kommt zu einem ventralen Höhenverlust der Wirbelkörper (Keilwirbel), der zum charakteristischen Bild des Rundrückens (Hyperkyphose) führt. Die ersten Veränderungen beginnen im Alter von 10-13 Jahren, Jungen sind häufiger betroffen als Mädchen. Der M. Scheuermann gilt als die häufigste Wirbelsäulenaffektion.

Zu E: Der M. Bechterew ist eine chronische, progrediente, abakterielle systemische Entzündung mit bevorzugter Manifestation im Bereich der Wirbelsäule, in erster Linie der Iliosakralgelenke und der kleinen Wirbelgelenke. Im Gefolge der schubweisen Entzündung kommt es zu Atrophie des Gelenkknorpels und zu einer aufsteigenden knöchernen Durchbauung von Gelenken, Bandscheiben und Bändern und damit zur Einsteifung der Wirbelsäule (Bambusstabform). Periphere Gelenke, Sehnen- und Bänderansätze können mit betroffen sein. Männer und Frauen scheinen – entgegen früherer Annahmen – gleich häufig zu erkranken, mit einem Erkrankungsgipfel zwischen dem 15. und 40. Lebensjahr.

Klinik: <u>Frühsymptome:</u>

- allgemeine Schwäche, Morgensteifigkeit und meist nächtliche Rückenschmerzen in der Iliosakral-Region (Sakroiliitis),
- tief sitzende Rückenschmerzen, teilweise mit Schmerzausstrahlung in die Oberschenkel,
- atemabhängiger Thoraxschmerz,
- Extravertebralarthritiden (in 50-70 % der Fälle),
- Iridozyklitis (in 30 % d. F.),
- Achillessehnen- und Fersenschmerzen (in 20 % d. F).

Spätsymptome:

- Bewegungseinschränkung der Wirbelsäule (völlige Versteifung der gesamten Wirbelsäule in thorako-lumbaler Hyperkyphose. Die schweren Rundbuckeleinsteifungen, bei denen der Blick nur noch auf den Boden gerichtet werden kann, sind, dank der heutigen Behandlungsmethoden, selten geworden).
- Eingeschränkte Atembreite.

Antwort 186

Die Antwort A) ist richtig.

Bei chronisch-tophöser Gicht kommt es zu massiven extraartikulären Uratablagerungen. Diese Gichttophi (Singular: Tophus) finden sich v. a. am Ohrknorpel, den Augenlidern, Nasenflügeln, Schleimbeuteln und den Streckseiten der Ellenbogengelenke, Tophi in den Gelenken mit irreversiblen Gelenkdestruktionen kommen vor. Aufgrund wirksamer Medikamente sind Gichttophi heute selten geworden.

Zu B: Hellgelbe Platten im Bereich der Augenlider durch Cholesterinablagerungen werden als Xanthelasmen bezeichnet. Xanthelasmen in jungem Alter sind praktisch immer Folge einer Hyperlipoproteinämie vom Typ II. (In höherem Alter bilden sie sich häufig unabhängig von einer Fettstoffwechselstörung und sind harmlos).

Zu C: Der Darwin-Höcker (Tuberculum auriculare, Apex auriculae) ist ein - nur bei manchen Menschen auftretender - Höcker am Innenrand der Helix der Ohrmuschel.

Zu D: Das Cholesteatom ('Perlgeschwulst') ist ein chronische Knocheneiterung (Entzündung) der Epithelschicht von Gehörgang und Trommelfell. Der äußere Gehörgang ist mit Plattenepithelzellen ausgekleidet, das Mittelohr dagegen mit Schleimhautzellen. Diese beiden Strukturen sind durch das (geschlossene) Trommelfell voneinander getrennt. Wird das Trommelfell durchlässig (z. B. durch eine chronische Mittelohrentzündung), kommt es häufig zu einer Zerstörung der Schleimhautauskleidung des Mittelohres. Als Ersatz für die zerstörten Schleimhautzellen kann dann das Plattenepithel des äußeren Gehörganges in die Paukenhöhle des Ohres einwachsen. Auf der Plattenepithel-Oberfläche entstehen Abbauprodukte, die aus der engen Paukenhöhle nicht nach draußen gelangen können. Dieses Sekret sammelt sich im Mittelohr an. Es entsteht ein Druck, durch den die benachbarten Knochen (manchmal auch Innenohrstrukturen) zerstört werden. Bei diesen destruktiven Sekretgebilden spricht man von einem Cholesteatom. Ein Cholesteatom enthält große Mengen an Cholesterin und ist entsprechend gelblich gefärbt.

Zu E: Rheumaknoten treten bei ca. 30 % der Patienten mit chronischer Polyarthritis (rheumatoider Arthritis) auf. Es handelt sich um bis zu hühnereigroße, derbe, verschiebliche subkutane Knoten besonders an Druckstellen (Streckseiten der Unterarme, Hinterkopf).

Antwort 187

Die Antwort C) ist richtig.

Zu 1 und 3: Das enteropathische hämolytisch-urämische Syndrom (HUS) ist eine gefürchtete Komplikation nach Infektion mit enterohämorrhagischen Escherichia-coli-Bakterien. Es tritt vor allem im Kleinkindesalter auf.

Zu 2: Bei der Infektion sind u.a. Infektketten von Mensch zu Mensch von Bedeutung. Deshalb findet sich EHEC auch in Gemeinschaftseinrichtungen wie Altenheimen und Kindergärten.

Zu 4 und 5: Das hämolytisch-urämische Syndrom (HUS) führt zur hämolytischen Anämie und zum Nierenversagen. Diese schwere Komplikation tritt, unabhängig von der Schwere des vorangegangenen Verlaufes der EHEC-Infektion, in 5-10 % der symptomatischen EHEC-Infektionen auf. Die Letalität bei HUS ist besonders im Kindesalter hoch, oft kommt es zum akuten Nierenversagen mit Dialysepflicht, seltener zum irreversiblen Nierenfunktionsverlust mit chronischer Dialyse.

Antwort 188
Die Antwort E) ist richtig.
Beim Gichtanfall kommt es - ausgelöst durch „Fress- und Trinkexzesse" bzw. durch Stress - plötzlich aus voller Gesundheit zu starke Gelenkschmerzen (oft nachts). Meist ist das Großzehengrundgelenk betroffen („Podagra"): Hautrötung, Überwärmung und Schwellung des Gelenkes (auch: Sprung-, Knie- und Daumengrundgelenk). Anstieg allgemeiner Entzündungszeichen (Fieber, Leukozytose, BSG-Erhöhung). Merke: Eine Hyperurikämie ist im Gichtanfall nicht unbedingt vorhanden. Nach einigen Tagen (bis drei Wochen) klingt der Anfall ab.
Vgl. zur Gicht auch Antwort auf Frage **824**.

Antwort 189
Die Antwort E) ist richtig.
Eine Schleimhautentzündung des Magens (Gastritis) und Dünndarms (Enteritis) wird als infektiöse Gastroenteritis bezeichnet. Als Erreger finden sich Enteritis-Salmonellen, Campylobacter, Yersinien, Kolibakterien, Shigellen u.a.
Die Entzündung führt zu einer Hypersekretion der Darmschleimhaut mit Flüssigkeits- und Elektrolytverlust; Klinik: Inkubationszeit mehr als 6 Std.; plötzlicher Beginn, starkes Erbrechen, Bauchschmerzen, Durchfall mit häufigen dünnen (bis wässrigen) Stühlen, evtl. auch (hohes) Fieber; Spontanremissionen meist innerhalb von 24 Std.
Zu A: Bei Appendizitis finden sich u.a. (lokale) Abwehrspannung und Druckschmerz; laborchemisch ist die BSG erhöht und es findet sich meist eine Leukozytose.
Zu B: Bei einer Extrauteringravidität finden sich ein Ausbleiben der Menstruation sowie einseitige, wehenartige Schmerzen, evtl. Blutungen.
Zu C: Leitsymptome des M. Crohn sind Bauchschmerzen und Durchfälle (meist ohne Blut). Im akuten Schub ähnelt das Krankheitsbild der Appendizitis mit Abwehrspannung, Druckschmerz und Leukozytose (vgl. Antwort auf Frage **79**).
Zu D: Der typische Schmerz einer akuten Pankreatitis wäre der heftige dumpfe Dauerschmerz im Oberbauch mit gürtelförmiger Ausstrahlung.

Antwort 190
Die Antwort C) ist richtig.
Die Lymphogranulomatose, Morbus Hodgkin, ein bösartiger Tumor des lymphatischen Gewebes. Im Frühstadium äußert sich der M. Hodgkin als lokalisierte Lymphknotenerkrankung, später als Systemerkrankung, die sich auch an extralymphatischen Organen manifestiert.
Klinik:

- Erkrankungsalter: 2-gipflig: 15-30 Jahre und > 50 Jahre,
- B-Symptome (verschlechtern die Prognose): Gewichtsverlust, Fieber, Nachtschweiß,
- Leistungsminderung, Juckreiz
- Lymphknotenschmerzen nach Alkoholgenuss (selten),
- Lymphknotenschwellung meist im Hals-Kopfgebiet, auch im Brust- und Bauchraum (schmerzlose, zu Paketen verbackene Lymphknoten, die sich anfühlen 'wie ein Kartoffelsack'),
- evtl. Leber- und/oder Milzschwellung.

Zu 1: Männer sind nur geringfügig häufiger betroffen als Frauen (1,4 : 1).
Zu 3: In Europa und den USA (anscheinend nicht in anderen Teilen der Welt) zeigt das Krankheitsbild des M. Hodgkin 2 Gipfel: um das 30. und das 60. Lebensjahr.
Zu 4: Eine Milzvergrößerung kann in allen Stadien des M. Hodgkin vorkommen und gilt dann als zusätzlicher Risikofaktor (der evtl. in einem niedrigeren Ausbreitungsstadium eine kombinierte Chemo- und Strahlentherapie erforderlich macht).

Antwort 191
Antwort B) ist richtig.
Bei der Atelektase ist der Stimmfremitus abgeschwächt bis aufgehoben, perkutorisch findet sich eine Dämpfung, auskultatorisch ein abgeschwächtes bis aufgehobenes Atemgeräusch, keine Atemnebengeräusche.
Zu A: Untersuchungsbefund Pneumonie: Stimmfremitus verstärkt, Bronchialatmen, positive Bronchophonie, klingende feinblasige Rasselgeräusche (diskontinuierliche Nebengeräusche: feines Rasseln); merke: Perkussion und Auskultation dringen nur ca. 5 cm in die Tiefe. Die klinische Untersuchung kann eine Pneumonie nicht ausschließen! Im Zweifelsfall: röntgen..
Zu C: Untersuchungsbefund Pneumothorax: aufgehobener Stimmfremitus, hypersonorer Klopfschall, aufgehobenes Atemgeräusch und keine Atemnebengeräusche.
Zu D: Untersuchungsbefund Bronchitis: Meist nur Husten mit oder ohne Auswurf, evtl. auskultatorisch kontinuierliche Nebengeräusche (trockene Rasselgeräusche; Giemen und Brummen), bei peribronchitischer Infiltration evtl. diskontinuierliche Nebengeräusche als feinblasig klingende Rasselgeräusche (dann eher verschärftes Atemgeräusch).
Zu E: Über großen Lungenkavernen ist evtl. ein sog. "amphorisches Atemgeräusch" zu hören. Es ist das - wie beim Blasen in einen Krug hohl klingende (= amphorophone) - Atemgeräusch mit hohen metallischen Obertönen. Man findet dieses Atemgeräusch auch über großen Abszess- oder Tumorzerfallshöhlen.

Antwort 192
Antwort D) ist richtig.
Zusammensetzung der Nahrung:

- <u>Eiweiß</u> 10-15 % der Gesamtkalorien (fettarmes Fleisch, Fisch, pflanzliche Eiweiße), bei diabetischer Nephropathie eiweißarme Diät.
- <u>Fett</u> 30 % der Gesamtkalorien (hohen Anteil ungesättigter Fettsäuren anstreben). Bei zusätzlichen Fettstoffwechselstörungen (häufig) kann der Fettanteil auf < 25 % gesenkt werden.
- <u>Kohlenhydrat</u>: 50-60 %, Berechnung nach Kohlenhydratportionen (bzw. Broteinheiten = BE = 12g Kohlenhydratäquivalent = 25g Brot) oder nach Äquivalenzwerten (Austauschtabellen), keine schnell resorbierbaren Zucker (Mono- oder Disaccaride).

Zu A: Der Typ-1-Diabetes ist ein Insulinmangel-Diabetes. Die Patienten benötigen Insulin, keine oralen Antidiabetika.
Zu B: Diabetikern wird ausdrücklich körperliche Aktivität empfohlen. Diese erhöht die Empfindlichkeit der Muskeln für Insulin (d. h. es wird weniger Insulin benötigt).
Zu C: Blutzuckerkontrollen müssen oft mehrmals pro Tag durchgeführt werden.
Zu E: Der Typ-1-Diabetiker sollte keine großen Mahlzeiten, sondern mehrere kleine Mahlzeiten zu sich nehmen.

Antwort 193
Die Antwort C) ist richtig.
Die Bulimie (Bulimia nervosa; auch Essbrechsucht ist eine psychogene Essstörung, bei der exzessive, meist hochkalorische Nahrungsmengen in kurzer Zeit zugeführt (Essanfall) und anschließend Maßnahmen ergriffen werden, um das Körpergewicht in einem (sub)normalen Rahmen zu halten (z. B. periodisches Fasten, exzessive körperliche Aktivität, selbst induziertes Erbrechen oder Missbrauch von Abführmitteln und Wassertabletten. Frauen sind 10x häufiger betroffen als Männer. Das Erkrankungsalter liegt zwischen 12-35 Jahren. Psychogene Essstörungen sind chronische Erkrankungen, die selten spontan ausheilen.
Zu 3: Bulimie-Patientinnen sind meist normal- bis untergewichtig. Ein Body-mass-Index von über 30 wäre eine Patientin mit Fettsucht vom Typ I (siehe unten).
Der Body-mass-Index (BMI) zeigt das Verhältnis des Körpergewichtes zur Körpergröße. Der Body-mass-Index wird

nach der folgenden Formel berechnet: BMI = Körpergewicht (kg) geteilt durch Körpergröße zum Quadrat (m^2).
Die Klassifizierung des BMI wird von WHO (Weltgesundheitsorganisation) in Abhängigkeit von der Sterblichkeitsrate festgelegt. Der Normal-BMI ist der Bereich mit dem geringsten relativen Sterblichkeitsrisiko. BMI-Einteilung:

- Unter 18,5 Untergewicht,
- 18,5 bis 24,9 Normalgewicht,
- 25 bis 29,9 Übergewicht,
- 30 bis 34,9 Fettsucht Typ I,
- 35 bis 39,9 Fettsucht Typ II,
- über 40 Fettsucht Typ III.

Antwort 194
Die Antwort E) ist richtig.
Zu 4: Harnleitersteine klemmen oft am Blaseneingang ein und verursachen dann Unterbauchschmerzen.
Zu 5: Eine Entzündung von 'sackartigen Ausstülpungen im S-förmigen Darm' (Sigma) ist eine Divertikulitis. Die meisten Divertikel findet man im Sigma.
Divertikulitiden verursachen - oft bei älteren Patienten - linksseitige Unterbauchschmerzen ('Appendizitis des alten Mannes').

Antwort 195
Antwort D) ist richtig.
Zu 2: Ein Säugling sitzt ab dem ca. 7. Monat ohne Hilfe.
Einige weitere Anmerkungen zur kindlichen Entwicklung:

- Nach 5 Monaten hat ein Säugling sein Geburtsgewicht verdoppelt, nach 10 Monaten verdreifacht. Er wiegt nach 12 Monaten ca. 10 kg.
- Ab dem 10. Monat kann ein Kind kurze Zeit alleine stehen.

Sprachentwicklung des Säuglings und Kleinkindes:

- Um den 6. Monat herum imitiert der Säugling Sprachlaute und kann evtl. ungerichtet 'Mama' und 'Papa' sagen.
- Ab dem 10./11. Monat wird 'Mama' und 'Papa gerichtet gesprochen und einzelne Worte sinnvoll eingesetzt ('Einwortsätze').
- Im 2. Lebensjahr treten Zeit- und Eigenschaftswörter differenzierend hinzu ('Zweiwortsätze'),
- im 3. Lebensjahr entwickelt sich eine einfache Grammatik.

Antwort 196
Die Antwort D) ist richtig.
Die Pfortader (Vena portae hepatis) ist eine große Vene, die das gesamte aus der Bauchhöhle zurückfließende venöse Blut sammelt; den Stamm bilden die Vv. gastricae (die auch das Blut aus dem unteren Ösophagusbereich zurückführen), die V. mesenterica superior und die V. lienalis, in die die V. mesenterica inferior mündet.
Zu 1: Der Magen drainiert über die V. gastroepiploica dextra, die Vv. gastricae breves und die V. gastroepipolica sinistra in die V. mesenterica superior und die V. lienalis.
Zu 2: Die V. lienalis führt das venöse Blut der Milz zur Leber ab.
Zu 3: Das Blut der Nebennieren fließt meist über nur je eine V. suprarenalis ab. Die rechte Nebennierenvene mündet meist direkt, die linke über die Nierenvene, in die untere Hohlvene.
Zu 4: Der obere Teil des Rektums drainiert über die V. rectalis superior in die V. mesenterica inferior.
Zu 5: Die Vv. pancreaticae und Vv. pancreaticoduodenales drainieren das Blut aus dem Pankreas und münden in der V. mesenterica superior, die V. pancreatica magna und Vv. pancreaticae dorsales et inferiores münden in die V. lienalis.

Antwort 197
Die Antwort A) ist richtig.
Die verbrannte Körperoberfläche sollte schnellstmöglich für ca. 15 Minuten bzw. bis zu Beginn des Fröstelns mit Kaltwas-

ser (ca. 16-20 Grad Celsius) behandelt werden.
Zu B: Die Seitenlage ist die Lagerung für bewusstlose Patienten.
Zu C: Im Notfall (und ein drohender Schock bei Verbrennung ist ein Notfall) keine orale Therapie (Gefahr der Aspiration bei Intubation, Operation, Reanimation usw). Eine Infusion mit Kochsalzlösung oder Ringer-Laktat wäre natürlich sinnvoll.

Antwort 198
Die Antwort C) ist richtig.
Zu 1: Das Gefäßsystem der Niere ist durch die Hintereinanderschaltung von 2 Kapillarsystemen gekennzeichnet. Zunächst von den Vasa afferentia zu den Glomeruli, der Blutrückfluss sammelt sich wieder in den Vasa efferentia, ehe eine erneute Aufzweigung in Kapillaren erfolgt.
Zu 2: Der Glomerulus ist Teil des Nephrons. Das Nephron, die kleinste funktionelle Einheit der Niere, besteht aus Glomerulus, Bowman-Kapsel, proximalem Tubulus, Henle-Schleife, distalem Tubulus und den Sammelrohren.
Die Harnbereitung im Nephron erfolgt in drei Stufen:
1. Glomeruläre Filtration: aus dem durchfließenden Blut werden im Glomerulus v. a. Zellen und Proteine zurückgehalten und das Plasmafiltrat (Primärharn) den Tubuli (Harnkanälchen) zugeführt.
2. Tubuläre (Rück-)Resorption der meisten gelösten Stoffe in Tubulus und Sammelrohren (werden dem Blut wieder zugeführt), gleichzeitig Verminderung der Flüssigkeit durch Resorption von Wasser.
3. Tubuläre Sekretion bestimmter Substanzen in die im Tubulus verbleibende Flüssigkeit (Wasserstoffionen, Ammoniak, Kalium und organische Säuren). Die entstehende Flüssigkeit ist der Endharn.
Zu 3: Der entscheidende Faktor für die Urinkonzentrierung ist ein aktiver (ATP-verbrauchender) Natrium- und Chlorid-Transport aus dem für Wasser undurchlässigen aufsteigenden Schenkel der Henle-Schleife der Niere.
Zu 4: Sekretion nennt man den aktiven Transport von Stoffen aus dem Blut in den proximalen Tubulus. Sezerniert werden vor allem organische Säuren und Basen.
Zu 5: In der Niere wird die Durchblutung (und damit die Filtration) in einem weiten Bereich (zwischen 80 und 200 mmHg des mittleren arteriellen Durchströmungsdrucks) durch eine Autoregulation sehr präzise dem Bedarf angepasst. Steigt der Durchströmungsdruck so steigt auch proportional der periphere Strömungswiderstand, so dass Durchblutung und Filtrationsdruck nahezu konstant bleiben. (Die Frage ist deshalb etwas unglücklich gestellt, da sicher der eine oder andere davon ausgegangen ist, dass hier nach dieser Autoregulation der Niere gefragt sein könnte, die den Blutdruck in der Niere - und damit den Filtrationsdruck - trotz großer Blutdruckschwankungen konstant hält).

Antwort 199
Die Antwort C) ist richtig.
Empfohlene Impfungen der STIKO (Stand Dezember 2007) für Säuglinge, Kleinkinder und Jugendliche:

- Diphtherie
- Pertussis (Keuchhusten)
- Tetanus
- Haemophilus influenzae Typ B
- Hepatitis B
- Poliomyelitis
- Pneumokokken
- Meningokokken
- Masern
- Mumps
- Röteln
- Varizellen (Windpocken)
- Humane Papillomaviren (HPV; für Mädchen von 12-17 Jahren)

(Für Erwachsene über 60 Jahre zusätzlich Influenza und Pneumokokken). Bitte beachten Sie, dass die Empfehlungen einzelner Bundesländer von den STIKO-Empfehlungen abweichen können).
Zu 4: Der BCG-Impfstoff (Abk. für Bacille-Calmette-Guérin), ein abgeschwächter

Lebendimpfstoff gegen Tuberkulose, wird von der STIKO nicht empfohlen.
(Die jeweils neuesten STIKO-Empfehlungen sind im Internet abrufbar unter http://www.kreawi.de/downloads/heilpraktiker-informationen.html)

Antwort 200
Die Antwort B) ist richtig.
Zur Herstellung von 2 Litern einer gebrauchsfertigen 0,5%igen Desinfektionslösung muss man 10 ml Desinfektionsmittel abmessen.

Antwort 201
Die Antwort B) ist richtig.
Ursachen für akute arterielle Verschlüsse im Bein sind zu 70 % Embolien. Emboliequelle ist in 90 % das Herz, vor allem der linke Vorhof, insbesondere bei Vorhofflimmern und Mitralklappenfehlern. Eine weitere Ursache bilden Thrombosen auf dem Boden einer arteriellen Verschlusskrankheit.

Antwort 202
Die Antwort E) ist richtig.
Getreide ist ein wichtiger Kohlenhydratlieferant, zusätzlich enthält es Eiweiß, (wenig) Fett, Mineralstoffe (unter anderem Eisen, Kalium, Magnesium), Vitamine (Thiamin/B1, Riboflavin/B2, Pyridoxin/B6, Niacin, Vitamin E) und Spurenelemente (z. B. Selen, Mangan, Kupfer, Chrom) und Ballaststoffe (Bestandteile pflanzlicher Lebensmittel, welche die menschlichen Verdauungsenzyme nicht abbauen können).
Der überwiegende Anteil der Kohlenhydrate im Getreide besteht aus Stärke, welche nur langsam aufgespalten wird und somit für einen gleichmäßigen Blutzuckerspiegel sorgt.
Das Eiweiß im Getreide sollte aufgrund seiner geringen biologischen Wertigkeit (d.h. verschiedene essentielle Aminosäuren sind darin nicht enthalten) durch z. B. Milchprodukte aufgewertet werden.
Die im Getreide vorhandenen Fette sind reich an ungesättigten Fettsäuren und enthalten kein Cholesterin.

Antwort 203
Die Antwort B) ist richtig.
Vgl. Antwort auf Frage **182**.
Zu 1: Durch die Nahrungsverweigerung kommt es zu einer Amenorrhö (Ausbleiben der Menstruation).
Zu 2: Die Patienten mit Anorexia nervosa haben in der Regel keinen hohen Leidensdruck.

Antwort 204
Die Antwort C) ist richtig.
Im Sinne des § 2 IfSG gilt als ‘Ansteckungsverdächtiger’, eine Person, von der anzunehmen ist, dass sie Krankheitserreger aufgenommen hat, ohne krank, krankheitsverdächtig oder Ausscheider zu sein.

Antwort 205
Die Antwort D) ist richtig.
Die Arteriitis temporalis (auch: Arteriitis cranialis, senile Riesenzellarteriitis, Horton-Riesenzellarteriitis, Horton-Magath-Brown-Syndrom) ist eine mit einer sehr hohen Blutsenkungsgeschwindigkeit (BSG) einhergehende, abakterielle, autoimmune Entzündung der Arteria temporalis (Schläfenarterie), aber auch der Arteria ophthalmica (dies führt zur Erblindung) und anderer intrakranieller Gefäße.
Ätiologie: Unklar, (autoimmun?).
Klinik:

- Fast nur jenseits des 5. Lebensjahrzehntes auftretend,
- allgemeines Krankheitsgefühl, hohe BSG (oft über 100 mm in der ersten Stunde),
- Kopfschmerz im Bereich der druckschmerzempfindlichen, hart-verdickten Schläfenarterie,
- zunächst einseitig, später beidseitig,
- in der Hälfte der (unbehandelten) Fälle Übergreifen auf die A. ophthalmica mit rasch einsetzendem irreversiblen Sehverlust bis zur beidseitigen Erblindung.

Vorsicht! Wird häufig als Migräne verkannt (Erblindungsgefahr!) Plötzlicher Kopfschmerz und hohe Blutsenkungsreaktion bei älteren Menschen bedarf sofortiger Abklärung.

Diagnose:
Anamnese, Klinik, Labor, Histologie aus der Temporalarterie (rasche Diagnostik ist wichtig!).
Therapie
Langzeit-Kortikoid-Therapie (merke: hier schützt Kortison vor beidseitiger Erblindung! Keine therapeutischen ‚Basteleien'!)
Zu 2: Vgl. auch Antwort auf Frage **153**.

Antwort 206
Die Antwort A) ist richtig.
Die Lyme-Borreliose ist in Europa die am meisten durch Zecken übertragene Erkrankung. Sie wird durch das Bakterium Borrelia burgdorferi verursacht und hat eine Inkubationszeit von ca. 3-30 Tagen. Die Erkrankung tritt gehäuft nach saisonaler Aktivität der Zecken im Sommer und im Herbst auf.
Klinik: allgemeine grippale Symptome, Erythema migrans von der Zeckenstichstelle ausgehend, Lymphadenosis cutis benigna (gutartige Infiltrate der Haut) u.a. Nicht selten kommt es dann zu Spontanremissionen. Schreitet die Erkrankung weiter fort, zeigen sich u.a. Mono- oder Oligoarthritiden (z. B. Knie- und Sprunggelenk), eine Myokarditis mit Reizleitungsstörungen, neurologische Symptomatik (Hirnnervenausfälle, z. B. Fazialisparese) und die Akrodermatitis chronica atrophicans ('Zigarettenpapierhaut').
Die Lyme-Borreliose wird u.a. über einen (noch recht unzuverlässigen) serologischen Antikörpernachweis diagnostiziert und muss so früh wie möglich mit Antibiotika behandelt werden!
Zu 5: Eine wirksame Impfung gegen die durch das Bakterium Borrelia burgdorferi ausgelöste, durch Zecken übertragene Borreliose gibt es zurzeit nicht.

Antwort 207
Die Antwort B) ist richtig.
Die Belegzellen des Magens produzieren Salzsäure und Intrinsic-Faktor.
Unter Extrinsic Faktor wird das mit der Nahrung aufgenommene Vitamin B12 verstanden. Die Magenzellen bilden den Intrinsic-Faktor, der zur Resorption des Vitamin B12 im terminalen Ileum notwendig ist.
In der Magenschleimhaut werden drei sezernierende Zellarten unterschieden:

- Belegzellen: Produktion von Salzsäure und Intrinsic-Faktor,
- Hauptzellen: Produktion von Pepsinogen (eiweißspaltendes Enzym),
- Nebenzellen: Produktion des alkalischen Magenschleims (schützt den Magen vor Selbstandauung).

Antwort 208
Die Antwort A) ist richtig.
Eine Nüchtern-Plasma-Glukose von größer oder gleich 126 mg/dl definiert einen Diabetes mellitus. Bei Nüchtern-Plasma-Glukose werden von größer oder gleich 110 und kleiner als 126 mg/dl spricht man von einer gestörten Glukose-Homöostase (IFG = impaired fasting glucose). Der Normalwert der Nüchtern-Plasma-Glukose beim Gesunden ist kleiner als 110 mg/dl.
Zu C: Akute Stress-Situationen, Schmerzen, akute Krankheiten u. Ä. führen i.d.R. zu einem Anstieg des Blutzuckers. (Adrenalin und Noradrenalin sind Gegenspieler des Insulins. Ihre Ausschüttung in Stresssituationen führt über eine verminderte Insulinwirkung zum Anstieg des Blutzuckers).
Zu D: Der Normalwert des Oralen-Glukose-Toleranz-Test nach 2 Stunden ist kleiner als 140 mg/dl. Ist der Wert nach 2 Stunden größer oder gleich 200 mg/dl so definiert das den Diabetes mellitus.
Zu E: Die normale Nierenschwelle für Glukose liegt bei 150-180 mg/dl Glukose im Blut. Erst bei dieser Blutkonzentration tritt Glukose in den Urin über.

Antwort 209

Die Antwort C) ist richtig.

Klinik des „klassischen" Grand-mal-Anfalls (neue Nomenklatur: generalisierter tonisch-klonischer Anfall).

- Prodromalerscheinungen: vermehrte Reizbarkeit, Schwindel, Kopfschmerzen, motorische Unruhe, depressive Verstimmung,
- Aura: bei 10 % der Patienten beginnt das Anfallsgeschehen mit einer bewusst erlebten Aura von wenigen Sekunden Dauer z. B. in Form von Sprachstörungen, Lichtblitzen, Blickwendungen, epigastrischem Unbehagen o. Ä.
- Initialschrei: der Patient stürzt bei Anfallsbeginn abrupt, häufig mit Ausstoßen eines Schreies ('Initialschrei'), bewusstlos zu Boden. Hierbei zieht er sich häufig Verletzungen zu.
- Tonisch-klonische Zuckungen: die erste, tonische Phase des Anfalls ist geprägt durch einen Strecktonus der Arme und Beine, durch ein Überstrecken des Kopfes ('Opisthotonus'), durch Atemstillstand mit Zyanose und lichtstarre, weite Pupillen. Nach ca. 30 Sekunden folgt dieser tonischen Phase dann eine klonische Phase: rhythmische, klonische Zuckungen, die etwa ½ bis 2 Minuten andauern und in einer allgemeinen Muskelerschlaffung enden.
- Häufig (nicht obligatorisch): Zungenbiss, Einnässen, Einkoten (selten), vermehrter Speichelfluss mit Schaum vor dem Mund, Verletzungen (durch den Sturz).

Terminalschlaf: nach dem Anfall folgt ein bis zu Stunden dauernder sog. Terminalschlaf, aus dem der Kranke mit einem Muskelkater (starke Muskelbeanspruchung während des Krampfes) erwacht. Häufig befindet sich der Kranke nach dem Anfall in einem Dämmerzustand mit Verwirrtheit, motorischer Unruhe, Ratlosigkeit, Sprech- und Wahrnehmungsstörungen. Für den gesamten Anfall besteht eine Erinnerungslücke (Amnesie).

Zu 1: Ätiologisch sind symptomatische (Epilepsie als Ausdruck einer identifizierbaren Grunderkrankung), kryptogene (mutmaßlich symptomatische Epilepsie ohne Nachweis der Grunderkrankung) und idiopathische (Epilepsie aus vermuteter oder nachgewiesener genetischer Disposition) Epilepsien zu unterscheiden. Die Ursache der meisten primär generalisierten Epilepsien ist unbekannt (idiopathische Epilepsien). Häufige Ursachen symptomatischer Epilepsien sind kortikale Entwicklungsstörungen, Tumoren, Enzephalitiden, Schädelhirntrauma, zerebrovaskuläre Prozesse, metabolische Erkrankungen, perinatale Schäden, immunologische Erkrankungen, seltener sind Vaskulitiden sowie Intoxikationen.

Zu 2: Während des generalisierten Krampfanfalls kommt es in der tonischen Phase zum Atemstillstand mit Zyanose (nicht zu einer Hyperventilation).

Zu 3: Anfälle können durch verschiedene Umstände ausgelöst werden, z. B. durch: Schlafentzug, Flackerlicht im Fernsehen oder in einer Disco, Höreindrücke, etwa durch Musik, Beschleunigtes Atmen (Hyperventilation), Entzug von Alkohol und Medikamenten. Wenn die Anfälle vorwiegend durch Lichtreize ausgelöst werden, spricht man von einer fotogenen Epilepsie oder Foto-Epilepsie. Besonders flimmernde Hell-Dunkel-Kontraste, wie sie von Fernsehgeräten oder Monitoren von Computern, besonders auch bei Video-Spielen vorkommen, können Anfälle hervorrufen. Gefahren können auch von sonnenbeschienenen Schnee- und Wasserflächen ausgehen oder beim Rad- oder Autofahren entlang einer sonnenbeschienenen Baumreihe, auch vom Flackerlicht in einer Diskothek. Auch allein das Betrachten kontrastreicher Streifen- oder Schachbrettmuster kann - selten – Anfall auslösend sein.

Zu 4: Das Wort 'Aura' kommt aus dem Griechischen und bedeutet soviel wie 'Lufthauch'. Als Auren werden veränderte

Wahrnehmungen der Sinne und Gefühle bezeichnet. Sie stellen oft den Beginn (!) eines Anfalls dar und werden deshalb auch Vorgefühle genannt. Während einer Aura sind die Patienten noch bei Bewusstsein. Patienten beschreiben ihre Auren oft als seltsame Gefühle, schwer zu beschreibende Phänomene. Die Auren sind individuell sehr unterschiedlich, für den Einzelnen aber charakteristisch. Es kann sich dabei handeln um: ein 'aufsteigendes' Gefühl vom Bauch, Brust, Rücken, Beinen; ein Kribbeln im Arm oder Bein; Sehen von Licht- oder Farberscheinungen; Veränderungen der Perspektive, Gesichtsfeldeinschränkungen; Hören von Musik, Stimmen, Geräuschen; Halluzination von Szenen, Imaginationen; Zeitlupenempfindung, 'Käseglockengefühl'; Geruchs- und Geschmacksempfindungen; Fremdheit von Bekanntem, scheinbare Vertrautheit oder Wiedererkennen von unbekannten Dingen oder Situationen (Déjà-vu); Stimmungsveränderungen mit Glücks- oder Angstempfinden.

Antwort 210

Die Antwort B) ist richtig.

Die Krätze (Scabies) ist eine parasitologische Infektionskrankheit, hervorgerufen durch die Krätzmilbe (Sarcoptes scabiei). Die Krätzmilbe wird durch engen körperlichen Kontakt übertragen.

Klinik:

Stark juckende Hauterscheinungen. Typische Prädilektionsstelle der Krätze sind Finger, Interdigitalfalten, Beugeseiten der Handgelenke, vordere Achselfalten, Brustwarzenhof, Penis. Rücken und Kopf bleiben meist frei.

Die verzweigten Milbengänge zeigen sich als gangartige längliche Papel in der Haut (Lupe), am Ende des Ganges befindet sich die Milbe.

Nach einigen Tagen bis Wochen kommt es durch Sensibilisierung auf die Milbenantigene zu generalisiertem Juckreiz und sehr variablen Hauterscheinungen (papulovesikulös bis urtikariell), die durch Kratzen und Sekundärinfektionen oft die anfangs typische Klinik überdecken.

Antwort 211

Die Antwort A) ist richtig.

Unserer Meinung nach verläuft die Heberden Arthrose durchaus ab und zu in Schüben. Dann wäre eine Antwortkombination 1, 4 und 5 richtig. Da es diese Antwortkombination nicht gibt, haben wir uns für A) entschieden.

Die Heberden-(Poly)arthrose ist eine familiär gehäuft auftretende Osteoarthrose mit meist symmetrischer Verdickung der distalen Interphalangealgelenke der Finger II-V; diese erbsengroßen, knorpeligknöchernen Verdickungen nennt man Heberden-Knoten.

Zu 3: Es handelt sich um eine Arthrose, keine Arthritis, die laborchemischen Entzündungsparameter sind bei degenerativen Erkrankungen nicht erhöht.

Zu 4: Die Krankheit selbst verläuft häufig schubweise und während der Schübe sind einzelne Gelenke zeitweise schmerzhaft.

Zu 5: Von der Polyarthrose der Hand sind typischerweise Frauen in der Postmenopause betroffen. (Frauen erkranken ca. 10-mal häufiger als bei Männern).

Antwort 212

Die Antwort C) ist richtig.

Eine Wahnwahrnehmung ist dadurch gekennzeichnet, dass einer realen Sinneswahrnehmung eine abnorme Bedeutung beigelegt wird. Der Gegenstand oder das auslösende Verhalten werden auch von Gesunden wahrgenommen, aber nur für den Kranken haben sie eine wahnhafte Bedeutung. Wahnwahrnehmungen finden sich beim Krankheitsbild der Schizophrenie.

Zu A: Eine Halluzination ist ein Wahrnehmungserlebnis ohne entsprechenden Außenreiz. Der Wahrnehmung liegt also kein reales Objekt zugrunde und ein adäquater Sinnesreiz fehlt.

Vorkommen: Delir, organische Psychose, Schizophrenie u.a.

Zu B: Gedankenabreißen und Sperrung des Denkens sind typische Symptome der Schizophrenie. Es handelt sich dabei um den plötzlichen Abbruch eines sonst flüssigen Gedankenganges ohne erkennbaren Grund.
Zu D: Als Illusion oder illusionäre Verkennung wird eine Sinnestäuschung mit gestörter Wahrnehmung realer Objekte bezeichnet. Die realen Objekte werden subjektiv umgedeutet oder verkannt, der Bezug zu einem normalen Sinnesreiz ist aber erhalten (im Gegensatz zur Halluzination).
Zu E: Kontamination bedeutet Verunreinigung, Verschmutzung, Verseuchung und ist eine allgemeine Bezeichnung für die Verunreinigung von Umwelt, Räumen, Gegenständen und Personen mit Schadstoffen.

Antwort 213
Die Antwort D) ist richtig.
Zu 1, 2 und 3: Der Sinusknoten, der autonome Schrittmacher des Herzens, ist eine Anhäufung spezifischer Herzmuskelzellen die zu spontaner Erregungsbildung in der Lage sind.
Zu 5: Bei Übernahme des AV-Knotens kommt es zu einer Erniedrigung der Herzfrequenz (von ca. 72 Schläge pro Minute auf ca. 40-60 Schläge pro Minute).

Antwort 214
Die Antwort B) ist richtig.
Die Klinik des Patienten deutet am ehesten auf ein Lungenödem mit Schocksymptomatik hin. Die richtige Lagerung des Lungenödem-Patienten ist Oberkörper hoch und Beine tief.

Antwort 215
Die Antwort E) ist richtig.
Ein Bewusstloser ohne Atmung muss beatmet werden. Deshalb ist der Patient in Rückenlage zu lagern und zu beatmen. Da die Vitalfunktion Atmung schon ausgefallen ist, ist auch mit einem Ausfall der Herz-Kreislauf-Funktion zu rechnen. Deshalb Lagerung auf hartem Untergrund in Reanimationsbereitschaft.

Antwort 216
Die Antwort D) ist richtig.
Die Klinik der Patienten deutet auf ein Vena-cava-Kompressionssyndrom (auch: Vena-cava-inferior-Syndrom, Rückenlage-Schock-Syndrom, aortokavales Kompressionssyndrom). In der Schwangerschaft kommt es durch Druck des Uterus zu einer Kompression der V. cava. inferior mit Reduzierung des venösen Blutrückstroms zum Herzen und Verminderung des Herzminutenvolumens. Die Patienten muss in linker Seitenlage gelagert werden.

Antwort 217
Die Antwort A) ist richtig.

Antwort 218
Die Antwort C) ist richtig.
Haemophilus influenzae, ein gramnegatives Stäbchenbakterium, verursacht bei abwehrgeschwächten Patienten und bei Kindern unter 5 Jahren Infekte der Luftwege, bei Kleinkindern auch invasive Infekte (Meningitis, Sepsis). Gefürchtet ist die, vor allem bei Kindern vor dem 5. Lebensjahr, durch Haemophilus influenzae Typ b hervorgerufene Entzündung des Kehldeckels (Epiglottitis) und des Kehlkopfes (Gefahr: Tod durch Ersticken innerhalb weniger Stunden.)
Zu D: Es gibt eine von der STIKO empfohlene Schutzimpfung (Hib). Diese Impfung hat aber nichts zu tun mit der Grippe (Influenza-)Schutzimpfung im Herbst. Die Grippeimpfung richtet sich gegen das Influenza-Virus, ein zur Familie der Orthomyxoviridae gehörendes RNA-Virus.
Zu E: Übertragungsweg von Haemophilus influenzae: Viele Personen tragen der Erreger auf der Rachenschleimhaut, erkranken normalerweise jedoch nicht, können sich aber plötzlich ‚endogen' an den in ihrer Mundhöhle heimischen Bakterien infizieren. Für Kinder unter 2 Jahren besteht ein 500fach höheres Erkrankungsrisiko, wenn diese in engeren Kontakt mit HIB-

Trägern kommen. Die Übertragung erfolgt als Tröpfchen- und Kontaktinfektion, aerogene Übertragung ist wahrscheinlich.

Antwort 219

Die Antwort C) ist richtig.

Die Agranulozytose ist eine durch Medikamente (Analgetika, Thyreostatika, Sulfonamide) verursachte, rückbildungsfähige, allergische (autoimmune) Granulozytopenie (< 500 /µl).

Klinik:

Nach Medikamenteneinnahme können die Granulozyten bis auf null absinken. Die körpereigene Abwehr bricht zusammen: plötzlicher Beginn mit rezidivierenden Fieberschüben und Schüttelfrost, evtl. Sepsis. An den Schleimhäuten im Mund, im Darm und am After entstehen große, weiß bedeckte Geschwüre (z. B. Tonsillengeschwüre).

Therapie:

auslösendes Medikament absetzen, keimarme Räume, Infektionsprophylaxe, Antibiotika, Granulozyten-stimulierende-Faktoren (GM-CSF, G-CSF)

Prognose:

Es kann nach Absetzen des auslösenden Medikamentes innerhalb einer Woche ausheilen, durch sich häufende, nicht beherrschbare Infekte in schweren Fällen auch zum Tode führen.

Antwort 220

Die Antwort D) ist richtig.

Vgl. zum Nephrotischen Syndrom Antwort auf Frage **24**.

Antwort 221

Die Antwort C) ist richtig.

Als Pulsdefizit wird eine Differenz zwischen peripher palpabler Pulsfrequenz (Palpation an der A. radialis) und auskultatorisch über dem Herz zu hörender (oder im EKG abzuleitenden) Herzfrequenz bezeichnet. Zu einem Pulsdefizit kommt es durch hämodynamisch wirkungslose Kontraktionen des Herzmuskels. (Bei kurzer diastolischer Füllungszeit der Kammern erzeugt die nachfolgende Systole infolge des verminderten Auswurfvolumens keine in der Peripherie tastbare Pulswelle.) Ursachen für ein peripheres Pulsdefizit: z. B. Vorhofflimmern mit absoluter Arrhythmie, frühzeitig einfallende Extrasystolen.

Antwort 222

Die Antwort B) ist richtig.

Als Lumbago (Hexenschuss) wird ein meist plötzlich auftretender intensiver Schmerz im Bereich der Lenden, evtl. nach thorakal ausstrahlend, mit Schonhaltung und schmerzbedingter Bewegungseinschränkung, muskulärem Hartspann der Rückenmuskulatur und Druckschmerzhaftigkeit der Dornfortsätze bezeichnet.

Als Auslöser für die Schmerzen kommen u.a. Bandscheibenschäden, Wirbelsäulenaffektionen, Rückenmarktumoren und Bauchtumoren in Frage.

Antwort 223

Die Antwort A) ist richtig.

Der M. Bechterew beginnt häufig mit Morgensteifigkeit und (meist nächtlichen) Rückenschmerzen in der Iliosakralregion (Sakroiliitis).

Vgl. Antwort auf Frage **185**, Punkt E.

Antwort 224

Dic Antwort C) ist richtig.

Nach einer Inkubationszeit von ca. 3 Wochen entwickelt sich an der Eintrittstelle aus einer schnell zerfallenden Papel das typischerweise etwa münzgroße, verhärtete, schmerzlose Primärulkus (harter Schanker), der syphilitische Primäraffekt (Abkürzung: PA). Gleichzeitig schwellen die lokalen Lymphknoten innerhalb einer Woche an. Der PA (selten mehrere) kann an jeder Körperstelle ohne oder mit Begleitödem auftreten, ist jedoch meist an den Genitalien oder im Mundbereich lokalisiert.

Zu A: Schon wenige Stunden nach der Infektion finden sich Erreger im Blut.

Zu B: Ca. 6 Wochen nach der Infektion kommt es zum weiteren Anschwellen regionaler Lymphknoten (derb, schmerzlos, beweglich, deutlich voneinander abgrenzbar): syphilitischer Primärkomplex. Ab der 8. bis 12. Wochen nach der Infektion Allgemeinerscheinungen (Kopf- und Gliederschmerzen, BSG-Beschleunigung, Fieber, allgemeines Krankheitsgefühl); generalisierte Lymphknotenschwellung; makulöses, nicht juckendes Exanthem (Roseola).

Zu D: Die Ausbildung eines derb-elastischen, kaum schmerzhaften gummiähnlichen Granuloms (Gumma, Syphilom, Gummigeschwulst) findet sich erst im Spätstadium der Syphilis (ca. 5 Jahre nach Infektion).

Zu E: Hauterscheinungen sind vor allem Symptome der späten Frühsyphilis (bis ca. zwei Jahre nach Infektion): anfangs generalisierte, später eher umschriebene, meist makulopapulöse Hautausschläge; fleckenförmige Psoriasis-ähnliche Ausschläge an Handtellern und Fußsohlen; nässende, breitbasig aufsitzende, wuchernde, treponemenreiche Papeln perianal und -genital, die hochinfektiösen Condylomata lata und Schleimhauteffloreszenzen (Plaques muqueuses); syphilitisches Leukoderm (fleckenförmige Depigmentierung der Haut v. a. am Hals: sog. Collier de Venus).

Antwort 225

Die Antwort E) ist richtig.

Vgl. Antwort auf Frage **506**.

Zu 1: Rückenschmerzen im Nacken-Schulter- und Gürtelbereich sind - wenig bekannte - Frühsymptome eines M. Parkinson. Hier sind Fehldiagnosen ('Schulter-Arm-Syndrom', 'Rheuma', Arthrose usw.) häufig.

Antwort 226

Die Antwort E) ist richtig.

Vgl. Antwort auf Frage **53**.

Die hygienische Händedesinfektion durch Einreiben der Hände mit einem alkoholischen Desinfektionsmittel (30-60 Sekunden) dient der möglichst vollständigen Abtötung der auf die Haut gelangten Anflugkeime (sog. transiente Hautflora).

Antwort 227

Die Antwort E) ist richtig.

Zu 1: Gesetzliche Bestimmungen bei Rotaviren. Nach § 34 Abs. 1 dürfen Kinder unter 6 Jahren, *„die an einer infektiösen Gastroenteritis erkrankt oder dessen verdächtig sind“*, Gemeinschaftseinrichtungen nicht besuchen. Nach § 7 des Infektionsschutzgesetzes (IfSG) ist der direkte oder indirekte Nachweis von Rotaviren meldepflichtig, sofern der Nachweis auf eine akute Infektion hinweist.

Nach § 6 Abs. 1 Ziff. 2. IfSG sind Krankheitsverdacht und Erkrankung meldepflichtig, *„wenn die erkrankte Person eine Tätigkeit im Sinne des § 42 ausübt oder wenn zwei oder mehr gleichartige Erkrankungen auftreten, bei denen ein epidemiologischer Zusammenhang wahrscheinlich ist.“*

Zu 2: Weltweit lösen Rotaviren mehr als 70 % der schweren Durchfallerkrankungen bei Kindern aus und sind damit die häufigste Ursache von Darminfektionen in dieser Altersgruppe. In den westlichen Industrieländern erkranken am häufigsten Säuglinge und Kinder im Alter von 6 Monaten bis zu 2 Jahren. In Entwicklungsländern haben Rotavirus-Erkrankungen eine besondere Bedeutung, weil sie maßgeblich zur Mortalität im Kindesalter beitragen. Es wird geschätzt, dass in Afrika, Asien und Lateinamerika jährlich etwa 500 Millionen Kinder erkranken und etwa 600 000 bis zu einer Million durch Rotavirus-Infektionen sterben.

Im Erwachsenenalter treten Erkrankungen – meist milder verlaufend – vor allem als Reisediarrhö, bei Eltern erkrankter Kinder oder im Rahmen von Ausbrüchen in Altenheimen in Erscheinung.

Zu 3: Rotaviren werden fäkal-oral besonders durch Schmierinfektion, aber auch durch kontaminiertes Wasser und Lebensmittel übertragen. Obwohl sich die Viren im Respirationstrakt nicht vermeh-

ren, können sie in der akuten Phase der Erkrankung auch in Sekreten der Atemwege ausgeschieden werden, so dass auch eine aerogene Übertragung ('Tröpfcheninfektion') möglich ist.
Zu 5: Eine Ansteckungsfähigkeit besteht während des akuten Krankheitsstadiums und solange das Virus mit dem Stuhl ausgeschieden wird. In der Regel erfolgt eine Virusausscheidung nicht länger als 8 Tage, in Einzelfällen (z. B. Frühgeborene, Immundefiziente) wurden jedoch auch Virusausscheidungen bis zu 30 Tagen beobachtet.

Antwort 228
Die Antwort D) ist richtig.
Als Polyneuropathie wird die Erkrankung peripherer Nerven aus nichttraumatischer Ursache bezeichnet. Häufigste Formen sind die diabetische und die alkoholische Polyneuropathie.).
Zu 4: Polyneuropathien beginnen, distal betont, als strumpf- und handschuhförmige Sensibilitätsstörungen meist symmetrisch an der unteren Extremität (oft fehlt zuerst der Achillessehnenreflex, noch bevor sensible oder motorische Schäden nachweisbar sind).

Antwort 229
Die Antwort D) ist richtig.
Zu 1: Schmerzsymptomatik bei Ulcus duodeni und Ulcus ventriculi:
Ulcus duodeni:

- Spät-, Nacht- und Nüchternschmerzen im mittleren Oberbauch (Epigastrium),
- Besserung der Beschwerden nach Nahrungsaufnahme,
- typische periodische Neigung zu Rezidiven (Frühjahr/Herbst).

Ulcus ventriculi: Sofortschmerz nach Nahrungsaufnahme oder nahrungsunabhängige Schmerzen.
Zu 4: Eine HP-Besiedlung der Magenschleimhaut findet sich bei 95 % der Patienten mit Ulcus duodeni, 70 % der Patienten mit Ulcus ventriculi und bei 50 % Gesunder > 50 Jahre.
Merke: Aus dem Grundleiden Helicobacter-pylori-Gastritis kann sich bei genetischer Disposition und durch von außen einwirkende (exogene) Faktoren ein Ulkus entwickeln (nur ca. 25 % der mit Helicobacter pylori Infizierten entwickeln ein Duodenal- oder Magengeschwür).
Zu 5: Komplikationen bei Ulcus ventriculi und Ulcus duodeni:
Akut und oft ohne Vorboten (bei 1/3 der Patienten Komplikation = erstes Symptom):

- Blutung: (20 % aller Ulkuspatienten),
- Perforation (5 %): Durchbruch" z. B. in die Bauchhöhle: (akuter Bauch = akutes Abdomen),
- Penetration: Durchdringung" in ein anderes Organ (z. B. Bauchspeicheldrüse).

Spätkomplikationen:

- Magenausgangsverengung durch Narbenbildung (Erbrechen, Gewichtsabnahme),
- karzinomatöse Entartung beim chronischen Ulcus ventriculi in 3 % d. F.

Antwort 230
Die Antwort D) ist richtig.
Zu 1: Bei der rheumatoiden Arthritis reagiert die Synovialis auf die Entzündung mit der Bildung von schnell wuchernden Zellverbänden. Diese Zellverbände greifen auf den Knorpelüberzug des Gelenkes über und fressen sich in den Knorpel hinein. Sie greifen außerdem die Zellen des Knochens an, der an den Knorpelrändern am Ansatz der Gelenkkapsel freiliegt. Zwar bilden sich diese Zellwucherungen nach etwa einer Woche wieder zurück und sterben ab. Aber ein kleiner Teil bleibt übrig und wandelt sich in Faserzellen um. Aus diesen Faserzellen bildet sich eine Schicht, die auf dem zerstörten Knorpel liegt. Diese Faserschicht wird Pannus genannt.
Zu 3: Im zweiten Stadium der Borreliose, die Wochen bis Monate nach dem Zeckenstich auftritt, kann es zu verschiedenen Organbeteiligungen kommen. Bei

der Gelenkbeteiligung (Lyme-Arthritis) tritt meist eine Entzündung eines oder einiger weniger Gelenke (Mono- und Oligoarthritis) auf, wobei die Kniegelenke besonders häufig betroffen sind.

Zu 4: Eine Harnsäureerhöhung (Hyperurikämie) kann zu Gicht führen. Ein Leberschaden ist keine typische Folge der Harnsäureerhöhung.

Zu 5: Im Spätstadium der Krankheit ist die Wirbelsäule stark verkrümmt und versteift, die typische gebückte Haltung des Bechterew Patienten ist erkennbar. Die Atmung ist eingeschränkt und es sind häufig weitere Gelenke (v. a. Hüft- und Schulterversteifung) betroffen.

Antwort 231

Die Antwort D (und E) ist richtig.

Diese Frage ist nicht eindeutig zu beantworten, da sowohl Aussage D) als auch Aussage E) richtig sind.

Zu A: Bei einer Pyramidenbahnläsion (Schädigung des 1. Motoneurons) bzw. einer zentralen ('spastischen') Lähmung kommt es zu einer einseitigen Steigerung der Reflexe (Hyperreflexie), meist mit Verbreiterung der reflexogenen Zone.

Zu B und C: Eine schlaffe Lähmung findet sich bei bestimmten Muskelerkrankungen und bei Schädigungen des peripheren Nervs (2. motorisches Neuron).

Zu D: Beim positiven Babinski-Zeichen führt das Bestreichen des lateralen Fußrands zur Dorsalextension der Großzehe und der Plantarflexion und Spreizung der 2.-5. Zehe. Das positive Babinski-Zeichen ist im ersten Lebensjahr physiologisch, später ist es ein Zeichen für eine Schädigung des 1. motorischen Neurons ('Pyramidenbahn').

Zu E: Der Bauchdeckenreflex ist ein Eigenreflex, der Bauchhautreflex ist ein Fremdreflex. Oft werden - wie hier - Bauchdecken- und Bauchhautreflex fälschlich als dasselbe angesehen.

- Bauchdeckenreflex (Abk.: BDR) Bauchmuskelkontraktion als Reaktion auf eine passive Dehnung (Eigenreflex), z. B. durch Schlag gegen den Rippenbogen oder Beckenkamm bzw. das Schambein oder ein dem Bauch flach aufgelegtes Lineal.
- Bauchhautreflex (Abk.: BHR) reflektorische Anspannung der Bauchmuskeln (mit Nabelverziehung zur gleichen Seite), ausgelöst durch eine mechanische Reizung der Bauchhaut (evtl. auch Thorax- oder Oberschenkelhaut); polysynaptischer Fremdreflex. Das Fehlen oder die Abschwächung (v. a. einseitig) dieses Fremdreflexes ist ein Hinweis auf Pyramidenbahnläsion (z. B. bei Multiple Sklerose).

Antwort 232

Die Antwort D) ist richtig.

Vgl. Antwort auf Frage **49**.

Zu 4: Hautdehnungsstreifen (Striae distensae, Striae cutis atrophicae) sind zunächst blau-rötliche, später gelblich-weiße Streifen besonders an Bauch, Hüften und Mammae. Ursache für diese Streifen ist eine Schädigung der elastischen Fasern, meist unter dem Einfluss von Glukokortikoiden; (Kortikoidbehandlung, Cushing-Syndrom) aber auch bei Infektionskrankheiten, Operationen, Adipositas, in der Pubertät und Schwangerschaft (Striae gravidarum).

Antwort 233

Die Antwort A) ist richtig.

Zu B: Die Reanimation erfolgt sowohl bei der Ein- als auch bei der Zwei-Helfer-Methode im Wechsel 30x Herzdruckmassage, 2x Beatmung.

Vgl. Antwort zu Frage **600**

Zu C: Bei der Basis-Herz-Lungen-Wiederbelebung (HLW), Herzdruckmassage und Beatmung ohne professionelle Hilfsmittel, kann eine zerebrale Durchblutung von maximal 30 Prozent, sowie eine myokardiale Durchblutung von maximal 10 Prozent erreicht werden. Damit gilt die Basis-Herz-Lungen-Wiederbelebung auch nicht als eigentliche ‚Wiederbelebung' sondern als Mittel einen Minimalkreislauf

aufrecht zu erhalten, damit irreversible Schädigung im Bereich des ZNS und des Myokards hinausgezögert werden können.
Zu D: Der Druckpunkt bei der Herzdruckmassage des Erwachsenen liegt „in der Mitte des Brustkorbs".
Zu E: Wird innerhalb der ersten 4 Minuten mit Basis-HLW-Maßnahmen begonnen steigt die Überlebenschance auf das Zwei- bis Achtfache. Auch bei frühzeitiger und richtig durchgeführter Basis-Herz-Lungen-Wiederbelebung ist der Tod meistens nur für einen kurzen Zeitraum hinauszuzögern. Als nächste Stufe müssen schnellstmöglich erweiterte HLW-Maßnahmen oder ACLS (Advanced Cardiac Life Support) durchgeführt werden. Die erweiterte HLW besteht aus Intubation, Sauerstoffgabe, wenn nötig Defibrillation und/oder Medikation.

Antwort 234
Die Antwort C) ist richtig.
Oxyuriasis: (auch: Enterobiasis):
Erreger: Enterobius vermicularis (Madenwurm): Entwicklungskreislauf: Weibchen (10 mm) wandern aktiv durch den Anus aus (spät abends) und setzen 5000-10000 Eier im Bereich um den Anus ab. Dann sterben die Weibchen ab. Innerhalb von 6 Stunden reifen die Eier heran.
Reservoir:
Mensch.
Übertragungsweg:

- Durch Selbstinfektion (Hand-Mund),
- aerogen (Wäschestaub u. Ä. wird eingeatmet oder verschluckt),
- direkte Infektion von Mensch zu Mensch,
- Retroinfektion (?): Larven schlüpfen perianal aus und wandern aktiv in den Darm zurück.

Klinik: Vornehmlich erkranken Kinder im Schulalter, nur bei 25 % der Befallenen treten Symptome auf:

- Afterjucken (vor allem nachts),
- Nervosität, Entwicklungsstörungen,
- bei Mädchen: Fluor vaginalis.

Diagnose: Anamnese, Klinik, mikroskopischer Nachweis mittels Klebestreifen (Eier am Klebestreifen).
Therapie: Chemotherapie.
Vorbeugung: Hygiene (vor allem Hände), Auskochen der Wäsche und Reinigung kontaminierter Gegenstände in heißem Wasser.

Antwort 235
Die Antwort C) ist richtig.
Vgl. zum Krankheitsbild des M. Crohn die Antwort auf Frage **79**.
Colitis ulcerosa:
Die Colitis ulcerosa ist eine chronisch entzündliche Dickdarmerkrankung mit kontinuierlicher Ausbreitung und mit Ausbildung von Ulzerationen der oberflächlichen Schleimhautschichten.
Die Erkrankung beginnt meist im Rektum und breitet sich in Richtung Dünndarm im Kolon aus. Das Rektum ist stets befallen, ein Befall des ganzen Kolons findet sich in 20-50 % d. F.
Klinik:

- Leitsymptom: blutig-schleimige Durchfälle,
- Bauchschmerzen, evtl. krampfartig, schmerzhafter Stuhldrang (Tenesmen),
- evtl. subfebrile Temperaturen,
- Labor: evtl. Anämie, Leukozytose, BSG-Erhöhung, evtl. Thrombozytose (Merke: eine Thrombozytose kann auch auf Prozesse im Magen-Darm-Trakt hindeuten).

Komplikationen:

- Wachstumsstörungen im Kindesalter,
- außerhalb des Magen-Darm-Traktes gelegene Symptome (seltener als bei M. Crohn):
- Haut: z. B. Erythema nodosum,
- Augen: Uveitis (Entzündung der mittleren Augenhaut = Uvea), Episkleritis (Entzündung des lockeren Bindegewebes zwischen Sklera = Lederhaut und Bindehaut),
- Gelenke: Arthritis, ankylosierende Spondylitis (M. Bechterew),
- Leber: z. B. sklerosierende Cholangitis.

- Malabsorptionssyndrom mit Gewichtsverlust,
- massive Blutung,
- toxische Dickdarmerweiterung (toxisches Megacolon) mit septischen Temperaturen, Bauchfellentzündung (Peritonitis), Perforationsgefahr!
- Karzinomrisiko (korreliert mit der Dauer und dem Ausmaß der Kolonerkrankung, nach 15 Krankheitsjahren ca. 3faches Krebsrisiko, häufiger als bei M. Crohn).

Verlauf:

- Chronisch-rezidivierender Verlauf (85 %): Auftreten der Symptome wechselt mit beschwerdefreien Intervallen (Remission). 5-10 % der Patienten bleiben nach einer Krankheitsattacke viele Jahre beschwerdefrei.
- Chronisch-kontinuierlicher Verlauf (10 %): keine kompletten Remissionen, unterschiedlich starke Beschwerden, nie beschwerdefrei.
- Akuter schwerer (fulminanter) Verlauf (5 %): plötzlicher Krankheitsbeginn mit krampfartigen Schmerzen und starken Durchfällen, septischen Temperaturen, Schock, Letalität 30 %.

Diagnose:

Anamnese, Klinik, Inspektion und Austastung des Rektums, Spiegelung des Rektums (Rektoskopie) und des Kolons (Koloskopie) mit Gewebeentnahme zur histologischen Untersuchung, Labor (Anämie?, Entzündungszeichen u.a.), Sonografie (Wandverdickungen des Kolons, evtl. Röntgen (Kolonkontrasteinlauf), Leukozytenszintigrafie (Nachweis entzündlicher Dickdarmbereiche), bakteriologische Stuhluntersuchung (Ausschluss einer infektiösen Kolitis)

Therapie:

Konservativ.

- Diät (wie bei M. Crohn, siehe oben),
- Medikamente (Sulfasalazin, Mesalazin, Olsalazin, Glukokortikoide),
- psychosomatische Hilfe und Selbsthilfegruppen.

Chirurgisch:

- Bei Versagen der konservativen Therapie, bei lokalen oder systemischen Komplikationen wird der gesamte Dickdarm entfernt (Proktokolektomie). Damit wird das Organ der Erkrankung beseitigt, der Patient ist „geheilt". (Auch hier unterscheidet sich der M. Crohn von der Colitis ulcerosa). Nicht warten, bis der Patient in einen immer schlechteren Allgemeinzustand rutscht!
- Akute Operationsindikation bei fulminantem Verlauf (Sepsis, toxisches Megakolon, Perforation, schwere Blutung)

Antwort 236

Die Antwort D) ist richtig.

Der Morbus Alzheimer ist die häufigste Form der Demenz (=Verlust von intellektuellen und kognitiven Hirnfunktionen), wobei die mit steigendem Lebensalter zunimmt und Frauen häufiger betroffen sind. In den westlichen Ländern sind 5 % der Bevölkerung über 65 Jahren und 20 % der Bevölkerung über 80 Jahren betroffen. Die Ursache ist unbekannt, genetische Faktoren und die Ablagerung eines bestimmten Proteins im Gehirn werden derzeit wissenschaftlich untersucht. Typisch ist der chronisch-fortschreitende Verlauf beginnend mit Gedächtnisstörungen, der im Endstadium zu vollkommener Pflegebedürftigkeit führt. Zur Diagnose müssen andere, evt. behandelbare Formen der Demenz ausgeschlossen werden. Eine Heilung ist zurzeit nicht möglich, gute Betreuung und neu entwickelte Medikamente können den Verlauf jedoch verzögern.

Zu 2 und 4: Je nach Beginn der Erkrankung werden 2 Typen der Alzheimer-Erkrankung unterschieden:

- Demenz bei Alzheimer-Krankheit, mit spätem Beginn (Typ 1) = Demenz bei Alzheimer-Krankheit mit Beginn nach dem 65. Lebensjahr, meist in den späten 70er Jahren oder danach, mit langsamer Progredienz und mit Gedächtnisstörungen als Hauptmerkmal.

- Demenz bei Alzheimer-Krankheit, mit frühem Beginn (Typ 2) = Demenz bei Alzheimer-Krankheit mit Beginn vor dem 65. Lebensjahr. Der Verlauf weist eine vergleichsweise rasche Verschlechterung auf, es bestehen deutliche und vielfältige Störungen der höheren kortikalen Funktionen.

Antwort 237
Die Antwort C) ist richtig.

Antwort 238
Die Antwort A) ist richtig.
Bei der Achalasie handelt es sich um eine Öffnungsstörung des unteren Speiseröhrenverschlusses (mangelnde reflektorische Erschlaffung des unteren Speiseröhrensphinkters), hervorgerufen durch den Untergang parasympathischer Nervenfasern des Plexus myentericus (Auerbach-Plexus).
Ätiologie:

- Primäre Achalasie (am häufigsten): unbekannt, (Varicella-Zoster-Virus?),
- sekundäre Achalasie: Kardiakarzinom, paraneoplastisch (z. B. Bronchialkarzinom) u.a.

Klinik:

- Krankheitsbeginn zwischen dem 3.-5. Lebensjahrzehnt,
- Schluckbeschwerden (Dysphagie): tief hinter dem Brustbein lokalisierte Schmerzen beim Schlucken, Völlegefühl; Zwang etwas „hinterher zu trinken“,
- Hervorwürgen („Regurgitation”) unverdauter Speisen.

Komplikationen: Lungenprobleme durch Aspiration, Gewichtsabnahme, bei langem Verlauf: karzinomatöse Entartung.
Diagnose:
Anamnese, Klinik, typisches Röntgenbild mit Kontrastmittel („Ösophagusbreischluck”: zeigt deutliche Weitstellung der Speiseröhre vor der Verengung im Gebiet des unteren Sphinkters: sog. „Sektglasform”), Ösophagoskopie (Speiseröhrenspiegelung) mit Gewebeentnahme (Biopsie), Druckmessung (Manometrie) im unteren Ösophagus.
Therapie:
Evtl. medikamentöser Therapieversuch mit Nifedipin (senkt Speiseröhrendruck); erfolgreicher: Dehnungsbehandlung mittels Ballonkatheter (Ballondilatation), lokale endoskopische Injektion von Botulismustoxin in den unteren Ösophagussphinkter; falls nicht erfolgreich: operative oder endoskopische Muskeldurchtrennung (Myotomie).
Erhöhte Gefahr eines Speiseröhrenkarzinoms erfordert regelmäßige endoskopische Kontrollen.
Zu 5: Bösartige Erkrankungen - wie z. B. ein Kardiakarzinom oder ein Karzinom des unteren Ösophagus - müssen selbstverständlich in die Differenzialdiagnose einbezogen werden.

Antwort 239
Die Antwort E) ist richtig.
Der Myokardinfarkt ist definiert als irreversibler Untergang von Herzmuskelgewebe (Myokardnekrose), meist aufgrund einer koronaren Herzkrankheit mit Stenose einer Koronararterie. (Die Angina pectoris ist eine reversible Sauerstoffunterversorgung des Herzens aufgrund einer koronaren Herzkrankheit.)
Zu C: Ca. 20 % der Infarkte laufen schmerzlos ('stumm') ab, vor allem bei Diabetikern und alten Menschen.

Antwort 240
Die Antwort C) ist richtig.
Zu 1: Ursachen für eine chronische Bronchitis:

- Zigarettenrauchen: Jeder zweite Raucher über 40 Jahre hat eine chronische Bronchitis. 90 % aller Bronchitiker sind Raucher oder Exraucher.
- Luftverschmutzung (SO2, Staub), Arbeitswelt-, Umweltverschmutzung, feucht-kaltes Klima,
- rezidivierende bronchopulmonale Infekte,

- Antikörpermangelsyndrom, Alpha-1-Proteaseinhibitor-Mangel, Defekt im Flimmerepithel.

Zu 2: Die chronische Bronchitis ist die häufigste chronische Lungenkrankheit, Männer sind 3-mal häufiger betroffen als Frauen.

Zu 3: Das Lungenemphysem ist eine Spätkomplikation der chronisch obstruktiven Bronchitis. Weitere Spätkomplikationen: Respiratorische Insuffizienz, Cor pulmonale.

Zu 4: Die chronische Bronchitis führt zunächst zu einer Rechtsherzinsuffizienz.

Zu 5: Eine chronische Bronchitis ist dann anzunehmen, wenn bei einem Patienten in zwei aufeinander folgenden Jahren während mindestens 3 Monaten pro Jahr Husten und Auswurf (= produktiver Husten) bestanden (WHO-Definition).

Antwort 241

Die Antwort D) ist richtig.

Zu 1: Asthma kann durch exogene oder endogene Reize ausgelöst werden. Auch körperliche Anstrengung und psychische (psychosomatische) Faktoren können Anfall auslösend wirken (Auslösung eines Asthma-Anfalls beim Anblick eines Fotos des Allergens, z. B. Foto einer Blumenwiese).

Zu 2: Ca. 5 % der erwachsenen Bevölkerung und 7-10 % der Kinder leiden unter Asthma bronchiale.

Zu 4: Unter Asthma bronchiale wird eine anfallsweise Atemnot durch reversible Atemwegsverlegung (Obstruktion) auf dem Boden einer Entzündung und eines hyperreaktiven Bronchialsystems verstanden. Sie geht mit Bronchospasmus, vermehrter Absonderung eines zähen Schleims und mit Wandödem der Bronchien/ Bronchiolen einher.

Antwort 242

Die Antwort E) ist richtig.

Zu 1: Neue epidemiologische Studien scheinen zu zeigen, dass die Häufigkeit von Karies nur noch in den Ländern mit der Höhe des Zuckerkonsums in direkter Beziehung steht, in denen die Mundhygiene schlecht ist und keine Fluoridprophylaxe zur Anwendung kommt. Ob hier die Fluoridprophylaxe oder die bessere Mundhygiene die entscheidende Rolle spielt wird unterschiedlich gesehen. So hat Belgien im Jahr 2002 fluorhaltige Produkte, darunter auch Zahnpflegemittel, aus dem freien Verkauf verbannt. Die belgische Gesundheitsministerin bezeichnete Fluor als 'schleichendes Gift'. Es härte zwar den Zahnschmelz, entziehe Zähnen und Knochen aber Kalk und mache sie so brüchiger ... Fluor könne sich negativ auf die Nerven und das Immunsystem auswirken und bei Kindern zu andauernder Müdigkeit, einem niedrigen Intelligenzquotienten, Lethargie und Depression führen.

Deutsche Zahnärzte haben sich gegen eine entsprechende Änderung in Deutschland ausgesprochen. Gerade bei Kindern und Jugendlichen seien die Erfolge in der Karies-Vorbeugung auf den Einsatz von Fluoriden zurückzuführen ...

Eine eindeutige abschließende Wertung der 'flächendeckenden Fluorversorgung' auf der Basis naturwissenschaftlicher Argumente scheint allem Anschein nach zurzeit noch nicht möglich zu sein. Diese Frage ist nicht sonderlich geglückt. Sie prüft nicht Kenntnisse, sondern Meinungen.

Zu 2: Jede Form von Kohlenhydraten, die von Mikroorganismen der Zahnplaque unter Freisetzung von Säuren verwertet werden kann, ist potentiell kariogen. Dies gilt nicht nur für Mono- und Disaccaride, wie Glukose, Fruktose, Saccarose (Zucker), Laktose und Invertzucker (Honig), sondern auch für Stärke, insbesondere, wenn diese mechanisch und thermisch vorbehandelt wurde. Demnach weisen nicht nur zuckerhaltige Lebensmittel, sondern auch viele der zuvor unverdächtigen Lebensmittel (Kartoffelchips, Kekse, Plätzchen, Frühstückszerealien, Brot, gekochter Reis) deutlich kariogene Eigenschaften auf. Fruchtsäfte, die einen natür-

lich hohen Gehalt an Säuren aufweisen (z. B. Zitrussäfte, Johannisbeersäfte) verursachen erosive Zahnschäden.
Zu 4: Verminderter Speichelfluss ist ein wichtiger Faktor bei der Kariesentstehung.

Antwort 243
Die Antwort D) ist richtig.
Als Stimmfremitus wird das tastbare Vibrieren (Schwirren) der Brustwand bezeichnet, welches der Untersucher mit aufgelegten Händen palpiert, während der Patient mit tiefer Stimme '99' sagt.
Da Gewebe besser leitet als Luft, ist der Stimmfremitus immer dann erhöht, wenn es in den Alveolen zu einer verstärkten Gewebeneubildung oder -ansammlung kommt.
Beim Pleuraerguss sind der Stimmfremitus, das Atemgeräusch und der Klopfschall abgeschwächt.
Zu E: Giemen und Brummen sind als kontinuierliche Nebengeräusche (alte Terminologie: trockene Rasselgeräusche) bei Asthma bronchiale (in- und exspiratorisch), chronischer Bronchitis (exspiratorisch) und bei Tumoren und Asthma cardiale zu hören.

ANTWORTEN MC 5

Antwort 244
Die Antwort D) ist richtig.
Als Mitralklappenprolaps wird die Vorwölbung eines oder beider Mitralklappensegel in den linken Vorhof während der Systole bezeichnet. Der Mitralklappenprolaps ist die häufigste Klappenveränderung im Erwachsenenalter (4-10 %). Der Klappenfehler hat meist keine hämodynamische Bedeutung und damit meist auch keinen Krankheitswert.
Klinik:

- Patienten meist beschwerdefrei,
- evtl. Rhythmusstörungen, Schwindel, Synkopen Brustschmerzen (pektanginöse Beschwerden), nur selten Beschwerden aufgrund einer sich entwickelnden Mitralinsuffizienz,
- Auskultation: ein oder zwei Zusatztöne während der Systole („systolische Klicks"), häufig ein spätsystolisches Geräusch.

Antwort 245
Die Antwort E) ist richtig.
Übermäßiger Alkoholkonsum ist ein häufiger Auslöser von Gichtanfällen.
So begünstigt Alkohol u.a. die Bildung von Milchsäure. Die daraus resultierende Übersäuerung des Blutes setzt die Löslichkeitsgrenze der Harnsäure herab und erleichtert die Auskristallisation von Harnsäurekristallen.
Alkohol hemmt außerdem die Harnsäureausscheidung über die Niere und stimuliert in der Leber die körpereigene Harnsäuresynthese.
Biere, vor allem dunkle Biere, enthalten Purine (Grundgerüst der Harnsäure). Ein halber Liter Bier enthält ca. 170 mg Harnsäureäquivalent, die im Körper den Harnsäurespiegel erhöhen.

Antwort 246
Die Antwort B) ist richtig.
Beim primären Glaukom mit verschlossenem Kammerwinkel (Winkelblockglaukom) zeigt sich in der Regel eine akute Form mit anfallartiger starker Erhöhung des Augeninnendrucks auf 50-80 mmHg infolge eines Winkelblocks (sog. Glaukomanfall, ca. 5 % der Glaukome).
Klinisch klagt der Patient im Frühstadium über das Sehen von Nebeln und Regenbogenfarben und über sehr starke Kopfschmerzen mit Übelkeit und Erbrechen (Vagusreiz).
Palpatorisch ist der Augenbulbus steinhart. Weitere Befunde: Bindehauthyperämie, Hornhautödem, lichtstarre Pupille.

Antwort 247
Die Antwort A) ist richtig.
Das Basaliom wird als „semimaligne" bezeichnet: Es wächst infiltrierend und destruierend wie ein bösartiger Tumor, metastasiert aber im Gegensatz zu diesem nicht.

Antwort 248
Die Antwort E) ist richtig.
Die Abbildung zeigt ein weiches Fibrom (Fibroma pendulans bzw. Fibroma molle). Es handelt sich um eine Ausstülpung von Dermis und Epidermis. Weiche Fibrome können multiple als gestielte kleine Papeln im Bereich von Achseln, Hals und Leistenbeuge (besonders bei übergewichtigen Patienten) oder als bis zu einigen Zentimetern großer, meist solitärer Tumor (siehe Zeichnung) auftreten.

Antwort 249
Die Antwort E) ist richtig.
Meldepflicht besteht für den Heilpraktiker für alle im § 6 des Infektionsschutzgesetzes erwähnte Erkrankungen, also für Hepatitis A, Masern, Meningokokken-Meningitis oder Sepsis und behandlungsbedürftige, geschlossene Tuberkulose (vgl. Antwort auf Frage **102**).
Für den Einzelfall einer Salmonellenenteritis besteht dagegen keine Meldepflicht

für den Heilpraktiker, wenn die Person keine Tätigkeit im Sinne des § 42 Abs. 1 (Lebensmittelbereich) ausübt. Der entsprechende Gesetzestext des § 6 lautet:
Namentlich ist zu melden ...
der Verdacht auf und die Erkrankung an einer mikrobiell bedingten Lebensmittelvergiftung oder an einer akuten infektiösen Gastroenteritis, wenn

a) eine Person betroffen ist, die eine Tätigkeit im Sinne des § 42 Abs. 1 ausübt,
b) zwei oder mehr gleichartige Erkrankungen auftreten, bei denen ein epidemischer Zusammenhang wahrscheinlich ist oder vermutet wird ...

Antwort 250
Die Antwort B) ist richtig.
Als toxisches Megakolon wird eine akute massive Dilatation (Erweiterung) des Kolons mit schwerster, lebensbedrohlicher Kolitis bezeichnet. Das toxische Megakolon ist eine gefürchtete Komplikation der Colitis ulcerosa, findet sich aber auch bei M. Crohn und bei Colitis pseudomembranacea.
Zu A, C, D und E: Diese Aussagen treffen für das Krankheitsbild des Morbus Crohn zu.

Antwort 251
Die Antwort A) ist richtig.
Als Wahn wird eine inhaltliche Denkstörung bezeichnet, die im Gegensatz zur allgemein akzeptierten Realität steht und für den Patienten aufgrund subjektiver Gewissheit unkorrigierbar ist. (Unerschütterliche Überzeugung ohne zureichende Begründung: „pathologischer Spezialfall des Glaubens").
Der Wahninhalt (das Wahnthema) ist in der Regel kulturell und sozial bedingt und beeinflusst.
Zu B: Wahn kann u.a. bei Schizophrenie, wahnhafter Depression, organischer Psychose, progressiver Paralyse bei Zuständen mit Angst und Isolation vorkommen.
Zu E: In Abhängigkeit von der Grunderkrankung werden Wahnvorstellungen z. B. mit Neuroleptika oder Psychotherapie behandelt.

Antwort 252
Die Antwort C) ist richtig.
Einige Laborwerte bei Eisenmangelanämie: Hypochrome (MCH <30 pg) und mikrozytäre (MCV <82 fl) Erythrozyten, Retikulozytenzahl normal oder gering erhöht; im Plasma Hämoglobin, Eisen und Ferritin vermindert, Transferrin (EBK) erhöht.

Antwort 253
Die Antwort C) ist richtig.
Bei einer Arthrose bessert sich der Schmerz, der nach längerer Ruhe beim Beginn einer Bewegung auftritt, nach einiger Zeit. Dies bezeichnet man als 'Anfangsschmerz' oder 'Anlaufschmerz'.
Der Anlaufschmerz ist typisch für die Arthrose. Die Patienten klagen außerdem über Ermüdungs- und Belastungsschmerz. Schmerzen werden bevorzugt durch bestimmte Bewegungen und Belastungen, z. B. Bergab- bzw. Treppabgehen ausgelöst (im Unterschied zur Arthritis, bei der das Schmerzmaximum in Ruhe und nachts zu finden ist).

Antwort 254
Die Antwort C) ist richtig.
Schuldwahn, als depressiver Wahngedanke, findet sich (wie auch Versündigungs- und Verarmungswahn) bei Kranken, die an einer endogenen Depression leiden.
(Vgl. zur Manie auch die Antwort auf Frage **32**).

Antwort 255
Die Antwort B) ist richtig.
Das durch Zecken übertragene Krankheitsbild der Lyme-Borreliose wird durch Bakterien der Gattung Borrelia übertragen (Borrelia burgdorferi).

Antwort 256
Die Antwort C) ist richtig.
Als Pathogenität wird die Fähigkeit von Mikroorganismen - aber auch von chemi-

schen und physikalischen Schadstoffen und anderen Umwelteinflüssen - bezeichnet, pathologische Zustände (Erkrankungen) hervorzurufen.

Antwort 257
Die Antwort C) ist richtig.
Verlaufsformen der Angina pectoris:

- Stabile Angina pectoris: Anfälle, die durch ganz bestimmte Mechanismen ausgelöst werden (z. B. körperliche Anstrengung) und gut auf Nitrate ansprechen.
- Instabile Angina pectoris (Präinfarktsyndrom, Infarktrisiko ca. 20 %): jede Erstangina, zunehmende Schwere, Dauer und Häufigkeit der Schmerzanfälle, Ruheangina, zunehmender Nitratbedarf.

Antwort 258
Die Antwort D) ist richtig.
Klinik des Asthma bronchiale:

- Leitsymptom: anfallsweise auftretende Atemnot unter dem Bild eines exspiratorischen Stridors (= während der Ausatmung auftretenden Atemgeräusches; merke: ein inspiratorischer Stridor deutet auf eine Verlegung der oberen Luftwege),
- quälender Hustenreiz,
- Atemnot mit Orthopnoe (aufrechtes Sitzen mit Anspannung der Atemhilfsmuskulatur),
- verlängerte Ausatmung (Exspirium)
- Tachykardie (schnelle Herzfrequenz),
- Auswurf: Das Sputum ist zäh, spärlich, glasig,
- Perkussion: hypersonorer Klopfschall, Zwerchfelltiefstand; Auskultation: trockene Rasselgeräusche (bzw. kontinuierliche Nebengeräusche): Giemen, Pfeifen, Brummen; Vorsicht: im Endstadium, bei völliger Lungenüberblähung „trügerische Ruhe" über der Lunge, es sind dann kaum noch Lungengeräusche zu hören („silent chest")

Antwort 259
Die Antwort A) ist richtig.
Vgl. zum Krankheitsbild des Morbus Crohn auch die Antwort auf Frage **79**).
Bei Morbus Crohn findet sich eine Entzündung aller (auch der tiefen) Wandschichten des gesamten Magen-Darm-Traktes (vom Mund bis zum Anus). Am häufigsten finden sich die entzündeten Darmareale am Ende des Dünndarms (terminales Ileum) und am Beginn des Kolons. Im Gegensatz zur Colitis ulcerosa, die meist vom Rektum aus kontinuierlich fortschreitet, zeigt der M. Crohn einen segmentalen diskontinuierlichen Befall mit zwischengeschalteten unveränderten Darmstücken.
Zu B: Als typische Komplikationen des Morbus Crohn zeigen sich außerhalb des Magen-Darm-Traktes gelegene („extraintestinale") Symptome:

- Haut: z. B. Erythema nodosum,
- Augen: Uveitis (Entzündung der mittleren Augenhaut = Uvea), Episkleritis (Entzündung des lockeren Bindegewebes zwischen Sklera = Lederhaut und Bindehaut),
- Gelenke: Arthritis, ankylosierende Spondylitis (M. Bechterew),
- Leber: z. B. sklerosierende Cholangitis.

Zu C, D und E: Diese Aussagen gelten für das Krankheitsbild der Colitis ulcerosa (vgl. Antwort auf Frage **235**).

Antwort 260
Die Antwort E) ist richtig.
Im späten Stadium der HIV-Erkrankung, besonders wenn die durch das Virus angegriffenen CD-4-Zellen unter den kritischen Wert von 200/µl fallen, werden die Patienten anfällig für sekundäre Infektionen. Etwa 80 % sterben an den Folgen der oft durch opportunistische Keime hervorgerufenen Zweitinfektionen.
Die hier genannten Krankheiten definieren schon das Endstadium der HIV-Infektion, also AIDS.

Antwort 261

Die Antwort A) ist richtig.

Legionellen sind Erreger der Legionellose (Legionärskrankheit), einer schweren Lungenentzündung (Pneumonie). Legionellen sind weltweit verbreitet. In Deutschland treten ca. 6000-7000 Legionellenpneumonien pro Jahr auf. Etwa 1 % der Bevölkerung wird in Deutschland jährlich infiziert, nur in ca. 10 % d. F. kommt es zu klinischen Symptomen. Sie ist eine der häufigsten Pneumonien!

Erreger:

Legionellen (gramnegative Stäbchen, viele Arten; 90 % aller Erkrankungen durch Legionella pneumophila). Sie leben im Wasser oder in feuchter Erde und werden durch infizierte Wasseranlagen (Duschköpfe, Warmwasseranlagen, Inhalationsgeräte, Befeuchtungsanlagen) übertragen.

Übertragungsweg:

aerogen (z. B. über Wasser-Aerosole), keine Übertragung von Mensch zu Mensch.

Inkubationszeit:

2-10 Tage.

Klinik:

Breites Spektrum! Von asymptomatischem (90 %) über harmlosen, grippeähnlichen Verlauf („Pontiac-Fieber“) zu hochfieberhaften Pneumonien (Legionärskrankheit) mit Schüttelfrost, Kopf- und Muskelschmerzen, Husten, Luftnot; evtl. gastrointestinale Beschwerden (Diarrhö), Hyponatriämie.

Therapie: Legionellen sind Bakterien. Antibiotika (z. B. Erythromycin, Rifampicin, Tetrazyklin) sind wirksam.

Antwort 262

Die Antwort D) ist richtig.

ADHS beginnt vor dem 7. Lebensjahr. 3-5 % der Schulkinder (vor allem Jungen) sind betroffen. Die Störung ist gekennzeichnet durch eine Kombination von Aufmerksamkeitsstörung mit überaktivem, impulsivem Verhalten, häufig auch mit Störung des Sozialverhaltens. Das Unfallrisiko ist erhöht.

Antwort 263

Die Antwort E) ist richtig.

Divertikel sind umschriebene Ausstülpungen im Verdauungstrakt, die entweder aus der gesamten Wand bestehen (echtes Divertikel, vielfach angeboren) oder nur eine Ausstülpung der Schleimhaut (Mukosa) durch Muskellücken darstellen (Pseudodivertikel). Wenn es zum Stuhlstau oder zu Entzündungen im Bereich der Divertikel kommt, bezeichnet man dies als Divertikulitis. Im Gegensatz zur symptomlosen Divertikulose geht sie mit erheblichen Beschwerden einher.

Klinik der Sigmadivertikulitis:

- Schmerzen im linken Unterbauch ('Linksappendizitis des alten Mannes', da oft ältere Menschen betroffen sind),
- Verstopfung, Blähungen, nach dem Stuhlgang oft Erleichterung,
- evtl. druckschmerzhafte Walze im linken Unterbauch tastbar,
- evtl. subfebrile Temperaturen,
- Labor: BSG erhöht.

Komplikationen der Divertikulitis:

- Gedeckte Perforation (Durchbruch) mit Abszessbildung,
- freie Perforation mit Bauchfellentzündung (Peritonitis),
- Verengung (Stenose),
- evtl. Darmverschluss (Ileus),
- Blutungen,
- Fisteln.

Antwort 264

Die Antwort C) ist richtig.

Die Tuberkulose ist eine weltweit verbreitete bakterielle Infektionskrankheit, die chronisch verläuft u. v. a. in den Atemorganen lokalisiert ist, jedoch grundsätzlich alle Organe befallen kann.

Die Übertragung erfolgt durch Tröpfcheninfektion über die Atemwege, seltener oral (Milch), noch seltener über Haut und Augen.

Zu 4: Die Inkubationszeit (vom Eindringen der Erreger bis zur Tuberkulinkonversion) beträgt 4-12 Wochen.

Zu 5: Die Tuberkulose ist in Europa immer noch eine der häufigsten bakteriellen Infektionskrankheiten (ca. 30 pro 100 000 Einwohner). Im Moment verschärft sich die Situation, da in Amerika, den GUS-Staaten und Russland Tuberkulose-Bakterien mit einer Multiresistenz gegen Antituberkulotika (Kasachstan- und New-York-Stämme) auftreten und sich weiter verbreiten.

Antwort 265

Die Antwort C) ist richtig.

Es handelt sich um eine Hyperventilationstetanie. Darunter versteht man eine über die physiologischen Bedürfnisse des Körpers hinaus gesteigerte Atemtätigkeit, die zur vermehrten Abatmung von CO_2 (= Hypokapnie) und zur Verschiebung des pH-Wertes in den alkalischen Bereich (= Alkalose) führt. Das Krankheitsbild ist recht häufig und hat meist psychogene Ursachen

Ätiologie:

- Psychogen: Angst, Aufregung, Panik, Aggression, Depression u.a.
- Somatogen: hohes Fieber, Schädel-Hirn-Trauma, Hirnentzündung (Enzephalitis) u.a.

Klinik:

1. Akuter Hyperventilationsanfall: Hyperventilation mit Symptomen einer Tetanie: Pfötchenstellung, Muskelkrämpfe, Kribbeln, Ameisenlaufen, Gefühlsstörungen („Parästhesien"), thorakales Engegefühl, Gefühl von Atemnot. (Pathophysiologie: „Normokalzämische Tetanie": unphysiologisch starke Abatmung von CO_2 führt zur Alkalose und zur Veränderung in der Eiweißbindung des Kalziums. Trotz normalen Kalziumspiegels kommt es zu Hypokalzämie-Symptomen. Kalziumgabe ist also nicht indiziert!)
2. Chronische Hyperventilation:
   - Neuromuskuläre Symptome: Parästhesien, Hypästhesien (verminderte Berührungsempfindung), Schwindel, Kopfschmerz, Zittern,
   - kardiovaskuläre Symptome: Thoraxschmerz, Tachykardie, kalte Fingerspitzen (Akren),
   - respiratorische Symptome: Seufzen, Gähnen, Hüsteln, unregelmäßige Atmung, Luftnot,
   - psychische Symptome: Nervosität, Aufregung, Angst, Depression, Schlafstörungen,
   - gastrointestinale Symptome: Luftschlucken (Aerophagie) mit Meteorismus.

Diagnose:

Anamnese, Klinik, (Blutgasanalyse).

Therapie:

Psychogene, akute Hyperventilation (häufig):

- Aufklärung und Beruhigung des Patienten,
- bei Hyperventilationstetanie: „Tütenatmung".
  (Der Patient atmet in eine Plastiktüte: Das vermehrt ausgeatmete CO_2 wird aus der Plastiktüte rückgeatmet, der CO_2-Spiegel im Blut steigt an. Dadurch normalisieren sich Alkalose und Eiweißbindung des Kalziums.)
- Atemschule, autogenes Training, psychosomatische Therapie.

Zu A: Klaustrophobie ist die Angst vor Aufenthalt in geschlossenen Räumen.

Zu B: Soziophobie (auch: Sozialphobie) ist die massive, irrationale Angst vor dem Kontakt zu Menschen beziehungsweise vor Situationen, in denen die Betroffenen prüfend beobachtet, kritisch bewertet und negativ beurteilt werden könnten. Das Krankheitsspektrum reicht von der Furcht vor öffentlichem Sprechen bis zur Aufgabe fast aller zwischenmenschlichen Beziehungen.

Antwort 266

Die Antwort C) ist richtig.

Zur Bildung der Schilddrüsenhormone ist eine ausreichende Jodzufuhr mit der Nahrung Voraussetzung. Ist zu wenig Jod im Körper vorhanden, können von der Schilddrüse nicht genug Schilddrüsenhormone produziert werden. Da die Schilddrüsenhormone eine wichtige Auf-

gabe bei der Gehirnentwicklung übernehmen, führt Jodmangel (und damit Schilddrüsenhormonmangel) zu irreversiblen Hirnschäden (Krankheitsbild: Kretinismus).
Durch Neugeborenen-Screening (TSH-Bestimmung) werden Schilddrüsenunterfunktionen heute normalerweise frühzeitig erkannt und können durch Gabe von Schilddrüsenhormonen erfolgreich therapiert werden.
Zu A: Bei Schilddrüsenautonomie existieren in der Schilddrüse autonome Areale, die sich der Regelkreissteuerung durch Hypothalamus und Hypophyse entziehen. Sie sind mit Jodid nicht zu therapieren, Jodidgabe ist sogar gefährlich, weil die Schilddrüse dann im Überschuss T3/T4 produziert und der Patient eine Hyperthyreose entwickeln würde.
Zu B: Jodmangel ist der entscheidende Faktor bei der Entstehung der endemischen Struma.
Zu D: Deutschland (vor allem Süddeutschland) ist ein Jodmangelgebiet: Ca. 15-30 % der Bundesbürger haben eine Schilddrüsenvergrößerung (Struma, „Kropf").
Zu E: Der Jodbedarf schwangerer Frauen liegt bei etwa 260 µg pro Tag, das sind ca. 50 µg mehr als der normale Tagesbedarf. Die Anpassung an den vermehrten Jodbedarf während der Schwangerschaft ist ab der zwölften Schwangerschaftswoche besonders wichtig, da zu dieser Zeit die Schilddrüse des Kindes ihre Funktion aufnimmt und nun eigenes Jod zur Herstellung von Schilddrüsenhormonen benötigt. Eine unzureichende Jodaufnahme während der Schwangerschaft führt zur Entstehung eines Kropfes beim Kind und zu einer vergrößerten Schilddrüse bei der Mutter.
In der nachfolgenden Stillzeit sollte die Mutter ebenfalls auf eine hinreichende Jodaufnahme achten, da in dieser Zeit die Jodversorgung des Kindes über die Muttermilch besonders wichtig ist. Bei Jodmangel des Kindes aufgrund jodarmer Muttermilch drohen geistige und körperliche Entwicklungsstörungen.

Antwort 267
Die Antwort D) ist richtig.
Untersuchungsbefunde bei Pneumonie:
Stimmfremitus: verstärkt,
Klopfschall: gedämpft,
Bronchophonie: verstärkt,
Rasselgeräusche: ohrnah, feinblasig.
Zu C: Als Stridor wird ein pfeifendes Atemgeräusch bei der Einatmung (= inspiratorischer Stridor) oder bei der Ausatmung (= exspiratorischer Stridor) bezeichnet. Ein inspiratorischer Stridor deutet auf eine Verlegung der oberen Luftwege hin (Epiglottitis, Pseudokrupp, Krupp, Trachealenge, Fremdkörper u.a.). Ein exspiratorischer Stridor findet sich z. B. bei Asthma bronchiale. Die typische Lungenentzündung zeigt keinen Stridor.

Antwort 268
Die Antwort D) ist richtig.
Vgl. zur Händedesinfektion die Antwort auf Frage **53**.
Zu 2: Methicillin-resistente Staphylococcus-aureus-Stämme (MRSA) sind durch besondere Resistenzeigenschaften gekennzeichnet. Durch eine Änderung in den Penicillin-Bindeproteinen sind sie resistent gegen Betalaktam-Antibiotika und meist auch gegen verschiedene andere klinisch bedeutsame Antibiotika. Wie andere Staphylococcus-aureus-Stämme können MRSA Haut und Schleimhäute vorübergehend, längerfristig oder dauernd besiedeln, ohne dass daraus zwangsläufig eine Infektion resultieren muss. Treten jedoch Infektionen mit MRSA auf, so sind diese meist schwer behandelbar und damit eine ernste Gefahr für die von einer solchen Infektion betroffenen Patienten.
Wie andere Staphylokokken werden auch MRSA im Krankenhaus übertragen („nosokomiale" Infektion). Die Häufigkeit von MRSA ist regional aber auch von Krankenhaus zu Krankenhaus und von Abteilung zu Abteilung unterschiedlich. Gehäuftes Auftreten kann ein Hinweis auf

unzureichende hygienische Maßnahmen sein.
Die hygienische Händedesinfektion ist die wichtigste Maßnahme zur Reduktion des Infektionsrisikos durch MRSA und andere Erreger von Krankenhausinfektionen.

Antwort 269
Die Antwort C) ist richtig.
Nach dem Heilpraktikergesetz bedarf es der Erlaubnis, die Heilkunde in Deutschland auszuüben, wenn man nicht als Arzt approbiert ist. Jede berufs- oder gewerbsmäßige Tätigkeit zur Feststellung, Heilung oder Linderung von Krankheiten, Leiden oder Körperschäden beim Menschen fällt unter den Regelungsbedarf des Heilpraktikergesetzes.
Die medikamentöse Therapie einer Depression mit Johanniskrautpräparaten bedarf also der Erlaubnis nach dem Heilpraktikergesetz.

Antwort 270
Die Antwort D) ist richtig.
Zu 1 und 3: Aus dem durchfließenden Blut werden im Glomerulus vor allem Zellen und Proteine zurückgehalten und das Plasmafiltrat (Primärharn) in die Tubuli (Harnkanälchen) abgepresst.
Zu 2: Die Niere wird täglich von ca. 1700 Liter Blut durchströmt, das sind 70 Liter pro Stunde bzw. a. 1,2 Liter pro Minute.
Zu 4 und 5: Aldosteron aus der Nebennierenrinde, ANP (atriales natriuretisches Peptid) aus den Herzvorhöfen und ADH aus dem Hypophysenhinterlappen wirken an der Niere und regeln den Wasser- und Elektrolythaushalt und beeinflussen dadurch das Blutvolumen bzw. den Blutdruck.

Antwort 271
Die Antwort B) ist richtig.
Die Fallbeschreibung spricht für eine vagovasale Synkope. Die vagovasale Synkope (auch: neurokardiogene Synkope) ist die häufigste Form der kurzzeitigen Bewusstlosigkeit bei im Allgemeinen gesunden Personen.
Angst, Schmerz und Stress lösen eine Reflexkaskade aus, die zu einer Verminderung der Sympathikus- und einer Zunahme der Parasympathikusaktivität führt. Dies führt zum plötzlichen Blutdruckabfall und zur Bradykardie.
Klinisch klagt der Patient über Schwindel, Schwarzwerden vor Augen, Herzklopfen, Schwitzen, Blässe und Übelkeit.
Zu C: Adams-Stokes-Anfall auch Morgagni-Adams-Stokes-Anfall (MAS):
Eine länger dauernde Pause (= Asystolie) zwischen Beginn des totalen Herzblocks (Überleitungsblockade zwischen Sinusknoten und AV-Knoten) und Einsetzen des Kammerersatzrhythmus (= präautomatische Pause) führt zum MAS-Anfall:
Je nach Dauer der Asystolie äußert sich dieser in Blässe und Schwindel (Asystoliedauer: 3-5 Sekunden), Bewusstseinsverlust (10-15 s), Krämpfen (Fehldiagnose: Epilepsie; 20-30 s), Atemstillstand (30-60 s), irreversiblen Hirnschäden oder Tod (> 3 Minuten). Im Anfall sind die Pupillen weit, die Reflexe abgeschwächt oder nicht auslösbar. Jeder Anfall kann tödlich enden (Therapie: Herzschrittmacher).
Zu E: Die TIA oder transitorische ischämische Attacke ist ein reversibles Stadium der zerebralen Durchblutungsstörung und gilt als Vorläufer der Apoplexie: Bei der TIA zeigen sich neurologische Defizite aufgrund einer Hirnminderdurchblutung (z. B. Lähmungen, Sprachstörungen, Sehstörungen) mit vollständiger Rückbildung innerhalb von 24 Stunden.

Antwort 272
Die Antwort D) ist richtig.
Es gibt ca. 1700 registrierte Fälle von Kindesmisshandlung pro Jahr in Deutschland, bei einer sehr hohen Dunkelziffer. Betroffen sind vor allem Säuglinge und Kleinkinder. Es finden sich multiple Verletzungen, vor allem Frakturen und Hämatome in unterschiedlichen Stadien der Heilung, Verbrühungen, subdurale Hämatome („Schütteltrauma“), Schädelnaht-

sprengung, psychische und psychosomatische Störungen, Angst, Apathie, Enkopresis (Einkoten, Kotschmieren), Enuresis („Einnässen") und psychomotorische Retardierung.
Zu A: Vgl. zum Hyperkinetisches Syndrom Antwort auf Frage **262**).

Antwort 273
Die Antwort C) ist richtig.
Bei Heroinabhängigkeit (physisch und psychisch) führt Abstinenz zu einem schweren Entzugssyndrom mit Schwindel, Durchfall, Erbrechen, Schweißausbrüchen, Blutdruckanstieg, Schlaflosigkeit und Schmerzen, das ca. 36-72 Std. nach der letzten Injektion seinen Höhepunkt erreicht und 5-8 Tage anhalten kann.
Zu 1: Heroin führt zu einer Tonuserhöhung des Parasympathikus. Unter Heroin werden die Pupille deshalb eng. Beim Heroinentzug kommt es dagegen ca. 12 Stunden nach der letzten Heroingabe zur Pupillenerweiterung (Mydriasis).
Zu 5: Heroingabe führt zu einer starken Atemdepression (nicht das Absetzen von Heroin).

Antwort 274
Die Antwort E) ist richtig.
Der Missbrauch von Alkohol kann zu körperlichen, psychischen und sozialen Folgeschäden führen.
Körperliche Schäden: z. B. Fettleber, Alkoholhepatitis, Leberzirrhose, Zieve-Syndrom (= Fettleber, akute hämolytische Anämie, Hyperlipoproteinämie), Pankreatitis, Ösophagitis, Gastritis, Mallory-Weiss-Syndrom (= Schleimhauteinrisse im ösophagogastralen Übergang), Kardiomyopathie, Kleinhirnrindenatrophie, Wernicke-Enzephalopathie, hirnorganische Krampfanfälle, Polyneuropathie.
Soziale Folgen: Probleme am Arbeitsplatz, Isolation, familiäre Konflikte, zivil- bzw. strafrechtliche Konsequenzen.
Psychische Folgen: Abhängigkeit, Persönlichkeitsveränderungen.
Zu 2: Libido = Sexualtrieb.
Zu 3: Palmarerythem und Spider naevi gelten als sog. Leberhautzeichen. Sie finden sich u.a. bei Patienten mit Leberzirrhose und chronischer Hepatitis.
Zu 4: Als Polyneuropathie wird die Erkrankung peripherer Nerven aus nichttraumatischer Ursache bezeichnet.
Häufigste Formen sind die diabetische und die alkoholische Polyneuropathie.

Antwort 275
Die Antworten A) und C) sind hier richtig.
Die Frage ist falsch gestellt, da es 2 richtige Antworten gibt:
Zu A: Der Erreger des Keuchhustens ist Bordetella pertussis, ein gramnegatives Stäbchenbakterium.
Zu C: Bei Säuglingen kommen anfallsweise auftretende, lebensgefährliche Atemnotzustände („Apnoeanfälle") vor. Aufgrund von Apnoeanfällen und Bronchopneumonien hat der Keuchhusten im Säuglingsalter eine Letalität von ca. 5 %.
Zu B: Die Ansteckungsgefahr ist im ersten Stadium (Stadium catarrhale) am größten und klingt dann nach dem 2. Stadium der Erkrankung (Stadium convulsivum) im 3. Stadium der Erkrankung (Stadium decrementi) ab.
Zu D: Die Pertussisimpfung wird von der STIKO allgemein empfohlen (vgl. Antwort auf Frage **199**.
Zu E: Die Inkubationszeit beträgt 7-14 Tage.

Antwort 276
Die Antwort D) ist richtig.
Komplikationen bei Masern:

- Otitis media,
- Laryngotracheitis mit (Pseudo)krupp,
- Pneumonie, meist primär, selten durch bakterielle Sekundärinfektion (Staphylokokken) mit Abszedierung, Pleuraempyem u.a.
- Enzephalitis mit 8-14 Tage nach Exanthemausbruch auftretenden zentralnervösen Symptome, oft mit bleibenden Ausfallerscheinungen (Lähmungen, Sprachstörungen u.a.),

- Retinopathia pigmentosa (selten; Pigmentdegeneration der Netzhaut),
- subakute sklerosierende Panenzephalitis (seltene, erst nach Jahren auftretende schwere Masernkomplikation),
- Aktivierung chronischer Infektionen (Tuberkulose u.a.)

Zu 5: Eine Pankreatitis ist eine typische Komplikation bei Parotitis epidemica (Mumps).

Antwort 277

Die Antwort C) ist richtig.

Manifestation des Milzbrands:

- Hautmilzbrand nach einer Inkubationszeit von 2-7 Tagen (gelegentlich nach einigen Stunden) an der Infektionsstelle mit Bildung eines Bläschens (Pustula maligna) und des Milzbrandkarbunkels (Carbunculus contagiosus) mit anschließendem entzündlichen Ödem und Eiterung, Fieber und lokaler Lymphknotenschwellung.
- Lungenmilzbrand durch Streuung vom Karbunkel aus oder durch Einatmen der Sporen mit atypischer Bronchopneumonie und schwerem septischem Krankheitsbild.
- Darmmilzbrand durch Verschlucken der Erreger (selten) oder durch Verzehr von Fleisch kranker Tiere mit hämorrhagischer Entzündung des Darms, Allgemeininfektion mit Schwellung und brandiger Verfärbung der Milz, Fieber, Herzinsuffizienz, Kräfteverfall.

Zu A: Sporen sind Dauerformen von Bacillus anthracis die sich bei ungünstigen Lebensbedingungen ausbilden. Sie haben eine hohe Resistenz gegen physikalische und chemische Einflüsse.

Zu D und E: Bacillus anthracis ist ein grampositives, Sporen bildendes Bakterium. Es muss deshalb mit Antibiotika, nicht mit Antimykotika behandelt werden.

Antwort 278

Die Antwort E) ist richtig.

Das Karpaltunnelsyndrom (Medianuskompressionssyndrom) ist eine durch mechanische Kompression des N. medianus im Karpaltunnel verursachte Atrophie der Daumenballenmuskulatur sowie Sensibilitätsstörung der Hohlhand und Finger 1-3 einschließlich der radialen Seite des 4. Fingers. Anfangs kommt es besonders nachts zu Schmerzen im Unterarm.

Das Krankheitsbild betrifft hauptsächlich Frauen zwischen dem 40. und 50. Lebensjahr (m:w=1:10) oft im Rahmen anderer Erkrankungen (Amyloidose, Diabetes mellitus, rheumatische Arthritis).

Die Diagnose wird durch Elektromyographie (Registrierung der Aktionsströme im Muskelgewebe) und Elektroneurographie (Bestimmung der Nervenleitungsgeschwindigkeit) gesichert.

Antwort 279

Die Antwort C) ist richtig.

Zu 1: Schaumbildung von farblosem Urin ist verdächtig auf das Vorliegen einer Proteinurie.

Dunkelbrauner Urin mit gelbem Schüttelschaum ist ein Hinweis für Bilirubin (direkt, konjugiert) im Harn.

Zu 2: Trüber Urin ist ein Hinweis auf Eiter im Urin (Pyurie) und damit auf eine Harnwegsinfektion. Differenzialdiagnostisch käme noch die Phosphaturie („Milchpisser“) in Frage: Phosphate fallen in alkalischem Harn aus und bilden eine milchige Trübung sowie einen weißen Bodensatz.

Zu 3: Weißlich-lehmfarben ist die Beschreibung für acholischen Stuhl (fehlende Sekretion von Galle in den Darm bei intrahepatischem oder extrahepatischem Gallestausyndrom). Eine weißlich-lehmfarbene Urinverfärbung ist uns nicht bekannt.

Zu 4: Durch Konzentration des Harns (vermehrte Rückresorption des Primärharns zurück in den Körper) oder durch gesteigerte Harnausscheidung wird die Konzentration des Urins bedarfsweise modifiziert. Vermehrte Flüssigkeitszufuhr führt normalerweise zur Ausscheidung eines weniger konzentrierten Urins.

Zu 5: Blut im Urin ist solange ein Hinweis auf einen bösartigen Tumor (Hypernephrom, Blasenkarzinom u. Ä.) bis das Gegenteil bewiesen ist. Selbstverständlich können auch Blasen- oder Nierensteine Ursache einer Hämaturie sein.

Antwort 280

Drei Antworten sind hier richtig.

Die Antworten C, D und (E?) sind richtig.

Zu A: Bei Endokarditis werden die Bakterien von den befallenen Herzklappen in den Blutkreislauf geschleudert, es kommt zur Bakteriämie und Sepsis.

Zu B: Bei Endocarditis lenta finden sich bakterielle Mikroembolien und petechiale Einblutungen. Außerdem vor allem an Händen und Zehen sog. Osler-Knötchen: ca. 12-24 Stunden bestehende, schmerzhafte kleine rote Knötchen an den Fingerkuppen. Ursächlich sind auch hier bakterielle Mikroembolien bei Arteriolitis mit Gefäßwandnekrosen und Blutungen.

Zu C: Die Temperaturen sind bei akuter Endokarditis meist über 39°C, bei Endocarditis lenta weniger hoch, meist um 38°C.

Zu D: Durch bakterielle Mikroembolien in die Niere kommt es bei Endokarditis zur Herdnephritis mit Hämaturie und Proteinurie.

Zu E: In dieser allgemeingültigen Form halten wir diese Aussage für falsch. Sowohl bei akuter Endokarditis als auch bei Endocarditis lenta kann sich u. E. - wie bei anderen septischen Erkrankungen auch - eine Milzvergrößerung zeigen.

Antwort 281

Die Antwort B) ist richtig.

Zu 1: Die Bauchspeicheldrüse liegt sekundär retroperitoneal hinter dem Magen.

Zu 2: Die Langerhans-Inselzellen des Pankreas zeigen verschiedene Zelltypen, die unterschiedliche Hormone ins Blut abgeben (inkretorische bzw. endokrine Drüse):

- Zelltyp A: Glukagon,
- Zelltyp B: Insulin,
- Zelltyp D: Somatostatin,
- Zelltyp PP: Pankreatisches Polypeptid (hemmt exokrine Pankreassekretion und den Gallefluss).

Zu 3: Als exokrine oder sekretorische Drüse gibt die Bauchspeicheldrüse neben alkalischen Verdauungssäften auch Enzyme ins Darmlumen ab:

- Protein spaltende Enzyme (Proteasen): Trypsin, Chymotrypsin, Peptidasen, Elastase u.a.
- Fett spaltende Enzyme (Esterasen): Lipase, Lecithinase A und B, Phosphatase u.a.
- Kohlenhydrat spaltende Enzyme (Carbohydrasen): Amylase und Maltase.

Zu 4: Glukagon aus den Langerhans-Inselzellen wirkt als Antagonist des Insulins und lässt den Blutzuckerspiegel steigen.

Antwort 282

Die Antwort C) ist richtig.

Zu 1: Magnesium wirkt hauptsächlich als Antagonist des Kalziums. Es beeinflusst den Austausch von Ionen (wie Natrium, Chlor, Kalium) durch die Zellmembran und aktiviert alle Reaktionen, an denen ATP beteiligt ist. Magnesium kann mit ATP einen Komplex bilden, der die meisten zellulären Prozesse mit Energie versorgt. Es unterstützt die Übertragung von Nervenimpulsen und spielt eine wichtige Rolle bei der Muskelkontraktion.

Zu 2: Kalium wird benötigt zur Aufrechterhaltung des zellulären Ruhepotentials (Membranpotential) und es ist an den elektrischen Vorgängen in erregbaren Geweben (Nerven- und Muskelgewebe) beteiligt. Kaliummangel führt zu Störungen der Erregungsleitung und der Muskelkontraktion. Kalium ist für die Aufrechterhaltung des osmotischen Drucks in der Zelle verantwortlich und am Eiweißaufbau und bei der Kohlenhydratverwertung beteiligt.

Zu 3: Natrium kommt fast ausschließlich im Extrazellulärraum (50 %) und im Knochen (50 %) vor. Die extrazelluläre Na-

triumkonzentration beträgt ca. 142 mmol/l. Es ist damit das wichtigste Elektrolyt des Extrazellulärraums.
Zu 5: Der Natriumgehalt im Serum wird hormonell beeinflusst von Aldosteron (holt an der Niere Natrium in den Körper zurück und scheidet Kalium aus), von ADH (sorgt für verstärkte Wasserrückresorption an der Niere) und von ANP (atriales natriuretisches Peptid; wirkt antagonistisch zu Aldosteron).

Antwort 283
Die Antwort E) ist richtig.
Die Infektion mit Poliomyelitis-Viren verläuft in 90-95 % der Fälle inapparent (symptomlos).

Antwort 284
Die Antwort A) ist richtig.
Zu 1 und 2: Die typische Influenza-Grippe beginnt schlagartig mit hohem Fieber, Frösteln, Rachenentzündung, Kopf-, Glieder-, Kreuzschmerzen, Heiserkeit, Husten, evtl. Erbrechen und Leibschmerzen u.a.
Zu 3: Durch Antigendrift und Antigenshift verändern die Influenza-Viren ständig ihr immunologisches Aussehen, so dass fast jährlich „neue“ Grippeviren auftauchen. Die Immunität hält nur für wenige Monate an und ist immer nur gegen die typenspezifische Virusvariante gerichtet (deshalb muss auch die Grippeschutzimpfung jährlich erneuert werden).
Zu 4: Grippe-Patienten sind 1 bis 2 Tage vor Beginn der ersten Krankheitszeichen und danach noch für etwa eine Woche ansteckend.

Antwort 285
Die Antwort D) ist richtig.

Antwort 286
Die Antwort D) ist richtig.
Als Pyramidenbahn (oder 1. motorisches Neuron) wird die Gesamtheit derjenigen absteigenden Leitungsbahnen des Zentralnervensystems bezeichnet, die in der Großhirnrinde entspringen und bis zu den Vorderhornzellen des Rückenmarks ziehen. Bei Schädigungen der Pyramidenbahn zeigen sich eine Vielzahl typischer neurologischer Symptome („Pyramidenbahnzeichen“), z. B. pathologische Reflexe (Babinski, Gordon, Oppenheim), pathologische Mitbewegungen und das Erlöschen von Fremdreflexen (z. B. Bauchhautreflex).
Zu A: Die Schädigung des peripheren Nervs führt zu einer schlaffen Lähmung.
Zu B: Bei einer spastischen Lähmung sind die Muskeleigenreflexe gesteigert.
Zu C: Eine schlaffe Lähmung kann auch durch Schädigung des die Muskulatur versorgenden peripheren Nervs entstehen.
Zu E: Der Patellarsehnenreflex (PSR) ist ein typischer Eigenreflex.

Antwort 287
Die Antwort B) ist richtig.
Das einzige wichtige Blutzucker senkende Hormon ist das Insulin. Antagonistisch zum Insulin wirken viele Hormone: So führen z. B. Glukagon, Adrenalin, Schilddrüsenhormon, Wachstumshormon und Glukokortikoide (Kortisol) zu einem Blutzuckeranstieg.

Antwort 288
Die Antwort E) ist richtig.
Zu 1: Anders als das tödliche Kammerflimmern führt das Vorhofflimmern (350-600/min) zunächst nicht zu einer schweren Funktionsstörung des Herzens. Da die Herzkammern zu ca. 80 % passiv gefüllt werden, fehlen durch den Ausfall der Vorhofkontraktion nur ca. 20 % der Kammerfüllung, so dass sich zunächst kein lebensgefährliches Krankheitsbild entwickelt.
Zu 2 und 3: Der unrhythmische Herzschlag (absolute Arrhythmie) und das Fehlen der Vorhofkontraktion führen zur Bildung von Thromben und arteriellen Embolien.
Zu 4: Als Herzbeuteltamponade (Perikardtamponade) wird die Flüssigkeitsansammlung im Herzbeutel bezeichnet. Sie kann entzündlich (Perikarditis), traumatisch oder Infarkt bedingt (Herzwandruptur)

sein. Sie führt zu einer Behinderung der diastolischen Ventrikelfüllung und zu einem verminderten Schlagvolumen. Symptome: obere Einflussstauung, Dyspnoe, Tachykardie.

Zu 5: Vorhofflimmern kann akut oder chronisch sein. Chronisches Vorhofflimmern kann paroxysmal auftreten (wiederholte Episoden, die spontan aufhören und wieder in einen Sinusrhythmus umspringen) oder persistieren. (Ca. ein Viertel der Fälle paroxysmalen Vorhofflimmerns entwickeln sich zu chronischen Formen).

Antwort 289

Die Antwort C) ist richtig.

In der Gallenflüssigkeit sorgen Gallensäuren und Phospholipide für die Emulgierung von Fetten und für die Aktivierung der Lipasen der Bauchspeicheldrüse.

Zu 1: Die Salzsäure des Magens wirkt bakteriostatisch bzw. bakterizid, sie spielt eine Rolle bei der Spaltung von Zucker und bei der Aktivierung von Pepsinogen zu Pepsin.

Zu 3: Der Intrinsic-Faktor wird in den Belegzellen der Magenschleimhaut produziert, bildet mit Vitamin B12 (Extrinsic-Faktor, Cobalamin) einen gegen das Pepsin des Magens resistenten Komplex und ermöglicht dadurch dessen Resorption im Endstück des Ileums.

Zu 4: Kohlenhydrate werden bei der Verdauung u.a. durch Amylase (Mundspeichel, Pankreassekret) in Monosaccaride gespalten.

Antwort 290

Die Antwort E) ist richtig.

Antwort 291

Die Antwort E) ist richtig.

In Abhängigkeit von Blutdruckhöhe, Erkrankungsdauer und Ausmaß der Gefäßsklerose zeigen sich beim Hypertoniker typische Veränderungen des Augenhintergrunds, der sog. Fundus hypertonicus.

Antwort 292

Die Antwort A) ist richtig.

Zu 1: Rote Blutkörperchen haben eine durchschnittliche Lebenszeit von ca. 120 Tagen.

Zu 3: Rote Blutkörperchen werden im Knochenmark gebildet.

Zu 4: Die roten Blutkörperchen nehmen in der Lunge Sauerstoff auf und geben Kohlendioxid ab.

Zu 5: Täglich werden im Knochenmark ca. 200 Milliarden neuer roter Blutkörperchen gebildet, das sind ca. 8,3 Milliarden pro Stunde, ca. 138 Millionen pro Minute oder 2,3 Millionen pro Sekunde.

Antwort 293

Die Antwort B) ist richtig.

Zu 1: Die Blutmenge eines Erwachsenen beträgt ca. $^1/_{14}$ (6-8 %) seines Körpergewichtes. Bei einem 70 kg schweren Menschen ca. 5 Liter.

Zu 3: Die Blut-Hirn-Schranke ist eine selektiv durchlässige Membran zwischen Blut und Hirnsubstanz, durch die der Stoffaustausch mit dem Zentralnervensystem kontrolliert wird. Sie wirkt als Schutzeinrichtung, die schädliche Stoffe von den Nervenzellen abhält.

Zu 4: Blut besteht aus Blutplasma (ca. 55 % des Gesamtbluts) und Blutzellen (ca. 45 % des Gesamtbluts).

Zu 5: Im menschlichen Organismus sind keine echten Blutspeicher nachweisbar. Die Blutverteilung wird über regionale Änderungen des Gefäßtonus geregelt. Die Milz spielt - wenn überhaupt - nur eine sehr untergeordnete Rolle.

Antwort 294

Die Antwort C) ist richtig.

Als sichere Frakturzeichen gelten:

- Fehlstellung,
- abnorme Beweglichkeit,
- Crepitatio (Knochenreiben),
- sichtbare Knochenfragmente.

Als unsichere Frakturzeichen gelten:

- Schwellung,
- Hämatom,

- Schmerz,
- aufgehobene oder eingeschränkte Funktion.

Antwort 295

Die Antwort D) ist richtig.

Als Schubladenphänomen wird die abnorm weite Verschieblichkeit des Unterschenkels gegen den Oberschenkel bei einem Kreuzbandriss bezeichnet. Durch die Ruptur der Kreuzbänder, die der vorderen und hinteren Stabilisierung des Kniegelenks dienen, kann sich die Tibia auf dem Femur nach vorn bzw. hinten verschieben.

Antwort 296

Die Antwort D) ist richtig.

Die Osteoporose ist eine Erkrankung des Skelettsystems mit Verlust bzw. Verminderung von Knochensubstanz und -struktur und erhöhter Frakturanfälligkeit.

Die Ursache der primären Osteoporose ist bis heute weitgehend ungeklärt, als Teilfaktoren der postmenopausalen und der Altersosteoporose sind Östrogen- und Bewegungsmangel (Immobilisation) bekannt.

Sekundäre Osteoporosen treten bei einer Vielzahl unterschiedlicher Grunderkrankungen auf:

- Endokrin, metabolisch (Cushing-Syndrom, Hyperparathyroidismus = Überfunktion der Nebenschilddrüse, Hyperthyreose, Hypogonadismus, Akromegalie, Diabetes mellitus, Homocystinurie, Mangelernährung),
- iatrogen, medikamentös (Glukokortikoide, Heparine, Schilddrüsenhormone u.a.),
- myelogen, onkologisch (Plasmozytom, Mastozytose, lymphoproliferative Erkrankungen, diffuse Knochenmarkkarzinose),
- parainfektiös, immunogen (rheumatoide Arthritis, Enteritis regionalis Crohn)
- Inaktivität, Immobilisation (Bettruhe, Paraplegie, Hemiplegie),
- hereditäre Bindegewebeerkrankungen (Osteogenesis imperfecta, Marfan-Syndrom, Ehlers-Danlos-Syndrom),
- komplexe Osteopathien (renale Osteopathie, intestinale Osteopathie).

Antwort 297

Die Antwort A) ist richtig.

Vitamin-A-Mangel ist weltweit der häufigste Vitaminmangelzustand (in Industriestaaten eher selten); Risikogruppen sind Frühgeborene, junge Frauen und Männer > 65 Jahre.

Klinik: Störung der Dunkeladaptation bis zur Nachtblindheit als Frühsymptom, Wachstumsstörungen, Haut- und Schleimhautveränderungen, Störungen der Knochenbildung, der Fortpflanzung (Atrophie der Testes und Ovarien) und Fehlbildungen beim Fetus.

Zu B: Blutgerinnungsstörungen können ihre Ursache in einem Mangel an Vitamin K haben. Vitamin K ist an der Aktivierung verschiedener Blutgerinnungsfaktoren beteiligt (II, VII, IX, X).

Zu C: Ursache für Skorbut ist ein Mangel an Vitamin C (Ascorbinsäure). Klinik: Frühsymptome sind verminderte Leistungsfähigkeit, Müdigkeit, Reizbarkeit, Gelenk- und Gliederschmerzen, Infektanfälligkeit und hypochrome mikrozytäre Anämie.

Infolge der gestörten Bindegewebesynthese kommt es zur Brüchigkeit der Blutgefäße mit allgemeinen Blutungen, Ausfallen der Zähne und Gingivitis sowie verzögerter Wundheilung.

Bei Säuglingen und Kleinkindern kommt es außerdem Störungen des Knochenwachstums (Möller-Barlow-Krankheit).

Zu D: Als Osteomalazie wird die erhöhte Weichheit und Verbiegungstendenz der Knochen durch mangelhaften Einbau von Mineralstoffen in die normal oder überschießend gebildete Knochenmatrix (Osteoid) bezeichnet. Eine Ursache kann Vitamin-D-Mangel (Vitamin D = Calciferole) sein, die sog. Rachitis.

Zu E: Als Perniziöse Anämie wird eine Vitamin-B12-Mangelanämie (Cobalaminmangel) aufgrund einer Typ A-Gastritis verstanden. Die Autoimmungastritis führt zu einem Untergang der Belegzellen. Aufgrund des Fehlens des Intrinsic-Faktors kann Cobalamin (Vitamin-B12) im terminalen Ileum nicht resorbiert werden und es kommt zu Blutbildungsstörungen mit megaloblastärer Anämie.

Antwort 298
Die Antwort A) ist richtig.
Unter Pseudokrupp versteht man die Kombination aus den Symptomen bellender Husten, Heiserkeit und einem ziehenden Geräusch bei der Einatmung durch Schwellung der Schleimhaut im Kehlkopfbereich. Fieber kann, muss aber nicht auftreten. In der Regel entstehen die Pseudokrupp-Symptome im Rahmen einer Virusinfektion der oberen Luftwege.
Der eher harmlose Pseudokrupp muss von der akuten bakteriellen Epiglottitis unterschieden werden: Diese geht meist mit hohem Fieber, einer ausgeprägten Schluckstörung und starkem Krankheitsgefühl einher und kann durch das komplette Zuschwellen der Atemwege zum Tode führen.
Zu 4: Rezidive sind typisch für das Krankheitsbild des Pseudokrupps.
Zu 5: Heiserkeit ist typisch für Pseudokrupp.

Antwort 299
Die Antwort B) ist richtig.

Antwort 300
Die Antwort C) ist richtig.
Zu A: Die Milzruptur ist eine gefürchtete Komplikation der Mononukleose.
Zu B: Ein grobfleckiges konfluierendes Exanthem, hinter den Ohren beginnend, ist typisch für das Krankheitsbild der Masern.
Zu D: Ein Exanthem mit juckenden Papeln, Vesikeln und verschorften Erosionen, Verlauf in Schüben (sog. Sternenhimmel) ist typisch für das Krankheitsbild der Windpocken (Varizellen).
Zu E: Die retroaurikuläre (oder nuchale) Lymphknotenvergrößerung ist typisch für das Krankheitsbild der Röteln.

Antwort 301
Die Antwort D) ist richtig.

Antwort 302
Die Antwort A) ist richtig.
Bei der Bulimia nervosa handelt es sich um eine psychogene Essstörung, bei der exzessive, meist hochkalorische Nahrungsmengen in kurzer Zeit zugeführt (Essanfall) und anschließend Maßnahmen ergriffen werden, um das Körpergewicht in einem (sub)normalen Rahmen zu halten (z. B. zeitweilige Hungerperioden, exzessive körperliche Aktivität, selbst induziertes Erbrechen oder Missbrauch von Laxanzien und Diuretika. (Vgl. auch Antwort zu Frage **193**).

Antwort 303
Die Antwort D) ist richtig.
Als Zwangshandlung wird eine zwanghafte, ohne bzw. gegen den eigenen Willen impulsartig ausgeführte Handlung, die als Ichfremd erlebt wird und bei deren versuchter Unterlassung starke Anspannung und Angst auftreten (z. B. Waschzwang, Zählzwang).
Zu 4: Durch das Ausüben der Zwangshandlung wird Anspannung und Angst reduziert, nicht gefördert.

ANTWORTEN MC 6

Antwort 304
Die Antwort D) ist richtig.
Die akute bakterielle Lobärpneumonie (Erreger: meist Streptococcus pneumoniae) beginnt akut mit Schüttelfrost, gefolgt von schnellem Temperaturanstieg (Febris continua) um 39-40°C.
Oft besteht ein starker Hustenreiz mit zunächst uncharakteristischen, ab dem 2. Tag rostbraunem Auswurf mit Fibringerinnseln („Pflaumenkompott-ähnlich“). Das Allgemeinbefinden ist meist deutlich beeinträchtigt, die Patienten schwitzen stark, häufig tritt ein Herpes labialis auf. Auskultatorisch zunächst inspiratorisches Knisterrasseln (Crepitatio indux), zunehmende perkutorische Dämpfung mit verstärktem Stimmfremitus und Bronchophonie, später auskultatorisch Bronchialatmen und mittelblasige Rasselgeräusche.
Aufgrund der bakteriellen Entzündung steigt das CRP (C-reaktive Protein) als unspezifischer Entzündungsindikator an.

Antwort 305
Die Antwort B) ist richtig.
Zu 2 und 4: Der Radiusperiostreflex (oder Brachioradialreflex) und der Achillessehnenreflex (ASR) sind typische Eigenreflexe. Bei Muskeleigenreflexen (MER; auch: Muskeldehnungsreflex) ist Reizort (Rezeptor) und Erfolgsorgan, welches auf den Reiz antwortet, derselbe Muskel. Der Reflex wird auf Rückenmarks- oder Stammhirnhöhe nur einmal umgeschaltet (= monosynaptischer Reflexbogen).
Es besteht keine (oder nur sehr geringe) Ermüdbarkeit.
zu 2, 4 und 5: Der Reizort (Rezeptor) der Fremdreflexe liegt meistens in der Haut. Die Erfolgsorgane sind meist die benachbarte Muskulatur. Der Reflex wird auf Rückenmark- oder Stammhirnhöhe mehrmals umgeschaltet (= polysynaptischer Reflexbogen) und umgreift mehrere Rückenmarksegmente. Fremdreflexe zeigen eine deutliche Ermüdbarkeit.
Einige Fremdreflexe: Kornealreflex, Bauchhautreflex (Ausfall z. B. bei Multipler Sklerose), Kremasterreflex, Analreflex, Plantarreflex, Pupillenreflex, Würgereflex u.a.

Antwort 306
Die Antwort D) ist richtig.
Bewusstlose Personen sind in der stabilen Seitenlage zu lagern.

Antwort 307
Die Antwort B) ist richtig.
Bei einer Thrombophlebitis handelt es sich um eine akute Thrombose oberflächlicher Venen mit Entzündung der Gefäßwand.
Therapie: Kühlende Umschläge mit Alkohol oder Heparinsalbe, Kompressionsverband. Anders als bei der tiefen Beinvenenthrombose sollte bei der oberflächlichen Thrombophlebitis keine Ruhigstellung des Patienten erfolgen!
Ist der Patient bettlägerig wird das betroffenen Bein - sowohl bei der tiefen, als auch bei der oberflächlichen Thrombose - hochgelagert.
(Tieflagerung bei arteriellen Thrombosen und Embolien).

Antwort 308
Die Antwort B) ist richtig.
3 klinische Stadien des Keuchhustens::
- Stadium catarrhale (1-2 Wochen): Prodromalstadium: ähnelt einem grippalen Infekt. Der Patient ist hochinfektiös!
- Stadium convulsivum (2-6 Wochen): Typische krampfartige Hustenanfälle mit inspiratorischem Ziehen; am Ende des Hustenanfalls wird zähes, klares Sputum ausgeworfen.
- Stadium decrementi (über Wochen): Hustenanfälle gehen langsam zurück.

Zu 3: Zungenbiss tritt als typisches Symptom beim generalisierten tonisch-klonischen Krampfanfall (Grand-mal-Anfall) auf. Der Zungenbiss ist kein Symptom des Keuchhustens.
Zu 4: Als Folge des Presshustens kann es zu Hernien, Rektumprolaps und Bindehauteinblutungen kommen.
Zu 5: Die Wirksamkeit des azellulären Pertussis-Impfstoffes liegt bei etwa 85 %. (Eine Schwedische Untersuchung ergab sogar nur eine Effektivität von nur 54-64 %). Erkranken geimpfte Kinder, so soll die Krankheit bei ihnen leichter verlaufen.

Antwort 309
Die Antwort E) ist richtig.
Als Hyperurikämie wird die erhöhte Harnsäurekonzentration im Blut bezeichnet. Eine erhöhte Harnsäurekonzentration im Blut kann zur Gicht führen.
Harnsäure ist das Endprodukt des Purinstoffwechsels. Purine sind für das Leben von zentraler Bedeutung. Purine spielen eine wichtige Rolle als Basis der Gene (DNA), im Energiehaushalt (ATP), bei der Proteinbiosynthese (GTP, cAMP, cGMP, RNS) und als Koenzyme (NAD, NADP, FAD).
Wichtige Purinbasen sind z. B. Adenin und Guanin.
Ursächlich für die erhöhte Harnsäurekonzentration im Blut können Krankheitsbilder sein, die entweder zu einer erhöhten Harnsäureproduktion führen (erhöhter Zellabbau z. B. bei Leukämie, Polycythaemia vera, Hämolyse, zytostatischer oder Strahlentherapie) oder die Harnsäureausscheidung über die Niere verringern (z. B. Niereninsuffizienz, Alkoholkonsum, Medikamente, Fasten).
Die häufigste und bekannteste Störung des Purinstoffwechsels ist eine erbliche renale tubuläre Ausscheidungsstörung der Niere für Harnsäure. Die verringerte Ausscheidungskapazität der Niere bei sonst regelrechter Nierenfunktion führt zu einer Hyperurikämie und bei etwa jedem 10. Patienten zum klinischen Bild der Gicht.
Zu 1: Milchprodukte und Proteine enthalten keine oder wenig Purine.
Zu 3 und 5: Größere Mengen an Alkohol (112-135 g/Tag) führen zu einem Anstieg der Laktatkonzentration im Blut, hemmen so die Harnsäureausscheidung über die Niere und führen zur Hyperurikämie. Eine fettreiche Kost verursacht, wie das Fasten, eine vermehrte Produktion von Ketonkörpern, die ebenso die renale Harnsäureausscheidung hemmen.

Antwort 310
Die Antwort C) ist richtig.
Eine umschrieben Aussackung der Herzwand (meist über dem Spitzenbereich des linken Ventrikels nach Herzinfarkt auftretend), wird als Herzwandaneurysma bezeichnet.
Komplikationen: Perforation in den rechten Vorhof oder Ventrikel, Thrombenbildung, Embolie, Rhythmusstörungen, Herzklappenschäden, Herzinsuffizienz.
Zu 4: Eine Lungenembolie ist eine Embolie in den kleinen venösen Lungenkreislauf. Der Embolus kommt aus dem großen venösen Körperkreislauf (z. B. aus den tiefen Beinvenen). Ein Embolus aus dem linken Ventrikel geht in die Aorta und in den arteriellen Körperkreislauf.

Antwort 311
Die Antwort C) ist richtig.
Posttraumatische Belastungsstörung. Vgl. Antwort auf Frage **822**.

Antwort 312
Die Antwort D) ist richtig.
Die Ornithose ist eine von Vögeln auf den Menschen übertragbare, meist als Lungenentzündung verlaufende Erkrankung.
Erreger:
Chlamydia psittaci (gramnegatives Stäbchenbakterium).
Meldepflicht:
Für den Erreger besteht Meldepflicht nach § 7 des Infektionsschutzgesetzes für den direkten oder indirekten Nachweis, soweit der Nachweis auf eine akute Infektion hindeutet. (Der Heilpraktiker ist für Erre-

ger des § 7 nicht meldepflichtig, hat aber Behandlungsverbot.
Reservoir:
Die natürlichen Wirte und Überträger sind Vögel: Wellensittiche, Papageien, Tauben u.a. (auch Mäuse, Katzen, Hunde, Rinder, Schafe und andere Säugetierarten erkranken an Ornithose).
Übertragungsweg:
Die Ornithose ist eine Zoonose. Der Mensch infiziert sich i. d. R. durch Inhalation chlamydienhaltigen Staubes (Vogelkot). Übertragungen von Mensch zu Mensch sind möglich aber selten.
Pathogenese:
Die Erreger gelangen in den tiefen Respirationstrakt, dringen in die Epithelzellen der Bronchiolen ein, vermehren sich dort und gelangen dann in die Blutbahn.
Inkubationszeit:
10 Tage (1-3 Wochen)
Klinik:

- Leichte Fälle verlaufen „grippeartig", andere unter dem Bild einer schweren Lungenentzündung,
- allgemeines Krankheitsgefühl („grippeartig"): schwere Kopf- Kreuz- und Muskelschmerzen,
- rasch ansteigendes Fieber, Schüttelfrost, Fieberkontinua über 1-2 Wochen
- Nasenbluten, Milzvergrößerung, gelegentlich Exanthem, welches an Roseolen erinnert,
- trockener Husten, atypische Lungenentzündung,
- als Komplikation Herz-Kreislaufkomplikationen (Myokarditis), Thrombophlebitis (häufig), bakterielle Superinfektion, selten: enzephalitische Verlaufsformen (Apathie, Benommenheit).

Diagnose:
Anamnese (Taubenzüchter, Hausvögel, Arbeiter auf Geflügelfarmen u.a.), Klinik (Perkussion und Auskultation oft ohne pathologischen Befund!! = atypische Lungenentzündung), Röntgenbild, Labor: Leukopenie, Erreger- oder Antigennachweis, Antikörpernachweis
Therapie:
Antibiotikum, sorgfältige Überwachung von Herz und Kreislauf, Infektionsquelle sanieren.
Prognose:
Die Erkrankung kann sich über mehrere Wochen hinziehen. Besteht das Fieber länger als 3 Wochen, ist die Prognose schlecht (Letalität unbehandelt 20-30 %). Die Erkrankung hinterlässt in den meisten Fällen eine Immunität.
Vorbeugung:
Veterinärmedizinische Überwachung (Geflügelfarmen u. Ä.), strenge Einfuhrkontrollen bei Vögeln.

Antwort 313

Die Antwort E) ist richtig.
Die Alkoholkrankheit (Alkoholismus) ist definiert als Missbrauch oder Abhängigkeit von Alkohol, mit somatischen, psychischen oder sozialen Schädigungen, bzw. Auftreten eines Entzugssyndroms bei Abstinenz.
Ätiologie:
Es werden verschiedene Ursachen diskutiert:

- Genetischer Defekt der Alkoholdehydrogenase,
- bestimmte Persönlichkeitsstrukturen,
- soziale Situationen,
- psychische Einflüsse (Krisensituationen).

Klinik:

- Rausch, Delir,
- Korsakow-Syndrom,
- exogene Psychose.

Folgen:

- Fettleber, Alkoholhepatitis, Leberzirrhose,
- Zieve-Syndrom,
- Pankreatitis, Ösophagitis, Gastritis, Mallory-Weiss-Syndrom,
- Kardiomyopathie,
- Kleinhirnatrophie, Wernicke-Enzephalopathie, hirnorganische Krampfanfälle,

- Probleme am Arbeitsplatz, Isolation, familiäre Konflikte, zivil- oder strafrechtliche Konsequenzen.

Zu 2: Alkoholmissbrauch kann zum sog. Zieve-Syndrom führen: Einer Trias aus akuter hämolytischer Anämie, Fettleber und Hyperlipoproteinämie.
Fehlernährung kann zum Folsäuremangel mit hyperchromer makrozytärer Anämie führen.
Blutungen aus Einrissen am ösophagogastralen Übergang (Mallory-Weiss-Syndrom) bzw. aus Magen- oder Duodenalulzerationen können zu einer Eisenmangelanämie führen.
Zu 4: Alkoholmissbrauch kann über eine chronische Pankreatitis zu einem Insulinmangel führen („pankreopriver“ Diabetes mellitus).

Antwort 314
Die Antwort E) ist richtig.
(Vgl. zur Heberden-Arthrose auch die Antwort auf Frage **211**).

Antwort 315
Die Antwort B, C, E ist richtig.
Klinik des Typhus abdominalis:

- Langsamer Beginn, langsam ansteigendes Fieber, später Fieberkontinua mit ca. 40°C ohne Schüttelfrost,
- Milzvergrößerung,
- Roseolen: kleinfleckige Hautröte infolge toxisch bedingter Gefäßdilatation, die auf Druck verschwindet und bei Typhus am Ende der ersten Krankheitswoche vor allem am Rumpf (Bauchhaut) auftreten.
- Kopfschmerz, Husten,
- Typhuszunge: grau-gelb (-weiß) belegte Zunge mit freien rötlichen Rändern,
- Benommenheit (Giftwirkung der Bakterien: 'typhos' heißt Nebel!),
- relative Bradykardie (trotz Fieber langsamer Pulsschlag),
- anfangs Obstipation (!), erst ab der 2. Woche 'erbsbreiartiger' Durchfall (nekrotische Entzündung der Peyer-Plaques im Dünndarm).
- Labor: Leukopenie (im Gegensatz zu den meisten anderen bakteriellen Infektionen, aber: Paratyphus hat Leukozytose) mit Linksverschiebung, BSG oft normal, absolute Eosinopenie
- Komplikationen: Hirnhautentzündung, Darmblutung, Perforation der Darmgeschwüre, typhöse Myokarditis, Kreislauf- und Nierenversagen, Thrombosen, Typhusrezidiv, Sepsis (bei Abwehrschwäche), metastatische Abszesse in Knochen und Gelenken, reaktive Arthritis, Dauerausscheider

Zu B: Ca. 2 bis 5 % der Erkrankten werden Dauerausscheider.
Zu C: Es gibt eine orale Schluckimpfung (Lebendimpfstoff) und eine Injektionsimpfung (Totimpfstoff) gegen Typhus.
Zu D: Die mittlere Infektionsdosis, die zu einer Erkrankung führt sind 10^5 Keime, abhängig von der Abwehrlage des Patienten (Alter, Immunitätslage, Grundleiden) und dem übertragenden Vehikel (Wasser oder Lebensmittel).

Antwort 316
Die Antwort C) ist richtig.
Sowohl arterielle als auch venöse Blutungen werden in der ersten Hilfe durch einen Druckverband und Hochlagerung der Extremität behandelt.

Antwort 317
Die Antwort E) ist richtig.
Das Heilpraktikergesetz ist ein Verbotsgesetz, das heißt, der Heilpraktiker darf im Grundsatz alles behandeln, was ihm nicht ausdrücklich verboten ist. Für keine der genannten Erkrankungen gibt es ein gesetzliches Behandlungsverbot für den Heilpraktiker.
Zu 3: Ringelröteln (auch: Erythema infectiosum acutum oder Fünfte Krankheit) ist eine meist bei Kindern zwischen dem 6. und 15. Lebensjahr auftretende Virusinfektion mit Parvovirus B19. Für die

Ringelröteln besteht kein Behandlungsverbot für den Heilpraktiker.
(Für die durch das Rötelnvirus hervorgerufene Rötelnerkrankung bzw. die Rötelnembryopathie besteht nach § 7 und § 24 des Infektionsschutzgesetzes ein Behandlungsverbot für den Heilpraktiker).

Antwort 318
Die Antwort A) ist richtig.
Impfungen haben den Zweck, im menschlichen Organismus die Entstehung einer Immunität zu veranlassen. Sie rufen einen über die unspezifische Abwehr, die Resistenz, hinausgehenden spezifischen Schutz hervor. Die Impfung erfolgt durch künstliche Zufuhr von Aufbereitungen der Erreger oder ihrer Wirkstoffe. Impfungen werden im Allgemeinen zur Prophylaxe durchgeführt (können aber auch als Therapie dienen). Außer der Möglichkeit, mit Hilfe von Impfstoffen den Körper zu veranlassen, einen spezifischen Impfschutz selbst aufzubauen, also aktiv zu immunisieren, gibt es die Möglichkeit passiv zu immunisieren. Bei der passiven Impfung werden dem Patienten von immunisierten Menschen oder Tieren gewonnene Immunglobulinpräparate (Antikörper) eingespritzt. Der Patient bildet die Antikörper also nicht - wie bei der aktiven Impfung - selbst, sondern er erhält Antikörper, die andere für ihn gebildet haben. Der passive Impfschutz tritt sofort ein, hält jedoch meist nur einige Wochen, dann sind die Fremdantikörper abgebaut.
Zu 1: bei einer aktiven Impfung werden dem Patienten abgeschwächte oder abgetötete Erreger, Antigenstrukturen von Erregern bzw. inaktivierte Toxoide verabreicht.
Zu 2: Bei einer passiven Impfung werden dem Patienten Antikörper verabreicht.
Zu 3: Unter Expositionsprophylaxe werden alle Maßnahmen zur Verringerung der Infektionsgefahr durch die Umwelt verstanden (z. B. persönliche Hygiene, Lebensmittelhygiene, Desinfektion, Isolierung Erkrankter und deren Kontaktpersonen bzw. Quarantäne.
Zu 4: Eine Postexpositionsprophylaxe wird nach Erregerkontakt bzw. Erregerübertragung verabreicht (z. B. passive Impfung mit Hepatitis-B-Antikörpern nach Verletzung an einer infizierten Injektionsnadel).
Zu 5: Als Chemoprophylaxe wird die Anwendung von Chemotherapeutika vor erfolgter Infektion verstanden (z. B. die Antibiotikaprophylaxe der Endokarditis nach Rheumatischem Fieber bzw. die Chemoprophylaxe der Malaria).

Antwort 319
Die Antwort C) ist richtig.
Die Wirkung des Östrogens:
Follikelreifung, Auslösung der ovulatorischen Ausschüttung von LH (luteinisierendem Hormon), Eitransport durch Förderung der Eileiterbeweglichkeit, Proliferation des Endometriums in der ersten Zyklushälfte, Zusammensetzung der Uterus- und Zervixsekrete und Beschaffenheit des Vaginalepithels, außerdem viele extragenitale Wirkungen: z. B. Anstieg von Triglyzeriden, HDL und LDL, Förderung des Epiphysenschlusses und Hemmung des Knochenabbaus.
Die Wirkung des Progesterons (Gelbkörperhormon):
Progesteron wirkt antagonistisch zu Östrogenen und Aldosteron, funktionell antagonistisch zu Kortisol und hat eine katabole Wirkung.
Zusammen mit Östrogenen reguliert Progesteron den Menstruationszyklus; erhöht die Körpertemperatur in der zweiten Hälfte des Menstruationszyklus um ca. 0,6 °C, fördert die Proliferation der Uterusschleimhaut sowie die Implantation und Weiterentwicklung der befruchteten Eizelle; in der Schwangerschaft verhindert es die Reifung weiterer Follikel und stimuliert die Entwicklung der Milchdrüsen.

Antwort 320
Die Antwort A) ist richtig.
Die Pfortader (Vena portae hepatis) ist die große Vene, die das gesamte aus der

Bauchhöhle zurückfließende venöse Blut sammelt.
Zu 3: Die retroperitoneal gelegene Niere drainiert in die Vena cava inferior.
Zu 5: Die Venae uterinae drainieren in die Vena iliaca interna.

Antwort 321
Die Antwort E) ist richtig.
Zu 3: Die Prostatitis ist eine akute oder chronische unspezifische Entzündung der Prostata durch urogene oder hämatogene Infektion oder (sehr selten) durch Übergreifen einer Entzündung der Nachbarorgane. Klinik: Dysurie (Schmerzen beim Wasserlassen), Pollakisurie (häufige Entleerung kleiner Harnmengen), Unterbauchschmerzen, Schmerzen beim Stuhlgang; bei akuter Prostatitis evtl. hohes Fieber und Harnverhaltung.
Zu 5: Divertikulitis: Vgl. Antwort zu Frage **263**.

Antwort 322
Die Antwort C) ist richtig.
Ein Ganglion (Überbein) ist eine einzeln oder multipel vorkommende, von Sehnenscheiden oder Gelenkkapseln ausgehende Gallertzyste (Hyaluronsäure, Muzin). Sie kommt vor allem an der Streckseite des Handgelenks und des Fußrücken vor.
Klinik: langsames Wachstum mit Hervortreten bei bestimmten Gelenkstellungen, verbunden mit Schmerzen.
Therapie: Punktion oder operative Entfernung.

Antwort 323
Die Antwort C) ist richtig.
Zu 1: Die Glukokortikoide der Nebennierenrinden wirken antagonistisch zum Insulin und bewirken dadurch einen Anstieg des Blutzuckers.
Zu 2: Glukokortikoide erhöhen die Salzsäure-, Pepsinogen- und Trypsinogensekretion im Magen-Darm-Trakt.
Zu 3: Glukokortikoide steigern den Blutdruck durch eine mineralkortikoide (Aldosteron-ähnliche) Wirkung (verstärkte Rückresorption von Natrium und Wasser bei gleichzeitig erhöhter Kaliumausscheidung).
Zu 4: Glukokortikoide vermindern die Knochendichte und führen – als mögliche Nebenwirkung - zur Osteoporose.

Antwort 324
Die Antwort A) ist richtig.
Sowohl Heißluftverfahren als auch die Begasung mit Ethylenoxid stellen keine gängigen Verfahren zur Sterilisation dar. Es bleibt deshalb rätselhaft, warum gerade diese beiden Verfahren hier geprüft werden.
Ethylenoxid C_2H_4O ist eine bei +10 °C siedende Flüssigkeit. Aufgrund der niedrigen Sterilisationstemperatur wird das Gas mit CO_2 in Kartuschen oder Gasflaschen zur chemischen Sterilisation thermolabiler Materialien (speziell aus Kunststoff) in keimdichten, gasdurchlässigen Folien eingesetzt. Die Sterilisationsmethode ist jedoch gefährlich, da das Gas giftig und brennbar ist und in der Luft explosive Gemische bildet (Gefahrenstoff). Zudem reizt es die Atemwege, wirkt allergisierend, toxisch und kanzerogen (Krebs auslösend).
Zu D: Heißluftsterilisation wird durch Heißluft bei 180 °C für 30 Minuten erzielt.

Antwort 325
Die Antwort E) ist richtig.
Ursachen der oropharyngealen Dysphagie:
- Neuromuskuläre Störung:
  Morbus Parkinson, multiple Sklerose, Poliomyelitis, Myasthenia gravis, amyotrophe Lateralsklerose, Bulbärparalyse, Apoplexie, Hirntumor u.a.
- Organische Störung:
  Tumor im Halsbereich, Zenker Divertikel, Struma, zervikale Osteophyten der Wirbelsäule.

Ursachen der ösophagealen Dysphagie:
- Organische Störung:
  Ösophaguskarzinom, entzündliche Stenose (bei Refluxösophagitis, nach Verätzungen), ösophageales Divertikel,

Kardiakarzinom, Aortenaneurysma, extraösophagealer Tumor u.a., Entzündung: Ösophagitis (bedingt beispielsweise durch Reflux, Soor, CMV).
- Neuromuskuläre Störung: Achalasie, Ösophagospasmus, Sklerodermie, Chagas-Krankheit,
- Fremdkörper, Speisebolus,

Medikamentös induzierte Ösophagitis: ausgelöst durch im Ösophagus liegen gebliebene Tabletten wie KCl, Tetrazykline, Chinidin.
Zu 4: Ca. 30 % der Patienten, die einen Schlaganfall erlitten haben leiden an einer Dysphagie.

Antwort 326
Die Antwort D) ist richtig.
Zu 1: Als Nasenflügelatmen wird die heftige Bewegung der Nasenflügel bei Atemnot und Lungenentzündung (insbesondere bei bakterieller Pneumonie) bezeichnet.
Zu 2: Als frühkindliche Reflexe treten in der Zeit der ersten Lebenswochen und -monate physiologisch eine Vielzahl von Reflexen und Bewegungsautomatismen auf. (Reflexe der Nahrungsaufnahme, des Lage- und Bewegungssinns, Halte- bzw. Stellreflexe, positiver Babinski-Reflex u.a.) Mit zunehmender Ausreifung der ZNS-Strukturen verschwinden dies Reflexe spätestens bis zum Ende des zweiten Lebensjahres (oft schon nach wenigen Wochen und Monaten).
Zu 3: Überwiegt bei der Einatmung die Rippenhebung, so spricht man von kostaler oder thorakaler Atmung (Brustatmung), bei Überwiegen der Zwerchfellkontraktion von abdominaler Atmung (Bauchatmung). Bei Kindern überwiegt die Bauchatmung.
Zu 4: Atemfrequenz beim Kind:
- Neugeborene (= Säuglinge bis 28. Tag): 45-35 pro Minute,
- Säuglinge (Kinder bis 1 Jahr): 40-30 pro Minute,
- Klein- und Schulkinder: 30-25 pro Minute.

Zu 5: Herzfrequenz beim Kind:
- Neugeborene: 140-120 pro Minute,
- Säuglinge: 130-110 pro Minute,
- Klein- und Schulkinder: 120-100 pro Minute.

Antwort 327
Die Antwort D) ist richtig.
Zu 2: 3-5 % der Schulkinder sind betroffen, vor allem Jungen.
Zu 3: Der Beginn des ADHS liegt vor dem 7. Lebensjahr.

Antwort 328
Die Antwort B) ist richtig.
Zu A: Erythrozyten werden in der Regel nach 120 Tagen abgebaut.
Zu B: Als MCV wird das mittlere korpuskuläre Volumen des einzelnen Erythrozyten bezeichnet. Es errechnet sich aus Hämatokrit (l/l) durch Erythrozytenzahl (10^{12}/l). Abweichungen von der Norm finden sich bei vielen Anämieformen (makrozytäre, normozytäre, mikrozytäre Anämien). MCV ist bei der Alkoholkrankheit erhöht.
Zu C: Er wird im Knochenmark gebildet.
Zu D: Er nimmt in der Lunge Sauerstoff (O_2) auf und gibt Kohlendioxid (CO_2) ab.
Zu E: Sauerstoffmangel führt u.a. zur Erythropoetinausschüttung in der Niere und dadurch zur vermehrten Bildung von Erythrozyten im Knochenmark.

Antwort 329
Die Antwort E) ist richtig.
Beim Blutdruckmessen nach Riva-Rocci (RR) wird durch das Aufpumpen einer aufblasbaren Oberarmmanschette der Blutstrom durch die Ellenbeugenarterie (A. cubitalis) unterbunden.
Beim langsamen Öffnen der Stauung fließt wieder Blut durch das noch verengte Gefäß. Das durch die Wirbelbildung an der noch verengten Ellbeugenarterie hervorgerufene Strömungsgeräusch wird mit dem Stethoskop in der Ellenbeuge abgehört.

Zu 1: Aufgrund des unterschiedlichen Oberarmumfanges benötigt man zur Blutdruckmessung bei Kindern, Jugendlichen und Erwachsenen unterschiedlich breite Blutdruckmanschetten.

Antwort 330

Die Antwort D) ist richtig.

Zu 1: Als Dekubitus wird eine durch äußere (längerfristige) Druckeinwirkung hervorgerufene trophische Störung der Haut mit Gewebsuntergang (Nekrose) bezeichnet.

Antwort 331

Die Antwort C) ist richtig.

Vgl. auch Antwort auf Frage **235**.

Die Colitis ulcerosa ist eine meist in Schüben verlaufende Entzündung der Dickdarmschleimhaut, die sich vom Rektum ausgehend kontinuierlich nach proximal ausdehnt. Sie ist bei ca. 40-50 % nur auf das Rektum und Sigmoid beschränkt, bei 30-40 % befällt sie das linksseitige, bei 20 % das gesamte Kolon (Pankolitis).

Zu 2: Im Gegensatz zum M. Crohn ist die Colitis ulcerosa auf den Dickdarm beschränkt.

Zu 3: Anale Fisteln sind ein typisches Symptom des Morbus Crohn (differenzialdiagnostisch sollte man noch an das Rektumkarzinom denken).

Antwort 332

Die Antwort C) ist richtig.

Sichere Todeszeichen sind:

- Totenflecke = Livores,
- Leichenstarre = Rigor mortis,
- Selbstandauung = Autolyse.

Nur bei Vorliegen mindestens eines sicheren Todeszeichens kann der Tod bescheinigt werden.

Die Totenflecke sind rosarote Flecken, die sich an den abhängigen (tiefsten) Partien der Haut bilden. Während der ersten zehn Stunden nach dem Tod lassen sich die Totenflecken noch wegdrücken.

Die Totenstarre beginnt ca. 4 Stunden nach Todeseintritt (abhängig von der Außentemperatur usw.) und erreicht nach etwa. 6 Stunden ihr Maximum. Sie beginnt an Unterkiefer-, Hals- und Nackenmuskulatur und löst sich nach 1-6 Tagen in der gleichen Reihenfolge.

Bei der Autolyse wird das Organeiweiß durch die beim Zelltod frei werdenden Enzyme abgebaut.

Antwort 333

Die Antwort A) ist richtig.

Zu 2: Nitro-Präparate führen zu einem sog. „venösen Pooling", d. h. Blut versackt im venösen System des großen Kreislaufs. Das entlastet zwar das Herz, kann aber bei einem systolischen Druck von unter 100 mmHg den Patient in einen Volumenmangelschock bringen.

Zu 3: Die Seitenlage ist die Lagerung für einen bewusstlosen Patienten.

Zu 4: Beim Herzinfarktpatienten (und auch sonst im Notfall) sind intramuskuläre Injektionen ein Kunstfehler: Sie verhindern eine spätere therapeutische Auflösung des Thrombus in den Herzkranzgefäßen („Lyse"), verfälschen Laborwerte (Creatinkinase) und die Wirkstoffe werden in Schocksituationen schlecht resorbiert und benötigen bis zum Wirkungseintritt zu lange Zeit.

Antwort 334

Die Antwort B) ist richtig.

Die Patientin klagt über die klassischen Symptome einer Schilddrüsenüberfunktion (Hyperthyreose). Die körperlichen Befunde mit Tachykardie, Extrasystolie und Struma untermauern diese Diagnose.

Die Immunogene Hyperthyreose (Morbus Basedow) ist das einzige hier genannte Krankheitsbild mit erhöhten Schilddrüsenhormonwerten im Blut.

Zu 1: Beim Morbus Cushing handelt es sich um eine Nebennierenrinden-Überfunktion mit Hyperkortisolismus.

Zu 2: Vitamin-D-Mangel führt zum Krankheitsbild der Rachitis.

Zu 3: Euthyreote Struma heißt „Schilddrüsenvergrößerung bei normaler Stoffwechsellage der Schilddrüse". Die Schilddrüsenhormonwerte im Blut sind bei euthyreoter Struma definitionsgemäß normal, eine Hyperthyreose liegt nicht vor. Eine euthyreote Struma kann die geschilderte Klinik also nicht erklären.
Zu 4: Eine Überproduktion von Parathormon aus den Nebenschilddrüsen führt zum Hyperparathyroidismus. Klinische Symptome:
Erkrankung der Nieren (Nephrolithiasis, Nephrokalzinose), des Magen-Darm-Trakts (rezidivierende Ulcera ventriculi und Ulcera duodeni) Pankreatitis, Knochenprobleme und Kalkablagerungen in verschiedenen Organen (Lunge, Magen, Konjunktiven, Kornea.

Antwort 335
Die Antwort C) ist richtig.
Die Schizophrenie ist eine Form der körperlich nicht begründbaren Psychose, die durch ein Nebeneinander von gesunden und veränderten Erlebens- und Verhaltensweisen gekennzeichnet ist.

Klinik:

- Denkstörungen,
- Ich-Erlebensstörungen u.a.
- Sinnestäuschungen (v.a. in Form akustischer Halluzinationen),
- Wahn,
- Ambivalenz (Nebeneinander gegensätzlicher Vorstellungen, Wünsche oder Absichten, u.U. mit der Folge einer Handlungsunfähigkeit),
- Autismus (Kontaktstörung mit Rückzug in die eigene Vorstellungs- und Gedankenwelt und Isolation von der Umwelt),
- psychomotorische Störungen (evtl. auch als Stupor oder Katatonie),
- Störungen der Affektivität,

Denkstörungen:
Denkstörung finden sich häufig bei Schizophrenie (aber auch im Rahmen anderer Erkrankungen: organische Psychose, Bewusstseinsstörungen, Intoxikationen, Depression) Es werden formale und inhaltliche Denkstörungen unterschieden:

1. Formale Denkstörungen:
   Störung des Denkens in Bezug auf Geschwindigkeit (beschleunigtes, verlangsamtes oder gehemmtes Denken), Ablauf (umständliches, perseverierendes oder eingeengtes Denken) oder logische Struktur (inkohärentes oder zerfahrenes Denken). Bei beschleunigtem Denken können sich Assoziationen und Ideenflucht so weit steigern, dass das Denkziel nicht mehr festgehalten wird und dem Untersuchenden das Denken als inkohärent (mit noch erkennbarem Zusammenhang) oder zerfahren (ohne erkennbaren Zusammenhang) erscheint. Umständliches Denken entsteht, wenn alle bei einem Thema entstehenden Assoziationen als gleichwertig berücksichtigt werden; perseverierendes Denken ist durch sog. Haften an einem Wort oder Denkinhalt charakterisiert. Gedankeneingebung, -entzug, -ausbreitung oder -stop und Sperrung sind formale Denkstörungen im Rahmen einer Ich-Erlebensstörung.
2. Inhaltliche Denkstörungen:
   Störung des Denkens im Sinne einer Urteilsstörung über die Realität, z. B. als überwertige Idee oder ausgebaut bis zum Wahn.

Antwort 336
Die Antwort D) ist richtig.
Die Übertragung der bakteriellen Legionelleninfektion erfolgt durch Inhalation erregerhaltiger Tröpfchen (kontaminierte Aerosole). Eine Übertragung von Mensch zu Mensch ist nicht bekannt.

Antwort 337
Die Antwort D) ist richtig.
Vgl. zum Krankheitsbild der Manie die Antwort auf Frage **32**.
Zu 4: Während manischer Episoden sind die Patienten oft inadäquat heiter (oder gereizt und streitsüchtig), im Antrieb gesteigert, haben ein vermindertes Schlaf-

bedürfnis und Denkstörungen (z. B. Ideenflucht).

Antwort 338
Die Antwort D) ist richtig.
Bei Scharlach tritt in unregelmäßigem Abstand nach Ablauf der Krankheit (6 Tage bis 6 Wochen) eine groblamellöse Schuppung an Rumpf und besonders an Handtellern und Fußsohlen auf.
Zu C: Ein großfleckiges konfluierendes Exanthem am ganzen Körper ist typisch für Masern.

Antwort 339
Die Antwort D) ist richtig.
Als Herzneurose bezeichnet man eine neurotische Form der somatoformen Funktionsstörung, die mit innerer Unruhe, Herzschmerz und der Furcht, herzkrank zu sein, gedrückter Stimmung, Selbstunsicherheit und Ängstlichkeit bis hin zur Vernichtungsangst einhergeht.
Sie tritt meist zwischen dem 18. und dem 40. Lebensjahr auf, auslösende Faktoren sind oft Trennungssituationen (z. B. Todesfall, Ehescheidung).

Antwort 340
Die Antwort C) ist richtig.
Patienten mit Verdacht auf Wirbelsäulen- oder Beckenfraktur werden flach auf den Rücken.
Zu A: Patienten im Volumenmangelschock: Flachlagerung in Kopftieflage.
Zu B: Bewusstlose, nicht intubierte Patienten: stabile Seitenlage.
Zu D: Patient mit Atemnot: Oberkörperhochlagerung.
Zu E: Patient mit „Akutem Abdomen“: Oberkörper erhöht (Kissen unter den Kopf bzw. Rückenlehne), Knie angewinkelt (Knierolle), sog. Fowler-Lagerung.

Antwort 341
Die Antwort D) ist richtig.
Zu 1: Im Gegensatz zur arteriellen Hypertonie schädigt eine arterielle Hypotonie die Gefäßwand nicht sondern schützt sie vor arteriosklerotischen Veränderungen.
Zu 2, 3 und 4: Ausdauersport und physikalische Maßnahmen gelten als Standardtherapie der primären arteriellen Hypotonie, medikamentöse Therapie erfolgt in der Regel nicht.
Zu 5: Eine Unterfunktion der Nebennierenrinde (M. Addison) führt über den Ausfall von Kortison und Aldosteron zu einer verminderten Rückresorption von Natrium und Wasser und damit zu einem Volumenmangel mit (sekundärer) Hypotonie (hyperkaliämische Hypotonie).

Antwort 342
Die Antwort C) ist richtig.
Im Alter (75./80. Lebensjahr) vermindert sich die Vitalkapazität der Lunge (bis -45 %) und die Diffusionskapazität der Lunge.
Die Nierendurchblutung nimmt ab (-50 %) und die glomeruläre Filtrationsrate sinkt (-30 %).
Das Gehirngewicht nimmt ab (-45 %) und die zerebrale Durchblutung wird vermindert (-20 %). Eine „immer deutliche“ Verminderung der kognitiven Leistungsfähigkeit muss damit aber nicht verknüpft sein.

Antwort 343
Die Antwort B) ist richtig.
Harnwegsinfektionen werden vor allem durch bakterielle Infektionserreger hervorgerufen.
Der häufigste Erreger von Harnwegsinfektionen ist mit ca. 70 % Escherichia coli.

Antwort 344
Die Antwort C) ist richtig.
Vgl. Antwort auf Frage **199**.

Antwort 345
Die Antwort C) ist richtig.
Zu 1: 70 % aller Kolonkarzinome kommen im sigmorektalen Bereich vor, ca. 10 % im Colon ascendens, 6 % im Colon transversum und 14 % im Colon descendens.
Zu 3: Hellrotes Blut im Stuhl kann auf ein Kolonkarzinom hindeuten, muss aber

nicht. Auch Ulzera, Divertikel, Polypen, Analfissuren, Hämorrhoiden u.a. können zu hellrotem Blut im Stuhl führen.
Zu 4: Das Kolonkarzinom metastasiert u.a. hämatogen und zwar primär in die Leber, sekundär in die Lunge.

Antwort 346
Die Antwort C) ist richtig.
Eine Neurose ist eine psychische oder psychosoziale Persönlichkeitsstörung ohne nachweisbare organische Grundlage (bei der im Gegensatz zur Psychose der Realitätskontakt wenig oder gar nicht gestört ist).
Phobien gehören zu den sog. Angstneurosen, die durch bestimmte Gegenstände oder Situationen ausgelöst wird und meist mit der Einsicht in die Unbegründetheit verbunden ist. Als Folge einer Phobie können Vermeidungsverhalten, zunehmende Einengung des Handlungsspielraums und Selbstmordgefährdung auftreten.
Zu 1: Agoraphobie: „Platzangst"; Angst sich auf öffentlichen Plätzen und Straßen aufzuhalten, öffentliche Verkehrsmittel zu benutzen oder einen schützenden Raum (Wohnung) zu verlassen.
Zu 2: Die Hysterie ist eine neurotische psychogene Störung mit körperlichen Symptomen ohne fassbare organische Schädigung. Es kommt u.a. zu motorischen u./o. sensorischen Ausfällen (z. B. Beinlähmung, Sehstörung), Krämpfen und Schmerzen.
Zu 3: Die Manie ist eine Form der affektiven Psychose mit inadäquat gehobener (heiterer oder gereizter Stimmung. Sie kommt häufig im Rahmen einer manisch-depressiven Erkrankung vor.
Zu 4: Die Klaustrophobie ist die Angst vor Aufenthalt in geschlossenen Räumen, besonders solchen ohne Fluchtmöglichkeit (Aufzug) oder vor dicht gedrängten Menschenmassen (Sportstadion, Kino).
Zu 5: Als Demenz wird eine meist über Monate und Jahre fortschreitende degenerative Veränderung des Gehirns mit Verlust von einmal früher erworbenen kognitiven Fähigkeiten bezeichnet.

Antwort 347
Die Antworten A), B) und E) sind richtig.
Die chronisch lymphatische Leukämie (CLL) ist die häufigste Leukämieform älterer Menschen.
Es handelt sich um eine autonome Überproduktion immuninkompetenter B-Lymphozyten (T-Zell-Lymphome sind mit ca. 3 % selten) im peripheren Blut, Lymphknoten, Milz und Knochenmark.
Das Krankheitsbild betrifft meist Männer in höherem Alter (um 65 Jahre).
Die chronisch lymphatische Leukämie gehört zu den Non-Hodgkin-Lymphomen vom niedrigen Malignitätsgrad.
Klinik:

- Symptomloser Beginn; Leistungsminderung, Nachtschweiß,
- Lymphknotenschwellung: derb und schmerzlos im Brust- und Bauchraum,
- evtl. Leber- und Milzvergrößerung,
- Hauterscheinungen: knotige Hautinfiltrationen, Pruritus (Hautjucken), Ekzeme, Mykosen, Herpes zoster (bei allen Hauterscheinungen im höheren Alter stets an CLL denken!)

Diagnose:
Anamnese, Klinik, Blutbild, Knochenmarksbefund
Lab: Leukozyten 20.000-100.000/µl Blut, Knochenmark: Markinfiltration durch Lymphozyten
Therapie:
„So spät wie möglich und so schonend wie möglich." Chemo- und Strahlentherapie, Splenektomie, Knochenmarktransplantation (selten zu erwägen aber einziger Therapieansatz mit Hoffnung auf Heilung), gutartigste der Leukämien.

Antwort 348
Die Antwort D) ist richtig.
Vgl. zu den klinischen Zeichen eines akuten peripheren arteriellen Gefäßverschlusses die Antwort auf Frage **69**).

Antwort 349
Die Antwort E) ist richtig.
Risikopersonen für die Entwicklung einer Tuberkulose (6-A-Regel):

- Alte,
- Alleinstehende,
- Abwehrgeschwächte(z. B. AIDS-Kranke und Diabetiker),
- Alkoholiker,
- Asylanten.

Zu 2: Die Silikose (Quarzstaublunge) ist eine Form der Pneumokoniose (Staublungenerkrankungen durch organische oder anorganische Stäube). Sie geht mit einer Lungenfibrose einhergeht und ist prädisponierend für die Entstehung einer Tuberkulose.

Antwort 350
Die Antwort A) ist richtig.
Bei ausgedehnten Brandwunden verliert der Körper immer Flüssigkeit, wodurch die Gefahr eines Volumenmangelschocks (eines hypovolämischen Schocks) besteht. Primär muss die Verbrennungsquelle beseitigt und die Haut gekühlt werden. Kleider müssen unbedingt entfernt werden, da sie die Kühlung behindern. Verbrannte oder verbrühte Körperteile werden sofort mindestens 15 Minuten in kühles Wasser getaucht oder unter fließendem Wasser gekühlt (empfohlen wird Wasser mit einer Temperatur von ca. 18°C für ca. 10-20 min, Vorsicht bei großflächigen Verbrennungen: Gefahr der Unterkühlung).
Nachdem die Wunden abgedeckt sind, muss eine Schockprophylaxe folgen. Zum Abdecken der Wunden nur saubere Tücher oder Verbandtücher benutzen. Stehen diese nicht zur Verfügung, bleibt die Wunde unbedeckt. Keinesfalls Salben, Puder o. Ä. verwenden. In die Haut eingebrannte Materialien, wie z. B. Teer, nicht entfernen.

Antwort 351
Die Antwort C) ist richtig.
Wegen der Gefahr des Auslösens einer Lungenembolie ist eine akute tiefe Beinvenenthrombose eine Kontraindikation für die manuelle Lymphdrainage.

Antwort 352
Die Antwort D) ist richtig.
Vgl. auch Antwort auf Frage **335**.
Formale Denkstörungen:

- Denkzerfahrenheit (Denkdissoziation), Ideenflüchtigkeit: ein Gedanke steht beziehungslos neben dem anderen, sprunghafter, dissoziierter Gedankengang,
- Gedankensperre, Gedankenabreißen, Denkhemmung: plötzlicher Abbruch eines sonst flüssigen Gedankenganges ohne erkennbaren Grund.

Zu 4: Die Halluzination oder Trugwahrnehmung gehört nicht zu den formalen sondern zu den inhaltlichen Denkstörungen. Man versteht darunter eine Sinnestäuschung, bei der der Wahrnehmung kein reales Objekt zugrunde liegt und ein adäquater Sinnesreiz fehlt.

Antwort 353
Die Antwort B) ist richtig.
Beim Krankheitsbild der Hypothyreose und der akuten Pankreatitis tritt in der Regel kein Juckreiz auf. (Unserer Meinung nach ist Juckreiz jedoch durchaus ein Symptom bei Schilddrüsenerkrankungen, vor allem bei Hypothyreose. Die Frage ist u. E. deshalb nicht eindeutig zu beantworten).
Differenzialdiagnose des Juckreizes:
Juckreiz findet sich als Begleiterscheinung von Hauterkrankungen (z. B. atopisches Ekzem, Urtikaria, Dermatomykosen, Epizoonosen) bzw. ohne primäre sichtbare Hautveränderungen bei Erkrankungen innerer Organe (z. B. Cholestasesyndrom, biliäre Zirrhose, Niereninsuffizienz, Urämie, Diabetes mellitus, Leukämie, Lymphome u.a. bösartige Tumoren), psychogen oder ohne nachweisbare auslösende Faktoren (ca. 50 % der Fälle).

Antwort 354

Die Antwort C) ist richtig.

Primäre (immer schon vorhandene) und sekundäre (spontan und situativ auftretende) Erektionsstörungen werden voneinander unterschieden.

Während vorübergehende Erektionsstörungen meist psychisch bedingt sind, sind längerfristig bestehende meist organischen Ursprungs. Risikofaktoren: Diabetes mellitus, Hyperlipidämie, Hypertonie, Nikotinkonsum. Pathogenese der organisch bedingten Störungen:

- Arteriell (60-70 %, mangelnde Blutzufuhr, z. B. bei Arteriosklerose oder diabetischer Mikroangiopathie),
- venös (20-30 %, mangelnde Abdichtung der Schwellkörper durch Myozytendegeneration),
- neurogen (10 %, z. B. bei Multipler Sklerose, diabetischer Polyneuropathie, Nervenverletzung bei Tumorchirurgie im kleinen Becken),
- hormonell (1-5 %, z. B. bei Testosteronmangel oder Prolaktinerhöhung),
- häufig multifaktorielle Genese.

Zu 3: Betarezeptorenblocker sind Arzneimittel, welche die sympathomimetisch wirkenden Neurotransmitter Noradrenalin und Adrenalin an den zellulären Betarezeptoren des jeweiligen Erfolgsorgans hemmen. Wie auch andere Medikamentengruppen (Diuretika, Lipidsenker, Antidepressiva, Antiphlogistika) kann auch die Einnahme von Betarezeptorenblocker Ursache von Potenzstörungen bzw. erektiler Dysfunktion sein.

Zu 5: Die medikamentöse Therapie der Erektionsstörungen kann mit erheblichen Nebenwirkungen einhergehen. So kann es z. B. bei der Anwendung von Sildenafil (Viagra®) zu Kopfschmerzen, plötzlicher Hautrötung (Flush), Magenproblemen, Sehstörungen, Schwindelgefühl und Muskelschmerzen kommen. Todesfälle bei Patienten mit kardiovaskulären Risikofaktoren wurden beschrieben (ob sie direkt auf das Medikament zurückzuführen sind, ist umstritten).

Antwort 355

Die Antwort E) ist richtig.

Zu 1: Der klassische Schmerz einer akuten Pankreatitis strahlt gürtelförmig in den Rücken aus. Durch eine entzündliche Durchwanderung in Richtung Pleura kann es aber auch zu Brustschmerzen und atemabhängigen Schmerzen einer Pleuritis kommen.

Zu 2: Beim Herpes zoster können die z. T. sehr heftigen, brennenden Schmerzen dem Exanthem vorausgehen, es begleiten oder längere Zeit überdauern (postzosterische Neuralgie). Je nach dem Dermatom, in dem die Zosterneuralgie auftritt, kann es auch zu Brustschmerzen kommen.

Zu 3: Die hypertone Krise kann aufgrund des vermehrten Sauerstoffbedarfs des Herzmuskels zu Angina-pectoris-Beschwerden führen.

Zu 5: Brustschmerzen, die durch eine Magenüberblähung bedingt sind, werden als Roemheld-Syndrom (auch: gastrokardialer Symptomenkomplex) bezeichnet.

Es handelt sich um eine vor allem bei Männern vorkommende Verlagerung des Herzens nach oben rechts infolge eines Zwerchfellhochstands (meist links) durch geblähten Magen oder Darm.

Klinisch zeigen sich Herzbeschwerden (evtl. bis zu Angina pectoris), Extrasystolen, Magenschmerzen und Übelkeit.

Antwort 356

Die Antwort E) ist richtig.

Die Toxoplasmose ist eine durch Protozoen ausgelöste Zoonose.

- Die Infektion des Menschen erfolgt durch: Aufnahme von Zysten mit Nahrungsmitteln (rohes oder ungenügend gekochtes Fleisch),
- Aufnahme der befruchteten Eizelle bei Kontakt mit Katzenkot,
- pränatal (diaplazentar) bei Erstinfektion während der Schwangerschaft.

Antwort 357

Die Antwort D) ist richtig.

Klinik der arteriellen Hypertonie:

- Hypertoniker fühlen sich oft gesund (sie „stehen unter Druck" und „treiben die Welt um"). Beschwerden können lange Zeit fehlen.
- Typisch sind frühmorgendliche (Hinterkopf-)Schmerzen,
- Schwindel,
- Ohrensausen,
- Nervosität,
- Herzklopfen,
- Brustschmerzen vor dem Herzen („Präkordialschmerz"),
- Nasenbluten,
- Atemnot bei Belastung.

Komplikationen:

- Hypertensive Krise,
- Hypertensiver Notfall: kritischer Blutdruckanstieg mit Vitalgefährdung durch Organschäden (Hochdruckenzephalopathie, Schlaganfall, akute Linksherzinsuffizienz mit Lungenödem, Angina-pectoris-Anfall, Herzinfarkt). Notarztindikation!
- Gefäßsystem:
  In 50-60 % d. F. frühzeitige Atherosklerose (Stadium abzulesen am Augenhintergrund, z. B. Kaliberunregelmäßigkeiten, Blutungen, Papillenödem)
- Herz (Todesursache bei 2/3 der Hypertoniker):
  - Druckhypertrophie, die zur Linksherzinsuffizienz führt,
  - koronare Herzkrankheit (als Angina pectoris, Herzinfarkt, Herztod, Linksherzinsuffizienz).
- Gehirn (Todesursache bei 15 % der Hypertoniker):
  - Infarkt aufgrund der Atherosklerose,
  - hypertone Massenblutung,
  - akute Hochdruckenzephalopathie (durch Versagen der Autoregulation der Hirngefäße erfolgt druckpassive Erweiterung der Hirnarteriolen, dadurch Hirnödem).
- Nieren
  Die atherosklerotische Schrumpfniere führt zur Einschränkung der Nierenfunktion (Frühsymptom: Mikroalbuminurie und evtl. über den Renin-Angiotensin-Aldosteronmechanismus zu einer renalen Fixierung des Bluthochdrucks.
- Bauchaortenaneurysma (Aneurysma = abnorme Ausweitung der Wand eines arteriellen Blutgefäßes), bei 10 % der männlichen Hypertoniker > 65 Jahre (Rupturgefahr).

Zu 5: Schmerzen im Bereich der Schläfenarterie sind ein typisches Symptom der Arteriitis temporalis Horton:

Antwort 358

Die Antwort C) ist richtig.

Fett, Nikotin und Alkohol und liegende Körperhaltung verstärken die Symptomatik einer Refluxösophagitis.

Antwort 359

Die Antwort A) ist richtig.

Bei der geschilderten Fallbeschreibung handelt es sich um das lebensgefährliche Bild eines anaphylaktischen Schocks.

Zu 1: Der Patient benötigt (neben den vom Notarzt sofort injizierten Notfallmedikamenten Adrenalin und Glukokortikoid) einen peripheren Verweilkatheter und die Zufuhr von Elektrolytlösung (Ringer-Laktat). Sie legen also einen Zugang, infundieren Ringer-Laktat und überwachen die Vitalfunktionen des Patienten.

Zu 2, 3 und 4: Alle genannten Maßnahmen würden den Blutdruck des Patienten senken und die Schocksymptomatik dadurch verschlechtern.

Zu 5: Eine Herzdruckmassage ist nur beim klinisch toten Patienten indiziert.

Antwort 360

Die Antwort A) ist richtig.

Vgl. Antwort zu Frage **278**.

Antwort 361

Die Antworten A), D) und E) sind richtig.

Bei Endometriose befindet sich Schleimhaut, die ähnlich aufgebaut ist wie die Gebärmutterschleimhaut (Endometrium), außerhalb der Gebärmutterhöhle. Etwa 10 % aller Frauen im gebärfähigen Alter sind von dieser chronischen Krankheit betroffen.

Hauptsymptom ist die schmerzhafte Regelblutung. Weitere Beschwerden sind von Ausmaß und Ort des Auftretens der Endometriose abhängig.

Klinik:

Die Beschwerden, die durch eine Endometriose verursacht werden, sind immer an den hormonellen Zyklus der Frau gebunden, d.h. sie treten nur im geschlechtsreifen Lebensalter auf. Mit dem Eintreten der Frau in die Wechseljahre bei nachlassender Hormonproduktion verschwinden die Beschwerden völlig. Die Symptome hängen in erster Linie vom Ausmaß und der Lokalisation, also der örtlichen Verteilung, der Endometrioseherde ab. Je nach dem Ort des Auftretens unterscheidet man eine Endometriosis externa uteri, also eine außerhalb des Endometriums der Gebärmutter vorkommende Endometriose, sowie eine Endometriosis interna uteri, also eine Endometriose innerhalb der Gebärmutter (z. B. Gebärmuttermuskulatur).

- Dysmenorrhö (schmerzhaften Regelblutung),
- regelmäßig wiederkehrende Schmerzen im Unterbauch,
- Dauerschmerz (insbesondere dort, wo das Blut nicht abfließen kann),
- verlängerte und verstärkte Regelblutung (Menorrhagie; vor allem. bei Endometrioseherden in der Uterusmuskulatur),
- Sterilität und Eileiterschwangerschaften bei Endometriose der Eileiter (mitunter als einziges Symptom der Endometriose),
- zystische Auftreibungen des Ovars (sog. „Schokoladenzysten“),
- Kreuzschmerzen sowie Schmerzen beim Geschlechtsverkehr (Dyspareunie) bei Endometrioseherden in der freien Bauchhöhle,
- Blut im Urin bzw. Blutauflagerungen auf dem Stuhl bei Blasen- oder Enddarmendometriose.

Antwort 362

Die Antwort D) ist richtig.

Der Weg des Lichtes durch das Auge: Hornhaut, vordere Augenkammer, Linse, Glaskörper, Netzhaut.

Antwort 363

Die Antwort E) ist richtig.

Die klinische Fallbeschreibung lässt am ehesten an einen manischen Patienten denken.

Differenzialdiagnostisch müssen jedoch alle aufgeführten Erkrankungen in Erwägung gezogen werden.

ANTWORTEN MC 7

Antwort 364
Die Antwort A) ist richtig
Häufigster Erreger einfacher Harnwegsinfekte ist der bakterielle Darmkeim Escherichia coli.
Bei außerhalb von Krankenhäusern oder Pflegeheimen erworbenen, unkomplizierten HWI ist E. coli in ca. 80 % der Fälle der Erreger, in ca. 13 % Staphylococcus saprophyticus, seltener auch andere Enterobakterien wie Proteus mirabilis oder Klebsiellen.
Vor allem Frauen leiden an Harnwegsinfektionen, da die kurze Harnröhre das Eindringen von Keimen begünstigt.
Zu B: Trichomonas vaginalis, ein Protozoon, ist der Erreger der Trichomoniasis. Die Krankheit wird meist durch Geschlechtsverkehr übertragen (sexuell übertragene Erkrankung; Behandlungsverbot für Heilpraktiker nach §24 des Infektionsschutzgesetzes).
Zu C: Streptokokken spielen als Erreger von Harnwegsinfekten eine untergeordnete Rolle. Wichtige Streptokokkenerkrankungen sind z. B. Angina tonsillaris, Scharlach, Erysipel, Phlegmone, Herzklappenentzündungen (Endokarditiden); (Folgekrankheiten: Rheumatisches Fieber, Glomerulonephritis).
Zu D: Chlamydien sind die häufigsten Erreger einer nichtgonorrhoischen unspezifischen Urethritis. Diese kommt vor allem bei Männern vor. Sie ist die häufigste sexuell übertragbare Erkrankung in den Industrieländern.
Zu E: Gonokokken sind die Erreger der Gonorrhö, der häufigsten sexuell übertragenen Erkrankung.

Antwort 365
Die Antwort B) ist richtig.
Vgl. zu den allgemein empfohlenen Impfungen der STIKO Antwort auf Frage **199**.

Antwort 366
Die Antwort E) ist richtig.
Das Erregerreservoir von Neisseria meningitis ist der Nasopharynx des Menschen. Die Übertragung erfolgt durch Tröpfcheninfektion.
Zu A: Rotaviren werden fäkal-oral übertragen. Rotaviren sind die häufigsten Erreger nichtbakterieller Gastroenteritiden bei Säuglingen und Kleinkindern (saisonal gehäuft in den Wintermonaten).
Zu B: Hepatitis-C-Viren werden durch Kontakt mit Blut oder Blutprodukten übertragen.
Zu C: Eine Aufnahme der Erreger erfolgt vorwiegend über Verunreinigung von Wunden (Kriegsverletzungen, Verkehrs- oder Sportunfälle), ist aber auch bei Operationen, Schwangerschaftsabbrüchen und intramuskulären Injektionen möglich. Nach Operationen am Dickdarm kann es zu einer Infektion mit Clostridien aus dem Darm des Patienten kommen. Eine Übertragung von Mensch zu Mensch oder vom Tier auf den Menschen wurde bisher nicht beschrieben.
Zu D: Die Übertragung der Listerien (grampositive Bakterien) erfolgt über rohe Tierprodukte (Milch, Fleisch, Fisch), direkt über Kontakt mit kontaminierter Erde. Bei einer infizierten Schwangeren kann das Ungeborene auch über die Plazenta oder bei der Geburt infiziert werden.

Antwort 367
Die Antwort E) ist richtig.
Es gibt verschiedene Formen des Asthma bronchiale:

- Allergisches Asthma: IgE-vermittelte Sofortreaktion durch Inhalation von Allergenen (Pollen, Hausstaubmilben, Tierhaare u.a.);
- infektbedingtes Asthma: tritt erstmals im Anschluss an einen bronchopulmo-

nalen Infekt auf. Ursache: direkte Stimulierung sensibler Nervenendigungen durch Viren und Bakterien;

- analgetikabedingtes Asthma: nach Einnahme von Acetylsalicylsäure oder anderen kleinen Analgetika;
- anstrengungsbedingtes Asthma: ca. 5 Minuten nach Ende einer körperlichen Belastung auftretend;
- Asthma durch Inhalation toxischer oder irritativer Stoffe: Zigarettenrauch bzw. berufsbedingtes Asthma durch Inhalation allergisierender oder chemisch-toxischer Stoffe am Arbeitsplatz (Bäckerasthma, Pilzasthma u.a.);
- Mischformen.

Auch psychische Belastungen können Asthmaanfälle hervorrufen oder unterstützen (Asthma gehört zu den psychosomatischen Erkrankungen. So kann z. B. das Foto einer blühenden Pflanze durch psychische Konditionierung einen Asthmaanfall auslösen).

Antwort 368

Die Antwort D) ist richtig.

Bei der Kratzauskultation zur Größenbestimmung der Leber wird das Stethoskop im epigastrischen Winkel aufgesetzt. Mit dem Fingernagel oder einem Mundspatel wird in der rechten Medioklavikularlinie von unten nach oben parallel zum vermuteten Leberrand über die Haut gekratzt. Beim Übergang von der Lunge zur Leber und von der Leber zum Abdomen ändert sich das über das Stethoskop abgehörte Kratzgeräusch.

Die normale Lebergröße in der rechten Medioklavikularlinie beträgt 9-12 cm.

Zu A: Normalerweise hört man 5-10 Darmgeräusche pro Minute.

Zu B: Laute und metallisch klingende Darmgeräusche sprechen für einen mechanischen Ileus.

Zu C: Das völlige Erlöschen aller Darmgeräusche („Grabesstille über dem Abdomen“) ist typisch für einen paralytischen Ileus.

Zu E: Ein Aneurysma stellt eine abnorme, lokal begrenzte Ausweitung der arteriellen Gefäßwandschichten dar, deren Ausbildung auf eine angeborene oder erworbene Wandveränderung des betroffenen Gefäßes zurückzuführen ist.

Oft ist über Aortenaneurysmen ein Strömungsgeräusch zu hören, viele Aortenaneurysmen bleiben jedoch auskultatorisch unauffällig.

Antwort 369

Die Antwort E) ist richtig.

Zu 3: Bei der Stauungspapille kommt es durch Druckerhöhung in den Sehnervenscheiden zu einer Veränderung des Augenhintergrunds mit Schwellung, Vorwölbung und glasiger Trübung der Sehnervenpapille mit Verlust ihrer scharfen Begrenzung.

Zu 4: Die parasympathische Versorgung des Auges zieht mit dem Nervus oculomotorius. Bei Hirndruck wird dieser Nerv an den Knochenvorsprüngen der Schädelbasis abgedrückt. Es kommt dadurch zu einem Überwiegen der sympathischen Innervation am Auge, die zu einer Weitstellung der Pupillen (Mydriasis) führt.

Antwort 370

Die Antwort B) ist richtig.

Die Übertragung der Hepatitis B erfolgt zunehmend häufiger sexuell (ca. 50-70 %). Auch über Speichel und andere Körperflüssigkeiten (Sperma, Tränenflüssigkeit, Muttermilch) kann HBV übertragen werden. Eine HBV-positive Schwangere kann die Infektion auf das ungeborene Kind übertragen.

Zu 3: Es gibt eine aktive und eine passive Impfung gegen Hepatitis B. Seit 1996 ist die aktive Impfung in den Kalender der allgemein empfohlenen Impfungen der STIKO für Säuglinge und Jugendliche aufgenommen.

Zu 4: Bei Erwachsenen verläuft die Hepatitis-B-Infektion meist gutartig und heilt bei 80-90 % der Betroffenen vollständig aus. Bei etwa 10 % der Betroffenen entwickelt sich ein chronischer Verlauf, der nach Jahren zur Leberzirrhose, zu bösartigen Lebertumoren und zum Versagen der Organfunktion führen kann. (Bei infizierten Neugeborenen und Kindern unter einem Jahr verläuft die Hepatitis-B-Infektion fast immer chronisch).

Eine durchgemachte Infektion hinterlässt in der Regel lebenslange Immunität gegen den Erreger. Die Patienten mit chronischen Verläufen bleiben infektiös.

Zu 5: Ca. 70 % der Erkrankungen verläuft asymptomatisch oder subklinisch. In ca. 30 % der Fälle entwickeln sich die typischen Symptome einer Hepatitis (Gelbsucht): Dunkelfärbung des Urins, Hellfärbung des Stuhls, Gelbfärbung der Haut bzw. der Skleren („Ikterus"), Juckreiz.

Frage 371

Die Antwort D) ist richtig.

In den 70er Jahren des 20. Jahrhunderts hoffte man, die Tuberkulose besiegt zu haben. Die Hoffnung trog: seit den 80er Jahren ist in vielen Ländern ein Anstieg von Tuberkulose-Erkrankungen und Todesfällen zu verzeichnen. Bedingt durch HIV und Immigranten aus der Dritten Welt und Osteuropa gilt dies auch für viele Industrienationen.

Die Tuberkulose ist eine der häufigsten Infektionskrankheiten (weltweit ca. 1/3 der Menschheit infiziert, vor allem in den Entwicklungsländern; knapp 9 Millionen Neuerkrankungen jährlich, ca. 1,6 Millionen Todesfälle pro Jahr). In Deutschland wurden 2006 5408 Tuberkulosekrankungen gemeldet, darunter etwa 280 Kinder.

Obwohl die Tuberkulose durch die Einnahme einer Kombination verschiedener Medikamente heilbar ist, sterben noch immer mehr Menschen an Tuberkulose als an jeder anderen behandelbaren Infektionskrankheit.

In Deutschland wurden im Jahr 2002 insgesamt 7684 Neuerkrankungen an Tuberkulose an das Robert-Koch-Institut in Berlin übermittelt. In Deutschland nahmen die Erkrankungszahlen in den vergangenen 10 Jahren ab.

Die Erstinfektion bzw. Primärtuberkulose verläuft oft symptomlos. Zeigt ein Patient Fieber (auch subfebril), Unwohlsein, Gewichtsverlust und Nachtschweiß, kann dies den Verdacht auf Tuberkulose wecken. Manchmal geht die Primärtuberkulose mit einer einseitigen hilären Lymphknotenschwellung, einer Lungenparenchyminfiltration und einem Pleuraerguss einher.

Bei etwa 5 % der Infizierten kommt es innerhalb einiger Wochen oder Monate zu einer Progression der Primärtuberkulose.

Bei einer weiteren Gruppe (ebenfalls ca. 5 %), wird die Tuberkulose nach einer längeren Zeitperiode – mehrere Monate oder Jahre – reaktiviert, meist mit Lungenbefall, in 15 % der Fälle aber auch mit Befall von Organsystemen außerhalb der Lunge.

Zu 5: Ist die Primärtuberkulose vorüber, kann die asymptomatische Tuberkuloseinfektion nur noch aufgrund einer Konversion der Antikörperreaktion (Tuberkulin-Hauttest, Tine-Test, Mendel-Mantoux-Test) festgestellt werden.

Bei symptomatischer Tuberkulose ist die Sputumuntersuchung die Methode der Wahl (mikroskopisch, kulturell, molekularbiologisch). Eine Röntgenthoraxaufnahme und evtl. im Einzelfall eine Bronchoskopie mit gezieltem Absaugen des Bronchialsekrets sind weitere diagnostische Hilfsmittel.

Bei symptomatischer Tuberkulose kann die Auskultation der Lunge zwar einen pathologischen Lungenbefund (verschärftes Atemgeräusch) ergeben, die Art des Erregers ist aber auskultatorisch nicht zu bestimmen.

Antwort 372

Die Antwort C) ist richtig.

Botulismus ist eine schwere, lebensbedrohliche Lebensmittelvergiftung. Er wird durch den Verzehr von schlecht konservierten Lebensmitteln, die das Botulinumtoxin enthalten, ausgelöst. Dieses Botulinumtoxin wird vom Bakterium Clostridium botulinum gebildet.

Zu 1: Botulismus ist eine Vergiftung (Intoxikation), keine Infektion. Fieber gehört nicht zur Symptomatik.
Zu 4: Während des gesamten Krankheitsverlaufes sind die Patienten bei vollem Bewusstsein.

Antwort 373
Die Antwort B) ist richtig.
Es könnte sich bei dieser Krankheitssymptomatik u.a. um eine akute oder chronische Leukämie handeln. Von den angegebenen Untersuchungen wäre zunächst ein Differenzialblutbild (dann eventuell eine Knochenmarksbiopsie) durchzuführen.

Antwort 374
Die Antwort C) ist richtig.
Die Anamnese und der klinische Befund zeigen die charakteristischen klinischen Zeichen einer Schilddrüsenüberfunktion, der Hyperthyreose.
Zu A: Leitsymptom der koronaren Herzkrankheit sind Schmerzen hinter dem Brustbein (retrosternal).
Zu B: Leitsymtpome des Phäochromozytoms sind eine anfallsweise oder dauerhafte Hypertonie, Tachykardie, Kopfschmerz, Schweißausbrüche, Zittern und u. U. eine Hyperglykämie.
Zu D: Die Neurofibromatose Typ 1 (NF1), auch von Recklinghausen-Erkrankung genannt, ist eine autosomal dominant vererbte Erkrankung. Die klinischen Leitsymptome zeigen sich auf der Haut: hellbraune Pigmentflecken, die sog. Café-au-lait-Flecken und knötchenartige Gebilde, die Neurofibrome.
Neurofibrome sind gutartige Geschwülste, die entlang von Nerven entstehen und sich aus Nerven- und Bindegewebszellen zusammensetzen. Bei einigen Menschen ist die Ausprägung auf die Hauterscheinungen beschränkt, bei anderen kommen weitere Symptome und Komplikationen hinzu, z.B. Tumore des Gehirns oder des Wirbelkanals.

Zu E: Leitsymptome des chronischen primären Morbus Addison sind:

- Dunkle Hautfärbung,
- Hypotonie (niederer Blutdruck),
- Salzhunger.

Antwort 375
Die Antwort A) ist richtig.
Klinik der akuten Morphinvergiftung:

- Koma,
- Miosis (Engstellung der Pupillen),
- starke Atemdepression mit einer Atemfrequenz von 2-4 Atemzügen pro Minute,
- Zyanose,
- erniedrigte Körpertemperatur,
- Hypotonie der Muskulatur,
- Areflexie.

Antwort 376
Die Antwort C) ist richtig.
Gesteigerter Appetit, Ideenflucht, Überaktivität und vermindertes Schlafbedürfnis sind typische Krankheitssymptome der Manie (affektive Psychose, manisch-depressive Erkrankung).

Antwort 377
Die Antwort D) ist richtig.
Zu 1: Sekretausscheidungen aus der Mamille bei einer 50-jährigen Patientin sind so lange als Tumor anzusehen, bis das Gegenteil bewiesen ist.
Zu 2: Vereinzelte familiäre Häufungen von Brustkrebs deuteten schon früh auf eine genetische Ursache mancher Mammakarzinome hin.
In jüngster Zeit konnten drei Tumorgene BRCA-1, BRCA-2 und BRCA-3 gefunden werden.
BRCA ist die Abkürzung für Breast Cancer. Träger der Mutation im BRCA-1 Gen haben ein um 85 % erhöhtes Risiko, an Brustkrebs zu erkranken.
Die Mutation von BRCA-2 ist ebenfalls mit einem um 85 % erhöhten Risiko einer Brustkrebsentstehung verbunden. Die Risikoerhöhung von BRCA-3 ist noch nicht ausreichend erforscht. Etwa 5 %-15 % der

Mammakarzinome sollten genetischer Natur sein. Die meisten Tumoren entstehen jedoch durch spontane Mutationen.

Antwort 378

Die Antwort B) ist richtig.

- Ruhe bewahren und das Kind beruhigen,
- Mund des Kindes öffnen, Reste des Mittels entfernen,
- dem Kind vorsichtig etwas Wasser oder Tee zu trinken geben. Achtung: kein Sprudel mit Kohlensäure! Das Kind darf beim Trinken keinen Brechreiz bekommen - die ätzende Substanz würde erneut die Speiseröhre passieren und eine zusätzliche Schädigung verursachen.
- Giftnotrufzentrum anrufen und Anweisungen befolgen,
- Putzmittel unbedingt mit ins Krankenhaus mitgeben bzw. dem Notarzt aushändigen.

Antwort 379

Die Antwort E) ist richtig.

Ein Heilpraktiker darf prinzipiell alle Maßnahmen durchführen, die ihm nicht durch Gesetz verboten sind. Für keine der genannten Maßnahmen oder Behandlungen existiert ein solches gesetzliches Verbot.

Antwort 380

Die Aussagen B), C) und D) sind richtig.

Typische Symptome des Morbus Parkinson sind Akinese (Bewegungsarmut bis Bewegungslosigkeit), Rigor (Muskelsteifheit) und Tremor (grobschlägiges Zittern in Ruhe). Daneben kann es zu depressiver Verstimmung, vegetativen Symptomen und Mimikverlust („Maskengesicht") kommen.

Antwort 381

Die Aussagen B), C) und E) sind richtig.

Als Säugling gilt ein Kind nach der Geburt bis zur Vollendung des 1. Lebensjahres.

Die Zeit zwischen dem 1. und dem 3 Lebensjahr wird als Kleinkindesalter bezeichnet. Mekoniumileus und Pylorusstenose sind Erkrankungen des Säuglingsalters.

Zu A: Der erste Stuhl des Neugeborenen wird als Mekonium (sog. Kindspech) bezeichnet.

Mekonium wird während der intrauterinen Entwicklung gebildet und ist aufgrund des hohen Biliverdingehalts schwärzlich-grünlich verfärbt.

Verschließt das zähklebrige Mekonium das terminale Ileum kann es zum Mekoniumileus des Neugeborenen kommen.

Zu C: Virale Magen-Darm-Entzündungen sind im Kleinkindalter nicht selten und werden meist durch Rotaviren verursacht.

Zu D: Die hypertrophische Pylorusstenose ist eine hauptsächlich nach der Geburt auftretende, erblich mitbedingte Hypertrophie der Pylorusmuskulatur mit Ausbildung einer Stenose. Charakteristisch ist ein schwallartiges Erbrechen nach dem Essen, meist in der 2.-4. Lebenswoche (Säuglingsalter).

Zu E: Unter Purpura Schoenlein-Henoch wird eine Vaskulitis (Gefäßentzündung) der kleinen Gefäße von Haut, Magen-Darm-Trakt und Nieren verstanden (häufigste Vaskulitis im Kindesalter).

Klinisch finden sich punktförmige Blutungen (Petechien am ganzen Körper = Purpura), diffuse abdominale Schmerzen, evtl. blutiger Durchfall oder Ileus, Arthritis und Glomerulonephritis mit Hämaturie.

Antwort 382

Die Antwort E) ist richtig.

Als Allgemeinsymptome des Morbus Hodgkin gelten Fieber, Nachtschweiß und Gewichtsverlust („B-Symptomatik").

Antwort 383
Die Antwort C) ist richtig.
Die Immunglobuline (oder Antikörper) werden von den Plasmazellen gebildet. Die Plasmazellen sind Differenzierungsformen der B-Lymphozyten.
Die B-Lymphozyten tragen charakteristische Zellmarker auf der Zelloberfläche („Rezeptoren“) und entwickeln sich bei Stimulation durch ihr entsprechendes Antigen über eine klonale Vermehrung zu antikörperbildenden Plasmazellen oder zu sog. Gedächtniszellen.
Zu A und B: Antikörper werden zur passiven Impfung eingesetzt und sind ein wesentlicher Anteil der spezifischen Abwehr.
Zu D: IgG ist plazentagängig, IgM nicht.
Zu E: Antikörper gehören zur humoralen Abwehr, nicht zur zellulären.

Antwort 384
Die Antwort B) ist richtig.
Zu 1: Herzklappen sind Endokardduplikaturen, also Verdopplungen der Herzinnenhaut. Entzündungen der Herzinnenhaut, sog. Endokarditiden, führen zu Herzklappenfehlern.
Zu 2: Eine Klappenstenose, ein Öffnungsproblem der Klappe, führt zu einer Druckbelastung. Eine Klappeninsuffizienz, ein Schlussproblem der Klappe, führt zu einer Volumenbelastung durch Pendelblut.
Zu 3: Bei angeborenen Herzfehlern handelt es sich überwiegend um Stenosen der Aorten- und der Pulmonalklappe, bei erworbenen Herzklappenfehlern ist am häufigsten die Mitralklappe betroffen.
Zu 4: Als „Wasserhammerpuls“ wird der Puls mit raschem Blutdruckanstieg und hoher Blutdruckamplitude (Pulsus celer et altus) bei Aortenklappeninsuffizienz bezeichnet.

Antwort 385
Die Antwort D) ist richtig.
Zu 1: Die Pathogenese der diabetischen Polyneuropathie ist im Detail noch nicht abschließend geklärt, ursächlich scheint aber vor allem eine Schädigung der kleinen Blutgefäße (diabetische Mikroangiopathie) sowie eine Störung des Sorbitstoffwechsels zu sein.

Antwort 386
Die Antwort C) ist richtig.
Die hämolytische Anämie ist eine durch einen beschleunigten Erythrozytenabbau bzw. eine verkürzte Erythrozytenlebensdauer bedingte Anämie mit kompensatorisch gesteigerter Neubildung der roten Blutkörperchen (Erythrozytopoese), die sich durch eine Retikulozytose, Anstieg des indirekten Bilirubins im Serum und einer Verminderung des Haptoglobins zeigt.
Zu einer Weißfärbung des Stuhls kommt es beim prähepatischen hämolytischen Ikterus nicht. (Das in der Leber konjugierte Bilirubin wird im Gegensatz zu einigen intrahepatischen bzw. posthepatischen Ikterusformen ganz normal mit der Gallenflüssigkeit in den Darm ausgeschieden. Dort wird das Bilirubin zu Dipyrrolen umgebaut, die dem Stuhl die gelbbraune Farbe verleihen.)

Antwort 387
Die Antwort E) ist richtig.
Zu 4: Die Denkzerfahrenheit (oder Inkohärenz) ist eine formale Denkstörung, bei der Denken und Sprechen den verständlichen Zusammenhang verlieren (bis zur Auflösung von Satzbau und Silbenzusammenhang).

Antwort 388
Die Antwort D) ist richtig.
Bei einem Ösophagusdivertikel ist das Aufstoßen nicht sauer, sondern eher seifig, da der Nahrungsbrei noch nicht mit der Salzsäure des Magens in Berührung gekommen ist.
Saures Aufstoßen und Sodbrennen, hauptsächlich beim Bücken und Liegen, deutet eher auf eine Hiatushernie mit Reflux hin.

Antwort 389
Die Aussagen A), C) und D) sind richtig.
Der Nukleus ist der Zellkern, der Golgiapparat ist die Verpackungs- und Versandabteilung der Zelle, die Mitochondrien sind die Kraftwerke der Zelle (Energiegewinnung).
Zu B: Als Ganglion werden in der Orthopädie die von Sehnen oder Gelenkkapseln ausgehenden Gallertzysten bezeichnet („Überbein"). In der Neurologie ist ein Ganglion ein Nervenknoten, eine in den Verlauf peripherer Nerven eingeschaltete Anhäufung von Ganglienzellen, die zu einer Verdickung des Nervs führt und von einer Bindegewebskapsel umgeben ist.
Zu E: Als Hypomochlion wird der Dreh- oder Unterstützungspunkt eines Hebels in der Gelenklehre bezeichnet.
Beispiel: Die Kniescheibe (Patella) dient als Hypomochlion für die Sehne des Quadrizepsmuskels (M. quadriceps femoris).

Antwort 390
Die Antwort D) ist richtig.
Die Patientin hat eine Thrombophlebitis, eine akute Thrombose oberflächlicher Venen mit entzündlicher Reaktion der Gefäßwand.
Ziel der Therapie ist es, den entzündlichen Prozess auf die oberflächlichen Venen zu beschränken und eine Wanderung in das tiefe Venensystem zu verhindern. Eine der wichtigsten Maßnahmen ist eine Kompressionsbehandlung mit elastischen Binden.
In gewickeltem Zustand sollen sich die Betroffenen dann viel bewegen (Venenwalking). Dadurch wird die Muskelpumpe aktiviert und der Blutfluss in den tiefen Beinvenen beschleunigt. Das beugt aktiv einer Thrombose vor. Strenge Bettruhe dagegen birgt die Gefahr, dass ein Thrombus in das tiefe Venensystem hineinwächst.
Eine Fibrinolyse (medikamentöse Auflösung der Thrombose) und eine Antikoagulation (wie bei der tiefen Beinvenenthrombose) sind bei einer Thrombophlebitis nicht üblich.

Antwort 391
Die Antwort D) ist richtig.
Ursachen für eine Proteinurie:
Renal-bedingte Proteinurien:
- Nephrose,
- Glomerulonephritis,
- Pyelonephritis,
- Zystenniere,
- Phenacetin-Nephropathie,
- Gichtniere.

Pathologisch-extrarenale Proteinurien:
- Koliken,
- Infarkte,
- Herzinsuffizienz (Stauungsalbuminurie),
- fieberhafte Zustände.

Benigne-extrarenale Zustände
- Bei Orthostase, Lordose, körperlicher Belastung (Sport), emotionalem Stress,
- Unterkühlung, Überhitzung, Schwangerschaft.

Gutartige, erhöhte Proteinurien bei Nierengesunden werden bevorzugt im Alter bis 30 Jahre beobachtet (90 % der Proteinurien dieser Altersgruppe!)

Antwort 392
Die Antwort D) ist richtig.
Zu 1: Die insulinproduzierenden B-Zellen der Bauchspeicheldrüse werden wahrscheinlich durch eine chronische, irreversible Autoimmunerkrankung zerstört. Erbanlagen (genetische Faktoren) spielen prädisponierend eine Rolle (jedoch weniger als beim Typ-2-Diabetes).
Für eine Autoimmuninsulitis sprechen folgende Befunde:
- Infiltration der Langerhans-Inseln im Pankreas mit autoreaktiven T-Lymphozyten,
- Nachweis von Autoantikörpern (in 70-90 % d. F.): Inselzellantikörper (ICA), Insulinautoantikörper (IAA) u.a.,
- Remission unter immunsuppressiver Behandlung.

ICA und IAA sind bereits Jahre vor Manifestation des Typ-1-Diabetes nachweisbar.
Zu 2: Beim Typ-1-Diabetiker führt eine Autoimmunreaktion zu einer irreversiblen Zerstörung der Betazellen des Pankreas. Dies verursacht einen absoluten Insulinmangel. Ein Typ-1-Diabetiker benötigt deshalb lebenslang Insulin.
Zu 4: Die Aussage gilt für den Typ-2-Diabetiker: Pathogenetisch umfasst der Typ-2-Diabetes sowohl Formen mit vorwiegender Insulinresistenz am peripheren (Post-)Rezeptor und relativem Insulinmangel als auch Formen mit schwerem pankreatischem Insulinsekretionsdefekt mit milder Insulinresistenz.
Zu 5: Das metabolische Syndrom ist ein Symptomenkomplex aus Übergewicht, gestörtem Kohlenhydratstoffwechsel (z. B. Diabetes mellitus), Hypertriglyzeridämie und arterieller Hypertonie. Die Kombination der 4 Hauptsymptome bedingt frühzeitige arteriosklerotische Veränderungen („tödliches Quartett").

Antwort 393
Die Antwort B) ist richtig.
Scharlach ist eine akute bakterielle Infektionskrankheit durch eine Sonderform der Streptokokken, die eines der 4 Scharlachtoxine bildet.
Zu 3: Die Inkubationszeit von Scharlach beträgt 2-4-(8) Tage.
Zu 5: Der Ausschlag bei Scharlach ist feinfleckig.

Antwort 394
Die Antwort D) ist richtig.
Bronchiektasen sind irreversible, zylindrische oder sackförmige Erweiterungen der Bronchien (erworben oder angeboren).
Leitsymptom der Bronchiektasen ist der chronische Husten mit Auswurf (oft blutig). Die klassische morgendliche „maulvolle Expektoration" mit dreischichtigem Sputum ist aufgrund der Antibiotika-Therapie heute nur noch selten zu sehen.

Antwort 395
Die Antwort D) ist richtig.
Die Neutral-Null-Methode ist eine in der Orthopädie angewandte Messmethode, bei der alle Gelenkbewegungen von einer einheitlich definierten Ausgangsstellung aus gemessen werden.
Die Ausgangsstellung der Neutral-Null-Methode entspricht der Gelenkstellung, die ein gesunder Mensch im aufrechten Stand mit hängenden Armen und nach vorn gehaltenen Daumen und parallelen Füßen einnehmen kann.
Bei der Messung von dieser Null-Stellung aus wird der bei der Bewegung durchlaufene Winkel mit einem Winkelmesser abgelesen und unter Aufrundung auf die nächste 5er-Stelle notiert. Es wird grundsätzlich der Bewegungsumfang gemessen, der bei vom Untersucher geführten Bewegungen möglich ist.
Bei der Protokollierung werden immer 3 Zahlen eingetragen. Im Normalfall wird die 0 zwischen die beiden Ziffern für die Anfangs- und Endstellung gesetzt, da üblicherweise die Gelenke über die Null-Stellung hinaus in 2 Richtungen zu bewegen sind (Streckung – Null – Beugung). Kann ein Gelenk jedoch nur in einer Richtung bewegt werden, z. B. bei Kontrakturen, so steht die Null am Anfang oder am Ende, um anzuzeigen, dass die 0-Stellung nicht erreicht werden kann.

Antwort 396
Die Antwort A) ist richtig.
Der Spreizfuß ist die häufigste erworbene Fußdeformität. Er ist gekennzeichnet durch Absenkung des Fußquergewölbes mit Verbreiterung des Vorfußes. Die Hauptbelastung wird auf den 2. und 3. Mittelfußknochen verlagert. Auf der Sohle bilden sich in unter diesen Mittelfußköpfchen Schwielen und Hühneraugen.

Antwort 397
Die Antwort C) ist richtig.
Die beschriebene Symptomatik deutet auf eine vagovasale Synkope (auch: neurokardiogene Synkope = NCS). Dies ist die

häufigste Form der Synkope bei im Allgemeinen gesunden Personen. Angst, Schmerz, Stress oder psychische Erregung lösen eine Reflexkaskade aus, die zu einer Verminderung der Sympathikus- und eine Zunahme der Parasympathikusaktivität mit Blutdruckabfall und Verlangsamung der Herzfrequenz (Bradykardie) führt.
Zu A: Das Sinusknotensyndrom (Sick-Sinus-Syndrom) ist ein Sammelbegriff für zahlreiche, von einer gestörten Sinusknotenfunktion ausgehende Erkrankungen. Als kardiale Grunderkrankung bestehen beim Sinusknotensyndrom häufig eine koronare Herzkrankheit, ferner eine Kardiomyopathie oder eine Myokarditis. Die genannten Herzerkrankungen bewirken eine gestörte Impulsgebung im Sinusknoten oder eine gestörte Leitung der elektrischen Impulse vom Sinusknoten zum Vorhof (sog. sinuatriale Leitungsstörung).
Zu D: Bei der Hyperventilationstetanie kommt es infolge psychogen bedingter Hyperventilation (verstärkte Atmung) zu einer respiratorischen Alkalose mit daraus resultierender Abnahme des ionisierten Serumkalziums.
Klinisch kommt es zu tetanischen Krämpfen, perioralem Kribbeln und Atemnot.
Zu E: Eine Eileiterruptur bei Eileiterschwangerschaft kann zu einem Blutungsschock führen (allerdings hätte die Patientin dann eine Tachykardie).

Antwort 398
Die Antwort D) ist richtig.
Im Vordergrund der Symptomatik stehen beim Reizdarmsyndrom ein ständiger Wechsel von Bauchschmerzen, Stuhlunregelmäßigkeiten, Blähungen sowie einem Spannungsgefühl im Abdomen. Verstopfung und Durchfall treten im Wechsel auf, häufig finden sich Schleimbeimengungen im Stuhl. Nach der Darmentleerung kommt es meist zu einer Besserung der Symptomatik.
Nachts sind die meisten Betroffenen beschwerdefrei.

Antwort 399
Die Antwort C) ist richtig.

Antwort 400
Die Antwort D) ist richtig.

Antwort 401
Die Antwort C) ist richtig.
Mit zunehmender Niereninsuffizienz kommt es zu einer Verminderung der Kaliumausscheidung und damit zur Hyperkaliämie.
Zu A: Ein Acetongeruch („Geruch nach frischem Obst") in der Ausatemluft findet sich bei Patienten im Coma diabeticum. Durch tiefe regelmäßige Atemzüge („Kussmaul-Atmung") wird im diabetischen Koma vermehrt CO_2 abgeatmet. In der Ausatemluft befindet sich außerdem Aceton, welches bei diabetischer Stoffwechselentgleisung auf einem alternativen Stoffwechselweg aus aktivierter Essigsäure (die nicht mehr in den Zitratzyklus eingeschleust werden kann) gebildet wird.
Zu B: Bei chronischer Niereninsuffizienz kommt es aufgrund des Untergangs von Nierengewebe zu einer verminderten Bildung von Vitamin D3.
Der Mangel von D3 bewirkt einen Abfall des Serumkalziums. Durch den Abfall wird die Nebenschilddrüse zur Sekretion von Parathormon angeregt. Dieses Hormon bewirkt die Freisetzung von Kalzium und Phosphat aus den Knochen. Die Folge ist eine renale Osteopathie.
Da bei fortgeschrittener Niereninsuffizienz die Phosphatausscheidung gestört ist, kommt es zu einem Anstieg des Serumphosphats.
Zu D: Eine Alkalose ist eine Störung im Säure-Basen-Haushalt mit Anstieg des pH-Wertes über 7.44.
Bei einer Niereninsuffizienz kommt es durch die Einschränkung der renalen Wasserstoffionenelimination zu einer renalen Azidose.

Antwort 402
Die Aussagen C), D) und E) sind richtig.
Die Schocksymptomatik und Atemnot bei Lungenembolie führt zu Tachypnoe und Tachykardie.

Antwort 403
Die Antwort C) ist richtig.
Der kleinschrittige Gang, die Schwierigkeiten beim Beginnen und Beenden einer motorischen Bewegung, das Nicht-Mitschwingen der Arme und der unbewegte Gesichtsausdruck (Maskengesicht) sprechen eindeutig für das Krankheitsbild des Morbus Parkinson.
Zu B: Das Krankheitsbild des Veitstanzes (Chorea) geht mit vermehrter Motorik (Hyperkinesen) einher: regellose, plötzlich einschießende unwillkürliche und häufig asymmetrische Bewegungen, vor allem an den distalen Extremitäten.
Zu D: Typische Symptome bei Kleinhirnschädigung sind Koordinationsstörungen, Gangstörungen, Gleichgewichtsstörungen, Ataxie (gezielte Bewegungen sind erschwert) und Dysarthrie (Sprechstörung infolge Störung der Sprechmotorik).

Antwort 404
Die Antwort E) ist richtig.

Antwort 405
Die Antwort B) ist richtig.
Die Scheuermann-Erkrankung (auch: Adoleszentenkyphose) ist eine Verknöcherungsstörung im Bereich der mittleren und unteren BWS, seltener der oberen LWS. Sie ist die häufigste Wirbelsäulenerkrankung im Jugendalter (m:w=2:1).
Klinisch zeigt sie sich als oft symptomlose Wachstumsstörung im pubertären Wachstumsschub, evtl. mit zunehmenden Bewegungseinschränkungen und Rückenschmerzen, bis hin zur Ausbildung einer fixierten Hyperkyphose („Rundrücken") nach Wachstumsabschluss.
Die Therapie der Erkrankung richtet sich nach dem Kyphosewinkel: Physiotherapie, Haltungstraining, Orthese (orthopädischer Apparat zur Stabilisierung und Entlastung), Operation (bei Kyphosewinkeln größer als 70°).

Antwort 406
Die Antwort D) ist richtig.
Starker Durst, zunehmende Müdigkeit und Gewichtsverlust können auf die beginnende Manifestation eines Diabetes mellitus vom Typ 1 hindeuten. Die Untersuchung des Glukosespiegels im Blut wäre also anzuraten.

Antwort 407
Die Antwort C) ist richtig.
Als inhaltliche Denkstörungen (im Gegensatz zu formalen Denkstörungen) werden Störungen der Themen des Denkens im Sinne einer Urteilsstörung über die Realität bezeichnet:
Inhaltliche Denkstörungen sind z. B. die überwertige Idee oder der Wahn.
Als überwertige Idee wird eine Idee bezeichnet, der eine übertriebene Bedeutung zugemessen wird und die Denken und Handeln prägt, ohne dass dies bewusst empfunden wird.
Wahn bezeichnet die Überzeugung von einer Lebenswirklichkeit, die im Gegensatz zur allgemein akzeptierten Realität steht und aufgrund subjektiver Gewissheit unkorrigierbar ist.

Antwort 408
Die Aussagen B), C) und E) sind richtig.
Für die Lambliasis (Erreger: Giardia lamblia, ein Protozoon) und das Q-Fieber (Erreger: Coxiella burneti, Bakterium) besteht eine Meldepflicht nach §7 des Infektionsschutzgesetzes und damit nach §24 des Infektionsschutzgesetzes Behandlungsverbot für den Heilpraktiker.

Antwort 409
Die Antwort C) ist richtig.
Die Manie ist u.a. gekennzeichnet durch eine inadäquat gehobene (bzw. gereizte) Stimmung mit Antriebssteigerung, Beschäftigungsdrang, Steigerung der Wahrnehmungsintensität, Denkstörungen (Ideenflucht) vermindertem Schlafbedürf-

nis und unkritischem oder gesteigertem Selbstwertgefühl.
Selbstzweifel, Müdigkeit und Suizidgedanken gehören zur Krankheitssymptomatik der Depression.

Antwort 410
Die Antwort A) ist richtig.
Der Nervus ulnaris versorgt an der Hand sensibel die Haut des Kleinfingerballens, (des 3. Fingers dorsal und ulnar), des 4. Fingers ulnar und des gesamten 5. Fingers.

Antwort 411
Die Antwort C) ist richtig.
Früher hat man Babys, die weder von der Mutter noch von einer Amme gestillt werden konnten, mit Kuhmilch gefüttert.
Dies führte allerdings zu Problemen: Die Säuglinge starben früher und häufiger an Durchfall oder Austrocknung.
Unveränderte Kuhmilch ist für Säuglinge nicht optimal. Heute wird die Kuhmilch "adaptiert", d. h. der Muttermilch angepasst, bevor sie als Säuglingsnahrung Verwendung findet.
Eine Ursache dafür, dass Säuglinge keine Kuhmilch vertragen, liegt in dem hohen Gehalt an Proteinen, insbesondere des Gehalts an schwerverdaulichen Caseinen.
Da die Säuglinge anfangs keine Magensäure haben, wandern diese sehr stabilen Proteine ohne Denaturierung weiter in den Dickdarm und werden erst von den dort ansässigen Bakterien verarbeitet. Durch das Casein vermehren sich die Bakterien stark. Der Säuglingsdarm kommt mit dieser großen Bakterienzahl nicht zurecht, es kommt zu starkem Durchfall.
Eine andere Ursache der Kuhmilch-Unverträglichkeit ist der hohe Mineralstoffgehalt, der im Vergleich zur Muttermilch viermal so hoch ist. Der Überschuss der mit dem Urin ausgeschieden wird, entzieht aber dem kleinen Körper durch Konzentrationsausgleich sehr viel Wasser, so dass es zu einer lebensbedrohlichen Exsikkose (Austrocknung) kommen kann.
Ab dem 1. Lebensjahr kann man Kleinkindern Kuhmilch zu trinken geben, da der Körper nun soweit ausgereift ist, dass die Niere mit der hohen Mineralstoffkonzentration zurechtkommt.
Zu A: Der Energiegehalt der Muttermilch schwankt zwischen 45 kcal (188 kJ) und 120 kcal (502 kJ).
Zu B: Der Fettanteil der Muttermilch beträgt etwa 4,5 g/100 ml (Schwankungsbreite 1,3-8,2 g/100 ml), der der Kuhmilch ca. 4 g/100 ml.
Zu D: Der Kohlenhydratanteil der Muttermilch beträgt ca. 7,0 g/100 ml (Schwankungsbreite 4,5-9,5 g/100 ml).
Zu E: Der Eiweißgehalt der Muttermilch beträgt 1,5 g/100 ml (Schwankungsbreite 0,7-2,0 g/100 ml), der der Kuhmilch ca. 3,4 g/100 ml.
Casein bei Muttermilch 0,4 g/100 ml, bei Kuhmilch 2,8 g/100 ml.
Muttermilch (oder Frauenmilch) enthält außerdem bestimmte spezifische Immunglobuline (vor allem IgA), wodurch die verminderte Anfälligkeit gestillter Kinder gegenüber Infektionen und Allergenen erklärt wird.
Der Vitamin-C-Gehalt der Muttermilch ist dreimal so hoch wie in der Kuhmilch.

Antwort 412
Die Antwort C) ist richtig.
Die Klinik des M. Bechterew (Spondylitis ankylosans) beginnt meist als Sakroiliitis mit morgendlicher Steifigkeit und nächtlichen Schmerzen im Bereich der LWS, oft auch mit Arthritis der Gelenke der unteren Extremität.

Antwort 413
Die Antwort D) ist richtig.
Zu E: Die Polymyalgia rheumatica ist eine Erkrankung des höheren Lebensalters (meist älter als 65 Jahre) mit enger Beziehung zur Arteriitis temporalis. Sie ist klinisch gekennzeichnet durch besonders nächtliche und morgendliche symmetrische Schulterschmerzen, proximal betonte Muskelschmerzen (Beckengürtel und Extremitäten; die Arme können nicht über 90° nach oben geführt werden), Morgen-

steifigkeit bis zur Gehunfähigkeit, Müdigkeit und Depressivität. Im Labor ist die Blutsenkungsgeschwindigkeit stark erhöht.

Antwort 414
Die Antwort C) ist richtig.
Als Hyperhidrose wird die generalisierte oder lokale Steigerung der Schweißsekretion bezeichnet. Bei der Hypoglykämie kommt es als Ausdruck der adrenergen Gegenreaktion (Adrenalinausschüttung) zu ausgeprägter vegetativer Symptomatik: kalter Schweiß, Zittern, Hungergefühl, Tachykardie („Herzklopfen"), Hautblässe.
Zu A: Die rhythmische, abnorm tiefe Kussmaul-Atmung dient zur vermehrten Abatmung von saurem CO_2 (respiratorische Kompensation einer metabolischen Azidose) im Coma diabeticum (Hyperglykämie).

Antwort 415
Die Antwort C) ist richtig.

Antwort 416
Die Antwort B) ist richtig.
Östrogene werden in der Leber abgebaut. Eine Leberzirrhose führt deshalb zum Anstieg der auch im männlichen Organismus gebildeten Östrogene. Es kommt zur Gynäkomastie und zur Bauchglatze (Verlust der zum Nabel ziehenden männlichen Sexualbehaarung).
Zu A: Bei Langzeiteinnahme von Folsäurepräparaten kann es zu einer Hypervitaminose kommen. Es können gastrointestinale, psychische oder Schlafstörungen, selten auch Allergien auftreten.

Antwort 417
Die Antwort C) ist richtig.
Beim Morbus Crohn sind die entzündlichen Veränderungen der Darmwand im Gegensatz zur Colitis ulcerosa diskontinuierlich (sog. skip lesions; zwischen entzündeter Schleimhaut normale Bezirke) und durchdringen alle Wandschichten.
Zu B: Gemeint ist hier wohl die Colitis pseudomembranacea, die schwerste Form der Antibiotika-assoziierten Kolitis mit weißlich gelben Plaques (Pseudomembranen). Es handelt sich hierbei um eine Kolitis infolge Darmbesiedlung mit anaeroben, toxinbildenden Stämmen des Bakteriums Clostridium difficile.

Antwort 418
Die Antwort A) ist richtig.
Sekundäre Amenorrhö, Gewichtsabnahme (bei gutem Appetit) und Tremor der Hände bei einer jungen Patientin müssen den Verdacht auf eine Hyperthyreose lenken.
Zu B: Leitsymptome der Hypothyreose: Myxödem (pathologische Ablagerung von Glykosaminoglykanen in Haut-, Unterhaut- und Muskelgewebe), Apathie, psychische Störungen, trockene raue Haut, struppige Haare, heisere, Stimme, Gewichtszunahme, Kälteempfindlichkeit, Obstipation, Bradykardie u.a.m.
Zu C: Leitsymptome des M. Cushing: Vollmondgesicht, Stammfettsucht, Stiernacken, Hirsutismus (verstärkte, dem männlichen Behaarungstyp entsprechende Pubes-, Körper- und Gesichtsbehaarung bei Frauen), Hypertonie (in 90 %), Lympho- und Eosinopenie, blaurote Striae, Osteoporose, Muskelschwäche, herabgesetzte Glukosetoleranz.
Zu D: Leitsymptome des M. Addison: Müdigkeit und Schwäche (Adynamie), Übelkeit, Erbrechen, Gewichtsverlust, Pigmentierung von Haut und Schleimhäuten, Vitiligo, orthostatische Hypotonie mit Kollapsneigung, Tachykardie, Herzrhythmusstörungen, Muskelkrämpfe oder Lähmungen, Atemstörungen (Hyperventilation), Apathie, Verwirrtheit (u.a. Bewusstseinsstörungen, Halluzinationen, evtl. organisch bedingtes Psychosyndrom), Muskelschwund, Impotenz durch Androgenmangel; bei Frauen: Amenorrhö.
Zu E: Leitsymptome eines primären Hyperparathyroidismus (Überfunktion der Nebenschilddrüsen mit vermehrter Bildung von Parathormon): „Stein-, Bein- und Magenpein":

Nephrolithiasis (Nierensteine), Nephrokalzinose; ossäre Manifestation als Osteodystrophia fibrosa generalisata; gastrointestinale Manifestation mit rezidivierenden Magen- und Duodenalgeschwüren, Neigung zu Pankreatitiden; Kalkablagerungen in verschiedenen Organen (Lunge, Magen, Konjunktiven, Kornea), Hyperkalzämiesyndrom.

Antwort 419

Die Antwort C) ist richtig.

Der Befund ist typisch für eine linksseitige Hodentorsion.

Die wichtigste Differenzialdiagnose ist die Nebenhodenentzündung (Epididymitis).

Bei Nebenhodenentzündung wird der Schmerz bei Anheben des Hodens jedoch normalerweise besser (positives Prehn-Zeichen), bei Hodentorsion bleibt der Schmerz gleich oder wird stärker (negatives Prehn-Zeichen).

Die Differenzialdiagnose anhand des Prehn-Zeichens ist allerdings zu ungenau. Es sollte schnellstmöglich eine dopplersonographische Untersuchung der arteriellen Durchblutung durchgeführt werden (Notfall: Hodennekrose innerhalb 4-6 Stunden).

Antwort 420

Die Antwort A) ist richtig.

Als maßgeblicher Risikofaktor für Neuralrohrdefekte gilt eine Minderversorgung der Schwangeren mit Folsäure. Von etwa 1000 Babys kommt eines mit einer solchen schweren Fehlbildung auf die Welt. Neuralrohrdefekte können zu lebenslanger Behinderung oder sogar zum Tod führen.

Sie sind zurückzuführen auf einen nur unvollständigen Verschluss der Neuralrinne zum Neuralrohr, welcher etwa zwischen dem 23. und 28. Tag nach der Befruchtung erfolgt.

Aus dem Neuralrohr wird später das Zentralnervensystem (Gehirn, Rückenmark) gebildet.

Neuralrohr-Defekte sind z. B. offener Rücken (Spina bifida), Wasserkopf (Hydrozephalus), Lippen-Kiefer-Gaumen-Segel-Fehlbildung, kurz LKGS-Fehlbildung oder Entwicklungsstörungen des Gehirns. Folsäure wird schon von Beginn der Schwangerschaft an vermehrt gebraucht. Der Bedarf steigt um das Doppelte des Normalbedarfs an und liegt in der Schwangerschaft bei 800 µg oder 0,8 mg. Manche grünen Gemüse enthalten reichlich Folsäure (etwa in Spinat, Brokkoli, Wirsing, Kopfsalat). Auch Vollkorn- und Milchprodukte sowie Eier enthalten das Vitamin. Die wasserlösliche Folsäure ist jedoch sehr empfindlich. Licht und Wärme zerstören sie schnell. Viele Frauen haben während der Schwangerschaft deshalb einen zu niedrigen Folsäurespiegel.

Antwort 421

Die Antwort C) ist richtig.

Das Sattelgelenk besitzt eine Gelenkfläche in Form eines Sattels, während die andere der Form eines Reiters auf diesem Sattel ähnelt. Das Gelenk lässt Bewegungen in zwei Achsen zu: die Seit-zu-Seit-Bewegung und die Vorwärts-Rückwärts-Bewegung.

Das Wurzelgelenk des Daumens ist ein solches Gelenk.

Antwort 422

Die Antwort B) ist richtig.

Vitamin B1 (Thiamin) ist lebensnotwendig und spielt im Kohlenhydrat- und Fettstoffwechsel eine wichtige Rolle und übernimmt bestimmte Funktionen im Nervensystem.

Beriberi, die Erkrankung bei Vitamin-B1-Mangel, trat vorwiegend in Südost- und Ostasien auf als man den Reis zu polieren begann und dadurch die vitaminreiche Schale entfernte. In Europa tauchte die Erkrankung zeitweise auf, als das Mehl so fein gemahlen wurde, dass der vitaminreiche Weizenkeim verschwand und kein Vitamin B1 mehr über das Brot aufgenommen werden konnte (heute noch im Zusammenhang mit Alkoholismus und schwerer Fehlernährung). Leichte Mangelerscheinungen treten häufig auf.

Schwerer Vitamin-B1-Mangel äußert sich in Symptomen wie neurologischen Störungen, Muskelatrophie (Muskelschwund) und Herzinsuffizienz.
Zu A: Vitamin A ist ein fettlösliches Retinol, das hauptsächlich in tierischen Nahrungsmitteln, aber auch in Form von Carotinoiden (Pflanzenfarbstoffen) als so genanntes Provitamin A aufgenommen werden kann. Vitamin A wird benötigt für die Funktion und Teilung von epithelialen Zellen, beeinflusst also das Wachstum, die Bildung von Haut, Schleimhäuten und von Knorpelgewebe. Es bildet zusammen mit dem Protein Opsin den Sehpurpur (Rhodopsin) in den Stäbchen und Zapfen der Netzhaut und spielt somit eine Rolle für den Sehvorgang. Auch für Reproduktionsvorgänge wie die Entwicklung der Plazenta und des Fötus sowie für die Produktion von Testosteron ist es von Bedeutung.
Ein Vitamin-A-Mangel macht sich oft erst nach einem Zeitraum von mehreren Monaten bemerkbar. Die Symptome können verschiedene Formen annehmen, wie beispielsweise Nachtblindheit oder Akne.
Zu C: Ein Vitamin-C-Mangel führt zum Krankheitsbild des Skorbuts. Ein Mangel an Vitamin C äußert sich in Bindegewebsschäden, Blutungen im Zahnfleisch und der Muskulatur und Zahnausfall.
Bei einem leichteren Mangel, besonders bei älteren Menschen, kommt es zu Schwächen des Immunsystems, zu Erkältungen, Müdigkeit, Konzentrationsstörungen und verzögerter Wundheilung.
Zu D: Vitamin D ist eigentlich kein richtiges Vitamin, da es - im Gegensatz zu den echten Vitaminen - vom Körper selbst aus Cholesterol hergestellt werden kann. Dies geschieht in der Haut unter Einwirkung von UV-Licht.
Ein Mangel an Vitamin D führt hauptsächlich bei Kindern zu Rachitis. Durch Probleme mit dem Knochenstoffwechsel bzw. durch ein Ungleichgewicht zwischen Kalzium und Phosphaten und mangelnde Mineralisierung kommt es zur Deformierung der Knochen. Weitere Folgen sind eine schwache Muskulatur und schlechte Zahnbildung. Beim Erwachsenen führt zu wenig Vitamin D - besonders oft während einer Schwangerschaft - zu Osteomalazie: Durch ungenügende Mineralisierung werden die Knochen weich und verbiegen sich, was manchmal schmerzhaft sein kann.
Zu E: Vitamin K kommt in verschiedenen Formen vor: Pflanzen bilden das so genannte Phyllochinon oder K1, das über die Nahrung aufgenommen wird. In der Darmflora des Menschen wird eine andere Form von Vitamin K gebildet, nämlich K2 oder Menachinon. Es deckt etwa die Hälfte des täglichen Bedarfs, so dass ein Vitamin-K-Mangel nur selten auftritt. Vitamin K ist besonders für die Blutgerinnung und die Knochenbildung von Bedeutung.

Antwort 423
Die Antwort D) ist richtig.
Die chronische Blutungsanämie äußert sich als Eisenmangelanämie. Im Labor sind MCH und MCV erniedrigt, Retikulozyten normal oder geringgradig erhöht, im Plasma sind Hämoglobin, Eisen und Ferritin vermindert, Transferrin (EBK) erhöht.

ANTWORTEN MC 8

Antwort 424
Die Antwort C) ist richtig.

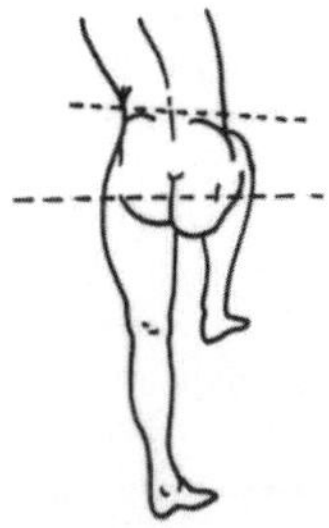

Die in dem schematischen Bild dargestellte Stellung des Beckens spricht für eine Lähmung der Gesäßmuskeln (vor allem des Mm. gluteus medius) links.
Das Bild zeigt das Trendelenburg-Zeichen: Das Absinken des Beckens mit gleichzeitiger Beugung des Beins in Hüfte und Knie auf der gesunden Seite (beim Gehen) infolge einer Lähmung der Mm. glutei (auch bei angeborener Hüftluxation). Es kommt zum sog. „Watschelgang".

Antwort 425
Die Antwort C) ist richtig.
Anamnese und klinische Untersuchung (Husten, Auswurf, subfebrile Temperaturen, Nachtschweiß, Gewichtsabnahme, Leistungsknick, u.a.) bilden die Grundlage der Diagnose.
Für die gezielte Diagnostik ist mikroskopische und kulturelle Erregernachweis aus Sputum, Bronchial- oder Trachealsekret (aber auch: Magensaft, Urin, Pleuraexsudat, Liquor, Biopsieproben) das Mittel der Wahl.
Es gilt jedoch: Negative Laborergebnisse schließen eine behandlungsbedürftige Tuberkulose nicht aus.
Zusätzlich sollte eine Röntgenthoraxaufnahme angefertigt werden. Bestehen weiter Unklarheiten, sollte eine Bronchoskopie mit gezielter Sekretabsaugung erfolgen.
Für das Screening steht ein Tuberkulin-Hauttest (Mendel-Mantoux-Test) zur Verfügung (auch hier schließt ein negatives Testergebnis eine Tuberkulose jedoch nicht sicher aus).
EKG und Irisdiagnose spielen bei der naturwissenschaftlichen Sicherung der Diagnose einer Tuberkulose keine Rolle.

Antwort 426
Die Antwort C) ist richtig.

Antwort 427
Die Antwort C) ist richtig.
§24 des Infektionsschutzgesetzes regelt u.a. Behandlungsverbote für den Heilpraktiker.
Aufgrund dieses Paragraphen ist dem Heilpraktiker die Behandlung der im §34 des Infektionsschutzgesetzes aufgelisteten Krankheiten verboten. Verboten ist deshalb die Behandlung von „Scharlach oder sonstigen Streptococcus-pyogenes-Infektionen".
Es bestehen keine Behandlungsverbote für Asthma bronchiale, Uterusmyome, Schizophrenie und Epilepsie.

Antwort 428
Die Antwort B) ist richtig.
Die Bulimia nervosa ist eine psychogene Essstörung.
Das Krankheitsbild der Bulimie ist durch das häufige Auftreten zeitlich begrenzter 'Fressanfälle' und aktive Gewichtskontrolle durch selbst provoziertes Erbrechen und/oder die Verwendung von Abführmitteln (auch Diuretika und Appetitzüglern) definiert.
Zu D: Die Patientinnen sind im Gegensatz zu Patientinnen mit Anorexia nervosa normalgewichtig bzw. nur leicht untergewichtig.

Antwort 429
Die Antwort B) ist richtig.
Die Leber ist mit ca. 1,5 kg Gewicht das größte parenchymatöse Organ des menschlichen Körpers.
Die Leber ist aus ca. 500 000 sechseckigen Leberläppchen (Lobuli hepatici) aufgebaut.
Die konvexe Oberfläche (Facies diaphragmatica) ist mit dem Zwerchfell (Diaphragma) verwachsen, die Unterseite (Facies visceralis) mit der Leberpforte und den zuführenden Blutgefäßen liegt den Baucheingeweiden auf.
Die Leber ist das wichtigste Entgiftungsorgan des menschlichen Körpers. Mit Hilfe zahlreicher Enzyme werden Giftstoffe über zwei grundsätzlich unterschiedliche Wege aus dem Organismus entfernt:
- Ausscheidung über die Niere: Gut wasserlösliche Abbauprodukte werden von den Leberzellen in die Lebersinusoide abgegeben. Von dort gelangen sie über den Blutkreislauf zur Niere und verlassen schließlich mit dem Urin den Organismus.
- Ausscheidung über die Galle: Schlecht wasserlösliche und damit auch im Blut schlecht lösliche Abbauprodukte werden auf der den Lebersinusoiden gegenüberliegenden Seite der Leberzellen in die Gallenkapillaren abgegeben. Durch die emulgierende Wirkung der Gallensäuren können sie in der Galle in Lösung gehalten werden und gelangen mit dieser in den Darm. Von dort aus werden sie mit dem Stuhl ausgeschieden.

Zu 3: Die roten Blutkörperchen (Erythrozyten) werden im Mark der kleinen und platten Knochen (myeloisches System) gebildet.
Zu 5: Der Säure-Basen-Haushalt sorgt für die Aufrechterhaltung eines für den Stoffwechsel optimalen Gleichgewichts von Säuren und Basen im Extrazellularraum mit einem pH-Wert von ca. 7,4 im arteriellen Blut. Abweichungen vom Säure-Basen-Gleichgewicht werden längerfristig ausgeglichen über
- die Atmung: Abatmung von CO_2 (flüchtige Säure),
- die Niere: Ausscheidung von Säuren.

Die Leber spielt bei der Aufrechterhaltung des Säure-Basen-Gleichgewichtes nur eine untergeordnete Rolle.

Antwort 430
Die Antwort C) ist richtig.
Zu 1 und 3: Die Symptomatik der Virushepatitiden ist trotz der unterschiedlichen viralen Erreger grundsätzlich ähnlich. Auch eine Trennung der Erreger durch die klassischen Leberwerte (γ-GT, GOT, GPT) ist nicht möglich.
Zu 2: 2/3 der Infektionen verlaufen ohne Symptome (insbesondere im Kindesalter).
Zu 3: Sowohl gegen Hepatitis A als auch gegen die Hepatitis B gibt es eine aktive Impfung (auch als Kombinationsimpfstoff). Die aktive Impfung gegen Hepatitis B ist eine von der STIKO (Ständigen Impfkommission) für Säuglinge, Kinder, Jugendliche und Erwachsene empfohlene Impfung.
Zu 5: Die Hepatitiden A und E werden fäkal-oral übertragen, die Hepatitiden B, C und D durch Kontakt mit Blut oder Blutprodukten.

Antwort 431
Die Antwort B) ist richtig.
Vgl. zum Reizdarmsyndrom Antwort auf Frage **125**.
Zu A: Bei aktivem Morbus Crohn wäre zumindest eine Erhöhung der Entzündungszeichen zu erwarten (CRP, BSG, Leukozyten). Im typischen Falle wäre der Druckschmerz auch eher im rechten Unterbauch („Ileitis terminalis Crohn").
Zu C und D: Für Ulcus duodeni und Gastritis wäre der Druckschmerz im linken Unterbauch eher untypisch. Auch der Wechsel zwischen Durchfall und Verstopfung wäre untypisch.

Zu E: Ein Kolonkarzinom wäre im Rahmen der Koloskopie diagnostiziert worden.

Antwort 432

Die Antwort D) ist richtig.

Zu A: Nach dem Hebammengesetz ist dem Heilpraktiker die Geburtshilfe untersagt.

Zu B: Die Behandlung sexuell übertragbarer Erkrankungen verbietet dem Heilpraktiker der §24 des Infektionsschutzgesetzes.

Zu C: Die Leichenschau und die Ausstellung der Todesbescheinigung sind Ärzten vorbehalten.

Zu E: Die Zahnbehandlung ist dem Heilpraktiker durch das Gesetz über die Ausübung der Zahnheilkunde verboten.

Antwort 433

Die Antwort C) ist richtig.

Das Delir (lat. delirare verrückt sein) ist eine Form der akuten organischen Psychose mit Bewusstseins- und Orientierungsstörungen, (vor allem optische) Halluzinationen, vegetativen Störungen (Tachykardie, Schwitzen), Tremor und motorische Unruhe.

Obstipation und Bradykardie sind untypisch (eher Diarrhö und Tachykardie).

Antwort 434

Die Antwort E) ist richtig.

Bei einer Heroinvergiftung kommt es zur Atemdepression, und im Extremfall zum Atemstillstand. Ferner treten Aufmerksamkeit(Vigilanz-)störungen bis zur Bewusstlosigkeit, Blutdruckabfall, gesenkte Herzfrequenz (Bradykardie) und Schock auf. Durch den Sauerstoffmangel kommt es zu einer bläulichen Verfärbung von Haut und Schleimhäuten. Meist liegt eine Miosis, also eine Verengung der Pupillen vor, durch anhaltenden Sauerstoffmangel können sich die Pupillen aber auch erweitern (Mydriasis). Die Todesursache einer Heroinvergiftung ist immer Atemstillstand. Die erste lebensrettende Maßnahme beinhaltet daher eine Aufhebung der Atemdepression, durch Injektion des Gegenmittels Naloxon und durch künstliche Beatmung des Patienten.

Antwort 435

Die Antwort C) ist richtig.

Das hämolytisch-urämische Syndrom (HUS, Gasser-Syndrom) ist eine Erkrankung vorwiegend im Kleinkindesalter. Als Komplikation einer Infektion mit enterohämorrhagischen Escherichia coli (EHEC) kommt es zur Hämolyse und zum akuten Nierenversagen.

Für HUS besteht nach §6 des Infektionsschutzgesetzes schon bei Verdacht Meldepflicht und Behandlungsverbot für den Heilpraktiker.

Antwort 436

Die Antwort E) ist richtig.

Eine akute Blutung ist durch Laborbefunde nicht eindeutig festzustellen (klinische Diagnose! Schockindex!). Bei Blutverlust steigen zwar kompensatorisch die Blutneubildung und damit die Retikulozytenzahl an, zu Beginn einer Blutung können jedoch auch die Retikulozyten im Normbereich sein.

Antwort 437

Die Antwort D) ist richtig.

Vgl. Antwort auf Frage **420**.

Zu A, B und C: Die Deutsche Gesellschaft für Ernährung e.V. (DGE) empfiehlt eine vitamin- und mineralstoffreiche, aber fettarme Ernährung, da sich der Nährstoffbedarf stark erhöht, der Energiebedarf jedoch kaum. Besonders zu achten ist auf die Versorgung mit Folsäure, Eisen, Vitamin B12, Jod und Kalzium.

Der Nährstoffbedarf ist von Anfang an erhöht. Der Energiebedarf steigt erst ab dem 4. Monat um 300 Kalorien an. Dies entspricht einem Früchtemüsli oder einem Käsebrot mit einem Apfel, ist also nicht viel mehr als normal. Richtig essen in der Schwangerschaft bedeutet: mehr Obst, Gemüse, Kartoffeln, Vollkorn- und Milchprodukte verzehren, viel trinken und

fett- und kalorienreiche Lebensmittel wie z. B. Süßigkeiten meiden.
Zu E: Für die Jodversorgung sind ein bis zwei Fischmahlzeiten pro Woche unverzichtbar, ebenso wie jodiertes Speisesalz und damit hergestellte Produkte. Die DGE: Das Kind entwickelt schon ab der 12. Woche Schilddrüsenhormone. Es braucht also für eine optimale körperliche und geistige Entwicklung Jod. Eine medikamentöse Jodergänzung kann notwendig werden.

Antwort 438
Die Antwort E) ist richtig.
Zu 1: Viele Gerinnungsfaktoren werden in der Leber gebildet. Eine Leberzirrhose führt über eine Verminderung dieser Gerinnungsfaktoren zur Blutungsneigung, zu Hämatomen.
Zu 2: Bei Leberzirrhose kann das Blut nicht mehr von Giftstoffen gereinigt werden. In einem Umgehungskreislauf fließt das Blut aus dem Magen-Darm-Trakt an der zirrhotischen Leber vorbei und schädigt das Gehirn durch diese Giftstoffe. Vor allem Ammoniak scheint eine wichtige Rolle zu spielen.
Zu 3: In der Leber wird Albumin gebildet. Albumin ist wichtig für den kolloidosmotischen (onkotischen) Druck, der dem hydrostatischen Druck entgegenwirkt und Wasser in den Gefäßen hält. Bei Leberzirrhose werden weniger Albumine gebildet, der kolloidosmotische Druck, der Wasser in die Gefäße zieht, fällt ab.
Gleichzeitig steigt durch die Leberzirrhose der hydrostatische Druck in der Pfortader, der das Wasser aus den Gefäßen drückt. Diese beiden pathophysiologischen Mechanismen führen dazu, dass Wasser leichter ins umgebende Gewebe bzw. in den Bauchraum (Ödembildung, Aszites) abgegeben wird („Auswärtsfiltration“).
Zu 4: Ösophagusvarizen sind in der Regel Teil eines Kollateralkreislaufs bei Leberzirrhose. Dieser Umgehungskreislauf dient der Umgehung der zirrhotisch veränderten Leber.
Zu 5: Hormone werden in der Leber gebildet (z. B. Somatomedine) und abgebaut (z. B. Östrogene). Durch Anstieg der Östrogene kommt es z. B. bei Leberzirrhose zur Gynäkomastie (Entwicklung einer weiblichen Brust beim Mann) und zur Änderung der Körperbehaarung („Bauchglatze“).

Antwort 439
Die Antwort D) ist richtig.
Zu 2: Vor allem die SAD (saisonabhängige Depression, Winterdepression) kann sehr erfolgreich mit hellem Licht behandelt werden. Dabei wird das Sonnenlicht oder das Licht heller Therapielampen über das Auge des Patienten aufgenommen und über den Sehnerv zur Inneren Uhr im Gehirn, dem SCN (nucleus suprachiasmaticus), geleitet, wo dann verschiedene Gehirnbotenstoffe (Serotonin) ausgeschüttet werden.
Eine andere mögliche Erklärung lautet, dass sich die Anwendung von hellem Licht, besonders in den frühen Morgenstunden positiv für depressive Patienten auswirkt, weil sich dadurch die Tagesperiode, also die helle Zeit des Tages, verlängert.
Bei Erfolg der Therapie werden Schlaf, Stimmung und Antrieb normalisiert, die depressiven Symptome nehmen deutlich ab oder verschwinden.
Zu 4: Bei Depressionen kann es zu Wahnideen mit depressiven Inhalten (Gefühl von Schuld, Versündigung, Verarmung, Unzulänglichkeit, Hypochondrie) kommen.

Antwort 440
Die Antwort E) ist richtig.
Psoriasisherde sind normalerweise scharf begrenzt, nicht schmerzhaft und nur bisweilen juckend. Sie finden sich vor allem an den Streckseiten der Extremitäten.
Eine Psoriasis-Arthritis (Arthropathie) zeigen ca. 10 % der Patienten mit Psoriasis.
Typisch für Psoriasis sind die häufigen Nagelveränderungen: Stecknadelkopfgro-

ße, napfförmige Einziehungen („Tüpfelnägel“), umschriebene Nagelbettveränderungen („Ölflecke“), Nagelablösungen. Beim Krümelnagel ist die Nagelplatte völlig zerstört.

Antwort 441
Die Antwort A) ist richtig.

Antwort 442
Die Antwort B) und D) sind richtig.
Fettlösliche Vitamine (EDEKA):

- Vitamin E (Tocopherole),
- Vitamin D (Calciferole),
- Vitamin K_1 (Phyllochinon)
- Vitamin K_2 (Menachinon, Farnochinon),
- Vitamin A (Retinol, Retinal, Retinsäure).

Antwort 443
Die Antwort D) ist richtig.
Zu 1, 3, 5: Die Symptomatik der Hypoglykämie ist geprägt vom Glukosemangel des ZNS und der Wirkung der gegenregulatorisch ansteigenden Katecholamine.
Zeichen der vermehrten Adrenalinwirkung:

- Kalter Schweiß,
- Tremor,
- Bewegungsunsicherheit,
- Übelkeit,
- Herzklopfen,
- Blässe der Haut.

Symptome von Seiten des zentralen Nervensystems:

- Koordinationsstörungen,
- Doppelbilder,
- psychotische Reaktionen (akuter exogener Reaktionstypus),
- Erregtheit,
- affektive Entladungen,
- Entfremdung (häufig Ursache für die Fehldiagnose einer endogenen Psychose),
- tonisch-klonische (epileptiforme) Anfälle, später Streckkrämpfe,
- Koma,
- Hypothermie,
- Muskelatonie mit Areflexie,
- Miosis.

Zu 2: Als Notfalltherapie einer Hypoglykämie hat eine sofortige Glukosegabe zu erfolgen (intravenös 20-40 % Glukose, bis der Patient wieder ansprechbar ist); evtl. zusätzlich Glukagon (Insulin-Antagonist).
Zu 4: Zwar werden Hypoglykämien im klinischen Alltag meist durch Überdosierung von Insulin bzw. Sulfonylharnstoffe bei Diabetikern verursacht.
Es gibt jedoch auch andere Ursachen:

- Gesteigerte Glukoseverwertung: z. B. bei Insulinomen, insulinproduzierenden Karzinoiden und IGF-II (insulin-like-growth-factors) produzierenden Sarkomen oder Karzinomen.
- Verminderte Glukoseproduktion: z. B. bei Leberfunktionsstörungen, Alkoholintoxikation, Mangel an Insulinantagonisten (Kortisol, Glukagon, Katecholamine, Schilddrüsenhormon).
- Fruktoseintoleranz (hypoglykämischer Schock nach Aufnahme fruktosehaltiger Nahrungsmittel).

Differenzialdiagnose Hyperglykämie / Hypoglykämie

KOMA	HYPERGLYKÄMISCH	HYPOGLYKÄMISCH
Entwicklung	langsam, Tage	plötzlich, Minuten
Hunger		+++
Durst	+++	
Muskulatur	hypoton, nie Krämpfe	hyperton, Tremor
Haut	trocken!!	feucht, Kaltschweiß
Atmung	Azetongeruch, tief, „Kussmaul-Atmung"	normal
Augenbulbi	weich	normal
Sonstiges	Fieber, Bauchschmerz	delirante Vorstadien (Fehldiagnose: Alkoholiker) (Fehldiagnose: Apoplexie)

Aus: Hildebrand/Kühn: Lehrbuch für Heilpraktiker, Bd. 1; Kreativität & Wissen Verlag, 2008

Antwort 444
Die Antwort D) ist richtig.
Bei Zunahme der körperlichen Aktivität wird durch die Muskelarbeit vermehrt Glukose verbraucht. Dies führt zu einer Senkung des Blutzuckerspiegels und dadurch zu einer Verminderung des Insulinbedarfs.
Zu A, B, C und E: Glukokortikoide und Schilddrüsenhormone sind Gegenspieler des Insulins. Der Insulinbedarf würde bei Glukokortikoidtherapie und Hyperthyreose (Schilddrüsenüberfunktion) ansteigen, ebenso bei Infektionen und Fieber.
Auch orale Kontrazeptiva, einige Diuretika, Nikotinsäurederivate, Sympathomimetika, Danazol, Phenothiazine, Chlorprothixen, Diazoxid, Lithiumsalze, Heparin, Phenolphthalein, Phenytoin, trizyklische Antidepressiva und Isoniazid können die blutzuckersenkende Wirkung des Insulins vermindern bzw. den Insulinbedarf erhöhen.

Antwort 445
Die Antwort A) ist richtig.
Bei der Kondensatorfeldmethode werden Geräte aus zwei metallischen Körpern (Kugeln, Platten, Zylinder) zur Speicherung entgegen gesetzter elektrischer Ladungen zur Erzeugung von elektrischen Feldern zwischen Körperregionen benutzt („Kurzwellentherapie").
Durch gezielt eingesetzte Erwärmung wird die gewünschte Heilwirkung ausgelöst.
Vor allem im rheumatischen Formenkreis aber auch bei Erkrankung des Bewegungsapparates, der Muskeln und der Haut wird die Kurzwellentherapie eingesetzt.
Die Kurzwellentherapie sollte nicht angewandt werden, bei allen Krankheiten, für die Wärme kontraindiziert ist. Das betrifft z.B. aktive Lungentuberkulose, frische Gelenktuberkulose, septische Zustände, Blutungsneigung, Blutungsgefahr, Hämatome, Thrombosen, maligne Tumoren und Metastasen.
Auch Patienten mit Nierenerkrankungen, rheumatischen Erkrankungen mit akuten Entzündungen, gynäkologischen Erkrankungen ist von einer Behandlung abzuraten.
Herzschrittmacher-Patienten sind von der Behandlung mit Kurzwellen nach der Kondensatormethode auszunehmen, desgleichen Patienten mit metallischen

Fremdkörpern (Geschoßsplitter, Implantate). Hörgeräte müssen ebenfalls entfernt werden, da sie Schaden nehmen.
Zu E: Als Impingement-Syndrom wird eine Funktionsbeeinträchtigung des Schultergelenks durch chronische Überlastung bei Tennis- und Golfspielern sowie Schwimmern und Werfern bezeichnet.
Ursächlich ist eine zunehmende Einklemmung der Supraspinatussehne zwischen Tuberculum majus und Schulterdach. Therapie: offene oder arthroskopische Dekompression.

Antwort 446
Die Antwort E) ist richtig.
Als Karpaltunnelsyndrom wird die chronische Kompression des N. medianus im Karpaltunnel bezeichnet.
Klinisch zeigt sich

- eine Daumenballenatrophie
- Sensibilitätsstörung an der Hohlhand und an den Fingern 1-III (einschließlich der Radialseite von Finger IV).
- In 50 % der Fälle Brachialgia paraesthetica nocturna: Erwachen aus dem Nachtschlaf mit diffusem Schwellungsgefühl und Gefühlstörungen der Hand, evtl. ausstrahlend in den gesamten Arm) sowie Steifigkeit der Finger; Ausschütteln der Hand schafft Erleichterung.

Zu B: Als Ulnardeviation wird die Abweichung der Finger zur Ellenseite (Ulna) mit Streck- und Greifproblemen der Hand bei rheumatoider Arthritis bezeichnet.

Antwort 447
Die Antwort C) ist richtig.
Das Krankheitsbild des Keuchhustens zeigt im typischen Falle 3 Stadien (Symptomatik im Wesentlichen durch die Toxinwirkung des Bakteriums bedingt):

- Stadium catarrhale (1-2 Wochen), Prodromalstadium: ähnelt einem grippalen Infekt. Der Patient ist hochinfektiös!
- Stadium convulsivum (2-6 Wochen): krampfartige Hustenanfälle mit typischem inspiratorischem Ziehen; am Ende des Hustenanfalls wird zähes, klares Sputum ausgeworfen.
- Stadium decrementi (über Wochen): Hustenanfälle gehen zurück.

Antwort 448
Die Antwort B) ist richtig.
Die Perimetrie (Gesichtsfelduntersuchung) misst die Ausdehnung des Gesichtsfeldes.
Das Gesichtsfeld ist die Gesamtheit aller visuellen Sinneseindrücke, die von einer Person bei unbewegtem Auge und unbewegtem Kopf wahrgenommen werden können.
In einfachster Form wird diese Untersuchung klinisch in Form eines sog. Konfrontationsgesichtsfeldes ("Fingerperimetrie") z.B. am Krankenbett oder bei schlecht kooperationsfähigen Patienten durchgeführt. Die einfachste Form der kinetischen Perimetrie ist der so genannte Konfronationstest, bei dem sich Patient und Untersucher in etwa 1 Meter Abstand gegenüber sitzen oder stehen und das jeweils gegenüberliegende Auge, also z. B. Patient rechtes Auge, Untersucher linkes Auge, mit einer Hand abdecken. Der Patient fixiert das freie Auge des Untersuchers. Der Untersucher führt seine freie Hand oder einen Gegenstand aus der Peripherie zum Zentrum. Der Patient teilt dann dem Untersucher mit, wann er die Hand oder den Gegenstand wahrnimmt. Der Untersuchung nimmt sein eigenes Gesichtsfeld als Kontrollfeld.
Geprüft wird in allen 4 Gesichtsfeldquadranten. Hiermit ist nur eine orientierende Gesichtsfeldprüfung möglich.
Es gibt allerdings auch eine Technik am liegenden Patienten. Hier steht der Untersucher hinter dem Patienten. Der Untersucher bewegt die Finger seiner links und rechts neben dem Patientenkopf liegenden Hände nach vorne in das Gesichtsfeld des Patienten. Der Patient liegt während der Untersuchung auf dem Rücken und fixiert einen Punkt an der Decke.

Da es diese beiden durchaus gängigen Untersuchungsverfahren zur orientierenden Perimetrie gibt, ist diese Frage unseres Erachtens nicht eindeutig zu beantworten. Je nach Technik können Antwort A und Antwort B richtig sein.

Antwort 449
Die Antwort D) ist richtig.

- Nach 4-5 Monaten hat ein Säugling sein Geburtsgewicht etwa verdoppelt (ca. 7 kg).
- Nach 12 Monaten hat ein Säugling sein Geburtsgewicht etwa verdreifacht (10,5 kg).
- Nach 4 Jahren hat ein Kind sein Geburtsgewicht etwa verfünffacht (17,5 kg) und seine Körperlänge verdoppelt (ca. 100 cm).

Antwort 450
Die Antworten A), D) und E) sind richtig.
Essentielle Nahrungsbestandteile werden vom Organismus für lebenswichtige Funktionen benötigt, können aber im körpereigenen Stoffwechsel nicht oder nicht in ausreichendem Umfang hergestellt werden. Sie (oder ihre verwertbaren Vorstufen) müssen deshalb regelmäßig mit der Nahrung zugeführt werden, um Mangelerscheinungen zu verhindern.
Essentielle Nahrungsbestandteile sind:

- Essentielle Fettsäuren (Linolensäure),
- Vitamine (Folsäure, Ascorbinsäure),
- Spurenelemente,
- sekundäre Pflanzenstoffe,
- Mineralstoffe,
- Aminosäuren: (essentielle Aminosäuren; nach ROSE):
  - Tryptophan,
  - Threonin,
  - Isoleucin,
  - Valin,
  - Leucin,
  - Lysin,
  - Phenylalanin,
  - Methionin.

Antwort 451
Die Antworten A), B) und D) sind richtig.
Zu C: Die optimale Wassertemperatur für Legionellen liegt zwischen 35 und 42°C. In kaltem Wasser ist ein Überleben, aber keine Vermehrung möglich.
Legionellen können Temperaturen um 50 °C sehr lange Zeit tolerieren. Bei 60°C werden Legionellen innerhalb weniger Minuten, bei 70°C innerhalb von Sekunden abgetötet.
Zu E: Die im Wasser vorhandenen Legionellen führen nicht zu einer direkten Gesundheitsgefährdung. Erst wenn das bakterienhaltige Wasser als Aerosol - dies sind fein verteilte Wassertröpfchen, wie sie beispielsweise beim Duschen, in klimatisierten Räumen oder in Whirlpools entstehen - mit der Luft eingeatmet wird, besteht eine Gesundheitsgefährdung. Genuss von kontaminiertem Wasser als Trinkwasser stellt kein Risiko dar.

Antwort 452
Die Antwort C) ist richtig.
Stadieneinteilung der Hypertonie:

- WHO-Grad I: klinisch keine nachweisbare Schädigung von Herz, Niere und Gehirn, normaler Augenhintergrund;
- WHO-Grad II: Schädigungen an Herz, Niere oder Gehirn, Augenhintergrundveränderungen (Fundus hypertonicus);
- WHO-Grad III: Schädigung mehrerer Organe, Augenhintergrundveränderungen (Retinopathia hypertensiva);

Empfohlene Allgemeinmaßnahmen (Lifestyle Changes) zur Blutdrucksenkung:

- Gewichtsreduktion,
- Reduzierte Kochsalzzufuhr,
- Reduzierte Gesamtfettaufnahme,
- Eingeschränkter Alkoholkonsum,
- Körperliches Training,
- Vermehrter Obst- und Gemüsekonsum,
- Entspannungsverfahren.

Die Rolle des Kochsalzes in der Ursachenkette des Hypertonus ist umstritten. In westlichen Industrienationen ist der Konsum an Kochsalz mit durchschnittlich

10 bis 12 g bei einem täglichen Bedarf von 2 bis 3 g zu hoch.
Kochsalzbeschränkung auf 6 g pro Tag ist unbedingt zu empfehlen, wobei das Weglassen von Kochsalz bei Tisch, sowie das Vermeiden kochsalzreicher Lebensmittel (Käse, Wurst, Schinken, Fertiggerichte, Flüssiggewürze, Marinaden) meist ausreichend ist.
Kaliumreiche und ballaststoffhaltige Nahrungsmittel (Obst, Gemüse, Kartoffeln in der Schale gekocht) wirken sich günstig auf die Senkung der Blutdruckwerte aus Die Empfehlung einer obst- und gemüsereichen Ernährung mit reduziertem Fettanteil und Erhöhung der ungesättigten Fettsäuren Fisch, Pflanzenöle) führt in zahlreichen Studien zu günstigen Effekten auf den Blutdruck. (Ob eine Kaliumsubstitution den Blutdruck dauerhaft senkt wird in der Literatur allerdings noch kontrovers diskutiert).
Zu 5: Beim subaqualen Darmbad sitzt der Patient im Halbbad auf dem Irrigator (Darmspülgerät). Darin befindet sich temperiertes Wasser, in dem Kochsalz gelöst ist, um Elektrolytverlusten vorzubeugen. Zunächst lässt man ca. 1 Liter Flüssigkeit in den Darm fließen. Daraufhin soll der Patient versuchen, den Darm zu leeren. Kann er das nicht, wird durch Absaugen nachgeholfen. Das Darmbad wird in der Naturheilkunde eingesetzt um den Darm zu reinigen, damit er wieder korrekt arbeiten kann. Das Therapieverfahren wird bei Verstopfung oder Völlegefühl, aber auch bei vielen Krankheitsbildern, die durch den gestörten Darm ausgelöst werden können, eingesetzt. Zur Behandlung einer Hypertonie ist das subaquale Darmbad nicht geeignet.

Antwort 453
Die Antwort C) ist richtig.
Zu A: Die Vorbedingung für eine Tetanus-Infektion ist eine Verletzung. Dabei werden durch Verunreinigungen Sporen oft zusammen mit Fremdkörpern (z. B. Holzsplitter, Nägel, Dornen) unter die Haut gebracht. Die Wunden müssen nicht offen sein, auch kaum sichtbare Bagatellverletzungen können gefährlich sein.
Zu B: Hepatitis A wird fäkal-oral übertragen.
Zu D: Clostridium perfringens ist der Erreger des Gasbrands. Eine Aufnahme der Erreger erfolgt vorwiegend über Verunreinigungen von Wunden, z.B. infolge von Kriegsverletzungen, Verkehrs- oder Sportunfällen, ist aber prinzipiell auch bei Operationen, Schwangerschaftsabbrüchen oder intramuskulären Injektionen möglich. Voraussetzung für die Entstehung des Gasbrandes ist, wie bereits oben erwähnt, der Luftabschluss der verunreinigten Wunde, da sich Clostridien ausschließlich bei Abwesenheit von Sauerstoff vermehren können.
Hepatitis B wird durch Blut oder Kontakt mit Blutprodukten übertragen.

Antwort 454
Die Antwort A) ist richtig.
Aphthen sind schmerzhafte, von einem entzündlichen Randsaum umgebene Erosionen der Mundschleimhaut mit weißlichem Fibrinbelag.

Antwort 455
Die Antwort A) ist richtig.
Beim Lasègue-Zeichen wird durch passives Anheben des gestreckten Beins des liegenden Patienten ein Dehnungsschmerz des N. ischiadicus ausgelöst. Der Schmerz äußert sich im Gesäß und im dorsalen Oberschenkel der erkrankten Seite (Lasègue-Zeichen positiv). Bei der Prüfung des Lasègue-Zeichens sollte angegeben werden, bei welchem Winkelgrad beim Anheben des gestreckten Beines die Schmerzangabe erfolgt.
Ein positives Lasègue-Zeichen findet sich u.a. bei Bandscheibenvorfall, Ischiassyndrom, meningealem Syndrom.

Antwort 456
Die Antworten A) und C) sind richtig.
Zu B: In Deutschland zeigt sich seit 1980 ein deutlicher Rückgang der Hepatitis-A-Inzidenz, der in den neuen Bundesländern

wesentlich deutlicher war und früher auftrat als in den alten Bundesländern.
Obwohl es vereinzelte Ausbrüche gibt, kann von häufigen Epidemien in Deutschland nicht gesprochen werden.
Zu D: Die Hepatitis-A-Infektion verläuft – vor allem im Kindesalter – häufig subklinisch oder asymptomatisch.
Zu E: Bei Hepatitis A kommt es (bis auf extrem seltene Ausnahmen) nicht zu chronischen Verläufen.

Antwort 457
Die Antwort E) ist richtig.
Der Rautek-Griff ist ein Handgriff zur Rettung hilfloser Personen aus Gefahrenbereichen.
Zu A: Zum Öffnen des Mundes und zum Freimachen der Atemwege findet der Esmarch-Handgriff Verwendung: Vorschieben des Unterkiefers bei rekliniertem Kopf, so dass die untere Zahnreihe vor die obere kommt.
Zu B: Dazu dient der sog. Heimlich-Handgriff: Zwei Formen werden unterschieden:
1) Beim stehenden oder sitzenden Patienten umfasst der Helfer von hinten den Betroffenen; die Hände werden im Epigastrium verschränkt; es erfolgen ein oder mehrere kräftige Druckstöße in Richtung Zwerchfell.
2) Beim liegenden (bewusstlosen) Patienten kniet der Helfer mit gespreizten Beinen über dem Betroffenen, setzt die übereinander gelegten Hände im Epigastrium auf und drückt kräftig in Richtung Zwerchfell.

Antwort 458
Die Antworten A), B), D) und E) sind richtig.
Zu C: Die Kussmaul-Atmung ist eine rhythmische, abnorm tiefe Atmung mit normaler oder erniedrigter Atemfrequenz. Die tiefe Atmung bewirkt eine Hyperventilation mit respiratorischer Kompensation (vermehrte CO2-Abatmung) einer ausgeprägten nichtrespiratorischen Azidose, z.B. im Coma diabeticum (Azidoseatmung).

Antwort 459
Die Antwort A) ist richtig.
Es handelt sich um einen Befall mit Kopfläusen (Pediculus humanus capitis).
Die Diagnose wird durch die Inspektion gestellt. Die Läuse selbst werden nicht immer leicht entdeckt, weil die Betroffenen meist nur wenige Läuse beherbergen. So wird die Diagnose sehr häufig durch den Nachweis der Nissen gestellt. Zu unterscheiden sind unscheinbar grau aussehende Eier in durchsichtigen Hüllen, die nahe der Kopfhaut am Haar haften, und auffällige weißliche Nissen im Abstand von mehr als einem Zentimeter von der Kopfhaut. Letztere sprechen – zumal wenn zuvor schon behandelt wurde – für einen „Zustand nach Kopflausbefall“ ohne Ansteckungsfähigkeit. Nur der Nachweis von Larven, Läusen oder Nissen, die weniger als einen Zentimeter von der Kopfhaut entfernt sind, stellt einen behandlungsbedürftigen Befund dar!
Der Gebrauch einer Lupe erleichtert das Auffinden von Läusen und Nissen, obwohl sie aufgrund ihrer Größe auch mit bloßem Auge zu erkennen sind. Besonders gut sind sie hinter den Ohren sowie in der Schläfen- und Nackengegend zu entdecken. Nissen unterscheiden sich von Kopfschuppen oder Haarspraypartikeln dadurch, dass sie fest am Haar haften und nicht abgestreift werden können.

Antwort 460
Die Antwort B) ist richtig.
Die häufigste Todesursache in den ersten Stunden des Herzinfarktes ist Kammerflimmern, eine tödliche Rhythmusstörung des Herzens.

Antwort 461
Die Antwort D) ist richtig.
Die Klinik einer Agranulozytose ist gekennzeichnet durch schwere bakterielle Infektionen mit Fieber, Schüttelfrost,

Tachykardie, allgemeines schweres Krankheitsgefühl.
Charakteristisch sind frühzeitig auftretende Schleimhautnekrosen (Rachen, Tonsillen; auch Anal- und Genitalbereich) mit lokalen Lymphknotenschwellungen, evtl. Nekrosen im Bereich des Respirations- und Magen-Darm-Trakts.

Antwort 462
Die Antworten A), C), D) und E) sind richtig.
Zur Therapie der postmenopausalen Osteoporose finden - neben körperlicher Bewegung - Kalzium, Fluoride und Vitamin D Verwendung.
Zu B: Phosphat ist ein „Kalziumfresser". Deshalb sollten bei der Ernährung phosphatreiche Nahrungsmittel gemieden werden (Cola, Limonade, Süßigkeiten, Wurstwaren, Schweinfleisch, Schmelzkäse). Phosphat kann die Kalziumaufnahme im Darmtrakt verhindern.

Antwort 463
Die Antwort C) ist richtig.
Zu A: Bei primärer Nebennierenrindeninsuffizienz wäre u.a. Müdigkeit, Schwäche und Apathie zu erwarten.
Zu B: Bei M. Crohn wäre eine abdominelle Symptomatik zu erwarten.
Zu D: Gegen eine Hyperthyreose sprechen die normale Herzfrequenz und der niedere Blutdruck
Zu E: Zu Beginn eines Diabetes mellitus kann es zwar zur Gewichtsabnahme kommen. Wichtige andere Symptome, wie z. B. Polydipsie und Polyurie fehlen jedoch.

Antwort 464
Die Antwort D) ist richtig.
Die typische Hauterscheinung bei Krätze ist der winkelig geknickte, bis 1 cm lange Milbengang, an dessen Ende die weibliche Milbe in einer gelblich papulösen Erhebung („Milbenhügel") sitzt.
Es finden sich typischerweise juckende Papeln z. B. am Penisschaft, in den Interdigitalräumen, den Handgelenken, Ellenbogen und den Achselfalten.
Zu B: Taches bleues (Macula coeruleae) sind blaue Flecken an den Stichstellen von Filzläusen.
Zu C: Nissen (Eier) im Bereich der Schamhaare sprechen für einen Befall mit Filzläusen (Pediculosis pubis; Phthiriasis).
Zu E: Als Paraphimose oder Spanischer Kragen wird die Einklemmung der zu engen phimotischen Vorhaut des Penis hinter dem Eichelkranz bezeichnet. Die Einklemmung führt zu ödematöser Schwellung und Durchblutungsstörung bis hin zur Nekrose der Glans penis.

Antwort 465
Die Antwort A) ist richtig.
Die Ständige Impfkommission (STIKO) am RKI (Robert-Koch-Institut, Berlin) empfiehlt bei Masern eine Postexpositionelle Prophylaxe („Riegelungsimpfung") bei Kontaktpersonen in Familie und Gemeinschaft, möglichst innerhalb von 3 Tagen nach Exposition. Dadurch soll die Erkrankung verhindert oder abgeschwächt werden.
Zu B: Die Ansteckungsfähigkeit beginnt bereits 1-2 Tage vor Beginn des katarrhalischen Vorstadiums („verheult, verrotzt, verschwollen") und dauert an, bis das Exanthem die Füße erreicht hat.
Zu C: Die Inkubationszeit beträgt 8-14 Tage.
Zu D: Bei Verdacht auf Masern hat der Heilpraktiker Meldepflicht und Behandlungsverbot (§6 und §24 Infektionsschutzgesetz).
Zu E: Das Masernexanthem beginnt hinter den Ohren mit Ausbreitung über Hals, Gesicht, Schultern, Rumpf und Extremitäten.

Antwort 466
Die Antwort C) ist richtig.

Antwort 467
Die Antwort D) ist richtig.
Gürtelförmig in den Rücken ausstrahlende Schmerzen und prallelastisch gespanntes

Abdomen („Gummibauch") nach Alkoholexzess sind typische Anamnese- und Untersuchungsbefunde bei akuter Pankreatitis.
Zu A: Die akute Cholezystitis entsteht überwiegend sekundär im Rahmen einer Cholelithiasis. Typisch wären hier kolikartige Schmerzen, die in die rechte Schulter und zwischen die Schulterblätter ausstrahlen.
Zu B: Die Perforation eines Magenulkus würde zu einer generalisierten Peritonitis mit dem Leitsymptom „bretthartes" Abdomen führen.
Zu C: Für eine Gastroenteritis wären die Schmerzausstrahlung und das prallelastische Abdomen untypisch, zudem wären die Darmgeräusche verstärkt.
Zu E: Die akute Hepatitis würde sich durch Schmerzen im rechten Oberbauch äußern. Auch hier wäre das Abdomen nicht prallelastisch gespannt.

Antwort 468
Die Antwort B) ist richtig.
Das physiologische Fassungsvermögen der Harnblase liegt zwischen 300-600 ml.

Antwort 469
Die Antwort B) ist richtig.
Die Inkubationszeit bei Scharlach beträgt etwa 2 bis 7 Tage.

Antwort 470
Die Antwort A) ist richtig.

Antwort 471
Die Antworten A), C) und D) sind richtig.
Zu B: Legionellen kommen weltweit im Oberflächenwasser, in feuchten Böden und in künstlichen Wassersystemen vor. Sie gelangen z.B. über Klimaanlagen, Befeuchtersysteme, Sprenkelanlagen, Whirlpools und Warmwasseranlagen großer Gebäude wie Hotels und Krankenhäuser durch Inhalation erregerhaltiger Tröpfchen in die menschliche Lunge.
Zu E: Das Reservoir des Hepatitis-A-Virus ist z. B. verschmutztes (kontaminiertes) Trinkwasser und kontaminierte Nahrungsmittel (Muscheln). Die Übertragung erfolgt fäkal-oral.

Antwort 472
Die Antwort C) ist richtig.
Zu A: Das Ellipsoid- oder Eigelenk (Articulatio ellipsoidea) gestattet Bewegungen um zwei Hauptachsen: Beuge- und Streckbewegung, Seit-zu-Seit Bewegung. In geringem Umfang ist auch eine Rotation möglich (z. B. proximales Handgelenk zwischen Speiche und Handwurzelknochen).
Zu B: Das Kugelgelenk lässt Bewegungen in allen drei Achsen zu: Beugung und Streckung, Abduktion und Adduktion (Seitbewegung nach innen und außen) und Rotation.
Zu D: Das Sattelgelenk besitzt eine Gelenkfläche in Form eines Sattels, während die andere der Form eines Reiters auf diesem Sattel ähnelt. Das Gelenk lässt Bewegungen in zwei Achsen zu: die Seit-zu-Seit-Bewegung und die Vorwärts-Rückwärts-Bewegung (z. B. Wurzelgelenk des Daumens).

Antwort 473
Die Antwort C) ist richtig.
Zu 1: Das Caecum, der Anfangsteil des Dickdarms, liegt im rechten Unterbauch.
Zu 4: Der Intrinsic-Faktor wird in den Belegzellen der Magenschleimhaut gebildet. Der Intrinsic-Faktor bildet mit Vitamin B12 (Cobalamin) einen gegen Pepsin resistenten Komplex und ermöglicht so dessen Resorption im Ileum.

Antwort 474
Die Antwort C) ist richtig.
Der Gasaustausch erfolgt durch Diffusion an der alveolokapillären Membran (bestehend aus Surfactant, Alveolarepithel, gemeinsamer Basalmembran und Kapillarendothel).

Antwort 475
Die Antwort A) ist richtig.
Das Sarkom ist ein von mesenchymalem Gewebe ausgehender bösartiger (malig-

ner) Tumor, der häufig frühzeitig auf dem Blutweg (hämatogen) metastasiert.
Zu B: Ein Fibrom ist eine gutartige (benigne) gefäßreiche Bindegewebsgeschwulst.
Zu C: Ein Lipom ist eine gutartige, langsam wachsende Fettgewebsgeschwulst.
Zu D: Ein Myom ist ein gutartiger mesenchymaler Tumor, der überwiegend aus Muskelzellen besteht.
Zu E: Atherome sind Zysten (mit Epithel ausgekleidete Hohlräume) der Epidermis im Bereich der Haarfollikel.

Antwort 476
Die Antwort A) ist richtig.
Ein aus einer Beinvene (z. B. V. femoralis) gelöster Thrombus geht als Embolus über die V. iliaca und die V. cava inferior ins rechte Herz und von dort über den Truncus pulmonalis in die Lunge: Lungenembolie.
Zu B und C: Herzinfarkte betreffen i.d.R. das linke Herz. Wenn sich im linken Herzen nach einem Infarkt ein Thrombus löst und als Embolus ins Gefäßsystem schießt, so geht der Embolus ins arterielle System: zunächst in die Aorta und von dort in irgendeine Arterie: z. B. A. carotis interna: Apoplexie.
Zu D und E: Ein Ileus ist ein Darmverschluss, ein Aneurysma ist eine umschriebene Ausweitung eines arteriellen Blutgefäßes infolge angeborener oder erworbener Wandveränderung.

Antwort 477
Die Antwort B) ist richtig.
Die intramuskuläre Injektion erfolgt meist intragluteal, insbesondere ventrogluteal nach der Methode nach HOCHSTETTER.
Auch eine Injektion in den Musculus vastus lateralis des Oberschenkels ist möglich.
Eine dritte, vor allem für Impfstoffe empfohlene Lokalisation für die intramuskuläre Injektion ist der M. deltoideus (Deltamuskel) des Oberarms.
Zu A: Eine Injektion in den medialen Anteil des Gesäßmuskels wäre ein Kunstfehler, da hier eine Verletzung großer Nerven (N. ischiadicus) denkbar wäre.
Zu C: Die Aspiration, das Ansaugen von Blut vor der Injektion, dient dazu, versehentliche Gefäßpunktionen anzuzeigen.

Antwort 478
Die Antwort C) ist richtig.
Die Trikuspidalklappe liegt als dreizipflige Segelklappe zwischen rechtem Vorhof und rechter Kammer.

Antwort 479
Die Antwort C) ist richtig.
Ca. 80 % aller Gastritiden werden durch eine bakterielle Infektion mit Helicobacter pylori verursacht.
In mehr als 90 % der Fälle ist dieser Keim auch ursächlich für die Entstehung eines Ulcus ventriculi und Ulcus duodeni.

Antwort 480
Die Antwort B) ist richtig.
Zu 4: Als Akkomodation bezeichnet man die Fähigkeit des Auges, den Brechwert der Linse der Entfernung des fixierten Gegenstandes so anzupassen, dass dieser in der Netzhautebene (der Stelle des schärften Sehens, der Fovea centralis) scharf abgebildet wird.
Die Akkomodation ist also eine Funktion der Linse und nicht der Iris. Die Iris reguliert die Pupillenweite und damit die Intensität des Lichteinfalls.
Zu 5: Die Stäbchen vermitteln das Dämmerungssehen (schwarz-weiß), die Zapfen vermitteln das Farbensehen und Tagessehen. Die Zapfendichte nimmt zur Netzhautperipherie hin ab, die Stäbchendichte nimmt zu.

Antwort 481
Die Antwort C) ist richtig.
Bordetella pertussis, der Erreger des Keuchhustens ist ein Bakterium.
Zu A, D und E: Poliomyelitis (Kinderlähmung), Hepatitis B und AIDS sind virale Infektionserreger.

Zu B: Die Malariaerreger, Plasmodium sp., sind Protozoen, also tierische Einzeller.

Antwort 482

Die Antworten A), B), C) und E) sind richtig.

Als Autismus wird eine Kontaktstörung bezeichnet. Der Patient zieht sich in eine eigene Vorstellungs- und Gedankenwelt zurück und isoliert sich von der Umwelt (z. B. bei Schizophrenie, Neurose, bestimmten Persönlichkeitsstörungen). Eine Sonderform ist der frühkindliche Autismus, der sich meist vor dem 3. Lebensjahr als tief greifende Entwicklungsstörung manifestiert. Er ist gekennzeichnet durch schwere Kontakt- und Kommunikationsstörung, aufgehobene oder verzögerte Sprachentwicklung, geistige Behinderung, unspezifische Symptome (Angst, Wut, Aggressivität, Selbstverletzung), Stereotypien (Bewegungen, Haltungen, verbale Äußerungen, die oft über lange Zeit und in immer gleicher Weise ohne einen der Situation angemessenen Sinn wiederholt bzw. beibehalten werden).

Antwort 483

Die Antwort C) ist richtig.

Die Denkhemmung, eine formale Denkstörung, ist typisch für eine Depression.

Zu A: Die Ideenflucht, eine formale Denkstörung mit ständig sprunghaft wechselnden Assoziationen, Beschleunigung des Denkablaufs und starker Ablenkbarkeit ist vor allem typisch für die Manie (und das Delir).

Zu B: Die Denkzerfahrenheit, eine formale Denkstörung, ist ein Symptom der Schizophrenie. (Wortsalat: *"Mein meiner Mutter mal mein meine - mein Nachbar malt macht - gestern macht es und stinkt nach Gas und im Ofen. Die Welternährungsapotheke Jerusalems wird ihren Gesetzmakler per Luftpferde auf die Erde, ja die Erde, die Erdbälle, auf alle Fälle, die Felltiere sind nahrungsüberwunden in die Gesetzkapitel des Nordpols zusammengewechselt..."*)

Zu D: Rededrang ist ein Symptom der Manie.

Zu E: Befehlsautomatie ist die Bezeichnung für das unkritische Ausführen befohlener Handlungen (auch gegen den eigenen Willen), Nachahmen von Bewegungen anderer Personen (Echopraxie) oder mechanische Wiederholung gesprochener oder gehörter Wörter und Sätze ohne Rücksicht auf Inhalt und Situation (Echolalie). Kommt u.a. im Rahmen einer Schizophrenie oder bei geistigen Behinderungen vor.

ANTWORTEN MC 9

Antwort 484

Die Antwort C) ist richtig.

Zur Überdosierung von Digitalis kommt es bei ca. 10-15 % der Behandlungen. Symptomatik der Digitalisintoxikation:

- Kardiale Symptome: in 90 % der Fälle kommt es zu Herzrhythmusstörungen. (Eine Digitalisüberdosierung kann nahezu jede Rhythmusstörung vom AV-Block bis zum Kammerflimmern auslösen.)
- Gastrointestinale Symptome: in ca. 70 % d. F. kommt es zu Übelkeit,
- Erbrechen und Durchfall.
- Neurozerebrale Symptome: Reizbarkeit, Kopfschmerzen, Verwirrtheit, Neuralgien, Augenflimmern, Wolkensehen, Farbensehen (rot-gelb-grün).

Antwort 485

Die Antworten A) und D) sind richtig.

Der Terminus 'Nephrotisches Syndrom' ist ein Sammelbegriff für eine Vielzahl von Nierenkrankheiten, die durch folgende Befunde gekennzeichnet sind:

- Große Proteinurie (> 3 g pro Tag),
- Hypoproteinämie (=> Hypalbuminämie => Abfall onkotischer Druck => Ödem),
- Ödeme (Hypalbuminämie => Abfall onkotischer Druck => Verminderung des Plasmavolumens => Anstieg Aldosteron => Zunahme Natrium- und Wasserresorption => Verstärkung des Ödems),
- Hypercholesterinämie.

Antwort 486

Die Antwort E) ist richtig.

Vgl. Antwort auf Frage **53**.

Antwort 487

Die Antwort E) ist richtig.

Beim gesunden Erwachsenen erfolgt die Bildung der Erythrozyten (roten Blutkörperchen) im roten Knochenmark.

Die Bildung roter Blutkörperchen erfolgt beim Ungeborenen zuerst im Dottersack, dann in Leber und Milz (hepatolienale Blutbildung). Ab dem 7. Schwangerschaftsmonat ist das Knochenmark der Hauptort.

Ab der 2.-4. Woche nach der Geburt ist das Knochenmark dann der einzige Ort der Erythrozytenbildung.

Beim Erwachsenen ist das blutbildende Knochenmark auf kurze platte Knochen (Schädel, Wirbel, Brustbein, Becken) und die distalen und proximalen Enden der langen Röhrenknochen konzentriert.

Bei Bedarf, z.B. bei Tumoren oder bei schwerem Blutverlust, kann aber das gesamte Knochenmark innerhalb kurzer Zeit wieder die Blutbildung übernehmen.

Antwort 488

Die Antworten A) und C) sind richtig.

Vgl. Antwort zu Frage **138**.

Antwort 489

Die Antwort C) ist richtig.

Hinweise zur Therapie von Krampfadern:

Eine sorgfältige Kompressionstherapie ist das Fundament jeder sinnvollen Behandlung von Varizen. Ebenso wichtig ist die Mobilisation: die Erkrankten sollen auch tagsüber öfters die Beine hochlegen, sich aber ansonsten sportlich betätigen (kein Kraftsport, aber z. B: Rad fahren, Schwimmen, Spazierengehen).

SSS- und LLL-Regel: sitzen und stehen ist schlecht, lieber liegen oder laufen!

Abschnürende Kleidungsstücke behindern den Abfluss aus den oberflächlichen Venen (die bei Varikosis evtl. Kollateralfunktionen übernehmen müssen) und belasten die Varizen umso mehr.

Hohe Absätze sind ungeeignet, die Durchblutung zu verbessern. Wärmeanwendungen kommen allenfalls in Form von Wechselbädern in Betracht; im Übrigen sollen Venenkranke Hitze meiden.

Antwort 490
Die Antwort B) ist richtig.
Vgl. Antwort zu Frage **41**.

Antwort 491
Die Antwort B) ist richtig.
In dem äußeren knorpeligen Teil des Gehörgangs liegen die so genannten Zeruminaldrüsen, die ein Sekret absondern. Zusammen mit den Produkten der Schweiß- und Talgdrüsen, mit Hautschuppen und eingedrungenem Schmutz bildet dieses Sekret das gelblichbraune Ohrenschmalz (Zerumen).
Dieses befeuchtet die Haut im Gehörgang und dient der Entfernung von Staub, Schmutz, abgestorbenen Hautzellen und Fremdmaterialien aus dem Ohr. Zudem hat es eine Keim abtötende Wirkung.
Fehlt dieser Schutz, z.B. durch häufiges Waschen oder Schwimmen, kann dies zu Ohrproblemen, z. B. zu einer Entzündung des äußeren Gehörgangs (Otitis externa) führen.
Allerdings kann Zerumen bei einer Überproduktion den Gehörgang völlig verschließen (Ohrenschmalzpfropf, Zeruminalpfropf) und plötzliche Schwerhörigkeit bewirken.
Auch eine unsachgemäße Selbstreinigung (z.B. mit Wattestäbchen) kann zur Bildung solcher Pfropfen führen.
Therapie: Spülung des Gehörgangs mit körperwarmem Wasser, keratolytische Ohrentropfen, mechanische Entfernung durch den HNO-Arzt.

Antwort 492
Die Antworten A) und C) sind richtig.
Bei Erstinfektion nicht immuner Personen mit dem Varicella-Zoster-Virus führt zum Krankheitsbild der Varizellen (Windpocken).
Bei Reinfektion eines Organismus mit Teilimmunität oder bei Reaktivierung des in den Gliazellen persistierenden Virus bei Resistenzminderung (Abwehrschwäche, chronische Erkrankungen, Tumoren) kommt es zum Krankheitsbild des Herpes zoster (Gürtelrose).

Antwort 493
Die Antwort E) ist richtig.
Zu 1: Mangelhafte Nahrungszufuhr bei Fasten oder bei Anorexia nervosa, Erbrechen oder Durchfall über einen längeren Zeitraum können zu Hypokaliämien führen.
Zu 2 und 3: Kaliummangel oder Hypokaliämie kann durch die Einnahmen von Diuretika oder von Abführmitteln über einen langen Zeitraum verursacht werden.
Zu 4: Bei Struktur- und Funktionsänderungen der Niere (Nierenversagen) und Hormonstörungen mit Überfunktion der Nebennierenrinde (Hyperaldosteronismus, Cushing-Syndrom) wird Kalium vermehrt ausgeschieden. Eine Unterfunktion der Nebennierenrinde würde durch einen Abfall des Aldosterons zu einer verminderten Kaliumausscheidung im Urin - und damit zu einer Hyperkaliämie führen.
Zu 5: Ödeme und Aszites führen bei Leberzirrhose zu einer Verminderung des zirkulierenden Blutvolumens (Hypovolämie) und dadurch zur Aktivierung des RAAS (Renin-Angiotensin I-Angiotensin II-Aldosteron-Systems). Dieser sekundäre Hyperaldosteronismus ist die Ursache der vermehrten Produktion von Aldosteron, die durch vermehrte Kaliumausscheidung im Urin zu einem Kaliummangel führt.
Zudem wird Aldosteron in der Leber abgebaut. Eine Leberzirrhose kann somit aufgrund eines verminderten Aldosteronabbaus zum Aldosteronanstieg führen.

Antwort 494
Die Antworten B) und E) sind richtig.
Zu B: Haben sich bei einem chronischen arteriellen Verschluss Umgehungskreisläufe (Kollateralen) gebildet, kann der Patient noch beschwerdefrei gehen (Stadium I). Kommt es aufgrund der arteriellen Minderdurchblutung zu belastungsabhängigen Schmerzen unterhalb der Stenose, muss der Patient nach einer gewissen

Gehstrecke stehen bleiben, um sich zu erholen („Schaufensterkrankheit" oder Claudicatio intermittens, Stadium II). Später kommt es zu Ruheschmerzen (Stadium III) und Nekrosen (Stadium IV).
Zu E: Blasse Hautfarbe, verminderte Hauttemperatur und kalte Füße sind typische Symptome bei arteriellem Verschluss.

Antwort 495
Die Antwort E) ist richtig.
Vgl. Antwort zu Frage **357**.

Antwort 496
Die Antwort B) ist richtig.
Aphthen sind schmerzhafte rundliche Erosionen, die von einem entzündlichen Randsaum umgeben sind.
Die Stomatitis aphthosa (auch: Gingivostomatitis herpetica, Mundfäule) ist eine Entzündung des Zahnfleischs und der Mundschleimhaut meist bei Erstinfektion (Primärinfektion) mit Herpes-simplex-Virus (HSV-1).
Sie tritt insbesondere bei Kleinkindern auf und geht klinisch mit Fieber, multiplen Bläschen und Aphthen, regionaler Lymphknotenschwellung und starken Schmerzen einher.
Das Krankheitsbild heilt innerhalb von 2-3 Wochen spontan ab.

Antwort 497
Die Antworten D) und E) sind richtig.
Zu A: Der frisch gelassene Morgenurin des Gesunden reagiert normalerweise sauer (pH 5-7).
Zu B: Der Urin des Gesunden ist klar und bernsteingelb gefärbt.
Zu C: Die Albuminmessung im Urin ist ein sehr empfindlicher Wert zur frühzeitigen Beurteilung einer möglichen Nierenschädigung z. B. durch einen schlecht eingestellten Diabetes (diabetische Nephropathie) oder durch Bluthochdruck. Die Albuminausscheidung ist Ausdruck einer glomerulären Schädigung des Tubulusapparates der Niere.
Einteilung der Albuminurie mg/l (Liter!):
normal:

- < 20 mg/l im ersten Morgenurin,
- < 30 mg/24 Std. in 24-Stunden Urinsammlung,
- < 20 µg/min in zeitlich befristeter Sammlung;

Mikroalbuminurie:

- 20 - 200 mg/l im ersten Morgenurin,
- 30 - 300 mg/24 Std. in 24-Stunden Urinsammlung;

Makroalbuminurie:

- > 200 mg/l im ersten Morgenurin,
- > 300 mg/24 Stunden in 24-Stunden Urinsammlung.

Zu D: Weniger als 10 Leukozyten pro µl Urin gelten nicht als pathologisch. Zeigen sich jedoch mehr als 5-10 Leukozyten pro µl, so wird von Leukozyturie gesprochen. Leukozyturie ist ein Hinweis auf eine Harninfektion.
Leukozyten im Urin werden im Rahmen des Untersuchungsablaufes meist mit Teststreifen nachgewiesen Nachweisgrenze: 20 Leukozyten/µ. Der eindeutige (da genauere) Nachweis von Leukozyten im Urin erfolgt mittels Mikroskopie.
Zu E: Vereinzelte Plattenepithelzellen können im Urinsediment nachweisbar sein. Sie stammen meist aus der Urethra. Ein vermehrtes Auftreten hat keine diagnostische Bedeutung sondern spricht gegen sauber gewonnenen Mittelstrahlurin.

Antwort 498
Die Antwort B) ist richtig.
Zu 1: Durch Rückstau des Blutes in den großen venösen Körperkreislauf in Richtung Lunge kann es bei Rechtsherzinsuffizienz zu Pleuraergüssen kommen.
Zu 2: Eiweißmangel führt über eine Verminderung des onkotischen (kolloidosmotischen) Drucks zu beidseitigen Beinödemen.
Zu 3: Unter Myxödem wird die pathologische Ablagerung von Glykosaminoglykanen in Haut-, Unterhaut- und Muskel-

gewebe verstanden. Diese pathologischen Ablagerungen finden sich
a) als generalisiertes Myxödem als ödematös-teigige Infiltration bei Hyopthyreose (Schilddrüsenunterfunktion) bzw.
b) als prätibialis (an den Streckseiten der Unterschenkel vor der Schienbeinkante gelegenes) Myxödem bei der Immunogenen Hyperthyreose (M. Basedow).
Im Gegensatz zu wasserbedingten Ödemen hinterlässt ein Druck mit dem Finger keine bleibende Delle.
Zu 5: Ein Lungenödem ist das Endstadium einer Linksherzinsuffizienz. Die Pulmonalstenose führt aber über eine Rechtsherzbelastung zu einer Rechtsherzinsuffizienz.

Antwort 499
Die Antwort C) ist richtig.
Die Mukoviszidose (auch: Zystische Fibrose, CF) ist eine angeborene Stoffwechselkrankheit (1:2 000), autosomal-rezessive vererbt (Defekt Chromosom 7). In Deutschland sind ca. 5 % der Bevölkerung heterozygote Träger des CF-Gens.
Der Gendefekt führt zu einer mangelhaften Chlorid- und Wassersekretion. Dies führt zur vermehrten Produktion eines zähen Schleims, der die Darmschleimhaut überzieht und unter anderem die Bauchspeicheldrüsengänge und die Bronchiolen verstopft. Dadurch kommt es zu schweren Komplikationen im Bereich der Atemwege und zu intestinaler Maldigestion und Malabsorption. Der erhöhte Elektrolytgehalt des Sekrets von (Schweiß-) Drüsen führt zu Flüssigkeits- und Elektrolytverlusten und zu einem erhöhten Salzgehalt des Schweißes. Über einen Schweißtest der Haut (Pilocarpin-Iontophorese-Schweißtest) lässt sich die Diagnose stellen.
Die mittlere Lebenserwartung (ohne Gentherapie) beträgt bei Frauen ca. 25 Jahre, bei Männern ca. 30 Jahre.

Antwort 500
Die Antworten A) und C) sind richtig.
Nach § 24 des Infektionsschutzgesetzes besteht für den Heilpraktiker Behandlungsverbot für die in Paragraph 6, 7 und 34 genannte Krankheiten oder Infektionserreger.
Zu A: § 34,1(16) Infektionsschutzgesetz ... Scharlach oder sonstigen Streptococcus pyogenes Infektionen ...
Zu C: § 34,1(20) Infektionsschutzgesetz ... Windpocken.
Für Infektiöse Mononukleose, Ringelröteln und Herpes labialis besteht für den Heilpraktiker kein Behandlungsverbot.

Antwort 501
Die Antwort C) ist richtig.
Zu 1: Zur typischen Klinik des M. Crohn zählen Bauchschmerzen, Durchfälle (meist ohne Blutbeimengungen) und Blähungen.
Zu 2: Beim Erkrankungsalter zeigen sich zwei Häufigkeitsgipfel zwischen dem 20.-40. Lebensjahr und um das 60. Lebensjahr.
Zu 3: Analfisteln sind in 40 % d. F. das erste Symptom eines M. Crohn, sie erfordern eine entsprechende Diagnostik!
Zu 4: Ein schubweiser chronischer Verlauf mit einer Rezidivhäufigkeit von 30 % nach 1 Jahr ist typisch für den M. Crohn.
Zu 5: Der Morbus Crohn ist gekennzeichnet durch eine Entzündung aller (auch der tiefen) Wandschichten des gesamten Magen-Darm-Traktes (vom Mund bis zum Anus). Am häufigsten finden sich die entzündeten Darmareale am Ende des Dünndarms (terminales Ileum) und am Beginn des Kolons.
Vgl. auch Antwort auf Frage **79**.

Antwort 502
Die Antwort A) ist richtig.
Zu A: Als typische Komplikationen der Masern gelten:

- Pneumonie, Mittelohrentzündung Otitis media), Masernkrupp (akute verengende Laryngotracheitis),
- Gehirnentzündung (Enzephalitis) (gefürchtet! 20 % tödlich, 30 % bleibende neurologische Schäden),
- SSPE (subakute, sklerosierende Panenzephalitis: sehr selten: ca. 7 Fälle auf eine Million an Masern erkrankter Patienten, immer tödlich!),
- Abwehrschwäche (mit Kreislaufversagen),
- psychische Entwicklungsstörungen.

Zu B: Übertragungsweg: Tröpfcheninfektion.

Zu C: Die Ohrspeicheldrüsenschwellung ist typisch für die Parotitis epidemica (Mumps, Ziegenpeter).

Zu D: Im Blutbild finden sich Leukopenie, Lymphopenie und Eosinopenie.

Zu E: Inkubationszeit: 10 (8-13) Tage.

Antwort 503

Die Antwort E) ist richtig.

Das Zwerchfell oder Diaphragma ist eine vom N. phrenicus innervierte muskulöse Scheidewand zwischen Brust- und Bauchraum. Das Zwerchfell ist der wichtigste Atemmuskel.

Die Aussagen 2) und 5) treffen auf das Bauchfell (Peritoneum) zu.

Antwort 504

Die Antworten A) und D) sind richtig.

Unter hypertensiver Krise wird ein anfallsartiger Anstieg des Blutdrucks auf systolische Werte von mehr als 200 mm Hg oder diastolische Werte über 120 mm Hg verstanden. Solange keine erkennbaren Organschäden vorliegen, spricht man von hypertensiver Krise, liegen Organschäden vor und besteht eine lebensbedrohliche Situation, die eine sofortige Drucksenkung verlangt, liegt ein hypertensiver Notfall vor. Klinisch zeigen sich Kopfschmerz, Schwindel, Verwirrtheit, Sehstörungen, Bewusstseinseintrübung bis hin zum Koma, Dyspnoe, Angina pectoris, Oligurie oder Anurie.

Zu B: Die Lungenembolie ist eine typische Komplikation der tiefen Beinvenenthrombose.

Antwort 505

Die Antwort D) ist richtig.

Zu 4: Die KHK (Koronare Herzkrankheit) verläuft in etwa 45 % der Fälle asymptomatisch, in 55 % der Fälle äußert sie sich durch typische retrosternale Schmerzen: Angina pectoris (Enge der Brust).

Die Angina pectoris ist also die symptomatische Form der KHK.

Antwort 506

Die Antworten A) und B) sind richtig.

Beim M. Parkinson kommt es aufgrund einer Erkrankung des Mittelhirns zur Störung extrapyramidalmotorischer Bahnen. Diese Bahnen steuern normalerweise die unwillkürlichen Muskelbewegungen und den Muskeltonus, und sie modifizieren die Willkürmotorik (Pyramidenbahn). Ihr Ausfall führt zu Störungen der normalen Bewegungsabläufe.

Klinik: Klassische Trias:

- <u>Rigor</u>: als Ausdruck einer extrapyramidalmotorischen Erkrankung kommt es zu einem wechselnden Dehnungswiderstand der Muskulatur bei passiver Dehnung. Der Dehnungswiderstand kann während der Prüfung (z. B. Beugen des Unterarmes im Ellenbogengelenk) immer wieder ruckartig etwas nachlassen: 'Zahnradphänomen'.
- <u>Akinese</u> oder Hypokinesie: Bewegungsarmut sowohl der Willkürmotorik als auch der Ausdrucksbewegungen (Mimik) und Mitbewegungen.
- <u>Ruhetremor</u> (Zittern von Händen, Beinen, evtl. Kopf mit einer Frequenz von 4-7/s). Unter Tremor versteht man die rhythmische Bewegung von Fingern, Händen, Füßen oder Kopf.

Typische Symptome sind zudem:

- Bradyphrenie (Verlangsamung aller seelischen Abläufe),
- starre, oft gebeugte Körperhaltung,

- kleinschrittiger 'trippelnder' Gang (Schwierigkeiten beim Abbremsen der Gangbewegungen),
- Mikrografie (kleine bzw. während des Schreibens kleiner werdende Schrift),
- Verarmung von Gestik und Mimik (Maskengesicht'),
- 'psychisches Kopfkissen' (in fortgeschrittenen Fällen liegen die Patienten bewegungslos auf dem Rücken, aufgrund der Tonuserhöhung ist der Kopf von der Unterlage abgehoben).
- Vegetative Störungen:
  - Starker Speichelfluss (Hypersalivation),
  - 'Salbengesicht' (durch starke Talgdrüsenabsonderung) ,
  - Tonuserhöhung der glatten Muskulatur von Magen, Darm und Harnblase mit Verstopfung (Obstipation) und Harnverhalt, Temperaturregulationsstörungen.
- Psychische Störungen: depressive Verstimmungen, symptomatische Psychosen (selten: organische Wesensänderung)
- Komplikationen: Parkinson-Krise mit hohem Fieber, Schweißausbrüchen und Kreislaufversagen, Demenz (wird in unterschiedlicher Ausprägung bei bis zu 30 % der Patienten beobachtet, vor allem im Endstadium).

Antwort 507
Die Antworten A) und C) sind richtig.
Die Schizophrenie ist eine Form der endogenen Psychose, die durch ein Nebeneinander von gesunden und veränderten Erlebnis- und Verhaltensweisen gekennzeichnet ist. Klinik:

- Denkstörungen,
- Antriebsstörungen,
- Wahn,
- Halluzinationen,
- psychomotorische Störungen,
- Affektstörungen,
- Ich-Erlebensstörungen.

Vgl. auch Antwort zu Frage **335** und **335**.

Antwort 508
Die Antwort E) ist richtig.
Vgl. Antwort zu Frage **278**.

Antwort 509
Die Antwort E) ist richtig.
Durch die relative Inkompressibilität von Hirngewebe und Liquor sowie die Unnachgiebigkeit der Schädelknochen können bereits geringfügige Veränderungen des intrakraniellen Volumens zu einer massiven Hirndrucksteigerung führen.
Ursachen für eine Hirndrucksteigerung: Hydrozephalus, Hirninfarkt, Hirnödem, traumatische (Hirnkontusion), entzündliche (Enzephalitis, Hirnabszess) und raumfordernde intrakranielle Prozesse.

Antwort 510
Die Antwort B) ist richtig.
Als Polyneuropathie wird die Erkrankung peripherer Nerven aus nichttraumatischen Ursachen verstanden. Häufigste Formen sind die diabetische und die alkoholische Polyneuropathie.
Klinisch zeigen sich distal betonte, strumpfförmige sensible Reiz- bzw. Ausfallerscheinungen, z. B. als Parästhesien (Kribbeln, Ameisenlaufen) oder (ziehende) Schmerzen bzw. Hypästhesie (herabgesetzte Empfindung) und Pallhypästhesie (herabgesetztes Vibrationsempfinden);
Die Polyneuropathie beginnt meist an der unteren Extremität (Abschwächung des Triceps-surae-Reflexes), im weiteren Verlauf schlaffe Lähmung, Areflexie, Muskelatrophie und Störungen des vegetativen Nervensystems (Herz-Kreislauf-System, Blase, Mastdarm, Sexualfunktion, Haut). Typisch ist eine symmetrische Verteilung der Symptome. Ein asymmetrischer Befall (Mononeuropathia multiplex, Schwerpunktpolyneuropathie) findet sich v. a. bei Diabetes mellitus und Vaskulitis.
Zu 3: Eine starke Liquorzellzahlerhöhung deutet auf eine infektiöse Erkrankung des Zentralnervensystems hin.

Antwort 511
Die Antwort A) ist richtig.
Das obere Sprunggelenk ist ein Scharniergelenk, in dem der Fuß gebeugt und gestreckt werden kann.
Das Gelenk wird gebildet vom jeweils distalen Ende des Schien- und Wadenbeins (Tibia und Fibula) und dem Sprungbein (Talus).
Zu B: Das Fersenbein (Calcaneus) bildet zusammen mit dem Sprungbein (Talus) die hintere Fußwurzel. Er dient der Achillessehne als Ansatz.
Zu C: Das Erbsenbein, Os pisiforme, gehört zu den Handwurzelknochen,
Zu D: Das Schambein, Os pubis, bildet den vorderen Teil des Hüftbeins (Os coxae).
Zu E: Das Würfelbein, Os cuboideum, gehört zu den Fußwurzelknochen (auf der lateralen Fußseite).

Antwort 512
Die Antwort C) ist richtig.
Das kegelförmige Ende des Rückenmarks, Conus medullaris, liegt in Höhe des (1) bzw. 2. Lendenwirbels.

Antwort 513
Die Antwort A) ist richtig.
Der Ductus thoracicus, auch Brustmilch- oder Milchbrustgang entsteht aus dem Zusammenfluss dreier Lymphstämme zur Cisterna chyli.
Er verläuft durch den Hiatus aorticus des Zwerchfells ins hintere Mediastinum und mündet weiter kranial in den linken Venenwinkel (Angulus venosus sinister, gebildet aus der Vena subclavia und der Vena jugularis interna).
Der Ductus thoracicus sammelt die Lymphe der gesamten unteren und der linken oberen Körperhälfte.

Antwort 514
Die Antwort B) ist richtig.
Die Trikuspidalklappe verhindert während der Systole ein Zurückfließen des Blutes in die Vorhöfe und die Hohlvenen. Bei Schließunfähigkeit der Trikuspidalklappe (Trikuspidalinsuffizienz) fließt während der Systole Blut zurück in den großen venösen Körperkreislauf und führt zu einem sichtbaren Venenpuls am Hals (V. jugularis externa).

Antwort 515
Die Antwort C) ist richtig.

Antwort 516
Die Antwort B) ist richtig.
Das pro Herzschlag ausgestoßene Blutvolumen beträgt ca. 70-80 ml.

Antwort 517
Die Antwort B) ist richtig.
Das Hormon Glukagon wird in den A-Zellen des Pankreas gebildet.
Glukagon wirkt als Gegenspieler (Antagonist) des Insulins, erhöht also den Blutzuckerspiegel.

Antwort 518
Die Antwort D) ist richtig.
Röteln sind in der Regel 7 Tage vor bis 7 Tage nach Auftreten des Exanthems infektiös.

Antwort 519
Die Antwort E) ist richtig.
Das Merkwort für die Erreger, die während der Schwangerschaft oder der Geburt auf das Kind übertragen werden können, lautet STORCH (... der Storch bringt manchmal auch kranke Kinder):
S = Syphilis
T = Toxoplasmose
O = Others (z. B. Windpocken, Ringelröteln, Masern, Mumps, Listerien u.a.
R = Röteln
C = Cytomegalie
H = HIV, Hepatitis B, Herpes simplex

Eigentlich ist 5) AIDS falsch, da nicht das Endstadium einer Erkrankung auf ein Kind übertragen werden kann ... Es müsste „HIV“ heißen.

Antwort 520
Die Antwort C) ist richtig.
Vgl. Antwort zu Frage **182**.

Antwort 521
Die Antwort B) ist richtig.
Zu 1: Die Glandula lacrimalis, Tränendrüse, liegt im Stirnbein über dem äußeren Augenwinkel.
Zu 2: Der Tränensack, Saccus lacrimalis, liegt in einer flachen Mulde an der Medialseite der Augenhöhle (Orbita).
Zu 4: Die Abflüsse für die Tränenflüssigkeit befinden sich im inneren Augenwinkel.
Zu 5: Der Tränenkanal (Ductus nasolacrimalis) ist ein Abflussweg der Tränenflüssigkeit. Durch die beiden Tränenpunkte des Ober- und
Unterlids werden die Tränen von den Tränenkanälchen angesaugt und in den Tränensack geleitet. Von hier fließen die Tränen durch den Tränengang in den unteren Nasengang.

Antwort 522
Die Antworten B) und D) sind richtig.
Zu D: Die alleinige Bestimmung des Serumeisens reicht zur Diagnose eines manifesten Eisenmangels nicht aus. Bei Tumoren und chronischen Entzündungen können die Eisenspeicher voll sein, obwohl das Serumeisen erniedrigt ist. Es besteht dann kein Eisenmangel, sondern das Eisen kann nicht aus den Speichern mobilisiert werden. Die Eisenbestimmung im Blut sollte deshalb immer mit einer Ferritin- bzw. ein Transferrin-Wert-Bestimmung kombiniert werden.

Antwort 523
Die Antwort B) ist richtig.
Zu A: Ein chronischer Husten kann sich, als Zeichen der Lungenstauung, bei Linksherzinsuffizienz entwickeln.
Zu B: Bei der Rechtsherzinsuffizienz kommt es durch Rückstau in den großen venösen Körperkreislauf auch zu einem Rückstau in die Leber, die Pfortader und die Milz. Die Stauung führt zur Vergrößerung von Leber und Milz: Hepatosplenomegalie.
Zu D: Feinblasige Rasselgeräusche über den Lungen durch Blutrückstau in die Lungen sind ein Frühsymptom der Linksherzinsuffizienz.
Zu E: Das Lungenödem ist das Endstadium der Linksherzinsuffizienz.
Vgl. auch Antwort zu Frage **2**.

Antwort 524
Die Antworten C) und D) sind richtig.
Zu A und B: Beidseitige Unterschenkelödeme und Aszites sind typische Symptome der Rechtsherzinsuffizienz.
Zu E: Herzvergrößerung (Hypertrophie), Tachykardie, Nykturie und kardiogener Schock finden sich sowohl bei der Rechts- als auch bei der Linksherzinsuffizienz.
Klinik der Linksherzinsuffizienz (Rückstau in den Lungenkreislauf):

- Atemnot (= Dyspnoe, anfangs bei Belastung, später in Ruhe), Tachypnoe (schnelle Atmung),
- Orthopnoe (= Atemnot im Liegen, die durch Aufsitzen gebessert wird. Die Patienten legen zum Schlafen immer mehr Kopfkissen ins Bett = grobes Maß für die Insuffizienz.)
- Asthma cardiale (nächtlicher Husten und Atemnot; Auskultation: basale Rasselgeräusche),
- Lungenödem (= Endstadium der Linksherzinsuffizienz; Rasseln über der Brust, schaumiger Auswurf), Pleuraerguss,
- Zyanose,
- Nykturie (nächtliches Wasserlassen),
- Tachykardie,
- Herzvergrößerung,
- Leistungsminderung, Schwächegefühl,
- Hirnfunktionsstörungen,
- kardiogener Schock.

Gemeinsame Symptome bei Rechts- und Linksherzinsuffizienz („Globalinsuffizienz") sind Nykturie (= das nächtliche Wasserlassen), schnelle Herzfrequenz (Tachykardie), Herzvergrößerung (Hypertrophie) und evtl. Pleuraerguss.

Antwort 525

Die Antworten A) und D) sind richtig.

Unter hyperkinetischem Syndrom versteht man eine pathologisch gesteigerte Motorik vor allem der Skelettmuskulatur mit z.T. unwillkürlich ablaufenden Bewegungen ('Zappelphilipp'). Hyperkinetisches Syndrom ist ein Synonym zu Aufmerksamkeitsdefizit-Hyperaktivitätsstörung (ADS, ADHS).

Das Krankheitsbild ist durch seit der Kindheit bestehende erhebliche Störungen der Konzentration und Daueraufmerksamkeit, durch erhebliche Störungen der Impulskontrolle und der emotionalen Regulation sowie fakultativ durch motorische Hyperaktivität bzw. Unruhe gekennzeichnet.

Folgende Symptome können bei Kindern als Warnzeichen für eine ADHS gelten: Das Kind

- ist impulsiv (es handelt ohne zu denken), ungeduldig und unruhig,
- ist unkonzentriert, lässt sich leicht ablenken und ist unaufmerksam,
- ist ständig in hektischer ungerichteter Bewegung,
- hört nicht zu,
- versteht und/oder befolgt Anweisungen von Eltern und Lehrern nicht,
- fängt Dinge an und beendet sie nicht,
- macht viele Leichtsinnsfehler,
- kann sich beim Spielen nicht leise verhalten,
- kann in Gruppe nicht warten, bis es an der Reihe ist, stört andere Kinder beim Spiel,
- redet häufig dazwischen,
- wird in der Schule häufig gestraft und getadelt,
- hat Schwierigkeiten Freundschaften aufzubauen und zu pflegen,
- verliert und vergisst häufig Dinge,
- macht viele Dinge kaputt,
- hat häufig Unfälle,
- beteiligt sich an gefährlichen Aktivitäten, ohne Angst zu haben.

Diese Störungen führen zu Problemen bei der Entwicklung der sozialen, schulischen und beruflichen Anpassung und sind mit einem großen persönlichen Leidensdruck verbunden.

Antwort 526

Die Antworten B) und C) sind richtig.

Zu A: Die Auskultation des basalen Bereichs der Lungen erfolgt am besten am sitzenden oder stehenden Patienten.

Zu D: Fieber geht normalerweise mit einer Zunahme der Herz- und Atemfrequenz einher.

Zu E: Als Atemhilfsmuskulatur wird die Muskulatur verstanden, die bei verstärkter Atemarbeit, meist im Rahmen einer starken Atemnot (Dyspnoe), willkürlich zusätzlich aktiviert werden kann. Zur inspiratorischen Atemhilfsmuskulatur gehören die Mm. scaleni, Mm. sternocleidomastoidei und Mm. pectorales, zur exspiratorischen Atemhilfsmuskulatur gehört die äußere Bauchmuskulatur.

Antwort 527

Die Antworten B) und E) sind richtig.

Zu A: Der Erbsche Punkt liegt im 3. Interkostalraum links, dicht neben dem Brustbein

Zu D: Bei der Einatmung (Inspiration) kommt es physiologisch zu einer Zunahme der Herzfrequenz (Thoraxdruck erhöht - Schlagvolumen kleiner - Herzfrequenz erhöht), bei der Ausatmung zu einer Abnahme der Herzfrequenz (Thoraxdruck niedriger - Schlagvolumen erhöht - Herzfrequenz niedriger). Oder kurz gesagt: Der Puls ist bei der Einatmung schneller, bei der Ausatmung langsamer.

Zu E: Tja, da haben wir wieder etwas dazu gelernt ...

Antwort 528

Die Antwort C) ist richtig.

Zu D: Beispiel für eine Stoffwechselerkrankung: Gicht. Beispiel für eine allergische Arthritis: Rheumatisches Fieber.

Antwort 529
Die Antworten A) und C) sind richtig.
Zu B: Kommt es bei einer chronischen arteriellen Verschlusskrankheit aufgrund der arteriellen Minderdurchblutung zu belastungsabhängigen Schmerzen unterhalb der Stenose, muss der Patient nach einer gewissen Gehstrecke stehen bleiben, um sich zu erholen (‚Schaufensterkrankheit', Claudicatio intermittens oder intermittierendes Hinken).
Zu D: Der nächtliche Ruheschmerz findet sich erst im 3. Stadium der chronischen arteriellen Verschlusskrankheit, ist also kein Zeichen einer gerade erst beginnenden Erkrankung.
Zu E: Die Alkoholkrankheit geht häufig mit einer Polyneuropathie einher, die sich u.a. in Form chronischer Beinschmerzen manifestieren kann.

Antwort 530
Die Antwort D) ist richtig.
Zu 3: Dann würden die Eiweiße ja die Nierenfilter passieren und im Harn erscheinen. Normalerweise können die Eiweiße die engmaschigen Nierenfilter nicht passieren.

Antwort 531
Die Antwort D) ist richtig.
Der Totraum ist der Teil des Respirationstrakts der physiologisch am Gasaustausch nicht beteiligt ist. Er dient der Reinigung, Erwärmung und Anfeuchtung der Atemluft sowie der Sprachbildung. Der physiologische Totraum des Respirationstrakts reicht von Nase und Mund bis zu den Bronchiolen und hat ein Volumen von ca. 150 ml.

Antwort 532
Die Antwort C) ist richtig.
Die Hebephrenie ist eine meist schon im Jugendalter beginnende, zu hochgradiger Persönlichkeitsveränderung führende Schizophrenieform. Hebephrenie ist eine Form der Schizophrenie, bei der die affektiven Veränderungen im Vordergrund stehen, Wahnvorstellungen und Halluzinationen flüchtig und bruchstückhaft auftreten, das Verhalten verantwortungslos und unvorhersehbar ist und Manierismen häufig sind. (Manieriertheit: verschrobene, verschnörkelte, possenhafte Art, bezogen auf Bewegungen, Handlungen, Gestik, Mimik oder Sprache).
Die Stimmung ist flach und unangemessen. Das Denken ist desorganisiert, die Sprache zerfahren. Der Kranke neigt dazu, sich sozial zu isolieren. Wegen der schnellen Entwicklung der Minussymptomatik, besonders von Affektverflachung und Antriebsverlust, ist die Prognose zumeist schlecht. Eine Hebephrenie soll in aller Regel nur bei Jugendlichen oder jungen Erwachsenen diagnostiziert werden.

Antwort 533
Die Antwort B) ist richtig.
Zu 2: Häufigste Ursachen von Mundwinkelrhagaden sind Vitamin- (insbesondere Vitamin-B2) und/oder Eisenmangel. Einige Lehrbücher rechnen Mundwinkelrhagaden allerdings auch zur Symptomatik der Vitamin-B12-Mangelanämie. Deshalb ist eine eindeutige Beantwortung der
Frage nicht möglich. Aufgrund es Ausschlussverfahrens haben wir uns für die Antwort B) entschieden.
Zu 4: Zur Vitamin-B12-Mangelanämie kann eine Typ-A-Gastritis (Autoimmungastritis) führen: Antikörper gegen Belegzellen und Intrinsic-Faktor führen zu einem Intrinsic-Faktor-Mangel und damit zu einer Resorptionsstörung des Vitamin B12 im terminalen Ileum. Diese Sonderform des Vitamin-B12-Mangels wird als Perniziöse Anämie bezeichnet.
Zu 5: Bei Vitamin-B12-Mangelanämie kommt es zu einer makrozytären, hyperchromen Anämie.

Antwort 534
Die Antwort E) ist richtig.
Vitamin D (Calciferol, antirachitisches Vitamin) ist ein fettlöslicher Wirkstoff zur Regulation des Kalzium- und Phosphathaushalts. Vitamin D findet sich in Nah-

rungsmitteln tierischer Herkunft (Fischleberöl, Fisch, geringere Mengen in Fleisch, Eigelb, Milch und Milchprodukten) und in Avocado. Beim Gesunden genügt jedoch die Eigenproduktion, die in der Haut unter UV-Licht-Einfluss und weiter in der Leber und der Niere stattfindet.
Die Zufuhr von Lebensmitteln ist nur unter kritischen Bedingungen (Klima, Lebensweise, Pigmentgehalt der Haut) wichtig.
Mangelerscheinungen können bei unreifen Neugeborenen, länger als 6 Monate ausschließlich gestillten Kindern, die keine kalziumhaltige Beikost erhalten und streng vegetarisch ernährten Kindern vorkommen und zum Krankheitsbild der Rachitis führen (Mineralisationsstörung des Skeletts).

Antwort 535
Die Antwort D) ist richtig.
Als trockenes Auge wird die unzureichende Benetzung der Bindehaut und Hornhaut durch verminderte Tränensekretion bezeichnet. Es werden 4 Formen unterschieden:

1. Störung der wässrigen Phase infolge verminderter Tränensekretion (trockenes Auge im engeren Sinne);
2. Störung der Schleimschicht (Xerophthalmie; Epithelstörung an Bindehaut und Hornhaut);
3. Störung des Fettfilms (z. B. bei Entzündung der Meibom-Drüsen);
4. verfrühtes Aufreißen des Tränenfilms (z. B. bei Lidfehlstellung oder Veränderung der Bindehaut- und Hornhautoberfläche).

Zu 5: Die ableitenden Tränenwege führen von den 6-12 Ausführgängen der Tränendrüse in den Bindehautsack und durch den Lidschlag zum medialen Lidwinkel in den Tränensee (Lacus lacrimalis).Durch die beiden Tränenpunke des Ober- und Unterlids wird das Sekret von den Tränenkanälchen (Canaliculi lacrimales) angesaugt und in den Tränensack (Saccus lacrimalis) geleitet. Der Abfluss erfolgt dann durch den Tränen-Nasen-Gang (Ductus nasolacrimalis) in den unteren Nasengang.
Eine Stenose der ableitenden Tränenwege (Dakryostenose) führt durch Stauung der Tränenflüssigkeit zum Tränenträufeln (Epiphora), dem spontanen Überlaufen der Tränen über den Lidrand.

Antwort 536
Die Antwort E) ist richtig.
Vgl. Antwort auf Frage **566**.

Antwort 537
Die Antworten A) und C) sind richtig.
Seit Ende 2003 breitet sich eine Vogelgrippe-Epidemie des Subtyps H5N1 in Asien aus, die zu einem Massensterben von Geflügel geführt hat.
Die Epidemie hat nach China, Indonesien, Japan, Kambodscha, Laos, Südkorea, Thailand und Vietnam nun auch einzelne Gebiete Europas erfasst und breitet sich weiter aus.
Die Vogelgrippe ist eine weltweit verbreitete, seit über 100 Jahren bekannte Erkrankung bei Vögeln. Die Viren kommen hauptsächlich bei Enten vor, die aber nicht oder nur geringfügig erkranken. Geflügel wie Hühner und Puten hingegen erweisen sich als sehr anfällig für die Erkrankung.
Die Vogelgrippe wird, wie auch die menschliche Grippe, vom Influenza-A-Virus verursacht, das in 15 Unterarten (sog. H-Subtypen) vorkommt.
Alle Subtypen können Vögel infizieren, wobei die auch als "Geflügelpest" bekannten schweren Ausbrüche durch die mit H5 und H7 bezeichneten Subtypen verursacht werden.
In seltenen Fällen - bei intensivem Kontakt mit erkrankten Tieren - können Vogelgrippeviren auch auf Menschen übertragen werden. Die Übertragung auf den Menschen findet vermutlich hauptsächlich durch Inhalation virushaltiger Staubteilchen (Geflügelkot) bzw. durch Schmierinfektion statt. Die gegenwärtige Geflügelepidemie hat zu einzelnen Erkrankungen bei Menschen geführt, bei denen der Virus-Subtyp H5N1 nach-

gewiesen wurde. Die Erkrankung verläuft ähnlich wie eine schwere Grippe mit Fieber, Kopf- und Halsschmerzen, Gliederbeschwerden und Lungenentzündung. Bei einigen Personen verlief die Erkrankung tödlich. Fast alle Infizierten hatten Kontakt zu erkrankten Tieren. Eine Übertragung von Mensch zu Mensch scheint in seltenen Einzelfällen schon vorgekommen zu sein. Äußerst gefährlich würde der Erreger allerdings, wenn das Virus durch eine Änderung des Erbmaterials auch von Mensch zu Mensch übertragen werden könnte. Dies könnte zu einer hochgefährlichen Pandemie mit hoher Letalität führen (bis heute gibt es dafür allerdings keine Anhaltspunke! Stand 4_2007). Die Influenzaimpfstoffe zur Vorbeugung der menschlichen Grippe sind gegen Vogelgrippe nicht wirksam.

Antwort 538

Die Antworten B) und D) sind richtig.
Vgl. Antwort zu Frage **261**.

Antwort 539

Die Antwort A) ist richtig.

Nach § 7,3 des Infektionsschutzgesetzes ist der direkte oder indirekte Nachweis des Rubellavirus bei konnataler Infektion meldepflichtig. Nach § 24 des Infektionsschutzgesetzes hat der Heilpraktiker deshalb Behandlungsverbot für Röteln.

(Die Debatte, ob der Heilpraktiker nur Behandlungsverbot bei konnataler Rötelnerkrankung hat, wollen wir hier nicht führen ...).

Zu 4: Hier könnte man argumentieren, dass es sich bei MRSA-Besiedelung um eine bedrohliche Krankheit handelt. Diese wäre dann nach § 6 Satz 1 Nr. 5 des Infektionsschutzgesetzes für den Heilpraktiker meldepflichtig und es bestünde Behandlungsverbot.

Die Frage ist nicht sehr glücklich gestellt und unseres Erachtens nicht eindeutig zu beantworten.

Antwort 540

Die Antwort B) ist richtig.

Zu 1: Die Aufgabe der Thrombozyten ist die Blutstillung. Eine Thrombozytopenie verstärkt deshalb die Blutungsgefahr, da die Blutstillung (primäre Hämostase) nicht mehr ordnungsgemäß funktioniert.

Zu 2: Bei Polyglobulie, Polycythaemia vera und Sichelzellanämie ist die Blutsenkungsgeschwindigkeit vermindert.

Zu 3: Eine Erhöhung der neutrophilen Granulozyten spricht in erster Linie für einen bakteriell bedingten Infekt.

Zu 4: Eine Eosinophilie kann auf eine allergische oder auf eine parasitäre Erkrankung (z. B. Wurmerkrankung) hindeuten. Auch bei beginnender Heilung von Infekten („eosinophile Morgenröte der Genesung"), nach Insektenstichen und -bissen, bei bestimmten Hauterkrankungen (z. B. Pemphigus vulgaris, Ekzem), bei Lymphogranulomatose (M. Hodgkin), bei Nebennierenrindenunterfunktion (M. Addison) sowie manchmal bei chronisch-myeloischer Leukämie, Polycythaemia vera und metastasierenden Karzinomen.

Zu 5: 98 % der Blutzellen sind Erythrozyten (rote Blutkörperchen). Thrombozyten und Leukozyten stellen also nur etwa 2 % der Blutzellen.

Antwort 541

Die Antwort D) ist richtig.

Zu 4: Eine pathologische Fraktur (auch: Spontanfraktur) ist eine ohne Einwirkung eines adäquaten Traumas auftretende Fraktur. Sie tritt bei vorgeschädigtem Knochengewebe, z. B. bei Knochenmetastasen, Knochentumoren, Osteoporose, Osteomyelitis, Osteogenesis imperfecta u.a. auf.

Zu 5: Eine "Grünholzfraktur" ist eine inkomplette, unvollständige Fraktur, bei der es zwar zum vollständigen oder teilweisen Bruch des Knochens kommt, das Periost, die Knochenhaut über dem Knochen aber erhalten bleibt.

Antwort 542

Die Antworten A) und D) sind richtig.

Die Persönlichkeitsstörung (auch: Charakterneurose, Kernneurose) ist gekennzeichnet durch ein andauerndes Verhaltens- und Erlebnismuster, das deutlich von den Erwartungen der soziokulturellen Umgebung abweicht.

Die Persönlichkeitsstörung beginnt normalerweise im Jugend- oder frühen Erwachsenenalter und äußert sich durch Unausgeglichenheit im Gefühls- und Gemütsleben (Stimmungen, Emotionen, Triebe), sowie durch Störungen bei der Impulskontrolle, der Wahrnehmung, im Denken und bei zwischenmenschlichen Beziehungen.

Antwort 543

Die Antwort D) ist richtig.

Ein Delir ist eine deutlich ausgeprägte Bewusstseinsstörung mit wechselnder Bewusstseinslage bei zeitlicher und örtlicher Desorientiertheit. Es besteht eine ängstlich gefärbte psychomotorische Unruhe mit optischen (selten akustischen und haptischen) Halluzinationen (oft von szenischem oder traumhaftem Charakter.

Typisch sind: Halluzinationen kleiner Figuren oder Tiere), wahnähnliche Erlebnisse, Personen- und Situationsverkennung, körperlich-vegetativer Symptome (Fieber, Tremor, Kreislaufinsuffizienz, Krämpfe, Dehydratation, Koma).

Ein Delir kommt bei Infektions- und schweren Allgemeinerkrankungen, Vergiftungen und vor allem bei Alkoholentzug als Alkoholpsychose (Delirium tremens) vor.

Zu 3: Denksperre ist die Bezeichnung für eine formale Denkstörung mit Abreißen eines Gedankens und Entstehung von Denkpausen ohne äußeren Anlass und oft mitten im Satz oder Wort, vor allem beim Krankheitsbild der Schizophrenie.

ANTWORTEN MC 10

Antwort 544
Die Antwort C) ist richtig.
Essentiell (lebensnotwendig) sind Stoffe, die für einen Organismus unentbehrlich sind und die er nicht selbst synthetisieren kann.
Mineralstoffe und Spurenelemente:
Mineralstoffe werden in Mengenelemente (das sind alle Substanzen, die mit mehr als 10 g in einem erwachsenen Menschen enthalten sind) und Spurenelemente (Gehalt geringer als 10 g/Mensch) eingeteilt.
Zu den mineralischen Mengenelementen gehören Natrium, Kalium, Kalzium, Magnesium, Stickstoff, Phosphor, Schwefel und Chlor, die alle unabdingbare Voraussetzung für ein funktionsfähiges Leben sind.
Essentielle menschliche Spurenelemente sind: Chrom, Eisen, Fluor, Jod, Kupfer, Kobalt, Mangan, Molybdän, Nickel, Selen und Zink.
(Für Tiere sind noch andere Mineralstoffen als essentiell nachgewiesen, der Beweis der Essentialität für den Menschen steht noch aus. Hierzu gehören: Zinn, Rubidium, Blei, Vanadium, Lithium, Beryllium und Silizium.)
Spurenelemente sind entweder wichtige Bestandteile von Enzymen, Vitaminen und Hormonen oder wirken im Sinne von Coenzymen katalysierend oder aktivierend bei bestimmten Stoffwechselreaktionen. Eine unzureichende Zufuhr an Spurenelementen führt zu Mangelerscheinungen.

Antwort 545
Die Aussage E) ist richtig.
Im Verlauf einer postprimären Tuberkulose zeigen sich zunächst uncharakteristische Symptome wie Nachtschweiß, Husten, Leistungsschwäche.
Durch Einschmelzung und Bildung einer Kaverne findet die Tuberkulose Anschluss an das Bronchialsystem und der Patient wird infektiös (=offene Tuberkulose; produktiver und evtl. blutiger Auswurf).
Komplikationen der tuberkulösen Kaverne sind neben der Infektionsgefahr für die Umgebung:

- Lungenblutung,
- Pleuritis,
- Pleuraempyem,
- Spontanpneumothorax,
- Hämatogene Streuung,
- respiratorische Insuffizienz,
- Narbenkarzinom,
- Amyloidose.

Antwort 546
Die Antwort B) ist richtig.
Zu 1: Die Fähigkeit zu freiem Laufen entwickelt sich beim Kleinkind normalerweise zwischen dem 12. und 18. Lebensmonat.
Zu 2: Im Normalfall gelingen die Kontrolle der Darmfunktion mit 2 und die der Blasenfunktion mit 3 Jahren. Gelegentliches Einnässen beim konzentrierten Spielen oder nächtliches Einnässen werden bis zum 5. oder 6. Lebensjahr noch als normal angesehen. (Danach wird von Enuresis nocturna gesprochen, die pädiatrisch-urologisch weiter abgeklärt werden muss. In den meisten Fällen liegen dann psychische Ursachen zugrunde.)
Zu 3: Schreitreflex: Hebt man ein neugeborenes Baby hoch und hält es aufrecht über eine Oberfläche, so dass seine Füße mit dieser in Berührung kommen, führt es kleine Schreitbewegungen aus, als wolle es laufen. Dieser Reflex setzt kurz nach der Geburt ein und verliert sich nach ca. 1 (bis 3) Monaten.
Zu 4: Kindbettfieber (auch: Puerperalfieber, Wochenbettfieber) ist die Bezeichnung für eine (heute seltene) fieberhafte Erkrankung, die durch Eindringen von Bakterien in die Geburtswunden entsteht. Klinisch zeigen sich hohes Fieber, Schüt-

telfrost, Tachykardie, Anämie, Leukozytose mit Linksverschiebung, Benommenheit, evtl. Kreislaufversagen und Tod im septischen Schock.
Zu 5: Ein kindlicher (flexibler) Knickfuß (Pes valgus) ist (im Gegensatz zu dem des Jugendlichen oder Erwachsenen) meist harmlos. Er ist gekennzeichnet durch eine verstärkte Valgusstellung der Ferse mit Abflachung des medialen Fußgewölbes, die im Zehenstand verschwindet.

Antwort 547
Die Antwort D) ist richtig.
Zu 1 und 4: Das Wochenbett (lat. puerperium) beginnt nach der Geburt mit der Ausstoßung der Plazenta, auch Mutterkuchen genannt, und dauert 6-8 Wochen. In dieser Zeit erfolgen die Rückbildung aller schwangerschaftsbedingten Veränderungen sowie die Wundheilung an den inneren und äußeren Genitalorganen. Außerdem kommen die Milchproduktion (Laktation) und das Stillen in Gang und die Eierstöcke nehmen ihre Funktion (Ovarialfunktion) wieder auf.
Die Wochenbettdepression (postpartale Depression) tritt nach der Geburt auf.
Viele Frauen leiden im Wochenbett an einer depressiven Verstimmung. Meist handelt es sich um eine kurzlebige Erscheinung, den sog. "Baby-Blues", der zwischen dem dritten und fünften Tag nach der Geburt auftritt und meist von alleine wieder verschwindet. Erst wenn die Symptome über einen längeren Zeitraum andauern, handelt es sich um eine ernsthafte Wochenbettdepression.
Diese kann in den ersten 30 Tagen nach der Geburt auftreten und unbehandelt Monate andauern. Wie bei anderen Depressionen kann es zu Suizid-Gedanken und suizidalen Handlungen kommen.
Zu 3: Das prämenstruelle Syndrom (PMS) ist eine charakteristische. körperliche und psychische Veränderungen von individuell unterschiedlicher Intensität, die meist einige Tage nach Zyklusmitte (Eisprung) auftreten und mit Beginn der Regelblutung nachlassen.
Klinisch ist das PMS gekennzeichnet durch Nervosität, Affektlabilität, seelische Verstimmung, schmerzhafte Spannungen und Schwellungen der Brust, Völlegefühl, Verdauungsbeschwerden, Kopf- und Rückenschmerzen, Hautveränderungen, Hitzewallungen, Gewichtszunahme durch Flüssigkeitseinlagerung und Gelenkschwellungen.
Zu 5: Von einer Involutionsdepression spricht man, wenn ein Mensch nach dem 60. Lebensjahr erstmals depressiv erkrankt. Generell unterscheidet sich die Symptomatik einer Involutionsdepression nicht wesentlich vom allgemeinen Beschwerdebild anderer depressiver Erkrankungen.

Antwort 548
Die Antwort D) ist richtig.
Die Hyperurikämie und Gicht gehen oft einher mit den Erkrankungen des sog. metabolischen Syndroms („Tödliches Quartett"):

- Stammbetonte Adipositas,
- gestörter Kohlehydratstoffwechsel (erhöhte Nüchtern-Glukosespiegel oder Diabetes-mellitus-Typ 2)
- Fettstoffwechselstörung (Hypertriglyzeridämie, niedriges HDL-Cholesterin))
- arterielle Hypertonie

Zu 5: Das rheumatische Fieber (RF) ist eine streptokokkenallergische entzündliche Systemerkrankung, die sich an Haut, Herz (als rheumatische Karditis), ZNS (als Chorea minor) und Gelenken (als akute Polyarthritis) manifestiert (Antikörper gegen Erregerantigene reagieren mit bzw. „kreuzreagieren" mit körpereigenen Strukturen. Ferner kommt es zu einer pathologischen Immunkomplexbildung); Erkrankungsgipfel zwischen 5-15 Jahren.
Klinik:
Das rheumatische Fieber beginnt ca. 10-20 Tage nach einer Infektion mit beta-

hämolysierende Streptokokken der Gruppe A (meist Infektionen der oberen Atemwege: z. B. Pharyngitis, Tonsillitis). Es „leckt die Gelenke und beißt das Herz“.

- Allgemeinerscheinungen: Fieber, Kopfschmerzen, Schwitzen,
- akute wandernde Polyarthritis: Sie bevorzugt große Gelenke und springt von Gelenk zu Gelenk. Die betroffenen Gelenke sind oft überwärmt, geschwollen und stark schmerzhaft.
- Hauterscheinungen:
  - Erythema anulare rheumaticum (marginatum): rosarote, rundliche Flecken am Stamm (besonders im Gebiet des Nabels),
  - subkutane Knötchen,
  - Erythema nodosum (seltener): rötlich-blaue, druckschmerzhafte Knoten, meist an den Streckseiten der Unterschenkel.
- Karditis als: Endo-, Myo- und Perikarditis lebensbedrohlich! Klappenveränderungen, Rhythmus- oder Erregungsleitungsstörungen usw.
- Chorea minor („Veitstanz“): neurologische Störung mit unkontrollierte Bewegungen der Hände und Ungeschicklichkeit der erkrankten Kinder (verschütten Suppe, zerbrechen Geschirr).
- Pleuritis (selten).

Antwort 549
Die Antwort E) ist richtig.
Viele verschiedene Ursachen (= multifaktorielle Genese) verändern Stoffwechselfaktoren und führen zur Übersättigung des Harns an steinbildenden Substanzen und zur Entstehung einer Nephrolithiasis:

- Vermehrte Ausscheidung steinbildender Substanzen im Urin:
  - Kalzium (Hyperkalzurie),
  - Oxalat (Hyperoxalurie),
  - Phosphat (Phosphaturie),
  - Harnsäure (Hyperurikosurie bei Hyperurikämie),
  - Zystin (Zystinurie).
  - Verminderte Ausscheidung steinverhindernder Substanzen im Urin:
  - Magnesium (Hypomagnesiurie),
  - Salze der Zitronensäure (Hypozitraturie).
- Kritischer Urin-pH < 5,5 und > 7,
- zu hohe Harnkonzentration (spezifisches Gewicht > 1015 g/l),
- unterstützende Faktoren:
  - Harnstauung (anatomische oder funktionelle Veränderungen),
  - Harnwegsinfektionen (Nierensteine und Harnwegsinfekte begünstigen sich gegenseitig),
  - Immobilisation,
  - Ernährungsfaktoren (eiweißreiche Ernährung, Dürsten, Gewichtsreduktion).

Antwort 550
Die Antwort D) ist richtig.
Vitaminmangelerkrankungen:

- <u>Vitamin D = Rachitis</u>: Manifestation meist im 2.-3. Lebensmonat mit Unruhe, Schreckhaftigkeit, Schwitze, Hinterkopfglatze, im 3.-4. Monat dann Muskelhypotonie, schlaffe Bauchdecken (sog. Froschbauch), Obstipation, evtl. Zeichen einer Tetanie und Krämpfe. Als Erstmanifestation der im Vordergrund stehenden (schmerzhaften) Skelettveränderungen meist abnorme Weichheit des Schädelknochens (Kraniotabes), später bildet sich durch Abflachung des Hinterhaupts und Knochenveränderung im Bereich der Stirn- und Scheitelbeine ein sog. Caput quadratum. Becherförmige Erweiterungen der distalen Enden der Röhrenknochen, Auftreibungen an der Knorpel-Knochen-Grenze der Rippen (rachitischer Rosenkranz) und viele weitere Knochenverformungen (u.a. Beckendeformierung, Kyphose, sog. Glockenthorax mit Harrison-Furche durch Einziehungen des Zwerchfell ansatzes, Beinverkrümmungen) sind typisch. An den Zähnen zeigt sich ein verzögerter (Milch-) Zahndurchbruch mit Schmelzdefekten.

- Vitamin C = Skorbut: Frühsymptome sind verminderte Leistungsfähigkeit, Müdigkeit, Reizbarkeit, Gelenk- und Gliederschmerzen, Infektanfälligkeit, hypochrome mikrozytäre Anämie. Infolge der gestörten Bindegewebesynthese kommt es zur Brüchigkeit der Blutgefäße mit allgemeinen. Blutungen, Ausfallen der Zähne und Gingivitis sowie verzögerter Wundheilung. Bei Säuglingen und Kleinkindern kommt es außerdem zu Störungen des Knochenwachstums (Möller-Barlow-Krankheit).
- Vitamin B12 = Vitamin-B12-Mangelanämie.
- Vitamin K = Blutgerinnungsstörung: Vitamin K ist beteiligt an der Aktivierung verschiedener Blutgerinnungsfaktoren (z. B. II, VII, IX, X). Bei Mangel kommt es zu Blutungen in Gewebe und Organe.

Antwort 551

Die Antwort C) ist richtig.

Zu A: Es gibt auch Immunität ohne vorherige Erkrankung, z. B. als sog. "Stille Feiung".

Zu B: Bei einer aktiven Schutzimpfung (mit Lebend- oder Totimpfstoff) werden Antigene verabreicht, gegen die der die Abwehr des Organismus dann aktiv Antikörper bildet.

Zu C: Bei einer passiven Immunisierung werden Antikörper verabreicht. Diese werden vom Geimpften innerhalb weniger Monate wieder abgebaut. Die passive Impfung bewirkt einen sofortigen Impfschutz, dieser hält aber nicht lange an.

Zu D: Nach einer aktiven Impfung benötigt der Organismus einige Wochen Zeit zur ausreichenden Antikörperproduktion. Deshalb besteht kein sofortiger Impfschutz. Durch die Ausbildung sog. „Gedächtniszellen" hält der Impfschutz dafür sehr lange, oft lebenslang, an.

Zu E: Aktive Schutzimpfungen werden mit abgeschwächten Erregern (attenuierte Erreger), mit Totimpfstoffen oder mit Toxoidimpfstoffen („entgiftete Gifte") durchgeführt.

Antwort 552

Die Antwort D) ist richtig.

Die Portio (Muttermund) ist der in die Vagina hineinragende Teil des Gebärmutterhalses (Cervix uteri).

Antwort 553

Die Antwort B) ist richtig.

Zu 1: Bei Säure- oder Laugenverätzungen sollte kein Erbrechen ausgelöst werden, da dann die ätzenden Flüssigkeiten erneut die Speiseröhre passieren und sich die Verätzung wiederholen würde. Als Erste Hilfe empfiehlt sich (nach Alarmierung des Notarztes) Wasser oder Tee zu trinken zu geben, um die Lauge (oder Säure) zu verdünnen.

Zu 4: Vordringlichste Maßnahme bei einer Brandverletzung ist die Kühlung mit kaltem (16-20°C) Wasser.

Antwort 554

Die Antwort A) ist richtig.

Zu B: Mitochondrien dienen der Energiegewinnung.

Zu C: Ribosomen dienen der Eiweißsynthese.

Zu D und E: Die Chromosomen sind die Träger der genetischen Information die sich im Zellkern (Nukleus) befindet.

Antwort 555

Die Antwort D) ist richtig.

Der Samenleiter (Ductus deferens) mündet innerhalb der Prostata (Vorsteherdrüse) in die Harnröhre.

Antwort 556

Die Antwort C) ist richtig.

Die Halbseitenlähmung - mit oder ohne Aphasie (zentrale Sprachstörung) ist typisch für Großhirninfarkte.

Antwort 557
Die Antwort C) ist richtig.
Als lymphatisches System werden die am Immunsystem beteiligten, in Gewebeverbänden und Organen mit bindegewebiger Kapsel zusammengefassten Zellen (Lymphozyten, Epithel- und Stromazellen) bezeichnet.
In Knochenmark und Thymus, den primären (oder zentralen) lymphoepithelialen Organen, findet die Bildung der Lymphozyten (Lymphozytopoese) statt.
In den sekundären (peripheren) lymphatischen Organen (Milz, Lymphknoten, Tonsillen, Adnoide, MALT = mucosa associatedlymphoid tissue) findet die Reaktion der Lymphozyten mit den Antigenen und der Kontakt zwischen verschiedenen Lymphozytenpopulationen und Phagozyten (Fresszellen) statt.

Antwort 558
Die Antwort B) ist richtig.
Zu A: In Winter- und Frühlingsmonaten treten Meningokokkenmeningitiden gehäuft auf.
Zu C: Die Übertragung erfolgt in der Regel durch Tröpfcheninfektion.
Zu D: Die Inkubationszeit einer Meningokokkenmeningitis beträgt 2-3 Tage.
Zu E: Meningokokken sind kugelförmige Bakterien. Das Bakterium heißt auch Neisseria meningitidis.

Antwort 559
Die Antwort D) ist richtig.
Bei Erythropoetinmangel kommt es zu einer verminderten Bildung von roten Blutkörperchen im Knochenmark. Auch die Retikulozyten, die Frühformen der Erythrozyten, sind dann vermindert.

Antwort 560
Die Antwort E) ist richtig.
1. Medizinprodukte sind alle einzeln oder miteinander verbunden verwendeten Instrumente, Apparate, Vorrichtungen, Stoffe und Zubereitungen aus Stoffen oder andere Gegenstände einschließlich der für ein einwandfreies Funktionieren des Medizinproduktes eingesetzten Software, die vom Hersteller zur Anwendung für Menschen mittels ihrer Funktionen zum Zwecke
a) der Erkennung, Verhütung, Überwachung, Behandlung oder Linderung von Krankheiten,
b) der Erkennung, Überwachung, Behandlung, Linderung oder Kompensierung von Verletzungen oder Behinderungen,
c) der Untersuchung, der Ersetzung oder der Veränderung des anatomischen Aufbaus oder eines physiologischen Vorgangs oder
d) der Empfängnisregelung zu dienen bestimmt sind ...

Antwort 561
Die Antwort A) ist richtig.
Zu B: Feinblasige Rasselgeräusche über den Lungenbasen sind Hinweis auf eine Lungenstauung, also eine beginnende Linksherzinsuffizienz.
Zu C: Eine Halsvenenstauung weist primär auf eine Rechtsherzinsuffizienz hin (Rückstau des Blutes in den großen, venösen Körperkreislauf).
Zu D: Stauungsgastritis ist ein typisches Symptom der Rechtsherzinsuffizienz.
Zu E: Eine gesteigerte Flüssigkeitszufuhr würde zu einer Hypervolämie führen. Das schon überlastete Herz müsste noch mehr Volumen pumpen, das würde die Herzinsuffizienz verschlimmern.
Vgl. Antwort zu Frage **524**.

Antwort 562
Die Antwort C) ist richtig.
Zu 1: Als Stimmfremitus wird das tastbare Vibrieren (Schwirren) der Brustwand bezeichnet, welches der Untersucher mit aufgelegten Händen palpiert, während der Patient mit tiefer Stimme '99' sagt.
Da Gewebe besser leitet als Luft, ist der Stimmfremitus immer dann erhöht, wenn es in den Alveolen zu einer verstärkten Gewebeneubildung oder -ansammlung kommt.

Zu 4: Als Fassthorax wird ein starrer Brustkorb ohne Atemexkursionen verstanden. Die untere Thoraxöffnung (-apertur) ist erweitert, der epigastrische Winkel ist größer als 90° und der Tiefendurchmesser des Thorax ist vergrößert. Der Fassthorax ist typisch für klinische Bild des Lungenemphysems.
Zu 5: Als Schonatmung wird eine beschleunigte flache Atmung bezeichnet. Man findet sie schmerzbedingt z. B. bei Rippenverletzungen, Pleuritis oder nach Bauchoperationen.

Antwort 563
Die Antwort C) ist richtig.
Zu 1 und 4: Der Herzspitzenstoß muss beim Gesunden nicht sichtbar sein. Als Herzspitzenstoß wird das während der Systole fühlbare (evtl. auch sichtbare) Anstoßen des Herzens an die Brustwand bezeichnet. Normalerweise liegt der Herzspitzenstoß im 5. Zwischenrippenraum in der Medioklavikularlinie links. Bei Linksherzhypertrophie ist der Herzspitzenstoß evtl. hebend zu tasten und gut sichtbar.
Zu 2: Ein Herzbuckel (Voussure cardiaque) ist eine meist asymmetrische Vorwölbung des Brustkorbs durch ein vergrößertes Herz mit verstärkten Pulsationen bei schweren angeborenen oder erworbenen Herzfehlern.
Zu 3: Die Herzperkussion liefert allenfalls ein orientierendes recht ungenaues Bild der tatsächlichen Herzgröße.

Antwort 564
Die Antworten C) und D) sind richtig.
Zu A: Ruhe- und Nachtschmerz in den Gelenken findet sich bei der chronischen Polyarthritis (rheumatoide Arthritis).
Zu D: Die „Tanzende Patella“ ist ein Untersuchungsbefund, der bei intraartikulärem Erguss des Kniegelenks positiv ist. Hierzu presst man die Flüssigkeit aus den kommunizierenden Bursae unter der Kniescheibe zusammen und drückt dann auf die Patella. Die Patella federt dann auf der intraartikulären Flüssigkeit. Dies ist ein typischer Befund bei einem Kniegelenkerguss.
Zu E: Abakterielle Schleimbeutelentzündungen entstehen u.a. durch stumpfes Trauma, dauernden Druckreiz (z. B. bei Fliesenlegern) und degenerative Prozesse. Bakterielle Bursitiden sind selten und finden sich z. B. bei Gonorrhö und Tuberkulose.

Antwort 565
Die Antwort E) ist richtig.
Als Sicca-Syndrom oder "Trockenes Auge" wird die unzureichende Benetzung der Augen durch Sekretionsstörungen des Tränenfilms bezeichnet.

Antwort 566
Die Antwort E) ist richtig.
Schlafapnoesyndrom: mindestens 10-mal pro Stunde anfallsweise auftretende Atemstillstände ($\geq$ 10 pro Sekunde) während des Schlafes;
Schlafapnoe: Atempause von mindestens 10 Sekunden Dauer während des Schlafs;
Schlafapnoeindex: Anzahl der Schlafapnoen pro Stunde Schlafzeit (pathologisch: $\geq$ 10 /h).
Ätiologie:

- SAS mit Obstruktion („Verstopfung“) der oberen Atemwege = obstruktives Schlafapnoesyndrom = OSAS (> 90 %): verminderter Tonus und Kollaps der Schlundmuskulatur im Schlaf. Atembewegungen bleiben jedoch erhalten. Begünstigend: Tonsillenhyperplasie, Nasenpolypen, Abweichungen der Nasenscheidewand (= Nasenseptumdeviation), Zungenvergrößerung (Makroglossie), Kieferfehlstellungen.
- SAS ohne Obstruktion der oberen Atemwege (< 10 %):
  - Zentrale Schlafapnoe und primäre alveoläre Hypoventilation (selten): zeitweilig aussetzende Innervation der Atemmuskulatur aufgrund verminderter Erregbarkeit der Chemorezeptoren führt zu vollständigem Ausfall der Atembewegungen.

– Sekundäre alveoläre Hypoventilation (Lungen-, Skelett- und neuromuskuläre Krankheiten).

Pathogenese:
Kollaps der oberen Atemwege → Apnoe → Bradykardie, pO_2 ↓, pCO_2 ↑ → verstärkte Atemarbeit führt zur Aufweckreaktion (arousal) → Öffnung der oberen Atemwege unter lautem Schnarchgeräusch mit reaktiver Hyperventilation und Anstieg der Herzfrequenz (Tachykardie).
Auswirkungen: rezidivierende Schlafunterbrechungen (Schlaffragmentation), Schlafdefizit, rezidivierende nächtliche Hypoxie (pO_2 ↓) und Hyperkapnie (CO_2 ↑), reaktive arterielle und pulmonale Hypertonie und Tachykardie, nächtliche Herzrhythmusstörungen.

Klinik:

- Leitsymptom 1: lautes, unregelmäßiges Schnarchen mit Atemstillständen (Fremdanamnese),
- Leitsymptom 2: gesteigerte Tagesmüdigkeit mit Einschlafneigung bei monotonen Tätigkeiten (7fach erhöhtes Unfallrisiko).
- Weitere Symptome: intellektuelle Leistungsminderung (z. B. Konzentrations- und Gedächtnisstörungen), depressive Verstimmung, morgendliche Kopfschmerzen, morgendliche Mundtrockenheit, Potenzstörungen.
- Komplikationen: nächtliche Herzrhythmusstörungen, Auftreten bzw. Verschlechterung einer arteriellen Hypertonie, Verschlechterung einer vorbestehenden Herzinsuffizienz, Ateminsuffizienz, pulmonale Hypertonie, Cor pulmonale, Polyglobulie, erhöhtes Risiko für Herzinfarkt –und Schlaganfall (Apoplexie).

Diagnose
(Fremd-)Anamnese (Schnarchen mit Atemstillständen), Klinik (mit HNO-ärztlicher Untersuchung); Schlaflabor (oder ambulant): Überwachung und Registrierung von Atemfluss, Atemgeräusch, Pulsfrequenz, Sauerstoffsättigung des Blutes usw.

Therapie

- Behandlung von Risikofaktoren: Übergewicht (80 % der SAS-Patienten sind adipös), Nasenseptumdeviation, Tonsillenhypertrophie u. Ä. Schlafhygiene: keine schweren Mahlzeiten oder anstrengende Tätigkeiten vor der Nachtruhe, regelmäßiger Schlafrhythmus, ausreichende Schlafphasen, Seitenlage im Schlaf, Verzicht auf Alkohol, Nikotin und Apnoe verstärkende Medikamente (Schlafmittel, Beruhigungsmittel, Betarezeptorenblocker),
- medikamentös: Theophyllin (wirkt nur bei leichter SAS),
- kontinuierliche nächtliche Überdruckbeatmung mittels Atemmaske,
- chirurgisch (selten indiziert).

Prognose:
Schlafapnoeindex < 20 /h: keine erhöhte Sterblichkeit, Schlafapnoeindex > 20 /h: 8-Jahres-Sterblichkeit 40 % (unbehandelt).

Antwort 567
Die Antwort C) ist richtig.
Zu 1: Bei der Spaltung von Nahrungseiweißen im Darm wird Ammoniak gebildet, welches über die Darmschleimhaut aufgenommen und zur Leber weitergeleitet wird. Normalerweise wird Ammoniak in der Leber biochemisch umgebaut und eliminiert (Harnstoffzyklus). Bei Leberzirrhose kann Ammoniak nicht mehr ausreichend umgebaut werden, gelangt über die Blutbahn zum Gehirn und schädigt dieses im Sinne einer hepatischen Enzephalopathie. Eine vermehrte Eiweißzufuhr ist demnach kontraindiziert.
Zu 3 und 5: Eine Ösophagusvarizenblutung stellt eine bedeutende Eiweißbelastung dar. Darmreinigung durch hohe Einläufe und die Gabe von Laktulose zur Beschleunigung der Darmpassage des eiweißreichen Blutes sind also sinnvolle therapeutische Maßnahmen.

Antwort 568

Die Antwort B) ist richtig.

Zu 1: Klinische Symptome, die wie Anfälle aussehen, obwohl im Gehirn keine Anfallsaktivität nachweisbar ist, werden als nicht-epileptische Anfälle oder Pseudoanfälle bezeichnet. Nicht-epileptische Anfälle mit psychischen Ursachen werden auch als psychogene Anfälle bezeichnet. Psychogene Anfälle können ein Hinweis auf Abhängigkeit, Bedürfnis nach Aufmerksamkeit, Vermeidung belastender Situationen oder bestimmte psychiatrische Erkrankungen sein. Manche Epileptiker haben neben den epileptischen Anfällen auch psychogene Anfälle. Bei 5-20 % der Patienten mit pseudoepileptischen Anfällen kommen zusätzlich auch epileptische Anfälle vor. Psychogene Anfälle werden nicht wie epileptische Anfälle behandelt werden, sondern bedürfen einer psychotherapeutischen Behandlung.

Zu 5: Psychogene Anfälle scheinen häufiger in Gegenwart anderer statt zu finden, Verletzungen, z. B. durch Sturz sind deutlich seltener, eine Blaufärbung der Lippen tritt nicht auf.

Antwort 569

Die Antworten D) und E) sind richtig.

Zu A und C: Insulin senkt den Blutglukosespiegel. Fehlt Insulin, so kommt es zum Anstieg des Blutzuckers. (Eine Neubildung von Glukose in der Leber würde den Blutglukosespiegel anheben.)

Zu B: Der Nüchternblutzucker beim Gesunden beträgt etwa 70-115 mg/dl.

Zu E: Die unterschiedliche Schnelligkeit mit der bestimmte kohlenhydrathaltige Nahrungsmittel zu einem Blutzuckeranstieg führen kann man dem sog. "glykämischen Index" entnehmen: Der glykämische Index vergleicht die Blutzucker-Wirksamkeit (Blutzuckeranstieg pro Zeiteinheit) von 50 g Kohlenhydraten aus einem Lebensmittel mit der von 50 g Traubenzucker. Nahrungsmittel mit einem hohen glykämischen Index führen zu einem raschen Blutzuckeranstieg nach Nahrungsaufnahme (Traubenzucker, Cola, Schokoriegel), Nahrungsmittel mit einem niedrigen glykämischen Indes zu einem langsamen Blutzuckeranstieg nach Nahrungsaufnahme (Hülsenfrüchte, Gemüse, Erdnüsse, Vollmilch, Äpfel, Kirschen).

Antwort 570

Die Antwort E) ist richtig.

Beidseits weite, lichtstarre Pupillen sind typisch für ein mit Sauerstoff unterversorgtes Gehirn. Sie gelten als Zeichen des klinischen Todes.

Zu D: Morphinkonsum führt zu Engstellung der Pupillen (Miosis).

Antwort 571

Die Antwort C) ist richtig.

Der Erreger des Keuchhustens ist ein Bakterium: Bordetella pertussis, ein gramnegatives Stäbchen.

Zu A, D und E: Poliomyelitis (Kinderlähmung), Hepatitis B und HIV sind Virenerkrankungen.

Zu B: Die Malaria wird durch Plasmodien hervorgerufen. Plasmodien sind Protozoen, also tierische Einzeller.

Antwort 572

Die Antwort C) ist richtig.

Epiglottitis:

(auch: (Kehldeckelentzündung, „Glottisödem“, Epiglottisödem)

Definition:

Abszess oder Ödem der Epiglottis (Kehldeckel) mit akuter oft lebensgefährlicher Atemnot.

Ätiologie:

- Infektion mit gramnegativen Keimen (häufig: Haemophilus influenzae b) oder im Rahmen eines Virusinfektes
- Allergie, Insektenstiche, infizierte Tumoren, Bestrahlungsfolgen, Stauung bei Herzinsuffizienz und Mediastinaltumoren, angioneurotisches Ödem (erblich, verschiedene Formen)

Klinik:

- Inspiratorischer Stridor,
- raue Stimme, kloßige Sprache („hot-potato-voice“),
- starke Schluckschmerzen,
- Speichelfluss,
- Fieber (schneller Temperaturanstieg),
- rasch zunehmende Atemnot,
- ödematöse, glasige Schwellung der Epiglottis; bei Abszess: starke Rötung, gelblich durchscheinende Kuppe.

Therapie:

- Notarzt, stationäre Behandlung,
- Antibiotika, Glukokortikoide, Kalzium,
- Eiskrawatte,
- evtl. Stichinzision eines Abszesses,
- bei Atemnot: Intubation (schwierig!) (Tracheotomie ist selten erforderlich).

Prophylaxe:
Die Impfung gegen Haemophilus influenzae Typ b (Hib) wird für alle Säuglinge und Kleinkinder empfohlen.

Antwort 573
Die Antwort A) ist richtig.
Zu 3 und 4: Die Erreger der durch Zecken übertragenen Borreliose sind Bakterien der Gattung Borrelia (Erreger der Lyme-Borreliose: Borrelia burgdorferi).

Antwort 574
Die Antworten B) und D) sind richtig.
Die Bauchspeicheldrüse (Pankreas) ist ein etwa 15 cm langer, 3-4 cm breiter und 70 bis 100 g schwerer Drüsenstrang, der in Höhe des 1. bis 2. Lendenwirbels an der Rückseite des Bauchfells (retroperitoneal) im Oberbauch liegt. Es wird ein Kopf- von einem Körper- und einem Schwanzteil unterschieden. Der Kopf der Bauchspeicheldrüse liegt als breitester Anteil in dem vom Zwölffingerdarm gebildeten, hufeisen- oder C-förmigen Bogen. An ihn schließen sich Körper und Schwanzteil an. Der Schwanz der Bauchspeicheldrüse erreicht links die Milz. Die Vorderfläche der Bauchspeicheldrüse ist vom Bauchfell (Peritoneum) überzogen.
Das Verdauungssekret dieser Drüsen fließt durch ein weit verzweigtes System von Ausführungsgängen in den großen Hauptausführgang, Ductus pancreaticus. Der Ductus pancreaticus mündet in der Regel gemeinsam mit dem Ductus choledochus auf der Papilla duodeni major (Vateri) ins Duodenum.
Zu E: Neben dem eben beschriebenen exokrinen oder exkretorischen Drüsenepithel, das sein Sekret ins Duodenum abgibt, enthält die Bauchspeicheldrüse, als zweites Funktionssystem, hormonbereitende Zellen, die in den sog. Langerhans Inseln zusammengelagert sind (inkretorischer oder endokriner Anteil der Bauchspeicheldrüse). Sie geben ihre Hormone (Glukagon, Insulin, Somatostatin) direkt ins Blut ab. Die Bauchspeicheldrüse hat also einen endokrinen und einen exokrinen Anteil.

Antwort 575
Die Antwort E) ist richtig.
Die (!) Katarakt (graue Star) ist eine, meist beidseitige, Trübung der Augenlinse mit Beeinträchtigung des Sehens und Abnahme der Sehschärfe (bis zur Blindheit). Die häufigste Form ist die Alterskatarakt, die nach dem 60. Lebensjahr auftritt.
Zu 1 und 4: Erhöhter Augeninnendruck und harter Bulbus sind typische Symptome des "grünen Stars", des Glaukoms.

Antwort 576
Die Antwort C) ist richtig.
Vgl. Antwort zu Frage **102**.

Antwort 577
Die Antwort E) ist richtig.
Der Abdecktest dient zur Untersuchung der Fehlstellung der Augen (Schielen, Strabismus). Bei manifestem Schielen macht das abweichende Auge nach Abdecken des fixierenden Auges eine Einstellbewegung zur Fixation des beobachteten Gegenstandes.

Zu A: Bei Kurzsichtigkeit (Myopie) ist der Augapfel zu lang (Achsenmyopie) oder die Brechkraft der Hornhaut zu stark (Brechungsmyopie).
Zu B: Zapfen und Stäbchen sind spezialisierte Nervenzellen des Stratum neuroepitheliale (Photorezeptorenschicht) der Netzhaut des Auges.
Sie sind als Fotorezeptoren licht- bzw. farbempfindlich und ermöglichen so das Sehen. Die Zapfen sind für die Farbwahrnehmung verantwortlich, dafür jedoch nicht sehr lichtempfindlich. Die Stäbchen dagegen sind sehr lichtempfindlich, können jedoch keine Farben, sondern nur hell und dunkel unterscheiden (Dämmerungssehen).
Zu C: Mouches volantes, sog. Mückensehen, ist eine durch Glaskörperabhebung bedingte, mückenartig erscheinende Wahrnehmung im Gesichtsfeld.
Zu D: Die Linsentrübung besteht beim „Grauen Star“ (Katarakt, Linsentrübung), nicht beim "Grünen Star" (Glaukom).

Antwort 578
Die Antwort E) ist richtig.
Die Hypophyse liegt anatomisch-topographisch in enger Nachbarschaft zur Sehnervenkreuzung (Chiasma opticum). Drückt ein Hypophysentumor auf Nervenbahnen der Sehnervenkreuzung so kommt es zu charakteristischen Ausfällen der lateralen Gesichtsfeldanteile (bitemporale Hemianopsie oder "Scheuklappenblindheit").
Zu B: Als oberster Regler des Hormonsystems gilt der Hypothalamus.
Zu C: TRH wird im Hyopthalamus produziert (die Hypophyse produziert TSH).
Zu D: Parathormon wird in den Nebenschilddrüsen (Glandulae parathyroideae, Epithelkörperchen) produziert.

Antwort 579
Die Antworten A) und B) sind richtig.
Zu C: Das Nebennierenmark ist der Bildungsort der Katecholamine Adrenalin, Noradrenalin und Dopamin. Eine Überfunktion - z. B. ein Katecholamin produzierender Tumor (Phäochromozytom) - würde zu einer arteriellen Hypertonie führen.
Zu D: ACTH, das adrenocorticotrope Hormon (Kortikotropin), wird im Hypophysenvorderlappen gebildet und wirkt auf die Nebennierenrinde.
Zu E: Das Phäochromozytom, ein Katecholamin produzierender Tumor, führt zum sog. "blassen Hochdruck" (Engstellung der Hautgefäße durch Noradrenalin). Alle anderen arteriellen Hypertonien gehen mit einer Gesichtsrötung einher. Die vermehrte Ausschüttung der Stress-Hormone führt zu einer Gewichtsabnahme.

Antwort 580
Die Antwort C) ist richtig.
Zu A und B: Vgl. zum Madenwürmer (Enterobius vermicularis) und der von ihm verursachten Erkrankung Antwort auf Frage **234**).
Zu D: Nächtlicher Juckreiz am Anus ist typisch für den Befall mit Madenwürmern (Krankheitsbild: Enterobiose bzw. Oxyurose).
Zu E: Übertragungsweg des Rinderbandwurms: Hauptwirt für die oben genannten Bandwürmer ist der Mensch. Der Wurm befindet sich im Darm des Menschen, seine Eier werden mit dem Stuhl ausgeschieden und von den betreffenden Tierarten (Rind, Schwein, Krebs/Fisch) aufgenommen. Im Darm dieser Zwischenwirte wird die Larve frei und gerät mit dem Blutstrom in verschiedene Körperteile (z. B. Muskulatur, Lunge, Leber), wo sie sich zur Finne (Zystizerkus) entwickelt. Die Infektion des Menschen erfolgt durch Genuss von finnenhaltigem Fleisch oder Fisch. Der Wurm setzt sich im Dünndarm fest und ernährt sich vom Darminhalt.

Antwort 581
Die Antwort B) ist richtig.
Die rheumatoide Arthritis (auch: chronische Polyarthritis, cP) stellt die häufigste Systemerkrankung des Bindegewebes

dar. Sie verläuft schubweise und progredient. Es handelt sich um eine systemische Autoimmunerkrankung, die sich neben den Gelenken auch an anderen Organen manifestieren kann (Herz, Lunge, Leber, Niere, Nerven, Muskel, Haut). An den Gelenken kommt es zur entzündlichen Schädigung von Gelenkkapsel und –knorpel. Gelenkfehlstellung und –verknöcherung sind die Folge. Die rheumatoide Arthritis befällt zu Beginn symmetrisch vorwiegend Hand- und Fingergelenke, kann aber auch alle anderen Gelenke, sowie die paraartikulären Weichteile betreffen.
Frauen sind 4x so häufig betroffen wie Männer. Die Erkrankung beginnt meist um das 40. Lebensjahr.
Zu A: Zur Diagnosefindung hat die Amerikanische Rheumagesellschaft ARA (American Rheumatism Association) Kriterien entwickelt, die die rheumatoide Arthritis in eine mögliche, wahrscheinliche und gesicherte einteilen:
ARA-Kriterien der rheumatoide Arthritis:

- Morgendliche (Finger-)steifigkeit,
- Schmerzhaftigkeit von mindestens einem Gelenk,
- Kapselschwellung von mindestens einem Gelenk,
- Schwellung von mindestens einem weiteren Gelenk (höchstens 3 Monate Abstand),
- symmetrisch beidseitige Gelenkschwellung (außer Fingerendgelenken),
- subkutane Rheumaknoten,
- typische röntgenologische Veränderungen,
- laborchemischer Nachweis von Rheumafaktoren,
- schwache Muzin-Ausfällung (Präzipitation) in der Synovia,
- charakteristische Histopathologie der Synovialmembran,
- charakteristische Histopathologie der subkutanen Knötchen.

Wahrscheinlichkeitseinteilung:

- Mögliche cP: 2 Kriterien (der Symptome 1, 2, 3, 6 und BSG-Erhöhung) bei mindestens dreiwöchiger Dauer,
- wahrscheinliche cP: 3 Kriterien (Symptome 1-5) von mindestens sechswöchiger Dauer,
- definitive cP: 5 Kriterien (Symptome 1-5) von mindestens sechswöchiger Dauer,
- klassische RA: 7 Kriterien von mindestens sechswöchiger Dauer.

Sonderformen:

- Caplan-Syndrom: PcP + Silikose (bei Grubenarbeitern),
- Still-Krankheit: schwere, atypisch verlaufende cP im Kindesalter mit Gelenkergüssen, Fieber, Milz- und Leberschwellung, Lymphknotenschwellung, Exantheme, Rheumafaktor negativ,
- Felty-Syndrom: schwere cP im Erwachsenenalter mit Milz- und Lymphknotenschwellung, Leukopenie, Rheumafaktor stark positiv.

DD (Differenzialdiagnose):

- Rheumatisches Fieber: meist Kinder, wandernde Arthritis, große Gelenke, Fieber,
- Arthritis psoriatica: Haut- und Nagelveränderungen, asymmetrischer Befall und strahlenförmige Ausbreitung der Fingergelenke,
- M. Bechterew: gürtelförmige Beckenschmerzen, Steifheit von Wirbelsäule und Thorax, Trochanterschmerz,
- eitrige Arthritis: Erregernachweis.

Zu E: 1-3 Wochen nach einer Infektion mit betahämolysierenden Streptokokken kann es zum Krankheitsbild des Rheumatischen Fiebers kommen.

Antwort 582
Die Antwort E) ist richtig.
Vgl. auch Antwort zu Frage **153** (Polymyalgia rheumatica) und Antwort zu Frage **205** (Arteriitis temporalis).

Zu A: Aura bei Migräne: Komplexe neurologische Symptome können einem Migräneanfall vorausgehen bzw. diesen begleiten z.B. Sehstörungen (Flimmerskotome), motorische oder sensible Störungen, Sprechstörungen u.a. Geht eine Migräne mit solchen Erscheinungen einher, so spricht man von Migraine accompagnée.

Zu C: Trigeminusneuralgie:

Bei der Trigeminusneuralgie handelt es sich um anfallsartige, meist einseitige Schmerzen im Versorgungsgebiet des N. trigeminus, evtl. mit Kontraktionen der mimischen Gesichtsmuskulatur, Rötung des Gesichtes, Tränen- und Schweißsekretion.

Ätiologie

Mechanische Irritation des Nerven oder der Nervenwurzel, z.B. bei intrakraniellen Raumforderungen, Erkrankungen der Augen, Sinusitiden, Zahnerkrankungen, Kollagenosen, Stoffwechselkrankheiten, Vergiftungen, mechanischer Nervenschädigung u.a. mehr.

Klinik:

- Blitzartig einschießende, wenige Sekunden andauernde, einseitige, heftigste Schmerzattacken („Zahnarztbohrerschmerz“), vorzugsweise im Gebiet des II. oder III. Trigeminusastes (Wange, Oberlippe, Kinn, Unterlippe, Unterkiefer).
- Triggerzonen: freiwillige oder unfreiwillige Auslösung der Attacken an bestimmten Punkten des sensiblen Versorgungsgebietes des befallenen Nervenastes z.B. durch Berührung, Kälteeinwirkung, Kauen, Zungenbewegung, Öffnen des Mundes o.Ä.

Diagnose:

Anamnese, Klinik, Ursachensuche (vgl. Ätiologie)

Therapie:

Medikamentöser Behandlungsversuch (Carbamazepin), operative mikrochirurgische Dekompression der Trigeminuswurzel.

Antwort 583

Die Antwort C) ist richtig.

Zu A: Heilpraktiker haben nach § 24 des Infektionsschutzgesetzes Behandlungsverbot für „sexuell übertragbare Krankheiten“.

Zu C: Meldepflicht für Heilpraktiker besteht nur für die im § 6 des Infektionsschutzgesetzes genannten übertragbaren Krankheiten.

Zu Zu D: Erreger der Gonorrhö ist ein Bakterium: Neisseria gonorrhoeae (Gonokokke).

Zu E: Epidemiologische Daten zur Gonorrhö: Weltweit schätzungsweise ca. 60 Millionen Neuerkrankungen jährlich; in Deutschland schätzungsweise 25.000-35.000 Neuerkrankungen jährlich. Die Häufigkeit ist abhängig von der sexuellen Aktivität (Zunahme mit der Zahl der Sexualpartner bzw. -partnerinnen) und ist in großstädtischen Ballungsgebieten höher. Zurzeit wird in den USA und Westeuropa eine Zunahme von Neuinfektionen vor allem bei Männern beobachtet. Übertragungswege: Geschlechtsverkehr (vaginal, anal, oral), selten Schmierinfektion.

Antwort 584

Die Antwort C) ist richtig.

Vorhofflimmern ist eine häufige Herzrhythmusstörung, bei der ungeordnete hochfrequente Vorhoferregungen (350-600 pro Minute) keine hämodynamisch wirksame Vorhofkontraktion mehr zulassen.

Die Flimmererregung führt durch unregelmäßige Erregungsüberleitung am AV-Knoten zu einer absoluten Arrhythmie der Kammeraktion (Tachyarrhythmie; Tachyarrhytmia absoluta).

Vorhofflimmern kann konstant (chronisch) oder paroxysmal (anfallsweise) auftreten.

Da die Kammerfüllung zu 80 % passiv erfolgt, also ohne Kontraktion der Vorhöfe stattfindet, bleibt Vorhofflimmern bis auf die Arrhythmie oft symptomlos! Schwindel, Synkopen und hochfrequente

Tachyarrhythmie können jedoch vorkommen.
Vorhofflimmern führt über die fehlenden Vorhofkontraktionen zu einem pathologischen Strömungsverhalten des Blutes. Dies fördert die Bildung von Vorhofthromben und erhöht das arterielle Embolierisiko (z. B. Schlaganfall).
Zu D: Unter Herzbeutel- oder Perikardtamponade versteht man eine Flüssigkeitsansammlung im Herzbeutel durch entzündliche, traumatische oder infarktbedingte Schädigung des Herzens. Die Flüssigkeitsansammlung führt zur Behinderung der diastolischen Ventrikelfüllung und vermindertem Schlagvolumen. Klinisch zeigt sich das Bild der oberen Einflussstauung mit Dyspnoe, Tachykardie, Blutdruckabfall und kardiogener Schock.

Antwort 585
Die Antwort E) ist richtig.
Asthma bronchiale ist eine anfallsweise auftretende Atemnot mit erschwerter Ausatmung (Exspiration) infolge variabler und reversibler Bronchialverengung durch Entzündung und Überaktivität der Atemwege. Klinische Trias: Bronchospasmus, Schleimhautschwellung und Dyskrinie (Bildung eines von der Norm abweichenden, zähflüssigen Sekrets).
Die Ausatmung ist ein hauptsächlich passiver Vorgang ohne wesentliche Muskelbeteiligung des Zwerchfells. Dagegen ist die Einatmung ein aktiver Vorgang:
Bei der Brustatmung wird die Einatmung hauptsächlich von den Zwischenrippenmuskeln unterstützt, bei der Bauchatmung übernimmt hauptsächlich das Zwerchfell die Atemarbeit (Einatmung, Inspiration!).
Zu C: Asthma-Anfälle können unterschiedliche Ursachen haben. Unterschieden werden: allergisches Asthma, infektbedingtes Asthma, gemischtförmiges Asthma, analgetikabedingtes Asthma, anstrengungsbedingtes Asthma und berufsbedingtes Asthma (z. B. Bäckerasthma).
Zu D: Neurodermitis (atopisches Ekzem), Heuschnupfen (Rhinitis allergica) und exogen-allergisches Asthma bronchiale gehören zu den atopischen Erkrankungen. Sie alle beruhen auf einer genetischen Prädisposition zu einer Überempfindlichkeitsreaktion vom Soforttyp (Typ I der Allergie).

Antwort 586
Die Antwort D) ist richtig.
Die vier mit sauerstoffreichem Blut aus der Lunge kommenden Lungenvenen münden in den linken Vorhof.
Zu A: Die Mitalklappe, die zwischen linker Kammer und linkem Vorhof gelegene Segelklappe, verhindert während der Kammersystole den Rückfluss des Blutes in den linken Vorhof. Sie ist also während der Kammersystole geschlossen.
Zu B: Am Ende der Diastole kontrahieren sich die Vorhöfe, dann, mit einer zeitlichen Verzögerung, in der Systole die beiden Kammern.
Zu C: Die Trikuspidalklappe liegt zwischen rechter Kammer und rechtem Vorhof.
Zu E: Die Pulmonalklappe liegt zwischen rechter Kammer und Pulmonalarterie.

Antwort 587
Die Antwort B) ist richtig.
Die Bestandteile der Gallenflüssigkeit, die Gallensäuren und Phospholipide, dienen der Emulgierung der Fette im Speisebrei und aktivieren die Lipase, die der Fettverdauung dient.
Zu C: Der von den Belegzellen des Magens gebildete Intrinsic-Faktor bildet mit Vitamin B12 („Extrinsic Faktor“) einen Komplex, der im terminalen Ileum resorbiert wird.
Zu D: Die Amylase dient der Kohlenhydratverdauung.
Zu E: Die Langerhans-Inselzellen der Bauchspeicheldrüse (Pankreas) produzieren die endokrinen (in die Blutbahn abgegebene) Hormone Glukagon, Insulin und Somatostatin.

Antwort 588
Die Antwort B) ist richtig.
Das akute amnestische Syndrom (Korsakow-Syndrom) ist gekennzeichnet durch Desorientiertheit und Gedächtnisstörungen, die der Patient teilweise durch Erzählen meist zufälliger Einfälle (die er selbst für Erinnerungen hält) zu überspielen sucht: Konfabulation.

Antwort 589
Die Antwort D) ist richtig.
Zu 1: Sämtliche im Betäubungsmittelgesetz aufgeführten Stoffe und Arzneimittel dürfen vom Heilpraktiker nicht verordnet werden. Stellt er dennoch ein entsprechendes Rezept aus, macht er sich bereits dadurch strafbar! (§29 Abs. 6a des Gesetzes über den Verkehr mit Betäubungsmitteln.) Die Arzneimittel, die lt. BTM-Gesetz nicht vom HP verordnet werden dürfen, sind in der Roten Liste mit dem Kürzel „Btm" gekennzeichnet.
Zu 4: Was Geburtshilfe ist und wer Geburtshilfe leisten darf, bestimmt das Hebammengesetz. Der entsprechende Abschnitt dieses Gesetzes lautet:
Zur Leistung von Geburtshilfe sind, abgesehen von Notfällen, außer Ärztinnen und Ärzten nur Personen mit einer Erlaubnis zur Führung der Berufsbezeichnung „Hebamme" oder „Entbindungspfleger" ... berechtigt. (§ 4,1)

Antwort 590
Die Antwort C) ist richtig.
Symptome der endogenen Depression (Melancholie):

- Unmotivierte depressive Verstimmung,
- Affekt der grundlosen, elementaren, vitalen Angst,
- Denkhemmung,
- psychomotorische Hemmung (sog. Willenshemmung: Verlangsamung der Bewegungsabläufe, Minderung der Entschluss- und Handlungsfähigkeit),
- verminderte Konzentration und Aufmerksamkeit,
- Interessenverlust,
- innere Unruhe und Getriebenheit von oft ängstlicher Färbung,
- Tagesschwankungen mit Morgentief
- Suizidgedanken und –absichten,
- melancholisches Wahnerleben (Verarmungsvorstellungen und Armutswahn, Schulderleben und Schuldwahn, hypochondrische Befürchtungen und Krankheitswahn,
- leibliche Missempfindungen (Vitalstörungen),
- Vegetative Symptome (Schlafstörungen, Appetit- und Verdauungsstörungen, Störung der Geschlechtsfunktion mit Verlust sexuellen Verlangens, Störung der Tränen-, Speichel- und Schweißdrüsenfunktion, Störung der Herz- und Kreislauffunktion, Schmerzsyndrome, Haarausfall u.a).

Wenn die Vitalstörungen und vegetativen Störungen das Erscheinungsbild bestimmen und die eigentliche (zyklothyme) Depression hinter der „Maske" körperlicher Symptome verborgen bleibt, so spricht man von der „larvierten" (maskierten) Depression.

Antwort 591
Die Antwort E) ist richtig.
Zu 2: Eine akute Cholezystitis ist meist Folge von Gallensteinen (Cholelithiasis) und verläuft symptomatisch: Es zeigen sich Koliken im rechten Oberbauch mit Ausstrahlung in die rechte Schulter, Übelkeit, Erbrechen u.a.

Antwort 592
Die Antwort B) ist richtig.
Die Subarachnoidalblutung ist eine spontane Blutung in den Subarachnoidalraum, meist aus angeborenen oder erworbenen Aussackungen (Aneurysmen) der Hirnarterien. Subarachnoidalblutungen können vor allem im jüngeren und mittleren Alter einem Schlaganfall zugrunde liegen.

Ätiologie:

- Riss angeborener (kongenitaler) sackförmiger Aneurysmen (hauptsächlich im Stromgebiet der Halsschlagader),
- Riss erworbener arteriosklerotischer Gefäßwanderweiterungen (seltener),
- weitere Ursachen: Gefäßmissbildungen, Einbruch intrazerebraler Blutungen in den Subarachnoidalraum, Blutkrankheiten, Antikoagulantien, Avitaminosen, Hirnvenenthrombosen.

Klinik:

- Meist aus völliger Gesundheit heraus, in 2/3 während körperlicher Ruhe,
- stärkster, schlagartig einsetzender Kopfschmerz, vorwiegend in der Nacken-, aber auch in der Stirnregion. (Die Patienten machen bei der Schilderung der Kopfschmerzen in etwa die Handbewegung des „Abstreifens eines Motorradhelms".)
- Manchmal Vorboten (Prodromi): Kopfschmerzen und Augenmuskellähmungen,
- Übelkeit, Erbrechen,
- Bewusstseinstörungen unterschiedlicher Ausprägung (Verwirrtheit bis Koma),
- evtl. Krampfanfälle,
- Meningismus (Nackensteifigkeit, positives Lasègue-, Kernig- und Brudzinski-Zeichen),
- evtl. zentral-vegetative Regulationsstörungen wie Temperatur- und Blutdruckanstieg,
- neurologische Ausfälle (Hemiparesen, Hirnnervenausfälle u.a).
- Komplikationen: Blutungsrezidiv, Hirninfarkt, Entwicklung eines Hydrozephalus („Wasserkopf")

Diagnose:
Anamnese, Klinik, Computertomogramm, MRT, Liquoruntersuchung, Gefäßdarstellung (Dopplersonographie, Angiografie)

Therapie:
Notarzt, neurologisch-neurochirurgische Intensivstation.

Konservativ:

- Strikte Bettruhe,
- Schmerz- und Beruhigungsmittel,
- Stabilisierung der Herz-Kreislauf-Situation (ggf. Senkung hoher Blutdruckwerte).

Operativ:

- Beseitigung der Blutungsquelle (Mikrochirurgie, Spezialclips, Koagulation)

Prognose:
Ca. 50 % der Patienten mit einer subarachnoidalen Aneurysmablutung sterben in den ersten 4 Wochen, meist an einer Rezidivblutung.

Antwort 593
Die Antworten B) und D) sind richtig.
Vgl. Antwort zu Frage **32**.

Antwort 594
Die Antwort C) ist richtig.
Zu den quantitativen Bewusstseinsstörungen zählen: Benommenheit, Somnolenz, Sopor und Koma. Ursachen: Schädelhirntrauma, Schlaganfall, Tumor, intrakranielle Blutung u.a).
Bei der Schizophrenie ist die Klarheit des quantitativen Bewusstseins nicht beeinträchtigt.
Zu 5: Akut Erkrankte verhalten sich für Außenstehende zwar scheinbar unsinnig, die schwer verstehbaren Handlungen entspringen jedoch keinem Verlust der Intelligenz, sondern sind das Produkt von Fehlwahrnehmungen und Fehlinterpretationen der Umwelt.

Antwort 595
Die Antwort C) ist richtig.
Als Tabaksbeutelmund wird die verkleinerte, von Falten umgebene Mundöffnung mit dünnen Lippen bei Sklerodermie verstanden.
(Sklerodermie ist ein Sammelbegriff für Autoimmunkrankheiten des Gefäß- und Bindegewebes).

Antwort 596
Die Antwort D) ist richtig.
Typische Symptome des Morbus Parkinson sind Hypokinese (Bewegungsarmut bis Bewegungslosigkeit), Rigor (Muskelsteifheit) und Tremor (grobschlägiges Zittern in Ruhe). Daneben kann es zu depressiver Verstimmung, vegetativen Symptomen und Mimikverlust („Maskengesicht“) kommen.
Vgl. zum Morbus Parkinson die Antwort zu Frage **506**.
Zu 4: Die Athetose ist eine durch Störung des extrapyramidal-motorischen Systems hervorgerufene Erkrankung mit typischen unwillkürlichen, unregelmäßigen, langsamen, verkrampft wirkenden Bewegungen mit Hyperflexion oder -extension von Gelenken. Grundlage der Bewegungsstörungen ist eine gleichzeitige Anspannung von Agonisten und Antagonisten.

Antwort 597
Die Antwort A) ist richtig.
Die Letalität beim akuten Myokardinfarkt ist in den ersten Stunden nach Infarkt am höchsten. Ursachen sind meist tödliche Rhythmusstörungen, vor allem Kammerflimmern.
Im späteren Verlauf kommt es dann aufgrund der Herzmuskelnekrose zum Pumpversagen des Herzens (kardiogener Schock).

Antwort 598
Die Antwort C) ist richtig.
Vgl. Antwort auf Frage **278**.

Antwort 599
Die Antwort B) ist richtig.
Zu A: Kortison ist ein Gegenspieler von Insulin. Ausschüttung von Kortison führt also zum Blutzuckeranstieg.
Zu C: Insulin fördert in Leber, Muskel- und Fettgewebe die Glykogensynthese (also den Aufbau von Glykogen, der Speicherform der Glukose).
Zu D: Parathormon bewirkt über eine Aktivierung der Osteoklasten eine Steigerung des Knochenabbaus. Kalzium wird aus dem Knochen freigesetzt, das Kalzium im Serum steigt an.
Zu E: Glukagon wird in den A-Zellen der Langerhans-Inseln in der Bauchspeicheldrüse gebildet. Die Freisetzung von Glukagon erhöht den Blutzuckerspiegel durch Glykogenolyse (Abbau von Glykogen) in Leber und Muskel und fördert die Glukoneogenese (Neubildung von Glukose) in der Leber aus Nicht-Kohlenhydratvorstufen (Aminosäuren, Laktat, Glycerol).

Antwort 600
Die Antwort D) ist richtig.
Zu A: Die Kompressionstiefe sollte 4-5 cm betragen.
Zu B: "A" steht für Atemwege frei machen und frei halten, "B" steht für Beatmen und "C" steht für Circulation wieder herstellen.
Zu C: Der Rhythmus Atemspende und Herzdruckmassage ist sowohl bei der Einhelfer- als auch bei der Zweihelfer-Methode 30:2. Bei Atem- und Kreislaufstillstand beträgt das Verhältnis von Herzdruckmassage zu Beatmung sowohl bei der Einhelfer- als auch bei der Zweihelfer-Methode 30:2 (30 Kompressionen des Brustkorbs pro 2 Atemstöße durch Mund-zu-Mund- oder Mund-zu-Nase-Beatmung). Es wird mit der Herzkompression begonnen.
Diese Regel sollte auch angewendet werden, wenn zwei Helfer zur Stelle sind. Einzige Ausnahme ist die Wiederbelebung von Kindern (außer Neugeborenen) durch zwei professionelle Helfer, wo ein Verhältnis von 15:2 angezeigt ist.
Zu E: Bei Verdacht auf Rippenfraktur wird die Reanimation unbeeindruckt weiter durchgeführt.
(Vgl. auch Antwort zu Frage **790**).

Antwort 601
Die Antwort A) ist richtig.
Kaffeesatzerbrechen (und Teerstuhl) finden sich, wenn Blut im Magen mit Salzsäure in Berührung kommt (z. B. Magen- oder Speiseröhrenblutung).

Antwort 602

Die Antwort B) ist richtig.

Die Blutmenge eines Erwachsenen beträgt ca. 1/14 (6-8 %) seines Körpergewichtes. Bei einem 70 kg schweren Menschen sind das etwa 5 Liter.

Antwort 603

Die Antwort C) ist richtig.

Klinik der akuten Leukämie:

- Abgeschlagenheit, Fieber, Nachtschweiß,
- Lymphknotenschwellung (30 %), evtl. Milz- und Lebervergrößerung,
- Kindern klagen häufig über „Bauchschmerzen", Knochenschmerzen, Appetitmangel,
- Symptome infolge Verdrängung der Blutbildungsreihen im Knochenmark:
- Anämie (Erythrozytenverminderung): Blässe, Dyspnoe, Müdigkeit,
- Abwehrschwäche (Leukozytenverminderung): Infekte, Pilze, Haut-Schleimhautentzündungen,
- Blutungen (Thrombozytenverminderung).
- Neurologische Symptome (Meningeosis leucaemica bei ALL),
- leukämische Haut- und Organinfiltrationen.

ANTWORTEN MC 11

Antwort 604

Die Antwort A) ist richtig.

Die Hauptaufgaben der Nieren sind:

- Regulation des Wasser- und Elektrolythaushaltes sowie des Säure-Basen-Gleichgewichtes,
- Ausscheidung wasserlöslicher, nicht proteingebundener körpereigener Stoffe (Stoffwechselprodukte) und körperfremder Substanzen (Pharmaka, Gifte),
- Bildungsstätte von Hormonen (Erythropoetin, D-Hormon), Gewebshormonen (Kallikrein, Prostaglandine) und dem Enzym Renin (Blutdruckregulation); Erfolgsorgan zahlreicher Hormone (ADH, Aldosteron, Parathormon, Kalzitonin, atriales natriuretisches Peptid).

Zu 1: Ein optimales Gleichgewicht zwischen Säuren und Basen im Extrazellulärraum mit einem pH-Wert im arteriellen Blut von ca. 7,4 (±0,04) ist Grundvoraussetzung für eine funktionierende Zellfunktion und damit für einen funktionierenden Stoffwechsel.

Störungen des Säure-Basen-Gleichgewichts im Blut führen zu Azidose (Abfall des arteriellen pH-Wertes unter 7,36) bzw. Alkalose (Anstieg des arteriellen pH-Wertes über 7,44).

Die Regulation des Säure-Basen-Haushalts geschieht durch Ausscheidung der im Stoffwechsel ständig anfallenden Säuren: Dies geschieht durch:

- Ausscheidung über die Nieren (renale Elimination = metabolische Regulation),
- Abatmung von CO_2 über die Lungen (respiratorische Regulation).

Zu 2: Als Blutfette werden die im Blutplasma vorkommenden Fette

- Triglyzeride,
- Cholesterin und
- freie Fettsäuren

bezeichnet.

Blutfette sind nicht wasserlöslich. Die Niere spielt im Stoffwechsel der Blutfette keine direkte Rolle.

Zu 3: Die Erythrozytenbildung im Knochenmark = Erythropoese wird durch das Hormon Erythropoetin (EPO) der Niere gesteuert. Bei fallendem O_2-Partialdruck wird die Erythropoetinausschüttung in den - die Nierenkanälchen umgebenden - Bindegewebszellen (Fibroblasten) um ein Mehrfaches gesteigert.

Zu 4: Pro Tag fließen etwa 1 700 l Blut (25 % des Herzzeitvolumens) durch die Nieren. Daraus werden 180 l Filtrat gebildet, was einer Filtrationsrate von 120 ml pro Minute (= glomeruläre Filtrationsrate = GFR) entspricht.

Zu 5: Der Schwellenwert der tubulären Rückresorption von Glukose liegt bei ca. 180 mg/dl. Steigt die Blutglukose-Konzentration über diesen Wert, ist die tubuläre Rückresorptionsfähigkeit der Niere überfordert und es kommt zur Glukosurie (Ausscheidung von Glukose im Harn).

Antwort 605

Die Antwort B) ist richtig.

Die Erreger der Malaria sind Plasmodien. Plasmodien sind Protozoen (tierische Einzeller).

Es werden 4 Protozoenarten unterschieden (Mischinfektionen sind in Endemiegebieten häufig):

- Plasmodium malariae (Krankheitsbild: Malaria quartana),
- Plasmodium ovale (Krankheitsbild: Malaria tertiana),
- Plasmodium vivax (Krankheitsbild: Malaria tertiana),
- Plasmodium falciparum (Krankheitsbild: Malaria tropica).

Poliomyelitis, Hepatitis B und HIV sind virale Erkrankungen.
Keuchhusten wird durch das Bakterium Bordetella pertussis hervorgerufen.

Antwort 606
Die Antworten A) und B) sind richtig.
Zu C: Die Lungenarterie führt sauerstoffarmes Blut zur Lunge, die Lungenvene sauerstoffreiches Blut zum linken Herzen.
Zu D: Die Klappen zwischen Vorhöfen und Kammern sind Segelklappen (Trikuspidal- und Bikuspidalklappe).
Zu E: Das Herz besteht histologisch aus drei Hauptschichten und zwei Verschiebe- und Polsterschichten. Von innen nach außen:

- Endokard = Herzinnenhaut (eine Duplikatur des Endokards bildet die Herzklappen),
- subendokardiale Schicht (enthält Blut- und Lymphgefäße, Erregungsleitungssystem),
- Myokard = Muskelwand,
- subepikardiale Schicht (fettreiche Schicht zur „Einbettung“ der Herzkranzgefäße),
- Perikard (Herzbeutel), die aus zwei Blättern bestehende bindegewebige Umhüllung des Herzens. Das äußere parietale Blatt (Perikard im engeren Sinn) und das innere viszerale Blatt, das Epikard.

Antwort 607
Die Antwort D) ist richtig.
Das Krankheitsbild der Windpocken ist durch ein juckendes Exanthem und Fieber charakterisiert. Die Hautläsionen bestehen aus Papeln, Bläschen und Schorfe, die sich in unterschiedlichen Entwicklungsstadien befinden. Aufgrund des vielgestaltigen Bildes des Hautausschlags wird dies als "Sternenhimmel" (bzw. Heubner-Sternenkarte) bezeichnet.
Zu A: Im Gegensatz zum „Sternenhimmel“ der Windpocken (unterschiedliche Entwicklungsstadien der Effloreszenzen) entwickeln sich die Effloreszenzen der Pocken ab dem 2.-3. Tag synchron, so dass sich die Effloreszenzen alle im gleichen Entwicklungsstadium befinden.
Zu B: Kalkspitzerartige Mundschleimhautflecken, die sog. „Koplik-Flecken“, finden sich beim Krankheitsbild der Masern.
Zu C: Bei Scharlach ist die Zunge zunächst dick weißlich belegt, dann charakteristisch himbeerfarben (Himbeer- oder Erdbeerzunge).
Zu E: Bei den durch Parvovirus B19 hervorgerufenen Ringelröteln (Erythema infectiosum acutum, Fünfte Krankheit) zeigt sich zunächst ein schmetterlingsförmiges Erythem im Gesicht mit perioraler Blässe, dann ring- und girlandenförmige juckende rote Flecken an den Extremitätenstreckseiten, später auch an den Beugeseiten und am Stamm.

Antwort 608
Die Antwort C) ist richtig.
Demenz vom Alzheimer-Typ (DAT). Dazu werden heute die frühe Form oder präsenile Demenz (eigentlicher M. Alzheimer; Manifestationsalter 40.-65. Lebensjahr) als auch die späte Form oder senile Demenz vom Alzheimer-Typ (Manifest. nach d. 65. Lebensjahr) gezählt. Gekennzeichnet sind beide Verläufe durch Hirnatrophie und die intrazelluläre Ansammlung von sog. Alzheimerfibrillen.
AT ist die häufigste Demenzform (je nach Autor 50-75 % d.F., in Deutschland sind über 1,4 Mio. Menschen betroffen). Der Verlauf ist allmählich progredient und kann sich über mehr als 1 Jahrzehnt erstrecken.
Die Alzheimer-Demenz beginnt schleichend mit Merkfähigkeits- (Gedächtnis-)störungen. Es folgen andere kognitive (das Erkennen, die Wahrnehmung betreffende) Defizite wie z.B. aphasische (zentrale Sprachstörungen), räumliche und apraktische (Störungen von Handlungen und Bewegungsabläufen) Störungen.

Antwort 609

Die Antwort D) ist richtig.

Hepatitis A, Masern und Tuberkulose sind Erkrankungen, die im § 6 des Infektionsschutzgesetzes Erwähnung finden. Nach § 24 des Infektionsschutzgesetzes bestehen für die im § 6 erwähnten Erkrankungen Meldepflicht und Behandlungsverbot für Heilpraktiker (bei Hepatitis A und Masern bei Verdacht, Erkrankung und Tod, bei Tuberkulose nur bei behandlungsbedürftigen Formen).

Im § 34 des Infektionsschutzgesetzes ist die Borken- oder Grindflechte (Impetigo contagiosa) gelistet. Auch für Erkrankung des § 34 besteht nach § 24 des Infektionsschutzgesetzes Behandlungsverbot für den Heilpraktiker (jedoch keine Meldepflicht).

Die durch Papillomaviren verursachten Verrucae plantares kommen – besonders an Druckstellen – als sog. Dornwarzen vor: Sie wachsen dann dornartig in die Tiefe und sind oft von einer Schwiele bedeckt. Sie sind druckschmerzhaft und bestehen aus einer körnigen, weißlichen Masse, die von einem Hornhautring umgeben ist. Die Behandlung dieses Krankheitsbildes ist dem Heilpraktiker nicht verboten.

Antwort 610

Die Antwort E) ist richtig.

Zu 1: Depressionen gehören zu den affektiven Psychoschen oder Zyklothymien: Das sind seelische Erkrankungen, die hauptsächlich mit Störungen von Gefühl, Stimmung und Antrieb einhergehen und sich in polar entgegen gesetzten klinischen Erscheinungsformen äußern können.

Im typischen Falle wiederholen bei diesem Krankheitsbild Phasen von Traurigkeit und Hemmung (Depression) und/oder Heiterkeit und Erregung (Manie) während des Lebens.

Die Krankheitssymptome zeigen sich in zeitlich abgegrenzten Episoden und heilen gewöhnlich aus.

Verlaufsformen:

- Monopolare Verläufe mit ausschließlich depressiven Phasen 2/3 d. F.
- Bipolare Verläufe mit depressiven und manischen Phasen fast 1/3 d. F.
- Monopolare Verläufe mit ausschließlich manischen Phasen, sehr selten.

Zu 2: Bei schweren Depressionen können vermindertes Selbstwertgefühl, Gedanken der Wertlosigkeit und Suizidgedanken und –absichten auftreten: ca. 10-15 % der Depressiven sterben an Suizid.

Zu 4: Bei ca. 20 % der Depressiven kommt es zu melancholisches Wahnerleben (Vorstufen bei fast 50 %):

- Schulderleben und Schuldwahn,
- Verarmungsvorstellungen und
- Armutswahn,
- Hypochondrische Befürchtungen und Krankheitswahn,
- Nihilistischer Wahn.

Zu 5: „Affektive Störung“ ist die übergeordnete Bezeichnung für Veränderungen der Stimmung und des Antriebs.

Affektive Störungen werden nach Häufigkeit und Dauer in manische, depressive und bipolare affektive Störungen sowie in rezidivierende depressive Störungen eingeteilt.

Antwort 611

Die Antwort A) ist richtig.

Zu 5: Die sog. „Ideenflucht“ ist eine formale Denkstörung mit ständig wechselnden Assoziationen ohne die Fähigkeit, die Konzentration kontinuierlich auf einen Gegenstand oder ein Ziel zu richten. Sie ist gekennzeichnet durch eine Beschleunigung des Denkablaufs und starker Ablenkbarkeit. Das Symptom der Ideenflucht findet sich insbesondere beim Krankheitsbild der Manie und beim Delir.

Antwort 612

Die Antwort D) ist richtig.

Das Alkoholdelir, Delirium tremens (von lat. delirium „Irresein“, tremere „zittern“) stellt eine ernste und potentiell lebens-

bedrohende Komplikation bei einer länger bestehenden Alkoholkrankheit dar. Es tritt meist innerhalb von Tagen nach einem Alkoholexzess oder nach Alkoholentzug auftritt.
Ein Delir ist dabei ein hirnorganisches Syndrom, das charakterisiert ist durch gleichzeitig bestehende Störungen des Bewusstseins und der Aufmerksamkeit, der Wahrnehmung, des Denkens, des Gedächtnisses, der Psychomotorik, der Emotionalität und des Schlaf-Wach-Rhythmus.
Klinik des Alkoholdelirs:

- Psychiatrische Symptome: Angst, örtliche, zeitliche und situative Orientierungsstörungen, illusionäre Verkennungen, Halluzinationen, teils ausgeprägte Beeinflussbarkeit (Suggestibilität) meist mit Beziehung zu Alkohol (Bsp: an sieht weiße Mäuse, hört Stimmen oder liest Texte von einem leeren Blatt Papier).
- Neurologische Symptome: Verwirrtheit mit wechselndem Bewusstseinsgrad bis hin zum Koma; Unruhe, feinschlägiges bis sehr grobschlägiges Zittern (Tremor), generalisierte epileptische Anfälle (ca. 10 % der Fälle).
- Vegetative Symptome: Temperaturanstieg, Schwitzen, Erhöhung von Puls, Blutdruck und Atemfrequenz.

Komplikation: Übergang in Koma und Tod infolge Kreislaufversagens (Letalität bei rascher Intensivbehandlung – Notarzt! – nur noch gering (ca. 1 %).

Antwort 613
Die Antwort D) ist richtig.
Als lymphatisches System werden die am Immunsystem beteiligten, in Gewebeverbänden und Organen zusammengefassten Zellen bezeichnet.
In den primären (zentralen) lymphoepithelialen Organen

- Knochenmark
- Thymus

findet die Lymphozytenbildung statt.
In den sekundären (peripheren) lymphatischen Organen

- Milz,
- Lymphknoten,
- Tonsillen,
- Adenoide,
- MALT (mucosa associated lymphoid tissue vor allem in der Submukosa des Verdauungstraktes)

finden die Reaktion der Lymphozyten mit den Antigenen und der Kontakt zwischen verschiedenen Lymphozyten und Phagozyten statt.
Zu 3: Die Peyer-Plaques sind eine Ansammlung von Lymphknoten im Ileum. Als Bestandteil des Immunsystems haben sie eine wichtige Funktion bei der lokalen Immunität.
Zu 5: Der Ductus thoracicus oder Milch-Brustgang entsteht aus dem Zusammenfluss dreier Lymphbahnen zur Cisterna chyli und verläuft durch den Hiatus aorticus des Zwerchfells im hinteren Mediastinum nach kranial (kopfwärts). Er sammelt die Lymphe der gesamten unteren und der linken oberen Körperhälfte und mündet in den Angulus venosus sinister (linken Venenwinkel), der durch den Zusammenfluss der Vena subclavia und der V. jugularis interna gebildet wird, in den venösen Körperkreislauf.

Antwort 614
Die Antwort C) ist richtig.
Die Lebensdauer der Thrombozyten wird beträgt etwa 9-10 Tage.

Antwort 615
Die Antwort E) ist richtig.
Die Tollwut ist eine weltweit verbreitete Viruserkrankung warmblütiger Haus- und Wildtiere, die durch den Biss infizierter Tiere auf den Mensch übertragen wird (Zoonose) und nach ihrem Ausbruch unter dem Bild einer Gehirnentzündung (Enzephalitis) immer tödlich endet.
Zu A: 2004 wurden in Deutschland Tollwutfälle bei Tieren aus den Bundesländern Baden-Württemberg, Berlin, Ham-

burg, Hessen, Niedersachsen, Rheinland-Pfalz und Schleswig-Holstein gemeldet.
zu B: An Tollwut erkranken die meisten Arten wamblütiger Tiere, vor allem wild lebende Hunde, Füchse, Dachse, Marder, Rehe (sog. sylvatische Tollwut) und Fledermäuse, seltener auch Haustiere wie Katzen, Rinder und Hunde (urbane Tollwut).
Die erkrankten Tiere sterben an der Infektion.
In Südamerika sind Blut saugende Fledermäuse als natürliches Virusreservoir ausgemacht worden: Die Fledermäuse sind mit Tollwuterregern infiziert, sterben jedoch selbst nicht an dieser Krankheit: „latente Virusträger".
Zu B: Der Mensch wird durch den Biss, Kratzen oder Belecken (Speichel) eines tollwütigen Tieres (siehe oben) infiziert. Auch der Speichel des tollwutkranken Menschen ist infektiös und kann theoretisch bei engem Kontakt oder Biss als Überträger dienen.
Zu C: 3 Wochen bis 3 Monate (6 Tage bis 1 Jahr). Wunden an Kopf und Nacken haben die kürzeste Inkubationszeit. Je größer die Verletzung, je massiver die Infektion, desto kürzer ist die Inkubationszeit.
Zu D: Tollwut ist im § 6 des Infektionsschutzgesetzes aufgeführt. Für den Heilpraktiker besteht Meldepflicht bei Verdacht, Erkrankung und Tod und Behandlungsverbot.
Zu E: Die Krankheit verläuft in 3 Stadien, die bis zum Ende bei vollem Bewusstsein erlebt werden:

- Prodromalstadium: Kribbeln und Brennen an der Eintrittsstelle (Bisswunde), Übelkeit, Erbrechen, evtl. melancholische Verstimmung.
- Exzitationsstadium: Schlund- und Kehlkopfkrämpfe (schmerzhafter Schluckakt), Hydrophobie = Angst vor Wasser, Angst vor dem Trinken (die Krämpfe können durch bloßen Anblick von Wasser ausgelöst werden), akustische und optische Reize können zu Krampf- und Wutanfällen, Schlagen, Beißen und Schreien führen, ebenso wie Luftzug (Aerophobie). Tritt ein Exzitationsstadium ein, so wird von „wilder Wut" gesprochen. Fehlt dieses, spricht man von „stiller Wut". (3-4 Tage nach diesem Stadium tritt der Tod ein.) In einigen Fällen tritt noch ein weiteres Stadium auf:
- Lähmungsstadium: Eine aufsteigende Lähmung führt unter Atemausfall zum Tod.

Antwort 616
Die Antwort D) ist richtig.
Zu A: Die Wanderröte, das Erythema chronicum migrans, ist ein Symptom der durch das Bakterium Borrelia burgdorferi übertragenen Borreliose.
Zu B: Das Erythema migrans ist ein Frühsymptom der Erkrankung. Wird die Erkrankung im Frühstadium nicht konsequent antibiotisch behandelt, drohen therapeutisch schwer zu beherrschende Spätsymptome:
Lyme-Borreliose:
Lyme ist eine Ortschaft in Connecticut, USA. Hier wurde die Erkrankung 1976 erstmals beschrieben. Die Lyme-Borreliose ist die häufigste durch Zecken übertragene Krankheit in Europa. Jährlich erkranken in Deutschland ca. 30 000-80 000 Menschen (Schätzung).
Erreger:
Borrelia burgdorferi (schraubenförmiges gramnegatives Bakterium).
Reservoir:
Unklar: der Erreger wird bei Nagetieren, bei Rehen und Rotwild und bei Vögeln gefunden, ohne dass diese Keimträger sichtbar erkrankt sind.
Übertragungsweg:
Verschiedene Zeckenarten: je nach Gebiet sind ca. 5-60 % der Zecken mit B. burgdorferi durchseucht. (Die Zecken sind ca. 300-mal häufiger mit Borrelien infiziert als mit FSME-Viren). Die Übertragung erfolgt durch den Stich infizierter Zecken. Das Infektionsrisiko hängt von

der Dauer der Haftzeit der Zecke ab und steigt nach 24 Stunden deutlich an.
Inkubationszeit:
3-30 Tage.
Klinik:
Die Erkrankung wird hauptsächlich von Anfang März bis Ende Oktober übertragen.
Völlig unterschiedliche Krankheitsbilder gelten als Manifestationsformen der Lyme-Borreliose: Erythema migrans, Akrodermatitis chronica atrophicans, Lymphadenosis cutis benigna, lymphozytäre Meningoradikulitis.

Frühsymptome (nach Tagen bis Wochen; Spontanremission nicht selten):

- Unspezifische Allgemeinsymptome (Kopf-, Muskel- und Gelenkschmerzen, gastrointestinale Beschwerden, evtl. Fieber),
- Erythema migrans („wandernde Röte" der Haut, meist von der Zeckenstichstelle ausgehend): Merke: Das erscheinungsfreie Intervall zwischen Zeckenstich und Beginn des Erythems beträgt mindestens 3 Tage und höchstens 6 Wochen. Rötung sofort nach einem Zeckenstich spricht für eine Überempfindlichkeitsreaktion, nicht für eine Lyme-Borreliose.
(Merke: nur etwa 60 % der Patienten erinnern sich an einen Zeckenstich.)
- Lymphadenosis cutis benigna (gutartige Infiltrate der Haut, vorwiegend Lymphozyten).

Spätsymptome (fakultativ): treten Wochen bis Monate nach Infektion, auch ohne vorangegangene Frühsymptomatik auf. (Im Rahmen der Pathogenese der Spätsymptome: werden Autoimmunprozesse bei genetischer Disposition diskutiert):

- Mono- oder Oligoarthritis (schmerzhafte Gelenkentzündung, kann in ein chronisch-rheumatisches Krankheitsbild übergehen),
- Myokarditis mit Reizleitungsstörungen, Perikarditis,
- Akrodermatitis chronica atrophicans („Zigarettenpapierhaut" = Fältelung der Haut),
- neurologische Symptome: lymphozytäre Meningoradikulitis (schmerzhaft, langwierig), Hirnnervenausfälle (N. facialis), auch: akute Halbseitenlähmung, Ataxie, Myelitis u.a.

Diagnose:
Anamnese (Zeckenstich? oft nicht erinnerlich!), Klinik;
Lab.: Antikörpernachweis.
Therapie:
Antibiotikum möglichst früh!
Prognose:
Bei Therapie im Frühstadium meist gut, im Spätstadium ungünstiger.
Vorbeugung:
Allgemeiner Schutz vor Zeckenstichen. In Europa verhindert die genetische Vielfalt der Serotypen von Borrelia burgdorferi eine Immunität und eine schnelle Impfstoffentwicklung. (In Nordamerika hingegen ist nur ein Serotyp aufgetreten, gegen den bereits ein Impfstoff entwickelt wurde.)
Zu C: Ursache der Borreliose ist das Bakterium Borrelia burgdorferi, welches durch Zecken übertragen wird.

Antwort 617
Die Antwort E) ist richtig.

	%
Granulozyten	
• Neutrophile	
– stabkernige N.	**(0-3)**
– segmentkernige N.	**(60-70)**
– übersegmentierte N.	vereinzelt
• Eosinophile	**1-5**
• Basophile	**0-1**
Monozyten	**1-12**
Lymphozyten	**20-30**
Gesamtzahl Leukozyten	**100**

Antwort 618

Die Antwort C) ist richtig.

Zu 2: Die häufigste Ursache für Osteoporose ist ein Mangel des Hormons Östrogen bei Frauen nach den Wechseljahren. Östrogene sind für die Einlagerung von stabilisierendem Kalzium und damit für den Aufbau des Knochens verantwortlich (vgl. zu Ursachen der sekundären Osteoporose Antwort auf Frage **296**).

Zu 3: Glukokortikoide (z.B. Kortison) senken den Kalziumspiegel im Serum durch Hemmung der Kalziumaufnahme im Magen-Darm-Trakt und Hemmung der Rückresorption von Kalzium und Phosphat in der Niere.

Durch Abfall des Serumkalziumspiegels kommt es zu einem kompensatorischen Anstieg des Parathormons, welches Kalzium aus dem Knochen mobilisiert. Durch Hemmung der Osteoblasten resultiert ein Verlust an Knochenmasse.

Zu 4: Basistherapie der Osteoporose ist die tägliche Zufuhr von mindestens 1 Gramm Kalzium und mindestens 400 I.E. (Internationale Einheiten) Vitamin D. Wird der Bedarf durch die Nahrung nicht gedeckt, kann man beides auch durch Medikamente ergänzen.

Zu viel Phosphat in der Nahrung führt zur Mangelversorgung mit Kalzium und Vitamin D.

Die Ernährung bei Osteoporose muss also kalziumreich und phosphatarm sein.

Antwort 619

Die Antwort B) ist richtig.

Beim Morbus Scheuermann führen aseptische Knochennekrosen zu Wachstumsstörungen der Deck- und Grundplatten der Brustwirbelkörper.

Dadurch vermindert sich die Belastbarkeit der Wirbelsäule vor allem bei stärkerer Beanspruchung wie beispielsweise während kraftaufwendiger Sportarten oder körperlicher Arbeit.

Es kommt zu einem ventralen Höhenverlust der Wirbelkörper (Keilwirbel), der zum charakteristischen Bild des Rundrückens (Hyperkyphose) führt.

Die ersten Veränderungen beginnen im Alter von 10-13 Jahren, Jungen sind häufiger betroffen als Mädchen. Der Morbus Scheuermann gilt als die häufigste Wirbelsäulenaffektion.

Zu 5: Morgensteife im Rückenbereich spricht am ehesten für einen Morbus Bechterew.

Antwort 620

Die Antwort D) ist richtig.

Vgl. zur Klinik der M Bechterew Antwort auf Frage **185**.

Antwort 621

Die Antworten A) und C) sind richtig.

Eine vergrößerte Blutdruckamplitude (= die Differenz zwischen maximalem (systolischen) und minimalem (diastolischen) Blutdruckwert einer Herzaktion findet sich z.B. bei

- Aortenklappeninsuffizienz
- Hyperthyreose
- offener Ductus arteriosus Botalli (PDA)
- im Alter (sklerosierte Gefäße)

Antwort 622

Die Antwort E) ist richtig.

Als Niederdrucksystem wird der Teil des Blutkreislaufs bezeichnet, in denen der Blutdruck in der Regel bei <30 mmHg liegt. Das Niederdrucksystem umfasst

- alle Körpervenen,
- rechten Vorhof,
- rechten Ventrikel
- Lungengefäße
- linken Vorhof
- linken Ventrikel
- (während der Diastole!).

Das Niederdrucksystem enthält ca. 85 % des Blutvolumens („Kapazitätsgefäße“ mit hoher Volumendehnbarkeit).

Antwort 623
Die Antworten A) und D) sind richtig.
Klinik der Hypoglykämie:

- Parasympathikotone Reaktion: Heißhunger, Übelkeit, Erbrechen, Schwäche,
- sympathikotone Reaktion: Unruhe, Schwitzen (feucht-kalte Haut), Tachykardie, Zittern, Hypertonus, Pupillenerweiterung (Mydriasis),
- zentralnervöse Störung: Kopfschmerzen, Psychosyndrom (Verstimmung, Reizbarkeit, Konzentrationsschwäche, Verwirrtheit), primitive Automatismen (Grimassieren, Schmatzen, Greifen), Krämpfe, neurologische Ausfälle (Halbseitenlähmung, Sprachstörungen, Doppelbildersehen), Schläfrigkeit, Koma, zentrale Atem- und Kreislaufstörungen.

Zu B: Die Kussmaul-Atmung ist eine rhythmische, abnorm tiefe Atmung mit normaler oder erniedrigter Atemfrequenz. Die tiefe Atmung bewirkt eine Hyperventilation mit vermehrter Abatmung von CO_2. Eine metabolische Azidose („Übersäuerung") des Organismus wird durch Abatmung des „sauren" CO_2 kompensiert (respiratorische Kompensation einer metabolischen Azidose). Eine Kussmaul-Atmung findet sich z.B. beim diabetischen Koma (Hyperglykämie!) und bei Niereninsuffizienz.
Zu C: Ein Acetongeruch (Geruch nach frischem Obst) findet sich beim diabetischen Koma (Hyperglykämie!). Bei Insulinmangel kommt es durch Lipolyse und Funktionsstörungen im Zitratzyklus zur vermehrten Bildung von Ketonkörpern: Acetessigsäure, Betahydroxybuttersäure, Aceton.
Aceton kann mit der Atemluft abgeatmet werden.
Zu E: Während sich eine Hyperglykämie meist sehr langsam über mehrere Tage entwickelt, ist die Hypoglykämie durch eine sehr rasche Entwicklung, oft innerhalb von Minuten, gekennzeichnet.

Antwort 624
Die Antwort E) ist richtig.
Fest haftende, grau-weiße Belage („Pseudomembranen"), die von den Tonsillen auf die Umgebung übergreifen, sind, neben kloßiger Sprache und süßlich-fauligem Mundgeruch und Schwellung der Halslymphknoten typisch für das Krankheitsbild der Diphtherie.

Antwort 625
Die Antwort C) ist richtig.
Ein Abszess ist eine Eiteransammlung in einer nicht vorgebildeten Höhle (im Gegensatz zum Empyem: Eiteransammlung in einer vorgebildeten Höhle, z. B. Gallenblasenempyem).

Antwort 626
Die Antwort B) ist richtig.
Monokel- oder Brillenhämatome, oft in Kombination mit Liquorrhö, können Hinweis auf einen Schädelbasisfraktur sein (frontobasale Fraktur im Bereich der Nasennebenhöhlen nach frontaler Gewalteinwirkung).

Antwort 627
Die Antwort D) ist richtig.
Zu A: Ursachen (Ätiologie der akuten Pankreatitis:

- Gallenwegserkrankungen = akute biliäre Pankreatitis (45 %): Gallengangsteine (Choledochussteine), Verengung der Papilla Vateri,
- Alkoholabusus (35 %),
- keine erkennbare Ursache: idiopathisch (15 % d. F.),
- seltenere Ursachen: Bauchverletzung, nach Operationen, (nach ERCP), Virusinfektionen (Mumps, HIV, Virushepatitis), Medikamente (Östrogene, Glukokortikoide u. v. a.), penetrierendes Zwölffingerdarmgeschwür, Hypertriglyzeridämie, Hyperkalzämie, Würmer im Pankreasgang oder den Gallenwegen u. a

Zu C: Ein hypovolämischer Kreislaufschock findet sich bei schwerer akuter

Pankreatitis häufig. Die Letalität der Pankreatitiden liegt bei ca. 10-15 %, ca. 3-5 % davon sind Schockfolgen.

Zu D: Klinik der Pankreatitis:

- Akuter Beginn mit heftigem Dauerschmerzen im Oberbauch, die gürtelförmig oder in den Rücken oder Brustkorb (DD: Herzinfarkt!) ausstrahlen können,
- Bauch druckschmerzhaft mit elastischer Bauchdeckenspannung („Gummibauch"),
- Anstieg von Amylase, Lipase und Elastase im Serum (Amylase auch im Urin),
- Übelkeit, Erbrechen, Gesichtsrötung (trotz drohendem Schock),
- Blähungen, Darmlähmung (bis zum paralytischen Ileus),
- schneller Puls, Blutdruckabfall,
- EKG-Veränderungen (Fehldiagnose: Herzinfarkt, Angina pectoris),
- Fieber, Peritoneal- und Pleuraergüsse, Aszites,
- Ikterus (bei Verlegung des Ductus choledochus),
- weitere Komplikationen: hypovolämischer Schock (Kreislaufschock mit Nierenversagen und Schocklunge), Pankreasabszess, bakterielle Infektion von Nekrosen, Sepsis, Milz und Pfortaderthrombose, Pankreas(pseudo)-zysten (Gefahr: Blutung, Perforation, Abszess),
- bläuliche Flecken im Nabel- (Cullen-Zeichen) oder Flankenbereich (Grey-Turner-Zeichen), seltene und prognostisch ungünstige Zeichen.

Zu E: Die akute Pankreatitis ist eine lebensgefährliche Erkrankung, die intensivmedizinischer Überwachung bedarf. Zunächst absolute Nahrungskarenz („Nulldiät") und Dauerabsaugung des Magens mittels Magensonde, später vorsichtiger Kostaufbau.

Antwort 628

Die Antwort A) ist richtig.

Ein erhöhter Zuckerwert im Blut führt unter anderem zu Gefäßschäden (Mikro- und Makroangiopathie), die sich häufig als koronare Herzkrankheit äußern.

Unterteilung diabetischer Gefäßschäden:

- Makroangiopathie (unspezifische Schäden) mit Früharteriosklerose:
  - Koronare Herzkrankheit (KHK): 55 % der Diabetiker sterben am Herzinfarkt,
  - Apoplexie (Hirnschlag),
  - Periphere arterielle Verschlusskrankheit.

  Aufgrund einer begleitenden Nervenschädigung (Neuropathie, siehe unten) fehlt beim Diabetiker oft der Schmerz als Warnsymptom (z. B. Angina pectoris, Claudicatio intermittens)!
- Mikroangiopathie (diabetesspezifisch) mit 4 typischen Verlaufsformen:
  - Diabetische Nierenerkrankung (Nephropathie; Glomerulosklerose),
  - Diabetische Netzhauterkrankung (Retinopathie),
  - Diabetische Nervenerkrankung (Neuropathie),
  - Diabetisches Fußsyndrom.

Antwort 629

Die Antwort A) ist richtig.

Zu B: Die Mitralstenose führt zu einem Rückstau in den „kleinen" Lungenkreislauf.

Zu D: Die Mitralstenose ist auskultatorisch gekennzeichnet durch einen Mitralöffnungston (MÖT) zu Beginn der Diastole, dem ein diastolisches Geräusch folgt. Durch Kontraktion der Vorhöfe am Ende der Diastole wird dieses Geräusch noch lauter: präsystolisches Geräusch.

Die Mitralstenose führt zu einer Abflussbehinderung in die linke Kammer. Dies führt zu einer Druckerhöhung im linken Vorhof.

Antwort 630

Die Antwort D) ist richtig.

Als Zyanose wird eine blau-rote Verfärbung von Haut und Schleimhäuten aufgrund einer Abnahme des Sauerstoffgehaltes im Blut bezeichnet. Man unterscheidet eine zentrale Zyanose von einer peripheren Zyanose:

Bei der zentralen Zyanose kommt es durch Verminderung der arteriellen Sauerstoffsättigung zur Zyanose der Mundschleimhaut, der Zunge und der Augenbindehaut aufgrund einer kardial oder pulmonal bedingten Sauerstoffunterversorgung des Blutes (z.B. Rechts-Links-Shunt des Herzens oder Behinderung des alveolären Gasaustausches in der Lunge).

Zu B und C: Bei der peripheren Zyanose ist die Sauerstoffsättigung im Blut normal. Durch erhöhten peripheren Verbrauch oder verlangsamte Zirkulation (z.B. bei Herzklappenstenosen mit vermindertem Schlagvolumen, bei Herzinsuffizienz und Schock) wird dem Blut peripher im Gewebe vermehrt Sauerstoff entzogen. Dies führt zu einer Ausschöpfungszyanose, die sich in einer bläulich-roten Verfärbung von Nase, Lippen, Ohrläppchen und Fingerspitzen (nicht jedoch der Zunge) zeigt.

Zu E: Die Zunge ist bei der peripheren Zyanose rosig gefärbt, bei der zentralen Zyanose livide (blau-rot).

Antwort 631

Die Antwort E) ist richtig.

Die Tollwut ist eine Viruserkrankung.

Cholera, Tuberkulose, Gasbrand und Wundstarrkrampf werden durch Bakterien verursacht:

- Cholera:
  Vibrio cholerae, Vibrio El Tor,
- Tuberkulose:
  Mycobacterium tuberculosis,
- Gasbrand:
  Clostridium perfringens,
- Wundstarrkrampf:
  Clostridium tetani.

Antwort 632

Die Antwort B) ist richtig.

Eine Fallhand ist charakteristisch für eine Verletzung des N. radialis.

Die Verletzung des N. ulnaris führt zur Krallenhand, die Verletzung des N. medianus führt zur Schwurhand.

Antwort 633

Die Antwort B) ist richtig.

Das Auftreten von Doppelbildern (Diplopie) ist ein typisches Frühsymptom der Multiplen Sklerose (MS).

Die Bauchdeckenreflexe sind bei MS meist abgeschwächt, es kommt zum Auftreten spastischer Lähmungen, der Krankheitsbeginn liegt meist vor dem 35. Lebensjahr.

Das Krankheitsbild ist gekennzeichnet durch einen schubweisen Verlauf mit Remissionen (vorübergehenden Zurückgehen von Krankheitserscheinungen).

Antwort 634

Die Antwort C) ist richtig.

Zu A: Das maximale physiologische Fassungsvermögen der Harnblase beträgt beim Menschen je nach Körpergröße zwischen etwa 900-1500 ml. Beim erwachsenen Menschen tritt bei etwa 300-500 ml Füllmenge Harndrang auf.

Zu B: Der Primärharn (ca. 180 Liter) wird in der Niere zum Endharn (ca. 1,5 Liter) konzentriert.

Zu D und E: Die Harnblase besitzt an ihrem Ausgang zwei Schließmuskel (Sphinkter), einen inneren und einen äußeren. Der Innere besteht aus glatter Muskulatur und unterliegt der Kontrolle des vegetativen Nervensystems, was bedeutet, dass er nicht willentlich gesteuert werden kann. Der äußere Schließmuskel, (Musculus urethralis), ist ein ringförmiger Skelettmuskel, der bewusst gesteuert werden kann.

Als Musculus detrusor vesicae wird die aus drei Schichten bestehende Muskelschicht der Blasenwand bezeichnet, die bei Kontraktion die Blasenentleerung unterstützt.

Die zunehmende Füllung der Blase wird durch Dehnungssensoren wahrgenommen. Dies löst in parasympathischen unwillkürlichen Zentren des sakralen Rückenmarks einen Reflex aus, den so genannten Miktionsreflex. Dieser löst die Kontraktion des Musculus detrusor vesicae und eine Entspannung des inneren Schließmuskels aus. Nun muss noch die bewusste Entspannung des äußeren Schließmuskels erfolgen, dann beginnt das Harnlassen. (Diese bewusste Kontrolle des äußeren Schließmuskels kann bei sehr starker Füllung der Blase durch vom Nervus pudendus stammende hemmende Impulse außer Kraft gesetzt werden.)

Antwort 635
Die Antwort E) ist richtig.
Bauchhaut- und Bauchdeckenreflex werden fälschlich oft als dasselbe angesehen. Deshalb ist diese Frage nicht sonderlich glücklich gestellt und schwer zu beantworten. Die Antwort E) soll richtig gewesen sein …
Vgl. zur Unterscheidung von Bauchhaut- und Bauchdeckenreflex Antwort zu Frage **231** (unter Punkt E).

Antwort 636
Die Antwort C) ist richtig.
Definitionen:

- Gastroösophagealer Reflux: Rückfluss von Mageninhalt in die Speiseröhre durch Versagen des Verschlussmechanismus des unteren Ösophagussphinkters.
- Physiologischer Reflux: seltener Rückfluss von Mageninhalt in die Speiseröhre beim Gesunden, z. B. nach fettreicher Nahrung, Wein, Süßigkeiten u.a.
- Refluxkrankheit: gehäufter Reflux mit Beschwerden.
- Refluxösophagitis: Refluxkrankheit mit makroskopisch erkennbaren Epitheldefekten oder histologisch nachweisbaren entzündlichen Veränderungen der Speiseröhrenschleimhaut.

Vorkommen:

- 10 % der Bevölkerung haben gelegentlich Beschwerden einer Refluxkrankheit,
- 10 % der Refluxkranken entwickeln eine Refluxösophagitis,
- 10 % der Patienten mit Refluxösophagitis entwickeln ein Barrett-Syndrom (Zylinderzellmetaplasie),
- 10 % der Patienten mit Barrett-Syndrom entwickeln ein Karzinom.

Ätiologie:

- Primär (häufigere Form): gestörter Mechanismus des unteren Speiseröhrenverschlusses unbekannter Ursache mit Rückfluss aggressiven Magensaftes in die Speiseröhre.
- Sekundär (bekannte Ursachen): z. B. Schwangerschaft, nach operativer Behandlung einer Achalasie, bei Magenausgangsverengung, Sklerodermie, Hiatushernie u.a.

Klinik:

- Sodbrennen = brennende Schmerzen hinter dem Brustbein (Differenzialdiagnose: KHK),
- Luftaufstoßen (mit salzigem oder seifigem Nachgeschmack),
- Schluckbeschwerden,
- Heraufwürgen (Regurgitation) von Nahrungsresten,
- Brennen und Schmerzen im Oberbauch,
- Übelkeit, Erbrechen,
- typischerweise verstärken sich die Beschwerden in Rückenlage, beim Bücken, Pressen, durch bestimmte Nahrungsmittel, Arzneimittel, Anstrengung und Stress.
- Komplikationen: Speiseröhrengeschwür, Blutung (selten), nächtliches Eindringen von Mageninhalt („Aspiration“) mit rezidivierendem Husten, evtl. Heiserkeit (Laryngitis), evtl. Auslösen oder Verstärken eines Asthma bronchiale, Stenosierung der Speiseröhre, Epithelumwandlung in der Speiseröhre (sog. Barrett-

Syndrom: Gefahr der Entartung, endoskopische Kontrollen).

Diagnose

Anamnese, Klinik, Endoskopie (Spiegelung) mit Biopsie u.a.

Therapie

Konservativ:

- Allgemeinmaßnahmen: Gewichtsnormalisierung, kleine fettarme Mahlzeiten, keine Mahlzeiten am späten Abend, auslösende Nahrungs- und Genussmittel meiden (süße Speisen, Zigaretten, Alkoholika u.a.), nach dem Essen nicht sofort hinlegen, Kopfende im Bett hochstellen.
- Medikamente: Medikamente zur Säureunterdrückung (Protonenpumpenblocker, H_2-Blocker), Medikamente, die die Motorik steigern, Medikamente zur Säureneutralisation (Antazida) u.a.

Chirurgie:

Bei Komplikationen (Geschwüre, Verengungen, Blutungen) und nach Versagen der konservativen Therapie (Operationsverfahren: Fundoplicatio).

Zu 5: Therapeutisch werden bei der Refluxkrankheit Medikamente eingesetzt, die den Druck (Muskeltonus) und die Peristaltik im unteren Ösophagus erhöhen.

Antwort 637

Die Antwort B) ist richtig.

Zu A: Der Gehirnstoffwechsel benötigt als Energielieferant vorrangig Glukose.

Zu C: Die Blutversorgung des Gehirns wird durch 4 Arterien, nämlich zwei Arteriae vertebrales und zwei Arteriae carotes („Halsschlagadern"), sichergestellt.

Zu D: Die beiden Arteriae carotes und die aus den beiden Arteriae vertebrales hervorgegangene Arteria basilaris sind durch eine an der Hirnbasis gelegene Gefäßverbindung, den Circulus arteriosus cerebri (Circulus arteriosus Willisii), ringförmig miteinander verbunden.

Antwort 638

Die Antwort B) ist richtig.

Zu A: Der Patellarsehnenreflex ist ein monosynaptischer Eigenreflex.

Zu C: Bei Hyperreflexie kann eine plötzliche einmalige Dehnung eines Muskels zu rhythmischen Kontraktionen führen und als erschöpflicher oder unerschöpflicher (kontinuierlicher) Klonus (Plural: Kloni) in Erscheinung treten. Kloni sind Ausdruck einer gesteigerten Eigenreflextätigkeit. Ein unerschöpflicher Klonus gilt als Pyramidenbahnzeichen (Schädigung des 1. motorischen Neurons). Typische Kloni:

- <u>Patellarklonus</u>: zur Reflexauslösung wird am liegenden Patienten die, zwischen Daumen und Zeigefinger gefasste, Kniescheibe (Patella) ruckartig nach distal geschoben. Ein evtl. vorhandener Klonus äußert sich durch selbständiges Hin- und Herbewegen der Patella.
- <u>Fußklonus</u>: zur Reflexauslösung wird bei leicht gebeugtem Knie der Fuß im Sprunggelenk ruckartig passiv dorsalflektiert („Fußspitzen werden Richtung Nase bewegt") und dort festgehalten. Es kommt zu sich wiederholenden Kontraktionen des M. soleus.

Zu D: Der Patellarsehnenreflex wird ausgelöst durch einen Schlag auf die Sehne des M. quadriceps femoris unterhalb der Kniescheibe; reflektorisch kommt es zu einer Streckung des Beines im Kniegelenk.

Zur Prüfung des Patellarsehnenreflexes liegt der Patient am besten auf dem Rücken oder er sitzt mit hängenden Beinen (z.B. auf einer Liege).

Zu E: Ein Ausbleiben des Patellarsehnenreflexes spricht für eine Schädigung in Rückenmarkshöhe (L2)L3/L4.

Antwort 639

Die Antwort A) ist richtig.

Das Mammakarzinom ist das häufigste Karzinom der Frau (über 20 % aller

Krebserkrankungen, jede 15. Frau!), Morbidität zunehmend.

Risikofaktoren:

- Vorangegangenes Mammakarzinom der anderen Brust,
- Brustkrebs bei der Mutter oder einer Schwester unter 40 Jahren,
- 5-10 % aller Fälle liegt eine genetische Prädisposition zugrunde.

Klinik

- Leitsymptom: derber, schmerzloser Knoten (wenig verschieblich, schlecht abgrenzbar),
- tastbare Lymphknoten (axillär und supraklavikulär),
- Malignitätszeichen:
  - Ungleiche Mammae, Asymmetrie beim Heben/Senken der Arme,
  - Einziehung der Haut oder der Mamille,
  - Apfelsinenhaut (Peau d´orange): Hautödem, Proliferation des Bindegewebes,
  - blutige oder seröse Sekretion aus der Mamille,
  - Ulzera und knotige Verhärtung der Haut (Panzerkrebs),
  - Hautrötung, ekzematöse Veränderungen der Mamille.

Lokalisation:

- Oberer äußerer Quadrant: 50 %,
- oberer innerer Quadrant: 15 %,
- unterer äußerer Quadrant: 10 %,
- unterer innerer Quadrant: 5 %,
- perimamillär: 20 %.

Metastasierung:

Die Metastasierung des Mammakarzinoms kann lymphogen, hämatogen oder per continuitatem (d. h. direkt vom Primärtumor ausgehend infiltriert der Tumor das angrenzende Gewebe) erfolgen.

- Die lymphogene Metastasierung erfolgt über die axillären, supra- und infraklavikulären parasternalen und zervikalen Lymphknoten.
- Die Thoraxwand, die Pleurahöhle und die Lunge können lymphogen oder per continuitatem befallen werden.
- Die Tendenz zur hämatogenen Metastasierung ist beim Mammakarzinom sehr hoch.

  Vorwiegend finden sich Metastasen:
  - im Knochensystem,
  - in der Lunge oder Pleura
  - im Hirn,
  - in den Ovarien.

Diagnose:

- Selbstuntersuchung (während oder kurz nach der Menstruation, wegen geringem Hormoneinfluss zu diesem Zeitpunkt),
- Inspektion, Brust-Palpation und Lymphknotenstatus,
- Triple-Diagnostik: Klinik + Mammographie + Punktionszytologie.

Therapie:

- Chirurgie: I.d.R. Brust erhaltendes Vorgehen; die modifiziert-radikale Mastektomie (Entfernung der Brust) bringt wohl keinen prognostischen Vorteil;
- Strahlentherapie: nach Brust erhaltender OP wird das Tumorbett (Brust) bestrahlt.
- Systemische Therapie: Chemo- oder Hormontherapie.
- Brustaufbau: z.B. Silikonprothese.

Antwort 640

Die Antworten A) und D) sind richtig.

Zu A: Zu einem Harnverhalt kommt es, wenn die Blase nicht willentlich oder auch reflektorisch entleert werden kann, obwohl die Blase vollständig gefüllt ist. Der Betroffene verspürt zumeist den Drang zur Harnentleerung, kann aber die Blase nicht entleeren. Wenn die Blase maximal gefüllt ist, kann die Verschlusskraft des Blasenschließmuskels überwunden werden, als Folge davon kommt es zum so genannten Harnträufeln bzw. zu einer Überlaufinkontinenz. Die Harnverhaltung kann durch die überdehnte Blase mitunter starke Schmerzen verursachen. Eine akute Harnverhaltung (Ischurie) kann die Ursache einer Harnabflussbehinderung sein, bei der die Harnröhre verstopft oder stark verengt ist, z. B. durch Steine, durch eine Verletzung oder Tumore usw. Bei einem Bandscheibenvorfall, oder auch bei Multiple Sklerose (MS) kann durch eine Nervenschädigung eine akute Harnverhaltung auftreten. Die Symptome sind häufig ein schmerzhafter Harndrang ohne Blasenentleerung, Harnstauung und evtl. Anurie. Da es bei akuter Harnverhaltung durch den Harnstau zu Nierenschäden kommen kann, ist eine sofortige ärztliche Behandlung nötig, um die Ursache für den Harnverhalt zu klären.

Zu B: Als Harninkontinenz wird die gestörte Reservoirfunktion der Harnblase mit unwillkürlichem Harnabgang bezeichnet.

Formen:

- Stressinkontinenz (besser: Belastungsinkontinenz),
- Dranginkontinenz,
- Reflexinkontinenz,
- Überlaufinkontinenz,
- extraurethrale Harninkontinenz: Urinverlust aus anderen Öffnungen als der Urethra, z. B. bei Blasenfistel, Urogenitalfistel.

Eine Vielzahl von Ursachen können diese verschiedenen Formen der Inkontinenz bedingen:

- Stressinkontinenz (besser: Belastungsinkontinenz): Die Stressinkontinenz ist bei Frauen oft Folge mehrfacher Spontangeburten, die zu einer Überdehnung und Erschlaffung von Haltebändern und Beckenboden führen. Daraus resultiert eine Senkung (Descensus) der Organe des kleinen Beckens. Beim Mann dagegen ist diese Form der Inkontinenz meist Folge einer traumatischen Schädigung des äußeren Blasenschließmuskels durch Operationen oder Unfälle.
- Dranginkontinenz: Die Dranginkontinenz kann Folge von Entzündungen der unteren Harnwege (Harnblase, Harnröhre), von obstruktiven (einengenden) Veränderungen wie z.B. Harnröhrenstrikturen, gut- bzw. bösartigen Prostata-Vergrößerungen oder auch von neurologischen Störungen wie z.B. Demenzerkrankungen sein.
- Reflexinkontinenz: Die Reflexinkontinenz entsteht durch eine Störung oder Zerstörung der vom Gehirn ausgehenden Hemmungsbahnen und damit zu einem Überwiegen der Aktivitätsimpulse des Reflexbogens zwischen Harnblase und Blasenzentrum im Kreuzteil des Rückenmarks (S2 - 4). Diese führen zu reflexartigen Detrusor-Kontraktionen mit Harnabgang.
  Ein solcher Zustand kann nach einer Querschnittslähmung eintreten. Degenerative zentralnervöse Veränderungen, etwa bei Demenzkranken können den gleichen Effekt zeigen.
- Überlaufinkontinenz: Die Überlaufinkontinenz entsteht durch eine ständig übervolle Harnblase infolge von Abflussstörungen. Da der Binnendruck schließlich den obstruktiven Verschlussdruck übertrifft kommt es zum ständigen Harnträufeln. Ursache der Überlaufinkontinenz ist meist die gutartige Prostatavergrößerung, seltener hochgradige Verengungen (Strikturen) der Harnröhre. Aber auch neurologische Erkrankungen mit einer Erschlaffung des Musculus detrusor, wie sie z.B. im Rahmen einer Polyneuropathie bei chronisch schlecht eingestelltem Diabetes mellitus auftreten kann, können zur "Überlaufblase" führen.

Zu C: Nach ungestörtem, nicht vorzeitig abgebrochenem Harnlassen verbleiben normalerweise nicht mehr als fünf bis zehn Milliliter Harn in der Blase.

Zu E: Störungen beim Wasserlassen (Miktion) und der Harnausscheidung (Diurese):

- Pollakisurie: häufiger Harndrang, geringe Harnmenge („Träufeln", z. B. bei Blasenentzündung oder Prostatahyperplasie),
- Polyurie: > 2000 ml Harn pro Tag,
- Oligurie: < 500 ml Harn pro Tag,
- Anurie: < 100 ml Harn pro Tag,
- Algurie: schmerzhaftes Wasserlassen bei Blasen- und Harnleiterentzündung,
- Dysurie: erschwertes Wasserlassen, schwacher Harnstrahl bei Blasenentleerungsstörungen (z. B. Prostatahyperplasie).

Antwort 641
Die Antwort C) ist richtig.
Bei Vitamin-B12-Mangel kommt es zur Hunter-Glossitis: Rotfärbung der Zunge infolge Atrophie der Zungenpapillen, verbunden mit Empfindungsstörungen (Parästhesien) und Zungenbrennen.

Antwort 642
Die Antwort A) ist richtig.
Bei Folsäuremangel während der Schwangerschaft besteht für das werdende Kind ein erhöhtes Risiko für eine Spina bifida (Neuralrohrdefekt: eine angeborene Spaltbildung im hinteren Teil der Wirbelsäule).
Etwa 800 Kinder kommen in der Bundesrepublik Deutschland jährlich mit einem Neuralrohrdefekt zur Welt. Zirka jedes tausendste Baby ist betroffen.
Ein Mangel an Folsäure führt zu vermindertem Abbau des Eiweißstoffes Homocystein. Ein erhöhter Homocysteinspiegel im Serum ist eine Risikofaktor für die Entstehung einer Arteriosklerose.
Folsäure ist enthalten in Leber, Vollkornprodukten, grünem Blattgemüse wie z. B. Spinat, Brokkoli, Karotten, Spargel, Rosenkohl, Tomaten, Eigelb und Nüssen. Auch in Obst, Fisch und Fleisch finden sich geringe Mengen davon.

Antwort 643
Die Antwort C) ist richtig.
Zu A: Bei Mundwinkelrhagaden (auch: Cheilitis angularis, Angulus infectiosus) Faulecke oder Perlèche bezeichnet werden - handelt es sich um eine schmerzhafte, häufig schlecht heilende entzündliche Veränderung der Mundwinkel, die durch Einrisse (Fissuren) und oberflächliche Gewebedefekte (Erosionen) charakterisiert ist und mit Geschwüren (Ulzera) oder Krustenbildung einhergehen kann.
Ursachen für Mundwinkelrhagaden:

- Infektionen durch Kokken, Candida albicans oder Herpesviren, Treponemen (als Verursacher der Syphilis (Treponema pallidum)), HIV,
- Stoffwechselstörung (Diabetes mellitus),
- Mangelerkrankungen: Eisen-, Riboflavin- und Vitamin-A-Mangel,
- eine vermehrte Zufuhr von Vitamin A,
- Allergien, Neurodermitis, seborrhoisches Ekzem,
- Leberzirrhose,
- Autoimmunerkrankungen.

Zu B: Normalerweise findet sich kein konjugiertes Bilirubin im Serum oder Urin, da das konjugierte Bilirubin physiologisch über die Gallenwege ausgeschieden wird.
Kommt es bei Erkrankungen der Leber oder Abflussstörungen im Gallensystem zu einem pathologischen Anstieg des konjugierten (= direkten), wasserlöslichen Bilirubins im Serum, wird Bilirubin im Harn ausgeschieden. Der Urin hat dann eine bierbraune Farbe.
(Hinweis auf konjugiertes Bilirubin im Harn kann auch die "Schüttelschaumprobe" liefern: Entsteht beim Schütteln des braunen Harns gelbbrauner Schaum, spricht das für Bilirubin als Ursache. Entsteht weißer Schaum spricht dies gegen Bilirubin.)

Antwort 644
Die Antwort D) ist richtig.
Zu 2: Die Milz spielt eine Rolle bei der immunologischen Prägung von Lymphozyten und Leukozyten und die antigeninduzierte Differenzierung und Proliferation von B- und T-Lymphozyten. Bei Milzentfernung kann es zu verminderter Antikörperbildung kommen.
Zu 4: Die Gefahr von Thrombosen und Embolien ist nach Splenektomie erhöht. Nach der Entfernung der Milz kann es zu einer überschießenden Bildung von Blutzellen (vor allem Thrombozyten) kommen, da das Organ nicht mehr zum Abbau der Zellen zur Verfügung steht („Die Milz ist der Friedhof der Blutzellen").
Zu 5: Nach Splenektomie fehlt dem Körper ein wichtiges Organ der Immunabwehr und es kann zu schwersten bakteriellen Infektionen mit Sepsis kommen: OPSI = overwhelming postplenectomy infection, Letalität ca. 50 %.
Nach Splenektomie wird deshalb prophylaktisch geimpft (gegen Pneumokokken und Haemophilus influenzae) und die Patienten nehmen oft für mehrere Jahre prophylaktisch Antibiotika.

Antwort 645
Die Antwort D) ist richtig.
Als Vitamin K wird eine Gruppe fettlöslicher Vitamine bezeichnet. Das Vitamin K_1 (alpha-Phyllochinon), das in grünen Pflanzen vorkommt und Vitamin K_2 (Menachinon), das von Bakterien synthetisiert wird. Vitamin K ist für die Bildung (Synthese) von Gerinnungsfaktoren in der Leber von Bedeutung.
Vitamin K fördert also die Blutgerinnung. Durch Vitamin-K-Mangel verursachte Gerinnungsstörungen (Koagulopathien) beruhen auf einer gestörten Synthese der Faktoren des Prothrombin-Komplexes (Faktoren II, VII, IX, X) sowie der Proteine C und S.
Vitamin K ist in der Nahrung enthalten und wird von außerdem (etwa zur Hälfte) von Darmbakterien produziert. Bei Störungen der Darmflora (z.B. durch Antibiotika) kann es deshalb zu Vitamin-K-Mangel) kommen.
Vitamin K kommt natürlich vor und wird von Pflanzen und einigen Mikroorganismen synthetisiert. Es kommt in grünem Gemüse (Rosenkohl, Grünkohl, Grüne Tomaten, Spinat, Broccoli, Möhrengrün) und Kartoffeln, Hagebutten, Salat, Sojabohnen, grüner Tee, in Milch und Milchprodukten und Muskelfleisch vor.
Der mit der Nahrung zugeführte Bedarf wird im proximalen Jejunum resorbiert. Nur mit der Hilfe von Gallensäure kann Vitamin K resorbiert werden. Die Resorption wird durch die gleichzeitige Aufnahme von Fetten gesteigert. Leber- und chronische Magen- und Darmerkrankungen fördern einen Vitamin-K-Mangel.

Antwort 646
Die Antworten A) und D) sind richtig.
Zu A: Eine Phimose ist eine Verengung der Vorhaut. Infolge einer Verklebung zwischen Glans penis und Preputium penis ist eine Phimose bis zum 3. Lebensjahr physiologisch. Die Verklebung löst sich jedoch im Normalfall bis zur Pubertät vollständig.
Zu B: Die Phimose (mit chronischer Entzündung der Eichel = Balanitis) und Retention von Smegma (weißlich gelbe, talgige Absonderung der Eichel- und Vorhautdrüsen) steht im Verdacht, die Entwicklung von Peniskarzinomen zu begünstigen.
Zu C: Testosteron wird in den Leydig-Zwischenzellen des Hodens (in geringer Menge auch in der Nebennierenrinde und im Ovar) gebildet. Die Spermien entstehen im keimbildenden Epithel der Hodenkanälchen.
Zu D: Liegt der Hoden bei Geburt nicht im Hodensack, so spricht man von Maldescensus testis (Hodendystopie, Kryptorchismus). Durch erhöhten Druck und erhöhte Temperatur kommt es innerhalb der ersten zwei Lebensjahre zu irreversiblen Spermatogonienschwund, der später zur Infertilität (Unfruchtbarkeit) führt.

Zusätzlich besteht für den Hoden ein deutlich erhöhtes Risiko maligner Entartung
Zu E: Die Hodentorsion kommt in jedem Alter vor, auch schon intrauterin und beim Neugeborenen und auch doppelseitig. Altersgipfel sind das 1. Lebensjahr und die Pubertät.

Antwort 647
Die Antworten B) und C) sind richtig.
Vgl. zur Klinik der Appendizitis Antwort auf Frage **82**.
Zu A, D und E: Im typischen Fall einer akuten Appendizitis sind die Schmerzen im rechten Unterbauch, die Temperaturdifferenz axillär-rektal ist um 1°C und es besteht eine Leukozytose.

Antwort 648
Die Antwort A) ist richtig.
Die Rotatorenmanschette bildet das haubenförmige muskuläre Dach des eigentlichen Schultergelenks (Articulatio humeri) und. wird von den vier vom Schulterblatt zum Tuberculum majus bzw. minus des Oberarmknochens ziehenden Muskeln,

- M. supraspinatus,
- M. infraspinatus,
- M. subscapularis und
- M. teres minor

gebildet.

Antwort 649
Die Antwort D) ist richtig.
Das Horner-Syndrom (Horner-Trias) ist gekennzeichnet durch

- Miosis (Lähmung des M. dilatator pupillae führt zur Engstellung der Pupille),
- Ptosis (Lähmung des M. tarsalis superior führt zu einem hängenden Oberlid),
- Enophthalmus (Zurücksinken des Augapfels in die Augenhöhle).

Antwort 650
Die Antwort D) ist richtig.
Klinik des Down-Syndroms:

- geistige Behinderung,
- Minderwuchs,
- Brachyzephalie (kurzer Kopf),
- Mikrozephalie (kleiner Kopf),
- lateral-kranial ansteigende Lidachsen,
- Epikanthus (sichelförmige Hautfalte am inneren Randwinkel des Auges, die das Auge schlitz- oder mandelförmig erscheinen lässt),
- Hypotelorismus (kleiner Augenabstand),
- breite Nasenwurzel,
- tief sitzende Ohren,
- meist offener Mund mit vermehrter Speichelsekretion und großer, (quer-)gefurchter Zunge,
- Muskelhypotonie (verminderte Muskelspannung),
- Vierfingerfurche in den Handflächen (in ca. 60 %),
- Einwärtskrümmung (Klinodaktylie) der Endglieder des 5. Fingers,
- Fußdeformitäten (sog. Sandalenlücke), Unterentwicklung der Kiefer u. Zähne,
- Herzfehler in 40-60 % der Fälle (meist Atrioventrikularkanal),
- Leukämien (mit zunehmendem Alter überdurchschnittlich häufig)
- u.a.

Antwort 651
Die Antwort A) ist richtig.
Adipositas ist überdurchschnittlich häufig verknüpft mit Diabetes mellitus, Bluthochdruck, Hypertriglyzeridämie („Tödliches Quartett), HDL-Cholesterin-Verminderung und Gicht.

Antwort 652
Die Antwort D) ist richtig.
Es gibt 3 Gruppen von Läusen, die den Menschen befallen: Kopflaus (Pediculus capitis), Kleiderlaus (Pediculus humanus) und Filzlaus (Phthirus pubis):

- Die Kopflaus hält sich im Kopfhaar auf, vor allem am Hinterkopf und hier wieder vorzugsweise im Ohrbereich. Die Nissen (= Eier) kleben an den Haaren (oft sind die Nissen zuerst zu entdecken).
- Die Kleiderlaus hält sich vornehmlich in Betten auf, die jeden Tag belegt sind. Die Nissen finden sich in den Säumen und Falten der Unterwäsche.
- Die Filzlaus findet sich vornehmlich im Bereich der Schamhaare.

Zu A: Der Klebstoff, mit dem die Nissen am Haar befestigt sind, ist nicht wasserlöslich. Deshalb sind die Nissen durch einfache Haarwäsche nicht zu entfernen.

Zu B: Läuse entwickeln sich aus den Eiern (Nissen) in 1-2 Wochen.

Zu E: Kopfläuse sind im Einzelfall nicht meldepflichtig und es besteht auch kein Behandlungsverbot für Heilpraktiker.

Nach einer gängigen Rechtsauffassung besteht bei „Verlausung" kein Behandlungsverbot für Heilpraktiker. Zwar wird im § 34 des Infektionsschutzgesetzes die „Verlausung" genannt, sie ist jedoch nicht in der Liste der Krankheiten aufgeführt. „Verlausung" wird somit nicht als Krankheit definiert, sondern - eher allgemein - als Befall mit Parasiten. § 24 des Infektionsschutzgesetzes verbietet dem Heilpraktiker jedoch nur die Behandlung von Patienten, die an *„einer übertragbaren Krankheit erkrankt oder dessen verdächtig sind"*, fordert für das Behandlungsverbot also eine definierte Krankheit.

Antwort 653

Die Antworten A) und B) sind richtig.

Ein Ileus ist ein inkompletter oder kompletter Stopp der Darmpassage infolge eines mechanischen Verschlusses (mechanischer Ileus) oder aufgrund einer funktionellen Störung der Dynamik, einer Darmlähmung (paralytischer Ileus).

Stuhl- und Windverhalt gehören zur Definition des Ileus. Krampfartige Bauchschmerzen sind typisch für die mechanische Form des Ileus. Bei beiden Formen kommt es durch Rückstau von Nahrungsbrei und Stuhl zum Erbrechen. Zunächst wird Mageninhalt, Galle usw. erbrochen, später Stuhl („Miserere").

Zu C: Ein mechanischer Ileus ist ein Notfall („Akutes Abdomen"; Notarztindikation). Therapie:

- Konservativ: intensivmedizinisch zur Operationsvorbereitung,
- chirurgisch: „Über einem (Dünndarm)Ileus darf die Sonne weder aufnoch untergehen"! Vor allem ein Dünndarmileus ist ein absoluter Notfall (Letalität 10-12 %) und bedarf sofortiger Operation.

Zu D: Die normale Stuhlfrequenz variiert stark. Normal sind Stuhlfrequenzen von 3x pro Woche bis 3x pro Tag!

Zu E: Einige Ursachen für Obstipation:

- Chronische Verstopfung als funktionelle Störung (5-10 % der Bevölkerung, 20-30 % der über 60-Jährigen). Ursachen sind faserarme Kost, mangelnde Flüssigkeitsaufnahme, mangelnde Bewegung, Unterdrückung des Defäkationsreizes, chronischer Missbrauch von Abführmitteln.
- Verstopfung bei Reizdarmsyndrom,
- vorübergehende Verstopfung bei Bettlägerigkeit, Ernährungsumstellung (auf Reisen), fieberhaften Erkrankungen,
- Verstopfung bei organischen Darmerkrankungen:
- Verschluss oder Verengung: Adenom (Polyp), Karzinom, verengende Divertikulitis, Hernie (Bauchwandbruch), Verwachsungen, Fremdkörper,
- entzündliche Darmerkrankungen: Divertikulitis, M. Crohn,
- Analerkrankungen: Einriss (= Fissur), Abszess, Hämorrhoiden.
- Neurogene Störungen: z. B. diabetische Neuropathie, M. Parkinson, Multiple Sklerose,
- endokrine Ursachen: Hypothyreose, Schwangerschaft,
- Elektrolytstörungen: Hypokaliämie (oft Missbrauch von Abführmitteln!), Hyperkalzämie,
- Medikamente: Antidepressiva, Opiate.

Antwort 654
Die Antwort A) ist richtig.
Vgl. zum Body-mass-Index Antwort zu Frage **193** (unter Punkt 3).

Antwort 655
Die Antwort C) ist richtig.
Die Sphärozytose (Kugelzellanämie) ist die häufigste angeborene vererbte (hereditäre) hämolytische Anämie. Durch die typische Kugelform werden die Erythrozyten in der Milz früh abgebaut und haben eine verkürzte Lebenszeit (Hämolyse). Es kommt zu einem vermehrten Abbau von Hämoglobin. Dies führt zu einem Anstieg von indirektem, unkonjugiertem, nicht wasserlöslichem Bilirubin.
Klinik:

- Anämie u./o. Ikterus als Kind, Splenomegalie (große Milz), positive Familienanamnese,
- hämolytische Krisen mit Ikterus, Fieber, Oberbauchschmerzen,
- gehäuft Bilirubingallensteine,
- Komplikation: evtl. lebensbedrohliche aplastische Krisen (z. B. durch Virusinfektion).

Zu A: Ferritin ist eine wichtige Speicher- und Transportform des Eisens im Organismus. Bei Eisenmangel sind die Eisenspeicher leer, der Ferritinwert ist erniedrigt.
Zu B: Bei megaloblastärer Anämie kommt es zur Bildung von hyperchromen (vermehrt mit Hämoglobin beladenen) makrozytären (großzelligen) Erythrozyten.
Zu D: Transferrin ist ein in der Leber gebildetes Glykoprotein, das im Serum freies Eisen transportiert (Transportform des Eisens). Bei Eisenmangel steigt der Transferrinwert an.
Zu E: Ursache der renalen (nierenbedingten) Anämie ist die Verminderung des in den Nieren gebildeten Hormons Erythropoetin (EPO). Die Ausschüttung dieses Hormons beschleunigt die Bildung der roten Blutkörperchen. Bei Mangel an Erythropoetin kommt es zu einer verminderten Blutbildung und damit auch zu einer Verminderung der Erythrozyten-Frühformen, der Retikulozyten.

Antwort 656
Die Antwort C) ist richtig.
Zu A: Bei hochgradiger Aortenklappenstenose kommt es zu einem systolischen Geräusch vor allem im 2. Zwischenrippenraum rechts neben dem Brustbein (2. ICR rechts, parasternal).
Ein systolisch-diastolisches Maschinengeräusch ist das typische auskultatorische Phänomen eines offenen Ductus arteriosus Botalli (PDA).
Zu B: Da die Milz auf der linken Seite liegt, sollte man den Patienten bei der Untersuchung auf die rechte Seite legen.
Zu D: Die Palpation der Schilddrüse erfolgt von hinten. Dabei sind die beiden Daumen im Nacken und die übrigen Finger palpieren mit den Fingerspitzen vorne am Hals die Schilddrüsenlappen.
Zu E: Beim Lungenemphysem ist das Atemgeräusch über den Lungen abgeschwächt.

Antwort 657
Die Antwort C) ist richtig.
Klinik der primären Nebennierenrindeninsuffizienz (Morbus Addison):
Anfänglich kann jegliche Symptomatik fehlen. Dann:

- Schwäche und rasche Ermüdbarkeit,
- Hyperpigmentierung von Haut- und Schleimhäuten,
- Gewichtsverlust und Wassermangel (Dehydratation durch Mangel an Aldosteron),
- arterielle Hypotonie (niedriger arterieller Blutdruck),
- evtl. Abdominalschmerzen, Übelkeit, Erbrechen,
- Verlust der Sekundärbehaarung bei Frauen (durch Androgenmangel),
- gestörter Mineralhaushalt mit Hyperkaliämie und Hyponatriämie (Aldosteronmangel), Hyperkalzämie.

Antwort 658

Die Antwort B) ist richtig.

Das Melanom ist ein hochgradig bösartiger Tumor, der von den melaninbildenden Zellen (Melanozyten) ausgeht. Da die Melanozyten nicht im Zellverband wachsen, sondern sich nach der Zellteilung in Einzelzellen trennen, metastasiert das Melanom sehr frühzeitig auf dem Lymph- und Blutweg in alle Organsysteme.

Klinik:

- Maligne Melanome können aus gesunder Haut entstehen, entwickeln sich jedoch häufig aus Muttermalen („Nävuszellnävi"): Verdächtig sind alle Hautareale, die jucken, bluten, tumorös wachsen oder sich anderweitig verändern. Meist haben sie keine glatte Oberfläche und sind unscharf abgegrenzt.
- variables Aussehen durch sekundäre Veränderungen wie: Erosion, geschwüriger Zerfall (Ulzeration), Naevi mit verschiedener Pigmentierung, unscharfe Abgrenzung, oder rötlichem Rand.
- Farbe, Form und Größe der Hauttumoren können völlig unterschiedlich sein.
- Bevorzugter Sitz: Bereich des Rückens, der Brust und der Extremitäten; bei LMM (Lentigo maligna Melanomen) im Gesicht, an Hals, Armen und Unterschenkeln.
- Sonderform des amelanotischen malignen Melanoms: vollkommen pigmentfreie Tumoren, bevorzugt an den Extremitäten (auch die Metastasen sind pigmentfrei)

Antwort 659

Die Antwort C) ist richtig.

Zusammenfassend ist das Krankheitsbild ADHS gekennzeichnet durch seit der Kindheit bestehende erhebliche Störungen der Konzentration und Daueraufmerksamkeit, durch erhebliche Störungen der Impulskontrolle und der emotionalen Regulation sowie (fakultativ) durch motorische Hyperaktivität bzw. Unruhe.

Vgl. zum Krankheitsbild ADHS auch Antwort zu Frage **525**.

Antwort 660

Die Antwort B) ist richtig.

Bei Morbus Parkinson ist der Muskeltonus verstärkt („Rigor") und der Antrieb vermindert und verlangsamt.

Vgl. zum Krankheitsbild des Morbus Parkinson Antwort zu Frage **506**.

Antwort 661

Die Antworten A) und C) sind richtig.

Cholesterin (auch Cholesterol) ist ein nur im Tierreich vorkommendes, lebensnotwendiges Lipid. Es ist Hauptbestandteil der Plasmamembran, wo es deren Stabilität erhöht und, zusammen mit Proteinen in der Zellmembran, an der Ein- und Ausschleusung von Signalstoffen beteiligt ist.

Beim Menschen wird Cholesterin zum Großteil (90 %) im Körper selbst hergestellt (synthetisiert), beim Erwachsenen in einer Menge von 1 bis 2 g/Tag, und nur zu einem kleineren Teil mit der Nahrung aufgenommen. Außer in Leber und Darm kann die Cholesterinbiosynthese mit wenigen Ausnahmen in fast allen Zellen des Körpers ablaufen.

Da Cholesterin in Wasser unlöslich ist, erfolgt der Transport im Blutplasma zusammen mit anderen fettliebenden (lipophilen) Substanzen wie Phospholipiden, Triglyzeriden oder Fettsäuren, mit Hilfe von Transportvehikeln, den Lipoproteinen.

Das über die Nahrung zugeführte Cholesterin sowie Triglyzeride werden nach der Resorption aus dem Darm von den Chylomikronen aufgenommen und von dort in die Gewebe transportiert. Lipoproteine verschiedener Dichte (VLDL, IDL und LDL) transportieren selbst hergestelltes und aufgenommenes Cholesterin von der Leber zu den Geweben. HDL nehmen Cholesterin aus den Geweben auf und bringen es zur Leber zurück. Das Choles-

terin in den Lipoproteinen ist überwiegend mit Fettsäuren verestert.
Die Höhe des Cholesterinspiegels hängt vor allem von der körpereigenen Produktion ab und erst in zweiter Linie von der Zufuhr über die Nahrung. Daneben gibt es eine Vielzahl genetisch bedingter Hypercholesterinämien. Auch als Folge anderer Erkrankungen kann der Cholesterinspiegel erhöht sein (z. B. Hypothyreose, Niereninsuffizienz, Metabolisches Syndrom).
Cholesterin ist außerdem Vorstufe der Gallensäuren und Steroidhormone wie z.B. Aldosteron, Kortison, Testosteron und Östradiol sowie Vitamin D.
Cholesterin wird über die Leber ausgeschieden, indem es in Form von Gallensäuren über die Gallenwege in den Darm sezerniert wird.

Antwort 662
Die Antwort D) ist richtig.
Die diabetische Mikro- und Makroangiopathie ist eine der Hauptsursachen für arterielle Durchblutungsstörungen in den Beinen und damit für die Entwicklung einer peripheren arteriellen Verschlusskrankheit mit Ulcus cruris arteriosum).
Zu A: Arteriell bedingte Ulzera finden sich häufig an Druckstellen (Fersen, Zehen).
Zu B: Venös bedingte Ulzera finden sich meist über dem Innenknöchel.
Zu C: Bei arteriellen Ulzera, die mit ischämischem Ruheschmerz der Muskulatur bzw. Nekrose einhergehen, ist Bewegungstherapie kontraindiziert (Stadien II und IV nach Fontaine-Ratschow).
Bei venösen Ulzera ist eine Kompressionstherapie mit Kurzzug-Kompressionsbinden bzw. –strümpfen indiziert, die mit Bewegungstherapie und Lymphdrainage zur Förderung der Durchblutung kombiniert werden.
Merke: Keine Kompression bei arteriellen Ulzera.
Zu E: Bei arteriellen Ulzera ist die Durchblutung des Beins vermindert, das Bein (der Fuß) ist blass und kalt.

Antwort 663
Die Antworten B) und D) sind richtig.
Zu B: Vgl. zum Krankheitsbild der Oxyuriasis Antwort zu Frage **234**).
Einige weitere Ursachen für Afterjucken (Pruritus ani):

- Hämorrhoiden,
- Analekzem,
- Pilzinfektion,
- Analprolaps,
- Anitis,
- Proktitis,
- Nahrungsmittelallergie,
- Enterobiasis,
- Kontaktallergie (Waschmittel, Toilettenpapier),
- psychogene Erkrankungen.

ANTWORTEN MC 12

Antwort 664
Die Antworten B) und E) sind richtig.
Bei der Kurzsichtigkeit liegt der Brennpunkt für parallel einfallende Strahlen vor der Netzhaut. Der Augapfel ist im Verhältnis zur Brechkraft seines dioptrischen Apparates zu lang. Das scharfe Bild liegt vor der Netzhautebene.
Vgl. Antwort zu Frage **37**.

Antwort 665
Die Antwort C) ist richtig.
Zur Klinik der Multiplen Sklerose (auch Encephalomyelitis disseminata = ED):
Der Entzündungsprozess, der in den meisten Fällen typischerweise schubförmig verläuft, kann an vielen Stellen im ZNS lokalisiert sein, sodass grundsätzlich alle zentralnervösen Störungen auftreten können. Es gibt keinen einzelnen klinischen Untersuchungsbefund, der eine Multiple Sklerose eindeutig bestätigen oder ausschließen könnte.
Typisch Frühsymptome:

- Allgemeiner Mattigkeit und Müdigkeit,
- Sehstörungen (z.B. einseitige Entzündung des Nervus opticus = Optikusneuritis oder Doppelbildersehen),
- Sensibilitätsstörungen,
- Harnentleerungsstörungen,
- belastungsabhängige Schwäche der Beine.

Weitere (Spät)Symptome:

- Spastische Lähmungen entwickeln sich langsam über Jahre im Verlauf der Erkrankung (z.B. als Hemiparese),
- Kleinhirnzeichen (s.u.), als Charcot-Trias wird bezeichnet; Intentionstremor (Zittern bei Willkürbewegungen), Nystagmus, skandierende Dysarthrie (unwillkürliche Lautstärkeschwankungen),
- Im Rahmen zunehmender Blasenentleerungsstörungen: Inkontinenz und rezidivierende Harnwegsinfekte.
- Hirnleistungsstörungen und psychische Veränderungen: Aufmerksamkeits- und Gedächtnisstörungen, Eu- und Dysphorie.
- Eine globale Demenz findet sich nur vereinzelt, meist in fortgeschrittenen Stadien einer Multiplen Sklerose.

Antwort 666
Die Antwort D) ist richtig,
Vgl. zum Alkoholdelir Antwort zu Frage **666**.

Antwort 667
Die Antwort C) ist richtig.
Der die Lungenembolie auslösende Blutpfropf (Thrombus) entsteht oftmals in den tiefen Bein- oder Beckenvenen und gelangt dann als Embolus über das rechte Herz in den Truncus pulmonalis und von dort in die Lunge.

Antwort 668
Die Antwort B) ist richtig.
Das Zwerchfell (Diaphragma) ist eine Muskel-Sehnen-Platte, welche die Brust- und die Bauchhöhle voneinander trennt. Es hat eine kuppelförmige Gestalt und ist der wichtigste Atemmuskel. Die Muskelkontraktion des Zwerchfells führt zu einer Einatmung (Inspiration). Das Zwerchfell leistet 60 bis 80 % der zur Inspiration benötigten Muskelarbeit.
Zu A: Das Zwerchfell wird durch den Nervus phrenicus innerviert. Dieser kommt aus dem 3.-5. Halssegment (C3-C5) des Rückenmarks und ist Teil des Halsgeflechts (Plexus cervicalis).
Zu C: Ein Lungenemphysem führt zu einem Zwerchfelltiefstand.
Zu D: Ein Aszites führt zu einem Zwerchfellhochstand.
Zu E: Ein gesunder Erwachsener kann mit einem Atemzug 3,3-5 Liter Luft einatmen (inspiratorische Vitalkapazität). Bei Leistungssportlern kann die inspiratorische Vitalkapazität bis auf 8 Liter ansteigen. Die

große Lunge führt dann zu einem Zwerchfelltiefstand.

Antwort 669

Die Antwort D) ist richtig.

Das Asthma bronchiale ist eine chronische, entzündliche Erkrankung der Atemwege. Bei Erkrankten führt die Entzündung zu anfallsweiser Luftnot infolge Verengung der Atemwege (Bronchialobstruktion, Diese Atemwegsverengung wird durch vermehrte Sekretion von Schleim, Spasmus der Bronchialmuskulatur und Bildung von Ödemen der Bronchialschleimhaut verursacht.

Eine Vielzahl von Reizen verursacht die Zunahme der Empfindlichkeit der Atemwege (bronchiale Hyperreaktivität) und die damit verbundene Entzündung.

Fünf Prozent der Erwachsenen und sieben bis zehn Prozent der Kinder leiden an Asthma bronchiale.

Zu A: Bei Asthmatiker ist vor allem die Ausatmung (Exspiration) behindert.

Zu C: Im lebensbedrohlichen Endstadium eines Asthmaanfalls, bei völliger Lungenüberblähung, kommt es zu einer „trügerischen Ruhe" über der Lunge, es sind dann kaum noch Lungengeräusche zu hören („silent chest").

Zu D: Beim Asthmatiker können bestimmte Medikamente – wie z.B. Acetylsalicylsäure – einen Asthmaanfall auslösen.

Zu E: Körperliche Aktivität und kalte Luft können (nicht nur bei Kindern) einen Asthmaanfall auslösen.

Antwort 670

Die Antwort E ist richtig.

Vgl. zur Differenzialdiagnose des Juckreizes auch Antwort auf Frage **353**.

Antwort 671

Die Antwort B) ist richtig.

Zu 1: Der Energiebedarf (= Grundumsatz plus Leistungsumsatz) ist abhängig von vielen unterschiedlichen Faktoren z. B. Geschlecht, Alter, Gewicht, Körpergröße, Muskelmasse, Wärmedämmung (durch Fett oder Kleidung), Gesundheitszustand (Fieber).

Zu 2: Ein Mann mit 70 kg Gewicht hat einen Grundumsatz von ca. 1700 kcal/24 Stunden. (Grundumsatz: Die Energiemenge, die der Körper pro Tag bei völliger Ruhe, bei einer Temperatur von 28 °C und Nüchtern zur Aufrechterhaltung seiner Funktion benötigt.

Der tatsächliche Energiebedarf (Summe aus dem Grund- und dem Leistungsumsatz) lässt sich abschätzen, indem man den errechneten Grundumsatz mit einem Aktivitätsfaktor multipliziert. Dieser beträgt zwischen 1,2 im Liegen oder Sitzen, zwischen 1,3 und 1,6 bei Büroarbeit und über 6 bei starker körperlicher Arbeit, z.B. in der Schwerindustrie oder beim Leistungssport. Bei Ausdauersport kann sich der Energieumsatz auf das 15-fache des Grundumsatzes erhöhen.

Zu 3: Der Mensch kann mehrfach ungesättigte Fettsäuren nicht biosynthetisieren. Mehrfach ungesättigte Fettsäuren sind daher für Tier und Mensch essentielle Nahrungsbestandteile und werden manchmal als Vitamin F bezeichnet.

Zu 4: Die ursprüngliche Meinung, ein erhöhter Gesamtcholesterinspiegel sei verantwortlich für ein erhöhtes Arterioskleroserisiko wurde in den letzten Jahren spezifiziert. Heute wird zwischen. HDL- und LDL-Cholesterin unterschieden: Ein hoher HDL-Cholesterinspiegel gilt als günstig, ein hoher LDL-Spiegel als weniger günstig.

Eine Erhöhung des HDL-Cholesterins geht also – im Gegensatz zu einer Erhöhung des LDL-Cholesterins - nicht mit einem erhöhten Arterioskleroserisiko einher. Entsprechend dieser Vorstellung wird HDL populärwissenschaftlich als "gutes" Cholesterin bezeichnet, LDL als "schlechtes" oder "böses" Cholesterin.

Zu 5: Das Ammoniak im menschlichen Körper stammt zum größten Teil aus dem Darm und entsteht dort bakteriell oder abakteriell aus dem Stickstoff beim Eiweißabbau.

Aus Ammoniak (NH_3) und Kohlendioxid (CO_2) entsteht dann in der Leber Harnstoff. Der Harnstoff wird zu 90 Prozent über die Nieren ausgeschieden, der Rest mit Schweiß und Darmsekreten. Harnstoff ist also ein Endprodukt des Eiweiß- und Aminosäurestoffwechsels.
Bei Leberfunktionsstörungen (Leberzirrhose mit portaler Hypertension und Umgehungskreisläufen u.Ä.) entgeht ein Teil des aus dem Darm resorbierten Ammoniaks der Entgiftung durch die Leber. Ammoniak gelangt so in die Blutbahn und wirkt dort als Nervengift. Es beeinträchtigt die Hirnfunktion bis zum Koma. Die entsprechende Krankheit wird als hepatische Enzephalopathie bezeichnet.

Antwort 672
Die Antwort B) ist richtig.
Als Impetigo contagiosa (Borkenflechte, Grindflechte, Blasengrind, feuchter Grind) wird eine häufige, sehr ansteckende, eitrige oberflächliche Infektion der Haut (Pyodermie) bezeichnet. Sie betrifft vorwiegend Kinder und wird in 80 % der Fälle von betahämolysierenden Streptokokken der Gruppe A (kleinblasige Form), in 20 % der Fälle von Staphylococcus aureus (großblasige Form) hervorgerufen.
Übertragungsweg:
Schmierinfektion (Infektionsquellen sind Nasen und Racheninfektionen bzw. Kontakt mit Infizierten).
Klinik:

- Eitrige Hautbläschen und Pusteln (Impetigopusteln, enthalten massenhaft Erreger), honig- oder goldgelbe Krusten (wenn die Bläschen platzen und abheilen), Beginn bevorzugt im Nasen-Mund-Bereich und an den Händen,
- Komplikation: allergische Streptokokkenzweiterkrankungen: Rheumatisches Fieber, postinfektiöse Glomerulonephritis.

Diagnose:
Anamnese, Klinik, bakteriologischer Erregernachweis aus Haut-, Nasen- und Rachenabstrich.

Therapie:
Anfangsstadien können lokal antibiotisch behandelt werden, fortgeschrittene Stadien und Rezidive bedürfen systemischer Antibiotikabehandlung. Die Sanierung der Infektionsquelle ist erforderlich.

Antwort 673
Die Antwort D) ist richtig.
Ursachen einer arteriellen Hypotonie:

- Primäre (essentielle) Hypotonie (häufigste Form):Bevorzugt junge Frauen, familiäre Häufung, begünstigt durch: körperliche Inaktivität, Stress.
- Sekundäre Hypotonien:
- Endokrin (Nebennierenrinden- oder Hypophysenvorderlappeninsuffizienz),
- kardiovaskulär (z. B. Aortenstenose, Herzinsuffizienz),
- infektiös-toxische (z. B. während Infektionskrankheiten),
- Immobilisation (lange Bettlägerigkeit, nach Operationen),
- Hypovolämie (Blutverlust, Kreislaufschock, Hyponatriämie, Exsikkose),
- medikamenteninduziert (Psychopharmaka, Antihypertonika, Diuretika u. a).

Zu 3: Eine Hyperthyreose führt zu einer Hypertonie mit einer großen Blutdruckamplitude (große Differenz zwischen systolischem und diastolischem Blutdruckwert).

Antwort 674
Die Antworten B) und C) sind richtig.
„Intraperitoneal" ist eine anatomische Lageangabe und bedeutet „in dem von Bauchfell (Peritoneum) überzogenen Raum gelegen".
Der Bauchraum wird von einer spiegelglatten Haut, dem Bauchfell oder Peritoneum ausgekleidet. Das Peritoneum wird in 2 seröse Häute unterteilt:

- Peritoneum parietale: kleidet die Innenwand des Bauchraums aus.
- Peritoneum viszerale: überzieht die Baucheingeweide.

Es ermöglicht den von ihm umgebenen Organen sich gegeneinander zu verschieben. Modellhaft lässt sich dieses System mit einem aufgeblasenen Luftballon vergleichen, in den ein Gegenstand vorgeschoben wird. Die äußere Luftballonhülle entspricht dem Peritoneum parietale und die Schicht, die den Gegenstand direkt umgibt, entspricht dem Peritoneum viszerale.

Von besonderer Bedeutung ist die Beziehung der Bauchorgane zum Peritoneum. Ist ein Organ z.B. vollständig vom Peritoneum viszerale umhüllt, spricht man von intraperitonealer Lage.

Je nach ihrer anatomischen Lage zum Peritoneum werden die Organe des Bauchraums und des kleinen Beckens unterschieden in

- Intraperitoneale Organe
  - Primär intraperitoneal
  - Sekundär intraperitoneal
- Retroperitoneale Organe
  - Primär retroperitoneal
  - Sekundär retroperitoneal
- Extraperitoneale Organe

Extraperitoneale Organe: Sie haben (und hatten auch während ihrer Entwicklung) keine Beziehung zum Bauchfell (In einigen Büchern werden die Begriffe primär retroperitoneal und extraperitoneal auch synonym verwendet):

- Prostata.

Intraperitonealen Organen:

Dazu zählen alle Organe, die durch ein Mesenterium an der Hinterwand der Bauchhöhle befestigt sind.

- Leber,
- Gallenblase,
- Milz,
- Magen,
- Anfangsteil des Duodenums (Pars superior duodeni),
- Jejunum, Ileum, Appendix, Colon transversum, Colon sigmoideum.

Auch Gebärmutter (Uterus) und die Eierstöcke (Ovarien) werden oft zu den intraperitoneal Organen gerechnet, da der Uterus in die Bauchhöhle hoch-, die Ovarien in diese vorgewachsen sind. Da diese Organe zunächst außerhalb der Bauchhöhle angelegt wurden, werden sie oft auch als sekundär intraperitoneal gelegene Organe bezeichnet.

Retroperitoneale Organe:

Diese Organe kommen in Kontakt mit dem Peritoneum, sind jedoch nicht von ihm umhüllt: Als primär retroperitoneale Organe gelten:

- Nieren,
- Nebennieren,
- Ureter,
- Harnblase,
- Aorta abdominalis,
- V. cava inferior,
- Ductus thoracicus,
- Grenzstrang - Sympathische Ganglien seitlich der Wirbelsäule.

Organe, die primär intraperitoneal angelegt wurden, dann in der weiteren embryonalen Entwicklung aber außerhalb des Peritoneums zu liegen kommen werden als "sekundär retroperitoneale" Organe bezeichnet.

- Duodenum (Pars descendens et ascendens) außer Pars superior et horizontalis (intraperitoneal),
- Pankreas,
- Colon ascendens,
- Colon descendens,
- Rektum (teilweise).

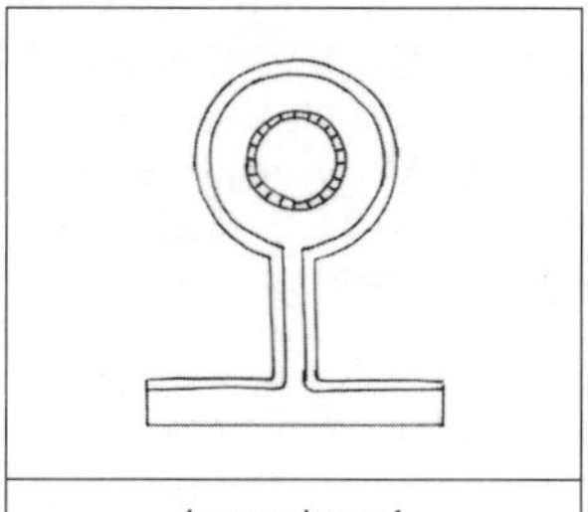

intraperitoneal

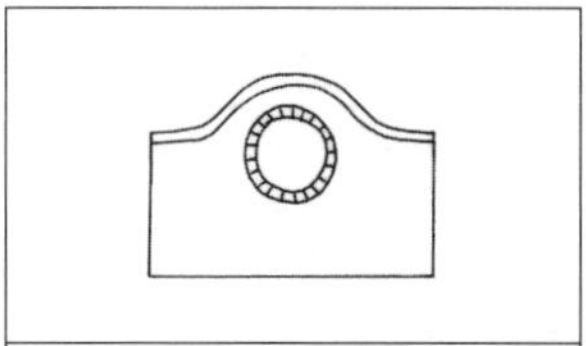

primär retroperitoneal (extraperitoneal)

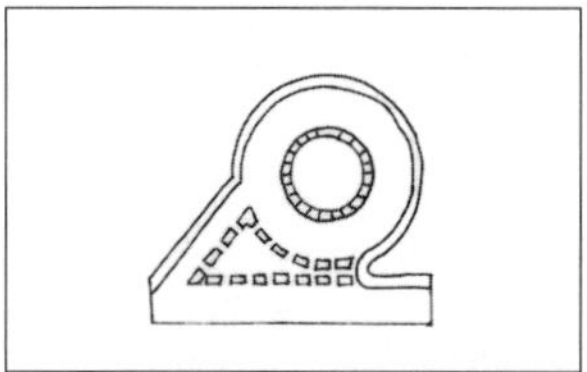

sekundär retroperitoneal

Antwort 675

Die Antwort E) ist richtig.

Hauptursache einer renalen Anämie ist die unzureichende Produktion von Erythropoetin (EPO). Erythropoetin ist ein Hormon, das für die Bildung von Erythrozyten von entscheidender Bedeutung ist. Akute und chronische Insuffizienzen infolge degenerativer Erkrankungen der Niere führen zu verminderter Erythropoetin-Bildung und damit zu einer renalen Anämie.

Antwort 676

Die Antwort E) ist richtig.

Als Vitamin K werden mehrere fettlösliche Vitamine bezeichnet, die eine wesentliche Rolle bei der Aktivierung verschiedener Gerinnungsfaktoren. Vitamin K ist deshalb für die Blutgerinnung von entscheidender Bedeutung.

Bei Neugeborenen kann es zu Vitamin-K-Mangelzuständen kommen, die zu Hirnblutungen führen können. (Deshalb wird Säuglingen nach der Geburt prophylaktisch Vitamin K zugeführt).

Beim Erwachsenen ist ein Vitamin-K-Mangel sehr selten. Therapeutisch werden jedoch Medikamente eingesetzt, die als Gegenspieler zum Vitamin K wirken (gerinnungshemmende Medikamente z.B. Cumarine). Bei Überdosierung dieser Medikamente kann es zu lebensgefährlichen Blutungen kommen.

Zu A: Zu einer Rachitis kommt es bei Mangel an Vitamin D.

Zu B: Zu Skorbut kommt es bei Mangel an Vitamin C.

Zu C: Zu einer hyperchromen makrozytären Anämie kommt es bei Mangel an Vitamin B12.

Zu D: Zur Nachtblindheit kommt es bei Mangel an Vitamin A.

Antwort 677

Die Antworten C) und D) sind richtig.

Vgl. zur Klinik der Linksherzinsuffizienz Antwort zu Frage **524**.

Antwort 678

Die Antwort C) ist richtig.

Als Perniziöse Anämie wird eine Vitamin-B12-Mangelanämie (Cobalaminmangel) aufgrund einer Typ A-Gastritis verstanden. Die Autoimmungastritis führt zu einem Untergang der Belegzellen. Aufgrund des Fehlens des Intrinsic-Faktors kann Cobalamin (Vitamin-B12) im terminalen Ileum nicht resorbiert werden und es kommt zu Blutbildungsstörungen mit megaloblastärer (makrozytären) hyperchromer Anämie.

Klinik der perniziösen Anämie:

Schleichender Krankheitsbeginn mit der klinischen Trias (drei Symptome, die für eine bestimmte Krankheit charakteristisch sind):

- Anämiesymptome: strohgelbe Blässe (Anämie und diskreter Ikterus: Kombination aus einer Blutbildungsstörung und einem verstärkten Abbau der Erythrozyten), allgemeine Anämiesymptome,
- gastrointestinale Symptome: atrophische Magenschleimhautentzündung (Typ A), Entzündung der Zunge (Hunter-Glossitis) mit Zungenbrennen

und Lackzunge (glatte, tiefrote Zunge), Schleimhautveränderungen,

- neurologische und psychiatrische Symptome: Gangunsicherheit, spastische Lähmungen, schmerzhafte Empfindungsstörungen (Parästhesien) an Händen und Füßen, evtl. Fehlen der Eigenreflexe, Störung der Tiefensensibilität bzw. des Vibrationsempfindens (Stimmgabelversuch), organisches Psychosyndrom,
- Symptome der ursächlichen Erkrankung (z. B. Dünndarmentzündung im terminalen Ileum).

Merke: Es gibt einen Vitamin-B12-Mangel mit neurologischen Störungen ohne gleichzeitige Anämie! Bei unklaren neurologischen Symptomen deshalb immer an Vitamin-B12-Mangel denken.

Antwort 679

Die Antwort D) ist richtig.

Vgl. zum Krankheitsbild des Morbus Crohn Antwort zu Frage **79**.

Vgl. zum Krankheitsbild Colitis ulcerosa Antwort zu Frage **235**.

Antwort 680

Die Antwort B) ist richtig.

Zur Beantwortung dieser Frage wurde ein entsprechender Artikel aus Wikipedia (vgl. www.wikipedia.de) herangezogen.

Bei Schizophrenie unterscheidet man zwischen „Positiv-/Plus"- und „Negativ-/Minus"-Symptomen.

Positiv-Symptome:

Charakteristische „Positivsymptome" sind formale und inhaltliche Denkstörungen sowie Ich-Störungen. Typische inhaltliche Denkstörungen sind Halluzinationen und Wahnbildung. Häufig sind dabei akustische Halluzinationen: Etwa 80 % der an einer schizophrenen Psychose Erkrankten hören Stimmen. Befehlende (imperative) sind dabei selten. Häufig hingegen sind höchst beleidigende, gedankenkontrollierende Stimmen. Diese können aus dem leeren Raum, und inmitten von Sätzen, die umstehende Menschen sagen, auftreten.

Für den Laien wird eine schizophrene Psychose zumeist an der Wahnsymptomatik erkennbar: Ein Betroffener glaubt beispielsweise, von Außerirdischen beobachtet zu werden (sog. Verfolgungswahn), dass Nachbarn oder andere ihn schädigen wollen, dass seine Gedanken von anderen gehört werden können oder dass er aufgrund früherer Sünden Schuld an Naturkatastrophen trage. Häufig ist auch die wahnhafte Überzeugung, dass im Kopf ein Chip oder Ähnliches implantiert sei, mit dem die Gedanken oder das Handeln kontrolliert bis hin zu gesteuert würden. Wahn bedeutet eine unerschütterliche Überzeugung, die auch durch Fakten nicht zu widerlegen ist, und ist gekennzeichnet dadurch, dass die eigene Person wesentlich involviert ist; für den Betroffenen besteht eine Gewissheit, dass dieser Wahn tatsächlich geschieht.

Zu den Ich-Störungen zählen Gedankeneingebung, Gedankenausbreitung, Gedankenentzug und als fremd gemacht empfundene Gefühle, Handlungen oder Impulse.

Negativ-Symptome:

Im Gegensatz dazu stehen die „Negativsymptome". Hierunter versteht man Verhaltensdefizite, die zum Teil schon vor dem Auftreten akut psychotischer Symptome bestehen können und diese oft überdauern. Sie haben zumeist gravierendere Auswirkungen auf das Leben der Betroffenen als die „Positivsymptome". Hierzu zählen etwa sozialer Rückzug, emotionale Verarmung oder Verflachung, Antriebsverlust, Willensschwäche (Apathie), mangelnde Körperpflege, psychomotorische Verlangsamung, starker Gewichtsverlust und Perseveration, das Hängenbleiben an einem Wort oder Gedanken. Ein weiteres Symptom ist Alogie (Spracharmut). Unter Alogie versteht man eine negative Denkstörung mit Sprachverarmung oder Verarmung des Sprachinhalts. Das Denken wird kurzschrittig, mehrschichtige Zusammenhänge werden in ihrer Komplexität nicht mehr begriffen. Das Schreiben von Texten, die mehrgliedrige Kausalverkettungen enthalten, gelingt nicht mehr. Die Motorik der Gesichtmuskulatur ist reduziert, was zu einer mimischen Verarmung führt. Sie und die Spracharmut lassen den Erkrankten abweisend erscheinen, kontaktgestört. Viele Betroffene leiden zudem in der akuten Phase einer Schizophrenie unter Schlafstörungen und depressiven Symptomen. Nach Abklingen einer akuten schizophrenen Episode, in der Residualphase kann eine ausgeprägte depressive Phase als Nachschwankung auftreten. Zusätzlich muss man zwischen echten negativen Symptomen und Begleiterscheinungen, bedingt durch die Einnahme eines Neuroleptikums, unterscheiden. Mangelnde Gewöhung an einzelne negative Beziehungserfahrungen kann den sozialen Rückzug verstärken, wenn z.B. im Gegensatz zu Gesunden eine kritische Bemerkung über lange Zeit unverändert frisch im Gedächtnis bleibt.

Antwort 681

Die Antworten C) und D) sind richtig.

Wirkung von Digitalis am Herzen:

- positiv inotrop (Steigerung der Herzkraft),
- positiv bathmotrop (Steigerung der Erregbarkeit),
- negativ chronotrop (Senkung der Herzfrequenz),
- negativ dromotrop (Verzögerung der Erregungsleitung).
- Nebenwirkungen von Digitalis bei Überdosierung:
- Rhythmusstörungen (Arrythmien, Bradykardie, AV-Block, ventrikuläre Extrasystolen u.a.),
- neurotoxische Symptome (Gelbsehen, Parästhesien),
- Übelkeit/Erbrechen.

Die Toxizität wird durch Hypokaliämie verstärkt

Antwort 682

Die Antworten A) und D) sind richtig.

Vgl. zur Rheumatoiden Arthritis die Antwort auf Frage **581**.

Zu B: Bei der Scheuermann-Erkrankung führen aseptische Knochennekrosen zu Wachstumsstörungen der Deck- und Grundplatten der Brustwirbelkörper. Es kommt zu einem ventralen Höhenverlust der Wirbelkörper (Keilwirbel), der zum charakteristischen Bild des Rundrückens (Hyperkyphose) führt. Die ersten Veränderungen beginnen im Alter von 10-13 Jahren, Jungen sind häufiger betroffen als Mädchen. Der M. Scheuermann gilt als die häufigste Wirbelsäulenaffektion.

Zu C: Die Schwanenhalsdeformität ist eine Fehlstellung der Finger in fortgeschrittenen Stadien der rheumatoiden Arthritis. Es handelt sich um eine Überstreckung des Fingers im Fingermittelgelenk und eine gleichzeitige fixierte Beugestellung des Fingers im Fingerendgelenk.

Antwort 683

Die Antwort D) ist richtig.

Vgl. zum Krankheitsbild der Endometriose Antwort zu Frage **361**.

Antwort 684

Die Antwort B) ist richtig.

Vgl. zur Tuberkulose auch Antwort auf Frage **371**.

Zu A: Der Tuberkulintest testet die Hautreaktion nach Applikation von Tuberkulinen (gelöste Proteine aus der Zellwand von Tuberkelbakterien). Das klassische Beispiel einer immunologischen Spätreaktion, beruht auf einer zellulären Immunität gegenüber Tuberkuloprotein. Bei positivem Ausfall des Tests hatte der Patient entweder Kontakt mit Tuberkelbakterien oder er ist gegen Tuberkulose geimpft worden:

Ein Tuberkulose-Infektionsverdacht besteht bei sehr starker Testreaktion, bei Testkonversion (Ersttestung negativ, Wiederholungstestung positiv) und bei positivem Ausfall des Tests bei nicht geimpften Kindern unter 5 Jahren. Da auch die ersten 3-5 Jahre nach einer Tuberkulose-Schutzimpfung in 90 % d. F. mit einem positiven Tuberkulintest zu rechnen ist und auch alte, ruhende Infektionen mit ei-

nem positiven Testergebnis einhergehen, kann aufgrund eines positiven Tests nicht auf eine frische Tuberkulose-Infektion geschlossen werde.
Zu C: Säuglinge und Kleinkinder sind durch Tuberkulose besonders gefährdet, da sie – aufgrund einer primär hämatogenen Streuung - oft unter dem gefährlichen Bild einer Miliar-Tbc oder einer tuberkulösen Meningitis erkranken.
Zu D: Um die Resistenzentwicklung zu verhindern, werden grundsätzlich mehrere Antituberkulotika (anfangs 3-4) miteinander kombiniert. Die Therapiedauer beträgt 6-9 Monate. Daran schließt sich eine Überwachung über 2 Jahre an. Die Medikamente haben beträchtliche Nebenwirkungen. Die durch die Medikamente gefährdeten Organe sollten während der Therapie ständig überwacht werden.
Zu E: Die Tuberkulose verläuft chronisch und ist vor allem in den Atemorganen lokalisiert ist. Durch hämatogene und lymphogene Streuung (z. B. im Rahmen einer Miliartuberkulose kann sie jedoch grundsätzlich alle Organe befallen: Hauttuberkulose, Augentuberkulose, tuberkulöse Pleuritis und Peritonitis u.a.
Beispiele für Spätformen: Knochentuberkulose, Gelenktuberkulose, Urogenitaltuberkulose, Epididymitis, Adnexitis.

Antwort 685
Die Antwort B) ist richtig.
Als Splenomegalie bezeichnet man die akute oder chronische Vergrößerung der Milz (griech: Splen).
Differenzialdiagnose der Splenomegalie:

- Pfortaderhochdruck (z.B. bei Leberzirrhose, Rechtsherzinsuffizienz),
- Infektionskrankheiten (z.B. Mononukleose, HIV, Röteln, Toxoplasmose, Malaria, bakterielle Endokarditis),
- Myeloproliferative Erkrankungen (= bösartige Erkrankungen blutbildender Organe: Leukämie, Polyzythämie, Thrombozythämie, Osteomyelosklerose),
- Maligne Lymphome,
- Hämolytische Anämien,
- Speicherkrankheiten (z.B. M. Gaucher),
- Rheumatologische Erkrankungen (Juvenile rheumatoide Arthritis, Felty-Syndrom),
- Amyloidose, Sarkoidose,
- u.a.

Antwort 686
Die Antwort D) ist richtig.
Die Kardinalsymptome einer Zystitis des Erwachsenen sind

- Harndrang,
- häufiges Wasserlassen mit geringen Urinmengen (Pollakisurie),
- Schmerzen beim Wasserlassen.

Fieber und Schüttelfrost sind Hinweise auf eine Nierenbeteiligung: z.B. Pyelonephritis, Urosepsis.

Antwort 687
Die Antwort A) ist richtig.
Zu 1: Beim azidotischen Koma kann es zu starken Bauchschmerzen bis hin zum brettharten Abdomen kommen: Pseudoperitonitis diabetica.
Zu 2: Dem diabetischen Koma geht eine osmotische Diurese (Wasser wird mit Zucker ausgeschieden) mit Polyurie voraus. Die Patienten sind deshalb exsikkiert („ausgetrocknet") und haben einen Volumenmangel (Hypovolämie). Folge: Volumenmangelschock und akutes Nierenversagen.
Zu 2: Typisch für einen Typ 1-Diabetiker ist das ketoazidotische Koma, typisch für einen Typ 2-Diabetiker ist das hyperosmolare Koma.
Das ketoazidotische Koma des Typ 1-Diabetikers entwickelt sich normalerweise schnell innerhalb von Stunden. Das hyperosmolare Koma des Typ 2-Diabetikers entwickelt sich schleichend über Tage.
Zu 4: Durch tiefe regelmäßige Atemzüge („Kussmaul-Atmung") wird im ketoazidotischen Koma vermehrt CO_2 abgeatmet. In der Ausatemluft befindet sich außerdem Aceton, welches bei diabetischer Stoff-

wechselentgleisung auf einem alternativen Stoffwechselweg aus aktivierter Essigsäure (die nicht mehr in den Zitratzyklus eingeschleust werden kann) gebildet wird.
Zu 5: Beim hyperosmolaren diabetischen Koma können Blutzuckerwerte von über 1000 mg/dl auftreten.

Antwort 688
Die Antwort D) ist richtig.
Symptome des hypovolämischen Schocks:

- Blässe,
- kalte und feuchte Haut („kaltschweißig"),
- starker Durst,
- Unruhe,
- Kältezittern,
- Oligurie
- Schockindex > 1.

Zu 1: Der Schockindex, der Quotient aus Pulsfrequenz und systolischem Blutdruck, dient zur Abschätzung des Volumendefizits im Schock.
Schockindex 0,5: normal,
Schockindex 1,0: drohender Schock,
Schockindex 1,5: manifester Schock.

Antwort 689
Die Antworten A) und D) sind richtig.
Das Mittelohr beherbergt die Kette der Gehörknöchelchen. Diese stellen die Verbindung zwischen dem Trommelfell und der Abschlussmembran des Innenohres (ovales Fenster) her.
Das Trommelfell bildet den Abschluss des äußeren Gehörgangs zum Mittelohr (Paukenhöhle). Es wird von den Schallwellen in Schwingung versetzt und überträgt diese mechanisch auf die Gehörknöchelchenkette:

- Hammer (Malleus),
- Amboss (Incus),
- Steigbügel (Stapes).

Zwei membranöse Fenster verbinden das Mittelohr mit den Räumen des Innenohres: Das ovale Fenster wird durch die Fußplatte des Steigbügels verschlossen. Sie ist im Fenster beweglich und leitet die vom Trommelfell übertragenen Schwingungen nach innen zum Vorhof (Vestibulum) des Innenohres. Das runde Fenster liegt direkt unterhalb. Es ist durch eine bewegliche Membran verschlossen. Diese fängt den durch das ovale Fenster übertragenen Druck auf das Labyrinthsystem ab, nachdem die Druckwelle die Schnecke durchlaufen hat.
Zu B: Das Mittelohr ist ein luftgefüllter Raum, der durch die Ohrtrompete (Tuba auditiva) belüftet wird. Die Ohrtrompete stellt die Verbindung zum (Nasen-) Rachenraum (Epipharynx) her.
Zu C: Das Mittelohr ist vom äußeren Ohr durch das Trommelfell abgetrennt.

Antwort 690
Die Antwort A) ist richtig.
Zu 1: Konjunktivitis = Bindehaut(entzündung).
Zu 2: Hagelkorn (Chalazion) = Eine von den Meibom-Drüsen ausgehende granulomatöse Entzündung, deren Ursache meist in einer Verstopfung des Drüsenausführganges liegt.
Zu 3: Skleritis = Entzündung der Lederhaut (Sklera) des Auges.
Zu 4: Altersstar = Star (Katarakt) bezeichnet eine Trübung der Augenlinse.
Zu 5: Gerstenkorn (Hordeolum) = Entzündung der Schweiß- und Talgdrüsen in den Rändern der Augenlider, meist sind die Mollschen oder Zeisschen Drüsen infiziert.

Antwort 691
Die Antwort E) ist richtig.
Vgl. Antwort zu Frage **590** .

Antwort 692
Die Antwort C) ist richtig.
Die Arthrose (Arthrosis deformans) ist eine chronische, schmerzhafte, zunehmend funktionsbehindernde Gelenkveränderung aufgrund einer degenerativen Gelenkerkrankung („Gelenkabnutzung"). Im Gegensatz zur Arthritis sind bei der Arthrose die Gelenke nicht entzündet, sondern abgenutzt. Von diesem Verschleiß ist

zunächst der Knorpel betroffen. Später kommt es zu Veränderungen im Bereich der gelenknahen Knochen, der Gelenkschleimhaut und der Gelenkkapsel sowie der Muskulatur. Als Folge können weiterhin auftreten: Schwellung des Gelenks, Gelenkerguss (dann spricht man von der aktivierten Arthrose) und zunehmende Deformation (Verformung) des Gelenks.
Zu 4: Bei einer Arthrose bessert sich der Schmerz, der nach längerer Ruhe beim Beginn einer Bewegung auftritt, nach einiger Zeit. Dies bezeichnet man als 'Anfangsschmerz' oder 'Anlaufschmerz'.
Der Anlaufschmerz ist typisch für die Arthrose. Die Patienten klagen außerdem über Ermüdungs- und Belastungsschmerz. Schmerzen werden bevorzugt durch bestimmte Bewegungen und Belastungen, z. B. Bergab- bzw. Treppabgehen ausgelöst (im Unterschied zur Arthritis, bei der das Schmerzmaximum in Ruhe und nachts zu finden ist).

Antwort 693
Die Antwort E) ist richtig.
Eine sichere Unterscheidung zwischen Hirnischämie (ischämische Apoplexie) und Hirnblutung (hämorrhagische Apoplexie) ist klinisch nicht möglich.
Computertomographie und MRT (Kernspin) sind zur sicheren diagnostischen Unterscheidung der Apoplexieformen unumgänglich.

Antwort 694
Die Antwort B) ist richtig.
Bei einer aktiven Schutzimpfung (mit Lebend- oder Totimpfstoff) werden Antigene verabreicht, gegen die der die Abwehr des Organismus dann aktiv Antikörper bildet.
Aktive Schutzimpfungen werden mit abgeschwächten Erregern (attenuierte Erreger), mit Totimpfstoffen oder mit Toxoidimpfstoffen („entgiftete Gifte") durchgeführt.
Die Impfung führt zu einer aktiven Immunantwort des geimpften Organismus (Antikörper, Gedächtniszellen), oft unter dem Bild einer leichten Form der ursprünglichen Erkrankung („Impfkrankheit", z. B. Masern nach Masernimpfung).
Nach einer aktiven Impfung benötigt der Organismus einige Wochen Zeit zur ausreichenden Antikörperproduktion. Deshalb besteht kein sofortiger Impfschutz. Durch die Ausbildung der Gedächtniszellen hält der Impfschutz dafür sehr lange, oft lebenslang, an („Immunität").

Antwort 695
Die Antwort A) ist richtig.
Borrelien sind schraubenförmige Bakterien (sog. Spirochäten). Sie werden durch Gliederfüßler (Arthropoden: Zecken und Läuse) übertragen.

1. B. recurrentis: Erreger des epidemischen Läuserückfallfiebers,
2. B. duttoni: Erreger des endemischen Zeckenrückfallfiebers,
3. B. burgdorferi: Erreger der durch Zeckenstich übertragenen Lyme-Borreliose.

Lyme-Borreliose:
Lyme ist eine Ortschaft in Connecticut, USA. Hier wurde die Erkrankung 1976 erstmals beschrieben. Die Lyme-Borreliose ist die häufigste durch Zecken übertragene Krankheit in Europa. Jährlich erkranken in Deutschland ca. 30 000-80 000 Menschen (Schätzung).
Erreger:
Borrelia burgdorferi (schraubenförmiges gramnegatives Bakterium).
Reservoir:
Unklar: der Erreger wird bei Nagetieren, bei Rehen und Rotwild und bei Vögeln gefunden, ohne dass diese Keimträger sichtbar erkrankt sind.
Übertragungsweg:
Verschiedene Zeckenarten: je nach Gebiet sind ca. 5-60 % der Zecken mit B. burgdorferi durchseucht. (Die Zecken sind ca. 300-mal häufiger mit Borrelien infiziert als mit FSME-Viren). Die Übertragung erfolgt durch den Stich infizierter Zecken. Das Infektionsrisiko hängt von der Dauer der Haftzeit der Zecke ab und steigt nach 24 Stunden deutlich an.

Inkubationszeit:
3-30 Tage.
Klinik:
Die Erkrankung wird hauptsächlich von Anfang März bis Ende Oktober übertragen.
Völlig unterschiedliche Krankheitsbilder gelten als Manifestationsformen der Lyme-Borreliose: Erythema migrans, Akrodermatitis chronica atrophicans, Lymphadenosis cutis benigna, lymphozytäre Meningoradikulitis.

- Frühsymptome (nach Tagen bis Wochen; Spontanremission nicht selten):
  - Unspezifische Allgemeinsymptome (Kopf-, Muskel- und Gelenkschmerzen, gastrointestinale Beschwerden, evtl. Fieber),
  - Erythema migrans („wandernde Röte" der Haut, meist von der Zeckenstichstelle ausgehend): Merke: Das erscheinungsfreie Intervall zwischen Zeckenstich und Beginn des Erythems beträgt mindestens 3 Tage und höchstens 6 Wochen. Rötung sofort nach einem Zeckenstich spricht für eine Überempfindlichkeitsreaktion, nicht für eine Lyme-Borreliose. (Merke: nur etwa 60 % der Patienten erinnern sich an einen Zeckenstich.)
  - Lymphadenosis cutis benigna (gutartige Infiltrate der Haut, vorwiegend Lymphozyten).
- Spätsymptome (fakultativ): treten Wochen bis Monate nach Infektion, auch ohne vorangegangene Frühsymptomatik auf. (Im Rahmen der Pathogenese der Spätsymptome: werden Autoimmunprozesse bei genetischer Disposition diskutiert.)
  - Mono- oder Oligoarthritis (schmerzhafte Gelenkentzündung, kann in ein chronisch-rheumatisches Krankheitsbild übergehen),
  - Myokarditis mit Reizleitungsstörungen, Perikarditis,
  - Akrodermatitis chronica atrophicans („Zigarettenpapierhaut" = Fältelung der Haut),
  - neurologische Symptome: lymphozytäre Meningoradikulitis (schmerzhaft, langwierig), Hirnnervenausfälle (N. facialis), auch: akute Halbseitenlähmung, Ataxie, Myelitis u.a.

Diagnose:
Anamnese (Zeckenstich? oft nicht erinnerlich!), Klinik;
Lab.: Antikörpernachweis.
Therapie:
Antibiotikum möglichst früh!
Prognose:
Bei Therapie im Frühstadium meist gut, im Spätstadium ungünstiger.
Vorbeugung:
Allgemeiner Schutz vor Zeckenstichen. In Europa verhindert die genetische Vielfalt der Serotypen von Borrelia burgdorferi eine Immunität und eine schnelle Impfstoffentwicklung. (In Nordamerika hingegen ist nur ein Serotyp aufgetreten, gegen den bereits ein Impfstoff entwickelt wurde.)

Antwort 696
Die Antworten A) und B) sind richtig.
Vgl. zur Klinik der Appendizitis Antwort zu Frage **82**.

Antwort 697
Die Antwort B) ist richtig.
Zu A: Als Hyperurikämie wird eine Erhöhung des Harnsäurespiegels im Blut bezeichnet.
Bei einem Anstieg der Serumharnsäurekonzentration über 6,7 mg/dl bei Frauen und über 7,4 mg/dl bei Männern liegt eine Hyperurikämie vor.
Zu B: Harnsäure ist das Endprodukt des Purinstoffwechsels. Purine sind wichtige Bausteine der Nukleinsäuren. Ihr bekanntester Vertreter ist die Desoxyribonukleinsäure (DNS, engl. DNA), der Speicher der Erbinformation, der im Zellkern der Zellen liegt. Vermehrter Zellabbau führt

deshalb zum Anstieg des Harnsäurespiegels im Blut.
Bei Tumorerkrankungen und Leukämien, auch bei einer Tumorbehandlung mit Zytostatika, kommt es durch den erhöhten Zellzerfall zu einem Anstieg der Harnsäure im Blut, die zu einem Gichtanfall führen kann.
Zu C: Beim Gichtanfall kommt es plötzlich zu starken Gelenkschmerzen (oft nachts). Meist ist das Großzehengrundgelenk betroffen („Podagra"): Hautrötung, Überwärmung und Schwellung des Gelenkes (seltener: Sprung-, Knie- und Daumengrundgelenk).
Zu D: Colchicin (verschreibungspflichtig) wird zur Behandlung des akuten Gichtanfalls eingesetzt, hat jedoch bei zu hoher Dosierung gefährliche Nebenwirkungen. Heute kommen bevorzugt andere Schmerzmittel wie Indometacin oder Acetylsalicylsäure aus der Gruppe der NSAR (nichtsteroidale Antirheumatika) zur Anwendung.
Zu E: Fleisch und Innereien (Leber, Niere, Bries), Sardinen, Fleischextrakt u.Ä. sind sehr purinreich und sollten bei Hyperurikäme gemieden werden. Als Quelle tierischen Eiweißes sollten fettarme Milchprodukte bevorzugt werden.
Das diätetische Behandlungsprinzip bei Harnsäureerhöhung und Gicht: Normalgewicht anstreben, Verminderung der Purinzufuhr, Verminderung des Alkoholkonsums (Alkohol führt zu einer Hemmung der Harnsäureausscheidung über die Niere).

Antwort 698
Die Antworten A) und E) sind richtig.
Ernährungsempfehlungen für Diabetiker:
Diät: Reduktionskost zur Gewichtsnormalisierung (oft normalisiert sich der Typ-2-Diabetes allein dadurch der erhöhte Blutzucker), keine großen Mahlzeiten, sondern mehrere kleine.
Zusammensetzung der Nahrung:

- Eiweiß 10-15 % der Gesamtkalorien (fettarmes Fleisch, Fisch, pflanzliche Eiweiße), bei diabetischer Nephropathie eiweißarme Diät
- Fett 25-30 % der Gesamtkalorien (hohen Anteil ungesättigter Fettsäuren anstreben). Bei zusätzlichen Fettstoffwechselstörungen (häufig) Fettanteil auf < 25 % senken.
- Kohlenhydrat: 55-60 %, Berechnung nach Kohlenhydratportionen (bzw. Broteinheiten = BE = 12g Kohlenhydratäquivalent = 25g Brot) oder nach Äquivalenzwerten (Austauschtabellen), keine schnell resorbierbaren Zucker (Mono- oder Disaccharide).

Zu B: Als Weißmehl wird das Mehl von geschältem Getreide bezeichnet. Das Mehl von nicht geschältem Getreide ist Vollkornmehl.
(Die Grenze zwischen Weißmehl und Vollkornmehl ist fließend, je nachdem welche Anteile der Schale - auch Kleie genannt - und des Keims vor dem Mahlen entfernt werden)
Weißmehle haben einen hohen Glykämischen Index (GI), das heißt, sie führen bei Aufnahme zu einem raschen Anstieg des Blutzuckers und sind deshalb für Diabetiker nicht zu empfehlen.

Antwort 699
Die Antwort A) ist richtig.
Erysipel:
Erreger:
Betahämolysierende Streptokokken der Gruppe A.
Reservoir:
Mensch.
Übertragungsweg:
Direkter Kontakt, verschmutzte Gegenstände.
Inkubationszeit:
Stunden bis 2 Tage.
Klinik:
Es kommt zu Entzündung der Haut und des Unterhautzellgewebes (mit Ausbreitung auf dem Lymphweg). Die häufigsten Eintrittspforten sind z. B. Ulcus cruris, Fußpilz, Rhagaden am Naseneingang.

- Schüttelfrost, hohes Fieber,
- scharf begrenzte, schmerzhafte, ödematöse Rötung mit flammenförmigen Ausläufern, oft mit Bläschen und Blasen, Gangrän oder Vordringen in die Subkutis.
- Komplikationen: Rezidive, Verstopfung der Lymphbahnen (mit Elephantiasis), Sepsis.

Diagnose:
Anamnese, Klinik, Abstrich, ggf. Blutkultur (bei Sepsis).

Therapie:
Antibiotikum, Bettruhe, Hochlagern der Extremität.

Verlauf:
Rezidive sind häufig, eine Immunität wird nicht ausgebildet.

Antwort 700
Die Antwort D) ist richtig.
Zu 2: Zum Nachweis einer frischen Infektion bestimmt man IgM-Antikörper. IgM-Antikörper sind die ersten im Verlauf einer Immunantwort produzierten Immunglobuline. Ein erhöhter IgM-Antikörperwert im Blut deutet auf eine aktuelle Immunantwort - also eine zeitnahe Infektion - hin.
Zu 3: Erhöhte Gesamt-IgE-Werte im Blut kommen bei allergischen Erkrankungen, bei Parasitenbefall und bei einigen hämatologischen Erkrankungen vor.
Zu 4: Zytokine sind Glykoroteine mit regulierende und kontrollierende Wirkung auf Wachstum und der Differenzierung von Körperzellen haben, insbesondere Zellen des hämatopoetischen Systems (Blutbildung, Abwehrfunktion u.a.). Sie werden auch als Wachstumsfaktoren bezeichnet. Viele Zytokine spielen auch eine Rolle bei immunologischen Reaktionen. Sie werden dann als Mediatoren bezeichnet.
Zu den Zytokinen zählen:

- Interferone (IFN): werden von Leukozyten, Fibroblasten und T-Lymphozyten gebildet und haben eine immunstimmulierende, vor allem antivirale und antitumorale Wirkung.
- Interleukine (IL): Dienen der Kommunikation zwischen Abwehrzellen Lymphozyten, Granulozyten, Makrophagen), die dann koordiniert gegen Krankheitserreger und Tumorzellen vorgehen können.
- Koloniestimulierende Faktoren (CSF): Diese sind Wachstumsfaktoren für rote und weiße Blutkörperchen und Thrombozyten.
- Tumornekrosefaktoren (TNF): Sie sind körpereigene Botenstoffe der Zellen des Immunsystems. Sie werden von Makrophagen und Monozyten (TNF-alpha) und Lymphozyten (TNF-beta) gebildet werden.
- Chemokine: Werden während einer akuten Infektion von Leukozyten, Endothelzellen und Keratinozyten gebildet und dienen u.a. der Steuerung der Leukozytenwanderung, spielen eine Rolle in der Blutbildung (Hämatopoese), in der T-Lymphozyten-Aktivierung und in der Degranulation von Leukozyten.

Zu 5: IgG (Immunglobulin G, Gammaglobulin) wird von aus B-Lymphozyten nach Antigenkontakt entstandenen Plasmazellen produziert.
Mastzellen sind Zellen der körpereigenen Abwehr, die als Botenstoffe (Mediatorsubstanzen) u.a. Histamin und Leukotriene gespeichert haben. Die Mastzellen spielen eine wichtige Rolle bei der Allergie vom Typ1 (IgE-vermittelte Allergien wie z. B. Asthma bronchiale, allergische Rhinitis, systemische Anaphylaxie). Bei der Typ-1-Reaktion der Allergie führt eine durch IgE vermittelte überschießende Freisetzung der in Mastzellen und basophilen Granulozyten gespeicherten Mediatorsubstanzen (Histamin, Leukotriene) zur Überreaktion des Immunsystems, zur Allergie.

Antwort 701
Die Antwort D) ist richtig.
Aufgaben der Niere:

- Regulation des Wasser- und Elektrolyt- sowie des Säure-Basen-Haushalts,
- Ausscheidung wasserlöslicher, nicht proteingebundener körpereigener Stoffe (Stoffwechselprodukte) und körperfremder Substanzen (Pharmaka, Gifte),
- Bildungsstätte von Hormonen (Erythropoetin, D-Hormon), Gewebshormonen (Kallikrein, Prostaglandine) und dem Enzym Renin (Blutdruckregulation); Erfolgsorgan zahlreicher Hormone (ADH, Aldosteron, Parathormon, Kalzitonin, atriales natriuretisches Peptid).

Zu 4: Aldosteron wird in der äußeren Schicht der Nebennierenrinde gebildet.

Antwort 702
Die Antwort A) ist richtig.
Vgl. zum Krankheitsbild der Bulimie auch Antwort zu Frage **193**.

Antwort 703
Die Antwort C) ist richtig.
Formale und inhaltliche Denkstörungen sowie Halluzinationen sind typische Symptome einer Schizophrenie.
Formale Denkstörungen:

- Denkzerfahrenheit (Denkdissoziation): ein Gedanke steht beziehungslos neben dem anderen, sprunghafter, dissoziierter Gedankengang.
- Sperrung des Denkens/Gedankenabreißen: plötzlicher Abbruch eines sonst flüssigen Gedankenganges ohne erkennbaren Grund.

Wahn (inhaltliche Denkstörung): krankhaft falsche Beurteilung der Realität, die nicht aus anderen Erlebnissen ableitbar ist und an der mit subjektiver Gewissheit festgehalten wird (lebensbestimmende Realität, „Privatwirklichkeit"). Der wahnhafte (paranoide) Patient hat keine Einsicht in das krankhafte Erleben. Dies fehlt dem Schizophrenen im Allgemeinen.
Formen:

- Wahnstimmung: unbestimmtes Gefühl von Unheimlichkeit, „etwas liegt in der Luft", geht einer Wahnwahrnehmung häufig voraus.
- Wahneinfall: plötzliches Aufkommen von wahnhaften Überzeugungen.
- Wahnwahrnehmung: reale Sinneswahrnehmungen erhalten eine abnorme Bedeutung.

Wahnthemen:

- Er „begreift" seine psychische Veränderung nicht als krankhaft (kein Krankheitsbewusstsein.
- Verfolgungs- und Beeinträchtigungswahn, Liebeswahn, religiöser Wahn, Größenwahn, Beziehungswahn.

Halluzinationen (Wahrnehmungserlebnisse ohne entsprechende Außenreize):

- Stimmen, die kommentieren, dialogisieren, schimpfen, drohen oder befehlen (meist mit Angst verbunden, die Stimmen sind selten „freundlich").
- akustische Geräusche verschiedener Art (Summen, Pfeifen, Klopfen, Schritte).
- Leibhalluzinationen („Ich wurde bestrahlt." - wird als „von außen gemacht" empfunden).
- Zönästhesien („Ich laufe mit Blei voll.")
- optische Halluzinationen („Ich sehe Hände aus der Wand kommen.") - recht selten.
- Geruchs- und Geschmackshalluzinationen.

Antwort 704
Die Antworten B) und E) sind richtig.
Unter Hämolyse versteht man die Verkürzung der Erythrozytenlebenszeit (normal 120 Tage) auf wenige Wochen oder Tage. Eine hämolytische Anämie ist charakterisiert durch beschleunigten Erythrozytenzerfall und -abbau.
Die Retikulozytenzahl ist - als Zeichen einer gesteigerten Blutneubildung -erhöht.

Das indirekte (unkonjugierte) Bilirubin ist - aufgrund des gesteigerten Abbaus von Häm (Bestandteil des Hämoglobins) - erhöht. Da der Bilirubinanstieg seine Ursache vor der Leber hat, spricht man von einem prähepatischen Ikterus. Die Milz ist infolge des gesteigerten Erythrozytenabbaus vergrößert.

Antwort 705
Die Antwort B) ist richtig.
Zu 1: Am 12.-13. Tag nach Infektion treten bei Masern ein typisches Enanthem am Gaumen und Koplik-Flecken (weiße, von einem roten Hof umgebe Flecken, in den Wangentaschen) auf.
Zu 2: Einziges bekanntes Reservoir für das Masernvirus ist der Mensch.
Zu 3 und 5: Das Masernexanthem tritt nach einem vorübergehenden Fieberabfall unter erneutem Fieberanstieg (39-40°C) auf („zweigipfliger Fieberverlauf). Es beginnt zunächst hinter den Ohren und breitet sich dann über Hals, Gesicht, Schultern, Rumpf und Extremität aus. Nach 3-4 Tagen klingt das Exanthem unter rascher Entfieberung ab.
Das Masernexanthem juckt in der Regel nicht und heilt narbenlos ab.

Antwort 706
Die Antwort D) ist richtig.
Unterteilung der diabetischen Gefäßschäden (häufigste Komplikation):
Makroangiopathie (unspezifische Schäden) mit Frühharteriosklerose:

- Koronare Herzkrankheit (KHK): 55 % der Diabetiker sterben am Herzinfarkt,
- Apoplexie (Hirnschlag),
- Periphere arterielle Verschlusskrankheit.

Aufgrund einer begleitenden Nervenschädigung (Neuropathie) fehlt beim Diabetiker oft der Schmerz als Warnsymptom (z. B. Angina pectoris, Claudicatio intermittens)!

Mikroangiopathie (diabetesspezifisch) mit 4 typischen Verlaufsformen:

- Diabetische Nierenerkrankung (Nephropathie; Glomerulosklerose),
- Diabetische Netzhauterkrankung (Retinopathie),
- Diabetische Nervenerkrankung (Neuropathie),
- Diabetisches Fußsyndrom.

Zu 3: Als Komplikation eines Diabetes mellitus kann es zu autonomen diabetischen Neuropathien (ADN) kommen. Es handelt sich hierbei um Nervenschädigungen des vegetativen sympathischen und parasympathischen Nervensystems. Eine ADN des neuroendokrinen Systems kann zum Fehlen bzw. einer Verminderung der hormonellen Gegenregulation bei Hypoglykämie (nur eingeschränkte Wahrnehmung der Notfallsituation!) führen. Warnzeichen einer Hypoglykämie werden dann spät erkannt und unzureichend beantwortet (z.B. verminderte Adrenalinausschüttung).
Zu 4: Vgl. Antwort auf Frage **164**.
Zu 5: Die Diabetische Netzhauterkrankung (Retinopathie) ist verantwortlich für ca. 30 % aller Erblindungen in Europa Sie kann zu Netzhautablösungen, Glaskörperblutungen, Gefäßneubildungen, Mikroaneurysmen, Netzhautödeme und Exsudaten führen.

- Retinopathie bei Typ-1-Diabetes: ca. 90 % nach 15 Jahren,
- Retinopathie bei Typ-2-Diabetes: ca. 25 % nach 15 Jahren.

Antwort 707
Die Antwort B) ist richtig.
Eine Hirnerschütterung ist eine, aufgrund einer mechanischen Gewalteinwirkung akut auftretende, voll rückbildungsfähige Hirnfunktionsstörung ohne nachweisbare Substanzschäden am Hirngewebe. Es kommt zu einer sofort einsetzenden, maximal 1/2 Stunde andauernden Bewusstseinsstörung, meist einer Bewusstlosigkeit.
Für den Zeitraum dieser Bewusstseinsstörung besteht ein kurzfristiger Erinnerungsverlust (kongrade Amnesie) evtl.

noch für eine bestimmte Zeit nach dem Erwachen: anterograde Amnesie.
Als zentral-vegetative Störungen können Übelkeit, Erbrechen, Kopfschmerzen und Schwindel auftreten.
Merke: neurologische Ausfälle gehören nicht zur Commotio cerebri!

Antwort 708
Die Antwort A) ist richtig.
Vgl. Antwort zu Frage **525**.
Zu B: ADHS beginnt vor dem 7. Lebensjahr. 3-5 % der Schulkinder (vor allem Jungen) sind betroffen.
Zu C: Bei unbehandelten ADHS-Betroffenen ist die Gefahr, eine Sucht auszubilden, um ein Vielfaches größer als bei Nichtbetroffenen. Neurologen sehen den Grund für die erhöhte Suchtneigung ADHS-Betroffener darin, dass diese mit Drogen versuchen, eine Selbstmedikation durchzuführen. Alkohol, Nikotin und viele Drogen wirken auf den gestörten Dopaminhaushalt so, dass der Betroffene sich unter dem Einfluss dieser Stoffe ruhiger und leistungsfähiger fühlt. (Das Suchtrisiko behandelter Betroffener entsprach dem einer Normalperson).
Zu E: Schätzungen gehen davon aus, dass zwischen 2,5 und 4 % aller Erwachsenen unter ADHS leiden. Als typische Folgeerkrankungen bei erwachsenen ADHS-Patienten gelten Depressionen, Sucht- und Angsterkrankungen sowie Persönlichkeitsstörungen. Als soziale Folgen der Erkrankung zeigen sich beim Erwachsenen:

- Schlechtere Ausbildung und Karriereverlauf, als es der Begabung entspricht,
- Schwierigkeiten im Berufsleben mit häufigem Stellenwechsel,
- erhöhte Scheidungsrate,
- viele Wohnortwechsel und Umzüge.

Antwort 709
Die Antworten A) und B) sind richtig.
Zu A: Bei Einengungen im distalen Dickdarm (oft durch bösartige Darmtumoren, aber auch durch eine Divertikulitis) besteht eigentlich eine Obstipation. Aufgrund der Engstellung im Darm können nur bakteriell verflüssigte Stuhlanteile in kleinen Portionen abgesetzt werden. Es wird deshalb von „paradoxer Obstipation bzw. paradoxer Diarrhö" gesprochen.
Zu B: Nach einer (einfachen aber üblichen) Definition spricht man bei weniger als drei Darmentleerungen pro Woche von Verstopfung (Obstipation), bei mehr als drei Darmentleerung pro Tag von Durchfall (Diarrhö). Die normale Stuhlfrequenz variiert stark, normal sind Stuhlfrequenzen von 3x pro Woche bis 3x pro Tag!
Zu C: Beim paralytischen Ileus (Muskellähmung des Dünn- u./o. Dickdarms) finden sich – neben Stuhl- und Windverhalt – weiche aufgetriebene Bauchdecken. und Meteorismus. Schmerzen können fehlen. Auskultatorisch: „Totenstille über dem Abdomen".
Zu D: Ursachen für eine Obstipation können sein:

- Chronische Verstopfung als funktionelle Störung (5-10 % der Bevölkerung, 20-30 % der über 60-Jährigen). Ursachen sind faserarme Kost, mangelnde Flüssigkeitsaufnahme, mangelnde Bewegung, Unterdrückung des Defäkationsreizes, chronischer Missbrauch von Abführmitteln.
- Verstopfung bei Reizdarmsyndrom,
- vorübergehende Verstopfung bei Bettlägerigkeit, Ernährungsumstellung (auf Reisen), fieberhaften Erkrankungen,
- Verstopfung bei organischen Darmerkrankungen:
  - Verschluss oder Verengung: Adenom (Polyp), Karzinom, verengende Divertikulitis, Hernie (Bauchwandbruch), Verwachsungen, Fremdkörper,
  - entzündliche Darmerkrankungen: Divertikulitis, M. Crohn,
  - Analerkrankungen: Hämorrhoiden, Einriss (= Fissur), Abszess,.
- Neurogene Störungen: z. B. diabetische Neuropathie, M. Parkinson, Multiple Sklerose,

- endokrine Ursachen: Hypothyreose, Schwangerschaft,
- Elektrolytstörungen: Hypokaliämie (oft Missbrauch von Abführmitteln!), Hyperkalzämie,
- Medikamente: Antidepressiva, Opiate.

Zu E: Obstipation führt in der Regel nicht zum Erbrechen.
Das Koterbrechen, die Miserere (von lat. erbarme Dich) oder Kopremesis, ist ein Symptom des kompletten Darmverschlusses (Ileus).

Antwort 710
Die Antwort E) ist richtig.
Zu A: Erreger von Furunkeln (tiefe schmerzhafte Entzündungen des Haarbalgs und des umliegenden Gewebes) sind meist Staphylokokken.
Zu B: Die Ursachen für Nasenbluten (Epistaxis) sind vielfältig. Neben Verletzungen (meist beim Nasenbohren) spielen verschiedene gerinnungshemmende Medikamente (z. B. Cumarine) und Krankheiten wie Bluthochdruck eine wesentliche Rolle.
Zu C: Als Locus Kiesselbachi wird ein gefäßreiches Gebiet im vorderen Teil des Nasenseptums bezeichnet. Nasenbluten hat seinen Ursprung meist in diesem Gebiet.
Rezidivierendes Nasenbluten kann einerseits traumatische bedingt sein (Schlag oder hartnäckiges Nasenbohren), aber auch Hinweise auf eine systemische Gefäßerkrankung, Bluthochdruck oder eine Blutstillungs- oder Blutgerinnungsstörung liefern.
Zu D: Die Vergrößerung der Rachenmandel (Adenoide, adenoide Vegetation, Rachenmandelhyperplasie) wird volkstümlich auch als „Wucherungen“, „Polypen“ oder „Nasenpolypen“ bezeichnet. Sie ist eine Erkrankung des Kindesalters.
Zu E: Unter dem Begriff Nasenpolypen (Polyposis nasi) werden klinisch alle Arten von Nasenpolypen zusammengefasst, die als blass-grau gestielte Ausstülpungen im Siebbeinbereich, im mittleren Nasengang und der mittleren Muschel vorkommen.
Symptome der Polyposis nasi sind neben der behinderten Nasenatmung und der Sekretion die Beeinträchtigung des Geruchssinnes und nächtliches Schnarchen.

Antwort 711
Die Antwort B) ist richtig.
Die Verhaltenstherapie ist eine Psychotherapie, bei der die Methoden und Erkenntnisse aus der allgemeinen, der experimentellen und der Sozialpsychologie Anwendung finden. Als „Hilfe zur Selbsthilfe“ soll sie den Patienten dabei unterstützen Einsicht in Ursachen und Entstehungsmechanismen von Problemen zu gewinnen. Die Fähigkeiten von Patienten sollen ausgebildet, erweitert und gefördert werden. Durch Verhaltenstherapie soll menschliches Leiden gelindert und die Handlungsfähigkeit der Patienten erweitert werden. Es gibt eine Vielzahl von Verfahren, die in die Verhaltenstherapie Einzug gehalten hat: Zum Beispiel:.

- Biofeedback,
- Systematische Desensibilisierung,
- Entspannungstraining (z.B. Progressive Muskelentspannung),
- Verhaltensmodifikation,
- Ärgermanagement,
- Konfrontationstherapie,
- Problemlösetraining,

Zu A: Verhaltenstherapie und Pharmakotherapie schließen sich nicht aus. Oft werden sie gleichzeitig bzw. hintereinander eingesetzt.
Zu B: Kognitiv: die Erkenntnis betreffend, erkenntnismäßig (von lat. cognoscere "erkennen").
Mit dem Wort Kognition wird oft das Denken in einem umfassenden Sinne beschrieben. Zu den kognitiven Fähigkeiten eines Menschen zählen u.a.

- Aufmerksamkeit,
- Erinnerung,
- Lernen,
- Kreativität.

Kognitive Fähigkeiten werden von verschiedenen Wissenschaften, wie der Psychologie, der Philosophie, der Neurowissenschaft und der künstlichen Intelligenz untersucht.
Wollen wir also davon ausgehen, dass „kognitive Theorien“ in der Verhaltenstherapie Eingang finden ...
Zu C: Das Phänomen der unbewussten Übertragung von Gefühlen von früheren Bezugspersonen (z.B. Eltern) auf Andere (z.B. Therapeuten) wird in der Psychologie und Psychotherapie als „Übertragung“ bezeichnet.
Als „Gegenübertragung“ bezeichnet man in der Psychoanalyse eine Form der Übertragung, bei der ein Therapeut auf den Patienten (bzw. auf dessen aus Übertragungsphänomenen hervorgehende Handlungen und Äußerungen) reagiert und seinerseits seine eigenen Gefühle, Vorurteile, Erwartungen und Wünsche auf diesen richtet.
Zu E: Der österreichische Arzt Sigmund Freud (1856-1939) war der Begründer der Psychoanalyse.

Antwort 712
Die Antworten A) und B) sind richtig.
Zu A: "Nosokomien" hießen die Räumlichkeiten in den Heilstätten im alten Griechenland, in denen Patienten mittels Heilschlafs behandelt wurden.
Als nosokomiale Infektion wird jede Infektion bezeichnet, die im kausalen Zusammenhang mit einem Krankenhausaufenthalt steht, unabhängig davon, ob Krankheitssymptome bestehen oder nicht.
Zu C: Atypische Pneumonien werden vorwiegend durch pneumotrope Viren, Chlamydien, Mycoplasma pneumoniae und Legionellen hervorgerufen.
Das klinische Bild weicht vom Bild der typischen Pneumokokkenpneumonie ab:

- Langsamer Beginn, Kopf- und Gliederschmerzen, nur leichtes Fieber (kein Schüttelfrost),
- trockener Reizhusten mit wenig oder fehlendem Auswurf,
- Missverhältnis zwischen geringem Auskultationsbefund und deutlichen Veränderungen im Röntgenbild,
- Labor: normale (oder erniedrigte) Leukozytenzahl, evtl. relative Lymphozytose.

Zu D: Bei einer Lobärpneumonie ist ein ganzer (oder mehrere) Lungenlappen betroffen (heute selten, Erreger: z.B. Pneumokokken).
Eine Bronchopneumonie entwickelt sich absteigend aus einer Bronchitis und zeigt eine herdförmige Lokalisation nahe den Bronchien.
Zu E: Lymphozytosen weisen in der Regel auf virale Infektionen hin.
Atypische Pneumonien können normale oder erniedrigte Leukozytenzahl bei relativer Lymphozytose aufweisen.
Eine typische bakterielle Pneumonie zeigt eine Leukozytose mit Lymphopenie.

Antwort 713
Die Antwort D) ist richtig.
Zu A: Die Endung –itis steht für Entzündung. Eine Prostatitis ist also eine Entzündung der Prostata.
Zu B: Gramnegative Bakterien spielen bei der Entwicklung der Prostatahyperplasie keine Rolle. Allerdings ist die Ätiologie und Pathogenese der Prostatahyperplasie noch in vielen Punkten unklar. Sie ist gebunden an das Altern und eine intakte Hodenfunktion (Umbau von Testosteron in der Prostata, verändertes Testosteron/Östrogen-Verhältnis).
Zu C: Das mittlere Alter bei Diagnosestellung beträgt beim Prostatakarzinom ca. 70 Jahre.
Zu D: Symptome einer akuten Entzündung der Vorsteherdrüse (Prostatitis):

- Algurie (Schmerzen und Brennen beim Wasserlassen),
- Pollakisurie (häufiger Harndrang),
- Harnabflussstörungen,
- Schmerzen in der Damm-, Anal-, Leisten-, Scham- sowie in der Lendengegend,

- Schmerzen während und insbesondere nach der Ejakulation,
- Schmerzen bei der rektal-digitalen Abtastung der Prostata.
- evtl. Fieber und Schüttelfrost.

Zu E: Häufigste Ursache der akuten und chronischen Harnverhaltung beim Mann ist die benigne Prostatahyperplasie (BPH).

Antwort 714
Die Antwort C) ist richtig.
Auskultation ist das „Behorchen der im Körper entstehenden Schallzeichen". Die Auskultation wird mit dem Stethoskop durchgeführt. Typische Auskultationsstellen des Herzens (ICR = Intercostalraum = Zwischenrippenraum, ps = parasternal = neben dem Brustbein gelegen):

- 2. ICR ps rechts = Aortenklappe,
- 2. ICR ps links = Pulmonalklappe,
- 3. ICR ps links = Erbscher Punkt (Mitralstenose, Aortenklappeninsuffizienz),
- 5. ICR links über Herzspitze (Mitralstenose, Mitralinsuffizienz),
- 4. ICR rechts = Trikuspidalklappe.

Merksatz: **A**nton **Pul**mann **tri**nkt **Mi**lch um **22.45** Uhr und **erb**richt um **3**.

Antwort 715
Die Antwort B) ist richtig.
Vgl. zum Karpaltunnelsyndrom die Antwort zu Frage **278**.

Antwort 716
Die Antwort C) ist richtig.
Die synonym verwendeten Begriffe sympathische Reflexdystrophie, Algodystrophie, Sudeck-Dystrophie und Morbus Sudeck wurden durch die Bezeichnung komplexes regionales Schmerzsyndrom (CRPS) ersetzt.
Es handelt sich um eine orthopädisch-traumatologisch-neurologische Erkrankung, die dadurch gekennzeichnet ist, dass es nach Traumen (Knochenbrüchen), Operationen oder Entzündungen in einem chronischen Verlauf zu einer Dystrophie und Atrophie von Extremitätenabschnitten kommt. Die oberen Gliedmaßen sind häufiger betroffen als die unteren (relativ häufig nach Radiusfrakturen).
Typische Symptome sind:

- Lokale Durchblutungsstörungen,
- Ödeme,
- Hautveränderungen,
- Muskelatrophie,
- Schmerzen,
- Funktionseinschränkungen.

Frauen sind häufiger betroffen als Männer, psychische Faktoren spielen bei der Entwicklung des Krankheitsbildes eine Rolle.

Antwort 717
Die Antwort C) ist richtig.
Als Lymphe (von lat. lymphae „klares Wasser") wird die in den Lymphgefäßen enthaltene, meist wässrige, hellgelbe Flüssigkeit bezeichnet, die das Zwischenglied zwischen Gewebsflüssigkeit (Interzellularflüssigkeit) und Blutplasma bildet.
Lymphe besteht aus geformten Elementen (Zellen) und Lymphplasma.
Die Lymphe ist anfangs ähnlich wie die Gewebsflüssigkeit zusammengesetzt, aus der sie sich bildet.
Fettreiche Lymphe sieht milchig aus und wird als Chylus bezeichnet.
Zu B und C: Ca. 90 % der Gewebsflüssigkeit fließt in die Blutgefäße ab. Ca. 10 %, pro Tag etwa 2-3 Liter sammelt sich als Lymphe in den Lymphbahnen.
Das Lymphsystem transportiert vor allem Stoffe, deren großes Molekulargewicht den direkten Transport aus dem Gewebe in die Zirkulation durch die Kapillarwand nicht zulässt. Dazu gehören Eiweiße und Lipide aus dem Verdauungstrakt.
Zu E: Der große Lymphsammelstamm, in den die kleineren Lymphgefäße münden, ist der Ductus thoracicus. Dieser „Milchbrustgang" zieht durch das Zwerchfell in den Thoraxraum und mündet in den linken Venenwinkel, den Zusammenfluss von Vena subclavia und Vena jugularis interna.

Antwort 718
Die Antworten A) und D) sind richtig.

Antwort 719
Die Antwort A) ist richtig.
Die Kahnbeinfraktur (Scaphoidfraktur) tritt hauptsächlich nach Sturz auf die dorsal extendierte Hand auf. Das Kahnbein ist der Handwurzelknochen, der am häufigsten bricht. Männer sind häufiger betroffen als Frauen (6:1), junge Menschen häufiger als alte.
Symptome:

- Schwellung im Bereich der Tabatière,
- Druckschmerz über der Tabatière,
- Stauchungsschmerz des Daumen- und Zeigefingerstrahls,
- schmerzhafte Bewegungseinschränkung bei Extension und Bewegung der Hand Richtung Radius.

Zu 2: Als Pseudarthrose wird ein „Schein- oder Falschgelenk" bezeichnet, welches sich bildet, wenn die knöcherne Verfestigung eines Knochenbruches ausbleibt.
Ursachen einer Pseudarthrose:

- Interposition von Weichteilen in den Frakturspalt,
- Dislokation,
- Distraktion),
- mangelhafte Ruhigstellung,
- verzögerte Kallusbildung,
- ungenügende Blutversorgung,
- Infekt,
- Gewebeverlust,
- systemische Krankheiten (Diabetes mellitus, arterielle Verschlusskrankheit).

Kahnbeinfrakturen haben eine hohe Komplikationsrate und neigen zur Ausbildung einer Pseudarthrose.
Pseudarthrosen führen häufig zu dauerhaften Funktionseinschränkungen und anhaltenden Schmerzen.
Zu 4: Die Diagnose einer Kahnbeinfraktur kann sehr schwierig sein und muss u.a. radiologisch erfolgen. Bei typischer Symptomatik und zweifelhaftem oder negativem Röntgenbefund müssen zur routinemäßigen Aufnahme des Handgelenks in 2 Ebenen noch Zielaufnahmen des Kahnbeins unter Durchleuchtungskontrolle evtl. eine MRT (Magnetresonanztomographie) durchgeführt werden.
Zu 5: Um eine Pseudarthrosebildung zu vermeiden muss die Hand zunächst über einen Zeitraum von 6 Wochen durch einen Oberarmgips mit Einschluss des Daumengrundgelenkes ruhig gestellt werden. Anschließend weitere 6 Wochen Ruhigstellung mittels einer Unterarmgipsschiene.
Bei verschobenen Frakturenden operative Versorgung mittels Zugschraubenosteosynthese.

Antwort 720
Die Antwort C) ist richtig.
Präsuizidales Syndrom ist die Bezeichnung für die Symptome, die einem Selbstmord (Suizid) bzw. einem Selbstmordversuch vorausgehen, z. B. die Einengung des Denkens auf Todeswünsche, Aggressionshemmung mit späterer Aggressionsumkehr auf die eigene Person, Ankündigungen des Selbstmords bzw. konkrete Selbstmordphantasien. (Direkt vor dem Selbstmord fehlen die Symptome übrigens häufig.)

Antwort 721
Die Antwort B) ist richtig.
Die Flächen verbrannter Haut errechnet man über die Neunerregel, jedoch für Kinder und Erwachsene unterschiedlich, da Kinder andere Körperproportionen aufweisen:
Babys: 18 % Kopf, 2 x 18 % Oberkörper, je 9 % Arme, je 7 % Oberschenkel, je 7 % Unterschenkel und Füße.
Kinder: 14 % Kopf, 2 x 18 % Oberkörper, je 9 % Arme, je 8 % Oberschenkel, je 8 % Unterschenkel und Füße.
Erwachsene: 9 % Kopf, 2 x 18 % Oberkörper, je 9 % Arme, je 9 % Oberschenkel, je 9 % Unterschenkel und Füße, 1 % Genital.

Antwort 722

Die Antwort A) ist richtig.

Als Hyperurikämie wird die Vermehrung der Harnsäure im Blut (> 6,4 mg/dl bzw. > 380 µmol/l) ohne sonstige klinische Symptome bezeichnet. Führt die Hyperurikämie zu klinischen Symptomen wird von Gicht (auch: Arthritis urica oder Urikopathie) gesprochen.

Zu B: Alkohol führt zur Hemmung der Harnsäureausscheidung über die Niere und führt erhöht damit den Harnsäurespiegel im Blut.

Zu C: Etwa 3 % der Frauen und 20 % der Männer haben einen erhöhten Harnsäurespiegel (> 7 mg/dl). Das Risiko eines Gichtanfalles steigt mit zunehmender Höhe der Hyperurikämie.

Zu D: Angeborene Gichtformen können nicht kausal behandelt werden.

2 Formen werden unterschieden:

- Störung der tubulären Harnsäuresekretion in der Niere (> 99 % d. F). Hier erfolgt aufgrund einer polygen vererbten Stoffwechselstörung die Ausscheidung normaler Harnsäuremengen erst bei einem erhöhten Plasmaharnsäurespiegel. Das Krankheitsbild manifestiert sich bei purinreicher Ernährung und Übergewicht („Wohlstandserkrankung").
- Überproduktion von Harnsäure (< 1 % d. F). Mangel oder Defekt des Enzyms Hypoxanthin-Guanin-Phosporibosyltransferase (HG-PRT).

  Sonderform: Lesch-Nyhan-Syndrom: X-chromosomal rezessiv vererbte Erkrankung, bei der das Enzym HG-PRT fehlt. Trias: Hyperurikämie, progressive Niereninsuffizienz, neurologische Symptome mit Selbstverstümmelung.

Zu E: Eine Ansäuerung des Urins kann zur Ausfällung von Harnsäure im Urin und damit zur Bildung von Harnsäuresteinen in der Niere und den ableitenden Harnwegen führen.

Antwort 723

Die Antwort D) ist richtig.

Der größte Anteil des zirkulierenden Blutvolumens befindet sich in den Venen („Kapazitätsgefäße").

ANTWORTEN MC 13

Antwort 724

Die Antworten B) und C) sind richtig.

Zu A: Als instabile Angina pectoris (Präinfarktsyndrom) wird jede Erstangina, eine zunehmende Schwere und Häufigkeit der Schmerzanfälle, Ruheangina, und eine Angina mit zunehmendem Nitratbedarf bezeichnet. Eine instabile Angina pectoris kann jederzeit in einen Myokardinfarkt übergehen (Infarktrisiko ca. 20 %).

Da bei Angina pectoris besteht ein lebensgefährliches Missverhältnis zwischen O_2-Angebot und -bedarf im Herzmuskel besteht, ist eine zusätzliche körperliche Belastung durch ein Belastungs-EKG kontraindiziert.

Zu B: Im engeren Sinne wird unter KHK die arteriosklerotische Verengung der großen Herzgefäße (Koronarsklerose) verstanden.

Risikofaktoren der Arteriosklerose sind:

A) Hochrisiko-Zustände

- Bekannte KHK,
- Andere Manifestationen der Arteriosklerose (periphere arterielle Verschlusskrankheit, abdominelles Aortenaneurysma, Stenose der A. carotis > 50 %),
- Diabetes mellitus in Verbindung mit weiteren Risikofaktoren.

B) Risikofaktoren

Hauptrisikofaktoren:

- Zigarettenrauchen (Risikoerhöhung durch gleichzeitige Einnahme östrogenhaltiger Ovulationshemmer),
- Arterielle Hypertonie,
- LDL-Cholesterin-Erhöhung,
- HDL-Cholesterin-Erniedrigung (< 40 mg/dl),
- Lebensalter (m ≥ 45 J., w ≥ 55 J.),
- KHK /Herzinfarkte bei erstgradigen Familienangehörigen vor dem 60 Lj. (m) bzw. 65 Lj. (w),
- Diabetes mellitus (Einzelrisikofaktor).

Andere Risikofaktoren

- Gefäßschädigende (atherogene) Ernährung; (Schutzwirkung hat die mediterrane Ernährung, sog. „Kreta-Diät),
- Adipositas,
- Körperliche Inaktivität,
- Lipidstoffwechselstörung (andere als LDL ↑ und HDL ↓ bei den Hauptrisikofaktoren),
- Glukosetoleranzstörung,
- Entzündungszustände bei KHK-Patienten (CRP als möglicher Indikator),
- Thromboseneigung,
- Hyperhomozysteinämie.

Zu D: Funktionelle Herzbeschwerden, Panikattacken und psychosomatische Störungen sind klinisch oft sehr schwer vom Beschwerdebild einer Angina pectoris oder eines Herzinfarkts zu unterscheiden. An funktionelle Herzbeschwerden kann erst dann gedacht werden, wenn organische Erkrankungen mittels EKG- und Laboruntersuchungen sicher ausgeschlossen sind.

Zu E: Nitroglycerin ist das Mittel der Wahl bei einem Angina-pectoris-Anfall. Das Medikament führt zu einer Erweiterung der venösen Kapazitätsgefäße. Dies führt zu einem verminderten Blutrückstrom zum rechten Herzen und damit zu einer Herzentlastung. Sistieren die Brustschmerzen nach Gabe von Nitroglycerin nicht, handelt es sich in der Regel nicht um eine Angina pectoris, sondern um einen Herzinfarkt.

Antwort 725

Die Antwort D) ist richtig.

Die Druckerhöhung in den Atemwegen beim Aufblasen des Gummiballs hat wahrscheinlich zur Ruptur einer angeborenen Emphysemblase geführt. Plötzliches Auftreten (mit oder ohne Schmer-

zen), verdickten Halsvenen (als Zeichen der Stauung vor dem rechten Herzen) und die nachschleppende Thoraxseite sprechen klinisch eindeutig für einen Spannungspneumothorax.
Das spontane Auftreten eines Pneumothorax ohne erkennbare vorbestehende Lungenerkrankung wird als Spontanpneumothorax bezeichnet. Als Komplikation kann sich daraus ein lebensgefährlicher. Spannungspneumothorax entwickeln:
Durch einen Ventilmechanismus kann bei der Atmung Luft in die Pleurahöhle eindringen, jedoch nicht mehr entweichen. Dies führt zu einem Überdruck in der Pleurahöhle der verletzten Thoraxseite. Aufgrund zunehmender Druckentwicklung in der Pleurahöhle wird das Mediastinum zur gesunden Lungenseite hin verdrängt und nun auch diese Lunge in ihrer Funktion behindert.
Klinik des Spannungs- oder Ventilpneumothorax:

- Akutes lebensbedrohliches Krankheitsbild,
- Leitsymptom: rasch zunehmende Atemnot (Dyspnoe) und schnelle Atmung (Tachypnoe),
- Todesangst, hochgradige Unruhe,
- Blässe, Zyanose,
- Halsvenenstauung (obere Einflussstauung vor dem rechten Herzen),
- Tachykardie, Hypotonie, Schock,
- schlürfende Atemgeräusche (beim nach außen offenen Spannungspneumothorax).
- Inspektion: Halsvenenstauung, Zyanose, eingeschränkte Atemexkursionen; Perkussion: hypersonorer Klopfschall; Auskultation: abgeschwächtes oder fehlendes Atemgeräusch.

Antwort 726
Die Antwort B) ist richtig.
Vgl. Antwort zu Frage **102**.

Antwort 727
Die Antwort D) ist richtig.
Als Niederdrucksystem wird der Teil des Blutkreislaufs bezeichnet, in denen der Blutdruck in der Regel bei <30 mmHg liegt. Das Niederdrucksystem umfasst

- alle Körpervenen,
- rechten Vorhof,
- rechten Ventrikel
- Lungengefäße
- linken Vorhof
- linken Ventrikel (während der Diastole!).

Das Niederdrucksystem enthält ca. 85 % des Blutvolumens („Kapazitätsgefäße" mit hoher Volumendehnbarkeit).

Antwort 728
Die Antwort D) ist richtig.
Vgl. zum Grund- und Leistungsumsatz und Energiebedarf Antwort zu Frage **671**.

Antwort 729
Die Antwort C) ist richtig.
Zu 1: Östrogenhaltige Verhütungsmittel erhöhen in Kombination mit Rauchen das Thromboserisiko um den Faktor 4-5.
Zu 2: Oft bleibt eine tiefe Beinvenenthrombose klinisch symptomlos. Bisweilen kommt es zu Schwellung (Umfangsdifferenz messen!) und Überwärmung des Beines und es zeigt sich eine gespannte zyanotisch verfärbte Glanzhaut. Die arteriellen Fußpulse bleiben tastbar!
Zu 3 und 4: Die gefürchtete Komplikation der tiefen Beinvenenthrombose ist die Lungenembolie. Um ein Losreißen des Thrombus aus den tiefen Beinvenen zu verhindern wird Bettruhe eingehalten. Die betroffene Extremität wird hochgelagert, ein Kompressionsverband angelegt und niedermolekulares Heparin zur Gerinnungshemmung gegeben, um die Anlagerung weitere Thromben zu verhindern.
Zu 5: Bei Tumoren im Abdominalbereich (z. B. Pankreas- und Prostatakarzinome) zeigen sich überdurchschnittlich häufig tiefe Beinvenenthrombosen.

Antwort 730

Die Antworten A) und D) sind richtig.

Die perniziöse Anämie ist eine Sonderform der Vitamin-B12-Mangelanämie. Ursache ist eine Autoantikörperbildung gegen die den „Intrinsic-Faktor" bildenden Belegzellen des Magens und gegen den eigentlichen „Intrinsic-Faktor".

Es kommt zur atrophischen Immungastritis (Magenschleimhautentzündung) Typ A.

Zu A: Neben allgemeinen Anämiesymptomen und gastrointestinalen Symptomen finden sich bei der perniziösen Anämie auch neurologische und psychiatrische Symptomen.

Neben Störungen der Tiefensensibilität bzw. des Vibrationsempfindens (Stimmgabelversuch) finden sich Gangunsicherheit, spastische Lähmungen, schmerzhafte Empfindungsstörungen (Parästhesien) an Händen und Füßen, evtl. Fehlen der Eigenreflexe und organisches Psychosyndrom.

Zu C: Die perniziöse Anämie ist eine megaloblastäre Anämie. Sie ist makrozytär und hyperchrom.

Zu D: Als gastrointestinale Symptome der perniziösen Anämie finden sich neben der Hunter-Glossitis mit glatt-roter Zunge und Zungenbrennen auch eine atrophische Magenschleimhautentzündung Typ A.

Antwort 731

Die Antwort C) ist richtig.

Antigene sind Substanzen, die vom menschlichen Organismus als nicht zu ihm gehörig erkannt werden und eine spezifische Abwehrreaktion (Immunantwort) auslösen. Die Immunantwort besteht in der Bildung von Antikörpern oder von immunkompetenten Lymphozyten.

Über elektrische Strahlungsfelder gelangen keine Partikel mit Antigencharakter in den menschlichen Organismus.

Antwort 732

Die Antworten A) und B) sind richtig.

Die Leberzirrhose ist eine chronische Lebererkrankung mit Zerstörung der Läppchen- und Gefäßstruktur der Leber mit entzündlicher Fibrose. Es kommt zu einer fortschreitenden irreversiblen narbig-bindegewebig-knotigen Umwandlung der Leber. Das Funktionsgewebe der Leber (= Parenchym) wird durch minderwertiges Bindegewebe ersetzt.

Klinik der Leberzirrhose:

Allgemeinsymptome:

- Leistungsknick, Abgeschlagenheit,
- Druck- und Völlegefühl im Oberbauch,
- evtl. Übelkeit, Gewichtsabnahme.
- Leberhautzeichen,
- hormonelle Störungen:
  - Mann: Hodenatrophie, Potenzstörungen (Ät.: Testosteron ↓, Östrogen ↑), evtl. Gynäkomastie (weibliche Brust), Verlust der männlichen Sekundärbehaarung,
  - Frau: Menstruationsstörungen, evtl. Ausbleiben der Regelblutung (Amenorrhö).
- Tastbefund der Leber bei der klinischen Untersuchung: Anfangs vergrößert und verhärtet, evtl. mit höckeriger Oberfläche, später schrumpft die Leber und wird kleiner.

Komplikationen:

- Portale Hypertension und deren Folgen (Ösophagusvarizenblutung, Aszites = "Bauchwasser" mit Umfangsvermehrung des Bauches, Hypersplenismus = Überfunktion der meist vergrößerten Milz mit erhöhtem Abbau der Blutkörperchen),
- hepatische Enzephalopathie und Leberausfallkoma,
- primäres Leberzellkarzinom als Spätfolge.

Antwort 733

Die Antwort D) ist richtig.

Zu 1: Unter „paradoxer Diarrhö" versteht man den sich mit Verstopfung abwechselnden Durchfall („Verstopfungsdurchfall") bzw. die Entleerung eines Gemischs von festen Kotbestandteilen und Dünnflüssigem, verursacht durch eine bakterielle Vergärung des Stuhls vor einem Passagehindernis.

„Paradoxe Diarrhö" kann auf ein Kolon- oder Rektumkarzinom hinweisen.

Zu 2: Die glutensensitiven Enteropathie (einheimische Sprue) ist eine Erkrankung der Dünndarmschleimhaut aufgrund einer Unverträglichkeitsreaktion gegenüber der Gliadinfraktion des Glutens, eines Getreideproteins bei genetisch veranlagten Patienten. Leitsymptome: Diarrhö und Steatorrhö (Fettstuhl) aufgrund der Malassimilation.

Zu 3: Gallensäuren werden wie Vitamin B12 im terminalen Ileum resorbiert. Werden große Teile des Ileums (mehr als 1 m) entfernt können die Gallensäuren nicht rückresorbiert werden und werden mit dem Stuhl ausgeschieden. Es kommt zum enteralen Gallesäureverlustsyndrom. Dies zeigt sich u.a. durch eine sekretorische Diarrhö, verursacht durch nicht im Ileum resorbierte und deshalb ins Kolon übergetretene Gallensäuren.

Zu 4: Das Enzym Laktase spaltet Milchzucker in die für den menschlichen Organismus verwertbaren Zuckerarten Glukose und Galaktose. Bei angeborenem Laktasemangel kommt es zur Laktoseintoleranz: Milchzucker (Laktose) kann nicht verwertet werden (Kohlenhydratmalabsorbtion). Ungespaltener Milchzucker gelangt in den Dickdarm und wird dort von Darmbakterien aufgenommen und vergoren. Durch die Gärungsprozesse kommt es zu Meteorismus und zur osmotischen Diarrhö.

Der angeborene Laktasemangel ist nicht kausal behandelbar. Durch milchzuckerarme bzw. milchzuckerfreie Kost können die klinischen Symptome jedoch deutlich reduziert werden. Milchprodukte sollten also weitgehend gemieden werden.

Zu 5: Beim Reizdarmsyndrom kann es zum Wechsel von Obstipation und Diarrhö kommen. Oft zeigt sich nur eine erhöhte Stuhlfrequenz bei noch geformter Konsistenz, auch Abgang spritzender Stühle ist möglich.

Antwort 734

Die Antwort B) ist richtig.

Zu A: (Nur!) fettlösliche Vitamine können überdosiert werden, da sie im Gegensatz zu wasserlöslichen gespeichert werden. Zu hohe Dosen des fettlöslichen Vitamin A können zu einer Hypervitaminose führen:

Klinik der Vitamin-A-Hypervitaminose:

- Erbrechen,
- Kopfschmerz,
- trockene Haut und Schleimhäute,
- Schwellungen des Periosts,
- Blutungen,
- Haarausfall,
- Reizbarkeit,
- Spontanfrakturen.

Zu 2: Durch Mangel- oder Fehlernährung kommt es bei Alkoholkranken zum Mangel an Vitamin B1 (Thiamin). Dies kann zum Krankheitsbild der Wernicke-Enzephalopathie führen. Andere klinische Symptome des Thiaminmangels:

- Gewichtsverlust,
- Appetitlosigkeit,
- Herabsetzung der Magensaftproduktion,
- Herz-Kreislauf-Versagen,
- Muskelschwäche,
- Muskellähmungen,
- Wadenkrämpfe,
- Psychische Veränderungen.

Zu C: Fettlöslich sind die Vitamine E, D, K1, K2 und A („Edeka").

Zu D: Vitamin D kann mit der Nahrung zugeführt oder in der Haut mit Hilfe von UV-B-Licht vom Körper selbst synthetisiert werden.

Zu E: Patienten mit Leberzirrhose haben häufig Gerinnungsstörung. die Gerinnungsstörungen beruhen auf der verminderten Synthese der Gerinnungsfaktoren II (Prothrombin), VII, IX und X, die ausschließlich in der Leber synthetisiert werden und an deren Aktivierung Vitamin K beteiligt ist. Vitamin-K-Gabe ist bei Gerinnungsstörungen durch Leberzirrhose deshalb therapeutisch sinnvoll.

Antwort 735

Die Antwort E) ist richtig.

Zu 1: 70-80 % aller Gallensteinträger bleiben symptomlos (= stumme Gallensteine)!

Zu 2: Wir kennen sogar eine „6-F-Regel“: Bei Personen mit diesen Eigenschaften sind Gallensteine besonders häufig:

- Female (weiblich),
- fair (blond),
- fourty (Alter über 40),
- fecund (auch: fertile = fruchtbar = mehrere Kinder),
- fat (übergewichtig),
- family (familiäre genetische Disposition).

Zu 3: Wandert der Stein durch den Ductus cysticus und verschließt den Ductus choledochus, kommt es zum Verschlussikterus.

Zusätzlichen zu den Symptomen bei Steineinklemmung im Ductus cysticus (Gallenkolik) kommt es dann zur klassischen Verschlusssymptomatik:

- Ikterus,
- dunkler Urin,
- heller Stuhl (acholisch),
- Juckreiz (durch die gestauten Gallensäuren).

Zu 4: Die chronisch-rezidivierende Cholezystitis kann zu einer Schrumpf- oder „Porzellangallenblase“ führen (= durch schollige Verkalkung verhärtete Gallenblasenwand). Als Spätkomplikation kann sich daraus ein Gallenblasenkarzinom entwickeln.

Zu 5: Ductus choledochus und Ductus pancreaticus haben einen gemeinsamen Ausführungsgang, der über die Papilla Vateri in den Dünndarm führt. Bei Steinverschluss im Ductus choledochus kommt es auch zu einem Rückstau in das Pankreas. Begleitpankreatitiden sind deshalb bei Steinen im Ductus choledochus keine Seltenheit.

Antwort 736

Die Antworten B) und D) sind richtig.

Zu A: Beim Typ-1-Diabetes führt eine Autoimmunreaktion zu einer irreversiblen Zerstörung der Betazellen des Pankreas. Dies verursacht einen absoluten Insulinmangel.

Zu B: Die Mehrzahl der an Typ-2-Diabetes-Erkrankten zeigt das Krankheitsbild des sog. Metabolischen Syndroms („Wohlstandssyndrom“). Man versteht darunter das gehäufte Zusammentreffen von

- Hyperglykämie und Insulinresistenz. Der aus der Insulinresistenz resultierende Anstieg des Insulinspiegels im Blut (Hyperinsulinämie) führt zu Übergewicht und begünstigt die Entwicklung einer Arteriosklerose.
- Übergewicht (stammbetont),
- Fettstoffwechselstörung (Triglyzeride erhöht, HDL-Cholesterin erniedrigt),
- Hyperurikämie (Harnsäureerhöhung) bzw. Gicht,
- primäre arterielle Hypertonie,
- gesteigerte Aktivität der Blutplättchen und des Fibrinogens.

Zu C: Übergewicht ist typisch für den Typ-2-Diabetiker („Metabolisches Syndrom“).

Zu D: Ein Diabetes mellitus, der erstmals während der Schwangerschaft auftritt, wird als Gestationsdiabetes (GDM) oder Schwangerschaftsdiabetes bezeichnet. Etwa 3-8 % der Schwangeren entwickeln diese Sonderform des Diabetes.

Zu E: Beim Typ-2-Diabetes spielen genetische Faktoren eine noch größere Rolle als beim Typ-1-Diabetes. (Hat ein Elternteil Diabetes-Typ-2 beträgt das Risiko des Kindes an dieser Krankheit zu erkranken 50 %, eineiige Zwillinge haben bei Erkrankung ein Risiko von 100 %.)

Antwort 737

Die Antwort B) ist richtig.

Zu A: Ursachen einer Hypothyreose:

Primäre (thyrogene) Hypothyreose (häufig): Erkrankung der Schilddrüse
- a) angeboren,
- b) erworben.

Sekundäre (hypophysäre) Hypothyreose: Minderung oder Ausfall der TSH-Produktion infolge einer Erkrankung der Hypophyse (z. B. HVL-Insuffizienz).

Tertiäre Hypothyreose:

Erkrankung des Hypothalamus mit TRH-Mangel (sehr selten).

Zu B: Schilddrüsenhormone spielen eine wichtige Rolle beim Knochenwachstum und bei der Entwicklung des Gehirns.

Eine Hypothyreose führt bei Kindern zum Wachstumsrückstand (dysproportionierter Zwergenwuchs) und zu geistigen und psychischen Minderbegabung („bleibt ein hypothyreoter Säugling 3-4 Wochen nach der Geburt unbehandelt, so ist später schon kein Abitur mehr möglich").

Zu C: Die Schilddrüsenhormone werden aufgrund ihrer Wirkung als „Peitsche des Organismus" bezeichnet. Sie steigern den Grundumsatz und den Gesamtstoffwechsel Schwitzen und Kälteintoleranz ist deshalb ein typisches Symptom der Hyperthyreose.

Zu D: Die Hypothyreose führt zu körperlichem und geistigem Leistungsabfall, zu Antriebsarmut, Interesselosigkeit und Depression.

Zu E: Der Abfall der Schilddrüsenhormone T3 und T4 führt zur reaktiven Ausschüttung von TSH aus dem Hypophysenvorderlappen. Die TSH-Konzentration ist bei Hypothyreose erhöht.

Antwort 738

Die Antwort A) ist richtig.

Die Frage ist nicht ganz glücklich formuliert. Um sie eindeutig beantworten zu können, müsste man eigentlich wissen, ob es sich um eine primäre (von der Nebenniere ausgehende) oder sekundäre (vom Hypophysenvorderlappen ausgehende) Nebennierenrindeninsuffizienz handelt.

Bei einer sekundären, vom Hypophysenvorderlappen ausgehenden Nebennierenrindeninsuffizienz, wäre auch Antwort B) richtig (sog. „weißer" Addison).

Leitsymptom bei allen Formen der Nebennierenrindeninsuffizienz ist allerdings Schwäche und rasche Ermüdbarkeit.

Unterfunktion der Nebennierenrinde

Einteilung und Ätiologie:

Primäre Form (ACTH ↑):

M. Addison: Zerstörung der Nebennierenrinde durch Autoimmunprozesse (am häufigsten; ca. 70 % d. F.), seltener sind beidseitige Karzinommetastasen in der NNR, Tuberkulose, Amyloidose, Einblutungen, Sepsis u.a. (Glukokortikoide ↓, ACTH gegenregulativ ↑).

Sekundäre Formen (ACTH ↓):

Insuffizienz von Hypophysenvorderlappen oder Hypothalamus,

Langzeitbehandlung mit Kortikosteroiden (Glukokortikoide niemals abrupt absetzen! Sonst droht das lebensgefährliche Krankheitsbild einer Addison-Krise!).

Merke: Bei den sekundären Formen (Hypophyseninsuffizienz) ist nicht nur ACTH, sondern auch das Melanotropin (= MSH = Melanozytenstimulierendes-Hormon) vermindert. Die Haut ist blass und pigmentlos („weißer Addison"), im Gegensatz zum „braunen Addison" bei primärer NNR-Insuffizienz: hier kommt es mit der verstärkten ACTH- auch zu einer vermehrten Melanotropin-Ausschüttung mit gesteigerter Melaninproduktion. (Ursache: Anstieg des Prohormons Proopiomelanocortin = POMC aus dem sowohl ACTH als auch MSH gebildet werden.)

Klinik
- Anfänglich kann jegliche Symptomatik fehlen.
- Leitsymptome der primären NNR-Insuffizienz (M. Addison):
- Schwäche und rasche Ermüdbarkeit,
- Hyperpigmentierung von Haut- und Schleimhäuten,
- Gewichtsverlust und Wassermangel (Dehydratation durch Mangel an Aldosteron),
- arterielle Hypotonie (niedriger arterieller Blutdruck),
- evtl. Abdominalschmerzen, Übelkeit, Erbrechen,
- Verlust der Sekundärbehaarung bei Frauen (durch Androgenmangel),
- Hyperkaliämie und Hyponatriämie (Aldosteronmangel), Hyperkalzämie.

Klinik der Addison-Krise

Neben den oben genannten Symptomen kann es unter Belastungen zum Vollbild einer Addison-Krise kommen:
- Austrocknung (Exsikkose), Blutdruckabfall, Schock, Oligurie (Urin ↓),
- Pseudoperitonitis (abdominelle Symptomatik wie bei einer Bauchfellentzündung),
- evtl. Durchfälle und Erbrechen,
- Hypoglykämie (Kortisol - als Gegenspieler von Insulin - vermindert ⇒ Insulin ↑, Blutzucker ↓), metabolische Azidose,
- anfangs unternormale Temperatur, später Exsikkose-Fieber, Delir, Koma.

Antwort 739

Die Antwort B) ist richtig.

Als Harnwegsinfektion wird die Anwesenheit von Bakterien im Harntrakt oberhalb des Blasensphinkters bezeichnet. (Eine isolierte Infektion unterhalb des Blasensphinkters wird dagegen als Harnröhrenentzündung oder Urethritis bezeichnet. Die Harnwegsinfektion (HWI) ist die häufigste bakteriell verursachte Entzündung.
- Vier Manifestationsformen:
- Asymptomatische Bakteriurie,
- akute Blasenentzündung (Zystitis),
- akute Nierenbeckenentzündung (Pyelonephritis),
- chronische Nierenbeckenentzündung.

Zu A: Der häufigste Erreger von unkomplizierten Harnwegsinfektionen ist Escherichia coli (80 % der Fälle).

Zu B und C: Als asymptomatische Bakteriurie wird der zufällige Nachweis von Bakterien im Urin bei normalem Harnsedimentbefund und beschwerdefreien Personen bezeichnet.

Eine asymptomatische Bakteriurie ist nur behandlungsbedürftig bei schwangeren Frauen, im Kindesalter und bei anatomischen Veränderungen im Harnabflussgebiet.

Etwa 5 % der Frauen haben eine asymptomatische Bakteriurie.

Bei Frauen finden sich Harnwegsinfektionen besonders in der Schwangerschaft und postpartalen Phase (Zeitraum nach der Geburt. 30 % der Schwangeren mit unbehandelter asymptomatischer Bakteriurie erkranken während der Schwangerschaft an einer akuten Pyelonephritis.

Zu D: In 98 % d. F. ist der Infektionsweg aufsteigend (kanalikulär) von der Harnröhre über die Blase in die Niere. Die Keime stammen meist aus der Darmflora. Nur selten, bei vorgeschädigter Niere, erfolgt die Infektion über den Blutweg (hämatogen).

Zu E: Bei Frauen begünstigt die kurze Harnröhre und ihre unmittelbare Nähe zur keimreichen Analregion das Auftreten von Harnwegsinfektionen. Männer haben aufgrund der wesentlich längeren Harnröhre nur sehr selten Harnwegsinfektionen (z.B. in höherem Alter durch Verlegung der Harnröhre durch Prostataerkrankungen.

Antwort 740

Die Antworten B) und D) sind richtig.

Zu A: Bösartige Tumoren wachsen infiltrativ und metastasieren, gutartige Tumoren wachsen verdrängend und metastasieren nicht.

Zu C: Bösartige Tumoren zeichnen sich häufig dadurch aus, dass eine Frühsymptomatik fehlt. Bei ersten klinischen Symptomen sind viele Tumorleiden dann oft schon weit fortgeschritten und haben schon Metastasen gebildet.

Zu D: Viren, die für die Entstehung bestimmter bösartiger Tumore verantwortlich gemacht werden, nennt man Tumorviren (onkogene Viren, Onkoviren). Zur Gruppe der Onkoviren zählen z.B.

- Epstein-Barr-Virus (EBV)
- Humanes Herpesvirus 8 (HHV-8)
- Hepatitis-B-Virus (HBV)
- Hepatitis-C-Virus (HCV)
- Humane T-Zell-Leukämie-Viren (HTLV)
- Humanes Immundefizienzvirus (HIV)
- Humane Papillomaviren (HPV)

Zu E: Tumormarker sind Substanzen im Blut, deren erhöhte Konzentration auf das Vorliegen einer bösartigen Tumorerkrankung oder das Rezidiv einer solchen Erkrankung hindeuten können. Aufgrund einer geringen spezifischen Genauigkeit ist der Anstieg eines Tumormarkers im Plasma kein sicherer Beweis für das Vorhandensein eines bösartigen Tumors.

Zur Tumorsuche (Screening) eignen sich Alphafetoprotein (AFP) beim hepatozelluläres Karzinom, Beta-HCG bei Hodentumoren und Bence-Jones-Proteine bei Plasmozytom.

Die vielen anderen Tumormarker dienen insbesondere der Verlaufskontrolle nach Therapie (Metastasennachweis).

Antwort 741

Die Antwort A) ist richtig.

Feuchte Rasselgeräusche über den Lungenbasen bei der Auskultation und beidseitige basale Dämpfung bei der Perkussion deuten auf eine beginnende Linksherzinsuffizienz mit kardialer Stauung hin.

Zu B: Beim Pneumothorax sind ein abgeschwächtes oder aufgehobenen Atemgeräusch und ein hypersonorer Klopfschall zu erwarten.

Zu C: Beim Lungenemphysem sind ein abgeschwächtes oder aufgehobenen Atemgeräusch und ein hypersonorer Klopfschall zu erwarten.

Zu D: Bei einer Atelektase sind einseitig ein abgeschwächtes Atemgeräusch und ein gedämpfter Klopfschall zu erwarten.

Zu E: Eine Lungenembolie geht nicht mit charakteristischen perkutorischen oder auskultatorischen Untersuchungsbefunden einher.

Antwort 742

Die Antwort A) ist richtig.

Zu B: Der normale CO_2-Gehalt der Atemluft beträgt 0,035 %. Erhöht sich der CO_2-Gehalt der Atemluft erfolgt ab etwa 3 % CO_2 in der Atemluft erfolgt eine Beschleunigung der Atemtätigkeit, oberhalb von 8 % tritt eine Narkosewirkung ein, die zu Atmungsabfall, Atemlähmung und Tod führt.

Zu C: Die Differenz des Sauerstoffgehaltes zwischen Ein- und Ausatemluft liegt bei 4 %. Man atmet 21 % Sauerstoff ein und 17 % aus.

Weitere Kenngrößen der Ein- und Ausatemluft: Man atmet 78 % Stickstoff ein und 78 % Stickstoff aus. Man atmet 0,035 % Kohlendioxid ein und 4 % wieder aus. Man atmet 0,96 % Edelgase ein und 0,96 % wieder aus.

Zu D: Der Pleuraspalt (auch Pleurahöhle) ist ein enger Spaltraum im Thorax zwischen der Pleura parietalis und der Pleura visceralis.

Zwischen den Blättern des Pleuraspalts befinden sich etwa 5 ml seröse Flüssigkeit.

Zu E: Der wichtigste Atemmuskel des Menschen ist das Zwerchfell (Diaphragma). Bei Erwachsenen bewegt sie 60-80 % der eingeatmeten Luft (Zwerchfellatmung, Bauchatmung). Die Rolle des Zwerchfells bei der Einatmung wird durch weitere Muskeln (Inspirationsmuskeln) unterstützt, welche durch ein Anheben der Rippen zu einer weiteren

Vergrößerung des Brustkorbs beitragen (Brustatmung).

Antwort 743

Die Antwort A) ist richtig.

Die Symptomatik bei raumfordernden intrakraniellen Prozessen (z.B. Hirntumoren) ist abhängig von deren Lokalisation, Wachstumsgeschwindigkeit und Größe.

Frühsymptome:

- Kopfschmerz
- epileptische Anfälle
- Wesensveränderungen (Interesselosigkeit, Antriebsverlust, gefühlsmäßige Verflachung, Verlangsamung)
- Vergesslichkeit
- zerebrale Herdstörungen (je nach Lokalisation)

Spätsymptome:

- Hydrozephalus
- Schlaganfall
- Stauungspapille
- Einklemmungssymptome (Foramen magnum)

Antwort 744

Die Antwort E) ist richtig.

Zu 3 und 5: Spastische Gangstörungen: Das typische Beispiel für eine spastische Gangstörung ist die spastische Hemiparese/Hemiplegie (Halbseitenlähmung) nach Apoplexie. Hier kommt es zum Wernicke-Mann-Gangbild: Bei dieser durch Kontrakturen fixierten Haltungsanomalie der gelähmten Extremitäten einer Seite wird der Arm bei Beugestellung des Unterarms, der Hand und der Finger adduziert gehalten und das im Kniegelenk gestreckte Bein wird mit nach unten gerichteten Fuß beim Gehen seitlich halbkreisförmig um das Standbein herum geführt (zirkumduziert).

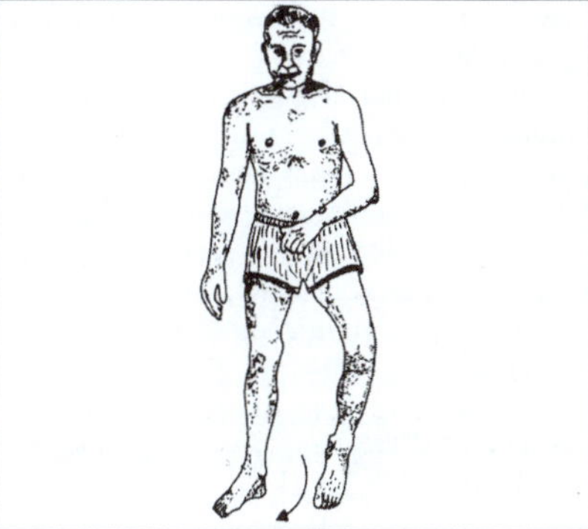

Wernicke-Mann-Gangbild

Bei der spastischen Paraparese/Paraplegie (Lähmung der zwei unteren Extremitäten) kommt es zum Scherengang (Robotergang): Durch Hypertonus der Adduktoren kommt es zur Adduktion, Innenrotation und Überkreuzen der Beine. Kurze Schritte, Drehung des Körpers um das Standbein

Zu 4: Die Lähmung des Nervus peroneus (profundus) bewirkt den Ausfall der Extensoren (Strecker) von Fuß und Zehen. Beim Ausfall des Nerven kann der Fuß im Sprunggelenk nicht mehr nach oben gezogen (extendiert) werden. Es kommt zum Fallfuß und Steppergang.

Der Patient muss den Fuß bei jedem Schritt stark anheben, damit beim Vorwärtsschwingen der Fuß nicht am Boden schleift. Dieses Gangbild nennt man „Steppergang“.

Antwort 745

Die Antwort A) ist richtig.

Zu 1: Als Claudicatio intermittens oder Schaufensterkrankheit wird das Stadium II der chronischen arteriellen Verschlusskrankheit) bezeichnet.

Stadien der chronischen arteriellen Verschlusskrankheit:

Erst bei Einengungen der Arterie > 90 % ist der Puls unterhalb der Einengung nicht mehr tastbar. Haben sich Umgehungskreisläufe (Kollateralen) gebildet,

kann der Patient noch beschwerdefrei gehen (Stadium I nach Fontaine). Kommt es aufgrund der arteriellen Minderdurchblutung zu belastungsabhängigen Schmerzen unterhalb der Stenose, muss der Patient nach einer gewissen Gehstrecke stehen bleiben, um sich zu erholen („Schaufensterkrankheit", Claudicatio intermittens, intermittierendes Hinken; Stadium II).
Später kommt es zu Ruheschmerzen (Stadium III) und Nekrosen (Stadium IV).
Zu 3: Wärme, Wärmeanwendungen und Sauna gelten bei Varikosis und chronisch venöser Insuffizienz als kontraindiziert.
Zu 4: Das Fundament jeder sinnvollen Behandlung von Varizen ist eine sorgfältige Kompressionstechnik: Die Kompressionsbehandlung wird mit Kurzzug-Binden durchgeführt, später mit speziell angepassten medizinischen Kompressionsstrümpfen.
Zu 5: Abgeschwächte oder fehlende Fußpulse deuten auf eine chronische arterielle Verschlusskrankheit hin. Bei Varikosis bzw. chronische venöser Insuffizienz sind die Fußpulse tastbar.

Antwort 746
Die Antwort B) ist richtig.
Vgl. zur Klinik des M. Parkinson Antwort zu Frage **506**.
Zu 3: Beim Morbus Parkinson kommt es durch degenerative Veränderungen melaninhaltiger Zellen des Mittelhirns (Substantia nigra) zu einem Dopaminmangel bei Acetylcholinüberschuss.
Im Laufe der Erkrankung werden hemmende, dopaminerge (Überträgerstoff: Dopamin) Mittelhirnbahnen zerstört. Durch den Dopaminmangel kommt es zu einem Übergewicht erregender, cholinerger Bahnen (Überträgerstoff: Acetylcholin) und die Feinsteuerung im extrapyramidalmotorischen System geht verloren.
Zu 4: Zahlreiche Medikamente und Vergiftungen können ein Parkinsonsyndrom auslösen:
Medikamente: z.B. durch Neuroleptika (häufig), Paspertin®, Propulsin®: Vergiftungen: Kohlenmonoxid (CO), Mangan u.a.
Zu 5: Ein typisches Symptom des M. Parkinson ist die Mikrographie: Im Krankheitsverlauf wird das Schriftbild nach und immer kleiner (und zittriger). Beim Schreiben wird die Handschrift im vom Zeilenanfang zum Zeilenende immer kleiner.

Antwort 747
Die Antwort A) ist richtig.
Zu 1: Die Wernicke-Enzephalopathie im Rahmen einer Alkoholkrankheit ist Folge eines Mangels an Vitamin B_1 (Thiamin).
Zu 2: Das sog. Alkoholdelir oder Delirium tremens tritt bei chronischem Alkoholismus meist innerhalb von Tagen nach einem Alkoholexzess bzw. nach Alkoholentzug auf: Zunächst treten Unruhe, Gereiztheit, Schwindel und Schlafstörungen auf. Dann kommt es zum Delir: optische und akustische Halluzinationen, Illusionen, Denkstörungen, Orientierungsstörungen, Bewusstseinsstörungen, Tremor, Tachykardie (schneller Puls) und Temperaturanstieg. In ca. 10 % zusätzlich epileptische Anfälle. Ein Alkoholdelir ist ein lebensgefährliches Krankheitsbild und bedarf intensivmedizinischer Überwachung (Notarzt!).
Zu 4: Im Rahmen des Entzugssyndroms kommt es in ca. 10 % der Fälle zu generalisierten epileptischen Anfällen.
Zu 5: Der chronisch Alkoholkranke hat häufig eine gestörte Leberfunktion mit Hemmung der Neubildung von Glukose (Glukoneogenese). Die Glykogenspeicher sind reduziert. Es kann zur Ausbildung lebensgefährlicher Hypoglykämien führen.

Antwort 748
Die Antwort D) ist richtig.
Zusammenfassend ist das Krankheitsbild ADHS gekennzeichnet durch seit der Kindheit bestehende erhebliche Störungen der Konzentration und Dauer-

aufmerksamkeit, durch erhebliche Störungen der Impulskontrolle und der emotionalen Regulation sowie (fakultativ) durch motorische Hyperaktivität bzw. Unruhe.
Diese Störungen führen zu Problemen bei der Entwicklung der sozialen, schulischen und beruflichen Anpassung und sind mit einem großen persönlichen Leidensdruck verbunden.

Antwort 749
Die Antwort E) ist richtig.
Symptome einer schweren depressiven Episode:
- Unmotivierte depressive Verstimmung,
- Affekt der grundlosen, elementaren, vitalen Angst,
- Denkhemmung,
- psychomotorische Hemmung (sog. Willenshemmung: Verlangsamung der Bewegungsabläufe, Minderung der Entschluss- und Handlungsfähigkeit),
- verminderte Konzentration und Aufmerksamkeit,
- Interessenverlust,
- innere Unruhe und Getriebenheit von oft ängstlicher Färbung,
- Tagesschwankungen mit Morgentief
- Schlafstörungen (gestörter 24-Stundenrhythmus),
- Suizidgedanken und –absichten,
- melancholisches Wahnerleben (Verarmungsvorstellungen und Armutswahn, Schulderleben und Schuldwahn, hypochondrische Befürchtungen und Krankheitswahn,
- leibliche Missempfindungen (Vitalstörungen),
- Vegetative Symptome (Schlafstörungen, Appetit- und Verdauungsstörungen, Störung der Geschlechtsfunktion mit Verlust sexuellen Verlangens, Störung der Tränen-, Speichel- und Schweißdrüsenfunktion, Störung der Herz- und Kreislauffunktion, Schmerzsyndrome, Haarausfall u.a).

Wenn die Vitalstörungen und vegetativen Störungen das Erscheinungsbild bestimmen und die eigentliche Depression hinter der „Maske" körperlicher Symptome verborgen bleibt, so spricht man im klinischen Sprachgebrauch von einer „larvierten" (maskierten) Depression.

Antwort 750
Die Antwort D) ist richtig.
Zu B: Bei einem Verschlussikterus infolge von Gallensteinen ist das direkte, konjugierte, wasserlösliche Bilirubin erhöht.
Zu C: Ursache des M. Meulengracht ist eine angeborene autosomal-rezessiv vererbte Stoffwechselstörung der Leber. Sie führt zu einer indirektern Hyperbilirubinämie (intermittierender Ikterus) ohne Krankheitswert. Eine Therapie ist i.d.R. nicht notwendig. Etwa 5 % der Bevölkerung sind betroffen.
Zu E: Heller (acholischer) Stuhl ist – zusammen mit dunklem Urin, Ikterus und Juckreiz – ein klassisches Symptom beim Verschlussikterus.
Die braune Farbe des Stuhls wird hauptsächlich durch das Sterkobilin hervorgerufen. Sterkobilin ist ein Abbauprodukt des Bilirubins. Da beim Verschlussikterus kein Bilirubin in den Darmtrakt übertreten kann, fehlt das Sterkobilin, der Stuhl bleibt weiß (acholisch).

Antwort 751
Die Antworten A) und B) sind richtig.
Vgl. zum Präsuizidalen Syndrom Antwort zu Frage **720**.
Selbstmorde werden zwar häufig in irgendeiner Form angekündigt, das freimütige „Darüber sprechen" und das Einbeziehen von Vertrauenspersonen ist jedoch eher untypisch.

Antwort 752
Die Antworten A) und B) sind richtig.
Zu B: Das Horner-Syndrom (Horner-Trias) ist gekennzeichnet durch

- Miosis (Lähmung des M. dilatator pupillae führt zur Engstellung der Pupille),
- Ptosis (Lähmung des M. tarsalis superior führt zu einem hängenden Oberlid),
- Enophthalmus (Zurücksinken des Augapfels in die Augenhöhle).

Ursache eines Horner-Syndroms: z. B. Einwachsen eines in den Lungenspitzen lokalisierten Bronchialkarzinoms (Pancoast-Tumor) in den Sympathikusgrenzstrang am Hals.

Zu C: Bei Helligkeit schließt sich die Iris, die Pupille wird kleiner: Miosis.

Bei Dunkelheit öffnet sich die Iris, die Pupille wird größer: Mydriasis.

Zu D: Der Glaskörper des Auges ist zwischen Linse und Netzhaut gelegen. Er besteht aus einer gallertartigen Substanz, die zu 98 % aus Wasser, zu 2 % aus Hyaluronsäure und einem Netz von Kollagenfasern besteht.

Zu E: Die etwa 5-7 Mio. Farbe wahrnehmenden Zapfen sind in der Fovea centralis, dem sog. gelben Fleck (Macula lutea) konzentriert. Dieser befindet sich etwa in der Netzhautmitte. Ein fixierter Gegenstand wird auf den gelben Fleck abgebildet. Der gelbe Fleck ist die Stelle des schärfsten Sehens.

Am Abgang des Sehnervs, der Sehnervpapille, befinden sich keine Sinneszellen, man nennt die Sehnervpapille deshalb auch den „blinden Fleck“.

Antwort 753

Die Antwort C) ist richtig.

Zu 1, 2 und 5: Arterielle Hypertonie, Nikotinabusus und genetische Disposition sind Risikofaktoren für die Entwicklung einer Arteriosklerose. Allein die Tatsache, dass der Vater des Patienten an Herzinfarkt verstarb, erhöht sein Risiko auch einen Herzinfarkt zu erleiden um das 4fache.

Antwort 754

Die Antworten B) und E) sind richtig.

Zu A: Am ovalen Fenster setzt die Fußplatte des Steigbügels an. Sie ist im Fenster beweglich und leitet die vom Trommelfell übertragenen Schwingungen nach innen zur Cochlea (Hörschnecke) weiter.

Der knöcherne Schneckengang wird durch eine schmale Knochenleiste in eine obere und eine untere Hälfte geteilt. Der obere Teil geht vom Vorhof (Vestibulum) aus und heißt Vorhoftreppe (Scala vestibuli); der untere Teil, die Paukentreppe (Scala tympani) endet im Bereich des runden Fensters, das von einer Membran verschlossen wird. Vorhoftreppe (Scala vestibuli) und Paukentreppe (Scala tympani) sind gefüllt mit Perilymphe.

Zu B: Das Trommelfell bildet den Abschluss des äußeren Gehörgangs zur Paukenhöhle. Es wird von den Schallwellen in Schwingung versetzt und überträgt diese auf die Gehörknöchelchenkette.

Zu C, D und E: Das Mittelohr ist ein spaltförmiger mit Schleimhaut ausgekleideter, luftgefüllter Raum. Es wird durch die Ohrtrompete (Tuba auditiva, Eustachische Röhre) belüftet und beherbergt die Kette der Gehörknöchelchen. Diese stellen die Verbindung zwischen dem Trommelfell und der Abschlussmembran des Innenohres (ovales Fenster) her.

Die durch Schallwellen verursachte minimale Schwingungsamplitude des Trommelfells wird im Mittelohr durch Hebelwirkung der 3 Gehörknöchelchen (Hammer, Amboss, Steigbügel) ca. 20-fach verstärkt und über das ovale Fenster an das Innenohr übertragen. Die in der Hörschnecke laufenden Flüssigkeitswellen werden im Innenohr, am Corti-Organ, in Nervenimpulse umgewandelt und über den Hörnerv (Nervus vestibulocochlearis) an die Hörzentren des Gehirns weiter geleitet.

Antwort 755
Die Antwort E) ist richtig.
Kleiner Kreislauf = Lungenkreislauf
Das venöse Blut des Körpers, das sich zunächst im rechten Vorhof befindet, gelangt durch die Trikuspidalklappe in die rechte Kammer, von dort durch die Pulmonalklappe in die Pulmonalarterie (Lungenarterie) und in den Lungenkreislauf. Das sauerstoffarme venöse Blut aus dem rechten Herzen wird in den Lungenkapillaren mit Sauerstoff beladen („arterialisiert") und fließt dann durch die vier Lungenvenen in den linken Vorhof.
Großer Kreislauf = Körperkreislauf
Das in der Lunge arterialisierte Blut, das sich zunächst im linken Vorhof befindet, gelangt durch die Mitralklappe in die linke Kammer, von dort durch die Aortenklappe in die Hauptschlagader (Aorta). Über die Gefäßäste der Hauptschlagader gelangt das sauerstoffreiche Blut zu Organen und Geweben, gibt dort Sauerstoff ab und nimmt Kohlendioxid auf. Das sauerstoffarme, venöse Blut der unteren Extremitäten gelangt über die untere Hohlvene (V. cava inferior), das der oberen Extremitäten über die obere Hohlvene (V. cava superior) zum rechten Vorhof zurück.

Antwort 756
Die Antwort D) ist richtig.
Zu 1 und 2: Kallus = an der Bruchstelle durch Osteoblasten neu gebildeter Knochen.
Zu 4: Vgl. zum Sudeck-Syndrom Antwort zu Frage **716**.
zu 5: Das Osteosarkom ist der häufigste maligne Knochentumor.
Vorwiegend betroffen sind männliche Jugendliche und junge Erwachsene. Seine Hauptlokalisation sind die Zonen intensivsten Knochenwachstums, die Epiphysenfugen insbesondere in Kniegelenksnähe, aber auch (seltener) im Oberarm- und Beckenbereich.

Klinik:
- Heftige Schmerzen (auch nachts),
- reflektorische Muskelkontrakturen,
- Weichteilschwellung mit Hautüberwärmung,
- Lungenmetastasen (zum Zeitpunkt der Primärdiagnose bereits in 80 % d. F).

Die Ursachen für das Osteosarkom sind nicht geklärt. Knochenfrakturen zählen nicht zu den Risikofaktoren.

Antwort 757
Die Antworten B) und E) sind richtig.
Die Chronische Polyarthritis stellt die häufigste Systemerkrankung des Bindegewebes dar. Sie verläuft schubweise und progredient.
Zu A: Die Ursachen sind ungeklärt.
Hypothese:
Bei vorliegender genetischer Disposition induziert ein Virus- oder Bakterieninfekt eine Störung im Steuersystem der Immunantwort.
Psychosoziale Faktoren haben bei entzündlich-rheumatischen Erkrankungen Auswirkung auf die zeitliche Auslösung und auf den Verlauf der Erkrankung ist von der psychischen Verfassung abhängig.

Zu B: Die Chronische Polyarthritis ist eine systemische Autoimmunerkrankung, die sich neben den Gelenken auch an anderen Organen manifestieren kann (Herz, Lunge, Leber, Niere, Nerven, Muskel, Haut).
Zu C und D: Die Chronische Polyarthritis beginnt meist symmetrisch an den kleinen Fingermittel- und Grundgelenken und schreitet nach proximal fort.
(In 20 % d. F. können als Erstmanifestation große Gelenke, wie Knie oder Schulter, befallen sein.)
Zu D: Ein Befall der Fingerendgelenke findet sich bei der genetisch bedingten Heberden-Polyarthrose. Es finden sich erbsengroße, knorpelig-knöcherne Verdickungen an den Dorsalseiten der Fingerendgelenke.
Zu E: Die Chronische Polyarthritis ist eine entzündliche Allgemeinerkrankung, die mit einer erhöhten Blutsenkungsgeschwindigkeit (BSG) einhergeht.

Antwort 758
Die Antwort D) ist richtig.
Ein typisches Symptom der Manie ist die Ideenflucht. Die Ideenflucht ist eine formale Denkstörung mit ständig wechselnden Verknüpfungen bei fehlender Haftung am Thema. Sie ist außerdem gekennzeichnet durch eine Beschleunigung des Denkablaufs und durch starke Ablenkbarkeit.
Zu A, B, C und E: Gedankeneingebung, Gedankenentzug, Gedankenlautwerden und kommentierende Stimmen sind typische Symptome einer Schizophrenie.

- Gedankeneingebung: Ich-Störung, bei der eigene Gedanken als fremd und von außen eingegeben empfunden werden.
- Gedankenentzug: Ich-Störung, bei der das Gefühl besteht, die eigenen Gedanken würden entzogen (z.B. durch eine äußere Macht oder eine fremde Person.
- Gedankenlautwerden und kommentierende Stimmen: Ich-Störung, bei der das Gefühl besteht, dass die eigenen Gedanken zu hören sind. Stimmen sprechen in der dritten Person über den Betroffenen (dialogisierende Stimmen) und kommentieren seine Handlungen.

Antwort 759
Die Antwort C) ist richtig.
Zu 1: Im Jahr 2000 traten nach Schätzung der WHO weltweit 30 bis 40 Millionen Masernfälle auf, mit etwa 777.000 tödlichen Verläufen, davon 222.000 bei Kindern.
Zu 2: Inkubationszeit: 10 (8-13) Tage.
Zu 3: Die Übertragung erfolgt durch Tröpfcheninfektion über Mund- und Nasenschleimhaut. Ansteckung vom 5. Tag der Inkubationszeit bis zum 4. Tag nach Beginn des Exanthems.
Zu 4: Komplikationen der Masern:

- Pneumonie, Masernkrupp (akute verengende Laryngotracheitis), Mittelohrentzündung,
- Gehirnentzündung (Enzephalitis) (gefürchtet! 20 % tödlich, bei weiteren 30 % bleibende neurologische Schäden),
- SSPE (subakute, sklerosierende Panenzephalitis: sehr selten: ca. 7 Fälle auf eine Million an Masern erkrankter Patienten, immer tödlich!),
- Abwehrschwäche (mit Kreislaufversagen),
- psychische Entwicklungsstörungen.

Zu 5: Die Ständige Impfkommission (STIKO) des Robert-Koch-Instituts empfiehlt die Impfung gegen Masern, Mumps und Röteln mit einem Kombinationsimpfstoff (MMR).
Die erste Impfung sollte in der Regel im Alter von 11 bis 14 Monaten durchgeführt werden, die zweite Impfung sollte bis zum Ende des zweiten Lebensjahres erfolgt sein. Der Mindestabstand zwischen den beiden Impfungen sollte 4 Wochen betragen.
Vgl. zu den von der STIKO empfohlenen Impfungen Antwort zu Frage **199**.

Antwort 760
Die Antwort E) ist richtig.
Eine bakterielle Meningitis zeigt meist einen schwereren Verlauf mit gleichzeitiger Gehirnbeteiligung (Meningoenzephalitis).
Symptome:

- Kopfschmerz
- Nackensteifigkeit
- Fieber
- Erbrechen
- positives Brudzinski-Zeichen: bei Anheben des Kopfes Beugung der Beine
- positives Kernig-Zeichen: Beugen der Beine führt zum Anheben des Kopfes
- Licht- und Geräuschempfindlichkeit
- Opisthotonus, :Überstreckung des Kopfes und Lordose der Wirbelsäule
- Symptomatische Krampfanfälle.

Antwort 761

Die Antwort D) ist richtig.

Das Reservoir beim Typhus ist der Mensch: die wichtigste Infektionsquelle sind Dauerausscheider (ca. 3 % der Patienten), die den Erreger mit dem Stuhl oder dem Urin ausscheiden.

Antwort 762

Die Antwort B) ist richtig.

Diabetes mellitus ist der Krankheitsbegriff für verschiedene Formen der Glukose-Stoffwechselstörung mit unterschiedlicher Ätiologie und Symptomatik. Gemeinsames Kennzeichen: absoluter oder relativer Mangel an Insulin. Im Nüchternzustand oder nach dem Essen (postprandial) steigt der Blutzucker pathologisch an (Hyperglykämie).

Zu A: Der Typ-2-Diabetes entwickelt sich meist langsam und schleichend zunächst ohne gravierende Symptome.

Zu B: Klinik und Symptomatik des manifesten Diabetes mellitus:

- Familiäre Belastung („erbliche Disposition", Anamnese!),
- Schwangerschaftskomplikationen,
- starker Durst und vermehrte Wasseraufnahme (Polydipsie), vermehrte Harnausscheidung (Polyurie),
- Übergewicht; bei Manifestation eines Diabetes anfangs aber auch Gewichtsabnahme (!),
- Leistungsminderung, Müdigkeit,
- Kopfschmerz, Schwindel,
- Sehstörungen, nächtliche Wadenkrämpfe (Störungen im Wasser-/Elektrolythaushalt),
- kurzfristige Unterzuckerung (= Hypoglykämien) mit Heißhunger und Schwitzen (vorübergehender Hyperinsulinismus im Anfangsstadium eines Diabetes),
- Fettstoffwechselstörungen: Fettleber, Hypertriglyzeridämie (Typ I und IV n. Fredrickson),
- Gallenblasenentzündungen,
- Dupuytren-Kontraktur,
- Resistenzschwäche (Anfälligkeit gegenüber Infektionen),
- Hauterscheinungen:
- Juckreiz (Pruritus),
- Hautinfektionen (Candidamykose, Furunkulose, Abszess , Erysipel u.a.),
- Rötung des Gesichtes (Rubeosis diabetica), Necrobiosis lipoidica (zur Nekrose führende granulomatöse Entzündung der Haut).
- Potenzstörungen, Amenorrhö,
- Sehverschlechterung (Retinopathie).
- Sonderform Gestationsdiabetes (Schwangerschaftsdiabetes) : Die Mutter ist gefährdet durch ein erhöhtes Risiko für Harnwegsinfektionen, Notwendigkeit einer operativen Entbindung, Hydramnion (Fruchtwasservermehrung) und Blutdrucksteigerungen (Gestose). Das Kind ist gefährdet durch eine Embryofetopathia diabetica (mit Geburtsgewicht größer als 4500g), Großwuchs (Makrosomie), Atemnotsyndrom, Unterzucker (Hypoglykämie) nach der Geburt, Ikterus u.a.

Zu C: Als Komplikationen des Diabetes mellitus können Gefäßschäden in Form von Mikro- und Makroangiopathien auftreten.

Bei der diabetesspezifischen Mikroangiopathie kommt es zu 4 typischen Verlaufsformen:

- Diabetische Nierenerkrankung (Nephropathie; Glomerulosklerose Kimmelstiel-Wilson),
- Diabetische Netzhauterkrankung (Retinopathie),
- Diabetische Nervenerkrankung (Neuropathie),
- Diabetisches Fußsyndrom.

Zu D: In der Pathogenese des Typ-2-Diabetes werden 2 Formen unterschieden:

- Gestörte Insulinsekretion („Sekretionsstarre"),
- Herabgesetzte Insulinwirkung (Insulinresistenz) durch einen Rezeptordefekt und gestörte Glukoseverwertung in der Zelle (Postrezeptordefekt).

Beim Typ-1-Diabetes führt eine Autoimmunreaktion zu einer irreversiblen Zerstörung der Betazellen des Pankreas. Dies verursacht einen absoluten Insulinmangel.

Zu E: Als Nierenschwelle wird die maximale Rückresorptionskapazität der Niere für dien Substanz (in diesem Fall Glukose) bezeichnet. Steigt die Substanz im Plasma über diesen Wert an, so ist das tubuläre Rücktransportmaximum der Niere überschritten und die Substanz erscheint im Endharn.

Die Nierenschwelle für Glukose liegt normalerweise bei Plasmakonzentrationen zwischen 170-180 mg/dl.

Bei einer diabetischen Nephropathie ist die Nierenschwelle für Glukose erhöht. Trotz erhöhter Blutzuckerwerte findet sich dann keine Glukose im Urin.

Antwort 763

Die Antwort D) ist richtig.

Zu 3 und 5: Influenza-A-Viren sind genetisch variabel. Sie verändern fortwährend ihre Antigenstruktur. Kleine Antigenveränderungen („antigenic drift") im Intervall von ca. 2-3 Jahren führen zu kleineren Epidemien. Größere Antigenveränderungen („antigenic shift") erklären die periodisch auftretenden Grippepandemien (die neue Antigenstruktur wird von den „alten" Antikörpern nicht mehr erkannt). Influenza-A-Viren sind weltweit verbreitet.

Durch die Änderungen in der Antigenstruktur führt eine Influenza nicht zu einer dauernden Immunität. Auch Grippeimpfungen müssen jährlich wiederholt und der Impfstoff den neu aufgetretenen Antigenstrukturen angepasst werden.

Antwort 764

Die Antworten C) und E) sind richtig.

Zu A: Spätestens 20 Jahre nach der ersten Infektion (oder Impfung) gegen Keuchhusten ist der Mensch wieder voll für eine Infektion empfänglich. Erwachsene stellen deshalb ein wichtiges Reservoir für den Erreger dar.

Zu B und D: Schwere Komplikationen treten vor allem bei Säuglingen auf. Für Säuglinge ist Keuchhusten lebensgefährlich. Da die Immunität gegen Keuchhusten nicht diaplazentar von der Mutter auf ihr ungeborenes Kind übertragen werden kann, sind Säuglinge ungeschützt und durch Apnoeanfälle und zerebrale Schäden bedroht.

Zu E: 3 Stadien des Keuchhustens (Die Symptomatik im Wesentlichen durch die Toxinwirkung des Bakteriums bedingt):

- Stadium catarrhale (1-2 Wochen), Prodromalstadium: ähnelt einem grippalen Infekt. Der Patient ist hochinfektiös!
- Stadium convulsivum (2-6 Wochen): krampfartige Hustenanfälle mit typischem inspiratorischem Ziehen; am Ende des Hustenanfalls wird zähes, klares Sputum ausgeworfen.
- Stadium decrementi (mehrere Wochen): Hustenanfälle gehen langsam zurück.
- Komplikationen: Mittelohrentzündung (Otitis media), Keuchhusten-Pneumonie, Gehirnentzündung (Enzephalitis). Als Folge des Presshustens kann es zu Hernien, Rektumprolaps und Bindehauteinblutungen kommen. Spätfolge: Bronchiektasen.

Antwort 765

Die Antwort C) ist richtig.

Zu 1: Eine Eosinophilie kann auf eine allergische oder auf eine parasitäre Erkrankung (z. B. Wurmerkrankung) hindeuten.

Auch bei beginnender Heilung von Infekten („eosinophile Morgenröte der Genesung"), nach Insektenstichen und -bissen, bei bestimmten Hauterkrankungen (z. B. Pemphigus vulgaris, Ekzem), bei Lymphogranulomatose (M. Hodgkin), bei Nebennierenrindenunterfunktion (M. Addison) sowie manchmal bei chronisch-myeloischer Leukämie, Polycythaemia vera und metastasierenden Karzinomen.

Zu 2: Wurmerkrankungen können unterschiedliche Organe befallen (z.B. Trichinose: Muskel; Echinokokkose: Leber und alle anderen Organsysteme; Askariasis: Lunge und Darm; Onchozerkose (Filarien): Bindegewebe, Auge).
Zu 3: Klinik der Oxyuriasis:
Vornehmlich erkranken Kinder im Schulalter, nur bei 25 % der Befallenen treten Symptome auf:

- Afterjucken (vor allem nachts),
- Nervosität, Entwicklungsstörungen,
- bei Mädchen: Fluor vaginalis.

Zu 4: Eine Impfung gegen Wurmerkrankungen gibt es nicht.
Zu 5: Die Eier von Echinococcus granulosus (cysticus) gelangen nach oraler Aufnahme zunächst in den Darm und von dort in die Leber. Sie können sich dort ansiedeln, weiter in die Lunge wandern oder auf dem Blutweg in andere Organe verschleppt werden. In diesen Organen entwickeln sich die Eier zur zystischen Finne. Diese ist von einer fibrösen Kapsel umgeben (Hydatide oder Echinokokkenblase: flüssigkeitsgefüllte Blase, meist in Leber u./o. Lunge).

Antwort 766
Die Antwort D) ist richtig.
Die Wirbelsäule des Menschen besteht aus 33–34 Wirbelknochen (lat.: Vertebrae) und den dazwischen liegenden Zwischenwirbel- oder Bandscheiben (lat. Disci intervertrebrales).
Einteilung in Hals- (HWS), Brust- (BWS) und Lendenwirbelsäule (LWS):

- 7 Hals- (Cervicalwirbel),
- 12 Brust- (Thorakalwirbel),
- 5 Lendenwirbel (Lumbalwirbel),
- 5 Sacralwirbel = Sacrum
- 4–5 Steißbeinwirbel (Coccygis, Steißbein)

Die fünf Kreuzbeinwirbel (Sacrum) sind beim Menschen, ebenso wie die vier rudimentären Wirbel des Steißbeins (Coccygis), miteinander verschmolzen und werden deshalb oft auch als falsche Wirbel bezeichnet.

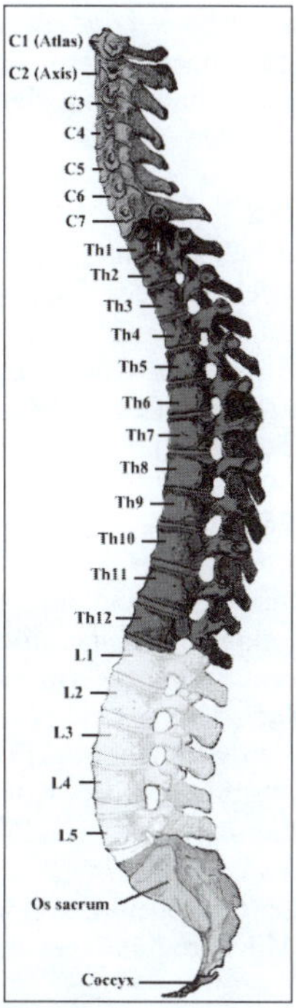

Antwort 767
Die Antworten C) und E) sind richtig.
Zu A und B: Vgl. zum Body-mass-Index Antwort zu Frage **193** (Punkt 3).
Zu D: Die Schilddrüsenhormone werden aufgrund ihrer Wirkung als „Peitsche des Organismus" bezeichnet. Sie steigern den Grundumsatz und den Gesamtstoffwechsel durch. Eine Überfunktion der Schilddrüse (Hyperthyreose) führt deshalb zur Gewichtsabnahme (bei gutem Appetit!)
Zu E: Adipositas gehört zum sog. „Metabolischen Syndrom“: Dieses auch als „Tödliches Quartett“ bezeichnete Syndrom setzt sich aus den Einzelerkrankungen

- bauchbetontes Übergewicht (Adipositas),
- Diabetes mellitus Typ 2,
- Bluthochdruck und
- Fettstoffwechselstörung

zusammen. Diagnostiziert man eine der Einzelerkrankungen sollten alle Erkrankungen des Syndroms abgeklärt und ggf. behandelt werden.

Antwort 768

Die Antwort C) ist richtig.

Nach Empfehlung der DGE (Deutsche Gesellschaft für Ernährung) sollte die tägliche Zufuhr von Kochsalz 6 Gramm nicht übersteigen (die WHO empfiehlt sogar nur 5 Gramm).

Antwort 769

Die Antworten C) und E) sind richtig.

Das diätetische Behandlungsprinzip bei Harnsäureerhöhung (Hyperurikämie) und Gicht besteht in einer Verminderung der Purinzufuhr:

Purine finden sich hauptsächlich in Innereien (Kalbsbries). Der Konsum von Fleisch, Fleischwaren und Fisch sollte beschränkt werden.

Als Quelle tierischen Eiweißes sollten fettarme Milchprodukte bevorzugt werden.

Alkohol führt zu einer Hemmung der Harnsäureausscheidung über die Niere und ist deshalb zu meiden. Kleiner Mengen (wie in Arzneimitteln) sind jedoch unbedenklich.

Vorsicht bei Gabe Wasser treibender Mittel (einige „Diuretika" vermindern die Harnsäureausscheidung).

Zu E: Beim Fasten baut der Körper in den ersten Tagen Eiweiße ab. Die dabei anfallenden Purine steigern die Harnsäurekonzentration im Blut. Bei der Energiegewinnung aus Fett bildet der Körper vermehrt Ketonkörper. Ketonkörper verringern die Ausscheidung von Harnsäure. Bei strengen Fasten droht deshalb ein Gichtanfall.

Antwort 770

Die Antworten C) und D) sind richtig.

Vgl. Antwort zu Frage **82**.

Antwort 771

Die Antwort C) ist richtig.

Zu 1: Ursachen einer chronischen Gastritis:

- Typ A = Korpusgastritis = Autoimmungastritis (5 %):
  Autoimmunkrankheit: Bildung von Autoantikörpern gegen Belegzellen (90 %) und Intrinsic-Faktor (70 %) führt zu Belegzellenuntergang und Einstellen der Säureproduktion (Anazidität).
- Typ B = Antrumgastritis = Helicobacter pylori-(HP-) Gastritis (85 %):
  Infektion der Magenschleimhaut mit dem Bakterium Helicobacter pylori (Infektionsweg: oral-oral, oral-fäkal); Belegzellenschwund, verminderte Salzsäureproduktion (Hypochlorhydrie).
- Typ C = chemisch-toxisch induzierte Gastritis (10 %):
  Meist Medikamente (Antirheumatika); seltener Gallereflux (nach Magenresektion).

Zu B: Die Ursache einer perniziösen Anämie ist eine Autoantikörperbildung gegen die den „Intrinsic-Faktor" bildenden Belegzellen des Magens und gegen den eigentlichen „Intrinsic-Faktor". Dies führt zur atrophischen Immungastritis (Magenschleimhautentzündung) Typ A.

Zu 4: Teerstuhl: teerartiger, schwarzer, klebriger, glänzender Stuhl bei Blutungen > 100 ml aus dem Magen oder aus oberen Darmabschnitten und langsamer Darmpassage (Hämatinbildung: das Blut muss bei Teerstuhl mit der Salzsäure des Magens in Berührung gekommen sein);

Bei massiver Blutung auch roter Blutstuhl (Hämatochezie): roter Blutstuhl ist typisch für eine untere GI-Blutung, tritt aber auch bei massiver oberer GI-Blutung mit schneller Darmpassage und Ausspülen der Salzsäure (keine Hämatinbildung) auf.

Antwort 772
Die Antwort C) ist richtig.
Zu B: Die Windpocken sind eine hoch kontagiöse „fliegende Infektion". 90 % der Patienten, die mit dem Erreger erstmals in Kontakt kommen, entwickeln die Krankheit.
Zu C: Der Herpes zoster ist eine Viruserkrankung durch Reinfektion (erneute Infektion) mit dem Varicella-Zoster-Virus bei Teilimmunität nach Windpockenerkrankung (oder (häufiger) durch Reaktivierung von Varicella-Zoster-Viren, die nach früherer Varizelleninfektion in den Spinalganglien persistieren.
Gehäuftes Auftreten bei Patienten mit Immunschwäche (Malignome, Leukosen, AIDS) und im Alter.
Zu D: Das Pfeiffer-Drüsenfieber (infektiöse Mononukleose) ist eine Virusinfektion mit Epstein-Barr-Virus (EBV). Die Therapie erfolgt symptomatisch. Antibiotikagabe ist bei Virusinfektionen nutzlos und führt bei Mononukleose häufig zu Arzneimittelexanthemen.
Zu E: Latente Infektionen mit Herpes-simplex-Viren können durch Sonneneinstrahlung aktiviert werden.

Antwort 773
Die Antwort B) ist richtig.
Zu 2: Ein ansprechbarer (nicht bewusstloser) Patient mit Schädel-Hirn-Trauma wird zur Senkung des Hirndrucks mit erhöhtem Oberkörper (maximal 30°) gelagert.
Bei Bewusstlosigkeit wird er in der stabilen Seitenlage gelagert (dann keine Oberkörperhochlagerung wegen Aspirationsgefahr).
Zu 4: Bei einer akuten arteriellen Embolie wird das betroffene Bein tief gelagert.
Zu 5: Ein Patient im Lungenödem wird halb sitzend (Oberkörper hoch) mit nach unten hängenden Beinen (Beine tief) gelagert.
Die Seitenlage ist die richtige Lagerung für alle bewusstlosen Patienten.

Antwort 774
Die Antwort C) ist richtig.
Vgl. Antwort zu Frage **332**.
Zu 1, 2 und 4: Unsichere Todeszeichen:

- Herz- Kreislaufstillstand,
- Pulslosigkeit,
- Atemstillstand,
- Erlöschen der Reflexe,
- Abfall der Körpertemperatur.

Patienten mit diesen unsicheren Todeszeichen müssen nicht irreversibel biologisch tot sein. Sie können unter Umständen durch geeignete Wiederbelebungsmaßnahmen (Herz-Lungen-Wiederbelebung = kardiopulmonale Reanimation) ins Leben zurückgeholt werden.

Antwort 775
Die Antwort D) ist richtig.
Vgl. Antwort auf Frage **182**.

Antwort 776
Die Antwort D) ist richtig.
Wenn wir es uns ganz einfach machen wollen, sollten wir davon ausgehen, dass eigentlich alle Erkrankungen durch eine gesundheitsfördernde Ernährung (obst- und gemüsereich, fettarm, fettmodifiziert, salzarm) in irgendeiner Form günstig zu beeinflussen sind.
Zu 1: Trommelschlägelfinger entstehen meist durch lokalen (dann einseitig auftretend) oder systemischen Sauerstoffmangel (Hypoxie) im Gewebe.
Man findet sie bei Herz- und Lungenerkrankungen (aber auch – ohne Hypoxämie - bei einigen gastrointestinalen Erkrankungen (z.B. Dickdarmpolyposen).
Ihre pathogenetische Entstehung ist nicht eindeutig geklärt. Durch Ernährung lassen sich Trommelschägelfinger normalerweise nicht beeinflussen.
Zu 2: Ein Ödem ist eine Flüssigkeitseinlagerung in Zellen, Geweben, Organen oder Organsystemen. Ein Ödem ist also ein Symptom, keine Diagnose.
Es gibt eine Vielzahl von Krankheiten, die zu Ödemen führen (Herz, Niere, Leber, Lunge usw.)

Pathogenetisch spielen bei der Entwicklung von Ödemen mehrere physiologische Größen eine Rolle:

- onkotischer (oder kolloidosmotischer) Druck,
- hydrostatischer Druck,
- Gefäßpermeabilität,

Beschränkungen der Salzzufuhr, Substitution von Eiweiß usw. können diese Kenngrößen beeinflussen. Ödeme können also auch diätetisch therapiert werden.

Zu 3: Eine mediterrane Ernährung („Kreta-Diät"), Salzrestriktion (< 6 g/Tag), Alkoholrestriktion (< 30g/Tag) und Gewichtsreduktion können helfen einen arteriellen Blutdruck zu normalisieren.

Zu 4: Hauptursache der chronischen Pankreatitis ist der chronische Alkoholabusus (80 %). Alkoholentwöhnung, häufige kleine Mahlzeiten, Pankreasenzymsubstitution (Lipase) und gesundheitsfördernde Ernährung können die chronische Pankreatitis günstig beeinflussen.

Zu 5: Die glutensensitiven Enteropathie (einheimische Sprue) ist eine Erkrankung der Dünndarmschleimhaut aufgrund einer Unverträglichkeitsreaktion gegenüber der Gliadinfraktion des Glutens, eines Getreideproteins bei genetisch veranlagten Patienten. Ernährungstherapie: Glutenfreie Diät (Kartoffel, Mais, Reis, Hirse, Sojabohnen u.a.); keine Milchprodukte, keine Produkte aus Weizen, Hafer, Gerste, Roggen.

Antwort 777

Die Antwort B) ist richtig.

Normalwerte (S=Serum, B=Blut):

- S-Bilirubin (gesamt): < 1 mg/dl
- S-Kalium: 3,5-5,0 mmol/l
- S-Kreatinin: 0,7-1,1 mg/dl
- B-Hämoglobin: 12-18 g/dl

Glukose im Urin:

70 mg pro 24 Stunden Glukoseausscheidung im Urin gelten als physiologisch. (Normalerweise wird die Glukose, bis zu einer Blutglukose-Konzentration von 180 mg/dl - Nierenschwelle" -, nach ihrer Ausscheidung in den Primärharn im proximalen Tubulus der Niere vollständig rückresorbiert. Deshalb wird nur sehr wenig Glukose über die Nieren ausgeschieden.

Antwort 778

Die Antworten D) und E) sind richtig (vgl. Antwort zu Frage **623**).

Lerntext 1	Differenzialdiagnose Hyperglykämie/Hypoglykämie	
KOMA	HYPERGLYKÄMISCH	HYPOGLYKÄMISCH
Entwicklung	langsam, Tage	plötzlich, Minuten
Hunger		+++
Durst	+++	
Muskulatur	hypoton, nie Krämpfe	hyperton, Tremor
Haut	trocken!!	feucht, Kaltschweiß
Atmung	Acetongeruch, tief, „Kussmaul-Atmung"	normal
Augenbulbi	weich	normal
Sonstiges	Fieber, Bauchschmerz	delirante Vorstadien (Fehldiagnose: Alkoholiker) (Fehldiagnose: Apoplexie)

Antwort 779

Die Antworten B) und C) sind richtig

Zu A: Der erste Zahn des Milchgebisses erscheint durchschnittlich um den 6.-8. Monat. Der letzte Zahn des aus 20 Zähnen bestehenden Milchgebisses erscheint nach 2 bis 2 ½ Jahren.

Die Milchzähne fallen vom 6. Lebensjahr bis zum 12. Lebensjahr wieder aus.

Zu B: Ca. 60 % der Neugeborenen entwickeln einen Ikterus (Neugeborenenikterus, Icterus neonatorum). In den ersten Lebenstagen wird durch Abbau von Blutfarbstoff Hämoglobin mehr Bilirubin gebildet, als die Leber verstoffwechseln kann.

Dies hat im Wesentlichen 2 Ursachen:

- Beim Neugeborenen ist die Lebensdauer der Erythrozyten noch auf etwa 70 Tage verkürzt (später 120 Tage). Deshalb wird sehr viel Hämoglobin abgebaut und es fällt sehr viel Bilirubin (indirektes, unkonjugiertes) im Blut an.
- Die Leber konjugiert mit Hilfe des Enzyms Glukuronyltransferase das im Blut anflutende indirekte Bilirubin zu direktem konjugierten Bilirubin.
- Diese Glukuronyltransferase hat in den ersten Lebenstagen ihr Wirkungsmaximum noch nicht erreicht. Das nicht konjugierte Bilirubin staut sich vor der Leber zurück.

Zu C: Ein Kind hat sein Geburtsgewicht am Ende des 5. Lebensmonats verdoppelt und mit 12 Monaten ca. verdreifacht, wiegt dann also etwa 10 kg.

Zu D: Ein Neugeborenes hat in Ruhe eine Herzschlagfrequenz von ca. 120 Schlägen pro Minute.

Zu E: Die große Fontanelle, die Knochenlücke zwischen Stirn- und Scheitelbein schließt sich bei 50 % der Kinder zwischen dem 9. und 18. Lebensmonat (spätestens zwischen dem 24. und 27. Lebensmonat).

ALTER	GEWICHT	GRÖßE
Neugeborenes	3,0 kg	50 cm
8 Monate	8,5 kg	72 cm
2 ½ Jahre	13,5 kg	92 cm
6 Jahre	21,5 kg	118 cm
8 ½ Jahre	28,5 kg	132 cm
11 Jahre	36,0 kg	145 cm
Erwachsener	70,0 kg	170 cm

Antwort 780

Die Antwort B) ist richtig.

Zu 1: Das Uterusmyom ist ein gutartiger (nicht infiltrativ wachsender und nicht metastasierender) Tumor der glatten Uterusmuskulatur. Das Uterusmyom ist der häufigste Unterbauchtumor vor der Menopause (20 % aller Frauen über 30 Jahre).

Zu 2: Das Korpuskarzinom (auch: Endometriumkarzinom) ist eine Erkrankung des höheren Lebensalters (Altersgipfel bei 65 Jahren).

Zu 3: Genitalinfektionen mit verschiedenen Typen humanpathogener Papillomaviren (HPV) gelten als Risikofaktor für die Entstehung von Zervixkarzinomen.

Seit Oktober 2006 ist ein Impfstoff gegen HPV in Deutschland erhältlich.

Zu: 4: Die „Pille" scheint aufgrund ihres Gestagenanteils eine Schutzwirkung gegen Korpus- (oder Endometrium)karzinome zu haben. Dennoch ist das Korpuskarzinom der häufigste Genitaltumor der Frau.

Zu 5: Zervixpolypen sind gutartige Epithelwucherungen im Gebärmutterhals. Sie können bei Frauen jeden Alters auftreten, sind aber besonders häufig in den Wechseljahren. Blutungen, wehenähnliche Schmerzen und Vaginalausfluss (meist klar und geruchlos) sind typische Beschwerden.

Antwort 781

Die Antworten B) und C) sind richtig

Zu A: Beim Herzinfarkt findet sich häufig ein Blutdruckabfall. Jedoch kann der Blutdruck auch normal oder erhöht sein. Somit ist die Höhe des Blutdrucks kein verlässliches diagnostisches Kriterium beim Herzinfarkt.

Zu B: Ca. 20 % aller Infarkte laufen stumm ab. Zu stummen Infarkten kommt es vor allem bei Diabetikern und bei alten Menschen.

Zu C: 95 % der Patienten mit Herzinfarkt haben Rhythmusstörungen. Die häufigste Todesursache beim Herzinfarkt ist das Kammerflimmern.

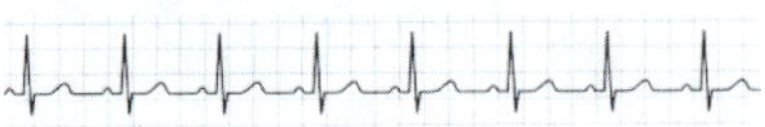

EKG Normalbefund

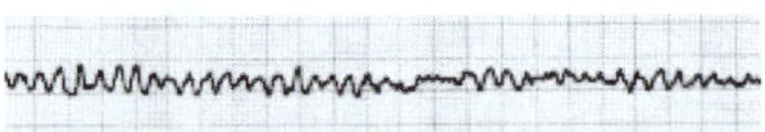

EKG bei Kammerflimmern

Der gefährlichste Zeitraum für tödliche Herzrhythmusstörungen sind die ersten 48 Stunden.

Zu D: Am Morgen und am Vormittag ist das Risiko für einen Herzinfarkt oder Schlaganfall deutlich höher als zu anderen Tageszeiten.

Zu E: Der Patient mit Herzinfarkt sollte liegend mit erhöhtem Oberkörper (ca. 30°) gelagert werden.

Antwort 782

Die Antworten C) und E) sind richtig

Zu A: Als Dickdarmpolyp wird jede Geschwulst bezeichnet, die ins Darmlumen vorragt. Über die Hälfte der Dickdarmpolypen sitzt im Rektum und ist bei rektaler Untersuchung evtl. tastbar! Histologisch werden Adenome, hyperplastische Polypen, entzündliche Polypen und Hamartome unterschieden.

Von besonderer Wichtigkeit sind die Adenome: Adenome bauen sich aus Schleimhautepithel auf. Aus ihnen entwickelt sich die Mehrzahl aller Kolonkarzinome: Adenom-Karzinom-Sequenz. Adenome können also karzinomatös entarten. Je mehr Adenome im Kolon vorliegen, umso größer ist dieses Risiko. Das Entartungsrisiko ist bei breitbasig wachsenden Polypen höher als bei gestielten.

Zu B: Patienten mit einer erblichen Polypose des Dickdarms (familiäre Adenomatose = FAP) entwickeln alle kolorektale Karzinome. In 60-70 % der Fälle treten diese Karzinome vor dem 45. Lebensjahr auf (Adenom-Karzinom-Sequenz!). Die Manifestation der Polypen fällt bei über 90 % der Patienten zwischen das 10. und 20. Lebensjahr. Frühzeitige, engmaschige Darmspiegelungen sind deshalb evtl. schon vor dem 10. Lebensjahr angezeigt.

Zu C: Mit Verstopfung abwechselnden Durchfall („Verstopfungsdurchfall) wird als paradoxe Diarrhö bezeichnet.

Die Entleerung eines Gemischs von festen Kotbestandteilen und Dünnflüssigem wird durch eine bakterielle Vergärung des Stuhls vor einem Passagehindernis verursacht. Die „Paradoxe Diarrhö" kann auf ein Kolon- oder Rektumkarzinom hinweisen.

Zu D: Blutbeimischung im Stuhl ist solange ein Karzinom, bis das Gegenteil bewiesen ist! Niemals mit der Diagnose Hämorrhoiden zufrieden sein! Jeder 2. hat Hämorrhoiden (d. h.: jeder zweite, der ein Dickdarmkarzinom hat, hat auch Hämorrhoiden).

Zu E: Durch die tumorbedingte Darmlumenverengung kommt es im Spätstadium eines Dickdarmkrebses häufig zu Ileuszuständen. Tumoreinengungen im Colon descendens führen dabei früher zu Ileuszuständen als Tumoren des Colon ascendens, da die eingedickten Kotmassen im absteigenden Kolon früher Passagehindernisse bilden, als die noch flüssigen Kotbestandteile im aufsteigenden Kolonast.

Antwort 783

Die Antworten A) und B) sind richtig

Zu A: Arterielle Verschlusskrankheiten sind zu über 90 % in den unteren Gliedmaßen lokalisiert.

Zu B: Diagnostik der peripheren arteriellen Verschlusskrankheit:

Inspektion: Hautfarbe und -temperatur, Nekrose, Gangrän, trophische Störungen (Haut, Fußpilz usw.), Pulsstatus (Pulsverlust bei Lumeneinengung um 90 % oder mehr), Auskultation: systolisches Stenosegeräusch bei Lumeneinengung um 2/3 oder mehr, Blutdruckmessung (Arteriendopplerdruck) an Oberarmen und Unterschenkeln, Lagerungsprobe nach Ratschow, standardisierter Gehtest zur Bestimmung der schmerzfreien Gehstrecke (Metronom, Laufband), Dopplersonografie, Arteriografie (Röntgenkontrastdarstellung der Gefäße zur Diagnostik von Arterienverlauf, Stenosen und Kollateralen) u.a.

Zu C: Eine Kompressionstherapie ist bei der peripheren arteriellen Verschlusskrankheit – im Gegensatz zur chronisch venösen Insuffizienz und Varikosis – kontraindiziert!

Zu D: Im Stadium II ist täglich ein 1-2stündiges Gehtraining therapeutisch sinnvoll (bis zur Schmerzgrenze, dann Pause). Die Stadien III und IV (Ruheschmerz, Nekrose) sind Kontraindikationen für ein Gehtraining!

Zu E: Die richtige Lagerung bei arteriellen Verschlusskrankheiten ist die Tieflagerung des Beines.

ANTWORTEN MC 14

Antwort 784
Die Antwort C) ist richtig.
Osteoporose ist eine Störung im Knochenstoffwechsel. Durch verstärkten Abbau der Knochensubstanz kommt es zum Verlust von Knochenmasse, Knochenstruktur und Knochenfunktion. Durch den damit einhergehenden Stabilitätsverlust kann es schon bei banalen Überlastungen zu Frakturen kommen. Die Osteoporose beginnt meist jenseits des 50. Lebensjahrs, Frauen sind sehr viel häufiger betroffen als Männer, w:m = 8:1.
Lässt sich die Osteoporose auf ein anderes Grundleiden zurückführen, so spricht man von sekundärer Osteoporose.
Ätiologie:

- Primäre Osteoporose (95 %)
  - Typ I-Osteoporose bei Frauen nach der Menopause (postmenopausale Osteoporose durch Östrogenmangel)
  - Typ II-Osteoporose = senile Osteoporose (normaler Knochenabbau im Alter, besonders jenseits des 70. Lebensjahres)
  - erblich bedingte Osteoporose: bei Osteogenesis imperfecta, Marfan-Syndrom u.a.
  - (Idiopathische Osteoporose des jungen Erwachsenenalters (selten)
- Sekundäre Osteoporose (5 %)
  - Hormonstörungen: Hyperkortisolismus, Hypogonadismus, Hyperthyreose
  - Malabsorptionssyndrom (verminderte Kalziumaufnahme im Magen-Darm-Trakt)
  - Immobilisation (Bewegungsmangel)
  - iatrogen/medikamentös bedingt (z.B. durch Glukokortikoide)
  - im Rahmen einer rheumatoiden Arthritis

Zu E: Als Hyperurikämie wird die Vermehrung der Harnsäure im Blut (> 6,4 mg/dl bzw. > 380 µmol/l) ohne sonstige klinische Symptome bezeichnet. Führt die Hyperurikämie zu klinischen Symptomen wird von Gicht (auch: Arthritis urica oder Urikopathie) gesprochen (Zur Klinik des Gichtanfalls vgl. Antwort zu Frage **188**).

Antwort 785
Die Antwort E) ist richtig.
Zu 1: Ansteckung: vom 5. Tag der Inkubationszeit bis zum 4. Tage nach Beginn des Exanthems.
Zu 2: Am 14.-15. Tag nach Infektion beginnt das Exanthem hinter den Ohren, breitet sich von dort über den ganzen Körper aus, ist fleckig-zusammenlaufend („makulopapulös-konfluierend").
Zu 3, 4 und 5: Komplikationen und Verläufe:

- Bakterielle Superinfektionen:
  - Mittelohrentzündung (Otitis media, in ca. 10 % der Fälle),
  - Pneumonie,
  - Laryngotracheitis (selten; Masernkrupp, Erstickungsgefahr),
- Gehirnentzündung (Enzephalitis) (gefürchtet! 20 % tödlich, bei weiteren 30 % bleibende neurologische Schäden),
- SSPE (subakute, sklerosierende Panenzephalitis: sehr selten: ca. 7 Fälle auf eine Million an Masern erkrankter Patienten, immer tödlich!),
- Resistenzminderung, Abwehrschwäche (mit Kreislaufversagen),
- psychische Entwicklungsstörungen.
- Als **„mitigierte“** Masern werden abgeschwächte Infektionsverläufe bezeichnet, bei denen mütterliche oder transfundierte Antikörper (Neugeborene, Antikörpersubstitution) oder eine nicht vollständig ausgebildeten Impfimmunität die Virusvermehrung beeinträchtigen und den Krankheitsverlauf dadurch abmildern. Das Exanthem ist in diesen Fällen nicht voll ausgebildet, so dass eine klinische Diagnose erschwert ist; eine Ansteckung ist dennoch möglich.

Antwort 786
Die Antwort A) ist richtig.
Kussmaul-Atmung: eine regelmäßige, stark vertiefte Atmung. Sie weist auf eine kompensatorische Mehratmung (Hyperventilation) bei Azidose (saurer pH-Wert im Blut) hin. Es wird vermehrt CO_2 - eine saure Substanz - abgeatmet und damit die Azidose verringert. Diese Atmung findet sich typischerweise als Symptom des ketoazidotischen Coma diabeticum (vgl. auch Antwort zu Frage **401**).

Antwort 787
Die Antwort D) ist richtig.
Die Multiple Sklerose (Encephalomyelitis disseminata) ist eine primär entzündliche Erkrankung des Zentralnervensystems mit herdförmigen Entmarkungen. Der Entzündungsprozess, der in den meisten Fällen typischerweise schubförmig verläuft, kann an vielen Stellen im ZNS lokalisiert sein. Grundsätzlich kann die Multiple Sklerose deshalb nahezu alle zentralnervösen Störungen verursachen.
Häufig sind zu beobachten:

- Allgemeine Müdigkeit,
- Sehstörungen und Doppelbilder,
- Blasenentleerungsstörungen mit Inkontinenz, Harnwegsinfekte,
- Spastische Lähmungen, z.B. als Hemiparese,
- Sensibilitätsstörungen,
- Kleinhirnzeichen, als Charcot-Trias wird bezeichnet; Intentionstremor (Zittern bei Willkürbewegungen), Nystagmus, skandierende Dysarthrie (unwillkürliche Lautstärkeschwankungen),
- Psychische Veränderungen: Eu-, Dysphorie.

(Vgl. zur Klinik der Multiplen Sklerose auch Antwort auf Frage **665**).

Antwort 788
Die Antwort B) ist richtig.
Vgl. Antwort zu Frage **674**.

Antwort 789
Die Antworten B) und C) sind richtig.
Zu A: Aufgrund des steileren Verlaufes gelangen aspirierte Fremdkörper meist in den rechten Hauptbronchus (nicht in den linken).
Zu D und E: Der Gasaustausch findet in den Alveolen statt. Zwischen Luft und Blut befindet sich eine dreischichtige Trennwand, die Blut-Luft-Schranke. Sie wird vom Epithel der Alveolen, der epithelialen und der endothelialen Basalmembran sowie dem Endothel der Kapillaren gebildet und ist zwischen 0,1 und 1,5 µm dick. Knorpel findet sich in den Alveolen nicht mehr.

Antwort 790
Die Antwort B) ist richtig.
Auszüge aus den ERC-Richtlinien zur Reanimation des Erwachsenen (Stand: 2005):

- Die Entscheidung zum Start der Reanimation fällt, sobald ein Patient nicht ansprechbar ist und nicht normal atmet. (Die Kontrolle des Karotispulses wird für Laienhelfer nicht mehr empfohlen.)
- Das umständliche Aufsuchen des Druckpunktes wird zu Gunsten eines Druckpunktes „in der Mitte der Brust" aufgegeben.
- Das neue Verhältnis von Herzdruckmassage zu Beatmung bei Erwachsenen ist 30:2. Dies gilt sowohl für die 1-Helfer als auch für die 2-Helfer-Methode. Jede Notfall-Beatmung dauert 1 Sekunde.
- Die bisher gelehrten 2 Initialbeatmungen entfallen. Die Reanimation wird mit 30 Kompressionen begonnen.

Vorgehensweise im Notfall: Notruf 112 betätigen
Bewusstsein prüfen durch Ansprechen und Schütteln an den Schultern.
Erfolgt keine Reaktion überstrecken Sie den Kopf des Patienten und kontrollieren die Atmung.

- Sind eine normale Atmung und/oder Lebensäußerungen vorhanden, der Patient aber bewusstlos, so wird er in der Seitenlage gelagert.
  Dann: Venösen Verweilzugang („Venüle"), Kontrolle von Atmung und Kreislauf. Evtl. Blutzuckerkontrolle mittels Teststreifens. Merke: Im Notfall keine intramuskulären Spritzen und keine oralen Medikamente!
- Ist keine normale Atmung festzustellen und keine Lebenszeichen feststellbar erfolgt sorfortige Basisreanimation. (Pulskontrolle an der Arteria carotis wird für Laienhelfer nicht mehr empfohlen).

Bei der Basisreanimation (cardiopulmonale Reanimation = CRP bzw. Herz-Lungen-Wiederbelebung = HLW) erfolgt zunächst 30x Herz-Druck-Massage (Frequenz: 100 pro Minute; Druckpunkt: „In der Mitte der Brust", Kompressionstiefe: 4-5 cm), dann 2x Beatmung (Dauer jeder Beatmung: 1 Sekunde).
Wichtiges Ziel der Basisreanimation ist es Verzögerungen und Unterbrechungen der Wiederbelebungsmaßnahmen zu vermindern und die Pausen zwischen den Thoraxkompressionen so gering wie möglich zu halten.

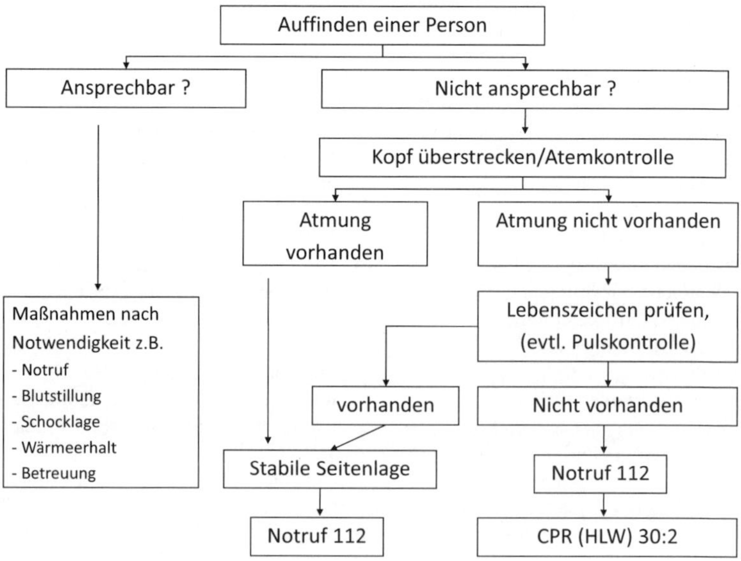

Aus: Hildebrand/Kühn: Lehrbuch für Heilpraktiker, Bd. 1; Kreativität & Wissen Verlag, 2009
Weitere Prüfungsfragen zum Thema Notfall im Internet: http://www.kreawi-online.de/notfall047

Antwort 791

Die Antwort C) ist richtig.

Zu A, B, C und E: Beim Hyperkortisolismus kommt es zu folgenden Symptomen:

- Fettstoffwechsel: Umverteilung der Depotfette führen zu Vollmondgesicht mit starker Rötung, Stiernacken, Stammfettsucht und Hypercholesterinämie,
- Eiweißstoffwechsel: Osteoporose, Muskelschwäche und Muskelschwund,
- Kohlenhydratstoffwechsel: Diabetes mellitus (Kortisol ist Gegenspieler des Insulins),
- mineralokortikoide Restwirkung des Kortisols: Hypertonie (85 %; evtl. Hypokaliämie: 5 %),
- Haut: Neigung zu Akne, Furunkulose, Geschwüren und Auftreten von blauroten Striae (Striae = Streifen, ähneln „roten Schwangerschaftsstreifen"),
- Androgenwirkung (vor allem bei hypophysärem Cushing): Potenzstörungen; bei Frauen: Ausbleiben der Regelblutung, Virilisierung (Ausbildung männlicher sekundärer Geschlechtsmerkmale) mit Hirsutismus (vermännlichende Behaarung), Klitorishypertrophie, Haarausfall, Tieferwerden der Stimmlage u.a.; bei Kindern: Wachstumsstillstand,
- Psyche: psychische, evtl. psychotische Veränderungen,
- Blutbildung: Leukozyten ↑, Erythrozyten ↑, Thrombozyten ↑, Eosinophile ↓, Lymphozyten ↓.

Zu D: Kortisol ist ein Hormon der Nebennierenrinde.

Antwort 792

Die Antwort C) ist richtig.

Vgl. Antwort auf Frage **78**.

Antwort 793

Die Antwort C) ist richtig.

Harnsäure ist beim Mensch das Endprodukt des Purinstoffwechsels. Purine sind Bestandteil der DNA.

Zu 1: Alkohol führt zu einer Hemmung der Harnsäureausscheidung über die Niere und ist deshalb zu meiden.

Zu 2 und 3: Purine finden sich hauptsächlich in Innereien. Der Konsum von Fleisch, Fleischwaren und Fisch sollte bei Hyperurikämie beschränkt werden.

Zu 4: Beim Fasten kommt es zu einer verminderten renalen Harnsäureausscheidung.

Zu 5: Das Endprodukt des Eiweißstoffwechsels ist der Harnstoff.

Antwort 794

Die Antwort B) und E) ist richtig.

Am Auge macht der Sympathikus eine Mydriasis, der Parasympathikus eine Miosis. Auch bei der Akkomodation (beidäugige Fixation eines nahe gelegenen Gegenstandes) kommt es zur Miosis.

Antwort 795

Die Antwort B) ist richtig.

Bei der pAVK sind zwar vor allem die Bein- und Beckenarterien betroffen, prinzipiell finden sich atherosklerotische Veränderungen aber oft an vielen anderen Arterien. Zu den Risikofaktoren der Arteriosklerose siehe Antwort auf Frage **724**.

Zu E: Die typische Therapie im Stadium II ist ein 1-2stündiges tägliches Gehtraining (bis zur Schmerzgrenze, dann Pause). Für Stadium III und IV besteht eine Kontraindikation für ein Gehtraining, hier ist Ruhigstellung indiziert.

Antwort 796

Die Antwort D) ist richtig.

Zu A: Stauungsleber ist ein Symptom der Rechtsherzinsuffizienz.

Klinik der Linksherzinsuffizienz (Rückstau in den Lungenkreislauf):

- Atemnot (= Dyspnoe, anfangs bei Belastung, später in Ruhe), Tachypnoe (schnelle Atmung),
- Orthopnoe (= Atemnot im Liegen, die durch Aufsitzen gebessert wird. Die Patienten legen zum Schlafen immer

mehr Kopfkissen ins Bett = grobes Maß für die Insuffizienz.)
- Asthma cardiale (nächtlicher Husten und Atemnot; Auskultation: basale Rasselgeräusche),
- Lungenödem (= Endstadium der Linksherzinsuffizienz; Rasseln über der Brust, schaumiger Auswurf), Pleuraerguss,
- Zyanose,
- Nykturie (nächtliches Wasserlassen),
- Tachykardie,
- Herzvergrößerung,
- Leistungsminderung, Schwächegefühl,
- Hirnfunktionsstörungen,
- kardiogener Schock.

Zu B: Bei der Pulmonalstenose auskultiert man über dem 2.ten Zwischenrippenraum links ein Systolikum.

Antwort 797

Die Antworten B) und D) sind richtig.
Vgl. zur Klinik der Hypothyreose Antwort auf Frage **88**.
Zu E: Der Abfall der Schilddrüsenhormone im Blut führt zu einer reaktiven Steigerung der TSH-Ausschüttung aus dem Hypophysenvorderlappen (Regelkreis).

Antwort 798

Die Antworten A) und C) sind richtig.
Der Weg des Lichtes durch das Auge: Hornhaut (Kornea), vordere Augenkammer, Linse, Glaskörper, Netzhaut.
Zunächst tritt das Licht durch die Kornea, deren anatomisch vorgegebene sphärische Krümmung einer Brechkraft von ca. 48 dpt entspricht. Es folgen vordere und hintere Augenkammer, abgegrenzt voneinander durch die lichtundurchlässige, pigmentierte Iris mit der Pupille als kreisrunde Aussparung. Beide, vordere und hintere Augenkammer, sind mit Kammerwasser gefüllt, welches durch die Pupille von der hinteren in die vordere Kammer fließt. Hinter der Pupille befindet sich die transparente Linse (Lens). Diese ist variabel formbar, verfügt also über veränderbare Brechkraft zwischen 10 dpt im flach gezogenen und ca. 20 dpt im stärker gewölbten Zustand.
Der lichtbrechende Apparat des Auges verfügt somit über eine (variable) Gesamtbrechkraft von 58 – 68 dpt.
Pupille, Netz- und Aderhaut sind nicht an der Lichtbrechung beteiligt.

Antwort 799

Die Antwort B) ist richtig.
Zu A: Schwangerschaftserbrechen findet sich vor allem im ersten Trimenon, also in den ersten 3 Monaten der Schwangerschaft.
Zu C: Hypertensive Erkrankungen in der Schwangerschaft sind prinzipiell gefährlich und kontrollbedürftig, da sie zu lebensbedrohlichen Komplikationen führen können.

Hypertensive Schwangerschaftserkrankungen (Tabellarische Übersicht)

Gestationshypertonie	• RR: > 140/90; 10% aller Schwangerschaften, temporäre Hypertonie • Manifestation nach 22. Schwangerschaftswoche
Präeklampsie	• Hypertonie + Proteinurie mit/ohne Ödeme (früher: EPH-Gestose) nach der 20. Schwangerschaftswoche • Ausdruck gestörter Adaptation des mütterlichen Organismus an die Schwangerschaft • 2/3 d.F. bei Erstgebärenden • schwere Präeklampsie: Symptome an ZNS (Augenflimmern, Kopfschmerz, Hyperreflexie), Leber (Schmerz, Kapselruptur mit Blutung), Herz (Linksherzversagen)
Eklampsie	• nach den Prodromalerscheinungen einer schweren Präeklampsie oder plötzlich beginnend: eklamptischer Anfall (klonisch-tonisch,Apnoe, Zyanose, Bewusstlosigkeit)
HELLP-Syndrom	• Sonderform der Präeklampsie mit rechtsseitigen Oberbauchbeschwerden infolge einer Leberkapselspannung, Übelkeit und ausgeprägter Anämie (Hämolyse)

Aus: Hildebrand/Bruckner: Lehrbuch für Heilpraktiker, Bd. 2; Kreativität & Wissen Verlag, 2008

Zu D: Hautdehnungsstreifen (lat. Striae distensae), sind sichtbare Erscheinungen in der Unterhaut, die durch starke Dehnung des Gewebes - beispielsweise in den letzten Monaten der Schwangerschaft oder bei schneller Gewichtszunahme und Übergewicht - auftreten können.
Zu E: Die Gewichtszunahme bis zum Ende der Schwangerschaft beträgt normalerweise 9-12 kg.

Antwort 800
Die Antworten B) und D) sind richtig.
Zu A: Rheumatisches Fieber und Glomerulonephritis sind typische Zweiterkrankungen nach Infektionen mit Streptokokken.
Zu B: Ein Furunkel ist eine akute eitrige Entzündung eines Haarfollikels, ein Karbunkel eine flächenhaft konfluierende Entzündung mehrerer benachbarter Haarbälge. Die Erkrankungen werden meist durch Staphylokokken verursacht.
Zu C: Die häufigsten Erreger eines unkomplizierten Harnwegsinfekts sind Escherichia-coli-Bakterien.

Antwort 801
Die Antworten B) und C) sind richtig.
Das Alkoholdelir ist gekennzeichnet durch eine deutlich ausgeprägte Bewusstseinsstörung mit wechselnder Bewusstseinslage bei zeitlicher und örtlicher Desorientiertheit. Es zeigt eine ängstlich gefärbte psychomotorische Unruhe sowie optische (selten akustische und haptische) Halluzinationen (oft von szenischem oder traumhaftem Charakter ⇒ typisch: Halluzinationen kleiner Figuren oder Tiere), wahnähnliche Erlebnisse, Personen- und Situationsverkennung, körperlich-vegetativer Symptome (Fieber, Tremor, Kreislaufinsuffizienz). In ca. 10 % der Fälle treten (generalisierte) epileptische Anfälle auf.
Zu A, D und E: Es besteht eine Tachykardie, Haut und Hände sind feucht, oft Durchfall (Diarrhö) und Erbrechen.
Vgl. zur Klinik des Alkoholdelirs auch Antwort auf Frage **666**.

Antwort 802
Die Antwort C) ist richtig.
Zu 1: Frauen erkranken sehr viel häufiger an Anorexia nervosa und Bulimia nervosa als Männer. Schätzungen gehen von einem bis zu 12-fach erhöhten Risiko für Mädchen und Frauen aus.
Zu 2: Neben Eiweißmangelödemen und Zyklusstörungen (in schweren Fällen auch Ausbleiben der Regelblutung (Amenorrhö) und Infertilität) sind auch Elektrolytstörungen, Störungen des Herz-Kreislaufsystems (Bradykardie, Hypotonie, Extrasystolen…), Anämie, brüchige Haare und Nägel, trockene Haut, Lanugobehaarung (kindlicher Behaarungstyp) und sinkende Knochendichte körperliche Folgen von Essstörungen.
Zu 3: Essstörungen haben meist zwischen 14 und 18 Jahren ihren Beginn, verlaufen jedoch oftmals chronisch, weshalb auch viele ältere Frauen (und in geringeren Anzahl Männer) an dieser Erkrankung leiden.
Zu 4: Neben Abführ- und Entwässerungsmitteln führt auch das häufige Erbrechen zu Elektrolytstörungen.
Zu 5: Durch die Essattacken und das häufige Erbrechen bei Bulimia nervosa sind die betreffenden Köperregionen stark geschädigt (z.B. vergrößerte Speicheldrüsen, entzündete Speiseröhren, Magenerweiterungen und –rupturen). Durch das Erbrechen kommen die Zähne häufig mit Magensäure in Kontakt, welche die Zähne schädigt, wodurch Karies leichter entstehen kann. Häufig äußern Zahnärzte aufgrund dieser Schädigungen als erstes den Verdacht einer Bulimie.
(Vgl. zu Anorexia nervosa und Bulimie die Antworten auf die Fragen **182** und **193**).

Antwort 803
Die Antwort B) ist richtig.
Zu 1, 2, 3: Ursachen und Klinik des akuten Nierenversagens:

- Prärenales (= vor der Niere gelegenes) akutes Nierenversagen (70-80 %):

  - Zirkulatorisch-ischämische Nierenschädigung: Blutdruckabfall, Hypovolämie durch starke Flüssigkeitsverluste, Schock,
- Renales Nierenversagen durch unterschiedliche Nierenerkrankungen:
  - Entzündlich: Glomerulonephritis, Pyelonephritis, interstitielle Nephritis, Hantavirusinfektion
  - medikamentös-toxisch: Röntgenkontrastmittel, NSAR, Antibiotika
  - vaskulär: Verschluss von Nierenarterien oder –venen, Vaskulitis u.a.,
  - Tubulär: Verstopfung durch Leichtketten beim multiplen Myelom, Urate bei Hyperurikämie u.a.
- Postrenales Nierenversagen: Abflusshindernis der ableitenden Harnwege (lokalisiert vom Nierenbecken bis zur Harnröhre, sog. Harnsperre oder Harnverhaltung): z.B. durch eine Prostatahyperplasie.

Vier Stadien des Nierenversagens werden unterschieden:

1) Schädigung der Niere (z. B. Schock),
2) Oligo- bzw. Anurie mit der Gefahr:
   - Überwässerung (Linksherzinsuffizienz, Lungenödem, Hirnödem, Hypertonie),
   - Hyperkaliämie (metabolische Azidose, Herzrhythmusstörungen, Urämie).
3) Polyurie mit der Gefahr der Wasser-Elektrolytentgleisung (= -verlust),
4) Wiederherstellung der Normalfunktion.

Zu 4: Leitsymptom ist ein Anstieg von Kreatinin und Kalium. Serum-Harnstoffwerte von 12-50 mg/dl liegen im Normbereich.

Zu 5: Eine Anurie ist eine Harnproduktion unter 100 ml Harn pro Tag.

Antwort 804

Die Antworten B) und D) sind richtig.

Zu A: Serumbilirubin (gesamt) → bis 1,1 mg/dl

Zu B: Serumkalium → 3,5 bis 5,0 mmol/l

Zu C: Serumkreatinin → bis 1,1 (Frauen 0,9) mg/dl

Zu D: Serumcholesterin → < 200 mg/dl

Zu E: Uringlukose → 80 bis 120 mg/dl

Antwort 805

Die Antwort C) ist richtig.

Klinik und Leitsymptome der akuten Lungenembolie:

- Atemnot/schnelle Atmung (Tachypnoe),
- Brustschmerzen,
- schneller Puls (Tachykardie),
- Husten,
- Angst, Beklemmungsgefühl,
- Schweißausbruch,
- Bewusstlosigkeit (Synkope) und Schock.

Zu C: Eine intramuskuläre Injektion (i.m.) verbietet sich aufgrund der nachfolgenden fibrinolytischen Therapie (Auflösen des Gerinnsels; eine i.m. Spritze würde diese Fibrinolyse unmöglich machen, da sie zu lebensgefährlichen Einblutungen in den Muskel führen würden).

Zu E: Die Lungenembolie verschließt die Strombahn der Arteria pulmonalis und führt zum klinischen Bild der akuten Rechtsherzinsuffizienz. Die Hochlagerung der Beine würde den Rückstrom des venösen Blutes zum rechten Herzen erhöhen und die Überlastung der rechten Herzkammer dadurch noch verstärken.

Antwort 806

Die Antworten B) und C) sind richtig.

Zu A, C und D: Harnwegsinfektionen sind ein häufiges Problem in der Allgemeinmedizin! Es gibt 4 Manifestationsformen:

1. Asymptomatische Bakteriurie
2. Akute Blasenentzündung (Zystitis)
3. Interstitielle Nierenerkrankungen:
   - Bakteriell: greifen stets auf Tubulusapparat und Interstitium über.
     - Akute Pyelonephritis
     - Chronische Pyelonephritis
   - Abakteriell:
     - Akut: medikamenteninduziert, viral, parainfektiös
     - Chronisch: Analgetikanephropathie

Die Klinik der akuten Pyelonephritis:
Die bakteriell (meist durch Escherichia coli und weiteren Keimen der Darmflora) bedingte akute Pyelonephritis zeigt die klinische Trias:

- Fieber, evtl. Schüttelfrost,
- Schmerzen beim Wasserlassen (Dysurie, Algurie),
- (Klopf-)Schmerz im Nierenlager.

Zu B: Die Chronische Nierenbeckenentzündung entsteht auf dem Boden einer Harnabflussstörung oder eines Harnrefluxes mit sekundärer bakterieller Infektion der Harnwege. Die meisten dieser schwerwiegenden Erkrankungen nehmen ihren Ausgang schon im frühkindlichen Alter, meist von einem vesiko-ureterorenalen Reflux ausgehend! (Konsequente Abklärung rezidivierender kindlicher Harnwegsinfekte!)

Zu E: Die Prognose der akuten postinfektiösen Glomerulonephritis ist unterschiedlich:

1. Heilung: bei Kindern kommt es in ca. 90 % der Fälle zur Ausheilung, bei Erwachsenen tritt eine völlige Heilung nur in ca. 50 % der Fälle ein.
2. Fortbestehen von Mikrohämaturie und Proteinurie, hier sollten eine weitere Kontrollen erfolgen.
3. (selten) Tod an Komplikationen wie hypertone Krise mit Linksherzinsuffizienz und Lungenödem

Antwort 807

Die Antworten C) und D) sind richtig.

Zu C: Als Soforttherapie bei Herzinfarkt gilt die Auflösung des die Koronararterie verschließenden Thrombus mit Fibrinolytika (Lyse). Da eine Lyse ist nach einer intramuskulären Injektion nicht mehr möglich ist, sind intramuskuläre Injektionen beim Herzinfarkt kontraindiziert.

Antwort 808

Die Antworten C) und E) sind richtig.

Zu A: Bei einer Nierenarterienstenose führt eine gesteigerte Reninausschüttung zu einem Anstieg des arteriellen Blutdrucks. Die Nierenarterienstenose ist aber eine eher seltene Ursache für arterielle Hypertonien: ca. 1-2 %.

Zu B: Bei arterieller Hypertonie kommt es zu einer Druckhypertrophie des linken Ventrikels.

Zu C: Ein arterieller Hochdruck führt über eine atherosklerotische Schrumpfniere zur Einschränkung der Nierenfunktion. Diese führt zu einer Proteinurie (Frühsymptom: Mikroalbuminurie).

Zu D: Bei Messung mit der üblichen Blutdruckmanschette stimmt der Messwert nur bei Oberarmumfängen von circa 25-35 cm. Bei dickeren Oberarmen ist der der Messwert zu hoch, bei dünnen zu niedrig.

Zu E: Arterielle Hypertonien führen über eine generalisierte Gefäßsklerose – in Abhängigkeit von Blutdruckhöhe, Erkrankungsdauer und Ausmaß der Gefäßsklerose – zu Veränderungen des Augenhintergrunds (Retinopathie mit Fundus hypertonicus).

Antwort 809

Die Antworten B) und C) sind richtig.

Zu A und E: Im Stadium einer – oft sehr rasch eintretenden - tiefen Unterzuckerung wird der Patient bewusstlos. Bei zunächst bewusstseinsklarem Patienten kann die schnell eintretende Bewusstlosigkeit dann zur Aspiration oral gegebener Flüssigkeiten führen.

Eine intravenöse Gabe von Glukose ist deshalb unserer Meinung nach auch beim bewusstseinsklaren Patienten im Unterzucker die bessere Lösung.

Da die dafür notwendigen Voraussetzungen (Venenzugang, Infusion) aber in den meisten Akutsituationen nicht vorhanden sind, eine Unterzucker aber schnell zu irreversiblen Verlust von Hirnzellen führt, kann bei bewusstseinsklaren Patienten Glukose auch oral zugeführt werden. Das Risiko der Hirnschädigung ist hier höher zu bewerten als das Risiko einer eventuellen Aspiration.

Zu B: Glukose ist die einzige Energiequelle für den Hirnstoffwechsel! Das Gehirn

ist ausgesprochen empfindlich gegenüber einer Unterzuckerung = Hypoglykämie. Während man bei der Therapie der Hyperglykämie auch beim Koma Zeit hat, ist bei der Therapie des hypoglykämischen Komas jede Sekunde kostbar! Im Zweifelsfall deshalb immer Glukose (NIEMALS Insulin).
Zu D: Von einer Hypoglykämie spricht man bei einer Verminderung des Blutzuckerspiegels unter 40 mg/dl (2,2 mmol/l).
Vgl. zur Klinik der Hypoglykämie die Antworten auf die Fragen **443** und **623**.

Antwort 810
Die Antwort A) ist richtig.
Vgl zur chronischen Polyarthritis Antwort auf Frage **581**.

Antwort 811
Die Antwort B) ist richtig.
Die Klinik des Diabetes mellitus ist u.a. gekennzeichnet durch:

- Starken Durst, vermehrte Wasseraufnahme (Polydipsie) und vermehrte Harnausscheidung (Polyurie),
- Hauterscheinungen:
  - Juckreiz (Pruritus),
  - Hautinfektionen (Candidamykose, Furunkulose, Abszess , Erysipel u.a.),
  - Rötung des Gesichtes (Rubeosis diabetica), Necrobiosis lipoidica (zur Nekrose führende granulomatöse Entzündung der Haut).

Vgl. zur Klinik des Diabetes mellitus auch Antwort auf Frage **762**.
Zu 2: Diabetiker zeigen aufgrund der osmotischen Diurese eine vermehrte Harnausscheidung: Polyurie.
Terminologie der Harnausscheidungsstörungen:

- Polyurie : > 2000 ml Harn pro Tag,
- Oligurie : < 500 ml Harn pro Tag,
- Anurie: < 100 ml Harn pro Tag,
- Pollakisurie: häufiger Harndrang, geringe Harnmenge („Träufeln", z. B. bei Blasenentzündung oder Prostatahyperplasie),
- Algurie oder Strangurie: schmerzhaftes Wasserlassen bei Blasen- und Harnleiterentzündung,
- Dysurie: erschwertes Wasserlassen, schwacher Harnstrahl bei Blasenentleerungsstörungen (z. B. Prostatahyperplasie).

Antwort 812
Die Antwort D) ist richtig.
Zu 1: Rotaviren sind die häufigste Ursache für Durchfallerkrankungen bei Kindern im Alter zwischen 6 Monaten und 2 Jahren. In den Entwicklungsländern gehören Durchfallerkrankungen zu den wichtigsten Todesursachen von Kleinkindern: 20 % der Todesfälle sind durch Rotaviren bedingt.
Zu 2: Die Mehrzahl der Escherichia-coli-Bakterien ist nicht pathogen. Bestimmte Serotypen lösen jedoch infektiöse Durchfallerkrankungen aus: ETEC = enterotoxinbildende bzw. enterotoxinogene Escherichia coli sind die häufigsten Erreger eines Reisedurchfalls (über 50 % der Reisedurchfälle werden durch ETEC verursacht).
Zu 3: Durchfall führt über einen Bicarbonatverlust (Puffersubstanz) zu einer Azidose (pH-Wert-Verschiebung in den sauren Bereich).

Antwort 813
Die Antwort B) ist richtig.
Als „drop attack" wird das plötzliche Einknicken bzw. Hinfallen ohne Bewusstlosigkeit verstanden. Ursache solcher drop attacks ist eine Durchblutungsstörung im Versorgungsgebiet der A. basilaris und A. vertebralis.
Zu A und E: Ein Verschluss der rechtsseitigen A. cerebri media führt neben einem möglichen Bewusstseinsverlust u.a. zu gegenseitigen (kontralateralen) Halbseitenlähmungen (Hemiparesen), kontralateralen Sensibilitätsstörungen und - bei Infarkt der dominanten Hemisphäre - auch zu einer akut einsetzenden Sprachstörung (Aphasie).

Zu C: Eine sichere Unterscheidung Intrazerebralen Blutung/Ischämie ist klinisch nicht möglich. Hierzu bedarf es bildgebender radiologischer Verfahren (CT bzw. MRT).
Zu D: Bei einer Apoplexie geht die anfangs schlaffe Lähmung in einem Zeitraum von Tagen bis Wochen in eine spastische Lähmung über.

Antwort 814
Die Antwort B) ist richtig.
Zu 1: Perseveration, das Haftenbleiben an bestimmten Vorstellungen und Gedanken. Worte oder Angaben, die im aktuellen Gesprächszusammenhang nicht mehr sinnvoll sind, werden mehrfach wiederholt. Tritt z.B. bei der Alzheimererkrankung häufig auf.
Zu 2: Denkhemmung (vom Patienten wird das eigene Denken als gebremst erlebt), verlangsamtes Denken, Grübeln und Gedankenabreißen sind formale Denkstörungen, die häufig bei depressiven Zuständen vorkommen.
Zu 3: Ideenflucht (aufgrund von ständig wechselnden oder verloren gegangenen Assoziationen ist das Ziel des Denkens für andere nicht mehr erkennbar) und Gedankendrängen/Gedankenrasen (Druck vieler Einfälle) sind Kernsymptome der Manie.
Zu 4: Wahn (z.B. Verfolgungs-, Verarmungs-, Großenwahn) ist eine inhaltliche Denkstörung. Bei inhaltlichen Denkstörungen sind der Inhalt des Denkens und die Realitätskontrolle beeinträchtigt.
Zu 5: Bei der Denkzerfahrenheit besteht zwischen Wörtern und Sätzen kein logischer Zusammenhang, was dem Patienten jedoch nicht bewusst ist. Das Gesagte ist für andere nicht verständlich.

Antwort 815
Die Antwort D) ist richtig.
Als Osteochondrosis dissecans wird eine traumatisch bedingte, umschriebene, subchondrale, aseptische Knochennekrose verstanden. Ein Knochen- und Knorpelstück kann sich lösen und zu einem freien Gelenkkörper werden. Die sich dadurch bildende muldenförmige Vertiefung in der Gelenkfläche wird als Mausbett bezeichnet. Klinisch kann die Osteochondrosis dissecans lange asymptomatisch bleiben, evtl. zeigen sich Einklemmungserscheinungen und schmerzhafte Bewegungsbehinderungen. Früharthrose ist möglich.

Antwort 816
Die Antworten B) und C) sind richtig.
Zu A, D und E: Schilddrüsenüberfunktion führt zu Tachykardie, zu warmer feuchter Haut, zu feinschlägigem Fingertremor, zu Nervosität und Schlaflosigkeit. Bei Hypothyreose ist die Haut kühl, teigig und schuppend.
Vgl. zur Klinik der Hypothyreose Antwort auf Frage **88**;

Klinik der Hyperthyreose

- Struma (‚Kropf': 70-90 % d. Pat.),
- aufgrund der starken Durchblutung ist auskultatorisch über der Schilddrüse sog. ‚Nonnensausen' (altdeutsch: Nonne = Kreisel) zu hören,
- psychomotorische Unruhe mit gesteigerter nervaler Erregbarkeit: z. B. feinschlägiger Tremor der Hände (Feinzittrigkeit der Hände), lebhafte Reflexe, Schlaflosigkeit, Nervosität,
- warme und feuchte Haut (Händedruck!), weiches dünnes Haar,
- Wärmeintoleranz (Unverträglichkeit von Wärme), Schweißausbrüche, subfebrile Temperatur,
- Tachykardie, Rhythmusstörungen, große Blutdruckamplitude,
- Gewichtsverlust (trotz Heißhungers!),
- Durchfall,
- negative Kalziumbilanz mit Hyperkalzämie und Knochenbrüchigkeit, Fettleber,
- evtl. Hyperglykämie oder pathologische Glukosetoleranz,
- Exophthalmus (bei Basedow-Hyperthyreose).

Antwort 817
Die Antwort D) ist richtig.
Zu 2: Das durchschnittliche Geburtsgewicht beträgt bei Mädchen ca. 3350g und bei Jungen ca. 3500g. Nach 5 Monaten hat ein Säugling sein Geburtsgewicht verdoppelt, nach 10 Monaten verdreifacht. Er wiegt nach 12 Monaten ca. 10 kg.
Zu 4: Normal entwickelte Kinder können im 18 Lebensmonat sicher laufen.
Zu 5: Ab ca. 7-9 Monat sitzt ein Säugling ohne Hilfe.
(Vgl. zur kindlichen Entwicklung auch Antwort auf Frage **195**).

Antwort 818
Die Antwort A) ist richtig.
Zu B: Vgl. zum Pulsdefizit Antwort auf Frage **221**.
Zu E: Als Endarterien werden Arterienäste bezeichnet, die das Ende größerer Arterien bilden und nicht unter sich oder mit anderen Arterien verbunden sind (anastomisieren). Beispiele: Koronararterien, Äste der A. cerebri media im Großhirn, Netzhautarterie u.a.

Antwort 819
Die Antwort B) ist richtig.
Zu 1: Zu einer Rotfärbung des Urins führen neben der akuten Porphyrie auch Urate („Ziegelmehl"), Medikamente und Nahrungsmittel (Rote Rüben, Karotine).
Zu 2: Die unter Harnröhre des Menschen ist keimbesiedelt. Der Urin ist deshalb beim Austritt aus der Harnröhre nicht mehr keimfrei.
Zu 4: Normalwerte des spezifischen Gewichts: 1001-1040.
Aussagekraft des spezifischen Gewichts:
Bei normaler Nierenfunktion ist das spezifische Gewicht weitgehend von der Flüssigkeitsbilanz abhängig.

- Bei reichlichem Wasserlassen (z.B. nach Biergenuss) ist das Harnvolumen groß, die Harnfarbe fast wasserhell und das spezifische Gewicht sehr niedrig (um 1001).
- Im Durstzustand wird der spärlich fließende Urin dunkel-bernsteinfarben und das spezifische Gewicht ist hoch (maximal 1040).

Die klassische Ausnahme von dieser Regel ist der Diabetes mellitus: Trotz großer (osmotischer) Diurese und heller Harnfarbe ist das spezifische Gewicht hier hoch.
Zu 5: Der Primärharn (Ultrafiltrat) wird im Tubulusapparat in seiner Zusammensetzung verändert: 99 % des Wassers und der größte Teil der darin gelösten Stoffe (Elektrolyte, Glukose, Aminosäuren) werden rückresorbiert und gelangen wieder in den Blutkreislauf. Nur 1 % des Primärharns (1-2 l) wird täglich als Endharn ausgeschieden.

Antwort 820
Die Antwort D) ist richtig.
Zu 1: Es gibt neben der Meningokokken-Meningitis noch eine Vielzahl anderer Bakterien, die eine Meningitis auslösen können. (Nach Erregerhäufigkeit: Säuglinge: E. coli, Streptokokken, Listerien; Kleinkinder: Haemophilus influenzae, Meningokokken, Pneumokokken; Erwachsene: Pneumokokken, Meningokokken, Listerien, Staphylokokken, Pseudomonas aeruginosa u.a.) Vgl. zu den allgemeinen klinischen Zeichen einer Meningitis Antwort zu Frage **131**.
Zu 3: Exantheme gehören nicht zu den typischen Symptomen einer Meningokokken-Meningitis.
Zu 4: Als Komplikation einer Meningokokken-Meningitis kann es zum häufig tödlichen Waterhouse-Friderichsen-Syndrom - mit einem Endotoxinschock, Verbrauchskoagulopathie und hämorrhagischer Nekrose der Nebenniere kommen.

Antwort 821
Die Antwort C) ist richtig.
Erkrankte Personen sind 1–2 Wochen vor und bis zu 1 Woche nach Auftreten des Ikterus oder der Transaminasenerhöhung ansteckend. Infizierte Säuglinge können das Virus u. U. über mehrere Wochen im

Stuhl ausscheiden. (Vgl. zur Hepatitis A Antwort zu Frage **84**).

Antwort 822
Die Antworten D) und E) sind richtig.
Zu 1: Im Gegensatz zur akuten Belastungsreaktion folgt die posttraumatische Belastungsstörung nicht unmittelbar an das Trauma, sie kann wenige Wochen bis Monate danach auftreten.
Zu 2: Häufig erleben Patienten mit posttraumatischer Belastungsstörung das Trauma als tiefen Einschnitt in ihr Leben. Sie fühlen sich von sich selbst und ihrer Umwelt entfremdet, nichts ist mehr so wie es zuvor war. Gegenüber anderen zeigt sich oft eine Gleichgültigkeit und Teilnahmslosigkeit. Ein weiterer Grund für den sozialen Rückzug ist die Vermeidung von Aktivitäten und Situationen, welche an das Trauma erinnern könnten.
Zu 3: Im Zusammenhang mit Posttraumatischen Belastungsstörungen ist häufig der Schlaf gestört. Aufgrund von teilweise sehr intensiven Träumen von der traumatischen Situation und der hohen psychischen Belastung bestehen Ein- und Durchschlafstörungen.
Zu 4: Anhaltende Erinnerungen, Wiedererleben („Flashbacks“) und Träume des Traumas stellen ein Kernsymptom der posttraumatischen Belastungsstörung dar.
Zu 5: Alkohol-, Medikamenten- und Drogenkonsum können als Versuche verstanden werden, Symptome wie Schlafstörungen und Angst zu regulieren, sie sind häufig Folge einer posttraumatischen Belastungsstörung.

Antwort 823
Die Antworten B) und C) sind richtig.

- Ig G: Immunglobuline der Spätreaktion einer Immunantwort, sie sind plazentagängig.
- Ig E: Sie sitzen auf der Oberfläche von Mastzellen und führen bei Antigenbindung zur Degranulation mit Freisetzung von z.B. Histamin. Ig E sind erhöht bei Allergikern und Parasitenbefall.
- Ig M: Immunglobuline der Frühreaktion einer Immunantwort, sie sind so groß, dass sie die Plazentaschranke nicht passieren können.

Antwort 824
Die Antwort E) ist richtig.
Harnsäure ist beim Menschen das Endprodukt des Purinstoffwechsels.
Als Hyperurikämie wird die Vermehrung der Harnsäure im Blut (> 6,4 mg/dl) ohne sonstige klinische Symptome bezeichnet. Führt die Hyperurikämie zu klinischen Symptomen wird von Gicht gesprochen.
Epidemiologie:
Etwa 3 % der Frauen und 20 % der Männer haben einen erhöhten Harnsäurespiegel (> 7 mg/dl). Das Risiko eines Gichtanfalles steigt mit zunehmender Höhe der Hyperurikämie. Das Krankheitsbild Gicht ist häufig mit den Krankheitsbildern Typ-2-Diabetes, Übergewicht, essentielle Hypertonie und Fettstoffwechselstörungen („Metabolisches Syndrom“) vergesellschaftet. Einteilung:
Primäre Gicht :

- Eine dominant erbliche Störung des Harnsäurestoffwechsels führt zur renalen Ausscheidungsstörung für Harnsäure und damit zur Hyperurikämie.

Sekundäre Gicht :

- Vermehrte Harnsäurebildung: z. B. bei vermehrtem Zellumsatz bei Leukämie, Polyzythämie, Tumoren unter Therapie mit Zytostatika/Strahlen, bei hämolytischen Anämien,
- verminderte renale Harnsäureausscheidung: z. B. Nierenerkrankungen, Fasten, Diabetes mellitus, Medikamente.

Akuter Gichtanfall: Ausgelöst durch „Fress- und Trinkexzesse“ bzw. durch Stress kommt es plötzlich aus voller Gesundheit zu starke Gelenkschmerzen (oft nachts). Meist ist das Großzehengrundgelenk betroffen („Podagra"): Hautrötung, Überwärmung und Schwellung des Gelenkes (auch: Sprung-, Knie- und Dau-

mengrundgelenk). Anstieg allgemeiner Entzündungszeichen (Fieber, Leukozytose, Anstieg der BSG).
Vgl. auch Antwort zu Frage **309**.

Antwort 825
Die Antwort B) ist richtig.
Bei den lärmbedingten Gehörschäden kommt es zu einer Degeneration von Haarzellen im Corti-Organ durch kurz- oder langandauernde Lärmexposition. Es resultiert eine Schallempfindungsschwerhörigkeit.
Formen:

- Knalltrauma (Schalldruckwelle 1-2 msec,): kurzdauernde, akute Schädigung; oft deutliche Besserung innerhalb der ersten Tage; kein Fortschreiten der Schädigung.
- Explosionstrauma (Schalldruckwelle über 2 msec.): oft mit Trommelfellzerreißung, teils mit Luxation der Knöchelchen; Fortschreiten möglich (evtl. mit Hörstörung über den gesamten Frequenzbereich).
- Chronisches Lärmtrauma (Lärmschwerhörigkeit): ein Lärmpegel über 85-90 dB (A) (A steht für hohen Frequenzbereich) bewirkt dauerhaft Schwerhörigkeit. Nur anfangs kommt es zur Erholung des Hörvermögens in Lärmpausen. Im Laufe der Zeit stellen sich irreversible Schäden ein. Wird die Lärmexposition vermieden, schreitet die Erkrankung nicht fort.

Antwort 826
Die Antworten D) und E) sind richtig.
Bei der Epilepsie kommt es zu einer synchronen, ungehemmten Entladung von Neuronen, die sich äußerst schnell auf das gesamte Großhirn ausbreiten kann.
Ätiologie:

- Idiopathische (genuine) Form mit vererbter Bereitschaft für Epilepsie
- Symptomatische Formen: z.B. nach Schädel-Hirn-Trauma (SHT) (mit Vernarbungen), bei Tumoren (bei 25 % der intrakraniellen Tumoren Erstsymptom).

Merke: Jedes Erstauftreten einer Epilepsie nach dem 25. Lebensjahr ist zunächst tumorverdächtig (Schädel-CT veranlassen).

Klinische Einteilung:
1. Generalisierte Anfälle
2. Fokale Anfälle (die sekundär generalisieren können)

<u>Generalisierte Anfälle:</u>
Typischerweise als Grand-mal-Anfälle mit einer zunächst tonischen Phase (Muskelkrampf), Bewusstseinsverlust mit Sturz (Verletzungsgefahr), Harn-/Stuhlinkontinenz, evtl. Zungenbiss und Initialschrei. Daran anschließend eine klonische Phase mit rhythmischen Kontraktionen der gesamten Muskulatur. Nach dem Anfall Erschöpfungszustand mit Tiefschlaf von einigen Stunden, nachfolgendem Dämmerzustand und Erinnerungslücken (Amnesie). Vgl. zur Klinik des Grand-mal-Anfalls Anwort zu Frage **209**.
Generalisierte Anfälle in typischerweise zeitlich begrenzten Entwicklungsstufen des Kindes- und Jugendalters (das ZNS ist noch nicht komplett ausgereift) werden Petit-mal-Anfälle genannt. Zu diesen altersgebundenen Epilepsieformen zählt man:

- BNS-Krämpfe (Blitz-Nick-Salaam-Krämpfe), der Name beschreibt lediglich die motorische Manifestation als Blitz- (plötzlich), Nick-(Kopfbewegungen), Salaamkrämpfe (Zusammenschlagen der Arme vor der Brust, arabische Grußform). Häufig in den ersten beiden Lebensjahren.
- Absencen (Pyknolepsie), kurze Bewusstseinslücken mit nur diskreter motorischer Symptomatik, deshalb oft verkannt als „Unaufmerksamkeit"; Häufig zwischen 6. und 8. Lebensjahr.
- Impulsiv-petit-mal, motorisch myoklonische Anfälle ohne Bewusstseinsverlust im Alter zwischen 14 und 18.

Diese Formen können mit der Gehirnreifung komplett verschwinden oder übergehen in eine Grand-mal-Epilepsie des Erwachsenenalters.

Fokale Anfälle:
Fokale Anfälle bleiben zunächst begrenzt auf umschriebene Großhirnanteile, somit zeigen sich umschriebene motorische (Jackson-Anfälle), sensible oder vegetative Symptome. Sie sind häufig symptomatischen Ursprungs (Tumorverdacht!). Fokale Anfälle können im Verlauf sekundär generalisieren.

Fokale Anfälle ohne Bewusstseinsverlust nennt man einfach, mit Bewusstseinsverlust komplex.

Vorboten (Aura):
Gehen oft unmittelbar einem Anfall voraus, zeigen die Aktivierung eines möglichen Anfallsherdes an. Hierzu zählen:

- Geruchshalluzinationen,
- Déja-vu-/Jamais-vu-Erlebnisse (Gefühl unwirklicher Vertrautheit bzw. Entfremdung durch Aktivierung von Erinnerungszentren),
- Optische Symptome wie Mikropsie (Kleinsehen), Farbensehen,
- Akustische Auren.

Antwort 827

Die Antworten C) und D) sind richtig.

Eine genitale Infektion mit Chlamydia trachomatis ist die häufigste Geschlechtskrankheit in Europa und den USA. Frauen und Männer sind gleich häufig betroffen.

Klinik:

- Oft keine Symptome (vor allem bei Frauen, hier in bis zu 80 % der Fälle)
- bei der Frau: Gebärmutterhalsentzündung mit schleimig-eitrigem Ausfluss und Unterbauchschmerzen,
- beim Mann: Harnröhrenentzündung mit Ausfluss und Brennen beim Wasserlassen,
- Allgemeinsymptome: Fieber-, Gelenk-,Muskel- und Kopfschmerzen.

Komplikation:

- Aufsteigende Infektion (Eierstockentzündung),
- Sterilität.

Diagnose:
Abstrich und kulturelle Anzüchtung.

Therapie:
Antibiotika und Mitbehandlung des Partners.

Antwort 828

Die Antwort D) ist richtig.

Als Komplikation eines Diabetes mellitus kann es zu autonomen diabetischen Neuropathien (ADN) kommen. Es handelt sich hierbei um Nervenschädigungen des vegetativen sympathischen und parasympathischen Nervensystems.

Zu 4: Die Epicondylitis humeri radialis ist der „Tennisellenbogen“. Es kommt durch Überlastung zu Schmerzen auf der Radialseite des Ellenbogens und Schmerzen bei der Dorsalflexion im Handgelenk.

Antwort 829

Die Antwort C) ist richtig.

Zu A: Unter dem Begriff Malassimilation (MAS) werden Krankheitsbilder zusammengefasst, bei denen es, aufgrund verschiedenster Ursachen, zum Verlust der zugeführten Nahrungsstoffe mit dem Stuhl kommt. Leitsymptome sind chronischer Durchfall, hohe Fettausscheidung mit dem Stuhl (Steatorrhö), Gewichtsverlust und vielfältige Mangelsymptome.

Zu B: Die einheimische Sprue (auch Zöliakie bei Beginn im Kindesalter genannt) ist eine Erkrankung der Dünndarmschleimhaut aufgrund einer Unverträglichkeitsreaktion gegenüber der Gliadinfraktion des Glutens, eines Getreideproteins bei genetisch veranlagten Patienten.

Zu D: Die Colitis ulcerosa ist eine chronisch entzündliche Darmerkrankung mit kontinuierlicher Ausbreitung und mit Ausbildung von Ulzerationen der oberflächlichen Schleimhautschichten (vgl. Antwort zu Frage **235**).

Die Erkrankung beginnt meist im Rektum und breitet sich in Richtung Dünndarm im Kolon aus. Das Rektum ist stets befallen, ein Befall des ganzen Kolons findet sich in 20-50 % d. F.

Zu E: Noroviren (Norwalk) verursachen akute Gastroenteritiden. Die Infektion erfolgt oral durch kontaminierte Lebensmittel oder direkte Schmierinfektion. Es sind vor allem Kinder im Schulalter betroffen.

Antwort 830

Die Antwort C) ist richtig.

Asthma bronchiale ist gekennzeichnet durch eine anfallsweise Atemnot durch reversible Atemwegsverlegung (Obstruktion) auf dem Boden einer Entzündung und eines hyperreaktiven Bronchialsystems.

Zu 1, 3, 4: Klinik (vgl. Antwort **258**).

- Leitsymptom: anfallsweise auftretende Atemnot unter dem Bild eines exspiratorischen Stridors (= während der Ausatmung auftretenden Atemgeräusches).
- Quälender Hustenreiz,
- Atemnot mit Orthopnoe (aufrechtes Sitzen mit Anspannung der Atemhilfsmuskulatur),
- verlängerte Ausatmung (Exspirium),
- Tachykardie (schnelle Herzfrequenz),
- Auswurf: Das Sputum ist zäh, spärlich, glasig.

Zu 2: Die Vitalkapazität beschreibt die Luftmenge, die nach stärkster Einatmung maximal ausgeatmet werden kann (ca. 4,5 l). Das Problem eines Asthmatikers ist, er wird die Luft nur schlecht los. Daher ist die Vitalkapazität erniedrigt.

Zu 5: Auslösende Ursachen eines akuten Asthmaanfalles können sein:

- Antigenexposition (z. B. Pollen, Hausstaubmilben), inhalative Reizstoffe,
- körperliche Anstrengung, kalte Luft,
- Virusinfekte der Atemwege,
- Asthma auslösende Medikamente (Acetylsalicylsäure).

Antwort 831

Die Antwort B) ist richtig.

Die Leberzirrhose ist eine chronische Lebererkrankung mit Zerstörung der Läppchen- und Gefäßstruktur der Leber. Komplikationen entstehen unter anderem durch die Widerstandserhöhung im Abflussgebiet der Pfortader. Dies führt zum Pfortaderhochdruck. Als Folge entwickeln sich sog. Kollateral- oder Umgehungskreisläufe von der Pfortader zur oberen oder unteren Hohlvene (unter Umgehung der Leber).

Beispiele für einen Kollateralkreislauf über „Umgehungsvenen" sind:

- Unter der Bauchhaut, im Gebiet um den Nabel (evtl. als „Caput medusae"),
- Speiseröhren- und Funduskrampfadern, evtl. mit (tödlichen!) Blutungskomplikationen.

Antwort 832

Die Antwort A) ist richtig.

Vgl. zu Ursachen und Klinik des Nierenversagens Antwort zu Frage **803**.

Zu 3: Die chronische Niereninsuffizienz führt zu (Vollbild der Urämie):

- Versagen der exkretorischen Nierenfunktion,
- Störungen im Wasser-, Elektrolyt- und Säure-Basenhaushalt,
- Allgemeinsymptome:
  - urämischer Geruch, Schwäche, Juckreiz, Kopfschmerzen, Café-au-lait-Farbe der Haut,
  - Rückgang der Urinmenge, Ödeme.
- ZNS: Konzentrationsschwäche, Schläfrigkeit bis Koma, Psychosen, Polyneuropathie, Krampfanfälle (Hypertoniefolge), gesteigerte Reflexe,
- Lunge: Lungenödem, Lungenentzündung, Pleuritis, „Wasserlunge" (fluid lung),
- Herz-Kreislauf: arterielle Hypertonie (durch Wasser- und Salzretention und ↑ Renin-Angiotensin-Aldosteronmechanismus) mit Linksherzbelastung, Herzbeutelentzündung (Perikarditis), Rhythmusstörungen,
- Magen-Darm-Trakt: urämische Gastroenteritis (Übelkeit, Erbrechen, Durchfälle),
- Blut: Blutbildungsstörung durch Erythropoetinmangel,
- Skelett: renale Osteopathie.

Antwort 833

Die Antworten A) und D) sind richtig.

Das Karpaltunnelsyndrom (Medianuskompressionssyndrom) ist eine durch mechanische Kompression des N. medianus im Karpaltunnel verursachte Atrophie der Daumenballenmuskulatur sowie Sensibilitätsstörung der Hohlhand und Finger 1-3 einschließlich der radialen Seite des 4. Fingers. Anfangs kommt es besonders nachts zu Schmerzen im Unterarm. Es kommt vor allem bei Frauen zwischen dem 40. und 50. Lebensjahr vor.

Antwort 834

Die Antwort E) ist richtig.

Eine Bewusstseinsstörung ist immer das Symptom einer zugrunde liegenden Gesundheitsstörung. Unter anderem kommen in Frage:

- Schädel-Hirn-Trauma wie beispielsweise Gehirnerschütterung (Commotio cerebri), Gehirnprellung (Contusio cerebri) oder Gehirnquetschung (Compressio cerebri), Schädel-Basis-Bruch,
- Schlaganfall (Apoplektischer Insult),
- hirnbedingte Krampfanfälle, z.B. Epilepsie,
- Störungen von Atmung und Kreislauf, (dadurch bekommt das Gehirn nicht genügend Blut und damit auch zu wenig Sauerstoff),
- Vergiftungen, durch das Zentralnervensystem dämpfende Medikamente oder Drogen, z. B. auch Alkohol.

Antwort 835

Die Antwort C) ist richtig.

Für eine ausgewogene Zusammenstellung einer Normalkost sollten

- 50-55 % des Energiebedarfs durch Kohlenhydrate
- 30-35 % durch Fette und
- 15-18 % durch Proteine gedeckt werden.

Richtwerte für die Proteinzufuhr nach den Empfehlungen der Deutschen Gesellschaft für Ernährung (DGE 2000):

Erwachsene sollten täglich 48-59 g Eiweiß zu sich nehmen.

Antwort 836

Die Antwort B) ist richtig.

Zu 1: Im Rahmen einer Kolik kommt es zu intensivem Harndrang bei verminderter Harnmenge und zur Pollakisurie (häufiges Entleeren kleiner Harnmengen).

Zu 4: Eine Hämaturie ist solange karzinomverdächtig, bis das Gegenteil bewiesen ist.

Zu 5: Harnsteine rezidivieren. Es empfiehlt sich daher eine konsequente Prophylaxe. Zu den allgemeinen Maßnahmen zählen: Ausreichende Trinkmenge, Protein- und Salzrestriktion, Gewichtsreduktion und ballaststoffreiche Kost.

Antwort 837

Die Antwort A) ist richtig.

Typischerweise halbseitige Kopfschmerzen finden sich bei der Migräne und beim akuten Glaukomanfall. Die anderen angeführten Kopfschmerzarten betreffen den ganzen Kopf.

Differenzialdiagnose der Kopfschmerzen (vereinfachendes Schema)

anfallsartig	diffus		lokalisiert
Gefäßbedingt Migräne, Bing-Horton (Clusterkopfschmerz), Arteriitis temporalis, Hochdruckkrisen. **Neuralgien** Trigeminus, Glossopharyngeus.	**Akuter Beginn** intrakranielle Blutungen, Sinusthrombose, Meningoenzephalitis, Liquorzirkulationsstörung.	**Schleichender Beginn** vasomotorisch, Hypertonie, Herzinsuffizienz, intrakranielle Raumforderung, posttraumatisch, medik.-toxisch, psychogen, endogene Psychose.	HWS, Augen, HNO, Zahn-/ Kiefererkr.

Antwort 838
Die Antworten C) und E) sind richtig.
Vgl. zum „Nephrotische Syndrom" (Eiweißverlustniere) Antwort zu Frage **485**.

Antwort 839
Die Antwort D) ist richtig.
Das Heilpraktikergesetz vom 17.2.1939 stellt als „ewiges Provisorium" die wichtigste rechtliche Grundlage für den Heilpraktikerberuf dar. Widerstände von allen Seiten verhindern es seit Jahrzehnten, dass für den Heilpraktiker ein Berufsbild geschaffen wird. Der Schlüssel zum Recht des Heilpraktikers liegt deshalb weiter in der Formel: „Erlaubt ist, was nicht ausdrücklich verboten ist."
Zu A: Der direkte oder indirekte Nachweis einer Infektion mit HIV ist nach § 7,3 des Infektionsschutzgesetzes meldepflichtig. Für die in § 7 erwähnten Erkrankungen besteht für den Heilpraktiker Behandlungsverbot. (Nach § 24 des Infektionsschutzgesetzes besteht für den Heilpraktiker zudem ein Behandlungsverbot für sexuell übertragbare Erkrankungen).
Zu B: Die Verordnung von Betäubungsmitteln (Morphin) ist dem Heilpraktiker nach dem Betäubungsmittelgesetz verboten.
Zu C: Nach dem Gesetz zur Ausübung der sind Behandlungen der Mundhöhle (und damit auch des Zahnfleisches) Ärzten und Zahnärzten vorbehalten.
Zu E: Nach dem Bestattungsgesetz sind die Leichenschau und die Ausstellung von Totenscheinen und Leichenpässen Ärzten vorbehalten.

Antwort 840
Die Antwort C) ist richtig.
Zu C: Ein Mangel an Vitamin B1 führt zur Wernicke-Enzephalopathie. Sie findet sich gehäuft bei Alkoholikern. Es kommt zu folgenden Symptomen:
- Bewusstseinseintrübung,
- Gangataxie,
- Augenmuskellähmungen.

Antwort 841
Die Antworten A) und D) sind richtig.
Zu A: Ein Teil des vom linken Ventrikel ausgeworfenen Blutvolumens wird während der Systole zunächst in den elastischen zentralen Arterien (v. a. Aorta) zurückgehalten. Während der Diastole erfolgt dann eine stetige Abgabe in die Kreislaufperipherie. Dies bewirkt einen kontinuierlichen arteriellen Blutfluss.
Zu B: In den Venen befinden sich Klappen, die das Zurückfließen des Blutes verhindern.
Zu C: Die Lungenarterien führen sauerstoffarmes Blut vom rechten Herzen in die Lunge. Erst dort erfolgt eine Arterialisation.
Zu E: Arterien regulieren über ihre Weit- und Engstellung den peripheren Widerstand. Eine Vasokonstriktion führt zu einer Blutdruckerhöhung.

Antwort 842
Die Antwort D) ist richtig.
Zu 3: Die Infektion mit Legionellen erfolgt überwiegend durch Inhalation keimhaltiger Tröpfchen.
Zu 4: Die Übertragung des Masernvirus erfolgt auf aerogenem Weg durch Tröpfcheninfektion.

Antwort 843
Die Antwort D) ist richtig.
Zu 2: Die Eustachische Röhre verbindet den Rachenraum mit dem Mittelohr (vgl. Antwort zu Frage **97**).
Zu 5: Durch Vergrößerung der Rachenmandel kommt es zu einer Verlegung der Eustachischen Röhre. Folge ist eine Tubenfunktionsstörung, diese kann zu einer Mittelohrentzündung (Otitis media) führen.

ANTWORTEN MC 15

Antwort 844

Die Antworten B) und D) sind richtig.

Zu B): Bei der Infektion einer Schwangeren mit Röteln kann das Rötelnvirus auf die Frucht übertragen werden. Je früher in der Schwangerschaft die Infektion auftritt, desto höher ist das Risiko (1. Monat bis 50%, 2. Monat 25%, 3. Monat 15%, 4. Monat 5%). Die Infektion führt zum Abort oder zur Rötelnembryopathie. Diese verursacht zahlreiche Missbildungen an Auge, Ohr und Herz.

Zu D: Toxoplasma gondii ist ein Protozoon, welches vom Tier auf den Menschen übertragen werden kann (Zoonose) und zum Krankheitsbild der Toxoplasmose führen kann.

Erreger: Toxoplasma gondii.

Diaplazentare Übertragung führt zu angeborener (kongenitaler) Infektion (0,25-5 pro 1000 Schwangerschaften). Ein Risiko besteht nur für das Kind, dessen Mutter während der Schwangerschaft infiziert wurde. Das Risiko für den Feten ist umso höher, je früher er sich infiziert hat. Verspeisen von rohem oder nicht ausreichend gekochtem Fleisch und durch Kontakt mit Katzen (die geschlechtliche Vermehrung der Protozoen erfolgt im Katzendarm).

Antwort 845

Die Antwort C) ist richtig.

Beim Alkoholentzugsdelir (Delirium tremens) kommt es zu neurologischen (grobschlägiger Tremor), psychopathologischen (Vigilanzstörung, Orientierungsstörung, optische Halluzinationen, motorische Unruhe, Nesteln) und vegetativen Symptomen (vermehrte Schweißneigung, hypertensive Blutdruckkrisen).

Zu A: Die Manie äußert sich durch:

- inadäquate gehobene Stimmung
- Antriebssteigerung
- beschleunigtes Denken
- Selbstüberschätzung

Zu B: Demenzsyndrome sind durch einen Verlust des Gedächtnisses, der Urteilskraft und der Orientierung gekennzeichnet.

Zu D: Als Schädel-Hirn-Trauma (auch SHT) bezeichnet man jede Verletzung des Schädels mit Hirnbeteiligung. Die Symptome umfassen Vigilanzstörungen, Amnesie, intrakranielle Drucksteigerung, Kopfschmerzen, Übelkeit und Erbrechen.

Zu E: Symptome der Schizophrenie sind neben Stimmenhören, leiblichen Beeinflussungserlebnissen, Wahnwahrnehmung auch optische Halluzinationen. Orientierungsstörungen zählen nicht dazu.

Antwort 846

Die Antworten B) und C) sind richtig.

<u>Klinik der Rechtsherzinsuffizienz</u>
(Rückstau in den Körperkreislauf):

- Sichtbare Venenstauung (Halsvenen, Unterzungenvenen),
- Stauungsergüsse (Aszites, Pleuraerguss),
- Stauungsleber (vergrößert, evtl. schmerzhaft),
- Stauungsgastritis (durch Blutrückstau in die Pfortader; Appetitlosigkeit, Meteorismus),
- Stauungsnieren mit Proteinurie (= Eiweiß im Urin),
- Gewichtszunahme und Ödeme (Knöchel, Unterschenkel, bei liegenden Patienten am Kreuzbein = tiefster Körperpunkt),
- Nykturie (= nächtliches Wasserlassen; durch nächtliche Rückresorption von Ödemen),
- Tachykardie (schneller Herzschlag > 100 Schläge pro Minute), Rhythmusstörungen
- Herzvergrößerung (Hypertrophie),
- kardiogener Schock.

Klinik der Linksherzinsuffizienz
(Rückstau in den Lungenkreislauf):

- Atemnot (= Dyspnoe, anfangs bei Belastung, später in Ruhe), Tachypnoe (schnelle Atmung),
- Orthopnoe (= Atemnot im Liegen, die durch Aufsitzen gebessert wird. Die Patienten legen zum Schlafen immer mehr Kopfkissen ins Bett = grobes Maß für die Insuffizienz.)
- Asthma cardiale (nächtlicher Husten und Atemnot; Auskultation: basale Rasselgeräusche), Herzfehlerzellen im Sputum = hämosiderinhaltige Alveolarmakrophagen.
- Lungenödem (= Endstadium der Linksherzinsuffizienz; Rasseln über der Brust, schaumiger Auswurf), Pleuraerguss,
- Zyanose,
- Nykturie (nächtliches Wasserlassen),
- Tachykardie, Rhythmusstörungen
- Herzvergrößerung,
- Leistungsminderung, Schwächegefühl,
- Hirnfunktionsstörungen,
- kardiogener Schock.

Gemeinsame Symptome bei Rechts- und Linksherzinsuffizienz („Globalinsuffizienz") sind Nykturie (= das nächtliche Wasserlassen), schnelle Herzfrequenz (Tachykardie), Herzvergrößerung (Hypertrophie) und Leistungsminderung.
Zu A: Die Stauungsleber ist ein typisches Symptom der Rechtsherzinsuffizienz.
Zu D: Eine chronische Herzinsuffizienz führt über eine Hypertrophie, später durch Dilatation zu einer Größenzunahme des Herzens.
Zu E: Flüssigkeitszufuhr vergrößert das zirkulierende Blutvolumen in den Gefäßen und belastet dadurch das Herz. Vermehrte Flüssigkeitszufuhr ist deshalb bei Herzinsuffizienz kontraindiziert. Therapeutisch werden oft Diuretika, also wassertreibende Medikamente, eingesetzt.

Antwort 847
Die Antwort D) ist richtig.
Der geschilderte Befund spricht am ehesten für ein Lungenemphysem.
Klinik des Lungenemphysems:
Zwei klinische Emphysemtypen (mit fließenden Übergängen):

- Typ A (PP = „pink puffer"): Emphysem dominierend, hagerer Typ (normal-untergewichtig), zeigt ausgeprägte Atemnot, keine Zyanose, respiratorische Partialinsuffizienz (Hypoxämie: zu wenig O_2), atmet schwer, „kämpft gegen sein Emphysem".
- Typ B (BB = „blue bloater"): Bronchitis dominierend, übergewichtig, wenig Atemnot, zeigt ausgeprägte Zyanose mit Polyglobulie, respiratorische Globalinsuffizienz (Hypoxämie und Hyperkapnie: zu viel CO_2), Husten, Auswurf (chronische Bronchitis), Cor pulmonale mit Rechtsherzinsuffizienz, „hat sich seiner Atemnot ergeben".
- Inspektion: Fassthorax (horizontale Rippenstellung, geblähte Schlüsselbeingruben, verminderte Differenz zwischen In- und Exspirationsstellung des Thorax).
- Perkussion: tief stehende, wenig verschiebliche Atemgrenzen, hypersonorer Klopfschall, Leberrand infolge Zwerchfelltiefstand unterhalb des Rippenbogens tastbar (Fehldiagnose: Lebervergrößerung), verkleinerte oder aufgehobene absolute Herzdämpfung.
- Auskultation: leises, abgeschwächtes Atemgeräusch, leise Herztöne, evtl. trockene Rasselgeräusche (kontinuierliche Nebengeräusche): Giemen, Pfeifen, Brummen.

Antwort 848
Die Antworten A) und C) sind richtig.
Die Arteriitis temporalis (auch: Arteriitis cranialis, senile Riesenzellarteriitis, Horton-Riesenzellarteriitis) ist eine mit einer sehr hohen Blutsenkungsgeschwindigkeit (BSG) einhergehende, abakterielle, autoimmune Entzündung der Arteria tempo-

ralis (Schläfenarterie), aber auch der Arteria ophthalmica (führt zur Erblindung, Amaurosis) und anderer intrakranieller Gefäße.
Ätiologie: unklar, (autoimmun?)
Klinik:

- fast nur jenseits des 5. Lebensjahrzehntes auftretend
- allgemeines Krankheitsgefühl, hohe BSG (oft über 100 mm in der ersten Stunde)
- Kopfschmerz im Bereich der druckschmerzempfindlichen, hart verdickten Schläfenarterie
- zunächst einseitig, später beidseitig
- in der Hälfte der (unbehandelten) Fälle Übergreifen auf die A. ophthalmica mit rasch einsetzendem irreversiblem Sehverlust bis zur beidseitigen Erblindung (Amaurosis)

Antwort 849
Die Antwort E) ist richtig.
Zu A: Divertikel werden im gesamten Magen-Darm-Trakt, am häufigsten jedoch im Kolon gefunden.
Zu B: Die Zöliakie (bei Manifestation im Erwachsenenalter auch: glutensensitive Enteropathie, nicht-tropische Sprue, einheimische Sprue) ist eine Erkrankung der Dünndarmschleimhaut aufgrund einer Unverträglichkeitsreaktion gegenüber der Gliadinfraktion des Glutens, eines Getreideproteins bei genetisch veranlagten Patienten. Ursächlich sind genetisch bedingte Enzymdefekte der Dünndarmschleimhaut. Die Patienten müssen eine glutenfreie Diät einhalten (Kartoffel, Mais, Reis, Hirse, Sojabohnen u.a.); keine Milchprodukte (bei sekundärem Laktasemangel), keine Produkte aus Weizen, Hafer, Gerste, Roggen, Dinkel und Grünkern.
Zu C: Zu den chronisch entzündlichen Darmerkrankungen zählen der Morbus Crohn und die Colitis ulcerosa; Häufigkeitsgipfel zwischen dem 20.-40. Lebensjahr, familiäre Häufung (insbesondere M. Crohn; spricht für genetische Veranlagung).
Zu D: Die Colitis ulcerosa ist eine entzündliche Dickdarmerkrankung mit kontinuierlicher Ausbreitung und mit Ausbildung von Ulzerationen der oberflächlichen Schleimhautschichten des Kolons. Die Erkrankung beginnt meist im Rektum und breitet sich dann im Dickdarm (Kolon) aus. (Einen Befall aller Darmabschnitte vom Mund bis zum After findet sich beim Morbus Crohn).
Zu E: Das Karzinomrisiko bei Colitis ulcerosa korreliert mit der Dauer und dem Ausmaß der Kolonerkrankung. Das Risiko der Entwicklung eines Karzinoms ist größer als bei M. Crohn).

Antwort 850
Die Antwort E) ist richtig.
Als Impetigo contagiosa (Borkenflechte, Grindflechte, Blasengrind, feuchter Grind) wird eine häufige, sehr ansteckende, eitrige oberflächliche Infektion der Haut (Pyodermie) bezeichnet. Sie betrifft vorwiegend Kinder und wird in 80% der Fälle von betahämolysierenden Streptokokken der Gruppe A (kleinblasige Form), in 20% der Fälle von Staphylococcus aureus (großblasige Form) hervorgerufen.
Klinik:
Eitrige Hautbläschen und Pusteln (Impetigopusteln, enthalten massenhaft Erreger), honig- oder goldgelbe Krusten (wenn die Bläschen platzen und abheilen), Beginn bevorzugt im Nasen-Mund-Bereich und an den Händen,

Antwort 851
Die Antwort D) ist richtig.
Da Antidepressiva üblicherweise langsam aufdosiert werden, ist anzunehmen, dass die Medikamentenmenge am fünften Tag noch nicht im Bereich des Wirkungsspektrums ist. Erst nach einiger Zeit der kontinuierlichen Einnahme einer ausreichenden Medikamentendosis kann ein Antidepressivum seine volle Wirkung entfalten.

Antwort 852
Die Antworten A) und D) sind richtig.
Zu B: Die klassische Ursache der akuten Glomerulonephritis (GN) ist eine Immunkomplexnephritis, die im Anschluss an Infekte auftritt und meist spontan abklingt. Die akute GN tritt vorzugsweise nach Infektion mit betahämolysierenden Streptokokken der Gruppe A, selten auch nach anderen Infekten auf. Im Glomerulus der Niere abgelagerte Antigen-Antikörperkomplexe verursachen über Entzündungsvorgänge eine Glomerulonephritis.
Zu C:
Leitsymptome einer akuten Glomerulonephritis („nephritisches Syndrom"):

- Obligat
  - Mikrohämaturie,
  - Proteinurie (< 3 g/24 Stunden).
- Eventuell (fakultativ):
  - Ödeme,
  - Hypertonie,
  - (Volhard-Trias: Hämaturie, Hypertonie, Ödeme).
- Andere mögliche Symptome
  - Makrohämaturie (sichtbare Rotfärbung des Urins),
  - Lidödem, Gesichtsödem,
  - Kopf- und Gliederschmerzen,
  - beidseitige Flankenschmerzen (Nierenkapselspannung),
  - epileptische Anfälle, Schläfrigkeit (Hirnödem),
  - hypertone Krise mit Atemnot und Lungenödem.

Zu D: Die seltene, schnell fortschreitende Glomerulonephritis ist eine Erkrankung rascher Verschlechterung der Nierenfunktion (selten). Unbehandelt fällt die glomerulären Filtrationsrate (GFR) um 50% innerhalb von 3 Monaten bzw. es kommt zur terminalen Niereninsuffizienz innerhalb von 6 Monaten. Dies ist ein nephrologischer Notfall.
Zu E: Eine chronische Glomerulonephritis kann mit einer arteriellen Hypertonie einhergehen (fakultatives Symptom).

Antwort 853
Die Antworten D) und E) sind richtig.
Das Ovarialkarzinom geht in den meisten Fällen vom Epithel der Ovarien aus, seltener vom Stützgewebe (Stroma) der Eierstöcke oder von Keimzellen. Aufgrund ihrer intraperitonealen Lage im kleinen Becken hat das Ovarialkarzinom zunächst Platz für Wachstum zeigt keine charakteristischen Frühsymptome, wird deshalb meist erst in einem späten Stadium diagnostiziert und hat eine schlechte Prognose.
Ovarialkarzinome sind die 5.-häufigste Malignomart bei Frauen in Nordeuropa. Der Altersgipfel liegt bei ca. 60 Jahren (bei familiär gehäuften Ovarialkarzinomen, ca. 7% der Fälle, erkranken die Betroffenen ca.10 Jahre früher).
Ätiologie:
Ovarialkarzinome treten häufiger bei Nullipara (Frauen, die nie geboren haben) auf, familiäre Disposition in ca. 7% durch Genmutation. Die Einnahme von oralen Kontrazeptiva senkt das Erkrankungsrisiko.
Klinik:

- keine charakteristischen Frühsymptome
- unklare diffuse Unterbauchbeschwerden, Beeinträchtigung des Allgemeinbefindens
- Zyklusstörungen
- Dysmenorrhö bzw. Blutungen in der Postmenopause
- Zunahme des Leibesumfanges mit oder auch ohne Abnahme des Körpergewichts
- selten bei hormonell aktiven Tumoren Virilisierungserscheinungen (Haarwuchs, Tieferwerden der Stimme)
- Ausbreitung: kontinuierlich auf das umliegende Gewebe; lymphogene Metastasierung in die paraaortalen (neben der Aorta liegenden) und iliakalen Lymphknoten, hämatogene Metastasierung in Lunge, Leber, Gehirn und Skelettsystem

Antwort 854

Die Antwort B) ist richtig.

Klinik der typischen bakteriellen Lobärpneumonie (heute selten! Erreger: z. B. Pneumokokken):

- Plötzlicher Beginn, schweres Krankheitsgefühl, hohes Fieber (Kontinua über ca. 1 Woche), Schüttelfrost,
- Husten, Atemnot, „Nasenflügeln" (bei Kindern), Herpes labialis (Abwehrschwäche),
- Rotbraunes Sputum („pflaumenkompottartig", ab dem 2. Tag),
- Schmerzen im Brustkorb (nur bei Beteiligung der Pleura), evtl. fortgeleitet in den Oberbauch bzw. (bei Kindern!) sogar in den Unterbauch,
- „Kritische Entfieberung" 7.-9. Tag mit evtl. lebensbedrohlicher Herz-Kreislaufbelastung,
- Körperliche Untersuchung: Palpation: gedämpfter Klopfschall; Stimmfremitus verstärkt, Auskultation: Bronchialatmen, positive Bronchophonie, klingende feinblasige Rasselgeräusche (diskontinuierliche Nebengeräusche: feines Rasseln).
- Rö.: Verschattung, Lab.: BSG und CRP erhöht, Leukozytose, Linksverschiebung, Eosino- und Lymphopenie.

Zu A: Lungenödem: eher kein Fieber; Auskultation: grobblasige Rasselgeräusche;

Zu C: Asthmaanfall: eher kein Fieber; Auskultation: Giemen, Pfeifen und Brummen;

Zu D: Lungenemphysem: Perkussion: hypersonorer Klopfschall;

Zu E: Lungenfibrose: eher kein Fieber; Inspektion: „Door-stop-Phänomen": Bei tiefer Einatmung tritt plötzlicher Atemstopp ein; Perkussion: hoch gestellte Lungengrenzen; Auskultation: Knisterrasseln bei der Einatmung; bei fortgeschrittener Lungenfibrose evtl. Quietschen oder „Korkenreiben".

Antwort 855

Die Antworten B) und E) sind richtig.

Die Rheumatoide Arthritis stellt die häufigste Systemerkrankung des Bindegewebes dar. Sie verläuft schubweise und progredient. Es handelt sich um eine systemische Autoimmunerkrankung, die sich neben den Gelenken auch an anderen Organen manifestieren kann (Herz, Lunge, Leber, Niere, Nerven, Muskel, Haut). An den Gelenken kommt es zur entzündlichen Schädigung von Gelenkkapsel und -knorpel. Gelenkfehlstellung und -verknöcherung sind die Folge. Die Rheumatoide Arthritis befällt zu Beginn symmetrisch vorwiegend Hand- und Fingergrund- und mittelgelenke, kann aber auch alle anderen, auch große Gelenke sowie das Bindegewebe um die Gelenke betreffen.

Frauen sind 4x so häufig betroffen wie Männer.

Die Erkrankung beginnt meist um das 40. Lebensjahr.

Zu A: Der Gichtanfall beginnt meist im Großzehengrundgelenk („Podagra").

Zu C: Die Sakroiliakalgelenke sind typische Lokalisationsorte des M. Bechterew (Spondylitis ankylosans).

Antwort 856

Die Antwort B) ist richtig.

10-15% der Bevölkerung haben Gallensteine, Frauen etwa doppelt so häufig wie Männer.

Hämolytische Anämien sind Ursachen für Bilirubingallensteine:

Steinarten:

- Cholesterinsteine und gemischte Steine (80%; enthalten > 70% Cholesterin),
- Bilirubin- (Pigment-)Steine (20%; z.B. bei Hämolyse und Leberzirrhose).

Antwort 857

Antwort E) ist richtig.

Weitere Merkmale der Anorexia nervosa sind Untergewicht (15% bzw. BMI<17,5), welches selbst herbeigeführt ist z.B. durch Vermeidung „fettmachender" Speisen, die Körperschemastörung (Selbstwahrnehmung als zu fett und Furcht, dick zu werden), das Verheimlichen der Erkrankung und das fast ausschließliche Auftreten bei weiblichem Geschlecht (90-95%).

Zu 1: Abführmittel (Laxanzien) werden von Patienten mit Anorexia nervosa eingesetzt, damit nach dem Essen möglichst viele Kalorien wieder ausgeschieden werden und das Gewicht niedrig gehalten werden kann.

Zu 2: Psychische Begleiterscheinungen einer Anorexia nervosa sind niedriges Selbstwertgefühl, depressive Verstimmung, Antriebslosigkeit und Müdigkeit, Stimmungsschwankungen, psychomotorische Unruhe, sozialer Rückzug und zwischenmenschliche Konflikte. Zum Suizid kann es zum Beispiel im Rahmen von depressiven Verstimmungen oder komorbiden Depressionen kommen.

Zu 3: Natrium- und Kaliummangel tritt als Folge der geringen und falschen Ernährung und des teilweise zusätzlichen Gebrauch von Abführ- und Entwässerungsmitteln (Laxanzien und Diuretika) oder Erbrechen bei der Anorexia nervosa auf. Insbesondere der Kaliummangel ist gefährlich, da er zu Herzrhythmusstörungen führen kann.

Zu 4: Patienten mit Anorexia nervosa erbrechen sich, um möglichst viele Kalorien wieder los werden zu können, wenn das Essen zuvor nicht vermieden werden konnte.

Zu 5: Hormonelle Störungen sind bei Anorexia nervosa bekannt, diese treten bei Mädchen und Frauen in Form von Ausbleiben der Monatsblutung (Amenorrhö) und bei Jungen und Männern als geringes Interesse an Sexualität und Potenzverlust auf.

Antwort 858

Die Antworten C) und D) sind richtig.

Zu A und C: Akuter Beginn mit heftigem Dauerschmerzen im Oberbauch, die gürtelförmig oder in den Rücken oder Brustkorb (DD: Herzinfarkt!) ausstrahlen können.

Zu B: In bis zu 15% der Fälle droht ein hypovolämischer Schock (Kreislaufschock mit Nierenversagen und Schocklunge),

Zu D: Elektrolytentgleisungen sind bei akuter Pankreatitis häufig. Eine Hypokalzämie ist prognostisch ungünstig.

Zu E: Ursachen einer akuten Pankreatitis:

- <u>Gallenwegserkrankungen</u> = akute biliäre Pankreatitis (45%): Gallengangsteine (Choledochussteine), Verengung der Papilla Vateri,
- <u>Alkoholabusus</u> (35%),
- keine erkennbare Ursache: idiopathisch (15% d. F.),
- seltenere Ursachen: Bauchverletzung, nach Operationen, (nach ERCP), Virusinfektionen (Mumps, HIV, Virushepatitis), Medikamente (Östrogene, Glukokortikoide u. v. a.), penetrierendes Zwölffingerdarmgeschwür, Hypertriglyzeridämie, Hyperkalzämie, Würmer im Pankreasgang oder den Gallenwegen u.a.

Antwort 859

Die Antwort B) ist richtig.

Unter Lebensmittelvergiftung versteht man Vergiftungserscheinungen infolge der Aufnahme verunreinigter, giftiger, zersetzter oder bakteriell infizierter Nahrungsmittel. Im Gegensatz zur akuten infektiösen Gastroenteritis besteht keine direkte Übertragbarkeit von Mensch zu Mensch.

Zu A und E: Bei einer durch Staphylococcus aureus verursachten Lebensmittelvergiftung werden die Krankheitserscheinungen durch die von Staphylococcus aureus gebildeten Gifte (Toxine) verursacht. Es handelt sich also um eine Intoxikation, nicht um eine Infektion (Antibiotika sind deshalb weitgehend wirkungslos).

Zu B: Neben kalten Speisen wie Salaten und Majonaise, können auch gegarte Gerichte Ursprung einer solchen Vergiftung

sein, da die von Staphylococcus aureus gebildeten Toxine sehr hitzestabil sind und auch durch 30-minütiges Erhitzen auf 100° C nicht zuverlässig zerstört werden.
Zu C und D: Die typischen Lebensmittelvergiftungen äußern sich klinisch durch akut bzw. perakut einsetzende Brechdurchfälle von kurzer Dauer. Die Inkubationszeit beträgt meist nur 1-2 Stunden.

Antwort 860
Die Antworten D) und E) sind richtig.
Hämorrhoiden sind als sogenannte innere Hämorrhoiden Hyperplasien des arteriovenösen Gefäßpolsters zur Feinabdichtung des Rektums.
Ätiologie: chronische Obstipation, sitzende Tätigkeit.
Klinik: anorektale hellrote Blutungen, Juckreiz und Nässen sowie ein Fremdkörpergefühl, starke Schmerzen sind typisch für fortgeschrittene Stadien mit Prolaps der Hämorrhoiden beim Pressen.
Diagnose: Anamnese (frisches Blut?), digital rektale Untersuchung (tastbare/ sichtbare Knoten), Darmspiegelung zum Tumorausschluss.
Therapie konservativ: Gewichtsreduktion, Stuhlregulation (ballaststoffreiche Ernährung), Salben und Suppositorien, Sklerosierung und Gummibandligatur.
Operativ: Hämorrhoidektomie.

Antwort 861
Die Antwort B) ist richtig.
Zu A: Etwa 2-3 l Magensaft werden von den Drüsen der Magenschleimhaut täglich produziert. Der Saft enthält neben einem eiweißspaltenden Verdauungsenzym (Pepsinogen) noch Schleim, Intrinsic-Faktor und Salzsäure.
Zu B: Die Resorption von Vitamin B_{12} findet im terminalen Ileum statt.
Zu C: Pepsin ist ein eiweißspaltendes Enzym und zusammen mit Salzsäure an der Entstehung von Magen- und Duodenalgeschwüren beteiligt (Ulcus pepticum).
Zu D: Die Salzsäure hat entscheidende Aufgaben bei der Eiweißverdauung: 1) fördert sie die Umwandlung der Enzymvorstufe Pepsinogen zum aktiven Pepsin, 2) erzeugt sie ein optimales Milieu für die Pepsinwirkung (pH-Wert 2-4), 3) denaturiert sie die Eiweiße der Nahrung. Die Salzsäureverhindert außerdem die Ausbreitung von Bakterien im Magen und Dünndarm.
Zu E: Im Magen findet keine Resorption statt. Muzin ist Bestandteil des Magenschleims und dient dem Schutz der Magenschleimhaut vor der aggressiven Salzsäure.

Antwort 862
Die Antwort B) ist richtig.
Unserem Erachten nach ist diese Frage aber nicht eindeutig zu beantworten.
Zu 1 und 2: Body-Mass-Index = Körpergewicht in kg/(Körperlänge in Meter)^2

- Normalgewicht: 18,5-24,9 (kg/m^2)
- Übergewicht (Präadipositas): 25-29,9
- Übergewicht Grad 1: 30-34,9
- Übergewicht Grad 2: 35-39,9

Übergewicht Grad 3 (extreme Adipositas): >40
Beim Typ 2-Diabetes muss bereits im Stadium der Glukosetoleranzstörung die Therapie beginnen, um Komplikationen an den Gefäßen zu verhindern. Der Gewichtsnormalisierung kommt hierbei die größte Bedeutung zu.
Angestrebte Werte beim erwachsenen Patienten mit Diabetes-mellitus-Typ2 sind:
Zielwerte: BMI <25 (unseres Erachtens ist die Angabe deswegen unter 1) nicht ganz korrekt, es gibt aber keine andere Antwortmöglichkeit), Nüchternblutzucker 80-120 mg/dl, HbA_{1c} <6,5%.
Zu 4: Hier ist leider nicht genau definiert wie viele Stunden mit postprandial gemeint sind. Normalerweise ist der Blutzuckerwert beim Gesunden 2 Stunden nach dem Essen <140mg/dl.

Antwort 863
Die Antwort B) ist richtig.
Zu 1und 2: Chronischer Laxanzienabusus und Therapie mit wassertreibenden Me-

dikamenten sind die häufigsten Ursachen einer Hypokaliämie.
Zu 3: Eine Hämolyse führt über den Zerfall der Erythrozyten zu einem Freisetzen des intrazellulären Kaliums.
Zu 4: Leitsymptome der primären NNR-Insuffizienz (M. Addison):

- Hyperkaliämie und Hyponatriämie (durch Aldosteronmangel, Aldosteron fördert die Natriumrückresorption am distalen Tubulus der Niere und scheidet Kalium aus), Hyperkalzämie
- Schwäche und rasche Ermüdbarkeit,
- Hyperpigmentierung von Haut- und Schleimhäuten,
- Gewichtsverlust und Wassermangel (Dehydratation durch Mangel an Aldosteron
- arterielle Hypotonie
- evtl. Abdominalschmerzen, Übelkeit, Erbrechen,
- Verlust der Sekundärbehaarung bei Frauen.

Zu 5: Im Rahmen von Alkalosen kann es zu einer Hypokaliämie kommen.

Antwort 864
Die Antwort D) ist richtig
Zu 1und 3: In den meisten Fällen ist der Infektionsweg aufsteigend von der Harnröhre in die Blase. Die Keime stammen meist aus der Darmflora (E. coli).
Zu 2 und 5: Zuckerkrankheit und Schwangerschaft gelten als wichtige Risikofaktoren für eine Harnblasenentzündung.
Zu 4: Ein klopfschmerzhaftes Nierenlager und Fieber deuten auf eine Pyelonephritis hin.

Antwort 865
Die Antwort E) ist richtig.
Zu 1, 4 und 5: Die Beschwerden einer Endometriose sind an den hormonellen Zyklus der Frau gebunden, treten nur im geschlechtsreifen Lebensalter auf mit Steigerungstendenz. Postmenopausal verschwinden die Beschwerden völlig. Sie hängen in erster Linie vom Ausmaß und der Lokalisation der Endometrioseherde ab und kann auch symptomlos verlaufen.
Zu 2: Ursächlich werden für die Endometriose eine Verschleppung von Endometriumgewebe aus der Gebärmutter während der monatlichen Regelblutung oder bei gynäkologischen Operationen, hormonelle Faktoren und embryonale Gewebeveränderung (Metaplasie) (familiär gehäuft) verantwortlich gemacht.
Zu 3: Bei ca. 6-8-(10%) der Frauen im geschlechtsreifen Alter kann eine Endometriose nachgewiesen werden.

Antwort 866
Die Antwort E) ist richtig.
COPD ist die englische Abkürzung für chronic obstructive pulmonary disease.
Die Krankheitsgruppe ist gekennzeichnet durch eine durch fortschreitende, nicht vollständig reversible Obstruktion der Atemwege auf dem Boden einer chronischen Bronchitis und/oder eines Lungenemphysems. Gekennzeichnet sind diese Lungenerkrankungen durch chronischen Husten mit Auswurf und Atemnot.

Antwort 867
Die Antwort D) ist richtig.
Als Demenz wird eine über Monate bis Jahre chronisch fortschreitende, degenerative Veränderungen des Gehirns mit Verlust von früher erworbenen kognitiven Fähigkeiten bezeichnet Antwort D) ist richtig.
Demenz ist ein Syndrom als Folge einer meist chronischen oder fortschreitenden Erkrankung des Gehirns mit Beeinträchtigung vieler kognitiver Funktionen. Zudem liegen Veränderungen der emotionalen Kontrolle (z.B. Reizbarkeit, Wutausbrüche), des Sozialverhaltens oder der Motivation vor, die gelegentlich auch zuerst auftreten.
Zu A: Bei Demenzen zeigt sich die Abnahme des Gedächtnisses beim Lernen neuer Information (Kurzzeitgedächtnis) und in schweren Fällen auch beim Erinnern von Erlebnissen aus der eigenen Vergangenheit (Langzeitgedächtnis).

Zu B: Bei Demenzen ist auch das Denkvermögen eingeschränkt, was sich z.B. bei der Fähigkeit zu planen und zu organisieren und der Informationsverarbeitung zeigt.
Zu C: Bei Demenz kann die zeitliche, räumliche und situative Orientierung gestört sein.
Zu D: Nach ICD-10 gilt eine Bewusstseinsstörung als Ausschlusskriterium einer Demenz (mit Ausnahme der späten Stadien der Erkrankung).
Zu E: Die Auffassungsgabe, also die richtige Einordnung und Bewertung von Sinneseindrücken (Sehen, Hören, Riechen, Schmecken und Fühlen), deren Speicherung und Wiedergabe ist bei Demenzkranken ebenfalls gestört.

Antwort 868
Die Antwort E) ist richtig
Die Symptome sind abhängig vom jeweils betroffenen intrazerebralen Gefäß. Mit Abstand am häufigsten betroffen ist die A. Cerebri media, da sie zum einen das größte Gefäß und zum anderen die direkte Fortführung der A. Carotis interna darstellt.
Je nach betroffenem Gefäß und dem daraus resultierenden Infarktareal kann es jedoch zu allen erdenklichen neurologischen Ausfällen kommen.

Antwort 869
Die Antwort C) ist richtig
Zu A: Erreger des Keuchhustens ist Bordetella pertussis, ein gramnegatives, toxinbildendes Stäbchenbakterium.
Zu B und D: Spätestens 20 Jahre nach der ersten Infektion (oder Impfung) gegen Keuchhusten ist der Mensch wieder voll für eine Infektion empfänglich. Erwachsene stellen deshalb ein wichtiges Reservoir für den Erreger dar.
Zu C: Für Säuglinge ist Keuchhusten lebensgefährlich! Die Immunität gegen Keuchhusten ist nicht diaplazentar übertragbar. Der Säugling ist ungeschützt. Säuglinge sind durch die Apnoeanfälle und durch zerebrale Schäden bedroht.
Zu E: Der Krankheitsverlauf bei Keuchhusten kann sich über mehrere Monate hinziehen:
3 Stadien (Symptomatik im Wesentlichen durch die Toxinwirkung des Bakteriums bedingt):

- Stadium catarrhale (1-2 Wochen), Prodromalstadium: ähnelt einem grippalen Infekt. Der Patient ist hochinfektiös!
- Stadium convulsivum (2-6 Wochen): krampfartige Hustenanfälle mit typischem inspiratorischem Ziehen; am Ende des Hustenanfalls wird zähes, klares Sputum ausgeworfen.
- Stadium decrementi (mehrere Wochen): Hustenanfälle gehen langsam zurück.

Antwort 870
Die Antworten B) und C) sind richtig.
Typische neurologische Krankheitsbilder der Alkoholkrankheit sind:

- Polyneuropathie
- Hirnatrophie, Wernicke Enzephalopathie (Bewusstseinseintrübung, Gangataxie und Augenmuskellähmungen insbesondere durch sekundären Vitamin B1-Mangel), funikuläre Myelose (Vitamin-B12-Mangel)
- Alkoholtremor
- Zerebrale Krampfanfälle

Weitere Folgekrankheiten bei Alkoholkrankheit:

Körperliche Schäden:

- Gastritis, Magen- und Duodenalulkus
- Kreislaufbeschwerden, Hypertonie
- Myokarditis, Kardiomyopathie
- Lebererkrankungen: Fettleber, Hepatitis, Leberzirrhose, Ösophagusvarizen und Blutungen (häufige Todesursache!), Aszites, Gerinnungsstörungen
- akute und chronische Pankreatitis, Pankreasinsuffizienz, Diabetes
- Mangelernährung, Hypovitaminosen, Gewichtsabnahme, Muskelatrophien
- Infektanfälligkeit

- Erhöhtes Karzinomrisiko: Ösophagus-, Pankreas-, Leberzellkarzinom
- Libido- und Potenzstörungen
- häufig Verletzungen durch Stürze in Rauschzuständen
- Schlafstörungen
- Bei Schwangerschaft. Alkoholembryopathie

Psychiatrische Krankheitsbilder:

- Organische Persönlichkeitsveränderungen (Affektlabilität, emotionale Abstumpfung, oberflächliche Euphorie, ängstliche Unruhe, ethische Verflachung, Verrohung, Enthemmung, Depression)
- akute Alkoholhalluzinose (Intoxikationspsychose): Halluzinationen, ängstliche Erregung, Eifersuchtswahn (meist in Verbindung mit alkoholbedingter Impotenz)
- Organisches Psychosyndrom: Delirium tremens (Alkoholentzugsdelir), Korsakow-Syndrom (Desorientiertheit, Merkfähigkeitsstörung, Konfabulationen)
- Suizidalität

Soziale Störungen:

- Invalidität, Verlust des Berufes, Verwahrlosung
- Zerstörung des Familienlebens, Scheidung, zunehmende Bindungslosigkeit
- Delikte unter Alkoholeinfluss (Verkehr, Gewalt)

Antwort 871
Die Antwort B) ist richtig.
Zu 2: Überträgersubstanzen (Neurotransmitter) des Sympathikus sind Adrenalin und Noradrenalin.
Zu 4 und 5: Verstärkte Sympathikusaktivität führt zur Erweiterung der Bronchien, zur Zunahme der Herzfrequenz und zur Erweiterung der Pupille (Mydriasis).

Antwort 872
Die Antwort C) ist richtig.
Bei Kaliummangel kann es infolge zellulärer Übererregbarkeit zu neuromuskulären, gastrointestinalen, renalen und kardiovaskulären Symptomen kommen.

- Neuromuskulär: Apathie, Adynamie, Parese u. Hypotonie der Muskulatur, Wulstbildung bei Beklopfen der Muskulatur, Bewusstseinsstörungen bis zum Koma;
- Gastrointestinal: z. B. Appetitlosigkeit, spastische Obstipation (bis zum paralytischen Ileus);
- Renal: Hypokaliämische Nephropathie
- Kardiovaskulär: Tachykardie, Extrasystolen, Ödeme, typische EKG-Veränderungen; Gefahr durch gesteigerte Empfindlichkeit gegenüber Digitalispräparaten.

Zu A: Parathormonüberschuss führt zur Hyperkalzämie.
Zu B: Hämolyse, Niereninsuffizienz oder Nebenniereninsuffizienz führen zu einer Hyperkaliämie.
Zu D: Eine Hypokalzämie führt zu Tetanie mit Pfötchenstellung und Stimmritzenkrampf.
Zu E: Laxanzienabusus und auch Diarrhö führen zu einer Hypokaliämie.

Antwort 873
Die Antwort A) ist richtig.
Die geschilderte Klinik deutet am ehesten auf eine Chondropathia patellae.
Die Chondropathia patellae ist ein Schmerzsyndrom im Bereich der Kniescheibe. Meist gehen die Schmerzen von den Bandstrukturen und ihren Ansätzen aus. Der Begriff ist irreführend, da Knorpel selbst ja nicht schmerzempfindlich ist. Die Erkrankung wird besonders während des Wachstumsschubes in der Pubertät beobachtet.
Pathogenetisch lassen sich die Schmerzen durch eine mechanische Überbeanspruchung der an der Kniescheibe ansetzenden Strukturen erklären. Auch die Häu-

fung der Beschwerden bei Sportlern und bei Personen, die in Kniebeugung arbeiten, führt zu dieser Erklärung.
Die belastungsabhängigen Schmerzen finden sich insbesondere nach Kniebeugung und treten vermehrt beim Treppensteigen auf.

Antwort 874
Die Antworten B) und C) sind richtig.
Zu A): Die Augenkammer ist mit Kammerwasser gefüllt.
Zu D): Ätiologie des Glaukoms (grüner Star):

- Glaukom des Kleinkinds: Entwicklungsstörungen im Bereich des Kammerwinkels
- Offenwinkelglaukom (Glaucoma simplex): Abflussbehinderung im Trabekelwerk des Schlemm-Kanals.
- Winkelblockglaukom: zu enger Kammerwinkel.

Zu E): Eine Linsentrübung wird als grauer Star bezeichnet.

Antwort 875
Die Antworten A) und D) sind richtig.
Die Commotio cerebri (Schädelhirntrauma 1. Grades) ist als eine leichte, gedeckte Hirnverletzung ohne Bewusstlosigkeit bzw. mit Bewusstlosigkeit bis zu 5 Minuten definiert. Sie heilt in ca. 5 Tagen vollständig aus. Die Patienten haben in der Regel lediglich eine retrograde Amnesie und Übelkeit zu beklagen.
Zu C und E: Beim postkommotionellen Syndrom treten Kopfschmerzen, vegetative und psychische Symptome (Schwindel, gesteigerte Reizbarkeit) sowie extrakranielle Verletzungsfolgen wie z.B. Beschwerden der Halswirbelsäule auf. Diese Symptome bilden sich aber vollständig zurück.

Antwort 876
Die Antwort B) ist richtig.
Zur Klinik des Harnleitersteins: Je nach Sitz der Steineinklemmung lokalisieren sich die starken Schmerzen im Rücken und/oder im seitlichen Unterbauch. Zusätzliche Symptome:

- Schmerzausstrahlung ins Genitale (bei tief sitzenden Harnleiterstein, DD: Hodentorsion)
- Brechreiz, Stuhl- und Windverhalt (reflektorischer paralytischer Ileus,
- Blasenkrämpfe,
- Hämaturie.

Die Patienten sind unruhig. Typischerweise „wandert“ der Schmerz bei der Passage durch den Ureter: „Der Stein wandert, der Schmerz wandert und der Patient wandert auch“.
Zu A: Zum differenzialdiagnostischen Ausschluss einer Erkrankung im Urogenitaltrakt sollte immer eine Urinuntersuchung durchgeführt werden: Leukozyten und Erythrozyten im Urin schließen eine Appendizitis zwar nicht aus, sollten aber immer an eine Blasen- oder Nierenentzündung bzw. einen tief sitzenden Harnleiterstein denken lassen.

Antwort 877
Die Antwort B) ist richtig.
Chronisch entzündliche Dickdarmerkrankung mit kontinuierlicher Ausbreitung und mit Ausbildung von Ulzerationen der oberflächlichen Schleimhautschichten.
Die Erkrankung beginnt meist im Rektum und breitet sich in Richtung Dünndarm im Kolon aus. Das Rektum ist stets befallen. Häufigkeitsgipfel zwischen dem 20.-40. Lebensjahr
Klinik:
Leitsymptom: blutig-schleimige Durchfälle.
Therapie: Bei Versagen der konservativen Therapie, bei lokalen oder systemischen Komplikationen wird der gesamte Dickdarm entfernt (Proktokolektomie). Damit wird das Organ der Erkrankung beseitigt, der Patient ist „geheilt“.

Antwort 878
Die Antwort D) ist richtig.
Zu A: Übertragungsmodus: „Fliegende Infektion“ Übertragung durch Aerosole, Tröpfcheninfektion
Zu B: Ansteckung: vom 5. Tag der Inkubationszeit bis zum 4. Tage nach Beginn des Exanthem.
Zu C: Prognose: Bei unkomplizierten Masern ist die Prognose gut, lebenslange Immunität. Noch immer gefürchtet und mit schlechter Prognose: Masernenzephalitis.
Zu E: Kontagionsindex oder Infektionsindex ist eine Größe zur Quantifizierung der Wahrscheinlichkeit einer Erkrankung bei Kontakt mit einem Erreger: Zahl der tatsächlich Erkrankten bezogen auf 100 nicht immune Exponierte; wenn der Kontagionsindex den Wert 1 hat, bedeutet das, dass 100% der erstmalig mit dem Erreger in Kontakt gekommenen Menschen auch an der durch ihn ausgelösten Krankheit erkranken.
Die Windpocken sind mit einem Kontagionsindex von 0,9 eine hoch kontagiöse „fliegende Infektion”. 90% der Patienten, die mit dem Erreger erstmals in Kontakt kommen, entwickeln die Krankheit. Werte für einige anderen Infektionskrankheiten: Masern: 0,95; Keuchhusten: 0,8; Diphtherie: 0,1-0,2; Röteln: 0,15-0,2; Typhus: 0,5; Poliomyelitis: 0,1.

Antwort 879
Die Antwort E) ist richtig.
Ätiologie des Asthma bronchiale:
1. Allergisches Asthma (extrinsic asthma): Durch allergenisierende Stoffe in Umwelt oder Arbeitswelt.
   Genetische Faktoren: Das allergische Asthma, bzw. die sog. atopischen Krankheiten Asthma bronchiale, allergische Rhinitis und Neurodermitis, kommen familiär gehäuft vor. Patienten mit diesen familiären Erkrankungen werden Atopiker genannt.
2. Nichtallergisches Asthma (intrinsic asthma):
   - Asthma durch Infektion,
   - chemisch- oder physikalisch-irritatives Asthma (Staub, kalte Luft u.a.),
   - Asthma- und Hustenbeschwerden infolge gastroösophagealen Refluxes,
   - Anstrengungsasthma (besonders bei Kindern und Jugendlichen),
   - pseudoallergisches Asthma (z. B. durch Acetylsalicylsäure = Aspirin®).
3. Mischformen aus 1 und 2 (bei Erwachsenen 80% d. F).

Antwort 880
Die Antwort E) ist richtig.

Antwort 881
Die Antwort C) ist richtig.
Inspektion der Leber:
Die Leberhautzeichen:
- Glatte, rote Lackzunge, Lacklippen,
- Palmar- und Plantarerythem (Handinnenfläche und Fußsohle gerötet),
- Gefäßspinnen (Spider naevi),
- Juckreiz (Pruritus) mit Kratzeffekten (Einlagerung von Gallensäuren in die Haut),
- Weißnägel, Caput medusae (Venenhautzeichnung über Abdomen), Dupuytren-Kontrakturen (Beugekontraktur der Finger infolge bindegewebig-derber Verhärtung und Schrumpfung der Palmaraponeurose) u.a.

Antwort 882
Die Antworten B) und C) sind richtig.
Die Dupuytren-Kontrakturen ist eine Beugekontraktur der Finger infolge bindegewebig-derber Verhärtung und Schrumpfung der Palmaraponeurose. Bevorzugt ist der 4. und 5. Strahl betroffen. Die Ursache ist ungeklärt, es besteht eine Koinzidenz mit anderen häufigen Erkrankungen wie z.B. der Leberzirrhose und dem Diabetes mellitus.

Die konservative Therapie ist ohne Bedeutung. Die operative Behandlung besteht in der Entfernung der befallenen Palmaraponeurose.

Antwort 883

Die Antwort B) ist richtig

Zu 3) Patienten mit Diabetes mellitus leiden unter einer Resistenzschwäche (Anfälligkeit gegenüber Infektionen), zu den Hauterscheinungen bei Diabetes mellitus zählen Juckreiz (Pruritus), Hautinfektionen (Candidamykose, Furunkulose, Abszess, Erysipel u.a.),

Antwort 884

Antworten A) und D) sind richtig.

Eine Vene ist ein Blutgefäß, welches Blut vom Kapillarnetz der Peripherie zum Herzen befördert.

Zu A): die Pfortader führt das venöse Blut der unpaaren Bauchorgane.

Zu B): Die v. mesenterica superior mündet in die Pfortader.

Zu C): Arterielles Blut ist meist sauerstoffreich, venöses Blut ist meist sauerstoffarm. Eine Ausnahme bilden die Gefäße des Lungenkreislaufs. Die zur Lunge hinführenden Arterien enthalten sauerstoffarmes Blut, während die Lungenvenen sauerstoffreiches, sog. arterialisiertes Blut führen.

Zu D): Venen sind Niederdruckgefäße. Venen und Arterien sind nicht genau gleich gebaut. So besitzen die Venen im Gegensatz zu den Arterien taschenförmige Venenklappen, die den Rückstrom des Blutes verhindern und nur einen herzwärts gerichteten Blutstrom ermöglichen („Ventil").

Zu E): Anatomie: 3 Venensysteme am Bein:

- Oberflächliche Venen: V. saphena magna und V. saphena parva mit Seitenästen,
- tiefe Beinvenen: übernehmen 90% des venösen Rückstroms,
- Perforans-Venen: Verbindung zwischen oberflächlichem und tiefem System.

Die physiologische Flussrichtung erfolgt von den oberflächlichen Venen über die Perforansvenen in die tiefen Beinvenen.

Antwort 885

Die Antwort C) ist richtig.

Zu C): Der Papillomavirenbefall von Epithelzellen der Haut und Schleimhäute führt zur Bildung gut- oder bösartiger Tumoren am Infektionsort.

Infektionen mit Niedrigrisiko-HPV-Typen im Genital- oder Analbereich führen zur Bildung von Genitalwarzen (Feigwarzen: Condyloma acuminata). Hochrisiko-HPV-Typen rufen bösartige Veränderungen hervor: Gebärmutterhalskrebs (Zervixkarzinom), sowie Scheiden-, Vulva-, Penis-, Anal-, Mund- und Speiseröhrenkarzinome.

Merke: In 99,7% der Zervixkarzinome finden sich Hochrisiko-HPV-Typen (HPV16 und HPV18). Damit gelten die Papillomaviren als (Mit)Auslöser dieser bösartigen Erkrankung.

In Europa ist seit 2006 ein Impfstoff (Gardasil®) zur vorbeugenden Immunisierung gegen einige Gebärmutterhalskrebs auslösende HPV zugelassen. Seit März 2007 wird die Impfung von der STIKO für 12-17-jährige Mädchen empfohlen.

Antwort 886

Antwort A) ist richtig.

Zu den Risikogruppen für Suizidalität zählen neben den Alleinstehenden auch ältere Personen, psychisch Erkrankte (z.B. Depression und Suchterkrankung)und Menschen mit Suiziden in der Familie.

Zu 1: Bei Verdacht auf Suizidgedanken oder – absichten sollte ein Patient unbedingt darauf angesprochen werden, um eine Einschätzung der Gefährlichkeit vornehmen zu können. Erst dadurch können weitere Schritte (z.B. Vorstellung

beim Psychiater zur Medikation, stationäre Aufnahme) geplant werden. Meist stellt das Ansprechen von Suizidgedanken für den Betroffenen eine Erleichterung dar, die Befürchtung, „man bringe den anderen dadurch auf Ideen" ist unbegründet.
Zu 2: In der Altersklasse von 15-35 Jahren steht Suizid tatsächlich an 2. Stelle der Todesursachen (nach Unfällen). In dieser Altersklasse treten Suizide nicht häufiger auf, aber schwere Krankheiten und dadurch verursachter Tod sind sehr selten. Im Jahre 2006 waren Herzkreislauferkrankungen (43,7%) und Krebserkrankungen (25,7%) die häufigsten Todesursache in Deutschland dar. Es folgen Tod durch Krankheiten des Atemsystems (6,7%) und des Verdauungssystems (5,2%) vor den nichtnatürlichen Todesursachen (3,9%), zu welchen neben den Suiziden z.B. auch Vergiftungen zählen.
Zu 4: Bei Suizidversuch in der Vergangenheit ist das Suizidrisiko stark erhöht (insbesondere im ersten Jahr nach dem Suizidversuch).
Zu 5: Bei Ablehnung der Behandlung und vorhandener Suizidalität müssen weitere Schritte unternommen werden (z.B. Verständigen des Notarztes oder der Polizei, freiwillige stationäre Einweisung oder durch behördliche Unterbringung).

Antwort 887
Die Antwort C) ist richtig.
100 g Schokolade enthalten durchschnittlich 400-500 kcal. Bitterschokolade weist dabei den geringsten Kalorienanteil auf.

Antwort 888
Die Antwort D) ist richtig.
Die Mehrzahl tödlicher Lungenembolien verläuft in Schüben! Typisch für rezidivierende Lungenembolien: Schwindelanfälle, kurze Bewusstlosigkeiten, unklares Fieber und Tachykardie.
Todesursache ist eine akute Rechtsherzinsuffizienz (Widerstandserhöhung im kleinen Kreislauf).
Zu E: Der Thrombus der zur Lungenembolie führt kommt meist aus den unteren Beinvenen.

Antwort 889
Die Antwort D) ist richtig.
Die Aortenklappeninsuffizienz hat ein diastolisches Herzgeräusch.
Zu A, B und C: Diese Herzfehler haben ein systolisches Herzgeräusch.
Zu E: Diastolische Herzklappenfehler sind in der normalerweise keine funktionellen Herzgeräusche. Funktionelle Herzgeräusche, z.B. bei Jugendlichen in der Wachstumsphase sind systolische Geräusche.

Antwort 890
Die Antwort D) ist richtig.
Die chronische Polyarthritis stellt die häufigste Systemerkrankung des Bindegewebes dar. Es handelt sich um eine systemische Autoimmunerkrankung, die sich neben den Gelenken auch an anderen Organen manifestieren kann. An den Gelenken kommt es zur entzündlichen Schädigung von Kapsel und Knorpel. Gelenkfehlstellungen und Verknöcherungen sind die Folge. Diese sind röntgenologisch darstellbar.
Frauen sind 4-mal so häufig wie Männer betroffen.
Der entzündliche Prozess startet in der Gelenkkapsel (Synovia) mit verschiedenen zellluären und humoralen Immunphänomenen (Autoantikörper, usw.). Dies führt zur Entzündung und Wucherung der Synovia.
Zu 4: Die Still-Krankheit ist eine Sonderform der chronischen Polyarthritis. Es ist eine schwere, atypisch verlaufende chronische Polyarthritis im Kindesalter mit Gelenkergüssen, Exanthemen, Fieber, Milz-, Leber- und Lymphknotenschwellung.

Antwort 891
Die Antwort A) ist richtig.
Zu 1: Beispiele für das Vorkommen eines Kurzdarmsyndroms sind der ausgeprägte

Mesenterialinfarkt und die nekrotisierende Enterokolitis. Beim Mesenterialinfarkt kommt es durch den akuten Gefäßverschluss zum Absterben des Darmes. Die nekrotischen Darmteile müssen operativ entfernt (reseziert) werden.
Die nekrotisierenden Enterokolitis ist ein nekrotisierende Entzündung (NEK) der Darmwand bei Frühgeborenen. Dies führt zum Absterben des Darmes und zur Sepsis. Kann die NEK nicht durch Infusionstherapie, Beendigung jeglicher oralen Nahrungszufuhr und Antibiotikagabe unter Kontrolle gebracht werden, ist die Operation mit Entfernung der nekrotischen Darmteile angezeigt.
Je nach Ausdehnung der Nekrosen droht das Kurzdarmsyndrom. Es entspricht in seiner Klinik dem Malassimilationssyndrom mit Durchfällen, Fettstühlen und Mangelerscheinungen.
Zu 3, 4 und 5: Die Hypothyreose, die Hypokaliämie und die Hyperkalzämie führen zur Obstipation.

Antwort 892
Die Antwort E) ist richtig.
Zu 1: Bei einer Einengung der Supraspinatussehne kommt es zu Schulterschmerzen bei der Abduktion des Armes von 60 bis 120°. Begünstigt durch die physiologische Enge unterhalb des Akromion, wo die Sehne des Musculus Supraspinatus zum Humeruskopf zieht, führen degenerative und entzündliche Veränderungen zu einer weiteren Einengung.
Zu 4: Die Ruptur der langen Bizepssehne ist meist durch ein Bagatelltrauma bei bereits bestehender degenerativer Veränderung verursacht. Neben Schmerzen und verminderter Kraft bei der Beugung im Ellbogengelenk kommt es zu einem sichtbaren Muskelwulst oberhalb der Ellenbeuge.
Zu 5: Zervikobrachialsyndrom ist die Bezeichnung für Schmerzen im Bereich des Halses, des Schultergürtels und der oberen Extremität infolge von Irritation oder Kompression von Wurzeln zervikaler Spinalnerven.

Antwort 893
Die Antworten C) und D) sind richtig.
Allgemeine Grundsätze der Sterilisation:

- Den thermischen Methoden ist immer der Vorzug zu geben bei Gegenständen, die in der Praxis mehrfach verwendet werden sollen und sterilisiert werden müssen.
- Dabei ist - wegen der deutlich geringeren Wärmeleitfähigkeit von Luft - die Dampfsterilisation mit höherem Energiegehalt (Autoklav) dem Verfahren mit trockener Hitze überlegen. Dampf wird dabei mit Überdruck auf die erforderliche Temperatur (>100°C) gebracht.
- Die zu sterilisierenden Objekte müssen sauber sein; sie werden deshalb vor der Sterilisation desinfiziert und gereinigt.
- Das Material darf nicht zu dicht gelagert werden, da nur von einer optimalen Sterilisation ausgegangen werden kann, wenn das Sterilisiermedium (Heißluft, feuchte Hitze usw.) überall hingelangt. Zwischenböden in der Sterilisierkammer müssen perforiert sein.
- Das zu sterilisierende Gut muss so verpackt werden, dass es nach der Sterilisation aseptisch entnommen werden kann und bis zum nächsten Gebrauch vor Rekontamination geschützt ist; die Verpackung darf die Wirksamkeit der Sterilisation nicht beeinträchtigen.
- Es sollen kleine Verpackungseinheiten hergestellt werden, denn durch Öffnen der Verpackung oder Behältnisse ist das gesamte eingelagerte Sterilgut als nicht mehr steril anzusehen. (z.B. Metallbehälter, in denen mehrere Instrumente lagern).
- Die Zeit des gesamten Sterilisiervorgangs besteht aus Anheizzeit, Ausgleichszeit (zum Erreichen einer möglichst gleichmäßigen Temperatur im ganzen Gerät), Einwirkungszeit (aus Abtötungszeit und Sicherheitszuschlag) und Kühlzeit. Der gesamte

Vorgang braucht also sehr viel länger als nur die genannte Einwirkungszeit!

- Chemische oder physikalische Behandlungsindikatoren (z.B. Farbindikatoren) sollen eingesetzt werden, um:
  - sterilisiertes von nicht sterilisiertem Gut unterscheiden zu können,
  - zu kontrollieren, ob die erforderliche Temperatur erreicht worden ist.
- Es sollen Aufzeichnungen zu den Sterilisierungsvorgängen geführt werden ('Tagebuch').
- Mikrobiologische Kontrollen mit zugelassenen Bio-Indikatoren sind mindestens halbjährlich bzw. nach 400 Läufen erforderlich, um die einwandfreie Funktion des Sterilisators zu überprüfen.
  (Es kommen Proben mit Sporen von Bacillus stearothermophilus zum Einsatz. Nach dem Testlauf werden sie bebrütet und ein evtl. Keimwachstum ausgewertet. Sporenpäckchen enthalten sporenhaltige Erde (Bebrütung 14 Tage); Sporenstreifen: Bebrütung nur 4 Tage; Attest-Röhrchen: Bebrütung nur 1 Tag.)

Antwort 894
Die Antwort D) ist richtig.
Jede Hämaturie ist solange karzinomverdächtig, bis das Gegenteil bewiesen ist!
Zu A und C: Hier liegen die Ursachen der Hämaturie nach der Niere (postrenal).
Zu B: Hier liegen die Ursachen intrarenal.
Zu D: Cumarine sind Vitamin-K-Antagonisten. Vitamin-K wird von der Leber zur Synthese der Gerinnungsfaktoren II, VII, IX und X benötigt. Sie werden zur Thromboembolieprophylaxe z.B. nach tiefer Beinvenenthrombose verabreicht. Unter einer Therapie mit Cumarinderivaten kann es als Nebenwirkung zu Blutungen kommen.
Zu E): Der Milzinfarkt äußert sich durch Flankenschmerzen links.

Antwort 895
Die Antwort D) ist richtig.
Zu A: Die ersten Zähne erscheinen durchschnittlich im Alter von 6 Monaten.
Zu B: Mit etwa 9 Monaten ist freies Sitzen möglich.
Zu C: Die meisten Kinder können im Alter von 18 Monaten sicher laufen.
Zu E: Ein Kind von 2 Jahren kann schon mindestens 20 Wörter sprechen.

Antwort 896
Die Antwort D) ist richtig.
Bösartige Tumoren sind in Deutschland die zweithäufigste Todesursache (ca. 25%) nach den Herz-Kreislauf-Erkrankungen. Die Ausbreitung einer bösartigen Neubildung erfolgt durch infiltrierendes, destruierendes Wachstum (gutartige Tumoren zeigen verdrängendes Wachstum) mit Übergreifen auf benachbarte Gewebe, Organe und Organsysteme, sowie durch Metastasierung (Absiedlung von Zellen oder Zellverbänden über den Blut- oder Lymphweg in primär nicht erkrankte Körperregionen).

Antwort 897
Die Antwort B) ist richtig.
Zu 1: Morphin ist ein hochpotentes Schmerzmittel.
Zu 2: Antidepressiva hemmen den Abbau oder die Wiederaufnahme von Serotonin oder Noradrenalin im Zentralen Nervensystem. Sie werden unter anderem bei allen Formen der Depression eingesetzt.
Zu 3: Codein wirkt hustenstillend und schwach schmerzstillend. Es ist wie Morphin ein Opiat. Allerdings ist die Suchtgefahr bei Codein geringer ausgeprägt als bei Morphin.
Zu 4: Unter Tranquilizern wird eine große Gruppe von Stoffen verstanden, die eine beruhigende, angstlösende und schlaffördernde Wirkung haben. Zu dieser Gruppe zählen die Benzodiazepine. Es besteht die Gefahr der Abhängigkeit und Gewöhnung.
Zu 5: Neuroleptika zählen zu den Psychopharmaka mit antipsychotischer Wir-

kung. Sie werden in der Therapie von akuten Psychosen und der Schizophrenie eingesetzt. Es besteht keine Missbrauchs- oder Abhängigkeitsgefahr.

Antwort 898

Die Antworten A) und D) sind richtig.

Das Cushing-Syndrom ist eine funktionelle Störung der Nebennierenrinde, des Hypothalamus (vermehrte Corticotropin-RH- = CRH-Ausschüttung) oder der Hypophyse (vermehrte ACTH-Ausschüttung), bei der zu viel Glukokortikoide (vor allem Kortisol) produziert werden.

Klinik:

- Fettstoffwechsel: Umverteilung der Depotfette führen zu Vollmondgesicht mit starker Rötung, Stiernacken, Stammfettsucht und Hypercholesterinämie,
- Eiweißstoffwechsel: Osteoporose, Muskelschwäche und Muskelschwund,
- Kohlenhydratstoffwechsel: Diabetes mellitus (Kortisol ist Gegenspieler des Insulins),
- mineralokortikoide Restwirkung des Kortisols: Hypertonie (85%; evtl. Hypokaliämie: 5%),
- Haut: Neigung zu Akne, Furunkulose, Geschwüren und Auftreten von blauroten Striae (Striae = Streifen, ähneln „roten Schwangerschaftsstreifen"),
- Androgenwirkung (vor allem bei hypophysärem Cushing): Potenzstörungen; bei Frauen: Ausbleiben der Regelblutung, Virilisierung (Ausbildung männlicher sekundärer Geschlechtsmerkmale) mit Hirsutismus (vermännlichende Behaarung), Klitorishypertrophie, Haarausfall, Tieferwerden der Stimmlage u.a.; bei Kindern: Wachstumsstillstand,
- Psyche: psychische, evtl. psychotische Veränderungen,
- Blutbildung: Leukozyten ↑, Erythrozyten ↑, Thrombozyten ↑, Eosinophile ↓, Lymphozyten ↓.

Zu E): Uhrglasnägel finden sich bei allen Herz- und Lungenerkrankungen mit chronischer Hypoxämie.

Antwort 899

Die Antwort B) ist richtig.

Zu 1: Bei der Myopie ist im Verhältnis zur Brechkraft der Augapfel zu lang. Der Brennpunkt liegt vor der Netzhautebene.

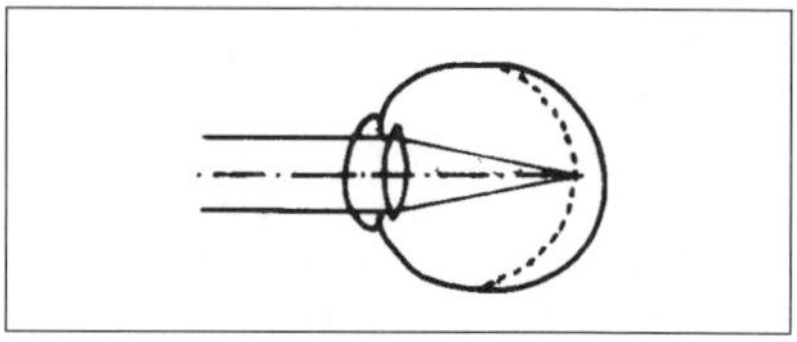

Zu 4: Die Stelle im Auge, an der der Sehnerv austritt wird blinder Fleck genannt. Der gelbe Fleck ist die Stelle des schärfsten Sehens.

Antwort 900

Die Antwort A) ist richtig.

Zu A: Vitamin D ist wichtig für den Kalziumstoffwechsel. Kalzium wird für die Mineralisation des Knochens benötigt.

Zu B: Ein Mangel an Vitamin C führt zum Skorbut mit Brüchigkeit der Blutgefäße und daraus resultierenden Blutungen sowie Ausfall der Zähne und Zahnfleischentzündungen.

Zu C: Eine Anämie kann durch einen Eisen-, Vitamin B12 oder Folsäuremangel entstehen.

Zu D: Ein Vitamin A-Mangel führt zu Nachtblindheit, verminderter Tränensekretion und trockener Haut.

Zu E: Eine Blutungsneigung findet sich infolge eines Vitamin K-Mangels. Vitamin-K wird von der Leber zur Synthese der Gerinnungsfaktoren II, VII, IX und X benötigt.

Antwort 901

Die Antwort D) ist richtig.

Zu einer Adnexitis kommt es durch eine Keimaszension aus den unteren Genitalabschnitten. Auslöser sind: Neisseria gonorrhoeae, Chlamydien sowie anaerobe und aerobe bakterielle Mischinfektionen.

Antwort 902

Die Antwort D) ist richtig.

Extrasystolen sind vorzeitig und unregelmäßig einfallende Extraschläge des Herzens, die spontan von einem pathologischen Reizbildungsherd des Herzens ausgehen. Sie unterbrechen den normalen Herzrhythmus. Extrasystolen können zwischen zwei normalen Herzschlägen „interponiert" sein, oder es folgt der Extrasystole eine Verlängerung des diastolischen Intervalles („kompensatorische Pause").

Extrasystolen sind bei der Auskultation des Herzens zu hören und bei der Pulskontrolle zu fühlen.

Vom Patienten können Extrasystolen als „Herzstolpern" empfunden werden, meistens bleiben sie jedoch unbemerkt. Sie kommen auch beim Gesunden vor.

Ätiologie: Ursachen von Herzrhythmusstörungen:

Ursachen, die im Herzmuskel liegen:

- Koronare Herzkrankheit und Herzinfarkt,
- Herzmuskelentzündung (Myokarditis) und Herzmuskelerkrankungen (Kardiomyopathien).

Hämodynamische Ursachen:

- Volumenbelastung des Herzens, z. B. Herzklappeninsuffizienzen,
- Druckbelastung des Herzens, z. B. Hypertonus, Herzklappenstenosen.

Ursachen, die außerhalb des Herzens (= extrakardial) liegen:

- Hyperthyreose (Schilddrüsenüberfunktion),
- Hypoxie (Sauerstoffunterversorgung),
- Elektrolytstörungen (vor allem Kalium!),
- Medikamente (Digitalis, Psychopharmaka),
- Genussmittel (Kaffee, Alkohol),
- überempfindlicher Karotissinus,
- psychovegetative Faktoren

Antwort 903

Die Antworten A) und B) sind richtig.

Der Morbus Bechterew ist eine chronische, progrediente, abakterielle systemische Entzündung mit bevorzugter Manifestation im Bereich der Wirbelsäule, der Iliosakralgelenke und der kleinen Wirbelgelenke. Im Gefolge der schubweisen Entzündung kommt es zur Atrophie des Gelenkknorpels und zu einer aufsteigenden knöchernen Durchbauung von Gelenken, Bandscheiben und Bändern. Und damit zur Einsteifung der Wirbelsäule.

Erkrankungsgipfel ist zwischen dem 15. und 40. Lebensjahr.

Ätiologie: genetische Disposition mit Häufung von HLA-B27.

Zu C): Fehlendes Mitschwingen der Arme findet sich beim M. Parkinson.

ANTWORTEN MC 16

Antwort 904
Die Antwort C) ist richtig.
Multiple Sklerose, Migräne und das Glaukom können zu Sehstörungen führen.
Zu 3: Die Achalasie ist eine Öffnungsstörung des unteren Speiseröhrenverschlusses (mangelnde Erschlaffung des unteren Speiseröhrensphinkters). Hervorgerufen wird das Krankheitsbild durch den Untergang parasympathischer Nervenfasern des Plexus myentericus (Auerbach-Plexus). Sehstörungen gehen mit dem Krankheitsbild normalerweise nicht einher.
Zu 5: Xanthelasmen sind hellgelbe Platten im Bereich der Augenlider, bedingt durch Cholesteroleinlagerungen in Speicherzellen der Haut. Xanthelasmen beinträchtigen das körperliche Befinden normalerweise nicht und führen auch nicht zu Sehstörungen.

Antwort 905
Die Antwort B) ist richtig.
Scharlach und Shigellenruhr werden durch Bakterien hervorgerufen, Influenza und Masern durch Viren und die Malaria durch tierische Einzeller, Protozoen.

Antwort 906
Die Antwort B) ist richtig.
Bei einer Hodentorsion dreht sich infolge einer abnormen Beweglichkeit der Hoden (selten: beide Hoden) und der Samenstrang um die Längsachse.
Klinisch zeigt sich das Krankheitsbild als plötzliche, meist einseitige starke Skrotalschmerzen mit Ausstrahlung in Leiste und Unterbauch mit rascher Schwellung, Ödembildung und evtl. Rötung einer Hodensackhälfte. Außerdem findet sich eine starke Druckempfindlichkeit des verdrehten Hodens mit Schmerzverstärkung bei Anheben des Hodens (Prehn-Zeichen negativ; siehe unten), der Kremasterreflex fehlt.
Therapie: organerhaltende Detorsion innerhalb von 4-6 Std., evtl. äußerlich manuell, meist jedoch operativ (beidseitige Orchidopexie), Notfall!
Prehn-Zeichen: Beim Prehn-Zeichen handelt es sich um einen klinische Untersuchungsbefund zur Unterscheidung zwischen Hodentorsion und Epididymitis (Nebenhodenentzündung): Beim Anheben des Skrotums: Abnahme des Schmerzes bei Epididymitis (Prehn-Zeichen positiv), Zunahme bei Hodentorsion (Prehn-Zeichen negativ).

Antwort 907
Die Antwort D) ist richtig.
Zu 5: Ein Schlaganfall (Apoplexie) führt zu einer zentralen Fazialislähmung. Das Stirnrunzeln ist hierbei meist noch möglich, da der Stirnast bei der zentralen Fazialislähmung i. d. R. nicht betroffen ist.

Antwort 908
Die Antwort C) ist richtig.
Chlamydien sind gramnegative Bakterien. Sie unterscheiden sich von anderen Bakterien dadurch, dass sie obligat intrazellulär leben. Es sind drei menschenpathogene Arten bekannt:
1) Chlamydia psittaci: Erreger der Ornithose,
2) Chlamydia trachomatis: Erreger des Trachoms (Biovar trachoma) und Erreger des Lymphogranuloma inguinale (sexuell übertragene Erkrankung):
    - Serovare A–C verursachen das Trachom;
    - Serovare D–K sind die häufigsten Erreger der Urethritis non gonorrhoica und der nichtgonorrhoischen Zervizitis (Gebärmutterhalsentzündung); außerdem der Salpingitis (Eileiterentzündung), Epididymitis (Nebenhodenentzündung) und der Einschlusskonjunktivitis.

- Serovare L1–L3 sind die Erreger des Lymphogranuloma venereum.

3) Chlamydia pneumoniae: Erreger zumeist leicht verlaufender (bisweilen aber auch lebensbedrohlicher) Infekte des oberen Respirationstraktes: grippeähnliche Infekte, Nebenhöhlenentzündungen, Rachenentzündungen, Pneumonien u.a.

Antwort 909

Die Antwort C) ist richtig.

Die Alzheimer-Krankheit muss von anderen, ähnlichen psychischen und neurologischen Erkrankungen differenzialdiagnostisch abgegrenzt werden:

- Normale altersbedingte Vergesslichkeit und kognitive Altersstörungen
- Depression bei älteren Menschen mit Denkhemmung
- Deprivationserscheinungen (z.B. in Altersheimen)
- Aphasie (zentrale Sprachstörung)
- Mutismus (Stummheit bei intaktem Sprachvermögen)
- Autismus (Form der Kontaktstörung)
- Schwere neurologische Syndrome (Apallischen Syndrom, Locked-in-Syndrom, akinetischen Mutismus)
- Gehirntumoren, Gehirnverletzungen
- Störungen des Stoffwechsels (z.B. Hypoglykämie)
- Schlaganfall (Apoplexie)
- Delir
- Psychosen und Wahn (Schizophrenie, Manie, psychotische Depression)
- anderen Demenzformen

Antwort 910

Die Antworten A) und C) sind richtig.

Zu A, B und C: Influenzaviren sind die klassischen Grippeerreger: endemisch, epidemisch oder pandemisch auftretenden Infektionskrankheit der Atemwege. Häufig wird die Klinik der viralen Influenza durch bakterielle Superinfektionen mitbestimmt (zweiter Fieberanstieg). Die Inkubationszeit beträgt 1-3 Tage.

Erreger:
Influenzavirus A (Subtypen H1, H2, H3), B und C (RNA-Orthomyxoviren).
Von den drei Influenza-Virustypen ist der Typ A der wichtigste. Mit seinen Subtypen H1, H2 und H3 ist er der Erreger von großen Grippeepidemien und –pandemien.
Influenza A-Viren sind genetisch variabel. Sie verändern fortwährend ihre Antigenstruktur. Kleine Antigenveränderungen („antigenic drift") im Intervall von ca. 2-3 Jahren führen zu kleineren Epidemien. Größere Antigenveränderungen („antigenic shift") erklären die periodisch auftretenden Grippepandemien (die neue Antigenstruktur wird von den „alten" Antikörpern nicht mehr erkannt). Deshalb entwickeln Erkrankte keine dauerhafte Immunität.

Zu D: Grippeschutzimpfung (aktive Immunisierung): In den Monaten Oktober/November sollte bei Risikopatienten eine jährliche Schutzimpfung mit inaktivierten Krankheitserregern (Totimpfstoff nach neuester Empfehlung der WHO) vorgenommen werden. Geimpft werden sollten: ältere Patienten (vor allem bei Vorerkrankungen), herz- und lungenkranke Patienten, Patienten mit Abwehrschwäche, stark exponierte Personengruppen (Krankenhauspersonal usw). Wegen der Antigen-Shift des Erregers darf nur der aktuelle Jahresimpfstoff verwendet werden. Erkältungen oder „grippalen Infekten" beugt diese Impfung - entgegen landläufiger Meinung - nicht vor. (Innerhalb der ersten 3 Wochen nach Impfung kann ein HIV-Test positiv ausfallen.)

Zu E: Für die saisonale Influenza besteht Meldepflicht nach §7 des Infektionsschutzgesetzes für den direkten Nachweis.

Antwort 911

Die Antwort B) ist richtig.

Zu A, C und D: Bei Trikuspidalklappenstenose, Pulmonalklappeninsuffizienz und Mitralklappenstenose findet sich bei

der klinischen Untersuchung ein diastolisches Geräusch.
Zu E: Ein systolisch-diastolisches Maschinengeräusch findet sich z.B. beim Herzklappenfehler des offenen Ductus arteriosus Botalli (PDA).

Antwort 912
Die Antworten C) und D) sind richtig.
Uterusmyome sind gutartige, oft mehrfach vorkommende (multiple) Geschwülste der glatten Uterusmuskulatur. Sie sind die häufigsten Unterbauchtumor vor der Menopause (20% aller Frauen über 30 Jahre). Ihr Wachstum ist hormonabhängig (deshalb kommen Uterusmyome nicht vor der Pubertät vor und wachsen nach der Menopause nicht weiter)
Klinik:

- 25% d.F. keine oder nur unspezifische Symptome
- starke Blutung bei normaler Dauer (Hypermenorrhö)
- verlängerte Blutungsdauer (Menorrhagie)
- schmerzhafte Monatsblutung (Dysmenorrhö)
- Miktions- und Defäkationsbeschwerden (Druck auf Blase, Rektum, Harnleiter)
- Schmerzen

Komplikationen:

- Umwandlung zu malignem Myosarkom (relativ selten: 0,5% d.F.)
- Stieldrehung: plötzliche, heftige Unterbauchschmerzen bis zum akuten Abdomen

Merke: ein „Uterus myomatosus" postmenopausal (nach den Wechseljahren) mit vaginalen Blutungen ist immer karzinomverdächtig!
Therapie:

- mit Wegfall der Östrogenstimulation (Postmenopause) kommt es häufig zu spontaner Verkleinerung der Myome.
- keine Therapie bei Myomen, die keine Symptome verursachen
- konservative Behandlung: Gestagengabe (v.a. bei starker Blutung)
- Indikation zur chirurgischen Therapie: schnelles Wachstum (Verdacht auf malignes Myosarkom), Druck auf Nachbarorgane, Metrorrhagie, akutes Abdomen bei Stieldrehung, Infertilität, Myomwachstum in der Menopause

Antwort 913
Die Antwort D) ist richtig.
Zu A: Die mittlere Atemfrequenz beträgt beim Erwachsenen in Ruhe ca. 15 Atemzüge/Minute, mit Schwankungen zwischen 12 und 18 Atemzügen pro Minute. Eine Zunahme der Atemfrequenz über 20 pro Minute wird Tachypnoe, eine Atemfrequenz von unter 8 pro Minute wird Bradypnoe genannt.
Kinder haben eine höhere Atemfrequenz (20-30/min), Kleinkinder haben Frequenzen um 30-40/min, Neugeborene um 40-50/min.
Zu B, C und E: Pathologische Atemtypen:

- Kussmaul-Atmung: eine regelmäßige, stark vertiefte Atmung. Sie weist auf eine kompensatorische Mehratmung (Hyperventilation) bei Azidose(saurer pH-Wert im Blut) hin. Es wird vermehrt CO_2-eine saure Substanz - abgeatmet und damit die Azidose verringert. Diese Atmung findet sich typischerweise als Symptom des ketoazidotischen Coma diabeticum.
- Cheyne-Stokes-Atmung: Atmung mit wechselnder, an- und abschwellender Atemtiefe, evtl. mit kurzen Atempausen. Dieser Atemtyp wird bei chronischer Herzinsuffizienz, chronischen Lungenerkrankungen, Enzephalitis und Vergiftungen (Opiate, Barbiturate) beobachtet.
- Seufzeratmung: anfänglich tiefe, dann abflachende Atemzüge mit mehreren Sekunden dauernden Atempausen. Dieser Atemtyp findet sich bei Patienten mit extremer Adipositas im Liegen (sog. Pickwick-Syndrom).

- Biot-Atmung: intermittierende Atmung. Kräftige Atemzüge von gleicher Tiefe werden von plötzlich auftretenden Atempausen unterbrochen. Es handelt sich um eine Störung im Atemzentrum, meist durch direkte Hirnverletzung oder Hirndrucksteigerung.

Zu D: Bei der Hyperventilation kommt es zur sog. „Normokalzämische Tetanie": unphysiologisch starke Abatmung von CO_2 führt zur Alkalose und zur Veränderung in der Eiweißbindung des Kalziums. Trotz normalen Kalziumspiegels kommt es deshalb zu Hypokalzämie-Symptomen. Kalziumgabe ist also nicht indiziert!)

Antwort 914
Die Antworten A) und D) sind richtig.
Beim Hallux valgus handelt es sich um eine Belastungsdeformität mit Abknickung der Großzehe im Großzehengrundgelenk nach der Kleinzehenseite hin. Man findet einen Hallux valgus immer bei Spreizfuß, er wird begünstigt durch enge, spitze Schuhe.
Zu E: Eine einmal eingetretene deutliche Fehlstellung der Großzehe lässt sich nur durch eine Operation korrigieren. Diese ist im Falle von Schmerzen angeraten.

Antwort 915
Die Antworten C) und D) sind richtig.

Antwort 916
Die Antwort E) ist richtig.
Bei der subduralen Blutung werden die parasympathischen Fasern, die mit dem N. oculomotorius laufen, geschädigt. Dies führt zu einem Überwiegen des Sympathikus am betroffenen Auge und damit zu einer Weitstellung der Pupille.
Zu A und B: Einnahme von Drogen oder Vergiftungen würden immer zu einer beidseitigen Pupillenerweiterung führen.

Antwort 917
Die Antworten B) und C) sind richtig.
Psychose ist die allgemeine Bezeichnung für eine psychische Störung mit strukturellem Wandel des Erlebens.
Organische Psychosen werden auch exogene Psychosen genannt. Eine organische Ursache des Krankheitsbildes ist hier sicher auszumachen: Diese Psychosen bilden sich entweder auf der Grundlage einer Erkrankung des ZNS (Demenz, Tumor) oder auf der Grundlage anderweitiger körperlicher Erkrankungen, (Durchblutungs- und Stoffwechselstörungen) oder auf der Grundlage von außen einwirkender Schädigungen, wie Medikamente, Drogen oder andere die Hirnfunktion beeinträchtigende Substanzen. Organische Psychosen treten auch im Zusammenhang mit chirurgischen Eingriffen oder einem Klinikaufenthalt als zeitlich begrenztes Durchgangssyndrom auf, können also reversibel sein.
Zu E: Zur Ursachenabklärung organischer Psychosen sind Laboruntersuchungen (Abklärung von Stoffwechsel, Organdefekte, Intoxikationen) unabdingbar.

Antwort 918
Die Antworten A) und B) sind richtig.
Zu C: Achillessehnenreflex (ASR oder Triceps-surae-Reflex): (L5)/S1/(S2)
Zu D: Bizepssehnenreflex (BSR, Biceps-brachii-Reflex) C5/ C6
Zu E: Patellarsehnenreflex (PSR; Quadriceps-femoris-Reflex) (L2)/L3/L4

Antwort 919
Die Antwort C) ist richtig.
Unterteilung der diabetischen Gefäßschäden (häufigste Spätfolgen):

- Makroangiopathie (unspezifische Schäden) mit Früharteriosklerose:
  - Koronare Herzkrankheit (KHK) : 55% der Diabetiker sterben am Herzinfarkt,
  - Apoplexie (Hirnschlag),
  - Periphere arterielle Verschlusskrankheit.

Aufgrund einer begleitenden Nervenschädigung (Neuropathie, siehe unten) fehlt beim Diabetiker oft der Schmerz als Warnsymptom (z. B. Angina pectoris, Claudicatio intermittens)!

- Mikroangiopathie (diabetesspezifisch) mit 4 typischen Verlaufsformen:
  - Diabetische Nierenerkrankung (Nephropathie; Glomerulosklerose),
  - Diabetische Netzhauterkrankung (Retinopathie),
  - Diabetische Nervenerkrankung (Neuropathie)
  - Diabetisches Fußsyndrom.

Antwort 920

Die Antworten B) und D) sind richtig.

Klinik des Diabetes mellitus:

- Familiäre Belastung („erbliche Disposition", Anamnese!),
- Schwangerschaftskomplikationen,
- starker Durst und vermehrte Wasseraufnahme (Polydipsie), vermehrte Harnausscheidung (Polyurie),
- Übergewicht; bei Manifestation eines Diabetes anfangs aber auch Gewichtsabnahme (!),
- Leistungsminderung, Müdigkeit,
- Kopfschmerz, Schwindel,
- Sehstörungen, nächtliche Wadenkrämpfe (Störungen im Wasser-/Elektrolythaushalt),
- kurzfristige Unterzuckerung (= Hypoglykämien) mit Heißhunger und Schwitzen (vorübergehender Hyperinsulinismus im Anfangsstadium eines Diabetes),
- Fettstoffwechselstörungen: Fettleber, Hypertriglyzeridämie (Typ I und IV n. Fredrickson),
- Gallenblasenentzündungen,
- Dupuytren-Kontraktur,
- Resistenzschwäche (Anfälligkeit gegenüber Infektionen),
- Hauterscheinungen:
  - Juckreiz (Pruritus),
  - Hautinfektionen (Candidamykose, Furunkulose, Abszess , Erysipel u.a.),
  - Rötung des Gesichtes (Rubeosis diabetica), Necrobiosis lipoidica (zur Nekrose führende granulomatöse Entzündung der Haut).
- Potenzstörungen, Amenorrhö,
- Sehverschlechterung (Retinopathie).
- Sonderform Gestationsdiabetes (Schwangerschaftsdiabetes): Die Mutter ist gefährdet durch ein erhöhtes Risiko für Harnwegsinfektionen, Notwendigkeit einer operativen Entbindung, Hydramnion (Fruchtwasservermehrung) und Blutdrucksteigerungen (Gestose). Das Kind ist gefährdet durch eine Embryofetopathia diabetica (mit Geburtsgewicht größer als 4500g), Großwuchs (Makrosomie), Atemnotsyndrom, Unterzucker (Hypoglykämie) nach der Geburt, Ikterus u.a.

Die Entwicklung eines Typ-1-Diabetes verläuft in der Regel rasch. Der Typ-2-Diabetes entwickelt sich meist schleichend, anfangs ohne gravierende Symptome. Nur Routinekontrollen von Blutzucker bzw. Urinzucker ermöglichen deshalb eine frühe Diagnose.

Antwort 921

Die Antworten B) und C) sind richtig.

Polyglobulie, Polycythaemia vera und Dehydratation führen zu einem Anstieg des Hämatokrits, also des prozentualen Anteils der Blutkörperchen am Gesamtblutvolumen. Ein Anstieg des Hämatokrits führt in der Regel zu einer Verlangsamung der Blutsenkungsgeschwindigkeit.

Folgende Erkrankungen gehen mit einer sehr hohen Blutsenkungsgeschwindigkeit (über 100 mm nach der ersten Stunde) einher:

- Nephrotisches Syndrom,
- Multiples Myelom (Plasmozytom), Makroglobulinämie Waldenström,
- Rheumatisches Fieber,

- Hypernephrom (Nierentumor),
- Kollagenosen,
- M. Hodgkin,
- Peritonitis (Bauchfellentzündung),
- Sepsis,
- Arteriitis temporalis (HORTON).

Antwort 922

Die Antworten A) und B) sind richtig.
Klinik des M. Menière

- Drehschwindelanfälle und Fallneigung zur betroffenen Seite, mit Übelkeit und Erbrechen
- einseitiges Ohrgeräusch (Sausen), Druck und Völlegefühl im Ohr
- einseitige Schwerhörigkeit, häufig mit Diplakusis (= im kranken Ohr werden die Töne höher empfunden).

Merke: Symptom-Trias S.O.S. = Schwindel, Ohrgeräusch, Schwerhörigkeit

Die Schwindelanfälle dauern Minuten bis Stunden an und kehren nach Tagen oder Wochen unregelmäßig wieder.
Befund:

- Im Anfall: Spontannystagmus (meist zur kranken, anschließend zur gesunden Seite), Innenohrschwerhörigkeit mit Haupthörverlust im tiefen und mittleren Frequenzbereich (Menière-typischer Befund im Tonaudiogramm: wannenförmige „Hydropskurve")
- Im Intervall (zwischen den Anfällen): nach mehreren Anfällen ergibt sich eine Untererregbarkeit des betroffenen Corti-Organs. Die Schwerhörigkeit wird von Anfall zu Anfall schlimmer bis hin zur vollständigen Ertaubung des betroffenen Ohrs. Das Ohrensausen ist im Anfall stärker als im Intervall.

Antwort 923

Die Antwort C) ist richtig.
Etwa 2-3 l Magensaft werden von den Drüsen der Magenschleimhaut täglich produziert. Der Saft enthält neben einem eiweißspaltenden Verdauungsenzym (Pepsinogen) noch Schleim, Intrinsic-Faktor und Salzsäure.
Die Salzsäure hat entscheidende Aufgaben bei der Eiweißverdauung:

- Sie fördert die Umwandlung der Enzymvorstufe Pepsinogen zum aktiven Pepsin.
- Sie erzeugt ein optimales Milieu für die Pepsinwirkung (pH-Wert 2-4),
- Sie denaturiert die Eiweiße der Nahrung.

Die Salzsäure verhindert außerdem die Ausbreitung von Bakterien im Magen und Dünndarm.

Antwort 924

Die Antwort C) ist richtig.
Das Cushing-Syndrom ist eine funktionelle Störung der Nebennierenrinde, des Hypothalamus (vermehrte Corticotropin-RH- = CRH-Ausschüttung) oder der Hypophyse (vermehrte ACTH-Ausschüttung), bei der zu viel Glukokortikoide (vor allem Kortisol) produziert werden.

Klinik des M. Cushing:

- Fettstoffwechsel: Umverteilung der Depotfette führen zu Vollmondgesicht mit starker Rötung, Stiernacken, Stammfettsucht und Hypercholesterinämie,
- Eiweißstoffwechsel: Osteoporose, Muskelschwäche und Muskelschwund,
- Kohlenhydratstoffwechsel: Diabetes mellitus (Kortisol ist Gegenspieler des Insulins),
- mineralokortikoide Restwirkung des Kortisols: Hypertonie (85%; evtl. Hypokaliämie: 5%),
- Haut: Neigung zu Akne, Furunkulose, Geschwüren und Auftreten von blauroten Striae (Striae = Streifen, ähneln „roten Schwangerschaftsstreifen"),
- Androgenwirkung (vor allem bei hypophysärem Cushing): Potenzstörungen; bei Frauen: Ausbleiben der Regelblutung, Virilisierung (Ausbildung männlicher sekundärer Geschlechtsmerkmale) mit Hirsutismus

(vermännlichende Behaarung), Klitorishypertrophie, , Haarausfall, Tieferwerden der Stimmlage u.a.; bei Kindern: Wachstumsstillstand,

- Psyche: psychische, evtl. psychotische Veränderungen,
- Blutbildung: Leukozyten ↑, Erythrozyten ↑, Thrombozyten ↑, Eosinophile ↓, Lymphozyten ↓.

Antwort 925

Die Antwort D) ist richtig.

Kolorektale und anale Karzinome sind mittlerweile für beide Geschlechter die zweithäufigste Krebserkrankung (ca. 70 000 Neuerkrankungen pro Jahr, mittleres Erkrankungsalter m: 69 Jahre, w: 75 J., m:w ~ 1:1.

Metastasierung:

Auf dem Blutweg in Leber und Lunge (erst danach in andere Organe).

Lokalisation:

Rektum (60%, rektale Untersuchung!), Sigma 20%, Caecum und Colon ascendens 10%, übriges Kolon 10%.

Klinik:

Symptome anfangs uncharakteristisch, keine zuverlässigen Frühsymptome!

1) Blutbeimischung im Stuhl ist solange ein Karzinom, bis das Gegenteil bewiesen ist! Niemals mit der Diagnose Hämorrhoiden zufrieden sein! Jeder 2. hat Hämorrhoiden (d. h.: jeder zweite, der ein Dickdarmkarzinom hat, hat auch Hämorrhoiden).
2) Jede Änderung der Stuhlgewohnheiten im Alter > 40 Jahre, z. B. Symptom des „falschen Freundes" = Abgang eines Windes (Flatus) mit Stuhl, bleistiftförmige Stühle, Wechsel von Obstipation und Diarrhö.

Ferner:

- Leistungsknick, Müdigkeit,
- Gewichtsverlust,
- chronische Blutungsanämie,
- Schmerzen, Fieber,
- Ileuserscheinungen und tastbarer Tumor als Spätsymptome.

Zu A: Fehlernährung mit übermäßiger Kalorienzufuhr sowie eine fett- und fleischreiche Kost mit niedrigem Anteil an Ballaststoffen soll ein Risikofaktor für die Entwicklung eines kolorektalen Karzinoms sein. Insbesondere der tägliche Genuss von rotem Fleisch (wie beispielsweise Schweine- und Rindfleisch) oder Fleischprodukten soll das Darmkrebsrisiko um mindestens 50% erhöhen, täglicher Fischgenuss soll es auf die Hälfte senken. Streng vegetarische Kost gilt nicht als Risikofaktor.

Antwort 926

Die Antwort C) ist richtig.

Zu C und D: Beim Fasten baut der Körper in den ersten Tagen Eiweiße ab. Die dabei anfallenden Purine steigern die Harnsäurekonzentration im Blut. Bei der Energiegewinnung aus Fett bildet der Körper vermehrt Ketonkörper. Ketonkörper verringern die Ausscheidung von Harnsäure. Bei strengen Fasten droht deshalb ein Gichtanfall.

Alkohol führt zu einer Hemmung der Harnsäureausscheidung über die Niere und ist deshalb zu meiden. Kleiner Mengen (wie in Arzneimitteln) sind jedoch unbedenklich.

Zu E: Der Body-mass-Index (BMI) zeigt das Verhältnis des Körpergewichtes zur Körperlänge. Der Body-mass-Index wird nach der folgenden Formel berechnet: BMI = Körpergewicht (kg) geteilt durch Körperlänge zum Quadrat (m^2).

Die Klassifizierung des BMI wird von WHO (Weltgesundheitsorganisation) in Abhängigkeit von der Sterblichkeitsrate festgelegt. Der Normal-BMI ist der Bereich mit dem geringsten relativen Sterblichkeitsrisiko. BMI-Einteilung:

- Unter 18,5 Untergewicht,
- 18,5 bis 25 Normalgewicht,
- 25 bis 30 Übergewicht,
- 30 bis 35 Fettsucht Typ I,
- 35 bis 40 Fettsucht Typ II,
- über 40 Fettsucht Typ III.

Antwort 927

Die Antwort C) ist richtig.

Zu A: Nur etwa 5 bis 10 Prozent der mit Mycobacterium tuberculosis Infizierten erkranken an Tuberkulose. Gefährdete Personen: (5x-A-Personenkreis): Abwehrgeschwächte (AIDS, Immunsuppression, Diabetes mellitus, Unterernährte, Masern u. Ä.), Alte, Alleinstehende (Obdachlose), Alkoholiker und Ausländer.

Zu B: Die Tuberkulose ist eine der häufigsten Infektionskrankheiten (weltweit ca. 1/3 der Menschheit infiziert, vor allem in den Entwicklungsländern; knapp 9 Millionen Neuerkrankungen jährlich, ca. 1,6 Millionen Todesfälle pro Jahr). In Deutschland wurden 2006 5408 Tuberkulosekrankungen gemeldet, darunter etwa 280 Kinder.

Zu D: Erreger der Tuberkulose ist Mycobacterium tuberculosis (grampositives, säurefestes Stäbchenbakterium). Durch Resistenzentwicklung gegen Antituberkulotika werden Tuberkulosen weltweit schwerer behandelbar:

- Multresistente Tuberkulosebakterien (MDR-TB; Osteuropa)
- Extrem resistente Tuberkulosestämme (XDR-TB schon in allen Teilen der Welt nachgewiesen)

Zu E: Die Therapiedauer beträgt bei der medikamentösen Therapie der Tuberkulose 6-9 Monate. Daran schließt sich eine Überwachung über 2 Jahre an. Um die Resistenzentwicklung zu verhindern, werden grundsätzlich mehrere Antituberkulotika (anfangs 3-4) miteinander kombiniert. Die Therapiedauer beträgt 6-9 Monate. Daran schließt sich eine Überwachung über 2 Jahre an.

Antwort 928

Die Antwort B) ist richtig.

Zu 1: „Nephrotisches Syndrom" ist ein Sammelbegriff für einen bei vielen primären und sekundären Glomerulopathien auftretenden Symptomenkomplex aus:

- Große Proteinurie (> 3,5 g pro Tag, „Eiweißverlustniere"),
- Hypoproteinämie,
- hypalbuminämische Ödeme (wenn Serumalbumin < 2,5 g/l),
- Hyperlipoproteinämie mit Erhöhung von Cholesterin und Triglyzeriden.

Pathophysiologisches Prinzip des Symptomenkomplexes:

Proteinurie ⇒ Hypalbuminämie ⇒ ↓ kolloidosmotischer Druck ⇒ Ödem ⇒ Verminderung des Plasmavolumens ⇒ ↑ Renin-Angiotensin-Aldosteron ⇒ ↑ Natrium- und Wasserresorption ⇒ Verstärkung des Ödems; der pathophysiologische Mechanismus der Hyperlipoproteinämie ist noch nicht eindeutig geklärt.

Zu 2: Bakterien im Urin werden, bei Keimzahlen ab 100.000 /ml (105 /ml), als signifikante (oder pathologische) Bakteriurie bezeichnet. Bei niedrigeren Keimzahlen handelt es sich meist um eine Verunreinigung des Urins, die aus der Harnröhre und - besonders bei Frauen - aus dem äußeren Genitale stammt. Zur Uringewinnung sollte i. d. R. Mittelstrahlurin genommen werden. (Katheterurin oder Blasenpunktionsurin bleibt Ausnahmefällen vorbehalten).

Zu 3: Aus einer geringen Harnbildung resultiert ein stark konzentrierter, dunkler Urin.

Zu 4: Als Nierenschwelle wird die maximale Rückresorptionskapazität der Niere für dien Substanz (in diesem Fall Glukose) bezeichnet. Steigt die Substanz im Plasma über diesen Wert an, so ist das tubuläre Rücktransportmaximum der Niere überschritten und die Substanz erscheint im Endharn.

Die Nierenschwelle für Glukose liegt beim Nierengesunden normalerweise bei Plasmakonzentrationen zwischen 170-180 mg/dl. Bei einer diabetischen Nephropathie ist die Nierenschwelle für Glukose erhöht. Trotz erhöhter Blutzuckerwerte findet sich dann keine Glukose im Urin.

Zu 5: Zylinder bestehen aus Proteinen, die in den Nierentubuli bzw. Sammelrohren ausgefallen sind. In einem Zylinder können Zellen bzw. Zellreste eingelagert sein. Sie haben walzen- bzw. bandförmiges Aussehen. Man findet sie in erster Linie (aber nicht ausschließlich) bei entzündlichen Erkrankungen im Bereich der Niere (Nephritis, Pyelonephritis, Glomerulonephritis). Man unterscheidet hyaline-, granulierte-, Erythrozyten-, Hämoglobin-, Leukozyten-, Epithel- und Wachszylinder.

Antwort 929

Die Antwort D) ist richtig.

Als untere Normgrenze des systolischen Blutdrucks gilt für Erwachsene ein systolischer Wert von 100 mmHg. Fällt der systolische Blutdruck unter diesen Wert, wird von arterieller Hypotonie gesprochen. Sie hat nur dann Krankheitswert, wenn sie mit körperlichen Symptomen einhergeht. Niedriger Blutdruck ohne Symptome ist keine Krankheit und deshalb nicht behandlungsbedürftig. Insbesondere bei der orthostatischen Hypotonie (siehe unten) kann der Ruheblutdruck normal sein. Die Hypotonie tritt erst bei Belastung auf (Nachweis: Schellong-Test).

Einteilung und Ätiologie:

- Arterielle Hypotonie (RR kleiner als 100 mmHg systolisch)
  - Primäre (essentielle) Hypotonie (häufigste Form):
    Bevorzugt junge Frauen, familiäre Häufung, begünstigt durch: körperliche Inaktivität, Stress.
  - Sekundäre Hypotonien:
    - Endokrin (Nebennierenrinden- oder Hypophysenvorderlappeninsuffizienz),
    - kardiovaskulär (z. B. Aortenstenose, Herzinsuffizienz),
    - infektiös-toxische (z. B. während Infektionskrankheiten),
    - Immobilisation (lange Bettlägerigkeit, nach Operationen),
    - Hypovolämie (Blutverlust, Kreislaufschock, Hyponatriämie, Exsikkose),
    - medikamenteninduziert (Psychopharmaka, Antihypertonika, Diuretika u. a).
- Orthostatische Hypotonie (OH): Definition: Abfall des systolischen Blutdrucks um mindestens 20 mmHg oder des diastolischen Blutdrucks um mindestens 10 mmHg im Stehen innerhalb 3 Minuten nach dem Aufstehen (im Vergleich zu Ruhewerten im Liegen).

Zu E: Eine Aktivierung des Sympathikus führt zu einer Tachykardie (nicht zu einer Bradykardie).

Antwort 930

Die Antworten B) und D) sind richtig.

Von den unteren gastrointestinalen Blutungen (Blutungsquelle: Jejunum, Ileum, selten; Kolon, Rektum, 10%) sind 80% Hämorrhoidalblutungen. Der Rest sind meist Divertikelblutungen, Blutungen durch Gefäßfehlbildungen (Angiodysplasien), Colitis ulcerosa, Karzinome u.a.

Zu C: Der Verzehr von roter Beete führt zu einer Rotfärbung des Harns (Differenzialdiagnose: Roter Urin).

Antwort 931

Die Antwort C) ist richtig.

Klinik des obstruktiven Schlafapnoesyndroms:

- Leitsymptom 1: lautes, unregelmäßiges Schnarchen mit Atemstillständen (Fremdanamnese),
- Leitsymptom 2: gesteigerte Tagesmüdigkeit mit Einschlafneigung bei monotonen Tätigkeiten (7fach erhöhtes Unfallrisiko).
- Weitere Symptome: intellektuelle Leistungsminderung (z. B. Konzentrations- und Gedächtnisstörungen), depressive Verstimmung, morgendliche Kopfschmerzen, morgendliche Mundtrockenheit, Potenzstörungen.
- Komplikationen: nächtliche Herzrhythmusstörungen, Auftreten bzw.

Verschlechterung einer arteriellen Hypertonie, Verschlechterung einer vorbestehenden Herzinsuffizienz, Ateminsuffizienz, pulmonale Hypertonie, Cor pulmonale, Polyglobulie, erhöhtes Risiko für Herzinfarkt –und Schlaganfall (Apoplexie).

Antwort 932
Die Antwort E) ist richtig.
Klinik des Botulismus:
- Zu Beginn Magen-Darm-Symptomatik: Übelkeit, Erbrechen, Obstipation (nicht obligat),
- Schwindel,
- Augensymptomatik: Ptosis (hängendes Oberlid), Akkomodationslähmung, Doppelbilder,
- Sprach-, Schluck- und Atemstörungen,
- Versiegen der Tränen- und Speichelsekretion,
- paralytischer Ileus (Darmverschluss) und Harnverhalt,
- keine Schmerzen, keine Sensibilitätsstörungen, bei voll erhaltenem Bewusstsein.

Antwort 933
Die Antwort E) ist richtig.
Pneumonien sind akute oder chronische Entzündungen des Lungenparenchyms unterschiedlicher Ursache (meist infektiös: Viren, Bakterien, Pilze und Protozoen).
Klinisch wichtig ist die Unterscheidung zwischen typischen Pneumonien, die meist bakteriell verursacht werden, und den atypischen Pneumonien, die meist durch Viren oder Mykoplasmen hervorgerufen werden. Zu C: Das klinische Bild der atypischen Pneumonie weicht vom Bild der typischen Pneumokokkenpneumonie ab; Erreger: z. B. Chlamydien, Mykoplasmen, Legionellen, Viren:
- Langsamer Beginn, Kopf- und Gliederschmerzen, nur leichtes Fieber (kein Schüttelfrost),
- trockener Reizhusten mit wenig oder fehlendem Auswurf,
- Missverhältnis zwischen geringem Auskultationsbefund und deutlichen Veränderungen im Röntgenbild.

Zu D: Die Pneumonien sind die häufigste Todesursache unter allen Infektionskrankheiten. Sie stehen in der Todesursachenstatistik an 5. Stelle.
Zu E: Typischer Erreger der Lobärpneumonie: Pneumokokken.

Antwort 934
Die Antwort C) ist richtig.
Zu 1) Die Leber ist primär während der Entwicklung im Mutterleib Bildungsort des Blutes.
Zu 2, 3 und 4: Die Leber muss man sich als gigantisches chemisches Laboratorium vorstellen.
Sie hat zwei Hauptaufgaben:
1. Stoffwechsel- und Entgiftungsfunktion,
2. Produktion von Galle.

Die Aufgaben der Leber im Rahmen des Stoffwechsels sind vielfältig. Das Stoffgemisch, welches aus der Nahrung im Darm aufgenommen wird, entspricht oft nicht allen Erfordernissen des Organismus bzw. der Zellen. Einzelne Stoffe werden aus der Nahrung im Überfluss angeboten, andere sind in zu geringer Menge enthalten. Überschüssige Stoffe müssen in der Leber chemisch umgewandelt und in Speicherformen überführt werden. Stoffe, die im Körper in zu geringer Menge vorhanden sind, müssen aus anderen, körpereigenen Baustoffen synthetisiert werden.
Zu 5: Bei der Regulation des Blutdrucks spielt die Leber keine Rolle.

Antwort 935
Die Antworten A) und E) sind richtig.
Zu A) 67% des Eisens sind im Körper an Hämoglobin gebunden, 27% stehen als Depot-Eisen zur Verfügung, die restlichen 6% verteilen sich auf Myoglobin, Serum-Eisen, eisenhaltige Enzyme und Transferrin.

Zu B) Der tägliche Eisenbedarf beträgt zwischen 0,5-1,5 mg/Tag bei Kleinkindern bis hin zu 2-5 mg/Tag bei Frauen in der Schwangerschaft.
Zu C) Typisch für einen Eisenmangel ist ein hypochrome, mikrozytäre Anämie.
Zu D) Die Eisenresorption erfolgt im oberen Dünndarm.
Zu E) Neben allgemeinen Anämiesymptomen kommt es zu Haut- und Schleimhautsymptome (brüchige Nägel mit Rillenbildung, trockene und rissige Haut, Juckreiz, Zunge atrophisch, Zungenbrennen, Schluckbeschwerden, Mundwinkelrhagaden = Plummer-Vinson-Syndrom).

Antwort 936
Die Antwort A) ist richtig.
Zu A, B, D und E: Der Morbus Bechterew ist eine chronische, progrediente, abakterielle systemische Entzündung mit bevorzugter Manifestation im Bereich der Wirbelsäule, der Iliosakralgelenke und der kleinen Wirbelgelenke. Im Gefolge der schubweisen Entzündung kommt es zu Atrophie des Gelenkknorpels und zu einer aufsteigenden knöchernen Durchbauung von Gelenken, Bandscheiben und Bändern und damit zur Einsteifung der Wirbelsäule (Bambusstabform). Periphere Gelenke, Sehnen- und Bänderansätze können mit betroffen sein. Männer und Frauen scheinen entgegen früherer Annahmen gleich häufig zu erkranken, mit einem Erkrankungsgipfel zwischen dem 15. und 40. Lebensjahr.
Zu C: Ein fehlendes Mitschwingen der Arme beim Gehen ist typisch für den M. Parkinson.

Antwort 937
Die Antwort B) ist richtig.
Zu 1: Es kommt zu osteolytischen Herden in den Knochen (röntgenologisch z. B. als „Schrotschussschädel" nachweisbar), oder zu Osteoporose. Und damit zu Knochenscherzen und zu Spontanfrakturen.
Zu 2: Das Plasmozytom ist keine typische Erkrankung des jungen Menschen. Mittleres Erkrankungsalter: 60-70 Jahre.
Zu 3: Für vergrößerte Lymphknoten am Hals sind andere Erkrankungen typisch, z.B. M. Hodgkin.
Zu 4: Im Rahmen der Diagnostik findet sich bei manchen Plasmozytomen eine Proteinurie mit Ausscheidung sog. Bence-Jones-Proteine („Bence-Jones-Proteinurie": leichte Ketten von Antikörpern)
Zu 5: Es findet sich eine extrem beschleunigte Blutsenkung (mäßige Beschleunigung der Blutsenkung schließt ein multiples Myelom jedoch nicht aus).

Antwort 938
Die Antwort C) ist richtig.
Zu 1, 2 und 4: Therapie des Asthmaanfalls:
Jeder Asthmaanfall ist ernst zu nehmen! Notarzt anfordern! Soforttherapie: keine oralen Medikamente, keine Medikamente i.m., sitzende Lagerung, Legen eines Venenverweilkatheters, Beruhigung des Patienten, Sauerstoffgabe. Die weitere Therapie obliegt dem Notarzt.
In sitzender Lagerung kommt die Atemhilfsmuskulatur besser zum Einsatz („Kutscherbockhaltung")

Antwort 939
Die Antwort D) ist richtig.
Zu A: Bei der Aortenklappeninsuffizienz kommt es durch die Volumenbelastung zu einer Hypertrophie des linken Ventrikels.
Zu B: Bei der Aortenklappenstenose kommt es durch die Druckbelastung zu einer Hypertrophie des linken Ventrikels.
Zu C: Das rheumatische Fieber „leckt die Gelenke und beißt das Herz". Komplikationen sind: bleibende Klappenfehler durch feine Auflagerungen und Narbenbildung am Klappenschließungsrand, meist als kombinierte Insuffizienz (Schließunfähigkeit) und Stenose (narbige Verengung, Öffnungsunfähigkeit). Zu 45-60% ist dabei die Mitralklappe, zu 25-40% Aorten- und Mitralklappe gemein-

sam und zu 10-15% die Aortenklappe isoliert betroffen.
Zu D: Die Verengung der Mitralklappe führt zu einem Druckanstieg im linken Vorhof. Dies soll wohl eine Hypertrophie des linken Vorhofs zur Folge haben. Unseres Erachtens ist dies jedoch nicht völlig korrekt, da es zu einer Dilatation des Vorhofs mit Rückstau des Blutes in die Lunge kommt.
Zu E: Die Verengung der Trikuspidalklappe führt zu einem Druckanstieg im rechten Vorhof.

Antwort 940
Die Antwort C) ist richtig.
Zu 1: Stark juckende und schmerzhafte Effloreszenzen finden sich z.B. bei der Neurodermitis.
Zu 2: Neben den Hauterscheinungen kommt es bei der Psoriasis zu typischen Nagelveränderungen („Tüpfel- und Öl-flecknägel") und zu arthritischen Beschwerden.
Zu 4 und 5: Prädilektionsstellen sind die Streckseiten der Extremitäten (v. a. Ellbogen und Knie), der behaarte Kopf und das Steißbein.

Antwort 941
Die Antwort D) ist richtig.
Zu 1, 2 und 3: Die 3 Kardinalsymptome des M. Parkinson sind:

- Rigor, erhöhter zäher Muskeltonus mit Zahnradphänomen beim Durchbewegen
- (Ruhe)tremor (Zittern)
- Hypo-/Akinese, erhebliche Bewegungseinschränkung bis zur völligen Erstarrung einhergehend mit Maskengesicht, leiser monotoner Sprache, Mikrographie (kleinem Schriftbild), kleinschrittigem vornüber geneigtem Gang, Beharren im Bewegungszustand (Start- bzw. Stoppschwierigkeiten)

Zu 4: Weitere mögliche Symptome:

- Vegetative Symptome wie vermehrter Speichelfluss, Talgproduktion (Salbengesicht) , Blasenentleerungsstörungen
- Bradyphrenie (verlangsamtes Denken und seelisches Erleben)
- Depression, auch fraglich (evtl. vorgetäuscht durch monotone Sprache und eingeschränkte Mimik)

Antwort 942
Die Antwort D) ist richtig.
Zu 1: Herpes zoster, auch Gürtelrose genannt ist die Reaktivierung einer Varizelleninfektion. Typisch für die Gürtelrose sind starke Schmerzen im betroffenen Dermatom, die auch schon vor Erscheinen der Hauteffloreszenzen auftauschen können.

Antwort 943
Die Antwort C) ist richtig.
Zu 1: Oft wird eine Milzschwellung beobachtet. Gefürchtet ist hier die Milzruptur.
Zu 2: „Die Milz ist der Friedhof des Blutes"
Zu 3: Eine dauerhafte Milzvergrößerung führt zum Hyperspleniesyndrom (auch Hypersplenismus) mit einem gesteigerten Abbau aller Blutkörperchen.
Zu 4: Die Milz kann beim Erwachsenen folgenlos entfernt werden, allerdings besteht dann eine erhöhte Gefahr für Infektionen. Die Patienten werden daher z.B. gegen Pneumokokken, Meningokokken und Influenza geimpft.
Zu 5: Bösartige Milztumore, wie z.B. Hämangiosarkome oder Lymphoangiosarkome, sind selten

Antwort 944
Die Antwort D) ist richtig.
Zu A: Eine Netzhautablösung entwickelt sich eher bei der Myopia maligna, einer rasch zunehmenden Kurzsichtigkeit.
Zu B: Die Netzhautablösung ist ein Notfall! Sofortige augenärztliche Untersuchung bei Auftreten der unter D) genannten Symptome!

Antwort 945
Die Antwort E) ist richtig.
Zu 1: Das Korsakow-Syndrom ist gekennzeichnet durch Desorientiertheit, Gedächtnisstörungen (Merkfähigkeitsstörung) und Konfabulationen
Zu 3 und 4: Es kommt reversibel oder irreversibel im Rahmen einer organischen Psychose, besonders bei Alkoholkrankheit vor.

Antwort 946
Die Antwort E) ist richtig.
Zu 2: Das prostataspezifische Antigen (PSA) ist nicht nur beim Prostatakarzinom erhöht sondern evtl. auch bei einer benignen Prostatahyperplasie, bei Prostatitis, bei Manipulationen an der Prostata und nach dem Radfahren.
Zu 3: Im Frühstadium finden sich keine Symptome.
Zu 4: In späteren Stadien treten Kreuz- und Rückenschmerzen als Zeichen einer Metastasierung in die Knochen auf.
Zu 5: Das Prostatakarzinom ist das häufigste Karzinom des Mannes gefolgt vom Bronchialkarzinom.

Antwort 947
Die Antwort C) ist richtig.
Zu 1: Pelzigkeitsgefühl vom Oberschenkel bis zur Fußaußenkante ziehend ist typisch für eine Affektion des N. ischiadicus, z.B. durch einen Bandscheibenvorfall.
Zu 3: Die periphere arterielle Verschlusskrankheit wird auch „Schaufensterkrankheit“ oder claudicatio intermittens genannt.
Zu 4: Ein gerötetes, stark druckschmerzhaftes Großzehengrundgelenk ist typisch für den akuten Gichtanfall. Diese Lokalisation wird Podagra genannt.
Zu 5: Nekrotische Zehen sind ein typisches Zeichen der pAVK im Spätstadium.

Antwort 948
Die Antwort D) ist richtig.
Zu A: Hepatitis-B-Viren werden durch Blut- und Blutprodukte sowie sexuell und perinatal übertragen.
Zu B: HI-Viren werden durch Geschlechtsverkehr, Blut und Blutprodukte, vor und während der Geburt und durch Muttermilch übertragen; nicht (!) nachgewiesen ist eine Infektion durch Speichel und Insektenstiche.
Zu C: Legionellen sind die Erreger der Legionellose (Legionärskrankheit). Ihre Übertragung erfolgt aerogen, z. B. über Wasser-Aerosole aus infizierten Wasseranlagen (Duschköpfe, Warmwasseranlagen, Inhalationsgeräte, Kühltürme, Befeuchtungsanlagen).
Zu D: Die EHEC-Infektion verläuft normalerweise unter dem Bild unkomplizierter Durchfälle. Schwerere Verläufe gehen mit einer hämorrhagischen Kolitis (blutende Dickdarmentzündung) mit krampfartigen Bauchschmerzen, selten auch mit Fieber und Erbrechen einher.
Die Übertragung erfolgt durch den Verzehr von rohem oder unzureichend gegartem Rindfleisch (gesunde Rinder!), Genuss von roher oder unzureichend erhitzter Milch bzw. Milchprodukten, eine direkte Übertragung von Mensch zu Mensch durch Schmierinfektionen (Spielzeug, Handtücher) ist jedoch auch möglich.
Zu E: Hepatitis-C-Viren werden durch Blut- und Blutprodukte sowie sexuell übertragen.

Antwort 949
Die Antwort C) ist richtig.
Zu 2: Im Rahmen eines hormonproduzierenden Tumors kann es durch gesteigerte Östrogensekretion zu einer Gynäkomastie kommen.
Zu 3: Bei der Leberzirrhose werden die Östrogene nicht mehr abgebaut.
Zu 4: Seltene Nebenwirkung einer medikamentösen Therapie mit dem Aldosteronantagonisten Spironolacton ist eine Gynäkomastie.

Antwort 950
Die Antwort D) ist richtig.
Zu D: Marcumar (Cumarin) hemmt die Bildung aller Vitamin-K-abhängigen Gerinnungsfaktoren in der Leber („1972"). Intramuskuläre Injektionen sind bei Patienten mit Marcumareinnahme untersagt, da gefährliche Muskelblutungen auftreten können. Alle anderen aufgeführten Injektionen können auch unter Marcumartherapie durchgeführt werden.

Antwort 951
Die Antworten A) und D) sind richtig.
Zu A und D: Gallenwegserkrankungen sind in 45% der Fälle und Alkoholabusus in 35% der Fälle die Ursachen für eine akute Pankreatitis.
Keine erkennbare Ursache ist in 15% der Fälle auszumachen.
Seltenere Ursachen sind Bauchverletzung, nach Operationen, nach ERCP, Virusinfektionen (Mumps, HIV, Virushepatitis), Medikamente (Östrogene, Glukokortikoide u.v.a.), penetrierendes Zwölffingerdarmgeschwür, Hypertriglyzeridämie, Hyperkalzämie, Würmer im Pankreasgang oder den Gallenwegen.

Antwort 952
Die Antwort E) ist richtig
Zu C und D: ADHS beginnt meist vor dem 6. Lj., betroffen sind insbesondere Jungen mit einer Häufigkeit von ca. 5% der Grundschüler, 1-4% der Jugendlichen und ca. 1% der Erwachsenen. Es findet sich also häufig eine Rückbildung der Symptomatik während der Pubertät.
Zu E: Die Therapie besteht aus einem multimodalen Konzept, das sich aus folgenden Zweigen zusammensetzt:

- Beratung, Elterntraining,
- Interventionen in Kindergarten und Schule,
- Kognitive Therapie des Betroffenen zur Modifikation des Problemverhaltens.

Evtl. begleitende medikamentöse Therapie mit Ritalin® zur Verbesserung der zerebralen Filterfunktion. Bei Kindern entwickelt sich angeblich keine Abhängigkeit. Ritalin® ist der Handelsname für Methylphenidat, ein Psychostimulans. Es hilft den Betroffenen ihre Aufmerksamkeit auf ein Thema zu fokussieren.

Antwort 953
Die Antwort B) ist richtig.
Zu 1) und 4) TSH ist das Thyroidea-stimulierende-Hormon. Es wird im Hypophysenvorderlappen gebildet. Eine TSH-Erhöhung bewirkt ein Hypertrophie der Schilddrüse und eine Ausschüttung von Schilddrüsenhormonen.
Zu 2: TRH wird vom Hypothalamus, dem übergeordneten Zentrum des Hormonregelkreises, ausgeschüttet. TRH steht für Thyrotropin-Releasing-Hormon. Es stimuliert den Hypophysenvorderlappen zur Produktion von TSH.
Zu 3: Der Hypothalamus setzt TRH frei.
Zu 5: Eine Zunahme des Schilddrüsenhormonspiegels im Blut bewirkt über eine negative Rückkopplung eine verminderte Ausschüttung von TRH und TSH und damit eine Hemmung der Produktion von Schilddrüsenhormonen.

Antwort 954
Die Antworten C) und D) sind richtig.
Zu C: Seltenere Symptome des Pankreaskarzinoms sind Thrombosen oder Thrombophlebitiden (oberflächliche Venenentzündung). Merke: bei unerklärlichen rezidivierenden Thrombosen auch an Karzinome der Bauchspeicheldrüse und des Verdauungstraktes denken.
Zu D: Die Polycythaemia vera ist eine bösartige Erkrankung, bei der es zu einer vermehrten Bildung aller drei Blutzellreihen (Erythrozyten, Leukozyten, Thrombozyten) - mit Überwiegen der roten Reihe (Erythrozyten) - kommt. Steigt der Hämatokrit über 55-60%, führt dies zu einem kritischen Anstieg der Zähigkeit (Viskosität) des Blutes.

Virchow-Trias der Thromboseentstehung:

- Gefäßwandschädigung (Entzündung, Trauma),
- Blutstromveränderung (Wirbelbildung, Viskositätserhöhung, Strömungsverlangsamung),
- Veränderung der Blutzusammensetzung mit Ungleichgewicht zwischen Gerinnung und Fibrinolyse (z. B. Hyperkoagulabilität, Thrombozytosen, Blutgerinnungsinhibitoren-Mangel)

Antwort 955
Die Antwort A) ist richtig.
Die chronische Pyelonephritis ist eine Nierenbeckenentzündung auf dem Boden einer Harnabflussstörung oder eines Harnrefluxes mit sekundärer bakterieller Infektion der Harnwege.
Zu B und C: Komplikationen der chronischen Pyelonephritis sind:

- Eitrige Nierenbeckenentzündung, Abszess,
- Urosepsis (lebensbedrohlich!),
- Hydronephrose (Harnstauungsniere) und Pyonephrose (eitrige Einschmelzung von Nierengewebe), pyelonephritische Schrumpfniere,
- Entwicklung einer Niereninsuffizienz,
- Entwicklung einer Hypertonie (30-50% d. F.),
- Entwicklungsverzögerung beim Kleinkind

Antwort 956
Die Antwort B) ist richtig.
Zu 1, 2 und 5: Die Hyperventilation ist ein über die physiologischen Bedürfnisse hinausgehende gesteigerte Atemtätigkeit. Die Klinik besteht in einer Hyperventilation mit Symptomen der Tetanie: Pfötchenstellung, Muskelkrämpfe, Kribbeln, Ameisenlaufen, Gefühlsstörungen („Parästhesien"), thorakales Engegefühl, und dem Gefühl von Atemnot.
Zu 3: Angstzustände können eine Hyperventilation auslösen.
Zu 4: Heißhunger ist kein Symptom der Hyperventilation, es ist z.B. bei einer Hypoglykämie zu finden.

Antwort 957
Die Antwort B) ist richtig.
Zu 1: Bei der Aortenstenose hört man bei der Auskultation über dem 2. ICR parasternal rechts ein Systolikum. Typischerweise wird dieses Herzgeräusch in die Halsschlagadern fortgeleitet.
Zu 2: Die große Blutdruckamplitude findet sich bei der Aortenklappeninsuffizienz. Bei der Aortenklappenstenose findet sich eine kleine Blutdruckamplitude.
Zu3: Komplikationen der Aortenklappenstenose bestehen in: Rhythmusstörungen, plötzlicher Herztod (20% d. F.), Linksherzinsuffizienz und Mikroembolien (aus verkalktem Klappensegel).
Zu 4: Bei der Aortenklappeninsuffizienz lässt sich mit dem Stethoskop ein diastolisches Herzgeräusch im 2. ICR rechts parasternal auskultieren. Bei höhergradigen Insuffizienzen kann es durch das gesteigerte Blutvolumen zu einer relativen Stenose und damit zu einem Systolikum kommen.
Zu 5: Die Aortenklappeninsuffizienz führt über eine Volumenbelastung zur Hypertrophie des linken Ventrikels und später zur Linksherzinsuffizienz. Das Blut staut sich in den kleinen Kreislauf und führt zum Lungenödem. Erst wenn sich aufgrund der pulmonalen Hypervolämie eine Rechtsherzinsuffizienz ausgebildet hat, kommt es zu peripheren Ödemen.

Antwort 958
Die Antwort B) ist richtig.
Zu 1: Wadenkrämpfe und Parästhesien sind klinische Zeichen der alkoholtoxischen Polyneuropathie.
Zu 2: Normalwerte für die Gamma-GT im Blut sind für Männer < 60 und für Frauen < 40 U/L. Eine Erhöhung der Gamma-GT findet sich bei Alkoholmiss-

brauch („Getränke-GT“), bei Leberzellschäden und bei Cholestase.
Zu 3: Normalwerte für Kreatinin im Serum sind bis 1,1 mg/dl.
Zu 4 und 5: Epileptische Anfälle und eine Tachykardie können im Rahmen eines Alkoholentzugsdelirs auftreten.

Antwort 959
Die Antworten B) und D) sind richtig.

Zu den typischen Frakturzeichen zählen:

- Achsenfehlstellungen (Dislokationen) wie Achsenknickung, Seitverschiebung, Verkürzung, Verlängerung oder Verdrehung.
- Crepitatio: knirschendes Reibegeräusch bei (vorsichtiger) Palpation.
- Abnorme Beweglichkeit.

Antwort 960
Die Antwort A) ist richtig.
Zu B: Bei einem Pneumothorax leidet der Patient unter Thoraxschmerzen, Dyspnoe und ist zyanotisch. Bei der körperlichen Untersuchung findet sich perkutorisch ein hypersonorer Klopfschall und auskultatorisch ein abgeschwächtes Atemgeräusch über der betreffenden Lunge.
Zu C: Bei einem Asthmaanfall finden sich:

- Leitsymptom: anfallsweise auftretende Atemnot unter dem Bild eines exspiratorischen Stridors (= während der Ausatmung auftretenden Atemgeräusches. Merke: ein inspiratorischer Stridor deutet auf eine Verlegung der oberen Luftwege).
- Quälender Hustenreiz,
- Atemnot mit Orthopnoe (aufrechtes Sitzen mit Anspannung der Atemhilfsmuskulatur),
- verlängerte Ausatmung (Exspirium),
- Tachykardie (schnelle Herzfrequenz),
- Auswurf: Das Sputum ist zäh, spärlich, glasig.
- Perkussion: hypersonorer Klopfschall, Zwerchfelltiefstand; Auskultation: trockene Rasselgeräusche (bzw. kontinuierliche Nebengeräusche: Giemen, Pfeifen, Brummen; Vorsicht: im Endstadium, bei völliger Lungenüberblähung „trügerische Ruhe" über der Lunge, es sind dann kaum noch Lungengeräusche zu hören („silent chest").

Zu D: Das Lungenemphysem zeigt bei der Auskultation ein abgeschwächtes Atemgeräusch.
Zu E: Eine Atelektase, also ein nicht entfalteter oder kollabierter Alveolarraum der Lunge zeigt auskultatorisch ein abgeschwächtes Atemgeräusch (evtl. mit Knisterrasseln) und perkutorisch eine Dämpfung des Lungenschalls.

Antwort 961
Die Antworten A) und D) sind richtig.

Zu A und D: Prädisponierend für ein Endometriumkarzinom sind höheres Alter (50.-70. Lebensjahr), keine Schwangerschaften, Adipositas vergesellschaftet mit Diabetes mellitus und arterieller Hypertonie.
Eine Östrogenmedikation in der Postmenopause ist mit einem 2fach höheren Risiko belastet.
Zu C: Jeglicher vaginaler Blutabgang nach der Menopause sowie Zwischenblutungen sind solange karzinomverdächtig bis das Gegenteil bewiesen ist!
Zu E: Das Endometriumkarzinom ist eine bösartige Neubildung der Gebärmutterschleimhaut.

Antwort 962
Die Antwort D) ist richtig.
Zu 1, 3 und 5: Osteoporose ist eine Störung im Knochenstoffwechsel. Durch verstärkten Abbau der Knochensubstanz kommt es zum Verlust von Knochenmasse, Knochenstruktur und Knochenfunktion. Durch den damit einhergehenden Stabilitätsverlust kann es schon bei banalen Überlastungen zu Frakturen kommen. Es findet sich eine Neigung zu Frakturen/Spontanfrakturen (Frakturen ohne erkennbare Ursache) besonders der Wir-

belkörper und des Oberschenkelhalses, da diese hohen Belastungen ausgesetzt sind. Die Osteoporose beginnt meist jenseits des 50. Lebensjahrs, Frauen sind sehr viel häufiger betroffen als Männer, w:m = 8:1.
Zu 2: Glukokortikoide können eine sekundäre Osteoporose auslösen.
Zu 4: Die Therapie besteht in:

- Therapie des Grundleidens
- symptomatisch: kalziumreiche Diät, Bewegung, physikalische Therapie, Krankengymnastik, Schmerzmittel (Analgetika).
- Medikamente: D-Hormon (Vitamin D), Bisphosphonate, Raloxifen (Modulator der Östrogenrezeptoren), Calcitonin

Antwort 963
Die Antwort B) ist richtig.
Zu A: Basaliome finden sich vor allem an lichtexponierten Stellen. Bevorzugter Sitz: Gesicht, oberhalb des Mundes (nur 5% der Basaliome finden sich an Stamm und Extremitäten) und auf vorgeschädigter Haut.
Zu B: In der Frühphase findet sich entweder ein 1-3 mm großes, hautfarbenes, derbes Knötchen oder hautfarbene Verhärtung (oft von gesundem Gewebe nur durch Palpation zu unterscheiden).
Später nach Monaten bis Jahren entwickelt sich ein glasiger, hautfarbener, halbkugeliger Tumor mit teleangiektatischen Gefäßzeichnungen (solides Basaliom) oder ein zentral atrophierender Tumor mit perlschnurartig glänzendem Randsaum (zikatrisierendes Basaliom).